U0286392

新曲綫　|　用心雕刻每一本……

New Curves

用心字里行间　雕刻名著经典

心理病理学

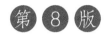

【美】托马斯·奥尔特曼

罗伯特·埃默里　　著

黄　骐　徐　亮　邵伯韬　译

黄语生　审校

人民邮电出版社

北　京

图书在版编目（CIP）数据

心理病理学：第 8 版 /（美）托马斯·奥尔特曼（Thomas Oltmanns），
（美）罗伯特·埃默里（Robert Emery）著；
黄骐，徐亮，邵伯韬 译 . -- 北京：
人民邮电出版社，2024. 8. -- ISBN 978-7-115-64684-2
Ⅰ. R395.2
中国国家版本馆 CIP 数据核字第 20240J51F7 号

心理病理学（第 8 版）

- ◆ 著　　　　[美]托马斯·奥尔特曼　罗伯特·埃默里
- 译　　　　黄 骐　徐 亮　邵伯韬
- 审　　校　黄语生
- 策　　划　刘 力　陆 瑜
- 特约编审　谢呈秋
- 责任编辑　王伟平　邹 丹
- 装帧设计　陶建胜
- ◆ 人民邮电出版社出版发行　北京市丰台区成寿寺路 11 号
- 邮编　100164　电子邮件　315@ptpress.com.cn
- 网址　http://www.ptpress.com.cn
- 电话（编辑部）010-84931398　（市场部）010-84937152
- 北京奇良海德印刷股份有限公司印刷
- 新华书店经销
- ◆ 开本：889×1194　1/16
- 印张：41
- 字数：1350 千字　2024 年 8 月第 1 版　2024 年 8 月第 1 次印刷
- 著作权合同登记号　图字：01-2010-0682

定价：288.00 元

本书如有印装质量问题，请与本社联系　电话：（010）84937152

内　容　提　要

　　《心理病理学》（第8版）生动地介绍了异常心理学的科学知识及其对个人生活的影响，侧重于循证的临床实践和新兴的前沿研究。两位作者托马斯·奥尔特曼和罗伯特·埃默里既是心理学教授，又是精神科医生，有着丰富的临床治疗实践经验；这本《心理病理学》既有理论深度，又有丰富的案例研究，是颇受学界好评的心理病理学专业的教材。作者结合每种精神障碍的背景来介绍精神疾病的研究方法和治疗，呈现了心理病理学的前沿理论和研究结果。全书围绕学生学习的方式及认知规律来组织，力图帮助读者从生物、心理和社会视角理解每种精神障碍。每种具体障碍的章节都以相同的框架和结构展开，开篇是概览问题，然后是一两个拓展的案例研究。接着讨论症状、诊断、发病情况、病因和治疗方法。尤其是最后的"获取帮助"专栏，提供了心理问题求助的详尽建议和指导。

　　根据"美国国家共病再调查"，至少一半的人在人生某个时刻会出现严重的心理问题和异常行为，如抑郁、酗酒或者精神分裂症等。心理疾病导致发达国家47%的残疾和全世界28%的残疾，仅次于心血管疾病，是全世界第二大的疾病负担来源。每个人一生中总会有心情苦恼的时候。心理问题直接影响的人很多，间接影响则波及所有人，因为我们不能对所爱之人、亲朋好友甚至陌生人的异常行为视而不见。心理问题不仅与那些"当事人"有关，而且关乎我们所有人。如何科学地认识自己、家人或亲友的心理问题？出现心理问题如何获取帮助和治疗？各种自助类图书、网站和诸多的线上和线下自助团体充斥着五花八门的治疗方法，对于他们的建议如何批判性地思考，去伪存真？翻开《心理病理学》（第8版）你能找到这些问题的答案。

　　《心理病理学》（第8版）将DSM-5的定义和诊断信息贯穿全书，然而作者并未对DSM-5的分类和诊断标准照单全收，而是以一种彻底、批判性的方式将DSM-5的内容整合到每一章的结构中，并讨论DSM诊断系统的利与弊，鼓励和启发读者对DSM-5的分类和诊断等内容方面的变化进行批判性思考。

作 者 简 介

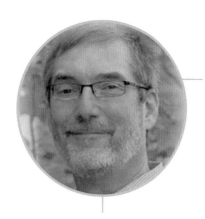

托马斯·奥尔特曼是美国圣路易斯华盛顿大学精神病学教授，兼任心理学临床培训主任，也是有丰富临床经验的精神科医生。他在威斯康星大学获得学士学位，在纽约州立大学石溪分校获得博士学位。托马斯·奥尔特曼曾在印第安纳大学和弗吉尼亚大学心理学系任教，早期的研究关注的是认知和情感因素在精神分裂症中的作用。在美国国家精神卫生研究所（NIMH）的资助下，目前他的实验室正在进行一项关于中年人和老年人人格障碍发展轨迹及影响的前瞻性研究。他曾担任美国心理科学协会（APS）的董事会成员，并当选为心理病理学研究学会、临床心理学科学学会和心理临床科学学会的主席。他曾被华盛顿大学和弗吉尼亚大学的心理学本科生选为杰出教学奖的获得者。2011 年，奥尔特曼荣获美国心理学协会（APA）第 12 分会颁发的临床心理学杰出教育家奖。他还著有《精神分裂症》（1980）、《妄想信念》（1988）、《异常心理学案例研究》（2012 年第 9 版）等。

托马斯·奥尔特曼

（Thomas Oltmanns）

罗伯特·埃默里是美国弗吉尼亚大学心理学教授，儿童、家庭和法律中心主任，曾担任该校临床培训主任长达 9 年，也是有丰富临床经验的精神科医生。他于 1974 年获得布朗大学学士学位，1982 年获得纽约州立大学石溪分校博士学位。他的研究侧重于家庭冲突、儿童心理健康以及相关的法律问题，尤其是离婚调解和儿童监护争议。近年来，他开始参与对家庭环境重大变化中的选择和后果的遗传信息研究。他撰写了 150 多篇科学论文和书籍章节。罗伯特·埃默里曾荣获美国心理学协会第 43 分会颁发的家庭心理学杰出贡献奖，科学信息研究所颁发的"引文经典"奖，美国婚姻和家庭治疗协会颁发的杰出研究出版物奖，家庭和调解法院协会颁发的杰出研究者奖。他还撰写了三本关于离婚的书籍，包括《婚姻、离婚和儿童调适》（1998 年第 2 版）、《重新协商家庭关系：离婚、儿童监护和调解》（2011 年第 2 版）、《关于儿童和离婚的真相：处理情绪，让你和你的孩子可以茁壮成长》（2006），并获得了多个奖项和提名。

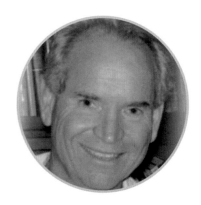

罗伯特·埃默里

（Robert Emery）

译 校 简 介

黄骐，应用心理学本硕，资深心理咨询师、心理学培训师。师从多位顶尖心理治疗领域大师，如伯特·海灵格、布莱恩·魏斯、玛利亚·葛茉莉、约翰·贝曼、塔克·菲勒等。曾任百度、张德芬空间等多家知名平台的心理学讲师和心理咨询师。2012年创办黄骐心理®，身体低语®和黄骐梦境整合疗愈®创始人。从2010年开始从事心理学翻译工作，担任过近百场心理学课程和心理学大会的现场翻译，包括精神分析、家庭治疗、积极心理学、完形疗法、本体治疗、创伤治疗、戏剧治疗、舞动治疗等。

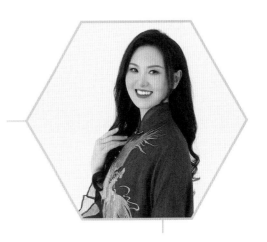

黄 骐
（主要译者）

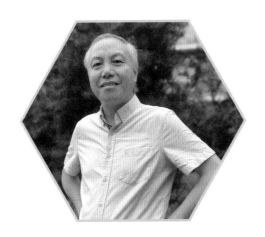

黄语生
（审校）

黄语生，资深翻译家。精通英语、印尼语、马来语等多种语言。前《中国社会科学》（英文版）执行主编。目前为中国社会科学院英语刊物特邀审读专家。曾在军队从事译审工作三十余年，获全军系统工作成果二等奖二项，二等以下成果多项；翻译、编辑、审校外语书籍、刊物及材料字数以亿计，并发表翻译论文多篇。

简 : 要 : 目 : 录

详 | 细 | 目 | 录

3　心理障碍的治疗　61

4　异常行为的分类与评估　91

7 急性及创伤后应激障碍、分离障碍和躯体症状障碍　**199**

8 应激与身体健康　**237**

9 人格障碍　265

14　神经认知障碍　435

15　智力障碍和孤独症谱系障碍　463

心理病理学

推 荐 序

  有些读者可能会觉得诧异，为什么这本书没有把原书名"Abnormal Psychology"翻译为"变态心理学"或"异常心理学"，而是"心理病理学"。我就是这样一个感到诧异的读者，怀着疑问和兴趣看了这本书。

  我的好奇与最近几年以来，国内的心理学家、哲学家、精神科医生对"变态心理学、异常心理学、精神病理学、心理病理学"这几个术语提出新看法有关。我是精神科医生，习惯了精神医学界将"psychopathology"翻译为"精神病理学"。这门学问本来是以雅思贝尔斯1913年出版德文的 Allgemeine Psychopathologie（1962年英文版的书名为 General Psychopathology）一书为标志而建立起来的，中国的精神科先辈很早就将此书称为《普通精神病理学》，中文专业文献一向都使用精神病理学这个术语。不过，自从 DSM-III 出台以来，美国的精神病学与德系模式已有很大不同；美国的临床心理学原来是自成体系的，但现在却在各种因素影响下加深了与精神病学的合作与融合，尤其明显的标志是好像人人都要懂 DSM-5，很多心理学家还要谋求获得处方权。因此，我就想看看，为什么美国的心理学界也有把"abnormal psychology"改名为"psychopathology"的动向，而且这本书的作者也就同意中文译者如此改换书名。

  本书是由美国精神科权威专家写的很有影响力的教科书。自首版以来，一直得到心理学和精神病学专业人士的高度评价，是学术界首推的关于精神障碍的教科书之一。在亚马逊心理学图书总榜和医学／临床心理学榜单中均位居前列，也是国内多本异常心理学专业著作所参考的图书。作者根据长期用本书进行教育培训和临床实践的经验精心编排内容，理论结合实际，写作风格生动，将心理病理学、学习者和教学法三者联结在一起，非常契合从事心理健康服务的专业人员的需要。

  本人读后的初步印象是，本书大致可以说是一本为非医学背景的心理健康服务专业人员写的"精神病学＋临床心理学"综合教科书。与精神病学教科书相比，神经科学和生物精神病学之类的"硬科学"内容占比较小，心理学内容占比较大；但若是与我国临床心理学工作者常用的异常心理学教科书相比，精神病学内容的占比则大得惊人。全书紧跟心理病理学领域的最新进展，生动地介绍了有关精神障碍、病因和有效治疗的研究结果的发现过程，而且贯穿和整合了与 DSM-5 有关的概念、应用和政策争议的各种讨论；新增了数百项关于 DSM-5 的新研究以及其他数十个相关的新主题。由此看来，这本书的内容果然与欧陆传统的精神病理学大大不同了。

  这些令人感到眼前一亮的差异，一方面来自纵向的时代变迁与进步，包括一百多年来医学、心理学及相关社会人文科学的发展，突显了今非昔比的很多新意和深度。另一方面，根据本书内容来横向比较欧洲与北美的理论、技术和社会文化背景，也可以看出很大不同，体现为这个领域涉及的内容十分广泛、丰富和多变。

  再横向与我国的精神病学和临床心理学相比，则可发现，像本书这样的心理病理学在中国尚不发达。我国的精神医学教学培训在医学领域中占比很小，其中的精神病理学更是被压缩为仅仅是精神病学教材里"精神症状学"。而心理学界也只是在改革开放后才开始正式开展异常心理学或变态心理学的教学和研究工作，教科书主要靠引进翻译西方文献，对这个学科的贡献不够大。所以，中国的精神科医生、心理治疗师和心理咨询师，通过学习这本书来反观我们与西方之间的异同，可能会强化自己对兼收并蓄国际上成熟理论和技术的紧迫感，有助于形成对精神卫生工作及心理健康服务工作的共识。

为什么说这本书可以提供"共识"呢？主要是因为我国的精神卫生／心理健康服务行业人员的背景比较复杂，在理论取向和实践技术上既缺乏行业管理的规范，也缺乏对精神障碍本质及其诊疗工作目的和方法的共识，而本书的前述多种特点可以提供借鉴。这种缺乏共识的情况有几个突出表现：

1. 精神科医生总体上受生物医学模式影响较重，很少接受心理学及相关社会人文科学的教育。他们可以从这本用系统思维指导创作的书里学习，如何将生物医学知识与处理其他系统层面研究对象的学科的知识有机融合，尤其是学会在心理体验层面共情和处理患者的痛苦与挣扎，并注重在社会文化层面促进人的适应与发展。

2. 科班出身的心理学工作者在学历教育中相对较多地接受自然科学范式的心理学的教育，既缺乏足够的生物医学、神经科学和相关精神病学，也缺乏足够的人文心理学的教育和训练，以致他们既与医学界关系疏离，又和社会工作结合欠佳，社会地位和影响力有限。他们应可从本书里均衡地学习解释心理学（客观心理学）与理解心理学（主观心理学）两种心理学方法，提高临床心理学工作的胜任力。

3. 我国还有数量远远超过科班心理学工作者的"转行来的心理咨询师"。他们的共同点是半路出家，从事助人行业工作的动机强烈，但在学习和从事心理咨询工作前并未系统学习心理学知识，也缺乏医学知识。不过，缺乏这两方面学历教育的"天真状态"，也许不只是坏事，也有好的一面，因为这样就可以让他们在读这本书时少一些先占观念、偏见与"阻抗"。

当然，我对这本书里的美式精神病学内容当然也还是有些意见的。作为长期从事文化精神病学、心身医学和系统式家庭治疗工作的精神科医生，主要是对这本书的"美国中心主义"不以为然。作者介绍精神病学史时较少提及世界各地的情况，包括精神病学、心理学发祥地的重要人物和事件，有失公允。尤其是居然未提到精神病理学创始人雅思贝尔斯，匪夷所思。作者过度认同 DSM-5 的态度也不敢苟同，此点读者一定要注意，毕竟我国官方目前认可的诊断分类系统是世界卫生组织的国际疾病分类 ICD-10，现在正准备过渡到 ICD-11。自 DSM-III 以降，大有用生物医学模式取代现象学精神病理学和精神分析的举措，这与两位作者强调的系统、整体、人道的精神医学理想是背道而驰的。举例来说，估计作者在介绍分离障碍时也感到十分为难——DSM-5 把以前的"转换障碍"一股脑归到"躯体症状障碍"里去了，作者忍不住提了老概念"歇斯底里和癔症"，但没有讨论这样做有没有道理。在这一点上，ICD-11 倒是没有唯美国马首是瞻，仍然将这一类障碍留在了分离障碍大类之下。

最后，我还想特别加一条推荐本书的理由——这本书的翻译、审校和编排工作值得大大赞扬！读本书很有顺滑和流畅之感，没有读一些专业书译本时常有的啃"洋中文"食洋不化的那种生硬、晦涩感。

赵旭东

同济大学精神医学、哲学心理学教授

2024 年 7 月于上海

作者序

We are excited to welcome you to the translation of our textbook for Chinese students and professors! Originally titled *Abnormal Psychology*, this Chinese edition is called *Psychopathology*. Upcoming English language editions of the text also will be entitled Psychopathology. This change reflects widespread recognition that the term, abnormal psychology, can be stigmatizing (what is "normal"?), while the term, psychopathology, puts the focus on the scientific study of illness (pathology), specifically mental (psycho) illness. This change in terminology is being adopted throughout the world. We are proud that this first Chinese edition uses the contemporary term.

Terminology is important, but what is most important is a nuanced understanding of the nature, causes, and treatment of mental illness. This text is based on the most up-to-date scientific understanding of psychopathology. Research on mental disorders is burgeoning and offers new hope to those who suffer from psychological struggles – and for their loved ones. Together, the two of us share over eight decades of research experience and many hundreds of scientific publications. Thomas Oltmanns' main areas of research and expertise are personality disorders and schizophrenia. Robert Emery studies family relationships, including family conflict, divorce, and related legal issues and psychological disorders of childhood. The two of us also have a great deal of experience evaluating research as journal editors, academics, and, of course, textbook authors.

While emerging research offers exciting new ways of understanding psychopathology, our many decades of clinical experience have taught us about the frustrating limits of our current, scientific understanding. Our clinical experience also keeps us deeply in touch with the individual, human struggles of psychopathology. This text asks questions about what we don't know – questions we hope psychological science will eventually answer, as well as introduce you to what we do know. Critically, our text always highlights the unique person, not just their illness. You will discover this in the extensive case studies found near the beginning of every chapter, as well as in the briefer cases presented throughout. Psychopathology affects real people, and we have long emphasized that mental illness affects all of us – many of us personally and all of us as members of families, friendships, and society.

We would like to close by expressing our deep gratitude to New Curves Co., Ltd. for introducing our book to Chinese audience, and to the committed and hardworking translators for their tremendous effort. Our special thanks also go to the editors for completing this outstanding translation, and we are very impressed by their professionalism, commitment, and expertise showed in our communication.

Thomas J. Oltmanns

作 者 序

　　我们满怀欣喜地欢迎各位中国学生和教授翻阅我们这部教科书的中译本！书名原为"变态心理学"，而此中文版本则更名为"心理病理学"。后期即将出版的英文下一版同样将启用"心理病理学"（Psychopathology）这一书名。这一转变折射出大家普遍的认知，即"变态心理学"或"异常心理学"这样的术语或许带有污名化的倾向（何为"正常"？），而"心理病理学"这一表述则将焦点汇聚于对疾病的科学探究（病理学）之上，尤其是心理（精神）方面的病症。这一术语上的变化正在全世界范围内被采用。我们深感自豪的是，此部中文译本率先采用了这一契合时代的术语。

　　术语固然重要，但最重要的是对精神疾病的性质、成因和治疗的细致入微的理解。本书正是基于对心理病理学的前沿科学理解而作。有关精神障碍的研究正在蓬勃发展，为那些备受心理困扰的人们——以及他们所爱的人——带来了新的希望。我们两位作者加在一起，拥有八十余载的研究与临床实践经验，发表了数以百计的科学著述。托马斯•奥尔特曼教授的核心研究领域和专长是人格障碍和精神分裂症；罗伯特•埃默里教授专注于研究家庭关系，包括家庭冲突、离婚和相关的法律问题，以及儿童心理障碍。身为学者、期刊编辑，当然还有教科书作者，我们两人在评估研究方面也有丰富的经验。

　　虽然新兴研究为理解心理病理学提供了令人振奋的新途径，但数十年的临床经验告诉我们，现有科学对精神障碍的理解存在着令人沮丧的局限性。我们的临床经验也让我们对精神障碍患者的苦苦挣扎有着非常深刻的了解。本书提出了一些我们尚不知晓答案的问题——我们希望心理科学最终能够对这些问题予以解答，同时也会向您介绍我们确切知晓的知识。重要的是，本书始终着眼于独特的个体，而不仅仅是他们所患的疾病。您会在每章开头部分详细的案例研究，以及书中各处呈现的简短案例中发现这一点。精神障碍切实影响着真实的个体，而且我们一直强调精神疾病影响着我们所有人——许多人亲身遭受此类病症的折磨，而作为家庭成员、朋友和社会成员的我们所有人也会受到影响。

　　最后，我们要向北京新曲线出版咨询有限公司致以深深的谢意，感谢他们将本书推介给中国读者。也向兢兢业业、勤勉刻苦的各位译者所付出的巨大努力表达诚挚的感谢。我们还要特别感谢出色完成这一中译本出版工作的各位编辑和审校者，他们在与我们的交流过程中所展现出来的职业精神、倾心投入和专业水平给我们留下了深刻的印象。

托马斯•奥尔特曼

罗伯特•埃默里

前 言

每个人一生中总会有心情苦恼的时候。心理问题直接影响的人很多，间接影响则波及所有人，因为我们不能对所爱之人、亲朋好友甚至陌生人的异常行为视而不见。心理问题不仅与那些"当事人"有关，而且关乎我们所有人。

与此前的版本一样，第 8 版我们仍将生动地介绍心理病理学科学的一面，同时也要介绍其人性的一面。鉴于新的研究结果不断涌现，我们尽可能准确、敏锐和完整地回答各种紧迫的思维问题和人的问题。全书在介绍心理病理学的知识时，既设法引人入胜，又要遵循科学的严谨性；既突出最新的研究成果和理论，又要关注心理障碍背后之人的紧迫需要。

你为什么需要这一新版本？

——DSM-5!《心理病理学》第8版根据新颁布的DSM-5进行了全面更新。我们有意将修订延后几个月，这样就可以做更为深入的修订，而不只是在书中简单地加入DSM-5新的诊断标准列表。当然你会看到书中有很多DSM-5的表格，但你还会看到全书都贯穿和整合了与DSM-5有关的概念、应用和政策争议的各种讨论。

——"对DSM-5的批判性思考"是各章都新设的一个专栏。这个专栏旨在让学生了解DSM-5，并鼓励他们深入思考这一诊断体系的优缺点。DSM-5在定义异常行为时如何处理维度与类别的关系？孤独症被视为谱系障碍真的很好吗？DSM-5将贪食症和囤积障碍等列入新诊断的理由是什么？DSM-5是否过度地使用了描述性方法（如把神经性厌食和异食症归为一类，只是因为它们都与进食有关）？关于精神障碍的原因和治疗，DSM-5是怎么说的？

——我们在书中增加了数百项关于DSM-5的新研究以及其他数十个相关的新主题。心理科学是一门不断变化和发展的科学。本书紧跟心理学领域的最新进展，生动地介绍了精神障碍、病因和有效治疗的那些激动人心的发现过程以及重要的新研究结果。第8版可谓紧跟研究前沿，因为我们从数千项研究中精挑细选，新增了数百项最优秀和最重要的研究。

——学习心理病理学时如何学会批判性思考这一庞杂而重要的学科？在每章开始的"概览"部分我们会提出一系列探索性的问题，引导你学习和批判性地思考。"概览"列出了本章的关键问题和主题。每章以"概览：批判性思考回顾"结束，引导你复习关键的问题，简要总结本章的要点，并告诉你可以找到详细阐述该问题的页码。你可能已经想过这类关键问题；但即使你没想到过，我们也会教你如何记住本章概览。

——我们既重树木也重森林。心理病理学涉及现实生活中的人。为了进一步体现心理问题人性的一面，我们更新和增加了案例研究，并且更新了给你和你爱的人提供实用建议的"获取帮助"专栏。

——你会发现本书介绍了一些前沿的新思想，帮助你理解基因与环境的相互作用。比如，你是一棵在任何环境下都能生存的百折不挠的"蒲公英"，抑或是一株顺境则壮、逆境则枯脆弱的"兰花"？

——你将在本书读到关于有效治疗的讨论。我们终于能对罹患神经性厌食的青少年进行有效治疗了吗？关于这个问题，你可以阅读第10章关于"莫兹利法"的讨论。

——我们不回避争议，因为我们都能从直面问题中得到学习。"性成瘾"似乎是流行病。它是一种精神障碍吗？我们将在第12章为你介绍这个问题引起的争议、研究和辩论。说到流行病，所谓"孤独症大流行"又该如何理解？我们不但介绍了关于疫苗与孤独症有误导的（基本已解决的）争议，而且讨论了目前关于孤独症"流行病"的争议在多大程度上源于孤独症谱系障碍的诊断标准太过宽泛。

第8版全书都贯穿了DSM-5

大家期待已久的 *DSM-5* 终于在 2013 年 5 月正式发布。这一新的诊断标准和统计手册有诸多改动。其中许多修订都是进步，但也有一些修订则未必。

与其他心理健康专业人士和教材作者一样，我们一直热切地期盼 *DSM-5* 的正式颁布，渴望了解有哪些热议的变化纳入了最终的 *DSM-5*，哪些诊断和诊断标准还维持不变。我们自然希望《心理病理学》第 8 版能加入 DSM-5 的新内容，以便广大读者了解这一非常有影响力的诊断系统。但是后来我们还是决定不匆促地修订本教材。为什么？因为我们希望本书不仅加入 *DSM-5* 诊断标准的新表格，还希望把 *DSM-5* 的标准及其评估有机地贯穿全书的每一章。因此，本书或许不是第一本纳入 *DSM-5* 的心理病理学教材，但我们可以自豪地说，本书第 8 版全面、审慎而批判地纳入、整合和评估了 *DSM-5*。

当然，你会发现书中有很多 *DSM-5* 诊断标准的表格，但远不止于此。最明显的新增内容是全新专栏"对 *DSM-5* 的批判性思考"。每章都有这个专栏，其中我们要提出并回答诸如此类的问题：DSM-5 的类别诊断系统如何处理异常（与正常）行为的维度变化？将孤独症视为谱系障碍真的很好吗？把新的诊断如暴食障碍和情绪失调障碍列入 *DSM-5* 是基于什么样的科学、政治和实用论据？ *DSM-5* 是否过度使用了描述性方法，仅根据表象（如异食症和神经性厌食）就太机械地合并类别标准？关于精神障碍的原因和治疗，*DSM-5* 说了什么（或者没说什么）——为什么？

我们增加专栏"对 *DSM-5* 的批判性思考"的首要目的是让你了解 *DSM-5*，其次是帮助你思考 *DSM-5*。我们希望你理解精神障碍分类和诊断背后的基本原理；应对特定的障碍在概念和实证方面的不确定性；还希望你能认识到，在美国文化和时代背景下，至少某些现实或政治的议程会影响我们对某种行为是否是精神障碍的判断。

要实现这些有挑战性的目标，我们就不能仅增加 *DSM-5* 的表格和新专栏。所以在全书每一章我们都贯穿和整合了关于 *DSM-5* 的各种诊断和概念上的争议。当然，本书特别针对 DSM-5 做了诸多更新。但事实上，本书每次版本更新都突出了各种诊断背后的理论问题。我们可以自豪地说，围绕 DSM-5 展开的诸多争论，一直在本书各个版次都得到了关注。兹举一例，异常行为应根据维度还是类别来分类？这是本书自第 1 版以来就一直关注的一个主题。诸如此类的问题已经不仅仅限于 DSM-5。类似维度与类别的争论更涉及基本的批判性思维。请思考这一问题：教师如何确定分数的分界线，是把平均考分的维度转换成字母等级的类别吗？这就是学生一看就懂的维度与类别之争！

批判性思维

批判性思维贯穿全书。我们认为，批判性思维对于科学、对于那些需要帮助的人、对于学生的智力发展和个人成长都十分重要。今天的学生被各种媒体信息淹没，因此批判性思维对于辨别信息的"是非善恶"是不可或缺的。我们希望学生对心理病理学（甚至对一切事物）都能进行批判性思考。

我们鼓励你在学习这本《心理病理学》时保持探究式的怀疑精神。读者们在评价所有主张时都应有怀疑精神。我们通过引导你像心理学家一样思考来帮助你勇于质疑。不过，我们虽然希望你保持探究和怀疑精神，但并不希望你愤世嫉俗。人类的迫切需要以及心理问题的迷人之处，决定了我们一定要寻找答案，而不只是破除迷思。

本书第 8 版从多个方面强调了批判性思维。如前所述，我们增加了"对 DSM-5 的批判性思考"这样一个新专栏。我们还调整了每章开篇的"概览"，使之与每章结尾部分的"概览：批判性思考回顾"联系更为紧密。"概览"部分我们对该章关键的实质议题提出了普遍而又有批判性的问题，从而把你引入每一章的学习。这些问题还能引导你关注一些概念性的主题，涉及心理病理学的本质和方法。最后在每章的结尾部分我们用"概览：批判性思考回顾"来总结这些关键的基本问题，每道问题的回答中给出了正文详细讨论该问题的页码，以便查阅。

我们还一如继往地修订和扩充了各章"批判性思考很重要"专栏的讨论。这些专栏讨论的是通常有争议性的重要时新议题，如疫苗与孤独症所谓的关联（见第 2 章）。批判性思考之所以重要，是因为心理问题对于患者及爱他们的人都意义重大。优秀的研究告诉我们（和他们），哪些治疗有效，哪些无效；什么可能导致精神疾病，什么不会。批判性思考很重要，因为学习"心理病理学"的学生肯定记不住本课程所有的知识细节。事实上，他们不应该只关注事实，因为随着科学的新进展，研究资料会不断更新。但如果你能学会批判性地思考心理病理学，本课程能让你终生获益，而且可以反复运用；不但在理解心理问题上如此，在生活的每个领域同样如此。

本书"批判性思考很重要"专栏有助于你明辨科学与伪科学，更好地反思自己。例如，第 2 章会提到一个错误信念（仍在互联网和大众媒体上广为流传），即孤独症（和其他一系列儿童心理疾病）大流行是因为 20 世纪 90 年代广泛使用的麻疹 / 流行性腮腺炎 / 风疹疫苗（MMR，三联疫苗）含有汞。在"批判性思考很重要"专栏中，我们列举了恐慌的公众的担忧，并进一步指出：（1）这种担忧得不到诸多大规模的科学研究的支持。（2）科学的立场是举证责任落在任何假说（包括上述关于三联疫苗的推测）的提出者的身上。（3）一个被广泛忽略的事实是，起初提出这一理论假设的 13 名作者中有 10 人已经公开撤回了他们对孤独症与三联疫苗的推测。（4）令人遗憾的是，法律诉讼的结果未必总与科学结论一致。（5）最初"支持"这一错误主张的科学家、学术论文以及法律判决最近都声誉扫地。而且正如第 15 章所述，孤独症大流行的出现很可能是因为我们对孤独症认识的增强和诊断标准的放宽，而非实际病例有所增加。

真实的人

我们希望你批判性地思考各种障碍，还要对有心理问题的个体的挣扎保持敏感。作为科学家兼执业医生，我们认为这种双重目标不仅是相容的，而且必不可少。我们重视情绪问题个人本质的一个体现是，每一章都设有"获取帮助"专栏。我们在该专栏直接讨论心理障碍个人的一面，并且尝试回答课后或接访时学生经常私下向我们提的一些问题。"获取帮助"专栏针对一些个人化的问题给出了具体的、负责的和实证上正确的指导，例如：

- 对特定的障碍，我应该寻找哪种治疗方法？（见第2，第6，第10和12章。）
- 我如何才能帮到我认识的有心理问题的人？（见第5，第9，第10和16章。）
- 我如何才能找到一位好的心理治疗师？（见第3，第5和12章。）
- 我如何才能从书籍、互联网或社区专业人士那里获取可靠的信息？（见第1，第5，第7和11章。）
- 我可以自己尝试或者向朋友建议什么自助策略吗？（见第6，第11和12章。）

在第 3 章"心理障碍的治疗"以及讨论心理障碍的各章末尾的"治疗"标题下，你都能找到基于研究证据的各种治疗方法疗效的信息。本书开篇概述了心理障碍的治疗方法，然后在每种障碍的背景下展开详细讨论，因为不同的疗法对不同的心理问题或多或少都有效果。

新的研究

心理病理学的诸多未解之谜对我们全部的知识资源和个人资源都提出了挑战。本书第 8 版新增了心理科学家们像侦探一样从事研究工作时所挖掘的新"线索"，包括数百项新研究的参考文献。但衡量一本教科书是否前沿，不能只看参考文献的数量，还要看作者在做出取舍之前所回顾和评估的新研究数量。入选本书的每一条新参考文献，都是从我们阅读的大量文献中精挑细选出来的。加入本书的一些新研究和新观点有：

- 关于精神障碍（如*DSM-5*所使用的）基本定义的新讨论，以及从事心理健康服务的专业人士数量的新估计（第1章）。
- 扩充了基因与环境相互作用的内容（包括"兰花"与"蒲公英"的对比），以及特定的遗传研究的结果无法得到重复的问题（第2章）。
- 关于什么使安慰剂"起作用"和推广循证治疗的新证据，以及认知行为疗法的"第三次浪潮"（第3章）。
- 根据*DSM-5*田野试验获得的新证据，对诊断信度的讨论做了修订（第4章）。
- 关于经前期烦躁障碍（*DSM-5*的新增类别）的新提法；对于引起媒体广泛关注的军方自杀人员增多的证据进行了新讨论（第5章）。

- 增加关于囤积障碍（又一个DSM-5的新增类别）的新材料；扩展了强迫症症状及其谱系障碍（已从DSM-5的焦虑障碍中单列了出来）诊断特征和患病率的内容（第6章）。
- 进一步思考了应对创伤的韧性、二次创伤问题以及躯体形式障碍和分离障碍的某些新问题（第7章）。
- 关于社会支持、宗教、应对以及痛苦的日常体验等文化差异的新研究（第8章）。
- 详细说明列入DSM-5的人格障碍的两种分类方法及两者的异同（第9章）。
- 关于暴食障碍和肥胖症的问题及新信息；关于进食障碍的新定义、治疗（莫兹利法）和预防的新证据；媒体关于女性形象的新讨论（第10章）。
- 关于阿片类止痛药过量致死频率（近年来剧增）的新证据；以及DSM-5中"物质相关和成瘾障碍"列入的赌博障碍的扩展内容（第11章）。
- 关于性欲倒错障碍定义和分类的修订方法的讨论（第12章）。
- 关于建议中的"轻微精神病综合征"诊断构想及其可能利弊的深入讨论（第13章）。
- 解释本章的全部诊断术语改为"神经认知障碍"以及删除失忆症这一术语（第14章）。
- 关于孤独症谱系、所谓的"孤独症大流行"以及孤独症谱系障碍患病率估计的更多问题（第15章）。
- 关于DSM-5删除儿童障碍的问题；关于青少年抑郁、抗抑郁药物和自杀风险的新讨论；对破坏性心境失调障碍的新诊断及其背后问题的深入思考（第16章）。
- 进一步探讨"关系诊断"、复杂性悲伤和心理痛苦问题（第17章）。
- 讨论诊断阈值为何在智力障碍的案例中攸关生死；增加了精神疾病预先指示的新材料（第18章）。

依然是黄金标准

我们认为，心理病理学最有前途和令人鼓舞的未来在于理论取向、专业特长以及科学与实践的整合，而非过去各种"范式"支离破碎的竞争、心理学与精神病学的相互割裂，以及科学家与执业者的不相往来。我们认为，任何一部有前瞻性的心理病理学教科书都会把这种整合作为黄金标准。这本第8版的《心理病理学》一如既往地遵循这一标准。

整合病因与治疗

心理病理学在上个世纪很长时间里都被理论范式主导。这让我们想起盲人摸象的寓言。摸到象牙的盲人说大象非常像一柄长矛，摸到象腿的盲人则说好像一棵大树，如此等等。从本书第1版开始，我们的目标就是将整个大象展示在读者面前。为此我们采取了独特的整合式的系统方法，关注前沿知识，而非固守过去惯常的旧思维。每一章我们都会思考导致心理障碍的诸多风险因素的新证据，以及最有效的心理和生物医学治疗方法。尽管科学还不能描绘大象的全貌，但我们明确地告诉你，我们知道些什么，不知道些什么，心理学家认为这些知识的碎片是如何组合在一起的。

教学法：整合内容与方法

我们还一直将心理病理学、学生和教学法三者联结在一起。每种具体障碍的章节都以一样的编排方式展开，构成一致的框架和章节结构。每章开篇是概览问题，然后是一两个拓展的案例研究。接着讨论症状、诊断、发病情况、病因，最后是治疗方法。

心理病理学不但涉及新的研究，而且涉及心理学家开展研究所使用（或发明）的方法。与其他同类教材不同的是：我们在每章都加入了简短的专栏"研究方法"，有针对性地介绍科学的研究方法。将研究方法融入具体的章节之中，有助于学生体会科学方法和假说的重要性，让研究方法的学习变得更为容易，也使正文更加灵活。与专门用一章来介绍研究方法相比，在相关章节的知识背景下介绍研究方法，可以让研究方法的学习更加具体而有针对性。许多学生告诉我们，专门用一章来介绍研究方法显得枯燥难懂，更令人失望的是还没有针对性。我们把研究方法整合到具体的内容之中则能解决此类问题。

心理病理学肯定也会涉及真正有问题的现实的人。通过详细的"案例研究"，我们生动地展现了心理病理学人性及临床的一面。案例研究能引领你体会患者的痛苦、胜利、挫折及重新出发的历程——这正是心理病理学的独特之处。正如我们自己的临床经验可以加深我们的理解一样（本书两位作者一直都是临床医生和科研人员），这些案例也可以帮助你更深入地思考心理障碍。通过每章开头部分的拓展案例，以及之后更简短的小案例，加之第一人称的叙述，你会发现，心理问题给普通人的日常生活带来怎样严重的破坏，而有效的治疗又如何让支离破碎的生活得以重建。案例研究还使心理病理学的细节和复杂性变得具体而有意义，对于"现实世界"不可或缺。

有时一项研究或一个问题要求我们跳出当前的思维惯性，或者提出一个值得仔细考察的分支问题。我们在讨论相应问题的专栏里增加了这方面的新观点。新问题的一个例子是，女性面对应激的反应模式可能是"照料和结盟"而非"战斗或逃跑"（见第 8 章）。类似的例子还包括自杀的共同因素（见第 5 章）以及强奸犯的分类体系（见第 12 章）。

致　谢

撰写和修订这本教材似乎永远做不到尽善尽美，但幸好我们乐此不疲。本书第 8 版是许多人多年不懈努力的结晶。我们首先要感谢为这本面向未来的教材作出重要贡献的审稿专家，感谢他们无私地对本版及此前版本提出许多有益的建议。他们是：

John Dale Alden, III, Lipscomb University

John Allen, University of Arizona

Hal Arkowitz, University of Arizona

Jo Ann Armstrong, Patrick Henry Community College

Gordon Atlas, Alfred University

Deanna Barch, Washington University

Catherine Barnard, Kalamazoo Community College

Thomas G. Bowers, Pennsylvania State University, Harrisburg

Stephanie Boyd, University of South Carolina

Gail Bruce-Sanford, University of Montana

Ann Calhoun-Seals, Belmont Abbey College

Caryn L. Carlson, University of Texas at Austin

Richard Cavasina, California University of Pennsylvania

Laurie Chassin, Arizona State University

Lee H. Coleman, Miami University of Ohio

Bradley T. Conner, Temple University

Andrew Corso, University of Pennsylvania

Dean Cruess, University of Pennsylvania

Danielle Dick, Washington University

Juris G. Draguns, Pennsylvania State University

Sarah Lopez-Duran

Nicholas Eaton, Stony Brook University

William Edmonston, Jr., Colgate University

Ronald Evans, Washburn University

John Foust, Parkland College

Dan Fox, Sam Houston State University

Alan Glaros, University of Missouri, Kansas City

Ian H. Gotlib, Stanford University

Irving Gottesman, University of Virginia

Mort Harmatz, University of Massachusetts

Marjorie L. Hatch, Southern Methodist University

Jennifer A. Haythornwaite, Johns Hopkins University

Holly Hazlett-Stevens, University of Nevada, Reno

Brant P. Hasler, University of Arizona

Debra L. Hollister, Valencia Community College

Jessica Jablonski, University of Delaware

Jennifer Jenkins, University of Toronto

Jutta Joormann, University of Miami

Pamela Keel, Florida State University

Stuart Keeley, Bowling Green State University

Lynn Kemen, Hunter College

Carolin Keutzer, University of Oregon

Robert Lawyer, Delgado Community College

Marvin Lee, Tennessee State University

Barbara Lewis, University of West Florida

Mark H. Licht, Florida State University

Freda Liu, Arizona State University

Roger Loeb, University of Michigan, Dearborn

Carol Manning, University of Virginia

Sara Martino, Richard Stockton College of New Jersey

Richard D. McAnulty, University of North Carolina–Charlotte

Richard McFall, Indiana University

John Monahan, University of Virginia School of Law

Tracy L. Morris, West Virginia University

Dan Muhwezi, Butler Community College

Christopher Murray, University of Maryland

William O'Donohue, University of Nevada–Reno

Joseph J. Palladino, University of Southern Indiana

Demetrios Papageorgis, University of British Columbia

Ronald D. Pearse, Fairmont State College

Brady Phelps, South Dakota State University

Nnamdi Pole, Smith College

Seth Pollak, University of Wisconsin

Lauren Polvere, Concordia University

Melvyn G. Preisz, Oklahoma City University

Paul Rasmussen, Furman University

Rena Repetti, University of California, Los Angeles

Amy Resch, Citrus College

Robert J. Resnick, Randolph-Macon College

Karen Clay Rhines, Northampton Community College

Jennifer Langhinrichsen-Rohling, University of South Alabama

Patricia H. Rosenberger, Colorado State University

Catherine Guthrie-Scanes, Mississippi State University

Forrest Scogin, University of Alabama

Josh Searle-White, Allegheny College

Fran Sessa, Penn State Abington

Danny Shaw, University of Pittsburgh

Heather Shaw, American Institutes of Research

Brenda Shook, National University

Robin Shusko, Universities at Shady Grove and University of Maryland

Janet Simons, Central Iowa Psychological Services

Patricia J. Slocum, College of DuPage

Darrell Smith, Tennessee State University

Randi Smith, Metropolitan State College of Denver

George Spilich, Washington College

Cheryl Spinweber, University of California, San Diego

Bonnie Spring, The Chicago Medical School

Laura Stephenson, Washburn University

Xuan Stevens, Florida International University

Eric Stice, University of Texas

Alexandra Stillman, Utah State University

Joanne Stohs, California State, Fullerton

Martha Storandt, Washington University

Milton E. Strauss, Case Western Reserve University

Amie Grills-Taquechel, University of Houston

Melissa Terlecki, Cabrini College

J. Kevin Thompson, University of South Florida

Julie Thompson, Duke University

Frances Thorndike, University of Virginia

Robert H. Tipton, Virginia Commonwealth University

David Topor, Harvard Medical School

Gaston Weisz, Adelphi University and University of Phoenix Online

Douglas Whitman, Wayne State University

Michael Wierzbicki, Marquette University

Joanna Lee Williams, University of Virginia

Ken Winters, University of Minnesota

Eleanor Webber, Johnson State College

Craig Woodsmall, McKendree University

Robert D. Zettle, Wichita State University

Anthony Zoccolillo, Rutgers University

我们有幸能在充满激情的学术环境中工作，这促使我们对心理病理学的教学和研究产生了浓厚兴趣。我们特别感谢弗吉尼亚大学的下列同事：Eric Turkheimer, Irving Gottesman（现在在明尼苏达大学），Mavis Hetherington, John Monahan, Joseph Allen, Dan Wegner, David Hill, Jim Coan, Bethany Teachman, Amori Mikami（现在在不列颠哥伦比亚大学），Cedric Williams 以及 Peter Brunjes。同时，圣路易斯华盛顿大学的不少同事对该领域的许多重要问题提出了很多重要的看法。他们是：Arpana Agrawal, Deanna Barch, Ryan Bogdan, Danielle Dick, Bob Krueger, Randy Larsen, Tom Rodebaugh, Martha Storandt 以及 Renee Thompson。我们在印第安纳大学的好友和同事，尤其是 Dick McFall, Rick Viken, Mary Waldron 和 Alexander Buchwald 也参与了这项工作。许多用过本教材的本科生和硕士生也提出了各种建议，做出了贡献。他们人数众多，在此不一一列举，我们感谢在过去这么多年里他们带来的智力挑战和兴奋。

还有很多人为本书做出了各种各样的重要贡献。Jutta Joormann 对第 5 章提出了极有帮助的建议；Bethany Teachman 和她的实验室成员对第 6 章提出了许多深刻的评论；Nnamdi Pole 对第 7 章提出了全面的反馈和建议。Pamela Keel 对第 10 章提出了深入、细致而有洞察力的评议，同时还提出了数十条极好的修订建议；Deanna Barch 一直是第 13 章所讨论问题的知识来源；Kimberly Carpenter Emery 对第 18 章的内容进行了广泛的法律研究；Danielle Dick 在行为遗传学和基因鉴定方法的进展方面贡献了丰富的专业知识；Martha Storandt 和 Carol Manning 在痴呆症和其他认知障碍方面提供了广泛的咨询意见。Jennifer Green 在文献方面提供了重要帮助。最后，Bailey Ocker 在研究、稿件准备和图片研究方面给我们提供了不可或缺的帮助。谢谢你，Bailey，没有你，我们不可能按时高质量地完稿。

我们还想对培生的团队致以深深的感谢，并与他们分享我们的自豪和快乐，他们为使本教材成为最好的读本付出了长期不懈的努力。主要的贡献者包括策划编辑 Amber Chow，销售经理 Jeremy Intal，项目经理 Shelly Kupperman，程序经理 Annemarie Franklin，媒体项目经理 Pam Weldin 和图片研究员 Kate Cebik。

最后，我们要感谢我们的家人。他们自始至终耐心地全力支持我们对本书的倾心投入。他们是：Gail 和 Josh Oltmanns; Sara, Billy, Presley, Riley 和 Kinley Baber; Kimberly, Julia, Bobby, Lucy 和 John Emery; Maggie 和 Mike Strong。你们一直是我们的动力和灵感的可爱源泉。

托马斯·奥尔特曼（Thomas Oltmanns）

罗伯特·埃默里（Robert Emery）

异 常 行 为 示 例 和 定 义

第 1 章

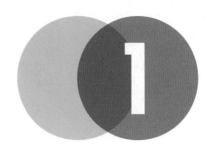

概 览

学习目标

1.1

正常行为与异常行为的区别是什么?

1.2

文化如何影响精神障碍的定义?

1.3

精神障碍的影响与其他健康问题相比如何?

1.4

谁来为有精神障碍的人提供帮助?

1.5

为什么在精神障碍的心理学研究中科学方法如此重要?

精神障碍(mental disorders)触及人类生活的方方面面,是人类经验的组成部分。精神障碍会扰乱人们的思考、感受和行动,也会影响我们的人际关系。这些问题常给人们的生活带来毁灭性打击。在美国等国家,精神障碍是略低于心血管疾病、略高于癌症的第二大致残及死亡原因(Lopez et al., 2006)。本书的主要目的是帮助你了解这些精神障碍的性质,以及为持续增进我们对精神障碍病因及治疗的理解,心理学家和其他心理健康专业人士所使用的各种方法。

很多人习惯性地认为,只有少数不幸的人才会罹患精神障碍,它们不会发生在自己或者自己亲近的人身上。但是,精神障碍实际上非常普遍,每四个人中至少有两人在一生的某个时刻会出现严重的异常行为,如抑郁、酗酒或者精神分裂症等。如果把你直接认识的以及通过亲朋好友间接了解的精神障碍患者加在一起,你会发现,精神障碍如同其他健康问题一样影响到我们每一个人。因此,本书力图使你不仅了解异常行为的类型,思考特定精神障碍的特征,而且还要理解患者本人以及滋生精神障碍的环境。

更重要的是,这本书不仅仅关乎"他们"——那些我们同情但并不认识的无名氏,而且关乎我们每个人。正如我们每个人一生中某个时刻会受到健康问题的困扰一样,我们或我们所爱的人也可能不得不应对人类经验中被称为精神障碍的那些问题。

概　述

对诸如抑郁情绪、惊恐发作和古怪信念此类精神障碍症状和迹象的研究，称为**心理病理学**（psychopathology, 也译作精神病理学），顾名思义，该术语指的是心理的病理学；而**异常心理学**（abnormal psychology, 也译作变态心理学），则是心理科学在精神障碍研究中的应用。

本书前 4 章将总体介绍异常心理学这一领域。我们将了解诸多异常行为如何被划分为精神障碍的各种类别，以便为做出诊断进行更清晰的界定，并了解这些行为如何被评估。我们还会对当前关于精神障碍致病原因的各种观点及其治疗方法进行讨论。

本章有助于你理解定义行为和经验异常的种种特征。一名芭蕾舞女演员或者体操运动员，为了发挥出最佳水平而节食，可是节食到什么程度会成为进食障碍？因一段亲密关系的结束而产生的悲伤在什么情况下会变为抑郁症？正常与异常的分界线并不总是清晰的，我们会发现它们只是程度问题，而没有精确的行为形式或内容差异。

本章的案例讲述了两个人的经历，他们的行为都会被心理健康专业人士视为异常。第一个案例的当事人深受精神分裂症困扰，精神分裂症是一种对个体社会功能损害最严重和最突出的精神疾病。凯文多年来一直过着较平凡的生活。他读书期间表现不错，后来结了婚，有一份不错的工作。然而不幸的是，这种平静生活在几个月后就被打破了。凯文的转变起初并没有引起他本人及家人的注意，但最终变得很明显：他出现了严重的问题。

➡ 一个有着偏执妄想的精神分裂症丈夫

当凯文·沃纳和乔伊斯·沃纳（化名[1]）夫妇因婚姻问题向心理专家求助时，他们已结婚 8 年。乔伊斯 34 岁，是一名全职儿科护士，当时她已有 6 个月的身孕，这是他们的第一个孩子。凯文 35 岁，在当地一所大学做图书管理员已 3 年。乔伊斯极度担心，一旦凯文失业，他们该将如何，尤其是考虑到他们的孩子即将出生。

尽管夫妇俩一起做了伴侣治疗，但心理咨询师还是很快注意到凯文的一些古怪行为。在第一次治疗时乔伊斯提到，最近有一件事引起他俩剧烈争吵。有一天凯文值班，吃完午餐后觉得胸部剧痛，呼吸困难。他很害怕，连忙跑到乔伊斯所在医院急诊室就医。医生并未发现凯文有什么问题，即使做了全面检查也是如此。乔伊斯给凯文服了一些镇静剂，然后送他回家休息。乔伊斯晚上回家后，凯文对她说，他怀疑上司对自己下毒，而且现在还坚持这么认为。

凯文所谓下毒的信念使咨询师非常担忧他的心理健康，于是决定单独与乔伊斯面谈，以进一步了解凯文的行为。乔伊斯意识到凯文关于投毒的想法很"荒唐"，但却不认为这就能证明凯文有精神障碍。他们相识已经 15 年，据她所知，凯文此前从未有过任何奇怪的信念。乔伊斯说，凯文一直是个"爱思考和异常敏感的人"。她认为凯文的异常信念没什么大不了的，她更关心的是他们目前的经济状况，而且坚持认为凯文是时候要"面对现实"了。

在接下来的几周，凯文的病情明显恶化。他变得非常退缩，晚饭后常常独自坐在黑暗的房间里。有几次他对乔伊斯说，"自己似乎断片了"。他的记忆没有问题，而是觉得自己脑子有些部分好像短路了。

1　全书均使用化名以保护当事人的身份和隐私。

凯文的工作也变得越来越糟。上司通知凯文，肯定不会跟他续约。当凯文漫不经心地告诉乔伊斯这个坏消息时，乔伊斯炸了。凯文一副无所谓的态度尤其让她恼火。她打电话给凯文的上司，证实了这个消息。上司告诉她，凯文虽然人在图书馆上班，但每天工作不了多长时间，多半时间都只是坐在办公桌前发呆，有时还喃喃自语。

在接下来的一次治疗中，凯文的言语变得非常古怪。有时他突然开口说话，说着说着，渐渐陷入沉默。然后傻笑并耸耸肩，重新与人眼神接触。他的思绪显然是完全混乱的。常常答非所问，即使能连贯地说出几个句子，也让人不知所云。比如在治疗过程中咨询师问他，是否打算对解雇他的上司提出申诉。他说："我觉得有压力，好像自己迷失了，根本无法安心。但我需要更多时间来探索更深的东西。就像艺术，你表面看到的比你贴近看到的要丰富得多。我也是这样一个直觉式的人，我不能线性地叙述。如果别人期待我这样做，我就会陷入混乱。"

凯文关于下毒的奇怪信念开始泛化。凯文的母亲住在几百千米外的另一个城市，一天夫妇俩收到她的来信。信中说她病了，因为有天晚上母亲出去吃饭，回来后就感觉不舒服，一定是吃了什么不好的东西。读完信，凯文坚信上司还想毒死自己的母亲。

当问到这件事时，凯文讲了一个冗长而散乱的故事。他说他的上司是越战退伍老兵，但拒绝告诉凯文他在部队的情况。因此凯文怀疑他的这位上司过去曾在军方情报机关工作，现在可能还在为某个秘密组织效力。凯文暗示说，上司派该组织的人对他的母亲下毒。他认为自己和乔伊斯都有危险。他还担心某些亚洲人，但不愿说清担心的详情。

凯文的古怪信念和紊乱行为使心理学家确信：凯文需要住院治疗。乔伊斯虽然不情愿，但也认为这是最合适的做法，她别无选择。凯文被送进一家私人精神病院，医生给他开了一种抗精神病药物。药物似乎效果明显，因为凯文很快就不再谈论阴谋和下毒了，但他仍然有退缩表现，不与人交流。治疗3周后，医生认为他的病情大为好转。于是在他的孩子出生前让他出院了。然而，当凯文夫妇再次做心理咨询时，咨询师对凯文的调适情况仍然很担心。虽然凯文不再跟乔伊斯提下毒之事，但乔伊斯发现他依然是退缩的，而且很少表露情绪，甚至对刚出生的女儿也是如此。

当心理咨询师问起详情时，凯文不情愿地承认，他仍然认为有人对自己下毒。他逐渐透露了更多的情节。刚进医院时他就立刻认定，那位医生不可信赖。凯文确信他也在为军方情报机构工作，也可能在进行一次反间谍行动。凯文认为，自己治疗时这位聪明的精神科医生在审问自己，于是他"装聋作哑"。他没有提及可疑的投毒事件以及策划投毒的秘密组织。只要能蒙混过关，凯文就假装服了药。他认为医生开的药是毒药或吐真剂。

凯文的妄想信念加重后不久，他就被送进另一家精神病院治疗。这一次，他接受的是抗精神病药物的肌肉注射，以确保真正用药。住院几周之后，凯文好多了。他承认自己曾有偏执想法，尽管他仍然不时地还在怀疑，想知道下毒是否确有其事。慢慢地，他认识到不可能真的发生投毒，他思考投毒的时间越来越少了。

认识精神障碍的存在

有些精神障碍非常严重，以致受苦之人自己都意识不到自己的信念是不真实的。精神分裂症是**精神病**（psychosis）的一种，而精神病这一基本术语其实包括若干种严重的精神障碍，这类患者都被认为脱离现实。凯文出现了多种精神病症状，比如他有顽固的信念，认为上司对他下毒，但并无事实依据。不过另一些精神障碍与正常行为的差异则更加微妙。我们随后将讨论用于确定异常的若干准则。

精神障碍往往依据一组特征来定义，仅凭单一症状并不足以做出诊断。一组症状一起出现且代表某种特定的障碍类型，这组症状就被称为**综合征**（syndrome）。凯文关于下毒的不实且偏执的信念、古怪且有时让人无法理解的言语模式以及怪异和冷漠的情绪反应，都是精神分裂症的症状（参见第13 章）。每种单一症状都不足以说明出现了精神障碍。任一具体特征的意义都取决于当事人是否还表现出该精神障碍的其他行为。

　　个体症状持续的时间也很重要。精神障碍依据持续的适应不良的行为来定义。许多异常行为和费解的情况都是暂时的，如果忽略它们，就会自然消失。不幸的是，某些问题行为却不是暂时的，它们最终会妨碍个体的社会与职业功能。在凯文的案例中，凯文对下毒的怀疑完全成为先占观念。在开始的前几周，乔伊斯试图无视凯文的某些行为表现，特别是他的妄想信念。她宁愿将凯文的问题解释为不成熟或者缺乏动机，而不想考虑他的行为可能是异常的。然而随着问题越来越严重，最后她决定寻求专业帮助。在很大程度上，凯文问题的严重程度是根据其持续性来衡量的。

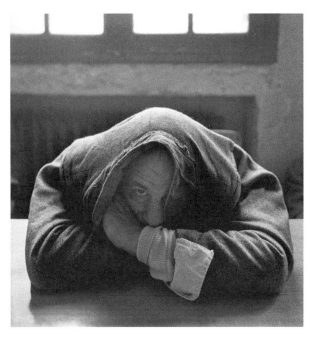

精神分裂症患者有时会出现社会退缩行为，觉得社会关系奇怪或可怕。

　　履行社会和职业角色能力的受损是识别精神障碍时要考虑的另一个因素。妄想信念和言语紊乱通常会使人际关系严重受损。个体若出现类似凯文的症状，会明显感到这个世界很陌生、难以理解甚至令人恐惧。他们往往会引起别人同样的反应。凯文的古怪行为以及无法专注最终使他失去工作。他的问题也对他与妻子的关系以及他养育女儿的能力产生了负面影响。

　　凯文的情况引发了关于异常行为的另一些问题。该领域最困难的一个问题集中反映在识别精神障碍的过程上。一旦凯文的问题引起了心理健康专家的注意，能通过某种检验方法来确认他患有某种精神障碍吗？

　　由于精神障碍的产生机制尚不明确，目前心理学家和心理健康专家还无法利用实验室检验来准确诊断精神疾病。随着生物科学的进步，其他医疗领域的专家已经发现了许多特定疾病的病理机制；但心理学家和精神病学家却无法做到这一点，他们无法通过检测病毒感染、大脑损伤或遗传缺陷来确定精神障碍的诊断。临床心理学家仍然必须根据对个体行为的观察和个人经验的描述来做出诊断。

　　我们有可能突破当前对精神病的描述性定义的依赖吗？我们有朝一日能否用有效的检验方法独立地对精神障碍做出诊断？如果能，那么检验又将以何种形式进行？为回答这些问题，学界正在进行各种各样的研究，本书全文都将对此进行讨论。

　　在结束本节之前还要提一些其他术语。你可能对平时形容变态或异常行为的不少词语很熟悉。其中一个术语是**精神失常**（insanity），多年前它指精神功能失调，但现在已是一个法律术语，用来判断有精神问题

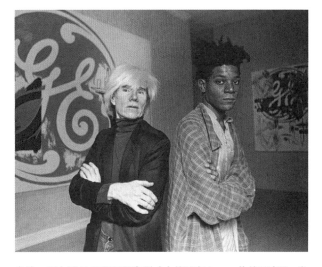

安迪·瓦尔霍是20世纪最有影响力的画家之一。他的同事让–米歇尔·巴斯吉亚也是一位非常有前途的艺术家。巴斯吉亚吸食海洛因成瘾，最后因吸食过量致死，这是精神障碍造成毁灭性结果的例子。

的人是否要对自己的犯罪行为负责（参见第 18 章）。假设凯文被妄想信念支配，认为那位精神科医生试图害他，因而杀了医生，那么法庭将考虑是否应该判定凯文因精神失常而无罪。

另一个不再流行的词语是神经衰弱（nervous breakdown）。如果我们说凯文"神经衰弱"，就表示我们非常笼统地认为，他失去了某种能力，但又无法说清他得了哪种精神障碍。这种说法并未传达出任何关于患者病情本质的特定信息。有人也可能会说凯文"疯了"，这是一种非正式的贬义说法，不仅没有准确表达具体信息，而且包含种种不当、无根据和消极的含义。心理健康专业人士将精神病理问题称为精神障碍或者异常行为。我们接下来将定义这些术语。

定义异常行为

为什么我们认为凯文的行为是异常的？我们依据什么标准来确定某类行为或情绪反应应该视为精神障碍？这些问题很重要，因为在很多方面它们将决定其他人对当事人的反应，以及由谁来提供帮助（假如需要）。人们尝试着对异常行为下过许多定义，但没有一种定义完全令人满意。还没有人能提供一种真正能囊括该概念涉及所有情形的一致定义（Philips et al., 2012; Zachar & Kendler, 2007）。

定义异常行为的一个方法是高度重视个体自身的痛苦体验。我们可能会说，异常行为可以依据个体向心理健康专业人士寻求帮助时述说的主观不适来定义。但这样定义有很多问题。凯文的案例说明了这种定义方法不妥的一个主要原因。凯文第二次入院前，并不知道或不愿意了解自己问题的严重程度以及自己的行为对他人造成的影响。心理学家会说，他对自己的问题缺乏自知力。乔伊斯是痛苦的主要承受者，但她在开始的前几周极力否认问题的性质。根据此定义，只有在被成功治疗后，凯文的行为才被认为是异常的，由此可见这种定义是无效的。

定义异常行为的另一个方法是依据统计标准，即某种行为在普通人群中普遍或罕见的程度。根据此定义，出现特别强的焦虑或者抑郁的人会被认为是异常的，因为他们的体验偏离了预期的基准。凯文的偏执信念被定义为病态，因为它们是特异的。事实上，精神障碍是依据大多数人都不会出现的体验来定义的。

然而这种方法并未言明行为要异常到何种程度才能视为变态。某些通常被视为精神病的疾病非常罕见。比如性别烦躁，这类患者坚信自己的实际性别与生理性别不同。这种障碍的发生率不到三万分之一。相比之下，其他一些精神障碍则普遍得多。美国每 5 人就有 1 人在人生的某个时候受到心境障碍的影响；约 6 人就有 1 人会出现酗酒或者其他物质使用障碍（Kessler et al., 2005; Moffitt et al., 2010）。

统计定义法的另一个缺陷是无法区分异常行为是否有害。许多行为虽然罕见但并非病态。某些"异常"特质对个体的适应几乎没有影响，比如一些人特别看重实际，或者特别能说会道。有的异常特质实际上能给人带来优势，比如超常的智力、艺术天赋或者体育才能。因此，某种行为在统计学上罕见并不能用来定义心理疾病。

有害的功能失调

罗格斯大学的杰罗姆·韦克菲尔德提出了一个行之有效的定义精神障碍的方法（Wakefield, 2010）。根据韦克菲尔德的定义，某种疾病当且仅当其符合以下两条标准时才能认定为精神障碍：

1. 该疾病源自某种内在的（心理或生理）机制，使个体没有能力完成其天然的功能。换言之，个体内部的某些东西已无法正常运转。如调节情绪强度的机制、区分真实听觉与幻听的机制，等等。

2. 根据个体所属文化的标准判断可知，这种疾病会给个体带来一定的伤害。负面后果可以依据个体的主观痛苦或者承担预期的社会和职业角色的困难程度来衡量。

因此，精神障碍可以依据**有害的功能失调**（harmful dysfunction）来定义。该定义包含一个要点，即尽可能以个体表现的客观评价为基础。认知和知觉加工的天然功能是让个体能用与他人分享的方式认识世界，并能理性思考和解决问题。语言能力的天然功能是让个体能清楚地与他人沟通。精神障碍中的功能失调，被假定为思维、情感、沟通、认知和动机等功能受损的结果。

在凯文的案例中，最明显的功能失调是负责知觉、思维和沟通的机制失效。这些系统的受损可能是凯文出现妄想信念和言语紊乱的原因。因此，凯文的异常行为可以视为一种弥散性的功能失调，它阻断了多种心理机制。

从精神障碍乃有害的功能失调这一观点来看，并非每一种功能失调都会导致精神障碍。功能失调仅在给个体带来严重的损害时才会被视为精神障碍。这是该定义的第二个要点。许多生理功能的失调（如白化病、心脏错位、并趾等）明显偏离了正常的生理功能，然而这些失调并不会被视为障碍，因为它们未必对个体造成损害。

实际上，凯文的功能失调损害了他的调适能力，不仅影响了他与乔伊斯的婚姻以及他做父亲的能力等家庭关系，也影响了他的工作表现。他的社会和职业表现都明显受损。当然，与精神障碍有关的损害还有其他一些类型，包括高度焦虑或抑郁等主观痛苦以及更具体的后果，比如自杀。

美国精神医学学会的《精神障碍诊断与统计手册》（第 5 版，后文简称 *DSM-5*）使用的异常行为定义，综合了前述诸多要点（APA, 2013）。这一分类系统将在第 4 章详细讨论。*DSM-5* 关于精神障碍定义的总结见表 1.1，表里还列出了 *DSM-5* 精神障碍定义特别排除的一些疾病（Stein et al., 2010）。

DSM-5 关于精神障碍的定义主要强调特定行为综合征的后果。因此，精神障碍可以定义为持续的适应不良的群集行为，它们与个人的痛苦（如焦虑或抑郁）或者社会功能（如工作表现或人际关系）的受损有关。所以这一官方定义承认了功能失调的概念，而且说明了确认精神障碍有害后果的可能方法。

DSM-5 的定义排除了自愿行为以及宗教、政治或者性少数群体（如男同性恋或女同性恋）所共有的信念或行为。例如，20 世纪 60 年代雅皮士们故意的破坏行为，他们在股票交易所的阳台上撒钱，目的是挑战传统价值观。如果他们被起诉，这些行为在某种程度上是适应不良的行为，会导致社会功能受损。但这类行为并非功能

表 1.1　精神障碍的定义性特征
特　点
1. 以个体认知、情绪调节或行为的紊乱为特点的综合征（一组有关联的特征）。
2. 其后果表现为社会、职业或者其他重要活动上明显的临床痛苦或失能。
3. 综合征反映了与精神功能有关的心理、生理或发展过程的功能失调。
4. 必须不仅仅是对常见的应激源和丧亲的一种预期反应，或者是对某一特定事件（如宗教仪式中的入定状态）文化认可的反应。
5. 主要不是社会越轨或社会冲突的结果。

资料来源：Stein, D.J., Philips, K.A., Bolton, D.D., Fulford, K.M., Sadler, J.Z.& Kendler, K.S., "What Is a Mental/Psychiatric Disorder? From DSM-IV to DSM-V," *Psychological Medicine*, 40（11）, 2010, pp.1759-65.

失调，而是故意展示的政治姿态。区分自愿行为与精神障碍是有意义的，但这些不同行为形式之间的界限往往很难划清。这些问题的理性讨论取决于对一系列重要问题的考量（参见专栏"批判性思考很重要：性成瘾是一个有意义的概念吗？"）。

在具体实践中，异常行为是根据官方的诊断系统来定义的。正如医学一样，心理健康与其说是一个理论领域，倒不如说是一个应用领域。官方定义汲取了心理学与生物学研究所获得的知识，致力于帮助有行为障碍的人。在某些方面，精神障碍就是心理健康专业人士努力要解决的问题。随着他们的研究活动和解释性概念的不断扩展，异常行为的列表也在不断增加。异常行为的实际界限由官方 *DSM-5* 所列出的障碍清单确定。要问为什么凯文的行为被认定为异常，*DSM-5* 给出了另一个简单而又易于操作的回答：他之所以被认为出现了异常行为，是因为他的经历符合精神分裂症的描述，而精神分裂症是官方所承认的精神障碍中的一种（见专栏"对 *DSM-5* 的批判性思考：修订一本不完美的手册"）。

心理健康与没有障碍

异常行为的定义过程引发了一个有趣的问题，如何看待没有精神障碍之人的生活品质。何谓心理健康？最佳的心理健康状态只是没有精神障碍吗？答案显然是否定的。如果你想知道朋友的身体是否健康，你仅仅获悉他是否生病是不够的。在心理功能领域，功能达到最高水平的人被形容为丰盛（flourishing）（Fredrickson & Losada, 2005; Keyes, 2009）。丰盛的人通常体验到许多积极情绪，对生活充满兴趣，心态宁静而平和。他们对自己与他人都有着积极的态度，生活有意义和方向，能与他人建立信任关系。完全的心理健康意味着个体具有这些适应性特征。因此，那些促进公众心理健康的综合措施，不仅必须关注减少精神障碍的发生及其不良影响，而且更要关注一些旨在促进丰盛的活动。

文化与诊断实践

DSM-5 的编撰和修订必然受到文化因素的影响。**文化**（culture）是根据一个特定社群或团体所共有的价值观、信念和实践活动来定义的。一个社会的价值观与信念对行为正常与否的看法有着深刻的影响（Bass et al., 2012）。

特定的行为或经验对个体调适的影响取决于当事人所处的文化背景。用韦克菲尔德的话来说，"只有那些不被社会认可的功能失调才算精神障碍"（Wakefield, 1992, P.384）。比如 *DSM-5* 的女性性高潮障碍概念，它定义的依据是女性没有性高潮，并且伴有由此导致的主观痛苦或者人际困难（参见第 12 章）。在压抑女性性欲的社会中长大的妇女，可能并不会因为缺乏性高潮而感到痛苦或者受到损害。根据 *DSM-5*，这样的女性不应视为有性方面的问题。因此该异常行为的定义并没有文化的普遍性，这可能使我们想到，某一特定行为模式在某种文化中是异常的，但在另一种文化中则未必。

社会价值观独特的一些群体给诊断手册的修订带来压力的例子还有很多。文化变迁影响精神病诊断分类最好的例子可能就是同性恋了。在 *DSM* 第 1 版和第 2 版中，同性恋被定义为一种精神障碍，尽管有学者认为同性恋并非异常行为（参见 12 章）。在 20 世纪 60 年代末，同性恋的权利运动变得更为迅猛和公开，运动组织者们否认同性恋是病态，他们反对把同性恋列入官方诊断手册。经过广泛而激烈的讨论

对DSM-5的批判性思考

修订一本不完美的手册

美国精神医学学会每隔 15 年到 20 年就会定期修订其官方的精神障碍诊断手册。对于该分类系统如此频繁地修订，你可能会感到有些奇怪，但这些更新确实反映了我们对这些复杂问题的理解在持续进步，一些很成熟的已被广泛接受的分类系统甚至也会有改变。你也许还记得冥王星被踢出了太阳系行星之列吧？再比如因为核科学的新进展，又有新的元素被加入元素周期表。分类系统也一样，会随着知识的发展而变化。

《精神障碍诊断与统计手册》的最新版本 DSM-5[1] 颁布于 2013 年，这是一个令人兴奋和引发热议的事件。十多个特定障碍（如情绪障碍、精神病性障碍）编写组由研究专家和临床医生组成，他们受协会指派，表述各自领域的最新知识。每个小组都提出了一系列提案，供公众讨论和实际测试，以便为新定义的信度提供相关数据。最后修订结果出来后，一些专家认为这是一次重大进步，但也有专家认为这是严重的倒退（Kuper & Regier, 2011; Frances & Widiger, 2012）。

我们在本书每一章都新增了 "对 DSM-5 的批判性思考" 这样一个专栏。目的是让你了解这本诊断手册演变的过程，判断手册进步的标准，关注 DSM-5 颁布后最有争议性的问题。一方面，我们不希望你仅仅因为 DSM-5 由美国精神医学学会官方颁布就完全接受它的定义；另一方面，我们也不希望你因为它还不尽完美就拒绝它。最重要的是，请记住，DSM-5 是手册而非《圣经》（France, 2012）。在精神障碍的分类上并没有绝对的真理。

DSM-5 争论的双方情绪都颇为激动，因为手册的变动会影响太多人的生活。这显然涉及重大的经济利益。增加一个新诊断类别会催生或扩大该类治疗的市场（如治疗某种新障碍的药物可以带来巨额利润），但同时也会带来一系列挑战，如保险公司是否必须赔付该障碍的治疗费；学校是否应该提供特殊服务；以及政府是否必须支付残障补偿。删除某个障碍分类也会带来压力。删除已有的某类障碍或缩小其范围，那些曾因该分类获得服务的个人或家庭将面临严重困境，因为他们不能再获得或支付得起相应服务。在这些争论中，心理健康从业人员、科研人员以及病患支持团体等都起着十分重要的作用。

每个人都赞同分类系统必须不断修订，但指导修订过程的原则是什么？ DSM-IV（APA, 1994）的修订以保守为原则。必须有充分的证据才可能对某类障碍的诊断标准进行相应修订。但若干年后开始讨论 DSM-5 的修订时，修订过程则变得更为开放。官方鼓励各工作组与时俱进，哪怕没有确凿的实证证据支持某些修订，修订过程中正反双方也可以理性地进行辩论。最终，这些变动的定义的价值将由结果来判断：新的定义有意义吗？它们能用来改善人们的生活吗？

在关于 DSM-5 修订的公开争论中，另一个问题突显了出来。哪一个团体在管理这一系统时处于最有利的地位？美国精神医学学会显然是 DSM 的所有者，它于 1952 年公布了最初的版本。鉴于其他心理健康行业在精神障碍的治疗及研究方面也发挥着重要作用的事实，这一如此广泛影响我们生活的分类系统却仅由这一家机构作为它唯一的所有者和管理者，合理吗？既然它产生的巨大经济利益由一家专业机构独享，它的修订决定应该受经济利益驱使（即使部分如此）吗？一些批评者主张，精神障碍分类系统应由政府组织来管理，如美国国家卫生研究院（National Institute of Health），而不应由营利性的协会组织负责。关于这一问题的争论和探索无疑会持续。

---

[1] DSM以往的版本标识采用的是罗马数字，如DSM-III, DSM-IV。从第5版开始改用阿拉伯数字，以便更频繁地更新（如DSM-5.1）和更清楚地标识，就如电脑软件包的更新一样。

之后，美国精神医学学会理事会同意将同性恋从精神障碍列表中删除。大量的个人诉求以及研究文献都表明，同性恋本身未必与功能受损有关，这引起了理事会的关注。他们认为，某种行为只有在带来主观痛苦或者使社会和职业功能严重受损时，才能被视为精神障碍。美国社会对性行为态度的逐渐转变为此奠定了基础（Bullough, 1976; Minton, 2002）。随着越来越多的人开始认为，性行为的主要目的并非繁殖后代，人们对多样化的性行为变得更宽容。DSM 系统在描述性障碍方面所做的修订是文化

批判性思考很重要

性成瘾是一个有意义的概念吗？

关于精神障碍的故事屡屡见诸大众媒体。2010 年 "性成瘾"（sexual addiction）这一概念再次引起媒体的极大关注。全球顶级及史上最富有的高尔夫运动员泰格·伍兹承认自己与多名女性有着非法性关系，并宣布无限期停止其职业巡回赛。当时伍兹已经与瑞典名模艾琳·诺德格林结婚，后者同年早些时候还生下了他们的第二个孩子。与此同时，有十多名女性公开宣称与伍兹发生过性关系。不久，数家大公司纷纷宣布取消与伍兹签订的数百万美元的广告合同。报纸、杂志、电视台纷纷邀请心理专家讨论伍兹的这一行为。为什么这样一位成就斐然、世人尊敬的偶像，竟然会置婚姻、家庭和职业于不顾而无休止地猎艳？

许多专家在回应这一问题时都提到精神障碍这个概念，特别是 "性成瘾"（有人称为 "性强迫"，甚至称为 "克林顿综合征"，意指 1998 年克林顿总统性丑闻事件时讨论过类似问题）。该障碍的症状可能包括低自尊、缺乏安全感、需要安慰、寻求刺激等。一位专家宣称，20% 事业非常成功的男性都有性成瘾障碍。

大多数报道都没有提及，*DSM-5* 并没有把性成瘾正式列为一种精神障碍。性成瘾本身并非不可克服。多年来手册上的精神障碍列表有增有减，而性成瘾（或它的别称）也可能最终被证明是一个有用的概念。事实上，*DSM-5* 的性障碍修订小组确实曾经考虑增加 "性欲过强障碍" 这一类别，但最终没有被接受（Reid et al.,

2012）（见第 12 章专栏 "对 DSM-5 的批判性思考：没有成为新精神障碍的两个性问题"）。我们不能仅因为一种新障碍的概念没有被列入官方分类系统而拒绝承认它（或者因为它被列入系统而不加怀疑地接受）。最重要的是，对于性成瘾这类概念引发的问题，我们要批判性地思考。在最宽泛的层面上，我们必须问自己："什么是精神障碍？"对于诸如此类轻率且有害的行为，还有别的解释吗？伍兹接受了数周性成瘾住院治疗。治疗对这类行为问题真的有效吗？有必要吗？还是说这种诊断只是给了他一个方便的借口，让公众原谅他的不道德行为？

另一个重要的问题是，性成瘾是否比其他类似的概念更实用（Moser, 2011）？比如，自恋型人格障碍就包括许多类似特征（如缺乏同理心、特权感，利用他人的经历等）。什么证据能支持一个概念比另一个更有价值？我们提出这些问题，并非支持或反对把性成瘾或性欲过强障碍作为一种精神障碍类别。相反，我们只是鼓励你批判地思考。

提出类似问题的学生就是在仔细分析最有力的现有证据基础上进行判断和决策。为了思考这些问题，你必须摒弃自己的主观情感和印象，比如你是否觉得某种行为恶心、难以理解或者让人害怕。你可能还必须无视你尊重的权威（如政治家、记者、脱口秀主持人）的意见。保持怀疑，提出问题，从不同的视角来思考证据，并且记住：某些类型的证据比其他证据更好。

和政治等多种力量作用的结果。这些考量反映了诊断手册及健康相关行业必须面对实际的一面。任何对 "精神障碍" 下定义的尝试都离不开价值判断（Sedgwick, 1981）。

许多人一提到文化，就会想起异国他乡那些古怪的行为模式。DSM 的同性恋修订过程提醒我们，美国自己的文化价值观对异常行为的定义也有直接的影响。这些问题突显了文化变迁的重要性。文化是一个动态的过程，受诸多个体活动的影响而持续地变化。就异常行为的定义受到文化价值观和信念的决定而言，我们应当可以预期其定义也会随着时间的推移而不断变化。

谁出现了异常行为

前面讨论了定义异常行为涉及的很多问题，现在我们再看一个临床例子。玛丽患了神经性贪食，这是一种严重的进食障碍。她的情况引发了关于异常行为定义的另一些问题。

在阅读下面的案例时，你可以思考玛丽的进食障碍对其主观经验和社会适应都有哪些影响。这些后果与凯文的情况有哪些类似之处？它们又有多大的区别？这个案例也引发我们思考与异常行为有关的另一个重要问题：如何确定正常行为与异常行为的界限？作为精神障碍的进食模式与正常的进食模式是否有一条明显的界线？或者是否有一个渐进的过程，从连续体的一端到另一端，一步步地逐渐过渡？

➡ 一名大学生的进食障碍

　　从大多数方面来看，玛丽都是一名典型的大二学生。她 19 岁，就读于美国一所著名的州立大学。尽管她努力学习的时间很少，但仍是一名好学生，而且很受同学欢迎。玛丽的生活一切都正常——除了暴食和催吐。

　　玛丽的饮食非常不规律。她总不吃早餐，也经常不吃午饭。但下午 3 点左右，她就再也忍受不住饥饿的折磨了。一周两到三次，每到这个时间段，她就开着车去快餐店的汽车外卖窗口。她一次通常要买三四个双层芝士汉堡、几份薯条再加一大杯（也可能两杯）奶昔，然后暴食一顿。她一边独自开着车在镇上瞎转悠，一边狼吞虎咽地吃光食物。然后会去一个别人看不见的单独卫生间，催吐食物。事后她返回自己的房间，感到愤怒、沮丧和羞愧。

　　玛丽身材高挑，重约 50 公斤。她认为自己的身材缺乏吸引力，特别是大腿和臀部。多年来她对自己都非常挑剔，为体重担心。她的体重变化很大，高三时跌至 44.6 公斤，大一时又增至 57.5 公斤。她妈妈很肥胖，小时候玛丽就发誓，决不让自己长得像妈妈那样。

　　催吐起初似乎是控制体重的好方法。你可以吃任何想吃的美食，再迅速将它们吐出来，这样就不会长胖。然而呕吐后来形成恶性循环。由于厌恶自己的这种行为，玛丽经常发誓再也不暴食和催吐了，但她无法停止这样的循环。

　　在过去一年里，玛丽几乎每天至少要呕吐一次，有时甚至三四次。她的催吐冲动非常强烈，吃完一碗饭，喝下一杯橙汁，都会感到肚子发胀。如果吃了一个三明治，喝了一杯无糖汽水，她会反复琢磨自己吃下的东西，总想着"要把那些东西吐掉"。她通常很快找一个卫生间，吐出吃下的食物。她暴食却不如呕吐频繁。每周，她都有四五次想吃禁食（特别是快餐）的强烈冲动。她起初的反应通常是短暂地压制这种冲动，接着会进入一种恍惚状态，只能模糊地意识到自己的行为和感受。每一次陷入严重的暴食状态时，玛丽都会感到极度无助，难以自控。

　　玛丽的进食问题没有明显的身体信号，因此并不惹人注意，但呕吐开始损害玛丽的健康，特别是她的消化系统。咽喉出现严重的感染，胃部频繁剧痛。牙医发现呕吐已经影响到她的牙齿和牙龈，这无疑是长期强烈的胃酸刺激的结果。

　　玛丽的进食问题在 15 岁时就已出现。她曾经认真练了好几年的体操，后来膝盖出现问题，不得不放弃。停止体操训练后一两个月，她的体重就增加了许多，因此决定通过节食来减肥。她在电视广告上看到一种快速而有效的减肥方法，有了不切实际的期盼。受此鼓舞，玛丽开始严格按照广告介绍的方法减肥。6 个月里她尝试了 3 种时尚的节食方法，但都以失败告终。于是，她开始把呕吐作为控制食物摄入的方法。

　　玛丽的问题在她高中毕业上大学之后持续存在。她对自己的进食问题感到内疚和羞愧，尴尬到不愿让任何人知道。在学校自助餐厅这类公共场所，她只吃很少的食物。她的室友朱莉来自同一个州的另一座小镇。虽然她们相处很好，但是玛丽还是想方设法隐瞒了自己的暴食与催吐秘密。很大程度上，这是因为玛丽能把轿车开进校园，每周都可以方便地离开学校几次去外面暴饮暴食。

　　玛丽的案例说明了神经性暴食的诸多特点。与凯文一样，玛丽的行为被认为是异常的，不仅因为它符合 *DSM-5* 的类别标准，还因为功能失调（本例中为食欲调节

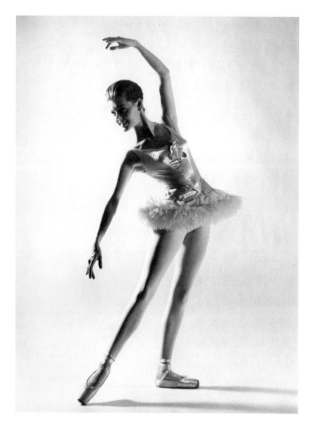

多瘦才是太瘦？这名舞者有进食障碍吗？一些专家认为，正常行为与异常行为实质上只有程度上的区别，也就是说量的差异。

机制的失常）给玛丽带来了痛苦，而且这种失调明显有害。该障碍对她的身体危害最大：进食障碍如果得不到妥善治疗可能致命，因为它会影响人体诸多重要的器官，包括心脏和肾脏。玛丽的社会功能和学业表现尚未受到严重损害。评估异常行为的有害后果有许多不同方面。

玛丽的案例也说明了与多种异常行为有关的主观痛苦。与凯文相反，玛丽敏锐地意识到自己的障碍，她感到沮丧和痛苦。为缓解这些情绪问题，她求助于心理治疗。令人遗憾的是，精神障碍引起的痛苦情绪也可能妨碍或者延误患者寻求专业帮助。内疚、羞愧和尴尬经常与心理问题伴生，有时会让患者不愿向他人吐露真情，尽管普通治疗师对这类问题屡见不鲜。

社区人群中精神障碍的患病率和影响

关于精神障碍的许多重要决策是根据这些障碍的患病率做出的。至少 3% 的女大学生符合神经性暴食诊断标准（参见第 10 章）。这些数据很让人担忧，特别是对于那些高校健康服务工作者。

流行病学（epidemiology）是一门研究特定人群中疾病的患病情况和分布的科学（Gordis, 2008）。流行病学关注的问题包括：在特定时期内某种疾病发生频率的变化，它在一个地域是否比另一个地域更普遍，某类人群（如根据性别、种族和社会经济地位等来划分）是否比另一类人群有更高的患病风险，等等。卫生管理部门经常依据这些信息，做出专业培训项目、医疗设备和研究课题等资源分配的决策。

流行病学研究有两个术语尤其重要。**发病率**（incidence）指特定时间内某类人群中某种疾病的新发频率。**患病率**（prevalence）指特定时间内某类人群中某种疾病新旧现存病例的总比例（Susser et al., 2006）。某种疾病的终生患病率（*lifetime prevalence*）指在一生中患过该病的人数占特定人群总数的比例。有的研究还涉及年患病率（12-month prevalence rates），是指在评估前的一年内符合某种疾病诊断标准的人口比例。终生患病率高于年患病率，因为有的人曾经患病，但后来痊愈，那么该患者可以计入终生患病率，但不计入最近一年的年患病率。

终生患病率和性别差异　各类异常行为的患病率如何？关于这个问题最权威的数据来自 2001 年到 2003 年进行的大型研究"美国国家共病再调查"（National Comorbidity Survey Replication, NCS-R）（Kessler et al., 2005；Kessler, Merikangas, & Wang, 2007）。该研究团队调查了约 9000 名在美国大陆居住的有代表性的样本。所提的问题涉及各种（但非全部）精神障碍类型。该调查发现，46% 的受访者一生中至少有一次被诊断为精神障碍，最早的症状通常出现在童年期或者青春期。该比例比许多人预计的都要高很多，这进一步证实了本章开头提出的观点：我们所有人在一生的某个时间点都可能面临精神障碍的挑战——挑战有时来自我们自己，有时来自我们所爱的人。

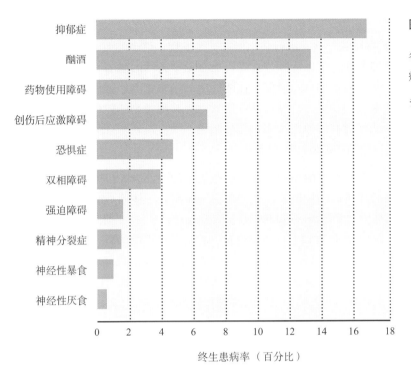

图 1.1　精神障碍的社区发病频率

各种精神障碍的终生患病率（"美国国家共病再调查"数据）。

资料来源：Thomas f. Oltman and Robert E. Emery.

终生患病率（百分比）

图 1.1 用终生患病率（在一生的某个时间点出现过各类精神障碍的人数比例）列出了本研究的一些结果。最普遍的精神障碍是抑郁症（17%）。物质使用和各类焦虑障碍也较普遍。精神分裂症和进食障碍（暴食症和厌食症）的终生患病率则很低，大约只影响到 1% 的人。此前关于精神障碍的流行病学研究数据与该研究的结果是一致的。

　　尽管许多精神障碍很普遍，但是并不会带来严重的伤害，有的人尽管符合诊断标准，可是并不需要立即治疗。"美国国家共病再调查"的研究人员根据个体症状的严重性及职业和社会功能受损的情况，给每一种病例进行轻重打分。将过去 12 个月确诊的所有障碍的得分平均之后，40% 的病例被评为"轻微"，37% 的被评为"中度"，只有 22% 的被评为"严重"。心境障碍最可能被评为"严重"（45%），而焦虑

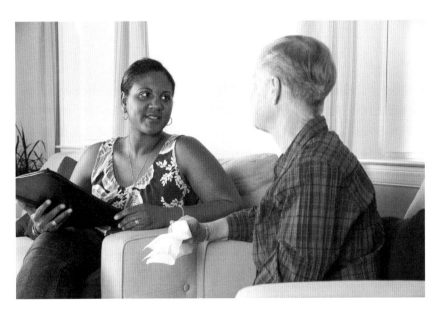

临床心理学家担当的角色很多。一些人提供直接的临床服务，另一些人则从事研究、教学和各种事务性工作。

障碍被评为"严重"的可能性较小（23%）。

"美国国家共病再调查"这类流行病学研究一致发现，许多类型的精神障碍都有性别差异：女性的抑郁症、焦虑症和进食障碍更普遍；男性的酗酒和反社会型人格则更普遍。其他一些病症（如双相障碍）在两性中的频率相当。这种分布模式引起了人们对可能的因果机制的关注。什么条件使女性对某种类型的障碍更易感，而让男性对另一种更易感？潜在的原因很多，包括激素、学习模式、社会压力等。我们将在后续章节详细讨论精神障碍的性别差异。

共病和疾病负担　大多数严重的精神障碍集中在较小的一部分人口中。这些人通常同时符合一种以上的障碍诊断标准，比如抑郁症和酗酒。个体同一时间存在一种以上精神障碍的情况称为**共病**（comorbidity或co-occurrence）。在"美国国家共病再调查"的样本中，6%的人在过去12个月内出现过三种甚至更多的障碍，这些案例中有50%的人被评估为"严重"。尽管精神障碍的发生较为频繁，但最严重的疾病都集中在罹患一种以上障碍的少数人身上。这些研究结果将流行病学研究的重点从统计罹患精神障碍的绝对人数转移到评估与这些问题有关的功能损伤上。

精神障碍非常普遍，我们如何评估它们影响人们生活的程度？与其他疾病相比，精神障碍的影响有什么差异？这些问题非常重要，因为决策者必须以此确定各类培训、研究和健康服务的轻重缓急（Eaton et al., 2012）。

流行病学家会结合两个因素来衡量疾病负担：死亡率和致残率。一般根据时间来衡量疾病负担：即健康生活减少的年数，这可能是由于过早死亡（相对于个体正常的寿命预期）或者带着残疾生活（根据严重程度加权）所致。为了能在不同类型的疾病或损伤之间作比较，可以把抑郁症导致的失能视为相当于失明或身体截瘫，把诸如精神分裂症此类精神病性障碍导致的失能视为相当于四肢瘫痪。

世界卫生组织（WHO）主持过一项大型调查——"全球疾病负担研究"（Global Burden of Disease Study），利用这些测量方法评估和比较了全世界100多种疾病和损伤的影响（Lopez et al., 2006）。尽管精神障碍只造成1%的死亡，但却导致美国这类发达国家47%的残疾和全世界28%的残疾。综合指标（死亡加残疾）显示，精神障碍是发达国家第二大的疾病负担来源（见图1.2）。世界卫生组织的研究人员预测，与其他类型的健康问题相比，精神障碍的疾病负担将会持续上升。这些令人吃惊的结果强烈表明，精神障碍是全世界最大的健康挑战之一。

跨文化比较

正如"全球疾病负担研究"的数据所清晰表明的那样，精神障碍困扰着全人类。但这并不表示所有文化中精神疾病的症状和情绪痛苦的表现形式都一样。流行病学研究比较了各种精神障碍在不同文化中的发生频率，发现某些精神障碍（如精神分裂症）有很高的跨文化一致性。事实上，在社会科学家研究过的几乎每一种文化中都发现了这种障碍。

世界不同区域患病率的比较和患病率的代际变化都表明，还有一些精神障碍（如暴食症）则更特别地与某些文化因素有关。几乎90%的暴食症患者都是女性。美国女大学生暴食症的发病率远高于职业女性；年轻女性的发病率高于年老女性；西方国家的发病率远高于世界其他地区。而且20世纪后半叶的病例数量急剧增加（Keel & Klump, 2003）。这些模式都说明，与饮食和女性外貌有关的特定价值观是预测进食障碍发生风险的一个重要因素。

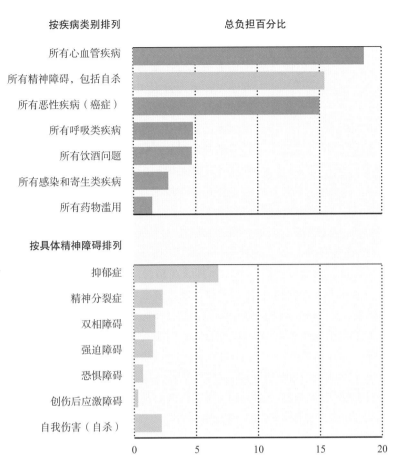

按疾病类别排列

总负担百分比

- 所有心血管疾病
- 所有精神障碍，包括自杀
- 所有恶性疾病（癌症）
- 所有呼吸类疾病
- 所有饮酒问题
- 所有感染和寄生类疾病
- 所有药物滥用

按具体精神障碍排列

- 抑郁症
- 精神分裂症
- 双相障碍
- 强迫障碍
- 恐惧障碍
- 创伤后应激障碍
- 自我伤害（自杀）

0　5　10　15　20

图 1.2　精神障碍和其他生理疾病对人们生活影响的比较

以伤残调整的生存年数（DALYs）来衡量经济发达国家的疾病负担。

资料来源：Murray, CJLM, Lopez, AD, eds. 1996. The Burden of Global Disease: A comprehensive assessment of mortality and disability from diseases, injuries, and risk factors in 1990 and projected to 2020. Vol. 1. Cambridge, MA: Harvard University Press.

文化与精神疾病关联的强度和性质会因精神障碍的不同而变化。从精神疾病的跨文化研究中能够得出如下普遍的结论（Draguns & Tanaka-Matsumi, 2003）：

- 所有精神障碍一定程度上都会受到文化因素的影响。
- 没有一种精神障碍是完全由文化或社会因素导致的。
- 精神病性障碍受文化因素的影响小于非精神病性的障碍。
- 某些精神障碍症状的跨文化差异可能比该障碍本身还要大。

本书讨论诸如抑郁症、恐怖症和酗酒等具体障碍时，还将继续探讨这些结论。

心理健康职业

人们在许多不同的场景接受心理问题的治疗，心理问题的服务提供者也各式各样。因精神障碍而求助的人当中，不到一半的人（40%）接受了专门的心理健康专业人士的治疗，这些专业人士包括精神病学家、心理学家和社会工作者（Kessler & Stafford, 2008）；大约三分之一的人（34%）接受了初级护理医生的治疗，这些初级护理医生通常会开各种处方；剩下 26% 的心理健康服务则由社会机构或者自助团体（如匿名戒酒会）提供。

为精神障碍患者提供专业帮助的人要接受多种形式的专门训练。表 1.2 列出了目前美国从事不同类型心理健康专业服务人员的大概数量。在过去 20 年里，提供心理健康服务的专业人士数量激增，新增的专业人士大多并不是医生（Robiner, 2006）。

表 1.2 美国接受过临床训练的心理健康服务专业人士的估计数量	
职 业	数 量
精神科医生	30 000
临床心理学工作者	93 000
心理健康和物质滥用社会工作者	115 000
心理健康咨询师和婚姻家庭治疗师	156 000
精神科护士	18 000
心理社会康复提供者	100 000

资料来源：United State Department of Labor; Bureau of Labor Statistics.

他们多数都需要接受正规学术课程的学习，还需要拥有丰富临床经验。在美国若要给来访者提供直接服务，精神科医生、临床心理学工作者、社会工作者、咨询师、护士和婚姻家庭治疗师等，都必须拥有由美国国家考试委员会颁发的各自专业领域的证书。

精神病学（psychiatry）是医学的一个分支，关注精神障碍的研究与治疗。精神科医生先要在医学院完成一系列的基础课程（通常为 4 年）和实习训练，之后再接受专门针对异常行为的住院医生培训（同样是 4 年）。凭借他们所接受的这些医学训练，精神科医生才有资格开业行医，因此也有处方权。大多数精神科医生还会接受心理社会干预的应用培训。

临床心理学（clinical psychology）关注心理科学在精神障碍评估和治疗中的应用。一名临床心理学工作者在获得博士学位之前，通常要在心理学系完成 5 年的研究生学习以及 1 年的实习。临床心理学工作者须接受心理评估程序和心理疗法应用方面的培训。在临床心理学领域，有两大方向的临床训练计划。一个方向是传统的研究生系列课程训练，偏重研究方法，完成后获得博士（哲学博士）学位。另一个方向更侧重评估与治疗的实践技能，不需要为撰写毕业论文而独立完成一个研究项目，最终获得的是心理学博士学位。你也可以攻读咨询心理学方向的博士学位，这是一个更有应用价值的领域，专注于培训、评估和治疗。

社会工作（social work）是心理健康服务的第三种职业，主要帮助人们达到一个有效的心理社会功能水平。大多数在岗的社会工作者都拥有社会工作专业的硕士学位。与心理学和精神病学相比，社会工作不太侧重系统的科学知识，更加重视实践。社会工作的范围很广，包括法院、监狱、学校、医院以及其他服务机构。他们的重点不在人格和精神疾病的个体差异上，一般更重视障碍的社会和文化因素，比如贫穷对获得教育和健康服务机会的影响。精神病学领域的社会工作者要接受心理健康问题治疗方面的专门训练。

与社会工作者一样，专业的心理咨询师也在许多不同的场景下工作，从学校和政府机构到心理健康中心和私人诊所等。他们大多数都接受过硕士水平的训练，工作也侧重于提供直接的服务。婚姻和家庭治疗（MFT, marriage and family therapy）是一个跨学科的领域，这方面的专业人士接受培训后才能提供心理治疗。大多数婚姻和家庭治疗师都接受过硕士水平的训练，其中很多人拥有社会工作、咨询或心理学学位。虽然他们的治疗方向偏重夫妻和家庭问题，但约一半接受过婚姻家庭治疗的人，也会独自接受其他的心理治疗。精神病护理是一个快速发展的领域。为该行业进行的培训一般需要有护理学学士学位，外加心理健康问题治疗的研究生水平的训练（至少硕士学位）。

另一个规模与影响都在快速扩张的心理健康服务领域是心理社会康复（PSR, psychosocial rehabilitation）。该领域的专业人士为严重的精神障碍（如精神分裂症）患者提供危机管理、入住管理和个案管理。他们向人们传授社区生活所必需的日常实用技能，以减少长期住院的需要，并尽量减少来访者的失能或残疾水平。大多数心理社会康复职位都不需要研究生水平的训练；四分之三的心理社会康复工作者都有高中学历或学士学位。

很难确切地判断各类心理健康职业未来的前景。各种职业的界限随着治疗方法、经济压力、立法活动和法庭裁决的发展而不断变化。过去几十年里变化巨大的心理健康领域尤其如此。目前的变革是由影响广泛的管理式医疗推动的。管理式医疗指医疗服务支付的方式。例如，医疗保险公司一般会对符合报销条件的各类医疗服务和能够提供这类服务的特定专业人士加以限制。管理式医疗优先考虑成本控制和治疗效果的评估。决定临床执业范围的立法问题也非常重要。很多心理学工作者都想获得处方权（Fox et al., 2009）。关于处方权的政策和决定也将对区分各类心理健康职业的界限有着巨大影响。医疗服务价格的上涨、优先的治疗方法以及服务的可得性等问题持续引发的冲突表明，未来关于患者及治疗师的权利和特权的争论还将加剧。

关于心理健康行业的未来，有一件事是肯定的：我们的社会永远需要那些训练有素的、能够为遭受异常行为折磨者提供帮助的人。很多人都有精神障碍，但不幸的是，他们中的大多数人虽然需要专业的帮助却难以获得（Kessler et al., 2005; Ormel et al., 2008）。原因是多方面的。一些人虽然符合诊断标准，但受损害程度还没有达到需要寻求治疗的地步；另一些人，正如我们将看到的，可能认识不到自己的心理问题。还有一些人无法获得治疗，因为当事人可能没有时间或者缺少医疗资源，抑或尝试过治疗但没有见效。（参见本章末尾的专栏"获取帮助"）。

心理病理学的历史背景

纵观历史，很多社会对我们认为的精神障碍的看法都迥异。在结束本章之前，我们必须从历史的视角审视当代心理病理学的取向。

对异常行为起因的研究可上溯至古代，关于情绪障碍病因的各种矛盾观点同样如此。异常行为的记载也见诸中国、希伯来和埃及的古代资料中。其中很多记载都把异常行为视为神的惩罚或者恶魔的加害。事实上，当今某些原始部落仍把异常行为归因于恶魔。

希腊的医学传统

关于心理病理行为的原因，更世俗且不那么超自然的解释可以追溯到古希腊医生希波克拉底（公元前460–公元前377）。他对疾病和发疯的鬼神之说不屑一顾。相反，希波克拉底假设异常行为也像其他疾病一样，有着自然的病因。人的健康依赖于个体保持身体内部的自然平衡，特别是四种体液（也称为四种气质）——血液、黏液、黑胆汁和黄胆汁——的平衡。希波克拉底认为，不同的疾病（包括精神病）都源于四种体液中的一种过多或过少。希波克拉底理论的具体内容在今天看来显然没有多大价值，但他试图系统地揭示所有类型疾病自然和生理的原因，则是对以往思维方式的重大超越。

一直到19世纪中叶，希波克拉底的观点始终主导着西方国家的医学思想（Golub, 1994）。人们在希波克拉底的传统下接受训练，将"疾病"视为单一的概念。换言之，医生（以及其他负责治疗患者的人）并不区分精神障碍和其他类型的疾病。所有健康问题都视为体液失衡的结果，治疗方法就是恢复体液理想的平衡状态。这种方法常被称为"冒险式"治疗，因为治疗是极端的（通常也是痛苦的），目的是迅速扭转病程。治疗方法包括放血（故意在病人身上切开口子以减少身体的血液量）和催吐，还有热疗法和冷疗法。这些方法直到19世纪仍然是标准的医学治疗手段（Starr, 1982）。

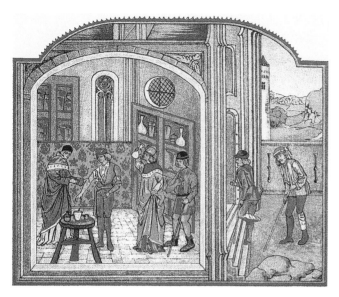

这张16世纪的插图展示了医生使用放血疗法——让水蛭吸血给人治病的情景。这种疗法的依据是恢复患者体液的平衡。

精神病院的创建

在中世纪的欧洲，精神病人和智力低下者通常被称为"疯子"和"白痴"，他们很少受到关注和照顾。当时人们多居住在乡村，靠农业维持生计。人们认为个体的异常行为应该由家庭而非社会或国家负责。许多精神病患者被家人关在家里，有的患者像乞丐一样四处流浪。如果他们有暴力倾向或者危险性，通常会与罪犯关押在一起。那些无法独立生存的患者会被安置在为穷人准备的救济院里。

欧洲在 17 和 18 世纪为了给精神错乱者提供住所，建立了"疯人院"。一些原因改变了整个社会对精神障碍患者的看法，也强化了一个较新的信念，即社会作为一个整体，理应负责照顾这些患者（Grob, 2011）。最重要的原因或许是经济、人口和社会状况的变化。以 19 世纪初期的美国为例，从 1790 年到 1850 年，美国人口快速增长，大城市崛起。人口城市化进程的同时，国家也由农业经济过渡到工业经济。疯人院（最初的精神病院）建立起来了，它服务于人口密集的城市，承担原先由单个家庭承担的责任。

早期的精神病院与塞人的仓库差不多，但进入 19 世纪后，人道主义的治疗运动至少改善了某些精神病院的条件。在"尊重人的基本尊严"以及"人道主义关怀有助于缓解精神疾病"这些信念的加持下，当时最重要的心理健康专业人士，如美国的本杰明·拉什（Benjamin Rush）、法国的菲利普·皮内尔（Phillipe Pinel）和英国的威廉·图克（William Tuke），纷纷开始努力开展人道主义的治疗改革工作。人道主义治疗提供支持、关怀和一定程度的自由，而非仅仅限制精神病患者。对理性价值和科学潜在益处的坚信，在人道主义治疗运动中起着重要作用。与中世纪盛行的宿命论和超自然解释相比，这些改革者倡导了一种乐观的看法：精神障碍可以被治愈。

由于人道主义治疗理念的兴起，许多大型的精神疾病治疗机构在 19 世纪的美国得以建立。19 世纪中期，心理健康的倡导者多罗西娅·迪克斯（Dorothea Dix）是这一运动的领袖。迪克斯认为，让精神病患者在医院接受治疗比在社区随意接受照料更加人道，也更为经济。她呼吁建立特设的机构收容精神病患者。迪克斯及其同道的努力获得了成功。1830 年，美国只有 4 所公立精神病院，收容总共不到 200 名患者；到了 1880 年，已有 75 家公立精神病院，住院患者总数超过 35 000 人（Torrey, 1988）。

为治疗精神病患者而建立的大型机构催生了一个新职业，即精神病学或精神科（psychiatry）。19 世纪中期，精神病院的负责人几乎都是医生，他们在照料严重精神障碍患者方面有着丰富的经验。美国精神病院院长联合会（Association of Medical Superintendents of American Institutions for the Insane, AMSAII）成立于 1844 年，是美国精神医学学会（American Psychiatric Association, APA）的前身。这些机构中有大量精神病患者，给医生提供了长时间观察各类精神病的机会。不久，他们就开始纷纷发表他们对精神病起因的看法，并且进行新的治疗方法实验（Grob, 2011）。

伍斯特精神病院：一家模范机构

1883 年，美国马萨诸塞州在伍斯特建立了一所公立的"疯子收容所"，之所以使用这一称谓，是因为当时人们把精神障碍患者统称为"疯子"。萨缪尔·伍德沃德（Samuel Woodward）是伍斯特精神病院的第一任院长，也是美国精神病院院长联合会的第一任主席。伍德沃德在美国和欧洲很知名，因为他宣称精神障碍像其他疾病一样可以治愈。下面我们将简单介绍这家机构和伍德沃德的工作，因为 19 世纪的其他精神病院很大程度上都是以它为样板建立起来的。

伍德沃德对精神障碍病因的看法结合了生理和道德两方面的考量。道德因素侧重于病人的生活方式。违背"自然"或者传统的行为可能导致精神障碍。判断行为是否叛逆的依据是当时主流的中产阶级的新教标准，伍德沃德及其同事也秉持这样的标准。这些人几乎都是受过良好教育的白人男性。伍德沃德在伍斯特精神病院工作的头 10 年里，先后治愈了数百名病人。之后，他认为，至少一半病例的病因可以追溯到不道德的行为、不合适的生活环境或非自然的应激。具体的例子包括酗酒、自慰、过劳、家庭生活困难、过强的野心、错误的教育、个人的失望、婚姻问题、过度的宗教热情、妒忌和骄傲等（Grob, 2011）。剩下的案例可以归因于身体原因，比如健康状况不佳或者头部遭到击打等。

伍斯特精神病院的治疗结合了生理疗法和道德疗法。如果精神障碍通常是由不当行为和艰难的生活环境造成的，那么通过将患者转移到精神病院这种更合适、更有益于健康的环境或许能治愈。道德治疗则注重对病人进行再教育，帮助病人增强自我控制力，使其回归"健康"的生活方式。治疗方法包括职业疗法、宗教活动和娱乐活动等。机械式的身体约束只在必要时才采用。

道德疗法要结合各种生理疗法来实施，包括标准的冒险式干预（heroic interventions），比如放血和催吐，这些都是精神病院负责人要学习的医学训练内容。比如，如果某些症状被认为是由脑部发炎引起的，据说放血疗法就可恢复体液的自然平衡。伍德沃德及其同事也使用各种药物。患者如有兴奋、激越或者暴力表现通常用鸦片或者吗啡来治疗；抑郁的患者则使用泻药。

伍德沃德声称，"在严重程度一样的情况下，只要尽早进行治疗，没有一种疾病的治疗能比精神失常更成功。"他还报告，伍斯特精神病院的治愈率在 1833 年至 1845 年从 82% 提高到 91%。他的报告得到精神科这一新生职业的其他从业者的欢迎与支持。他们助长了美国建立更多大型公立精神病院的热情，因而为多罗西娅·迪克斯及其他呼吁建立公立精神病院的人提供了支持。

心理病理学的历史教训

公立精神病院的建立与发展促进了系统观察与科学探索的进程，直接导致我们今天的精神健康护理体系的建立。精神科得以创立并成为一门职业，致力于治疗和理解心理病理问题，为促进公众关注和增加资金来源以解决精神障碍问题奠定了基础。

如今看来，19 世纪的精神病学无疑在很多方面似乎都显得幼稚和错误。兹举一例，当时学界认为自慰会导致精神障碍，这看起来很愚昧。实际上，自慰目前是治疗某类性功能失调的一种方法，是受到鼓励和提倡的（参见第 12 章）。伍德沃德及其同事提出的病原学假说明显受到文化偏见的影响，今天看来是相当不合理的。当然，我们自己的价值观和信念肯定也会影响我们定义、思考和治疗精神障碍的方

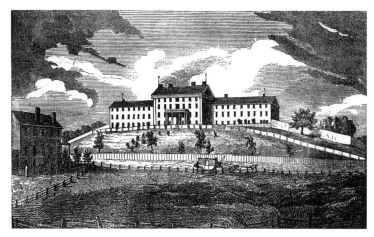

版画中的1835年马萨诸塞疯人院。

式。精神障碍不可能在文化的真空中或者完全客观地下定义。我们能做的只是对文化偏见保持警觉，并且在思考和定义这些问题时兼顾不同的文化和社会视角（Mezzich et al., 2008）。

我们学到的另一个历史教训是科学研究的重要性。从当代精神病治疗的角度来看，我们非常怀疑伍德沃德所宣称的极高的精神病治愈率。今天没有人会相信90%的严重精神病患者能通过现有的治疗手段痊愈。因此，相信伍斯特精神病院能取得如此惊人的成功是荒唐的。19世纪的医生并没有接受科学研究方法的训练。他们发表的关于治疗结果的乐观声明当时之所以能被大家接受，很大程度上是因为他们的职业权威。显然，伍德沃德充满热情的论断原本应该用更严谨的科学方法来评估。

然而不幸的是，轻率地接受伍德沃德此类理想化主张的情况，已经变成一个令人遗憾的传统。在过去的150多年里，心理健康专业人士和公众曾经一再信奉某种新疗法可以治愈精神障碍。最臭名昭著的例子或许是20世纪20年代和20世纪30年代提出的一组躯体疗法（Valenstein, 1986）。这些疗法包括诱导发热、胰岛素昏迷、额叶切除术、原始的脑外科手术（见表1.3）。这些极端疗法后来都被证明是无效的，但当时却大受欢迎，热度丝毫不亚于19世纪美国热衷于建立大型公立精神病院。成千上万的病人接受了这些疗法，直到20世纪50年代初发现了更有效的药理学疗法之前一直都被广泛采用。心理病理学的历史告诉我们，谁声称一种新疗法有效，他就应该用科学方法来证明它（参见专栏"研究方法：谁必须提供科学证据？"）。

精神障碍的科学研究方法

本书将为你介绍心理病理学的科学研究方法。运用科学方法研究异常行为，这本身就隐含一个假设，即对这些问题可以进行系统的和客观的研究。这种系统而客观的研究是从时常杂乱而又疑惑的精神障碍世界寻找规律的基础，这些规律最终能让我们理解异常行为产生和维持的过程。

表 1.3　20世纪20年代和20世纪30年代提出并得到广泛应用的躯体疗法

名　称	方　法	最初的理论依据
发热疗法	将疟疾患者的血液注入精神病患者的体内，让他们发热。	观察发现患者染上伤寒症之后，躯体症状有时会消失。
胰岛素昏迷疗法	将胰岛素注入精神病患者体内，以降低血糖，诱发低血糖状态和深度昏迷。	观察发现某些糖尿病的药物成瘾者使用胰岛素治疗后，精神状态发生变化。
额叶切除术	在患者头盖骨上钻一个洞，用利刃插入，切断联结额叶和人脑其他部位的神经纤维。	观察发现黑猩猩接受类似的外科手术后，应激期间消极情绪的表现减少。

注：对这些疗法批评的缺失与它们的发明者所获得的殊荣是不相称的。奥地利精神病学家朱利叶斯•瓦格纳-尧雷格（Julius Wagner-Jauregg）因为发明发热疗法而获得1927年的诺贝尔奖。葡萄牙精神病学家埃加斯•莫尼斯（Egaz Moniz）也因发明额叶切除术而获得1946年的诺贝尔奖。

研究方法

科学家们为任何一个新假设的提出和检验确定了极其重要的基本规则：提出新预测的科学家必须证明它为真。其他科学家没有义务去证伪（或反驳）提出者的主张。一个假设除非得到实证证据的支持，否则科学家共同体会认为这个新假设是不成立的。

实验假设和虚无假设的概念是理解这一基本科学规则的核心。**假设**（hypothesis，也译作假说）指研究者提出的新预测，比如 "吃巧克力能缓解抑郁" 的观点。在相关研究和实验（参见第 2 章和第 3 章的 "研究方法" 专栏）中，研究者必须提出和陈述他们的实验假设。所有科学研究的**虚无假设**（null hypothesis）是实验假设的备选项。虚无假设总是预测实验假设不正确，如吃巧克力不能让抑郁者缓解抑郁。科学规则规定，科学家必须先假定虚无假设成立，直到研究结果将它推翻。也就是说，提出新预测和实验假设的科学家要承担举证责任。

这些科学规则与初审法院采用的举证责任规则类似。在美国法庭上，法庭先假定被告无罪，除非他被证明有罪。被告无须证明自己无罪；而公诉人要证明被告有罪。因此虚无假设与 "无罪推定" 类似，科学上的举证责任要由挑战虚无假设的科学家承担，正如法庭上的举证责任要由公诉人承担一样。

这些科学和法律准则都有其重要的目的。两者都基于保守原则，旨在保护科学和法律领域不受错误论断的影响。我们的法律理念是："宁愿错放十个罪犯，也不冤枉一个无辜。" 科学家们奉行类似的理念：虚假的 "科学证据" 比未发现的知识更危险。因为有这些保护规则，我们才能在实验假设得到支持或者发现被告有罪的时候有足够的信心。

我们很容易运用这些思想和准则来检验诸如额叶切除术此类声称有效的治疗方法。在这个例子中，实验假设是切断连结前额叶和人脑其他部位的神经纤维能显著地减少精神病性症状。虚无假设是这种疗法并不比根本不治疗更有效。根据科学规则，一位宣称已经发现新疗法的临床医生必须证明他的疗法正确。其他科学家没有义务证明它错误，因为虚无假设在被推翻之前都是成立的。

如果我们考虑到 1940 年代接受额叶切除术或者发热疗法、昏迷疗法的成千上万的病人最终所承受的无谓折磨或永久性神经功能紊乱，这种保守做法的价值就显而易见（Valenstein, 1986）。如果当初外科医生们假定额叶切除术无效，那么许多病人都将免受伤害。类似的结论也能从侵入性较小的疗法（如送进社会收容机构、药物和心理治疗等）中得出。这些治疗还涉及成本，包括经济因素（在今天的卫生保健环境下当然很重要）以及由虚假的希望带来的失望等等。在所有这些案例中，应该要求提供心理健康服务的临床医生科学地证明他们的治疗方法有效且无害（Chambless et al., 2006；Dimidjian & Hollon, 2010）。

科学规则和法庭规则之间还有一个共同点。法庭裁决并不指向被告 "无辜" 的判决，而只能判定他 "无罪"。理论上有一种可能，即法庭判决 "无罪" 的被告确实犯了罪。同样，科学研究并不能得出虚无假设正确的结论。科学家从不证明虚无假设，他们只是无法拒绝它。这样做的原因是，知识哲学即认识论告诉我们，你永远不可能证明一个实验假设在任何条件下都是错误的。

临床科学家采取的是开放的怀疑态度，同时重视收集实证数据的研究方法。他们提出具体的假设并进行检验，再根据检验结果做出修正。举个例子，如果你提出一个假设，认为抑郁的人如果每天吃定量的巧克力就能改善病情，那么你就可以对这个假设采用书中讨论的方法进行多方面的验证。为了从本书获得最大的益处，你可能必须放弃（至少暂时放弃）个人对精神障碍已有的一些想法。请尝试采取一种客观的怀疑态度。我们希望激发你的好奇心，在寻找复杂行为问题答案的过程中与你苦乐与共。

个案研究的使用与局限

我们已经介绍了精神障碍的一个信息源：**个案研究**（case study，又译作案例研究）。它是对精神病患者的症状和周围环境进行深入研究的一种方法。许多人对异常

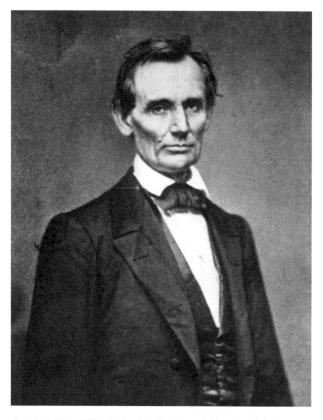

许多人尽管罹患精神障碍，但仍获得了人生的成功，并为社会作出了重大贡献。比如亚伯拉罕·林肯就时常有严重的抑郁发作。

行为的性质和潜在病因的最初看法，都可能受到患病的亲朋好友这类个人经验的影响。本书引用了大量个案研究来说明精神疾病的症状，并就其发展提出问题。因此，我们应该思考在心理病理学的研究中个案研究能起到什么作用，有哪些局限。

个案研究描述了特定的个体所经历的问题。详细的个案研究能够提供详尽无遗的记录，包括个体出现的症状、症状展现的方式、症状出现之前的成长经历和家族史、个体对治疗的反应，等等。这些材料通常是对个体心理问题起因提出假设的基础。例如，玛丽的案例可能会让人推测，抑郁在进食障碍中有着重要影响。对于研究文献中还没有引起太多关注或者较少见的精神疾病，个案研究尤其是重要的信息源。分离性身份障碍和性别烦躁都罕见，以致很难找到患者组进行研究。我们对这些障碍的了解很多都是依据单个病人的描述。

个案研究也有一些缺点。最明显的局限是个案可以从多个角度分析。任何个案都能进行多种不同的解释，这些互斥的解释可能都同样有道理。以亚伯拉罕·林肯为例。林肯成年后一直都受到严重抑郁的折磨。一些历史学家认为，林肯的心境障碍与他9岁时母亲的突然去世有关（Burlingame, 1994）。这一悲惨经历的影响在后来数次失去亲人（包括4个儿子中的2个）后加剧。遗传因素也可能对林肯抑郁的发生有一定的作用。他的一些表亲也明显出现抑郁，一些邻居回忆说，林肯的父亲"经常很忧郁"。这类推测令人感兴趣，特别是涉及一位对美国历史起着如此重要作用的人物。但我们必须记住，个案研究得不出定论。林肯的经历并不能决定性地表明幼年失去父亲或母亲就易患抑郁，也不能证明遗传因素对抑郁的代际传递有影响。这些问题必须通过科学研究来解决。

个案研究的另一个主要局限是，通过单一个案得出关于某种精神障碍的普遍性结论是不可靠的。我们如何知道这一个体对于该类精神障碍具有代表性？他的经历是否是这种精神障碍的典型表现？此外，基于单一个案得出的假设必须通过研究更大规模、更有代表性的患者样本来检验。

临床研究方法

寻求对精神障碍更加深入的理解的重要性不言而喻，这一认识启发我们为本书设计了一个新专栏。本书每一章都设有"研究方法"专栏，以便更详细地介绍对某个具体问题的研究。例如，本章的研究方法专栏关注的是虚无假设，你应该想到，你的假设既可能是正确的，也可能是错误的。表1.4列出了本书研究方法专栏介绍的

表 1.4　本书研究方法专栏列表

章	主　题
1	谁必须提供科学证据？
2	相关性：心理学专业会让你更聪明吗？
3	实验：治疗能带来改善吗？
4	信度：诊断决策的一致性
5	类比研究：老鼠会抑郁吗？为什么？
6	统计显著性：差异什么时候重要
7	回顾性报告：记住过去
8	纵向研究：对生命的长期研究
9	跨文化比较：背景的重要性
10	心理治疗安慰剂
11	对酗酒风险者的研究
12	假设构念：什么是性唤起？
13	比较组：什么是正常？
14	寻找导致行为问题的基因
15	集中趋势与变异性：智商分数意味着什么？
16	样本：如何选择我们要研究的人
17	基因与环境
18	基础比率与预测：大法官布莱克曼的错误

全部问题清单，该清单以循序渐进的方式排列，从相关设计、实验设计这类基本的研究方法和问题开始，逐步推进到基因鉴定和遗传力等更加复杂的问题。

我们决定将方法论的问题分成若干小节穿插到全书之中，主要有两个理由。第一，由研究方法引出的问题通常很复杂且有挑战性。有些学生可能会发现，将全部研究方法整合成一章，特别是安排在全书的开头，让人很难消化和理解。因此，我们将研究方法分解成若干小部分，便于学习和掌握。第二点也许更重要，在回答某个临床问题的背景下来介绍这些研究方法，一般更有意义，也更易理解。因此，本书都是在解释特定临床问题的当代观点背景下讨论研究方法的。

得出研究结果也不代表研究的结束。即便有人设法收集并发布了关于某个特殊问题的数据，也不意味着这些数据是有用的。我们希望你了解在设计研究和解释研究时可能碰到的问题，以便你能以更批判的态度审视科学证据。如果你没有学过研究设计或定量研究方法方面的知识，"研究方法"专栏将会让你熟悉心理学家是如何检验假设的。如果你已学过研究方法的入门课程，它们将会告诉你在异常行为研究中这些问题是如何被处理的。

获取帮助

很多学生之所以来上"心理病理学"课，部分原因是想更多地理解自己、朋友或家人的心理问题。如果你正在思考如何为自己或你认识的人寻求帮助，本书的"获取帮助"专栏是你寻找好的治疗师和有效疗法的良好开端。

当然，心理学不仅仅研究心理问题。如果你正在为自己是否需要专业的帮助感到困惑，如果你只是对人们可能出现的心理问题感到好奇，甚或对心理问题不以为然，通过学习这门课程和心理学的基础知识，也一定能够增进你对自己和他人的了解。这也是这门课程如此吸引人的原因！不过当你学习心理病理学时，应该预先警惕两个风险。

第一个风险是"医学生综合征"。每当医学生学习新疾病时，他们身上通常会"出现"所学疾病的症状。同样的情况也会发生在心理病理学的学习中。实际上，很多情绪障碍的症状与我们的日常经验有诸多共同点，所以学习心理病理学，很可能使你在自己或者别人身上"发现"这些症状。（"糟糕！我想我可能得了焦虑障碍。""他太自我了，他有人格障碍。"）我们都害怕自己得病或者不正常，这种恐惧让我们易受暗示，所以要做好警惕医学生综合征的准备。还请记住，如果你出现本书所述诸多症状的轻微表现，那也是正常的。

第二个风险则要严重得多。如果你真的关心自己或者你爱的人的心理问题，你可能已经或者准备寻求各种"自助"资源——书籍、网站或各种线上和线下的自助团体。不要不加批判地接受它们推荐的治疗项目。你应该知道，

你所听到或看到的一切并不总是正确的。心理学的建议也不例外。

误导人的、不准确的或者错误的信息在心理病理学中尤其是一个问题，原因有三。第一，坦白地说，正如你学完本书之后就会知道的那样，心理学家们也完全不清楚许多情绪问题的病因和绝对有效的疗法。第二，如果人们或者他们亲近的人出现情绪问题，他们总是不顾一切地寻找治疗方法，所谓病急乱投医。第三，某些好心人——和某些不怀好意的人——会提供貌似权威的"解决方案"，实际上这些解决方案可能还只是理论、推测甚至曲解。

你如何知道哪些信息准确，哪些信息不准确呢？我们力求在书中带给你最新的科学知识。本书每一章除了介绍具体的知识外，还有"获取帮助"专栏给你提供实用的建议，包括推荐的自助书籍和网站。有两个你现在就可能想了解的一般资源，其一是马丁·塞里格曼的书《认识自己，接纳自己》(*What You Can Change and What You Cann't*, Seligman, 2007)，其二是美国国家精神卫生研究所(National Institute of Mental Health)的主页。但是我们不希望你仅仅依赖书本或其他权威。我们希望你运用自己的批判性思考技能，为你自己或你关心的人获取帮助时尤其如此。请记住：一大批科学家们正在努力解决情绪障碍问题，因为与我们一样，他们也想提供帮助。真正有突破性的治疗方法不会秘而不宣，它会出现在报纸的头版头条上，而不是藏在晦涩难懂的书籍里或者鲜为人知的网站中。

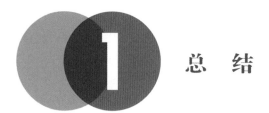

精神障碍很普遍。至少一半的男性和女性在一生某个时刻会出现严重的异常行为，如抑郁、酗酒或者精神分裂症等。

精神障碍根据典型的迹象和症状而非可识别的致病因素来定义。一组同时出现并被认为代表某种特定类型障碍的症状称为**综合征**。并没有能用来明确诊断精神病的心理学或者生理学检验方法。目前，精神障碍的诊断依赖于对病人行为的观察和个人经验的描述。

没有人能为异常行为下一个普遍接受的定义。定义精神障碍的一个有用方法是依据**有害的功能失调**。官方的 *DSM-5* 分类系统将精神障碍定义为一组导致个体痛苦或者功能受损的持续的适应不良的行为。

各类自愿的社会越轨行为和彰显个性的做法都被排除在精神障碍的定义之外。政治和宗教行为以及相关信念都不被视为异常行为，即使它们在其他很多人的眼中貌似异常。但是**文化**会严重影响精神疾病的定义。

研究人群中疾病发生的频率和分布的科学称为**流行病学**。精神障碍在全球造成的疾病负担是巨大的。某些严重的异常行为（如精神分裂症）在社会科学研究过的每一个社会中几乎都能观察到。一些心理疾病（包括进食障碍）存在极大的文化差异。为遭受精神障碍折磨的人提供专业帮助的人员要接受多种形式的专门训练。**精神科医生**拥有行医执照，因而可以开处方。**临床心理学工作者**在心理评估和心理治疗的应用方面接受过研究生水平的训练。大多数心理学工作者也在研究方法方面有着丰富的知识，而且他们接受的训练能把科学研究与治疗实践整合在一起。

纵观历史可以发现，许多社会对我们所认为的精神障碍持有不同看法。尽管早期的精神病院无异于塞人的仓库，但人道主义治疗运动使某些精神病院的情况得到改善。为收治精神病患者而建立的大型机构使精神科发展为一门职业。那些身为精神病院负责人的医生开发了描述、分类和治疗各类精神障碍的系统。由于他们的努力，科学的方法被用来检验这些新观点。

如果有人提出关于某种精神障碍病因的新理论，或者提出一种新的治疗方法，那么他们应当用科学证据来证明自己的主张。举证的责任落在提出新预测的临床科学家的身上。换言之，**虚无假设**（**实验假设**的备选项）被假定为真，除非它被系统性的科研数据推翻。单独的**个案研究**并不能构成结论性的证据，来证明精神障碍的起因或治疗方法。

概 览

批判性思考回顾

1.1 正常行为和异常行为的区别是什么？

尽管正常与异常的分界线并不总是十分清晰，但几个重要的考量因素有助于澄清两者的区别……（见第6、7页）。

1.2 文化如何影响精神障碍的定义？

社会和政治力量影响到某些类型的行为是否被视为病理的……（见第8、10页）。

1.3 精神障碍的影响与其他健康问题相比如何？

在经济发达国家，精神障碍造成了几乎一半的残疾，在所有疾病负担中名列第二，仅次于心血管疾病……（见第14、15页）。

1.4 谁来为有精神障碍的人提供帮助？

许多不同形式的培训可以为从事心理健康服务职业的人做好准备……（见第15、16页）。

1.5 为什么在精神障碍的心理学研究中科学方法如此重要？

心理学作为一门学科的标志就是使用严谨的科学方法来检验诸如精神障碍的起因和治疗等备择假设的效度……（见第21页）。

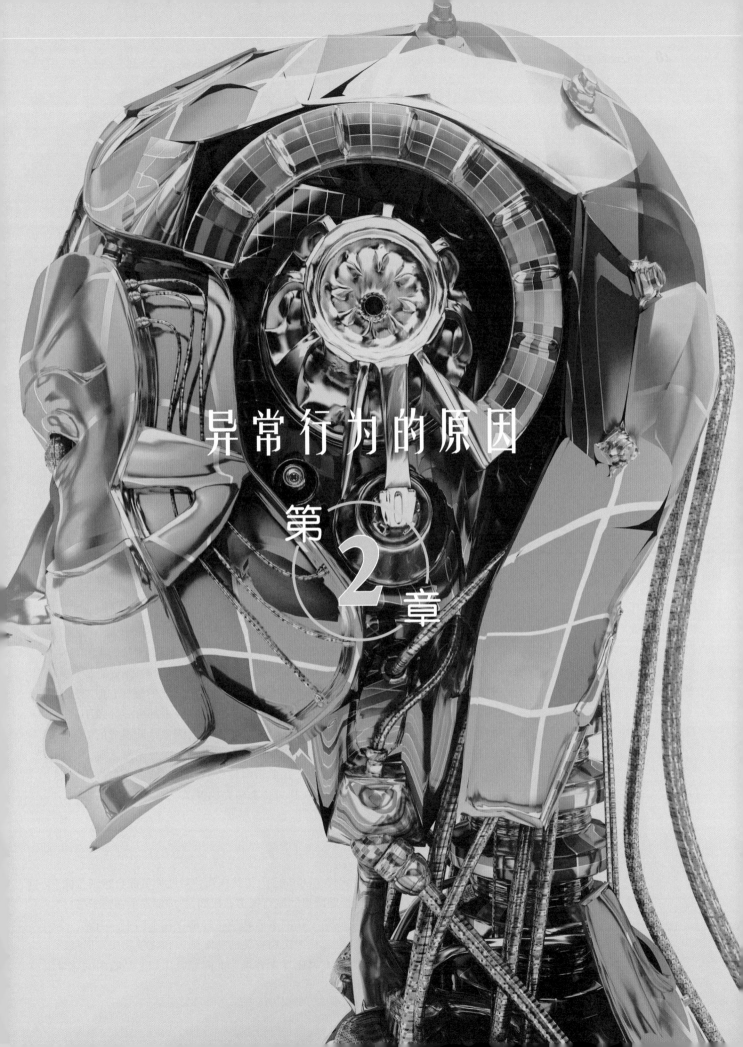

异常行为的原因

第 2 章

概　览

是什么导致了异常行为？我们都想回答这个问题，受情绪问题困扰的人和他们所爱的人可能尤其渴望找到答案。一些"专家"会提供一个现成的答案，把原因归结为虐待造成的创伤、不当的养育、"坏掉的脑子"以及其他方便的解释。但遗憾的是，这类简单的解释几乎肯定是错误的。创伤、养育和生物因素都可能导致不同的精神障碍，但大多数情绪问题似乎是各种生物、心理和社会因素共同造成的。事实是，我们并不知道大多数情绪障碍的特定原因。我们面对的是一个未解之谜，心理学家还有很多探索工作要做。在本章中，我们将向你介绍在寻找这一有趣谜团答案的过程中所涉及的心理学的确凿证据、工作理论和研究热点。

概　述

大多数异常行为的原因或者病因（etiology）仍然未知，对此你可能会感到苦恼。事实上，你可能看过或听过一些标题醒目的流行报道，比如，"抑郁发生在脑子里！"我们对这类令人窒息的故事的反应是：我们本来就知道抑郁存在于脑中。当然，令人振奋的是，神经科学家正在确定与精神疾病有关的特定脑区和化学物质。但科学家们往往无法回答一些基本的"先有鸡还是先有蛋"的问题，比如：是脑内的化学物质失衡导致抑郁，还是痛苦的经历导致抑郁以及脑中的化学变化，而这些变化是抑郁的反映？媒体对异常行为原因的解释通常过于简单，而且往往有误导性。他们在今天的头条中"破解"了这个谜题，但第二天又会在尾页发声明撤回。

某些科学家也宣称破解了这个谜团。在 20 世纪很长的一段时间里，许多心理学家信奉异常行为的四大理论中的一种——生物学范式、心理动力学范式、认知 – 行为范式和人本主义范式。**范式**（paradigm）是一套公认的假设，既包括理论的实质内容，也包括关于应该如何搜集数据和检验假设的观点。这四种范式不仅对异常行为的原因看法不一，而且对如何证明各自的理论也思路各异。

目前，大多数心理学家认为，异常行为可能是由生物因素、心理因素和社会因素共同造成的（Kendler & Prescott, 2006）。生物因素的范围从脑化学物质到遗传倾向。心理因素的范围从情绪困扰到扭曲的思维。社会和文化因素的范围从家庭关系中的冲突到性别和种族偏见。简言之，当代研究以**生物心理社会模型**（biopsychosocial model）为指导，力图整合关于导致精神障碍的这些广泛因素的证据。

在本章我们将简要回顾这四种传统范式，并解释整合取向如何出现并开始取代它们。我们还将介绍一些似乎会导致情绪问题的生物、心理和社会过程。在后续章节讨论具体的心理障碍时，我们会再回到这些概念。正如我们在每一章所做的那样，我们先从一个案例研究开始我们的探索旅程。本书的大多数案例，包括下面的案例，都来自我们自己的治疗档案。

➡ 梅根的诸多磨难

14 岁的梅根吞下了大约 20 粒泰诺胶囊，试图结束自己的生命。服药前梅根与妈妈爆发了激烈的争吵，导火索是她的学业成绩和她正在约会的一个男孩。梅根在自己的房间里冲动地吞下了药物，但很快便告诉了妈妈。父母立即把她送到急诊室，在那里她的生命体征受到密切监测。危险过去之后，梅根的父母一致同意她应该住院，以确保她的安全，并开始治疗她的问题。

梅根在一家私立精神病院的青少年病房里住了 30 天。在这里她毫无保留地谈了自己的情况。她的抱怨大部分指向她的母亲。梅根坚称，妈妈总"在她面前晃"，告诉她该做什么，什么时候做，怎么做。爸爸则"很好"，但他是一位化学工程师，工作太忙，没有时间陪伴她。

梅根的学业一直有问题。尽管她相当努力，想做得更好，但她的平均成绩仍然勉强维持在 C。梅根说她对学业并不在乎，但她母亲坚持认为她可以取得好得多的成绩，这是她们之间发生冲突的主要根源。梅根还抱怨自己朋友很少，无论是在校内还是校外。她形容自己的同学太"正统"，并表示对他们没有兴趣。梅根在描述自己的家庭、学校和朋友时显然很生气，但她似乎也很伤心。她经常指责自己"愚蠢"。在谈到为什么没有朋友，包括她的男友，来医院看望她时，她哭着说自己是一个"被抛弃的人"。

对梅根心理问题的来历，她母亲提供了更多的细节。梅根的父母不能生育，他们在梅根 2 岁时领养了她。根据领养机构的记录，梅根出生时生母只有 16 岁。梅根的生母还吸毒，她随便就将孩子丢给亲朋好友照看，一次就是好几周。人们对梅根的生父知之甚少，只知道他触犯了法律。梅根的生母与他只是短暂相识。

经过 6 个月的法律调查，梅根的生母同意将女儿送人领养。此后不久，梅根就开始跟着养父母生活。

养母很疼爱自己的女儿。她说丈夫也是一个慈爱的父亲，但同意梅根的说法，即他很少在家。一开始梅根似乎还好，但上一年级时老师开始抱怨她。她不安分，扰乱课堂，而且不完成作业。上二年级时，一名学校心理学家说，梅根是一个"多动"儿童，还有学习障碍。儿科医生建议使用药物治疗。一想到女儿要使用药物，或者在学校的部分时间要被送到"资源教室"[1]，妈妈就感到害怕。她没有那样做，而是加倍努力来养育女儿。

只要妈妈一直与学校保持协商和互动，梅根的成绩和课堂行为就还能接受。但妈妈痛苦地说，她无法解决的一个问题是梅根的交友困难。朋友和邻居的女儿都品学兼优，但梅根很难融入她们，而且从来没有其他女孩约梅根一起玩。

说到梅根的过往时妈妈明显很悲伤；但谈到当下时她却变得激动和愤怒。她十分担心梅根，但她大声说自己想知道梅根的自杀企图是否有操纵意图。她还说从梅根上中学开始，她们就不断发生激烈冲突。梅根不再像往常一样每晚花两个小时跟妈妈一起做家庭作业。从收拾房间到找男朋友，梅根事事都跟她争吵。梅根的男朋友 18 岁，妈妈憎恨他。妈妈抱怨说，她不明白女儿身上发生了什么。但她明确地表示，无论发生了什么，她都会设法解决。

是什么导致了梅根的问题？她的案例研究表明有多种可能性。有些问题似乎属于梅根对妈妈的回应，妈妈对 14 岁的她仍像 8 岁时那样关注，似乎显得干涉过多。我们也可以将她的某些问题追溯到她因学业失败或被同伴拒绝而产生的愤怒。然而，梅根的问题似乎不止于此。毫无疑问，她受到了发生在生命最初关键岁月里的身体虐待、不稳定的爱以及混乱的生活安排的影响。但这些遥远的事件能解释她当前的问题吗？生物因素有影响吗？生母吸毒是否影响了梅根的胎儿期发育？梅根是健康的足月新生儿吗？鉴于其亲生父母的不良行为史，梅根的问题是否有部分是遗传的？对于这些问题，我们没有简单的答案，但我们可以告诉你心理学家是如何寻求答案的。

简要的历史视角

对异常行为成因的探索可以追溯到古代。但直到 19 世纪和 20 世纪初，才取得了三项重大的科学进展。第一项进展是麻痹性痴呆病因的发现，麻痹性痴呆是一种严重的精神障碍，最终会致死。第二项是弗洛伊德的工作，这位思想家对异常心理学和西方社会产生了深远的影响。第三项是一门名为"心理学"的新学科的诞生。

生物学范式

麻痹性痴呆病因的发现是生物学范式的一个引人注目且具有重要历史意义的例子。生物学范式寻找导致异常行为的生物学异常，如脑病、脑损伤或遗传疾病等。麻痹性痴呆是由梅毒这种性传播疾病引起的。经过一个多世纪的研究（这些研究的质量参差不齐），这一点才为人们所知。

1798 年，英国医生约翰·哈斯拉姆根据麻痹性痴呆的症状，包括夸大妄想、认知受损（痴呆）和进行性瘫痪，将它与其他形式的"精神失常"区分开来。（麻痹性痴呆有着持续的病程，并在多年后以死亡告终。）这一诊断激发了对这种障碍原因的研究，但科学家们花了一百多年的时间才解开这个谜团。

这一突破始于研究者意识到，许多麻痹性痴呆患者早年都曾感染过梅毒。然而，研究者们仍然质疑这种关联。例如，1894 年，法国梅毒研究专家让·傅尼耶发现，

---

[1] 资源教室指学校里单设的一个补救教室，用于给有学习障碍的学生提供直接的、专门的教学和学业补救，帮助他们完成家庭作业及相关的学习任务。

只有 65% 的麻痹性痴呆病人报告有梅毒病史。如果三分之一的患者从未感染过梅毒，那它怎么会引起麻痹性痴呆？但三年后，出生于德国的奥地利精神病学家克拉夫特 – 埃宾尝试给麻痹性痴呆患者接种抗梅毒疫苗。暴露于接种的弱梅毒之后，没有人被感染。这只有一种解释：所有患者之前都感染过梅毒。傅尼耶的统计数据依据的是有瑕疵的自我报告，所以是错误的。

此后不久，科学家确定了引起梅毒的细菌种类（梅毒螺旋体）。对患者的尸检显示，梅毒螺旋体侵入并损毁了部分脑组织。1910 年，德国微生物学家保罗·埃尔利希研制了一种含砷的化学物质，它能够破坏梅毒螺旋体并预防麻痹性痴呆（遗憾的是，这种药物只在感染的早期阶段才有效）。后来，科学家们发现，梅毒可以被另一种新药治愈，那就是青霉素——最早的抗生素。第二次世界大战后，抗生素得到了广泛使用，麻痹性痴呆几乎绝迹。

麻痹性痴呆病因的戏剧性发现让人们觉得，科学家们有望用类似方法找到其他心理障碍的生物学原因。大体而言，医学方法的第一步是准确诊断（参见专栏"对 DSM-5 的批判性思考：精神障碍的诊断和病因"）。第二步是确定一个特定的生物学原因。第三步是研发预防、消除或改变病因的治疗方法。遗憾的是，迄今为止只确认了某些认知障碍（参见第 14 章）和大约半数智力障碍（参见第 15 章）的特定生物学病因。抑郁、双相障碍、精神分裂症甚至物质滥用在将来是否也会有类似的发现？一些科学家希望查明导致这些障碍的特定基因和脑过程。另一些科学家则认为，我们永远不会发现某种单一的原因，因为心理障碍的形成涉及如此众多的因素（Kendler & Prescott，2006）。

与大多数心理学家一样，我们更赞同后一种看法。人们或许能够找到一小部分精神障碍特定的生物学原因，且很多是遗传性的；但我们预计绝大多数异常行为都无法简单地解释。与心脏病和癌症一样，大多数精神障碍似乎也是"生活方式病"，是由生物、心理和社会因素共同造成的。

心理动力学范式

心理动力学范式源于弗洛伊德（1856–1939）的理论，这种理论主张异常行为是由根植于早期童年经历的无意识心理冲突导致的。弗洛伊德在巴黎学习期间，师从使用催眠技术治疗歇斯底里的神经学家让 – 马丁·沙可（1825–1893）。歇斯底里的特点是，在无器质性损伤

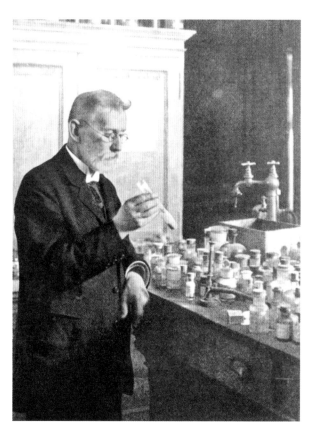

德国微生物学家保罗·埃尔利希（1854—1915）发明了胂凡纳明，这是一种治疗梅毒的含砷药物，可以预防麻痹性痴呆。他因此获得了诺贝尔医学奖。

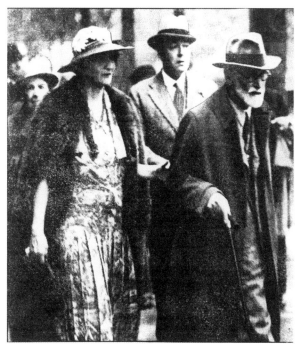

弗洛伊德与他的朋友希腊和丹麦王妃波拿巴公主及美国大使威廉·布立特到达巴黎。

对DSM-5的批判性思考

精神障碍的诊断和病因

我们知道，许多身体疾病是依据其病因诊断的，链球菌性咽炎（由链球菌感染引起）是一个熟悉的例子。考虑到你对链球菌性咽炎等问题上的经验，你可能会惊讶地发现，大多数心理问题并不是根据其病因来诊断的。

事实上，*DSM-5* 显然并不想根据可能导致问题的原因来诊断精神障碍。相反，该系统采用描述性方法对异常行为进行分类，根据人们的行为表现及他们报告的内在体验的相似性，将心理问题分成不同的类别。*DSM-5* 采用描述性方法有诸多很好的理由。其一，如前所述，专家们确实不知道导致大多数精神障碍的原因（许多躯体疾病也是如此，如癌症）。其二，描述性方法有助于专业人士就某种情绪问题存在与否达成一致意见。一致性的更正式说法是诊断的信度（参见第 4 章）。从非常实际的意义上说，*DSM-5* 的描述性方法为心理健康专家提供了讨论心理疾病的共同语言。

这是否意味着 *DSM-5* 没有揭示任何因果关系？不，某些诊断有一定的病原学效度，但这只意味着这些诊断对病因有所揭示（参见第 4 章）。例如，我们知道遗传因素对注意缺陷 / 多动障碍（ADHD）有很强的影响，尽管我们不知道什么基因牵涉其中（参见第 16 章）。对于少数其他障碍，某个特定的病因就是诊断本身的一部分，例如，过度饮酒就是酒精中毒（alcoholism，又译为酗酒）定义的一部分。如果不先经受创伤，你就不可能患上创伤后应激障碍（PTSD）。最后，科学家发现了少数心理障碍的特定病因，特别是某些形式的痴呆（参见第 14 章）和各种智力障碍（以前称为精神发育迟滞）。

未来对心理障碍的诊断也可能会仿效智力障碍诊断的模式。一个世纪之前，诊断智力障碍类似于今天诊断心理障碍，原因在很大程度上是未知的。但在过去一百年间，科学家们已经确定了大约 60% 的智力障碍病例的特定病因——它们是由诸多不同的原因导致的（参见第 15 章）。研究人员未来同样可能识别今天在 *DSM-5* 中被视为"相

同"障碍的亚型，即根据已知的因果关系区分不同的亚型（例如，或许某个基因导致了一小部分抑郁症或精神分裂症病例，而这种亚型目前尚不为人们所知）。

另一种可能是，*DSM* 未来版本的结构将与 *DSM-5* 完全不同，比如，基于关于正常功能的新知识来组织构建。如前所述，异常心理学领域正处在诊断异常行为（而非正常行为）的困境之中，因为它并未给出"正常"的定义。例如，情感神经科学家潘克塞普（Panksepp & Biven, 2012）认为，要诊断精神障碍，我们首先应该观察所有哺乳动物（包括在神经科学的"考古学"中得到证实的人类）的行为所体现出的进化而来的基本情感，然后依据关于这些情感的新知识，做出相应的诊断。沿着这些思路，我们或许可以推测（未来）可能有"战斗或逃跑"焦虑之类的诊断。（战斗或逃跑反应在许多动物身上都能观察到，例如当一只猫遇到一条狗时，猫或者逃到附近的树上，或者伸出爪子攻击。）除了进化上的逻辑和越来越多的神经科学的证据之外，这样的分类还具有目前的 *DSM-5* 对焦虑障碍的诊断所没有的临床意义。就像猫面对狂吠的狗一样，一些焦虑的人在感到"走投无路"时会变得非常生气。更宽泛地说，这些人似乎有夸大的战斗或逃跑反应，即使面对较小的挑战也准备逃跑或攻击。

我们对情感神经科学非常感兴趣，并认为这个领域很可能有助于心理学着手开发自己的基本元素"周期表"。我们也认识到，情感神经科学和对其原理的接受都尚处于早期阶段，并且有充分的理由对 *DSM* 的变动保持谨慎。事实上，*DSM* 曾根据"因果关系"对精神障碍进行分类，包括被误认为由精神分析理论中的无意识冲突引发的一长串"神经症"列表。因此，在目前和可预见的未来，我们理解并支持 *DSM-5* 的描述性方法。这种方法有很多优点，但你应该知道，对于大多数精神障碍的特定原因，*DSM-5* 的诊断却言之寥寥。

的情况下出现不正常的躯体症状。比如，"歇斯底里性失明"的人看不见东西，但失明并非由器官功能失常引起。歇斯底里在弗洛伊德的时代似乎很常见，尽管这种诊断至今仍有争议（参见第 7 章）。

弗洛伊德的结论是，歇斯底里患者并没有装病，或者有意识地将他们的躯体症状与情绪困扰联系起来。相反，他认为患者的心理冲突被无意识地"转化"为躯体症状。弗洛伊德对歇斯底里这一奇怪的问题所下的结论使其认为，许多心理过程

都是无意识的。这一基本假设是他复杂的**精神分析理论**（psychoanalytic theory）的出发点。精神分析理论这一术语专指弗洛伊德的理论推理。而**心理动力学理论**（psychodynamic theory）这一更广义的术语不仅包括弗洛伊德的理论，也包括其追随者们所做的修正（参见第 3 章）。

精神分析理论很复杂，而且有着重要的历史意义，因此我们在这里对其进行较为详细的介绍。但是，你应该知道的是，今天的大学生可能是在英语系而非心理学课程中学习弗洛伊德的思想！在美国的大学里，86% 的精神分析课程是在心理学系之外开设的（Shulman & Redmond 2008）。为什么？因为该理论虽然是丰富的理论宝藏，但在科学上却很薄弱。

精神分析理论将心理划分为三个部分：本我、自我和超我。**本我**（id）在出生时就已经存在，包含生物内驱力（如饥饿）和两种重要的心理内驱力：性和攻击。在弗洛伊德的理论中，本我的运作遵循快乐原则——本我的冲动寻求即时的满足，并制造不适或不安，直到它们得到满足。因此，根据弗洛伊德的观点，性或攻击的冲动类似于饥饿等生理欲望。

人格中的**自我**（ego）部分则必须处理与现实世界的关系，因为它既要努力满足本我的冲动，又要完成其他功能。因此自我的运作遵循现实原则。根据弗洛伊德的理论，自我在出生后第一年就开始形成，并且持续演化，特别是在学前期。与本我冲动以无意识为主不同，自我大都位于意识层面。

人格的第三部分是**超我**（superego），它大致等同于良知。超我包含行为的社会标准，特别是儿童学龄前在努力模仿父母的过程中习得的规则。弗洛伊德认为，超我的规则是努力管理本我的性冲动和攻击冲动，而自我则居中调解。弗洛伊德把超我与自我之间的冲突称为道德焦虑，把本我与自我之间的冲突称为神经质焦虑。

弗洛伊德认为，自我利用各种**防御机制**（defense mechanisms）来保护自己免受神经质焦虑的困扰。在精神分析理论中，防御机制是指通过歪曲引发焦虑的记忆、情绪和冲动来减少有意识焦虑的无意识的自我欺骗。比如，投射防御是在心理上反客为主。当你使用投射时，你将自己的感受投射给别人："我没有生你的气，是你生我的气。"表 2.1 列举了一些我们较熟悉的防御机制。这些术语中的许多现在已成为日常语言的一部分，证明了弗洛伊德对西方文化的巨大影响。

弗洛伊德认为，童年早期的经历，尤其是与禁忌话题有关的经历，可以塑造个体的人格与情绪健康。他的性心理发展理论认为，儿童发展的不同阶段是由性冲突决定的（参见表 2.5）。比如，弗洛伊德的俄狄浦斯冲突的意思是，男孩对自己的母亲怀有性欲望。弗洛伊德认为，男孩通过变得类似于母亲的情人来解决这一不可能（满足）的冲动：他们认同自己的父亲。弗洛伊德假设，女孩与男孩不同，她们对父亲

表 2.1　弗洛伊德理论的一些防御机制	
否认	坚持认为某一经历、记忆或需要没有发生过或者不存在。比如，你完全屏蔽掉记忆里的一段痛苦经历。
转移	把情感或行动从某人或某物上转移到威胁性较小的对象上。比如，你对老板很生气，却踢自己的狗。
投射	把自己的情感或想法归因于其他人。比如，丈夫认为妻子生他的气，而实际上是他自己生妻子的气。
合理化	在理智上把某种情感或事件合理化。比如，在求职失败后，你断定你应聘的工作并不是自己真正想要的。
反向作用	把痛苦或难以接受的情感转换为它的对立面。比如，你"痛恨"过去的恋人，但骨子里你仍然爱着那个人。
压抑	把有威胁性的材料从意识中压制下去，但不否认。比如，你"忘记"一段尴尬的经历。
升华	把本我的冲动转向有建设性和能接受的出口。比如，你努力学习以获得高分，而不是为了眼前的快乐而屈服于欲望。

并没有性方面的渴望。相反，女孩面对的是爱列屈拉情结（又称恋父情结），渴望父亲拥有而自己"没有"的东西——阴茎。这就是弗洛伊德所说的"阴茎嫉妒"。

我们不难看出这些观点穿凿附会，夸大性欲，且带有性别歧视。我们还可以（并确实）从科学的角度批判精神分析理论。尽管如此，弗洛伊德还是提出了许多关于无意识心理过程、生物需要与社会规则的冲突以及心理防御等方面的新颖观点。今天仍有精神分析师对弗洛伊德亦步亦趋。我们认为，弗洛伊德如果活到今天，也会批评这种对其理论一成不变的诠释，毕竟他经常修正自己的观点。本着这种精神，我们将弗洛伊德的各种观点视为隐喻，认为它们在抽象的层面上比在具体细节上更有价值。

认知行为范式

与生物学范式和心理动力学范式一样，认知行为范式（认为异常行为是习得的结果）可追溯到 19 世纪，确切地说是 1879 年，时年威廉·冯特（1832–1920）在莱比锡大学开创了心理科学。冯特对心理学的实质性贡献有限，但他将科学的方法引入了对心理现象（特别是学习过程）的研究，因此对这门学科做出了巨大的贡献。

早期在学习理论和研究方面做出了经得起时间考验的实质性贡献的两位杰出科学家分别是俄国心理学家巴甫洛夫（1849–1936）和美国心理学家斯金纳（1904–1990）。他们分别阐述了经典条件作用和操作性条件作用的原理，这两种条件作用依然是今天心理学的核心概念。

在巴甫洛夫（Pavlov, 1928）的著名实验中，他在给狗喂肉粉时摇响铃铛。反复经历多个试次之后，即便只听到铃声，狗也会分泌唾液。这证明了巴甫洛夫的经典条件作用理论。**经典条件作用**（classical conditioning）是通过联想进行学习，包括 4 个关键部分。无条件刺激（肉粉）能自动引发无条件反应（唾液分泌）。条件刺激（铃声）则是中性刺激，如果反复与无条件刺激配对出现，就能引起条件反应（唾液分泌）。一旦条件刺激不再与无条件刺激配对出现，就会逐渐发生**消退**（extinction）。最终，条件刺激将不再引起条件反应。

斯金纳（Skinner, 1953）的**操作性条件作用**（operant conditioning）理论则主张，行为是其结果的函数。具体而言，某一行为若得到奖赏就会增多，受到惩罚则会减少。斯金纳在其著名的"斯金纳箱"里对老鼠和鸽子进行了大量研究，发现了四种不同的关键结果。正强化是指某种刺激的出现会提高行为的频率（比如你获得了工作报酬）。负强化是指某种刺激的停止会提高行为的频率（你屈服于一个爱唠叨的朋友）。惩罚是指某种刺激的出现会降低行为的频率（在老师斥责之后你安静下来）。反应代价是指某种刺激的停止会降低行为的频率（父母拿走零花钱之后你不再顶嘴）。行为与其结果联结的中断会带来消退，它与经典条件作用中的消退类似。

美国心理学家华生（1878–1958）是将学习理论应用于人类行为的颇有影响力的倡导者。华生支持行为主义，认为可观察的行为是心理科学研究唯一合适的主题，因为想法和情绪无法客观地测量。然而，一些非常重要的研究，包括我们将在第 3 章讨论的治疗方法，已经表明了认知过程在学习中的重要性。所以，"认知"加入了"行为"。认知 – 行为治疗师们秉承他们的历史传统，重视并推动了多个异常心理学领域的研究。

表 2.2 生物学、心理动力学、认知–行为和人本主义4种范式的比较

主 题	生物学范式	心理动力学范式	认知 - 行为范式	人本主义范式
人类的天性	竞争，但也存在利他主义	攻击，性	中性——一块儿白板	人性本善
异常的原因	基因，神经化学，躯体损伤	早期童年经历	社会学习	社会挫折
治疗方式	药物，其他躯体疗法	心理动力学疗法	认知行为疗法	非指导式疗法
范式焦点	身体机能和结构	无意识心理	可观察的行为	自由意志

人本主义范式

　　人本主义范式主张，人类行为是自由意志的产物，我们能够控制和选择自己的行为，并为自己的行为负责。这一立场与决定论相反。决定论的科学假设是：人类行为是由潜在的可知的因素导致的（这是其他三种范式所持的立场）。顾名思义，自由意志是无法预测的，所以根据人本主义范式，我们不可能确定异常行为的原因。因此，最好的办法可能是将这种范式视为一种可选的思想体系而非心理学理论。

　　人本主义范式还因其明显积极的人性观而独树一帜。人本主义心理学家将异常行为归咎于社会而非个体，他们认为人性本善（参见表 2.2）。人本主义这一术语很吸引人，但我们应该清楚的是：心理学工作者的最终目标是改善人类的状况，从这种意义上说，他们都是人本主义者。

范式存在的问题

　　著名历史学家和哲学家库恩（Kuhn，1962）向人们展示了范式如何既能指导科学家，也能误导他们。范式能告诉我们如何寻找答案，但有时这种引导可能会变成阻碍。范式可以引导我们，也可以蒙蔽我们，这一观点可以用下面拜伦勋爵写的这首诗谜来说明：

　　我不在地球（earth）上，也不在太阳（sun）里，
　　更不在月宫（moon），
　　你寻遍天空（sky）——
　　无我影踪。
　　我在清晨（morning），也在夜里（evening）——
　　却不在正午（noon），
　　你显然能感觉（perceive）我的存在，
　　像（like）一只气球，
　　我悬浮在空气（air）中。
　　尽管疾病（disease）将我攫住，
　　还有恶心（sickness）和疼痛（pain），
　　我从不陷在悲伤（sorrow）和愁容（gloom）里；
　　不过我在聪明（wit）和智慧（wisdom）里；
　　我都能驾驭（reign）。
　　我是所有罪恶（sin）的中心，
　　长居于虚无（vain）；
　　但永不见我于坟墓（tomb）。

这首诗写的是什么？诗的主题不是灵魂或鬼怪，不是生命或影子，不是你想到的其他种种。相反，它的谜底是英文字母"i"（悬浮在空气 [air] 中，是所有罪恶 [sin] 的中心）。为什么这个谜语如此难解？因为大多数人都认为答案藏在诗的内容里而非形式之中。这说明我们的假设（范式）可能让我们忽视其他可能的答案。不过，范式也可能为我们打开新的视角。既然你现在已经接受了一种新"范式"——注意词语的形式而非内容——你就可以轻松地破解下面这个谜语：

它是永恒（eternity）的起点，

它是时（time）空（space）的终点，

是每个结尾（end）的开端，

是每个地方（place）的终点。

很明显，答案是字母"e"。

就像你回答脑筋急转弯问题时最初所做的尝试一样，这四种范式对异常心理原因的假设都可能太过狭隘。生物学范式可能过于注重医学模式，将心理疾病类比为生理疾病。心理动力学范式固守于童年期经历和无意识冲突，对弗洛伊德亦步亦趋。认知－行为范式可能会忽视人类行为繁复的社会和生物学背景。最后，人本主义范式可能是反科学的。简言之，每一种范式都有劣势和优势。正如字谜游戏一样，诀窍是知道什么时候使用什么方法。

系统论

系统论（systems theory）是一种整合性的科学研究方法，它不但接纳各种因素对因果关系的重要性，而且强调它们之间相互依存的关系。系统论曾经影响了许多学科。例如，系统论是生态学（研究自然界各种生物体之间相互影响的学科）的基础理论。系统论也为寻找异常行为的原因提供了一种重要视角，这一视角将贯穿本书始终。系统论包括生物心理社会模型以及四种范式中的各种要素，同时强调理解人类行为生态的必要性。它的几个关键概念值得详加解释。

整体论

系统论的核心原则是整体论，即整体大于部分之和。整体论是我们非常熟悉而且非常重要的概念。例如，整体医学不仅关注躯体疾病，还关注健康、心理以及社会需要等。同样，异常行为的整体论方法把心理疾病放在个体的人格（包括他们的优势）以及更广泛的人际关系和社会背景下来考察。

整体论在关注点和研究方法上与还原论形成了鲜明的对比。**还原论**（reductionism）通过关注越来越小的单元来理解问题，认为最小单位（多数时候为分子水平）的解释才是"真正的"原因（Kagan, 2007; Valenstein, 1998）。根据这种观点，希格斯玻色子（"上帝粒子"）将为物理学提供终极解释，而神经化学将为异常行为提供终极解释。

我们重视用还原论方法所获得的发现，同时我们也希望你认识到，心理问题可以从不同的分析水平（如物理、生物、医学等）来理解（Hinde, 1992）。异常行为的生物、心理和社会视角各自使用不同的"镜头"：一个是显微镜，另一个是放大镜，第三个则是望远镜。它们没有"对错"之分，它们只是不同。每一种都有不同用途的价值。实际上，我们可以根据其分析水平对所有学科进行排序（Schwartz, 1982；参见表 2.3）。

我们可以用一个超前的例子来说明分析水平的重要性。假设有三个火星人科学家被派到地球，寻找导致"神秘的"金属车辆在陆地快速移动的原因。第一个火星人是生态学家，他报告说，这些车辆（名为"汽车"）的速度取决于它们行驶的黑色道路的宽度、曲直以及一种被称为"雷达测速器"的东西。第二个火星人是心理学家，他表示反对，认为决定汽车速度的是坐在方向盘后面的人的年龄、性别和情绪。第三个火星人是还原论者，他嘲笑前面两位。这位物理学家指出，汽车的速度最终是由发生在一部过时的机器，即内燃机里的化学过程决定的。这个过程涉及氧气、燃料和热量，并且产生机械能。火星人的例子表明，最还原的或者分子水平的解释未必比最宽泛或者整体水平的解释更准确（或更不准确）。

因果律

你可能会对系统论俄罗斯套娃式的做法（一个解释嵌套于另一个之中）感到有点沮丧。这是可以理解的。人类对于复杂的解释没有多大的耐心。我们有条不紊的思维总希望找到单一的"罪魁祸首"。比如，我们希望找到癌症的元凶、心脏病的元凶、心理疾病的元凶等。

但有一个问题可能有助于将你从这种对简单答案的追求中解脱出来：车祸的原因是什么？原因有多种：车速过快、醉酒驾车、道路湿滑、车胎磨损，等等。试图寻找多起车祸的唯一原因是徒劳的。大多数心理障碍（以及癌症和心脏病）同样如此。

等效性和多效性　车祸和异常行为是等效性原理的例证。**等效性**（equifinality）表明，通往同一目的地（或障碍）的路线有许多种。我们使用多重路径这一术语作为等效性的同义词。相同的障碍可能有若干不同的原因。

与等效性相对的概念是**多效性**（multifinality），指相同的事件可能导致不同的结果。比如，并非所有受虐儿童长大后都会出现同样的问题。事实上，并非所有的受虐儿童成年后都会出现心理问题。在本书中，你会反复看到等效性和多效性的例子。人类的心理确实是一个非常复杂的系统。

素质–应激模型　素质–应激模型是总结影响异常行为的多重因素的一种常用方法。**素质**（diathesis）指易患某种障碍的倾向，比如抑郁症的遗传倾向。**应激**（stress）是某种困难的经历，比如所爱之人的意外亡故。素质—应激模型认为，当应激事件添加在易患倾向之上时，就会出现心理障碍（Zuckerman, 1999）。但可能导致心理障碍的应激源或风险因素（risk factors）是多重的（Belsky & Pluess, 2009）。此外，你应该了解的是，风险因素这

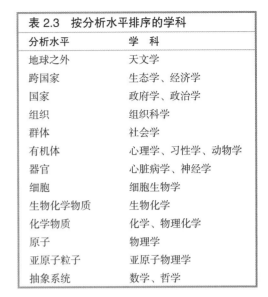

表 2.3　按分析水平排序的学科

分析水平	学 科
地球之外	天文学
跨国家	生态学、经济学
国家	政府学、政治学
组织	组织科学
群体	社会学
有机体	心理学、习性学、动物学
器官	心脏病学、神经学
细胞	细胞生物学
生物化学物质	生物化学
化学物质	化学、物理化学
原子	物理学
亚原子粒子	亚原子物理学
抽象系统	数学、哲学

资料来源：G.E. Schwartz, 1982, "Testing the biopsychosocial model: The ultimate challenge facing behavioral medicine," *Journal of Consulting and Clinical Psychology*, 50, 1040–1053.

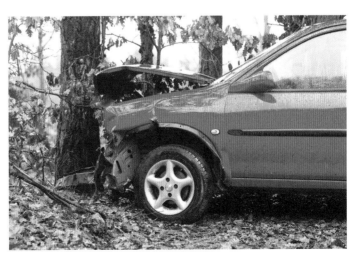

就像车祸一样，心理疾病也有多种原因，而不是只有一种。

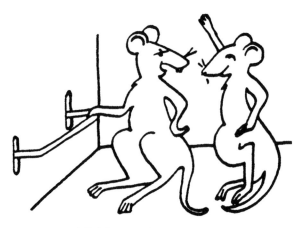

"哇，我把那家伙条件化了！每次我按压杠杆，他就会扔下来一块食物。"

© Robert E. Emery.

一术语是指与心理障碍发生的可能性增加相关，但未必会引起心理障碍的情形（参见"研究方法"专栏）。

互为因果　我们喜欢把原因视为一条单行道，但系统论强调相互依存和互为因果，即相互影响，其中"原因"和"结果"有时只是视角问题。比如，是实验者让斯金纳箱中的老鼠按压杠杆还是老鼠让实验者喂食它？正如漫画所示，斯金纳自己也曾笑谈过这个问题（Skinner，1956）。在寻找心理障碍的答案时，我们有时同样需要转换视角，比如问一问，是有问题的关系导致心理障碍，还是有问题的人让关系变得难处？

研究方法

相关性：心理学专业会让你更聪明吗？

相关研究和实验（参见第 3 章）是两种必不可少的基本研究方法。**相关研究**（correlational study）是对两个因素之间的关系（它们的相关性）进行系统的研究。比如，你可以假设心理学专业的学生比生物学专业的学生更了解研究方法方面的知识。为了支持这一假设，你可能只是主张自己的观点，或者依靠个案研究——"我比我的室友更懂研究，而她是生物学专业的！"

如果你要做一项相关研究，你需要收集这两个专业学生的大样本数据，对他们的研究方法知识做客观测量，并进行比较。接着你要用统计学方法检验关于研究方法的知识是否与专业相关。

衡量两个因素之间相关程度的一个重要统计量是**相关系数**（correlation coefficient）。相关系数的值总是介于 -1 到 +1 之间。如果所有心理学专业的学生在研究方法测验中得满分，而所有生物学专业的学生得零分，那么专业与研究知识之间的相关系数为 1。如果所有心理学和生物学专业的学生都只做对了 50% 的题，那么专业和研究方法知识的相关为零。无论是正值还是负值，相关系数的绝对值越大，两个因素的相关度就越高。

正相关（从 0.01 到 1）说明一个因素增加，另一个也增加。比如，身高和体重呈正相关，受教育年限和收入水平也是正相关。更高的人会更重；受过更多教育的人赚钱更多。负相关（从 -1 到 -0.01）说明一个数值变大，另一个却变小。比如，你的课业负担与你的空闲时间呈负相关。你学习的课程越多，你拥有的空闲时间就越少。

在本章中，我们将讨论许多与心理问题相关并可能导致心理问题的因素。神经递质水平与某些情绪问题呈正相关（它们与正常情况相比有所升高），而与另一些情绪问题呈负相关（它们与正常情况相比有所降低）。然而，你应该谨记，相关不等于因果。专业与研究知识的相关以及神经递质与心理健康的相关都是如此（Kagan, 2007）。

我们可能想得出这样的结论：X 导致 Y——神经递质的减少导致抑郁。相关可能源于因果关系，但总是存在两种替代解释：反向因果和第三变量。**反向因果**（reverse causality）是指因果关系可能指向相反的方向：Y 可能导致 X。抑郁可能带来神经递质的减少。**第三变量**（third variable）是指任何两个变量的相关可能是因为某个未经测量但与两者都有关系的因素——第三个变量。比如，应激状态不仅可能引起抑郁，而且可能造成神经递质减少。

所以，如果你发现心理学专业的学生更了解研究方法，你能得出选学心理学专业导致了这一结果的结论吗？不能！本来就对研究方法有更多了解的人可能会选择心理学专业（反向因果）。或者更聪明的人可能既选择心理学专业，又学习更多关于研究方法的知识（第三变量）。

正如我们将在第 3 章讨论的那样，实验确实能让科学家们确定原因和效应。然而，对心理问题进行实验研究常常不切实际或不合伦理，而相关研究在操作和伦理上的顾虑则要少得多。因此，相关研究虽然有无法确定因果关系的缺点，但优点是能用来研究许多现实生活情境。

发展心理病理学

发展心理病理学（developmental psychopathology）是研究异常心理学的一种取向，它强调时间上的变化。这种取向认识到发展常模——按年龄分级的平均值——对于理解异常行为影响因素（及定义）的重要性（Cicchetti & Cohen,1995; Rutter & Garmezy, 1983）。比如，发展常模告诉我们，个体 2 岁的时候突然大发脾气是正常的，但到 22 岁为了达到目的还又哭又闹就是不正常的。然而发展并不会止步于 22 岁，因为在整个成年阶段，心理和社会经验都会发生可预见的变化。正是意识到这一点，我们专门用一整章（第 17 章）来讨论成年期由一个阶段向另一个阶段过渡所带来的变化，这些变化是正常的，但同时会带来心理上的困惑。

发展取向对研究异常行为本身也很重要。许多心理障碍有其独特的发展模式，有时还有独特的**病前史**（premorbid history），即障碍发生之前的行为模式。某种障碍还可能有可预测的病程或**预后**（prognosis）。异常行为是一幅不断发展的动态图景，而不仅仅是一张诊断性快照。

本章的剩余篇幅将探讨心理疾病发生所涉及的生物、心理和社会因素。这些基本信息为我们在后续章节更具体地讨论异常行为的原因奠定了基础。

生物因素

我们从神经系统最小的解剖单位，即神经元或神经细胞，开始讨论生物因素对心理功能的影响。接下来讨论主要的脑结构及其已知的主要行为功能。然后，我们会转向心理生理学，即心理体验对身体各系统功能的影响。最后，我们将思考影响最广泛的生物因素——基因对行为的影响。

在讨论生物因素时，有必要注意生物结构与生物功能研究的区别。解剖学领域关注对生物结构的研究，生理学领域则研究生物功能。神经解剖学和神经生理学则属于它们的分支领域，分别关注脑结构和脑功能。神经解剖学和神经生理学共属一个引人入胜的跨学科研究领域，即神经科学。

神经元和神经递质

数十亿个微小的神经细胞，即**神经元**（neuron），构成了脑的基本构造单元。每个神经元都有 4 个主要的解剖成分：胞体（细胞体）、树突、轴突和轴突末梢（参见图 2.1）。胞体是神经元最大的组成部分，控制和执行神经元大部分的新陈代谢和维

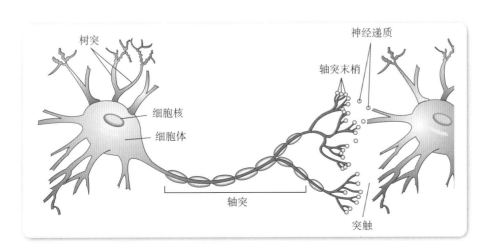

图 2.1　神经元

神经元（或神经细胞）的解剖结构。

资料来源：©Pearson Education, Upper Saddle River, New Jersey.

图 2.2　突触传递

当神经电脉冲抵达神经元末端时，突触囊泡会将神经递质释放到突触中。当神经递质到达另一个神经元的受体位置时，细胞之间的化学传递就完成了。

资料来源：Keith Kasnot / National Geographic Stock.

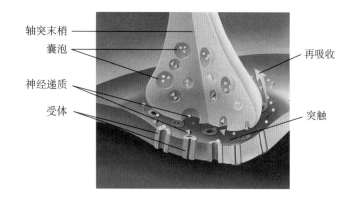

持功能。树突是从胞体伸出的分支，主要任务是接收其他细胞传递的信息。轴突是神经元的主干。信息通过轴突传向其他细胞。最后，轴突末梢是轴突的终端，信息从这里传送给其他神经元（Brondes, 1993）。

在每个神经元内部，信息以电位变化的形式传递，从树突和胞体开始，沿着轴突，传向轴突末梢。把轴突末梢与其他细胞隔离开的是**突触**（synapse），即充满液体的小间隙。神经元通常与成千上万的其他细胞形成突触（参见图 2.2）。

与神经元内部的电传导不同，传向其他神经元的信息是以化学方式经过突触传递的。轴突末梢有囊泡，里面的化学物质称为**神经递质**（neurotransmitter）。神经递质被释放到突触中，由另一神经元的树突或胞体上的**受体**（receptor）接收。不同的受体位点或多或少对特定的神经递质有反应。数十种不同的化合物在脑中充当神经递质。5- 羟色胺和多巴胺是已知的两种对异常行为特别重要的神经递质。

并非所有神经递质都能经由突触到达另一个神经元的受体。**再摄取**（reuptake）或再吸收的过程会捕获突触中的一些神经递质，并使这些化学物质返回到轴突末梢。然后，神经递质在随后的神经传递中被重新使用。

除了神经递质，人脑还有另一种影响信息传递的化学物质。神经调质影响神经递质的功能，进而影响很多神经元之间的信息传递（Ciarnello et al., 1995）。神经调质的影响通常可以涉及距其释放点很远的脑区。比如，当应激源导致肾上腺释放影响诸多脑功能的激素时，就会发生这种情况（这一点我们稍后讨论）。

神经递质与心理病理学

科学家在一些心理障碍患者中发现了神经递质紊乱。他们发现，某些神经递质在一些心理障碍案例中供过于求，而在另一些案例中则供不应求，还有一些案例存在再摄取紊乱。此外，受体的密度和（或）敏感性在某些异常行为中可能起着一定的作用。

很多研究考查了药物如何改变脑中的化学平衡，进而影响心理障碍的症状。比如，缓解精神分裂症某些症状的药物会阻断对多巴胺敏感的受体。这表明多巴胺系统的异常可能与精神分裂症有关（参见第 13 章）。有证据表明，对抑郁的有效治疗抑制了 5- 羟色胺的再摄取，说明心境障碍与这种神经递质的减少有关。然而，正如我们在相应章节所讨论的，若干神经递质都可能与这些以及其他精神障碍有关。此外，与我们对分析水平的讨论一致的是，生物化学差异未必表示这些问题是由"脑内化学失衡"引起的，尽管许多人，包括很多心理健康专业人士，都错误而轻率地得出了这个结论（参见专栏"身心二元论"）。

身心二元论

有人错误地得出结论：脑功能与某种心理问题的相关意味着脑中有什么问题导致了这种障碍。抑郁时特定脑区会"变亮"。这说明抑郁是一种"脑部疾病"，对吗？影响脑化学物质的药物可以缓解抑郁症状。这说明抑郁是"脑中的化学物质失衡"造成的，对吗？这两种说法都不对。

这种被误导的思维在很大程度上可以追溯到被正式称为**二元论**（dualism）的逻辑错误，即认为身心在某种程度上可以分离的错误观点。这种错误的推理有着悠久而平庸的历史。二元论可以追溯到法国哲学家笛卡尔（1596—1650），他试图平衡当时主流的宗教观点与新兴的科学推理。笛卡尔认识到人体生物学的重要性，但他想将人类的精神性提升至超越人脑。为了平衡科学的与宗教的信仰，他主张很多人类经验都源于脑功能，但更高层次的精神性的思维和情感以某种方式存在于身体之外。

笛卡尔主张区分精神与身体，即二元论。但他错了。任何心理体验都无法脱离生物学基础而存在。就像电脑软件没有电脑硬件就无法运行一样，没有任何心理体验可以独立于脑中的硬件而运行（Turkheimer, 1998; Valenstein, 1998）。

就连爱情也有生物化学的解释。漫画中的人所思考的正是这一事实。如果你没有被他说服，那么有一项研究可能会使你信服。已婚女性的脑影像显示，当一名女性握着陌生人而非丈夫的手时，对威胁的反应更强烈。脑影像还显示，当婚姻不幸福的女性握着丈夫的手时，对威胁的反应也更强烈（Coan, Schaefer, & Davidson, 2006）。就像抑郁、焦虑以及其他糟糕的情绪（以及我们所有的想法和情感）一样，"爱情"体验的软件在底层的脑部"硬件"中显现出来。不过，即使科学家发现了解释爱情的"化学失衡"，爱情仍然是爱情（而不是脑部疾病）。与爱情一样，仅凭抑郁时人的某些脑区"变亮"这一点，未必能断定抑郁（及其他心理障碍）是由"受损的大脑"引起的。

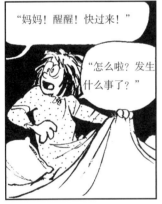
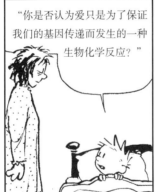
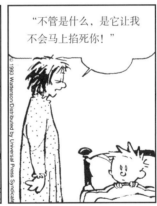
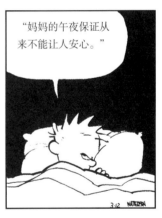

主要的脑结构

神经解剖学家将人脑大致分为后脑、中脑和前脑（参见图 2.3）。基本的身体功能由后脑调节，而后脑包括延髓、脑桥和小脑。异常行为很少与后脑的紊乱有关。

中脑参与对某些运动活动的控制，特别是与打斗和性有关的活动。大部分网状激活系统位于中脑，尽管它也延伸到脑桥和延髓。网状激活系统调节睡眠与清醒。中脑损伤可能导致性行为、攻击性和睡眠等极度紊乱，但这类异常情况一般源于特定的脑创伤或肿瘤（Matthysse & Pope, 1986）。

人脑大部分由前脑组成。前脑进化得更晚，是大多数感觉、情绪和认知过程发生的场所。前脑通过**边缘系统**（limbic system）与中脑和后脑相连，而边缘系统本身由调节情绪和学习的几个脑结构组成。边缘系统最重要的两个部分是丘脑和下丘脑。丘脑接收并整合来自感觉器官和更高级的脑结构的感觉信息。**下丘脑**（hypothalamus）

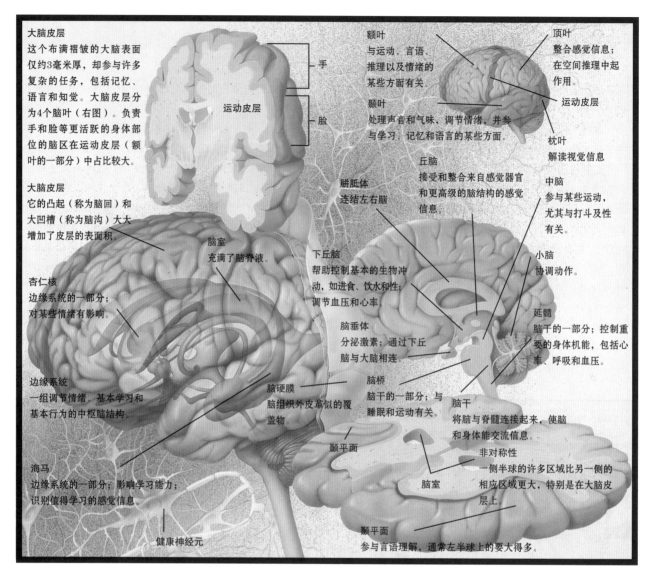

大脑皮层
这个布满褶皱的大脑表面仅约3毫米厚，却参与许多复杂的任务，包括记忆、语言和知觉。大脑皮层分为4个脑叶（右图）。负责手和脸等更活跃的身体部位的脑区在运动皮层（额叶的一部分）中占比较大。

大脑皮层
它的凸起（称为脑回）和大凹槽（称为脑沟）大大增加了皮层的表面积。

杏仁核
边缘系统的一部分；对某些情绪有影响。

边缘系统
一组调节情绪、基本学习和基本行为的中枢脑结构。

海马
边缘系统的一部分；影响学习能力；识别值得学习的感觉信息。

运动皮层

手

脸

脑室
充满了脑脊液。

胼胝体
连结左右脑

下丘脑
帮助控制基本的生物冲动，如进食、饮水和性；调节血压和心率。

脑垂体
分泌激素；通过下丘脑与大脑相连

脑硬膜
脑组织外皮革似的覆盖物

颞平面

健康神经元

脑室

额叶
与运动、言语、推理以及情绪的某些方面有关。

颞叶
处理声音和气味、调节情绪，并参与学习、记忆和语言的某些方面。

丘脑
接受和整合来自感觉器官和更高级的脑结构的感觉信息。

顶叶
整合感觉信息；在空间推理中起作用。

运动皮层

枕叶
解读视觉信息

中脑
参与某些运动，尤其与打斗及性有关。

小脑
协调动作。

延髓
脑干的一部分；控制重要的身体机能，包括心率、呼吸和血压。

脑桥
脑干的一部分；与睡眠和运动有关。

脑干
将脑与脊髓连接起来，使脑和身体能交流信息。

非对称性
一侧半球的许多区域比另一侧的相应区域更大，特别是在大脑皮层上。

颞平面
参与言语理解，通常左半球上的要大得多。

图 2.3　健康的大脑

科学家们才刚刚开始发现健康的人脑如何执行其复杂的功能。你应该将这个复杂的图形视为将被不断重绘的粗略路线图。就像路线图一样，你不用试图记住这个图形，而应将其用作指南。当你一次次查看它时，你会领悟到越来越多的细节。尽管仍有许多谜团，但越来越精细的工具使研究者能够识别由不同脑区执行的越来越多的功能。比如，大脑皮层的4个脑叶在思维、情绪、感觉和运动中起着非常不同的作用（参见图右上方）。不过，我们对健康脑如何工作尚不完全了解，这无疑限制了我们对脑异常的理解。

控制基本的生物冲动，如进食、饮水和性活动。自主神经系统的大部分功能（稍后讨论）也受下丘脑调节。

大脑半球

大部分前脑由两个**大脑半球**（cerebral hemisphere）组成。许多脑功能都是**偏侧化的**（lateralized），因而每侧的脑半球都有专门的作用，负责特定的认知和情绪活动。一般来说，左脑负责语言及相关功能，右脑负责空间组织和分析。

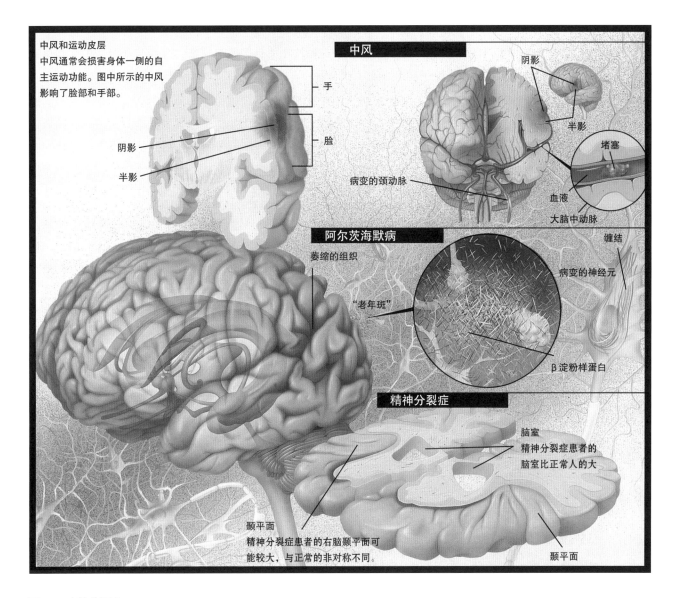

图 2.3　（续前图）

病变的大脑　科学家们已经识别出一些明显的脑异常，但只限于某些严重的精神障碍。中风是由脑的某个区域供血不足所致，而且中风会杀死附近的细胞（参见第14章）。受损组织（即阴影部位）附近的细胞迅速死亡，外围半影部位的细胞死亡速度稍慢，并且未来的医学进步有可能挽救这些细胞。阿尔茨海默病是一种与老化有关的严重认知障碍（参见第14章），其特征是萎缩的脑组织、"老年斑"（由 β 淀粉样蛋白质堆积所致）以及病变或死亡神经细胞的缠结。精神分裂症是一种非常严重的精神病（参见第13章），它作为一种脑障碍仍是未解之谜，尽管有一些有希望的研究进展。比如精神分裂症患者的脑室通常增大，非对称的颞平面也可能发生反转。

资料来源：Keith Kasnot/National Geographic Stock.

　　两个大脑半球由胼胝体连接，协调左右半球的不同功能。我们观察前脑的横截面，可以明显看到 4 个相连的腔室或**脑室**（ventricle）。脑室里充满脑脊液，它们在出现某些心理和神经性障碍时会变大。

　　大脑皮层（cerebral cortex）是前脑起伏的表面部分，紧贴在颅骨下，控制与整合复杂的记忆、感觉和运动功能。大脑皮层分为 4 个脑叶（参见图 2.3）。额叶紧贴在额头的后面，控制许多复杂的功能，包括推理、计划、情绪、言语和运动。顶叶位于头的顶部和后部，接收和整合感觉信息，也在空间推理中发挥作用。颞叶主要位于额叶和顶叶之下，处理声音和气味信息，调节情绪，并参与学习、记忆和语言活动的某些方面。最后，枕叶位于颞叶之后，接收并解读视觉信息。

主要脑结构与心理病理学　只有最严重的心理障碍才与神经解剖学异常有明显的联系。在大多数案例中，脑损伤的范围很广。比如，中风发生时，脑中的血管破裂，切断了脑内部分区域的氧气供给，并杀死周围的脑组织。这会损害附近健康神经元的功能，因为人脑无法清除死亡的组织（参见图2.3）。在阿尔茨海默病患者的脑部发现了神经元的缠结，但只有通过尸检才能发现这种损伤（参见图2.3）。精神分裂症患者的脑室会增大，其他脑结构也出现不对称现象（参见图2.3）。

神经科学家在开发仪器方面取得了重大突破，使我们能够观测活体大脑的解剖结构，并记录广泛的生理过程。这些成像技术正在被用来研究各种心理障碍，从精神分裂症到学习障碍；我们将在第4章对这些成像技术以及其他心理评估方法进行讨论。

目前，就识别精神障碍的生物学原因而言，脑成像在技术上比在实践上更令人兴奋。不过，我们有足够的理由相信，脑成像技术将会极大地增进我们对正常和异常的脑结构和功能的理解。

心理生理学

心理生理学（psychophysiology）研究由心理体验导致的身体功能变化。其中的某些反应是我们所熟悉的。心理生理反应包括心跳、脸红、流泪、性兴奋，以及许多其他反应。它们反映了个体的心理状态，特别是情绪唤醒程度，或许还包括情绪类型。

内分泌系统　心理生理唤醒源于人体内两大通信系统（内分泌系统和神经系统）的活动。**内分泌系统**（endocrine system）包括分布在全身各部位的所有内分泌腺，主要有卵巢或睾丸、垂体、甲状腺和肾上腺（参见图2.4）。内分泌腺会向血液中释放**激素**（hormone），从而带来心理生理反应。激素是化学物质，可以影响距腺体较远的身体系统的功能，有时还起着神经调质的作用。内分泌系统调节人体某些方面的正常发育，特别是身体生长和性发育。部分内分泌系统，特别是肾上腺，也会因应激而激活，以帮助身体做好应对紧急情况的准备。

已知内分泌系统功能的某些异常会导致心理症状。例如，出现甲状腺功能亢进（又称格雷夫斯病）时，甲状腺分泌过多的甲状腺素，导致个体不安、激越和焦虑。对抑郁症的研究也表明，内分泌功能有时会导致这种障碍。

自主神经系统　人体内部的基本通信系统是神经系统。神经系统分为中枢神经系统和周围神经系统。中枢神经系统包括脑和脊髓；周围神经系统包括所有由

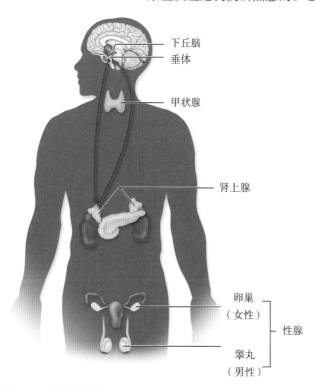

图2.4　内分泌系统

组成内分泌系统的腺体通过向血流中释放激素而影响生理和心理生理反应。

资料来源：© Pearson Education, Upper Saddle River, New Jersey.

中枢神经系统发出的神经结构，它们使身体的肌肉、感觉系统和器官受神经支配。

周围神经系统本身包括两部分，即随意的躯体神经系统和不随意的**自主神经系统**（autonomic nervous system）。前者控制肌肉活动，后者调节诸如心脏和胃等各个身体器官的功能。躯体神经系统控制有意的动作，比如挠鼻子。自主神经系统负责心理生理反应——这些反应很少或者完全不受意识控制。

自主神经系统可以再细分为两个分支，即交感神经系统和副交感神经系统。一般而言，交感神经系统控制着与唤醒增强及能量消耗有关的活动，而副交感神经系统则控制着唤醒变弱和能量保存的活动。因此，这两个分支在一定程度上存在拮抗，以保持内平衡。

心理生理学与心理病理学　心理生理唤醒过高或过低都可能导致异常行为。比如，自主神经系统的过度活跃（心跳加速和手心出汗）与过度焦虑有关。相反，自主神经系统长期处于低唤醒状态或许可以解释反社会型人格障碍的一些行为，如漠视社会规则和无法从惩罚中学习。心理生理评估也可作为客观测量个体对心理事件反应的一种有效方法（参见第4章）。

行为遗传学

基因（gene）是 DNA 的超微观单位，携带有遗传信息。基因位于细胞核中的链状结构**染色体**（chromosome）上。人类一般有 23 对染色体。

遗传学研究基因及其遗传功能，通常关注的是分子水平。**行为遗传学**（behavior genetics）传统上研究遗传对正常和异常行为的广泛影响，关注基因对发展的重要性（Plomin et al., 2008; Rutter et al., 2001）。不过，现在许多遗传学家和行为遗传学专家正在共同努力，希望找到与正常行为和异常行为有关的特定基因（Kendler & Prescott, 2006；Kim-Cohen & Gold, 2009）。

基因型与表现型　遗传学的一个基本原则是区分基因型和表现型。**基因型**（genotype，又译作遗传型）是个体实际的遗传构成。**表现型**（phenotype，又译作表型）是既定基因型的表达。不同的基因型可能产生相同的表现型，而且环境可以影响表现型，但经验不会改变基因型。

显性遗传与隐性遗传　基因有被称为等位基因的替代形式。如果某种性状是由只有两个等位基因（如 A 和 a）且只有一个基因座（locus，染色体上的一个特定位置）的单个或常染色体基因引起的，就会发生显性/隐性遗传。这是奥地利修士孟德尔（1822–1884）在他著名的豌豆实验中发现的模式（为纪念孟德尔，这种基因传递形式常被称为"孟德尔遗传定律"）。孟德尔所用的豌豆的颜色基因只有两个

受影响的父亲　　　　　　　　未受影响的母亲

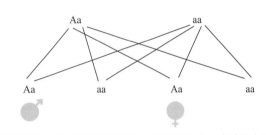

受影响的儿子	未受影响的女儿	受影响的女儿	未受影响的儿子
(25%)	(25%)	(25%)	(25%)

携带者父亲　　　　　　　　　携带者母亲

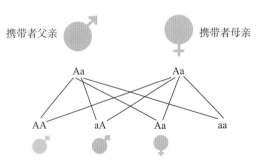

受影响的儿子　携带者儿子　携带者女儿　未受影响的女儿
　(25%)　　　　　　　　　　　　　　　　　(25%)
　　　　　　　携带者（50%）
　　　　　　未受影响者（75%）

图 2.5　显性和隐性遗传的障碍

由父母到子女的显性障碍（上图）和隐性障碍（下图）传递模式。请注意：由单基因（常染色体）决定的障碍在两种遗传模式下，都是要么存在，要么不存在。

资料来源：Garone, Stephen. 1999. Genetics of Mental Disorders: A Guide for Students, Clinicians, and Researchers. Guilford Press.

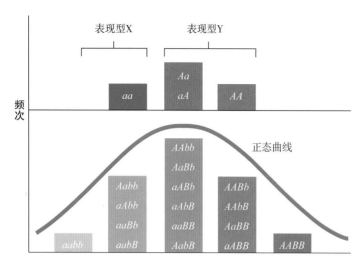

图 2.6　单基因与多基因遗传

单基因产生的不同表现型有质的差异，正如上半图所示。多基因产生的各种表现型是量的差异。当涉及更多基因时（图中只有两个），如下半图所示，特征的分布接近正态曲线。

等位基因，A（黄色，显性）和a（绿色，隐性）。因此有三种可能的基因型：AA，aA（或者Aa）和aa。但因为A比a占优势，所以AA和aA两种豌豆都将是黄色，而aa豌豆将是绿色。因此，尽管有三种基因型，但只有两种表现型。图2.5显示了显性和隐性障碍的遗传模式。

多基因遗传　显性/隐性遗传会导致某些罕见形式的精神发育迟滞（Plomin, et al., 2008），但大多数心理障碍似乎不是由单个基因引起的。相反，它们是**多基因**的（polygenic），也就是说，它们受多个基因的影响（Gottesman, 1991），也受环境的影响。

多基因遗传对我们如何看待异常行为至关重要。与单个基因所产生的类别不同的表现型（如黄色与绿色）相比，多基因遗传产生的特征分布在同一个维度（如身高）上。实际上，当更多基因参与时，人口中表现型的分布开始类似于正态分布（参见图 2.6）。

类别与维度之间的区别可能听起来有点抽象，所以让我们用一个熟悉的例子来具体说明。考分平均数是维度，而字母等级则是不同的类别。我们可以通过设定截止点把维度转换为类别。截止点十分关键，因为如果你知道自己的平均分刚好是89.9，你的字母等级就是 B。与你们的老师一样，心理学家也用截止点或阈值来定义心理障碍。

所有这些都对我们如何思考基因与异常行为有重要意义。我们倾向于从类别的角度来思考情绪问题：一个年轻女子要么抑郁，要么不抑郁。我们也倾向于从显性和隐性遗传的角度来考虑基因：她要么有抑郁的"基因"，要么没有。然而，这两种假设似乎都是错误的。

最好的说法是，不存在与抑郁或者任何其他已知的大多数心理障碍有关的单一"基因"。相反，似乎有多重基因与不同心理障碍的风险有关，正如多重基因影响身高一样，这意味着并没有明确的基因依据让我们在正常与异常之间划一条界线。人们可能"很矮""比较矮""有点矮"等；同样，因为心理障碍是多基因的，人们可能"很抑郁""比较抑郁""有点抑郁"等。

家庭患病率研究　行为遗传学家运用了多种方法来研究遗传对行为的影响，包括家庭患病率研究、双生子研究和收养研究等。家庭患病率研究考察疾病是否"在家庭中流行"。研究者首先确定正常和患病的**先证者**（proband）或指示病例，然后将其家庭其他成员出现相同障碍的频次制成表。如果患病先证者家庭的患病率更高，就与遗传致病的观点一致。然而，这一结果也支持环境因素引发疾病的观点，因为家庭不仅有共同的基因，也有共同的环境。因此，家庭患病率研究并不能得出关于基因与环境作用的确切结论。

双生子研究　相形之下，双生子研究能够为遗传和环境对某种障碍的影响提供有力的证据。**同卵双生子**（monozygotic twins）的基因是完全相同的。一个卵子由一个精子受精，受精卵再一分为二，形成两个胚胎，因而同卵双生子有相同的基因型。**异卵双生子**（dizygotic twins）相当于普通的兄弟姐妹。这样的双生子源于两个卵子和两个精子。因此，异卵双生子与所有的兄弟姐妹一样，平均有 50% 的基因是相同的，而同卵双生子 100% 的基因都是相同的。当然，大多数同卵和异卵双生子都在同一个家庭里成长。因此同卵双生子和异卵双生子在遗传相似性上有差异，但他们的环境经验是相同的。

对比同卵和异卵双生子的自然实验，能够揭示遗传和环境对行为的影响。就心理障碍而言，一个关键要素是两组双生子的**同病率**（concordance rate，也称一致率）。如果一对双生子都有或者都没有相同的障碍，比如两人都罹患精神分裂症，那么他们是一致的；如果一个出现心理障碍而另一个没有，比如，一个罹患精神分裂症而另一个没有，则是不一致的。

同卵和异卵双生子之间同病率的任何差异必然是由遗传造成的（假定环境对异卵双生子和同卵双生子的影响一样）。如果一种障碍完全是遗传性的，那么科学家们应该发现同卵双生子的同病率为 100%，异卵双生子的同病率为 50%（参见表 2.4）。考考你自己，你应该能解释原因。

反之，如果同卵双生子和异卵双生子的同病率相近，则表明了环境的作用。不论两类双生子的同病率都是 0%、100%，或介于两者之间的任何数值，上述结论都成立。不过，同病率的高低揭示了何种经历是病因。高同病率指向**共同环境**（shared environment）的影响，即双生子共有的经历，比如都在贫困中长大。如果共同环境解释了在某个问题上的所有变异，那么同卵双生子和异卵双生子的同病率都将是 100%。（参见表 2.4）。

那么低同病率又说明了什么？低同病率指向**不同环境**（nonshared environment）的影响，即双生子中的一个有独特的经历，比如谈了有施虐倾向的男友或女友。如果某个问题完全是由不同环境造成的，那么同卵双生子和异卵双生子的同病率都将是 0%（参见表 2.4）。然而，正如我们已经指出的，异常行为不能单纯用遗传和环境的异同来解释。双生子研究可以得出介于两种极端情况之间的数据，为每种影响因素的重要性提供有用的估计值。各种可能的情况如表 2.4 所示。

收养研究　在收养研究中，研究者就某种障碍，将被收养者与他们的生物学亲属和收养亲属（通常是父母）的同病率进行比较。一方面，如果与生物学亲属的同病率高于收养亲属，就涉及遗传因素，因为儿童与其生物学亲属有着共同的基因而非环境。另一方面，如果与生物学亲属相比，儿童与收养亲属更相似，那么环境是原因，因为儿童与收养亲属有着共同的环境而非基因。

请思考本章开篇被收养儿童梅根的个案。一方面，如果梅根出现的问题与亲生父母而非养父母类似，那么其中就有遗传的影响。另一方面，如果梅根出现的问题

表 2.4　双生子研究：不同研究结果的含义		
同卵双生子与异卵双生子的同病率	支持影响来源于	极端情况[1]
同卵>异卵	基因	同卵=100%；异卵=50%
同卵=异卵；同高	共同环境	同卵=100%；异卵=100%
同卵=异卵；同低	不同环境	同卵=0%；异卵=0%

[1] 在极端情况下，研究者所确定的影响因素能解释一切。但实际的同病率几乎总是落在这些极端值之间，因而提供了一个表明基因和环境相对影响的指标。

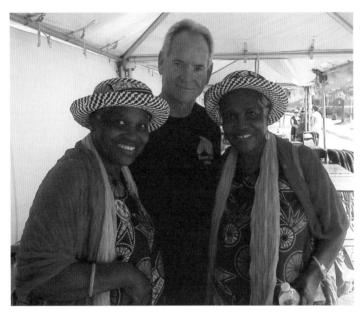

在全球最大的双生子聚会"双生子节"上，罗伯特·埃默里与一对同卵双生子合影。他为一个研究项目采访了她们。

与养父母而非亲生父母更类似，那么环境影响是原因。

收养研究有一些潜在的问题，比如，收养安置可能带有选择性。尽管如此，当收养研究和双生子研究都得出了类似的结果时，你对行为遗传学研究的结果仍可以充满信心（Kendler & Prescott, 2006; Plomin et al., 2008）。

遗传学与心理病理学　遗传对精神障碍的影响无处不在，这一点在后续章节你还会看到。但传统的双生子和收养研究并未告诉我们起作用的遗传机制是什么。如果我们读到双生子研究揭示某种障碍是"遗传的"，我们可能会认为存在抑郁、酗酒或多动症的"致病基因"。但这样的结论是错误的。

想想看：犯罪行为也是"遗传的"，离婚和政治派别也是如此！（在所有这些复杂的行为上，同卵双生子的同病率都比异卵双生子高。）但没有人会认为人们有一个"犯罪基因""离婚基因"或"共和党基因"。（我们希望是这样。）行为遗传学研究告诉我们，基因很重要，但许多基因对异常行为的影响似乎常常是微妙而间接的。如前所述，遗传学家和行为遗传学家正在开展合作，或许最终能确认影响某些罕见的心理障碍亚型的特定基因（正如在研究罕见的智力障碍时所发现的那样；参见第 15 章）。即使如此，仍有许多障碍是"多基因导致的"（智力障碍也是如此）。

遗憾的是，人们常常对行为的遗传学研究产生误解（Dar-Nimrod & Heine, 2011; Kagan, 2007; Rutter, Moffitt, & Caspi, 2006）。一个严重的误解是，DNA 决定命运。基因对异常行为的影响是倾向性，是增高的风险，而不是宿命论或必然性（Faraone, Tsuang, & Tsuang, 1999）。

另一种错误看法是，遗传特征无法改变。即使对于有已知遗传原因的智力障碍，饮食调节或早期智力刺激等环境经历也可以大幅提高智商（Turkheimer, 1991）。简言之，"遗传的"并不意味着"不可避免"或"没有希望"。

遗传因素对行为的影响无处不在，但我们希望你能批判性地思考，超越显性遗传和隐性遗传的惯常模式。事实上，对任何一个宣称已经找到任何一种心理障碍的"原因"的人，你都应该持怀疑态度（参见专栏"批判性思考很重要：接种疫苗会导致孤独症吗？"）。

基因与环境　天性和教养对行为的影响并不是分离的。它们总是一起发挥作用（Li, 2003）。你应该了解基因和环境共同起作用的两种主要方式。第一种是**基因与环境的相互作用**（gene–environment interaction），是指遗传倾向和环境经历结合在一起产生的影响大于它们各自影响的总和。事实上，携手合作的遗传学家和行为遗传学家已经发现了似乎只在特定环境下才会导致异常行为的特定基因，这是一个非常令人兴奋的研究领域。但这里要特别提醒：许多关于基因与环境相互作用的研究结果在后续的研究中并未得到重复（Risch et al., 2009）。当然，在一个有着25 000个基因、无数可能的个人经历以及人类行为的复杂性的全新领域，出错是难免的。我们知道基因与环境共同发挥作用，但我们才刚刚开始了解它们的作用方式（Champagne & Mashoodh, 2009; Cole, 2009）。

第二个关键概念是**基因与环境的相关**（gene-environment correlation），是指我们的经历与我们的基因构成存在相关（Rutter et al., 2006）。焦虑的父母给予孩子"焦虑"的基因和焦虑的养育。寻求刺激是一种受基因影响的特质，也会使人们有危险的经历。简言之，经历带有一种遗传造就的随机性。焦虑养育、冒险或许还有大多数的其他经历都与我们的基因构成相关。这意味着，一段经历与一种障碍之间的任何关联都可以用相关的基因而非经历本身来解释（参见前文研究方法专栏"相关性：心理学专业会让你更聪明吗？"）。

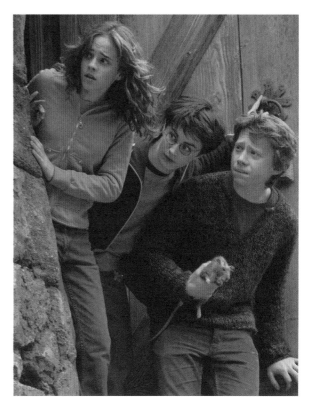

哈利·波特知道了魔法是怎么回事，但心理学家对如何界定正常的人类行为却意见不一。这使得异常（非正常）的定义具有挑战性。

心理因素

在概述心理因素对异常行为的影响之前，我们必须以谦逊的态度指出：我们面临的任务是在尚未充分理解正常行为的情况下就试图解释异常行为！心理学还没有一种被普遍接受的人格（从总体上看描述人的行为的基本特质）理论。这是一个很大的局限性，就像尚未对血液、动脉和静脉以及心脏的正常结构和功能达成一致看法之前就描述循环系统的疾病一样！因此任何与心理障碍有关的心理因素列表，包括我们自己的列表，都必然是不完整的，可能还有争议。不过，我们还是可以将影响心理健康的诸多心理因素分为六大类：（1）人性；（2）气质；（3）情绪；（4）学习与认知；（5）自我感；（6）人的发展。

人　性

什么是人性，即我们与其他动物共有以及人类独有的心理动机？我们都很清楚，这是一个大问题。弗洛伊德的回答是，我们有两种基本的内驱力，即性和攻击。与此相反，华生认为，我们来到这个世界时就像一块白板——除了经验之外根本不存在人性。今天，在一个被称为进化心理学的令人兴奋且充满争议的研究领域，心理学家正在努力回答关于人性的问题。

进化心理学　进化心理学（evolutionary psychology，又译作演化心理学）运用进化原理来理解人类和动物的心理（Confer et al., 2009）。进化心理学家研究物种的典型特征——人类共有的受遗传影响的动机。相比之下，行为遗传学家研究基因如何影响个体差异，或者是什么使人们彼此不同。进化心理学家认为，动物和人类的心理如同他们的解剖结构一样，是通过自然选择和性选择进化而来的。

自然选择是物种对环境问题的成功适应经遗传在随后的世代中变得更普遍的过程。这种适应之所以被进化选择，是因为它提高了广义适合度（inclusive fitness），即那些具有这种适应性的个体及其子孙和／或亲属的繁殖成功率。比如，体积大的人脑

批判性思考很重要

接种疫苗会导致孤独症吗?

1998 年，声望极高的英国《柳叶刀》杂志发表了一项由韦克菲尔德博士和十几名合作者共同完成的研究（Wakefield et al., 1998）。作者们推测，儿童接种的麻疹/腮腺炎/风疹（measles/mumps/rubella, MMR）疫苗可能是他们诊断的 12 例孤独症的原因。孤独症是一种严重的心理障碍，始于生命早期，以沟通、社会交往和刻板行为方面的严重问题为特征。这些研究者并未分析任何科学的数据，也没有研究那些虽然接种疫苗但并未患孤独症的孩子。事实上，跟该文一起发表的还有一篇怀疑这一结论的社论（Chen & DeStefano, 1998）。

该研究的所有缺陷都未能阻挡随之而来的海啸般的恐惧和接种疫苗会导致孤独症的说法。各种警告通过电视、广播和出版物传播，尤其是互联网。美国国会还召开了听证会。美国国立卫生研究院资助了相关的新研究。许多家长拒绝给孩子接种疫苗。这让公共卫生官员们忧心忡忡。麻疹、腮腺炎和风疹都是严重的疾病，MMR 疫苗不仅能保护已接种的儿童，而且有助于预防这些传染性极强的疾病的传播（Offit, 2010）。

那么科学研究如何评判这一疫苗接种假说？丹麦的一项包括 50 万儿童的研究发现，接种和未接种含有所谓的孤独症致病成分硫柳汞的 MMR 疫苗的儿童，在孤独症的发生率上并无差异（Hviid et al., 2003）。同样的结果还见于英国的一项重要研究（Chen, Landau, & Sham, 2004）以及日本的两项研究（Honda et al., 2005; Uchiyama et al., 2007）。如果这些还没有让你产生怀疑，那么请想一想以下事实：这篇 1998 年发表的论文的 13 位合著者中，有 10 位撤回了他们的推测。或者再看一个事实：2011 年，著名的美国医学研究院得出结论：科学证据否定了 MMR 疫苗导致孤独症的假设（Stratton, Ford, Rush, & Clayton, 2011）。

即使在公开撤稿并且在几十万儿童中并未发现两者之间的联系之后（相较于基于 12 名儿童的推测），误传、恐惧和愤怒仍然甚嚣尘上。在网上搜索一下，你会发现许多 MMR 导致孤独症的偏激言论。互联网上信息繁杂（还有伪装成"信息"的观点），在评价各种断言时，你必须持怀疑态度——包括你自己的！我们希望你在学习心理病理学的过程中和在现实生活中都能进行批判性思考。

还有一个需要进行批判性思考的理由，那就是面对律师的时候。数千名父母正向美国联邦特别赔偿法庭提出疫苗伤害赔偿诉讼。法庭于 1988 年成立，以应对人们对"百白破"（diphtheria-pertussis-tetanus，DPT）疫苗会导致神经损伤的担忧，而专家们现在认为这种担忧是站不住脚的（Sugarman, 2007）。然而，律师们仍然使某些陪审团确信，DPT 疫苗有害。诉讼费用导致大多数厂商不再生产 DPT。当最后一个生产商威胁停产时，美国政府设立了基金，担心如果儿童不再接种这类疫苗，将发生公共卫生灾难（Sugarman, 2007）。

2008 年，法庭判给孤独症患儿汉娜·波林的父母一笔赔偿金，因为波林大约从接种疫苗后行为急剧恶化。但她还有一种罕见的线粒体障碍（线粒体是细胞的能量工厂）。线粒体障碍往往只在严重感染之后才出现。一名专家证人宣称，汉娜的情况是她接种多种疫苗的结果。而顶级的疫苗专家们认为这种说法毫无科学依据。事实上，疫苗能抵御严重感染，进而保护线粒体障碍患者（Offit, 2008）。

你应该知道：司法裁定并非科学证据。毕竟，法庭裁定只是让法官或陪审团相信某些指控为真；而科学家则必须公开而且重复地证明事实。实际上，同一个联邦疫苗法庭已经在 3 个特别挑选的测试案例中驳回了疫苗导致孤独症的说法。

谈到法律诉讼，我们还可以举一个例子：2010 年，英国医学总会因韦克菲尔德博士在疫苗"研究"中违反职业道德而禁止其在英国本土行医。而且在同一年，《柳叶刀》杂志罕见地撤回了韦克菲尔德等人 1998 年的那篇文章。为什么？因为韦克菲尔德隐瞒了以下事实：他的反 MMR 疫苗"研究"得到了起诉 MMR 疫苗生产商的律师们的资助，他自己还在 1997 年申请了一种差点取代 MMR 的新麻疹疫苗的专利。你是否开始质疑 MMR 导致孤独症的说法？

制造不实的恐惧容易，消除却很难。2010 年 11 月，美国儿童健康与人类发展研究所在其网站上写道："至今没有结论性的科学证据表明，任何疫苗或疫苗组合会导致孤独症……"如果你仍然不相信这些科学证据，你可以关注"结论性的"这个限定条件。但科学永远无法证明不存在的东西不存在。（比如证明我们此前讨论的那些火星科学家并未写这本教科书。因为你根本看不见他们！）这正是举证责任落在任何提出假设的科学家身上的原因。如果我推测疫苗导致孤独症（或者火星人写了教科书），我必须证明我是正确的，而你不必证明我是错的。怀疑精神是科学的一项基本原则。除非我能够证明我的假设为真，否则科学共同体就认为它为假。批判性思考很重要。

有着特别大的大脑皮层，它之所以被进化选择是因为这样使适应成为可能（如使用工具和武器）。拥有更大脑部的早期人类更可能存活下来，并将其适应性基因传递给更多的后代。

性选择通过增加获得配偶和交配的机会来提高广义适合度。交配成功率可以通过成功的同性竞争而提高，比如，占统治地位的雄性限制其他雄性的交配机会；或者通过成功的异性选择而提高，比如，颜色更鲜艳的鸟能吸引更多的异性（Gaulin & McBurney, 2001; Larsen & Buss, 2002）。

进化心理学试图理解进化如何塑造人类的行为。心理学家对人性的本质意见不一，但有两种特质在所有心理学家眼中都是最重要的：建立亲密关系的需要和争夺支配地位的竞争。

依恋理论　英国精神病学家约翰·鲍尔比（John Bowlby, 1907–1990）的著作极大地影响了心理学家对建立亲密关系这一人类需要的看法。鲍尔比通过观察发现，婴儿在生命早期就形成了**依恋**（attachment）——与照护者之间特殊的、选择性的联系。这一发现正是其理论的核心。

鲍尔比的依恋理论依据的是习性学（研究动物行为的学科）的研究结果。习性学家们发现，许多动物物种的幼崽与照护者会建立起密切的关系。人类婴儿在出生后的第一年内与照护者建立选择性联系的速度较慢。这些联系，加上分开时的痛苦表现，使婴儿与父母守候在彼此的周围。你很容易观察到这种紧密联系产生的结果：小鸭子们排成一列游在母鸭身后；学步儿围绕在父母身边活蹦乱跳地探索世界。从进化的角度来看，空间的邻近有生存价值，因为父母可以保护身边的幼崽免于危险。因此，依恋行为是一种天生的特性，是自然选择的产物。

依恋理论引发了很多心理学研究（Cassidy & Shaver, 2008）。与异常行为尤其相关的是对不安全型或者焦虑型依恋的研究，这两种亲子关系是婴儿出生后第一年不一致或者没有回应的养育造成的（Ainsworth et al., 1978）。焦虑型依恋会使孩子在以后的人际关系中不信任、依赖和 / 或排斥他人，这种模式可能会持续到成年。依恋问题可以克服（Rutter & Rutter, 1993），而且研究显示，有充分支持的人际关系不仅在生命早期，而且在人的一生中都能促进心理健康（Dykas & Cassidy, 2011）。

支配　依恋的形成，或者更广义地说与同物种其他成员的归属关系，是习性学家们研究的两大类社会行为中的一种。另一种是**支配地位**（dominance），即将社会群体内的成员按特权多寡进行排序（Sloman, Gardner, & Price, 1989）。支配等级在人类和其他动物的社会群体中都很容易观察到。支配地位竞争是性选择的基础，因此在人类这一物种的典型特性的入围清单上，它是一个首要的候选项（Buss, 2009）。令人兴奋的是，新近的理论表明，支配动机在反社会行为、自恋和躁狂中，有一定的作用（Johnson, Leedom, & Muhtadie, 2012）。

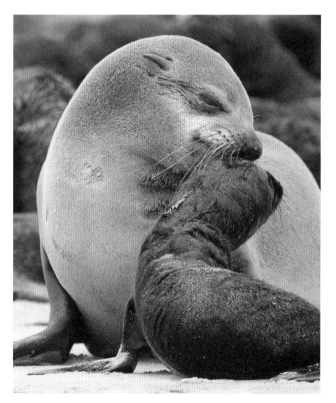

哺乳动物的幼崽与照护者之间会形成牢固的纽带。人类依恋关系的破坏会导致异常行为。

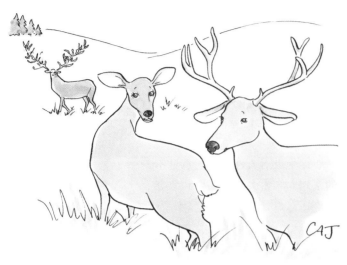

"不是因为你，这是自然选择。"

这幅漫画嘲笑了进化论，或许还可以作为一种新的分手说辞。

其他动机无疑也在心理学的人类元素"周期表"上（Kenrick et al., 2010）。不过我们相信，依恋和支配将在最终确定的名单上排名靠前。对此弗洛伊德可能会赞同。我们把弗洛伊德学说中性和攻击这两种基本内驱力，视为更广义的归属和支配动机的隐喻。

气 质

人格研究的一个关键领域是**气质**（temperament），即人们与世界发生关联的特征性风格。研究者基本赞同气质包含五个维度（McAdams & Pals, 2006）。人们所称的"大五"是：（1）经验开放性（openness）——富于想象力和好奇心，相对的是肤浅和缺乏感知力；（2）尽责性（conscientiousness）——有序和可靠，相对的是粗心和疏忽；（3）外向性（extraversion）——主动和健谈，相对的是被动和内敛；（4）宜人性（agreeableness）——信任和友善，相对的是敌意和自私；（5）神经质（neuroticism）——紧张和喜怒无常，相对的是平静和愉悦。它们的首字母缩写"OCEAN"有助于你记住"大五"。气质的个体差异是理解人格障碍的基础（参见第9章）。

情 绪

情绪（emotion）是内在的情感状态，对于人类经验和我们对精神障碍的理解至关重要。在英语中，表达不同情感的词语成百上千。但什么情绪是最基本的？研究者们使用统计分析的方法将人们描述情感的全部词汇简化为6种基本情绪：

• 爱	• 愤怒
• 快乐	• 悲伤
• 惊讶	• 恐惧

这些情绪可进一步分为两类，即积极情绪（左列）和消极情绪（右列）。当然，消极情绪与异常心理学最为相关，但区分不同的消极情绪也很重要。一项研究显示，在经历过强烈消极情绪的人中，那些能够更准确地描述自己感受的人比那些只能笼统地说自己心烦意乱或感觉糟糕的人饮酒更少（Kashdan et al., 2010）。

情绪的出现无需意图、努力或愿望。情绪主要由皮层下的脑结构控制。这些结构从进化上来说更为古老，与其他动物（它们没有人类庞大的脑皮层）的脑结构更相似。所以，我们的情感比我们的思维（由大脑皮层这种更新近

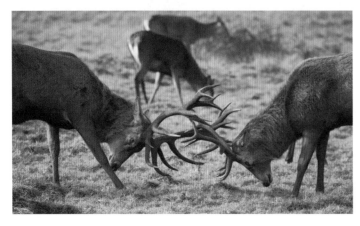

进化塑造了动物和人类的行为。人类是否在争夺支配地位，只不过方式可能比这些雄鹿更微妙？

的进化产物控制）更为基础或原始（Shariff & Tracy, 2011）。认知可以调节情绪，但我们无法完全理性地控制情感（Panksepp & Biven, 2012）。这一事实往往成为治疗异常行为的一个难题，因为人们或许想改变他们的情绪，却不易做到。

学习与认知

动机、气质和情绪至少在一定程度上可以通过学习来改变。此前我们讨论过经典条件作用和操作性条件作用，这两种学习模式对正常与异常行为的发展都必不可少。比如，我们知道经典条件作用可以制造新的恐惧，而反社会行为可能通过正强化得以保持。

美国斯坦福大学的心理学家班杜拉描述的第三种学习机制是**示范**（modeling），或通过模仿学习。这一过程你肯定观察到很多次。在探索异常行为的成因时，父母或其他重要的成人给孩子示范失调的行为（如酗酒等）是一个特别值得关注的问题。

认知心理学家研究其他更复杂的学习机制，如注意、信息加工和记忆。在此过程中，认知心理学家经常将人类思维与计算机进行类比，但"人类电脑"的编程方式明显使决策更有效率，但不太客观（Kahneman, 2003）。我们经常犯认知错误，不是因为我们推理错误，而是因为我们使用了"速算法"（启发式），它几乎不费力，并且往往够准确——但有时也可能很离谱。

认知心理学深刻地影响了关于心理障碍原因的理论推测，对此同样产生了重要影响的还有与之平行的领域——**社会认知**（研究人类如何加工关于社会世界的信息）。归因这一重要概念可以说明这种视角。**归因**（attributions）是感知到的原因，即人们对因果关系的信念。我们都是"直觉科学家"。我们习惯于快速地做出关于因果关系的结论，而不是科学地进行考察。假如你的男朋友因为你在聚会上"丢开"他而冲你发火，你不太可能去客观地探究他的感受。相反，你会将他的愤怒归因于某种合理的原因，或许是他喜欢黏着你的倾向。直觉判断有效率，因为它们几乎不需要认知努力，但研究显示，这类归因往往不准确（Nisbett & Wilson, 1977; Wilson, 2002）。

一种认知理论认为，对现实自动而又扭曲的认知会让人变得抑郁（Beck et al., 1979）。比如，容易抑郁的人可能仅仅因为一次不愉快的经历就认为自己不中用。一种成功的治疗方法即以此为理论依据，鼓励抑郁的人在评估关于自己的结论时更加科学，而不是凭直觉（参见第 5 章）。然而一个争议是，抑郁的人是否实际上把世界看得太过精准。或许不抑郁的人才是常犯认知错误的人，他们用一种并不实际的积极眼光看待世界和自己（Taylor et al., 2003）。

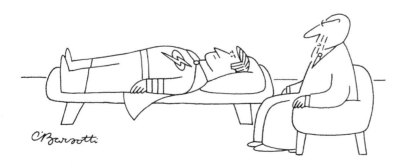

"你当然可以把你的秘密身份告诉我。"

自我感

情绪和动机是我们与其他动物共有的，我们的某些信息加工策略也与计算机相同。也许我们的自我感是人类所独有的。然而，不论是在心理学理论中还是对个人来说，要给自我下一个精确的定义都并非易事。

一种有影响力的观点是埃里克森的**同一性**（identity）概念，即整合的自我感（Erikson, 1968）。埃里克森将同一性视为青少年努力回答"我是谁？"这一问题的产物。正如第17章所述，埃里克森敦促年轻人在接受单一的、持久的同一性之前，花一些时间尝试新的价值观和角色。

其他学者则认为，我们并非只有一个同一性，而是有多个"自我"。比如，心理学家乔治·凯利（George Kelly, 1905–1967）强调与人们在生活中扮演的不同角色有关的同一性。其中包括显而易见的角色，如女儿、学生和朋友，也包括不那么明显的角色，如"照护者""体育爱好者"或"安静的人"。凯利认为，人们发展出多种不同的角色同一性，即与实际生活角色相对应的各种自我感。一种相关的当代理论认为，人们拥有多重的关系自我，表现为与不同的重要关系有关的独特行动和同一性（Chen, Boucher, & Tapias, 2006）。

自我控制（self-control），即指导适当行为的内在规则，是内在自我的另一个重要部分。自我控制是在社会化的过程中习得的，在此过程中，父母、老师和同伴使用纪律、赞扬和自身的榜样作用教给儿童亲社会行为，并限制他们的反社会行为。随着时间的推移，这些标准得到内化——也就是说，外在的规则变成内在的准则。其结果便是自我控制（Maccoby & Mnookin, 1992）。

自尊，即对自己能力的评价，是自我感的另一个重要方面，有时也带有争议性。自尊的概念近来受到嘲笑，部分原因是对一些误入歧途的学校教育计划的反应，这些计划敦促提升儿童的自尊，将其作为解决从辍学到少女怀孕等所有问题的方法（Swann, Chang-Schneider, & McClarty, 2007）。高自尊似乎既是成功的结果，也是成功的原因；脱离实际成就、孤立地提高儿童的自尊收效甚微（Baumeister et al., 2003）。同样，低自尊可能源自心理问题，也可能导致心理问题。

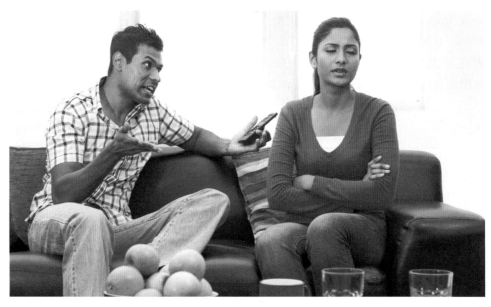

亲密关系可以带来强大的社会支持，也可以是情绪痛苦的根源。

　　最后需要注意的一点是：我们的自我感可能是人类独有的，但这仍然不等于支持身心二元论。就像所有的心理经验一样，我们的自我感也表征在脑中。实际上，人类的自我感可能位于额叶。一种严重的退行性脑病会迅速损害额叶，致使病人基本无法自我反省和自我控制（Levenson & Miller, 2007）。

发展阶段

　　人们如何成长和变化，在正常和异常心理学中都是有着根本重要性的问题。一个关键的发展观念是，心理成长可以划分为不同的**发展阶段**（developmental stages）——以年龄或社会任务为标志的时间段，期间儿童或成人都面临着共同的社会和情感挑战。

　　两种著名的发展阶段理论分别是弗洛伊德的性心理发展理论和埃里克森的心理社会发展理论。弗洛伊德强调儿童内在的性挣扎，并以此来划分发展阶段。相形之下，埃里克森强调社会任务和为了满足外部世界的要求而产生的冲突。埃里克森还认为，发展并不会在青少年期就结束；相反，他认为发展将贯穿整个生命周期。

　　这两种阶段理论的关键任务、年龄和定义性事件的总结见表 2.5。请注意两种理论的差异，但也要注意这两位心理学家都使用相似的年龄来标记不同阶段的开始与结束。其他心理学家也指出，关键的发展过渡约发生在 1 岁、6 岁和 12 岁。这三个年龄是儿童变化的关键期。

　　发展过渡期标志着一个发展阶段的结束和一个新阶段的开始，如童年期的结束和青春期的开始。发展过渡期往往是一个动荡的时期。由于我们被迫学习新的思考、感受和行为方式，充满压力的发展过渡期可能会变糟或导致异常行为。过渡期在心理上也可能极具挑战性，正如我们在第 17 章中详细讨论的那样。

表 2.5　弗洛伊德和埃里克森的发展阶段理论							
年　龄* 0-1.5	1-3	2-6	5-12	11-20	18-30	25-70	65岁以上
弗洛伊德 口唇期	肛门期	性器期	潜伏期	生殖期			
通过母乳喂养得到口唇的满足。满足自己的需要。	通过如厕训练学习控制环境和内在需要。	与同性父母的性竞争。俄狄浦斯冲突、阴茎嫉妒、身份认同。	并不是一个阶段，因为在此期间性心理发展处于休眠状态。	性成熟，形成相互的异性恋关系。			
埃里克森 基本信任对不信任	自主对害羞和怀疑	主动对内疚	勤奋对自卑	同一性对角色混乱	亲密对孤独	繁殖对停滞	整合对绝望
通过喂养和照料发展出对自己和他人的基本信任。	通过成功如厕和掌控环境而获得胜任感。	因主动行为获得父母认可，而不是因不胜任而产生内疚。	好奇心和对学习的渴望带来胜任或无能感。	同一性危机是在回答"我是谁？"这个问题时的挣扎。	青年人的孤独问题通过建立友谊和持久的亲密关系得到解决。	在工作上取得成功，特别是在培养下一代方面，或在立业和传承上一事无成。	对自己的人生感到满意而不是对失去机会感到绝望。

*这里发展阶段的年龄是近似值，正如各个发展阶段的年龄范围有重合一样。

社会因素

在更广泛的分析层面上，异常行为可以从社会角色的角度来理解。如同戏剧中的角色一样，社会角色的行为是由社会"脚本"塑造的。实际上，标签理论主张，情绪障碍本身就是设定的社会角色的上演（Rosenhan, 1973）。标签理论认为，人们的行为会顺应标签所设定的期望，这一过程被称为自我实现的预言（Rosenthal, 1966）。

毫无疑问，期望影响行为，但标签理论对理解诸多异常行为帮助有限。比如，给某人贴上"精神分裂"的标签怎么可能导致严重的幻觉、妄想和正常生活中断？（另一方面，如果一个孩子被贴上"麻烦制造者"的标签，可能对其反社会行为的形成起到关键作用。）我们在生活中所扮演的角色——包括性别、种族、社会阶层和文化所塑造的角色——有助于塑造我们成为什么样的人。但精神疾病比社会角色复杂得多。

异常行为的潜在社会影响因素有很多，包括人际关系、社会制度和文化价值观。我们在此介绍几个关键因素，包括亲密关系、性别角色、种族/族裔、偏见和贫困等。

亲密关系

研究人员一致发现，关系问题，特别是亲密关系中的冲突和愤怒，与各种情绪障碍有关（Beach et al., 2006; Miklowitz, Otto, & Frank, 2007）。究竟是糟糕的关系导致异常行为，还是个体的心理问题导致关系困难？

婚姻状况与心理病理学　婚姻状况与心理障碍的关系是因果困境的一个很好的例子。美国家庭的人口统计学数据在过去几十年间发生了极大的变化。如今婚前同居很常见，许多儿童是婚外出生，几乎一半的婚姻以离婚告终（Bramlett & Mosher, 2001）。部分由于这些快速变化所带来的不确定性，研究者们仔细研究了这些新型家庭结构对儿童和成人的心理影响。

婚姻状况与心理问题明显相关。与婚姻稳定的家庭相比，离异家庭或未婚家庭的儿童和成人有更多的心理问题（Amato, 2001; Emery, 1999; Waite & Gallagher, 2000; Whisman, Sheldon, & Goering, 2000）。但这些问题是由婚姻状况导致的吗？

为了更好地探讨因果关系问题，研究者们比较了在一些重要生活经历方面不同的双生子（Rutter, 2007）。在同卵双生子中，如果我们发现离婚的一方比婚姻稳定的一方有更多的心理问题，那么我们就知道这种差异并非由基因造成。我们还知道差异并不是父母养育或者他们共有的其他经历造成的。为什么？因为同卵双生子有着相同的基因，并在同一个家庭中长大。因此，他们之间的任何差异必然是由不同的环境（即他们各自独特的经历）造成的，其中之一就是现在这个例子中的离婚。实际上，双生子研究表明，离婚的确会导致儿童（D'Onofrio et al., 2007）和成人（Horn et al., 2013; South & Krugger, 2008）的某些心理问题。

社会关系　研究还表明，跟家庭以外的人保持良好的关系与儿童（Landis et al., 2007; Werner & Smith, 1992）及成人（Birditt & Antonucci, 2007; Reis, Collins, & Berscheid, 2000）更好的心理健康状况有关。关于这种**社会支持**（social support）——从他人那里得到的情感和实际帮助——有几点十分重要。首先，一段亲密的关系提供的支持就足以与许多关系相当。最大的危险在于没有社会支持。此外，被主动拒绝比被忽视糟糕得多。特别是在儿童中，被同伴"最不喜欢"比不被同伴"最喜欢"糟糕得

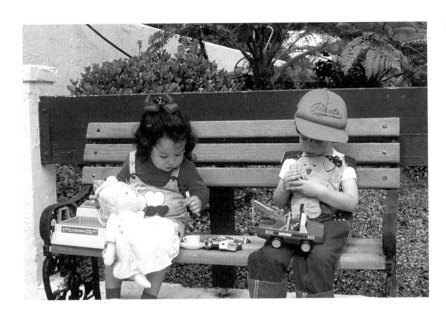

社会设定的性别角色会强烈地影响我们的行为，或许还会对心理障碍的形成、表现和后果产生强烈影响。

多（Coie & Kupersmidt, 1983）。最后，神经科学和心理学证据显示，被孤立、无视或排斥会使人抑郁和愤怒（William & Nida, 2011）。

我们再次重申：异常行为与人际关系问题的关联可能有多种原因。对某些人来说，同伴的拒绝可能导致情绪问题。在其他案例中，缺乏亲密关系可能是异常行为的结果。最后，社会支持可能有助于某些人更好地应对原有的情绪问题。

性别和性别角色

性别和**性别角色**（gender role），即对男性或女性适宜行为的期望，会极大地影响我们的行为。某些性别差异由遗传和激素决定，但社会设定的性别角色也会对我们的行为产生强烈影响（Maccoby, 1998）。

性别角色可能影响心理障碍的形成、表现或污名化。比如一些心理学家认为，妇女的传统角色助长了她们的依赖性和无助感，这可以解释她们高得多的抑郁患病率（Nolen-Hoeksema, 1990）。其他心理学家则认为，性别角色未必会导致异常行为，但确实会影响心理障碍的表现方式。比如社会期望可能允许女性在遇到逆境时变得抑郁，而男性角色却命令他们"扛住"，或者用酒精或麻醉品来缓解内心的烦乱。最后，有研究表明，某种性别典型的情绪问题背负着更多的污名。人们认为女性抑郁和男性酗酒比相反的情形（男性抑郁和女性酗酒）更可控，因此他们不太有同情心，也不太愿意提供帮助（Wirth & Bodenhausen, 2009）。

某些人认为双性化（兼有"男性"和"女性"的性别角色特征）可以解决与过度女性化或过度男性化有关的问题。另一些人则接受传统的性别角色。本书虽然确实会考虑各种心理障碍患病率的性别差异，但我们不会探讨这种价值观冲突。必要时我们也会依据男性和女性所扮演的角色来解释性别差异。

偏见、贫困和社会

在当今美国，偏见和贫困是影响心理健康的广泛的社会因素（Cox, Abrahamson, Devine, & Hollen, 2012）。我们把这两个因素放在一起讨论是因为它们在美国人的生活中普遍存在关联。2009 年，9.3% 的白人家庭生活在贫困线以下，而非裔家庭是

22.7%，拉美家庭是 22.7%，亚裔家庭是 9.4%。种族和贫困也与婚姻状况有着紧密的关联。在非裔美国人中，8.6% 的已婚家庭生活在贫困线以下，而单身母亲家庭的贫困率则高达 36.7%。白人的相应比例分别是 5.4% 和 27.3%，拉美裔分别是 16.0% 和 38.8%；亚裔分别是 7.9% 和 16.9%（U.S. Census Bureau, 2012）。

贫困影响非裔美国人的比例偏高，但非裔美国人和白人的经历存在多方面的差异。非裔美国人有过受奴役和受歧视的历史，而且种族偏见会损害身心健康（Clark et al., 1999）。当然，并非只有非裔美国人遭受偏见。比如，大量证据表明，男女同性恋者所经历的偏见与心理健康问题风险的增加有关联（Meyer, 2003）。

贫困与许多应激源有关（Evans, 2004），包括暴露于严重的心理创伤。比如，一名研究者发现，居住在华盛顿特区的 12% 的学龄儿童报告在自家外面的街道上看到过死尸（Richters, 1993）。贫困也增加了化学毒素的暴露危险，比如剥落的油漆和汽车尾气中的铅等（Evans, 2004）。吸入的铅达到中毒浓度会损害中枢神经系统。

我们认识到，社会和文化对异常行为有着更为广泛的影响。我们的生活、教育甚至我们的科学都深深地镶嵌在我们的文化之中。社会习俗、信念和价值观都塑造着我们对异常行为的定义，以及试图探索其根源的科学工作。

获取帮助

你在心理病理学中探究的问题可能以一种非常个人化的方式触及你的生活。在某个时候，你、你的家人或好友可能会出现心理问题。如果这样，我们希望你去寻找有意义的帮助。如果你认为自己可能需要获得帮助，你可以做些什么？

开启求助的一个好做法是，同某个你信任的人坦率地谈论你的问题，这个人可以是朋友、家人、心理健康专业人士，也可以是大学教授。迈出这一步可能很困难，但一旦敞开一点心扉，你肯定会得到缓解。实际上，这可能是你寻找帮助的终点。有了更广阔一点的视角，你可能会打消疑虑，发现你之前认为"疯狂"的感觉或者担忧其实很正常。

正常？是的。当我们说正常行为与异常行为之间并没有一道高墙时，我们是认真的。消极情绪是日常生活的一部分。我们当中的大多数人都曾相当频繁地经历从轻微到中等水平的焦虑、悲伤和愤怒。事实上，这些情绪往往具有适应作用。这些情感能让我们集中力量应对生活中的挑战。所以，你真正需要的也许只是关心你的亲朋好友或客观的第三方的理解和视角。

认识到自己所处的生命阶段也可能有助于你做出客观的判断。二十岁左右——正是许多选修本课程的学生的年龄——通常是一个不确定和自我怀疑的时期。年轻人质疑自己的目标、信念、价值观、友谊、性、家庭关系以及几乎所有其他事情的情况很常见。如果你的情况与此类似，你可能想提前阅读第 17 章，这一章讨论了向成年生活过渡的许多挑战。如果你不是这个年龄段的传统的学生，你可能也想看看第 17 章，因为我们还讨论了贯穿整个成年期的许多其他普遍但艰难的人生转换。改变和充满挑战的时期可能非常令人激动，但它们也可能令人非常痛苦和孤独。

在与某个值得信任的人交谈之后，如果你并没有感觉好一些，你应该怎么做？我们建议你考虑向一位心理健康专业人士咨询。不论你是认为自己有某种心理问题，不太确定，或者只是想就正常但令人痛苦的生活经历获得一些帮助，这都是很好的下一步。我们知道看"心理医生"可能被污名化，但我们坚信这种污名化是错误的。心理健康问题非常普遍，治疗师，或者你的家庭医生，可以为你提供一个有见地的视角和一些好的治疗选择。我们将在第 3 章的"获取帮助"专栏，给出一些关于如何寻找可靠的心理健康专业人士的建议。

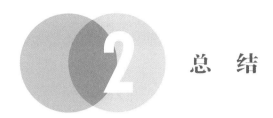

总　结

　　生物学、**心理动力学**、**认知行为**和**人本主义**取向是内涵更为丰富的理解异常行为原因的不同**范式**，而不仅仅是几种不同的理论。生物学取向强调存在于人体内部的原因。心理动力学理论强调无意识过程。认知行为观点聚焦于可观察的、习得的行为。人本主义范式认为行为是自由意志的产物。

　　生物心理社会模型更好地解释了异常行为的原因，这一模型综合考虑了各种生物、心理和社会因素。**系统论**是整合导致异常行为的不同因素的一种方法。它的核心原则是**整体论**，即整体大于部分之和。

　　异常行为的生物因素始于**神经元**或神经细胞。当轴突末端将一种名为**神经递质**的化学物质释放到神经元之间的**突触**时，神经元之间就发生了信息的传递。这种信息传递的阻断，特别是各种神经递质功能的破坏，与某些异常行为有关，尽管你应该警惕身心二元论。

　　人脑分为三部分：后脑、中脑和前脑。由于我们对脑部的了解尚处于初级阶段，目前只发现最严重的心理障碍与神经解剖学异常有明确的联系。

　　心理生理学研究心理体验导致的身体功能变化。心理生理唤起由**内分泌系统**和神经系统引起。内分泌腺向血流中释放**激素**，调节正常发育的某些方面以及某些应激反应。自主神经系统是中枢神经系统中负责心理生理反应的那一部分。

　　大多数形式的异常行为是**多基因**的，也就是说，是由一个以上的**基因**引起的。虽然基因与大多数心理疾病有关，但某种心理障碍带有遗传成分这一事实并不意味着它的出现不可避免。

　　心理学尚未列出其核心成分清单。**进化心理学**为实现这一目标提供了一些希望，它将进化原理应用于我们对动物和人类心灵的理解。人类和其他动物都有的两种基本心理动力是**依恋**的形成和对**支配地位**的竞争。

　　气质是个体与世界发生联系的特征性风格，研究者们在气质的"大五"维度上达成了共识。

　　情绪是内在的情感状态，其产生无需意图、努力或愿望。情绪紊乱是许多精神障碍的核心。

　　学习机制包括**经典条件作用**、**操作性条件作用**、**示范**和社会认知，并且对异常行为和正常行为都有影响。

　　自我感是人类独有的特征，它也可能在情绪问题的形成中起着一定的作用。

　　发展阶段理论不仅描绘了正常发展的进程（对异常行为的理解必须与这些进程做比较），而且强调发展过渡中的重要问题。

　　来自家庭成员之外的**社会支持**可以成为抵御压力的重要缓冲器。**性别角色**可能影响心理障碍的形成、表现或结果。种族和贫困也是影响心理健康的广泛社会因素。

概　览

批判性思考回顾

2.1 什么是生物心理社会模型？我们为什么需要它？

各种范式可以告诉我们如何找到答案，但有时这种指引可能成为一种障碍……（见第35页）。

2.2 "相关不等于因果"是什么意思？

"相关"可能源于因果，但总可能有两种替代解释：反向因果和第三变量……（见第38页）。

2.3 为什么说"心理疾病是由脑中化学物质失衡引起的"是一种还原论？

这意味着抑郁是由"脑中的化学失衡"引起的，对吗？错了……（见第40页）。

2.4 科学家有可能发现导致精神障碍的基因吗？

抑郁或大多数其他已知的精神障碍没有单一的"致病基因"……（见第46页）。

2.5 社会和心理因素如何造成情绪问题？

任何与精神障碍有关的心理因素列表，包括我们自己提出的列表，都必然是不完整的，可能还有争议……（见第49页）。

2.6 异常行为真的只是贴标签和角色扮演吗？

我们在生活中扮演的角色——包括由性别、种族、社会阶层和文化塑造的角色——有助于塑造我们成为什么样的人。但心理障碍不仅仅是一种社会角色……（见第56页）。

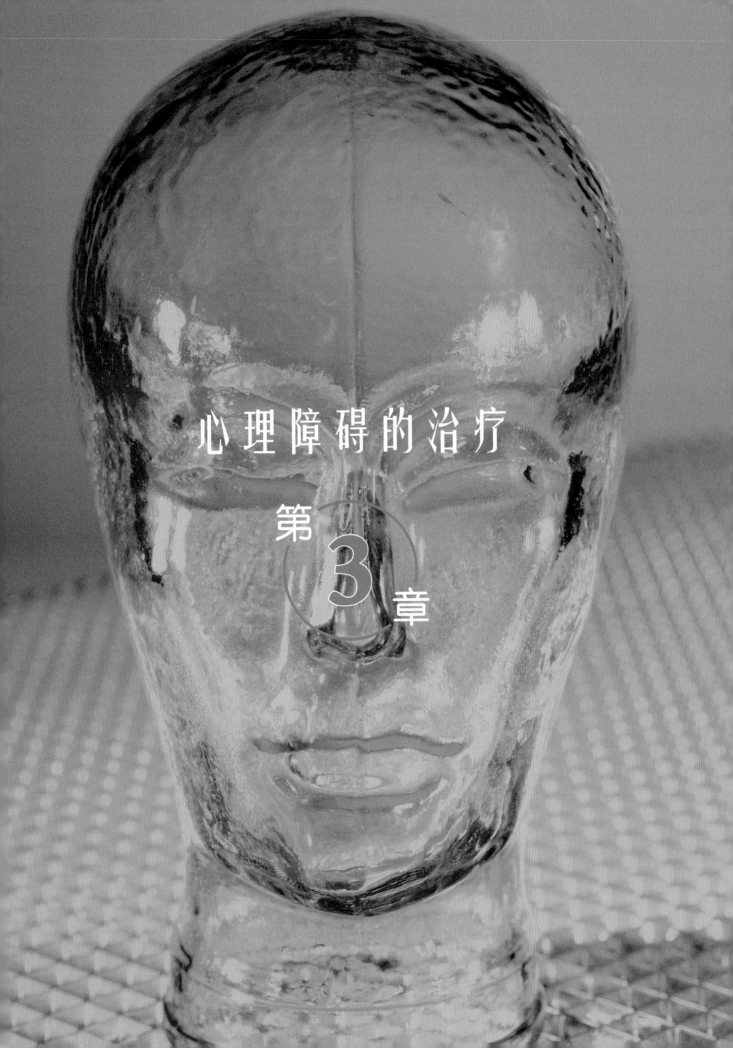

心理障碍的治疗

第3章

概　览

学习目标

3.1
心理障碍的治疗看起来像什么？

3.2
弗洛伊德是如何影响心理治疗的？

3.3
什么是认知行为疗法？

3.4
心理治疗有用吗？

3.5
安慰剂效应是什么？安慰剂是如何起作用的？

3.6
与你的治疗师"合拍"重要吗？

在与贪食症、抑郁、焦虑或其他心理问题抗争时，许多人都会寻求心理帮助。也有人因为遇到人际关系困难，或者为追求更幸福和更有意义的生活而求助于专业人士。心理治疗有帮助吗？去看精神科医生、临床心理专家、社会工作者或者心理咨询师有区别吗？你是否应该找一个对你的特定问题有专长的人？你应该进行药物治疗吗？你应当期望治疗师做什么，说什么？"谈话"是如何起作用的？

概　述

什么有帮助？这几乎是变态心理学领域中最重要的问题。在本章我们要运用心理科学来探索这一根本问题的答案。不过在整本书中我们都会持续地问"什么有帮助"这个问题，因为研究显示，不同的疗法对不同的障碍有不同的疗效（Barlow，2008；Nathan & Gorman，2007）。

一种有帮助的疗法是**心理治疗**（psychotherapy），它利用心理学技术和咨询师与来访者的关系来改变来访者的情绪、认知和行为。我们可以宽泛地定义心理治疗，但要给出更明确的定义则可能很难。一个复杂之处是不同范式的支持者提出了迥异的治疗方法（Prochaska & Norcross，2006）。心理健康专业人士常常会相互打听："你的理论取向是什么？"回答通常是"生物学""心理动力学""认知行为"或者"人本主义"，表明了治疗师所偏好的治疗方法。

现在大多数心理健康专业人士会说自己是折中的，表示他们针对不同障碍会使用不同的疗法（Bechtoldt et al., 2001）。我们赞成折中的方法，只要临床医生利用研究结果选择最有效的疗法（Baker, McFall, & Shoham, 2008; Chambless & Ollendick, 2000）。也就是说，心理治疗实践必须是循证的。基于治疗结果，即一种疗法有多大的效果，或基于治疗过程，即什么让治疗起作用，研究可能支持不同的疗法（Kazdin, 2008）。

循证治疗是科学和切实可行的疗法。然而遗憾的是，某些治疗师并没有让来访者了解循证治疗。更严重的问题是，大多数有心理问题的人得不到任何帮助。美国每 10 人之中就有 1 人以上接受过某种心理健康治疗，而且近几十年来得到心理帮助的人在增多，不过仍有三分之二的可以诊断为心理障碍的人没有得到治疗（Kessler et al., 2005）。

我们通过下文的案例研究来介绍心理障碍的治疗。在你读案例的同时，请思考这名年轻的女子可能有什么问题，怎样才可能帮到她。介绍完案例后，我们会讨论不同的治疗师可能如何运用生物学、心理动力学、认知行为或者人本主义的疗法来治疗她。

➡️ 弗朗西丝为何抑郁？

弗朗西丝第一次寻求心理治疗时 23 岁。她抑郁近 3 年，有时较快乐，有时又陷入更深的绝望。她来治疗时抑郁已经很严重。此前 6 周，她几乎没有胃口，掉了约 7.5 公斤体重，睡眠不规律的情形每况愈下。她每天凌晨两三点就会醒，在床上辗转反侧几个小时，最后在快天亮时才重新入睡。

弗朗西丝说，她对自己和刚开始的婚姻及整个生活都感到深深的沮丧。她承认偶尔有自杀的念头，但她决不会真自杀。她觉得自己"没有勇气"结束自己的生命。她还说自己缺乏动机，回避丈夫和仅有的几个朋友，还经常请病假。弗朗西丝报告的症状与她的着装不整、频繁哭泣、言语和肢体动作缓慢是一致的。

弗朗西丝说自己童年幸福。直到大学最后一年抑郁发作时，她才知道自己有抑郁症。起初她让自己相信，她只是得了"大四综合征"。她不确定一生要做些什么。她内心渴望去纽约，希望最终能打破平庸的生活，做一些让自己振奋的事。但当弗朗西丝把自己的计划告诉父母时，妈妈却乞求她回家工作。妈妈坚持认为，弗朗西丝离家求学已经 4 年之久，现在母女俩必须再次快乐地一起生活。于是弗朗西丝毕业后回了老家。

回家后不久，弗朗西丝意识到自己的问题远比她认为的严重得多。她发现自己不时对溺爱她的妈妈尖叫，然后又为自己发脾气而内疚，变得对妈妈"特别好"。弗朗西丝认为自己对妈妈所做的那些怪异举动都是自己的错。她形容妈妈是一位"圣徒"。妈妈显然也这么认为。在她们心里，弗朗西丝作为女儿是失败的。

弗朗西丝认为妈妈在无私地付出，但她对母亲的某些评价却根本不是赞扬。她说自己是妈妈最好的朋友，但当被问及妈妈是否是她最好的朋友时，弗朗西丝却哭了起来。

她感觉自己就像妈妈的婴儿、父母甚至丈夫，但并不是她的朋友，当然也不像她长大的女儿。

弗朗西丝几乎不谈论爸爸。她只是说父亲喝啤酒，吃饭，在电视机前打盹。

回家生活期间，弗朗西丝的抑郁反而加重了。与父母一起生活 1 年之后，她与高中时的恋人结婚了。弗朗西丝结婚是迫于压力。未婚夫和妈妈都坚持认为，她是时候安定下来建立家庭了。弗朗西丝曾经希望婚姻可以解决她的问题。婚礼的兴奋增强了这种希望。但弗朗西丝却说，婚后事情变得更糟了——如果说它还能变得更糟的话。

她丈夫是一名年轻的会计师，他让弗朗西丝想起了父亲。丈夫虽然不喝酒，但他每天在家的短暂时间里大多在书房工作或者读书。她说他们几乎没有交流，自己感受不到婚姻的温暖。丈夫经常生气或者闷闷不乐，但弗朗西丝说这不怪他，而要怪他娶了自己。她想去爱他，但她从来没有做到过。作为妻子她是失败的。她是人生的失败者。

弗朗西丝对家庭的介绍充满自责色彩。她反复指出，尽管有缺点，但父母和丈夫都是善良和有爱心的人。她才是那个有问题的人。她拥有自己渴望的一切，但仍然不幸福。她想自杀的一个原因是想减轻家人的负担。当他们不得不忍受她糟糕的情绪时，他们怎么可能快乐？不过，当弗朗西丝谈及这些事情时，语气听起来往往愤怒多于沮丧。

看待弗朗西丝的四种视角

上述四种范式分别如何看待弗朗西丝的问题？生物学、心理动力学、认知行为和人本主义的治疗师都可能注意到她的抑郁情绪、自我责备和糟糕的关系。不过，支持不同范式的治疗师对弗朗西丝问题的评估和采取的治疗可能迥异（见表 3.1）。

生物学疗法通过类比生理疾病来治疗心理疾病。因此，生物学取向的精神科医生或者心理学家首先会关注对弗朗西丝的问题做出诊断。诊断并不困难，因为弗朗西丝清晰地表现出抑郁症的症状。治疗师也注意到弗朗西丝对她父亲的描述，她父亲似乎有慢性抑郁。也许她的家族有抑郁的遗传倾向。

生物学取向的治疗师会对弗朗西丝的人际问题表现出同理心，但不会把问题归咎于弗朗西丝或其家人。相反，治疗师会把问题归咎于弗朗西丝及其家人都无法控制的事物——抑郁。与某个总是易激惹和抑郁的人相处是令人心力交瘁的。最后，治疗师可能会解释说，抑郁症是由脑内某种化学物质的失衡造成的，推荐使用药物，并安排后续诊疗来监测药物对弗朗西丝情绪问题的疗效。

心理动力学治疗师也会注意弗朗西丝的抑郁，但可能会关注她的防御方式。弗朗西丝为父母和丈夫的行为辩护，治疗师可能视之为一种合理化。弗朗西丝拒绝承认所爱之人不完美以及他们没有满足她的需要，治疗师也会视之为一种否认。当弗朗西丝说自己是家人的负担时，心理动力学治疗师可能想知道，她是不是把自己的情感投射到他们身上，因为她认为妈妈的要求和丈夫的冷漠是一种负担。

表 3.1　生物学、心理动力学、认知行为和人本主义疗法的比较

主　题	生物学	心理动力学	认知行为	人本主义
治疗目标	改变生理状态以缓解心理痛苦	获得对防御/无意识动机的洞察	学习更有适应意义的行为/认知	增强情绪觉察
主要方法	诊断、药物治疗	解释防御	教导、有引导的学习、家庭作业	同理心、支持、探索情绪
治疗师角色	主动指导的诊断专家	被动且非指导性的解释者（可能置身事外）	主动指导和不加评判的教师	被动、非指导性、温暖的支持者
治疗时长	简短，偶有回访	通常为长程；有某些新的短程治疗	短程，加上随后的"助推"期	有长有短；时长通常不确定

心理动力学治疗师可能不会在治疗早期就挑战弗朗西丝的防御,相反,他们会从探索她过去的经历入手,目的是阐明弗朗西丝的内在冲突、无意识动机和防御。随着时间的推移,心理动力学治疗师迟早会直面弗朗西丝的防御,以帮助她获得自知力,意识到自己对母亲隐藏的愤怒、对父女亲情的渴望,以及对婚姻未能实现的幻想。

认知行为治疗师可能会注意到弗朗西丝生活中有许多同样的问题,但他们并不关注防御机制和过去的经历,而是注重改善弗朗西丝现在的认知和行为模式。弗朗西丝的自责——她将所有人际关系问题归咎于自己的模式——会被视为一种认知错误。逃避令人开心的活动以及行事犹豫不决也可能被视为导致她抑郁的原因。在讨论这些话题时,认知行为治疗师远比心理动力学治疗师更有指导性。比如,他们会告诉弗朗西丝,她的想法是错误的,因此导致了抑郁。

他们也会给出直接建议,教给弗朗西丝新的思考、行动和感受方式。他们可能会鼓励弗朗西丝把人际关系问题适当地归责于他人而不仅仅是自己,并且敦促她尝试与父母和丈夫相处的新方法。治疗师希望弗朗西丝在这个过程中可以发挥积极作用,方法是完成家庭作业,即治疗之外的活动,比如写下自己的愤怒,或者真正直面妈妈或丈夫。认知行为治疗师预期,一旦弗朗西丝学会肯定自己,不再为任何错事责怪自己,她的抑郁情绪就会开始消失。

人本主义治疗师也会注意到弗朗西丝的抑郁、自责和不满意的人际关系。不过,他们更关注她缺乏情绪的真实性——她不能在人前或心里做"真实的自己"。治疗师会探究弗朗西丝掩盖自己真实感受的倾向,治疗目标是帮助弗朗西丝认识她真实的感受。

在治疗过程中,人本主义治疗师的讨论都是非指导性的,但会一直关注潜在的情绪。起初,治疗师可能只是对弗朗西丝的悲伤、孤独和被孤立的情感表示感同身受。随着时间推移,他们可能会指出弗朗西丝还有其他未曾表露的情感,包括母亲对她控制却又依赖的相处方式带来的沮丧和内疚,丈夫和父亲的自我中心带来的愤怒等。人本主义治疗师会告诉弗朗西丝,她的所有矛盾情感都是合理的,并且鼓励她"接纳"它们。治疗师不会直接鼓励弗朗西丝改变行为。相反,随着情绪觉察力的增强,弗朗西丝在生活中自然会做出改变。

治疗弗朗西丝的这些方法差别很大,但你可能想知道,治疗师能否使用每种方法最好的方面(参见本章"对 DSM-5 的批判性思考:诊断和治疗"专栏)。实际上,心理治疗师在寻找更有效的疗法时,经常会把不同方法的要素整合在一起。一个明显的例子就是把心理治疗与药物治疗结合在一起,尽管大多数使用抗抑郁药物的人并没有接受心理治疗——而且服药并接受心理治疗者的人数在减少(Olfson & Marcus, 2009)。不过,在思考如何整合不同的方法之前,我们先要详述它们的差异。

生物学治疗

人们发现麻痹性痴呆病因和治疗方法的历史,阐明了医学模式的希望和方法(参见第 2 章)。第一,开发和修正一种诊断方法;第二,把线索像拼图的碎片一样放在一起,最终组合完成,找到特定的病因;第三,科学家们不断试验预防或消除这种特定病因的方法,直到找到有效的疗法。每一步都不容易。从对麻痹性痴呆做出诊断,到发现它的病因是梅毒,再到发明抗生素治疗梅毒和预防这种痴呆,整整经历了一个世纪。

对DSM-5的批判性思考

诊断和治疗

DSM-5 是介绍精神障碍的正式列表。关于各种障碍该如何治疗，手册又是怎么说的？什么也没说。事实上，该手册的编撰者明显不想详细介绍各种障碍的最佳治疗方法。介绍新诊断系统编撰过程的网站说："*DSM-5* 旨在成为精神障碍的评估和诊断手册，不会包括任何障碍治疗的信息或指南。"

为什么 *DSM-5* 不纳入治疗信息？有两大原因：第一，正如我们将在第 4 章详述的那样，*DSM-5* 的开发者主要关注手册的信度，即不同心理健康专家做出相同诊断的程度，而非它的效度或它在不同方面的应用价值，包括确定最佳疗法的价值。第二，关于各种精神障碍的最佳疗法存在很大的争议。某种障碍用药物治疗最好，还是接受心理治疗最好？如果答案是后者，哪一种心理治疗最有效？

DSM-5 的出版方美国精神医学学会（American Psychiatric Association）也开发并公布了各种精神障碍的"临床实践指南"。就在我们写这本书时，在该机构的网站上公布了 14 种精神障碍的指南。为开发这些指南，美国精神医学学会指定了专家小组审阅文献，总结了关于治疗的各种结论，在广泛征求研究人员、从业人员和其他相关人士的反馈之后，才最终发布了指南。将来开发这类指南采用的方法甚至会更严格。例如，对专家小组给出的结论和建议进行正式调查以获得反馈。

一些心理专家利用另一种不同的方法，列出了精神障碍最有效的治疗方法表单，他们确定了不同障碍"有实证支持的疗法"。我们写这本书时，美国心理学协会的临床心理学分会在其网站上列出了 11 种精神障碍的有实证支持的疗法。他们组织了一个专门委员会来编写这 11 个列表，尽管许多专家已经用相同的名称，即"有实证支持的疗法"，发表了不同版本的列表（Woody, Weisz, & Mcclean, 2005）。

那么争议在哪？几乎处处都有。例如，尽管"有实证支持的疗法"列表是由美国心理学协会临床心理学分会发布的，但一份被整个美国心理学协会采纳的决议提出了一系列的声明，大力宣扬心理治疗的整体有效性（同时表示将来会编撰实践指南）。这份声明给心理疗法下了定义，而且指出心理疗法能有效治疗的精神障碍非常广泛，而"有实证支持的疗法"列表则针对特定障碍，但以认知行为疗法为主。美国精神医学学会的指南一般强调药物治疗，而美国心理学协会的声明则称，长期来看心理治疗比药物治疗更有效。（不要忘记：精神科医生可以开处方，而心理治疗师一般不能。）

心理健康专业人士必须做得更好，跨越行业通力协作，真正努力做到客观，以便在不同障碍的最有效疗法上达成共识。寻求心理健康服务的人——还有学习变态心理学的学生——应该做聪明的消费者，批判性地思考专家们给出的（不同）结论。在全书中，我们都会帮助你进行批判性思考训练。具体而言，我们会在每章提及不同障碍的不同疗法时向你介绍它们的优缺点。

如今科学家们往往在不知道某种障碍特定原因的情况下寻找生物学的治疗方法。这些治疗侧重于缓解症状，即减少该障碍功能失调的症状，而非消除病根（Valenstein, 1998）。令人欣喜的是，自 20 世纪 50 年代以来，尤其是 20 世纪 80 年代之后，大量能有效缓解症状的药物治疗不断出现。

心理药理学

心理药理学（psychopharmacology）是研究如何使用药物来治疗心理疾病的科学。精神类药物很多，它们都是能影响心理状态的化学物质，可用于治疗各种心理障碍（见表 3.2）。有些精神类药物，如抗焦虑药，能快速改变人的思维、情绪和行为。另一些药物，如抗抑郁药，对人的影响则较不易察觉，随着时间推移逐渐起作用。还有一些精神类药物对心理障碍患者的影响迥异于精神功能正常的人。抗精神病药物可以帮助精神分裂症患者消除妄想和幻觉，却会让大多数普通人晕头转向，甚至长久地昏睡。

表 3.2　治疗心理障碍的主要药物类别			
治疗用途	化学结构或心理药理作用	药　例	
		通用名	商品名
抗精神病药物（也称为强安定剂或者精神安定剂）	吩噻嗪类	氯丙嗪	Thorazine
	硫杂蒽类	甲哌硫丙硫蒽	Navane
	丁酰苯类	氟哌啶醇	Haldol
	萝芙木生物碱类	利血平	Sandril
	非典型安定剂	氯氮平	Clozaril
抗抑郁药	三环类抗抑郁药	阿米替林	Elavil
	单胺氧化酶抑制剂	苯乙肼	Nardil
	选择性5-羟色胺再摄取抑制剂	氟西汀	Prozac
	非典型抗抑郁药	丁氨苯丙酮	Wellbutrin
精神运动兴奋剂	安非他明	右旋安非他明	Dexedrine
	其他	哌醋甲酯	Ritalin
抗躁狂药	金属元素	碳酸锂	Eskalith
	抗惊厥剂	卡马西平	Tegretol
抗焦虑药（又称为弱安定剂）	苯二氮䓬类	地西泮	Valium
	三唑苯二氮䓬	阿普唑仑	Xanax
镇静催眠药	巴比妥酸盐	苯巴比妥	
	苯二氮䓬类	三唑仑	Halcion
抗惊恐药	苯二氮䓬类	阿普唑仑	Xanax
	选择性5-羟色胺再摄取抑制剂	帕罗西汀	Paxil
抗强迫药	三环类抗抑郁药	氯丙嗪	Anafranil
	选择性5-羟色胺再摄取抑制剂	氟伏沙明	Luvox

近几十年来，心理药理学发展迅速，甚至可以说发展太快了。在 20 世纪 90 年代，美国治疗学龄前儿童精神不集中和多动行为的精神兴奋药处方是原来的三倍（Zito et al., 2000）。每 20 个孩子中就有一个孩子因为心理健康问题使用药物（Glied & Frank，2009）。在过去 10 年中抗抑郁药的处方翻倍了（Olfson & Marcus, 2009）。事实上，抗抑郁药的处方比任何其他药物都要多（2005 年超过了降压药的处方）（Cherry et al., 2007）。美国一家主要的处方药管理式医疗机构报告称，21% 的美国成年女性和大约 10% 的美国男性使用抗抑郁药（Medico, 2011）。甚至抗精神病药的使用频率也令人吃惊。阿立哌唑（商品名 Abilify）和喹硫平（商品名 Seroquel）这两种抗精神病药分别排在 2011 年处方用药的第 5 和第 6 位——它们常被用来治疗焦虑或抑郁，如此用药是有问题的。

我们将在本书相关章节讨论不同的精神类药物。现在，你应该注意一些基本观点。第一，药物往往是安全而有效的治疗手段。第二，精神类药物确实不能解决潜在的病因，但症状的缓解也非常重要。试想如果没有只能缓解症状的止痛药，我们会怎样？第三，许多精神类药物必须长期服用。因为这些药物没有治愈作用，所以患者可能要一直服药——数月、数年甚至终生。第四，所有药物都有副作用，有些还令人非常不适。许多患者不遵医嘱服药的部分原因即在于此，后果可能是心理障碍复发。第五，大部分精神药物的处方都是由初级医疗机构的医生而非精神科医生开具的（Mojtabai & Olfson, 2008）。第六，尽管精神类药物有种种好处，但我们担心美国人可能太渴望找到能解决他们所有问题的万灵药（Barber, 2008）。

电休克疗法

药物是最普遍的生物学疗法，但不是唯一的。**电休克疗法**（electroconvulsive therapy, ECT）故意将电流通过患者的脑部以引起痉挛。这种治疗技术是两位意大利医生切勒蒂和比尼在 1938 年治疗精神分裂症时发现的。当时人们错误地认为，有癫痫的人很少出现精神分裂症。癫痫发作能以某种方式预防精神分裂症吗？一次奇特的经历启发了切勒蒂和比尼检验这一假设。在参观一所屠宰场时，他们发现电流通过动物的脑部后，动物会抽搐（然后失去知觉以便屠宰）。受此启发，这两位医生开始利用改进的电休克技术对精神分裂症进行实验性的治疗。ECT 并不能治疗精神分裂症，但今天在其他疗法治疗重度抑郁无效时，这种疗法可能有效（UK ECT Review Group, 2003）。

通常情况下，ECT 要在数周内进行 6 到 12 次的系列治疗。用约 100 伏的电流通过患者的脑部，使患者痉挛。在双侧 ECT 治疗中，电极放置在患者两边的太阳穴上，让电流通过左脑和右脑。在单侧 ECT 治疗中，电流只通过非优势的单侧脑。

逆行性遗忘，即失去对过往事件的记忆，是 ECT 令人困扰的副作用（Lisanby et al., 2000）。单侧 ECT 治疗较少出现逆行性遗忘，不过，单侧 ECT 不如双侧 ECT 有效。同样，低剂量 ECT（仅能导致抽搐的电流强度）不如高剂量 ECT（最低电流强度的 2.5 倍甚至更高）有效，但对记忆损害较小（Sackheim, Prudic, & Devanand, 2000；UK ECT Review Group, 2003）。因此，必须权衡治疗效果与增加的副作用。

《飞越疯人院》的小说和电影都突显了过去 ECT 的错误使用。不过，现在治疗者较少使用 ECT，也相当谨慎。ECT 的副作用可能很严重，会导致记忆丧失，少数案例甚至出现死亡。不过，ECT 在治疗重度抑郁时非常有用，特别是在其他疗法对患者无效时。

精神外科手术

精神外科手术（psychosurgery）采用外科手术破坏特定脑区，是另一种生物学疗法，这种疗法有着曲折的历史。葡萄牙神经学家莫尼兹于 1935 年开创了精神外科手术。他进行了额叶切除手术，不可逆地切断了患者的大脑额叶。1949 年莫尼兹因此获得了诺贝尔奖。但这种疗法后来为人诟病，因为它的效果有限，而且往往有严重的副作用，如过度安静、无情绪反应甚至死亡。莫尼兹本人则被他做过切除术的一个患者枪击而瘫痪。这是对这种治疗方法不可预测后果的一种悲伤的证明。

额叶切除术已成过去，但正如经典电影《禁闭岛》所提醒的那样，全世界的额叶切除手术成千上万——仅美国就有 1 万到 2 万例。今天如果所有的其他疗法对严重的情感或焦虑障碍都无效，医生仍会使用精准的精神外科手术。比如，扣带回切除术，即精准地切除扣

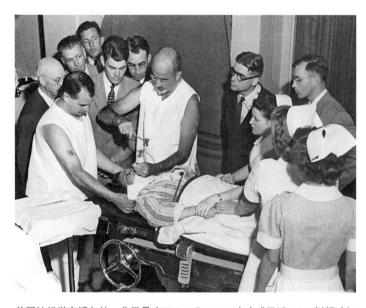

美国神经学家沃尔特·弗里曼（Walter Freeman）完成了近 3 500 例额叶切除术。这种手术一般从眼窝后面将器械敲入脑部来切断额叶。如今，额叶切除术已经声名狼藉，但在其他疗法对严重的障碍无效时，改进的神经外科手术也许还能发挥作用。

带回皮层脑区，对非常严重的强迫症患者可能有帮助（Mashour, Walker, & Martuza, 2005）。然而，由于精神外科手术会带来不可逆的脑损伤，这类手术已非常少见。或许将来会出现有效的技术改进（Dougherry & Rauch, 2007）。

心理动力学疗法

心理动力学疗法寻求揭露内在冲突，并将之带到有意识的觉知层面。这一切都源于弗洛伊德的理论，弗洛伊德强调洞察复杂的无意识冲突的重要性。

弗洛伊德的精神分析

对弗洛伊德的"谈话治疗"产生早期影响的是约瑟夫•布洛耶尔（Joseph Breuer, 1842–1925）。布洛耶尔利用催眠诱导精神痛苦的患者不受拘束地谈论他们生活中的问题。从催眠状态醒转后，很多患者报告症状有所缓解。布洛耶尔认为，压抑的情绪是导致患者心理问题的原因，他将患者病情的改善归因于宣泄，即将先前未表露的情感释放出来。

弗洛伊德在职业生涯早期曾与布洛耶尔合作，一度采用催眠技术，但他很快认定，不必使用催眠也能让患者敞开心扉。相反，弗洛伊德只是告诉患者自由地说出心中出现的任何想法。这种方法称为自由联想，是弗洛伊德著名的**精神分析**（psychoanalysis）疗法的基础。

与布洛耶尔不同，弗洛伊德并不认为宣泄本身就是治疗的结束。弗洛伊德认为，自由联想真正的好处是能揭示无意识的内容。弗洛伊德在患者未曾刻意修饰的言语中找到了无意识欲望的线索。他还认为，梦（意识的防御在梦里可能较弱）和口误（又称"弗洛伊德式口误"，比如你想说"sex"却说成了"sin"）揭示了无意识的信息。因此，根据弗洛伊德的理论，自由联想、梦和口误都是"观察无意识的窗户"。

精神分析技术 弗洛伊德认为，精神分析师的首要任务是揭示导致心理问题的无意识冲突。不过，患者要解决自己的问题，必须了解精神分析师对这些冲突的理解，以获得弗洛伊德所谓的**自知力**（insight），将原先的无意识内容带入意识层面。弗洛伊德断言，自知力足以治愈任何精神障碍。

精神分析师为促进自知力采用的主要工具是**解释**（interpretation）。在进行解释时，精神分析师会对患者的生活陈述给出隐藏的含义。通常情况下，解释与个体过去的经历相关，尤其是跟所爱之人在一起的经历。然而请回忆第 2 章，弗洛伊德认为防御机制会阻止内心冲突进入意识觉知。因此，在患者抗拒解释时，精神分析师必须克服诸如反应形成这类防御。（"讨厌我妈妈？我妈妈是圣徒！"）。

克服这类阻抗的关键在于时机的把握。给出解释的时间点必须是患者自己即将发现隐藏的意义之际；否则，解释将遭到患者的否定。例如，请思考（在前述案例中）要说服弗朗西丝相信，在她承认的对母亲的爱之下却潜藏着深深的愤怒，这有多么困难。鉴于她长期将自己的需要屈从于母亲之下，如果在治疗中过早做这样的解释，弗朗西丝不可能接受。

弗洛伊德认为，探索无意识的一个要点是治疗中立，即为尽量减少治疗师的个人影响而与患者保持距离。传统的精神分析师"坐在患者身后，患者看不见他。他尽可能创造一个可控的实验室环境，以尽可能减少分析师的个人特点对患者反应的

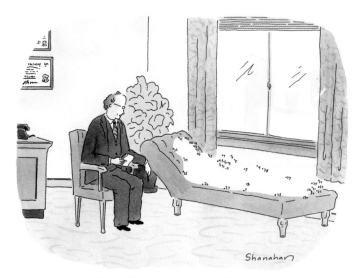

"你肯定想把这些点连起来，米切尔森先生。"

影响"（Alexander & French, 1946, P.83）。

精神分析师保持距离的态度被认为是鼓励**移情**（transference），即患者将自己对人生中某个关键人物的情感转移到某个他们并不了解的人物身上。为保证精神分析成功，分析师不得以患者觉得有批评或威胁的方式来回应移情。分析师还必须避免用跟患者生活中的关键人物一样的方式回应，比如为了回应弗朗西丝的无助，变得（像她妈妈那样）过度保护。最后，分析师必须防止反移情，或者说避免让自己的情感影响他们对患者的反应。相反，分析师的工作是保持治疗的中立性，并给出解释以促进患者的自知力。比如，"你似乎因为我没有告诉你该做什么而感到沮丧。我想知道你是否期待权威人物为你解决问题。"

对移情关系的洞察可能有助于患者理解为什么他们与所爱之人的相处，就像与分析师的相处一样，都是功能失调的。这种觉知促进了患者对过去关系及当前关系中无意识动机的新理解。比如，弗朗西丝也许很难接受这种她只受关照而不用付出的治疗关系。因此，她可能试图让分析师透露自己的私人问题。治疗师礼貌地拒绝弗朗西丝提供照顾的企图可能会让弗朗西丝感到受伤害、被拒绝，最终变得愤怒。随着治疗的进展，这些行为会被解释为反映了弗朗西丝与母亲相处的风格，以及她否定自己需要的倾向。

对精神分析的一个普遍误解是，自知力的最终目标是要消除患者所有的防御。实际情况并非如此。根据弗洛伊德的理论，防御对于健康人格的运转必不可少。因此，精神分析的目标之一是替换防御，而不是消除它们。分析师质疑否认和投射这类防御，因为它们严重扭曲现实；而合理化和升华这类"更健康的"防御可以不受质疑地保留。精神分析的第二个目标是帮助患者更清晰地觉察他们的基本需要，如此他们才能为这些需要找到恰当的出口。

弗洛伊德式精神分析的衰落　在传统精神分析中，患者每周都要与分析师面谈数次，每次持续一小时。治疗往往持续数年。因为精神分析需要大量的时间、金钱和自我探索，只有功能良好、善于反省和经济无忧的人才有条件接受治疗。此外，对于精神分析效果的研究很少。你更应该将精神分析视为人们寻求自我认识的过程，而不是情绪障碍的治疗方法。

尽管精神分析极大地衰落了，但这种方法却孕育了大量的变式，它们被称为**心理动力学心理治疗**（psychodynamic psychotherapy）。与精神分析相比，心理动力学治疗师往往更多地参与，更有指导性，疗程可能更短。

自我分析

在弗洛伊德理论的基础之上，一些著名的精神分析师开创了不同的流派，他们更关注自我（ego）而非本我（id）的作用。自我的一个主要功能是调和本我矛盾的冲动与超我的关系（参见第2章）。不过，对自我分析师来说，自我应对现实的作用同样重要。因此，自我分析师不仅关注无意识动机，也关注患者对外部世界的应对。

颇有影响力的自我分析师沙利文（Harry Stack Sullivan, 1892–1949）认为，患者过去及当下的人际关系最为重要。他指出，人格特征可以用人际术语加以概念化。沙利文发现，人际关系有两个基本维度：人际权力和人际亲密。人际权力的范围从支配到从属，人际亲密的范围从爱到恨。对于弗朗西丝的人际关系，沙利文可能会说，她不仅过度顺从，而且可能没有得到爱，因为她忙于满足他人的需要而忽视了自己的需要。

其他有影响力的自我分析师包括埃里克森（Erik Erikson, 1902–1994）和霍妮（Karen Horney, 1885–1952）。霍妮的持久贡献在于，她认为人们有矛盾的自我需要：接近、对抗和逃离他人（Horney, 1939）。霍妮指出，亲密、支配和自主这三种人类的需要本质上是竞争的。她主张，健康人格的关键是在与他人相处的这三种方式中找到平衡。请你暂停一下，思考与弗朗西丝有关的这三种需要。你应该能弄清楚她在霍妮提出的这三种需要之间的冲突。

我们在第 2 章介绍了埃里克森的发展阶段理论。与其他自我分析师一样，埃里克森也注重人际关系背景，这一点清楚地体现在他对心理社会发展阶段的强调上。重要的是，埃里克森还认为，个体人格不会因为早期经验而固化，而是在一生中不断发展变化，这种发展源于可预测的心理社会冲突。当代关于人际关系对精神疾病影响的看法中，鲍尔比（John Bowlby, 1907–1991）的依恋理论可能最有影响力（参见第 2 章）。与弗洛伊德不同，鲍尔比把个体对亲密关系的需要上升为人类的一个主要特点。从依恋理论的角度来说，人天生就是社会性生物。我们对建立亲密关系的渴望与我们对食物的渴望并没有太大的差别，两者都反映了人类的基本需要。

心理动力学心理治疗

许多不同的心理治疗方法都基于沙利文、霍妮、埃里克森、鲍尔比和其他自我分析师的理论。这些方法都致力于揭示隐藏的动机，并强调自知力的重要性（Shedler, 2010）。不过，心理动力学治疗师与患者互动时比精神分析师主动得多。他们更愿意指引患者回忆，关注当前的生活环境，快速而直接地给出解释。大多数心理动力学治疗师在治疗时也"人性化"得多。他们有时也会保持距离和进行反思，但他们也乐意提供恰当的情感支持。

短程心理动力学疗法运用的精神分析技术很多。治疗师一般仍然保持中立，移情还是核心问题，但这种疗法关注某个特定的情绪问题，而不依赖自由联想。短程方法得到重视是因为它通常把疗程限制在 25 次或者更少，不太昂贵，更容易被研究修正（Luborsky, Barber, & Beutler, 1993）。

心理动力学疗法还没有得到广泛的研究。一些研究综述得出的结论是，有证据支持它的有效性（Leichsenring & Rabung, 2008; Shedler, 2010），但这一观点有争议。我们认为，需要做更多高质量的研究，才能说心理动力学疗法与其他循证治疗一样有实证支持。

源于心理动力学治疗的**人际疗法**（interpersonal therapy, IPT）的确有坚实的研究支持。人际疗法是一种循证治疗方法，它侧重于改变亲密关系中的情绪和互动方式。人际疗法把亲子关系和其他亲密关系都视为与他人相处的一种教学模式或典型风格。某些模式（如依赖）反过来会在某些关系中（如被拒绝后的抑郁）或人生的转折阶段（如离婚）造成心理问题。人际疗法治疗师会帮助来访者认识自己与他人相处的典型模式以及相关的情绪剧烈变化。不过人际疗法与下一节将要讨论的主题有两个重要的共同点：关注当前的变化；有坚实的研究支持（参见第 5 章）（Bleiberg & Markowitz，2008）。

认知行为疗法

认知行为疗法（cognitive behavior therapy, CBT）使用各种基于研究的技术来帮助感到困扰的来访者学习新的思考、行动和感受方法。这种疗法与心理动力学疗法差别极大。认知行为疗法鼓励咨询师与来访者建立合作关系，注重当下，努力改变来访者的问题，也使用有实证支持的各种治疗手段。

认知行为疗法可以追溯到华生的行为主义，行为主义认为心理学研究应该关注可观察的行为。华生认为，治疗师就像教师，治疗目标是提供更适合的、新的学习经验。早期的行为治疗师非常倚重动物的学习原理，特别是巴甫洛夫的经典条件作用和斯金纳的操作性条件作用。如今认知行为疗法汲取了基于认知心理学的许多学习原理。因此，"认知行为疗法"这一术语基本取代了原来的"行为疗法"。

与精神分析不同，认知行为疗法并不以复杂的人格理论为基础。相反，它是一种致力于改变行为的实用方法，并不试图理解人格的动力。认知行为疗法最重要的一点是包含实证评估。认知行为治疗师会基于运用实验法（见下文"研究方法"专栏）进行的数以百计的治疗结果研究，提出"什么疗法有效"的问题。其回答包括针对不同心理障碍的各种不同疗法。

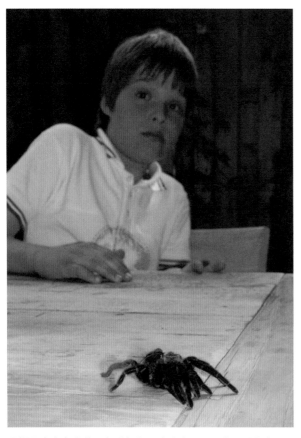

恐惧是真实存在的，但认知行为疗法表明，逐步面对焦虑和恐怖（暴露）是有效治疗的关键。

系统脱敏

约瑟夫·沃尔普（Joseph Wolpe, 1915–1997）是一位南非精神病学家，他开发了**系统脱敏**（systematic desensitization）治疗技术，用来消除恐惧。该技术包含三个重要部分。第一是放松训练，渐进地进行肌肉放松，这种训练可以让人平静，方法是先收紧所有的主要肌肉群，然后再放松。第二是建构恐惧等级，从非常轻微到非常强烈，这种排序能让来访者逐渐面对他们的恐惧。第三是学习过程，来访者在面对不断增加的恐惧时要学会保持放松。沃尔普让来访者想象自己直接面对恐惧的情形。因此，系统脱敏就是在保持放松状态的同时想象逐渐增强的恐怖事件。

系统脱敏法得到了广泛的研究。实际上，该技术被认为促进了对认知行为疗法和心理治疗的结果研究。证据表明，系统脱敏技术是恐惧和恐怖症的有效疗法。

其他暴露疗法

影响系统脱敏效果的因素很多，但大多数研究者都赞同，暴露才是缓解恐惧的关键：为了战胜恐惧，你必须直接面对它们（Barlow, Raffa, & Cohen, 2002）。除了系统脱敏，暴露疗法还包括现实生活脱敏和满灌疗法。

现实生活脱敏是让个体在保持放松状态的同时逐渐面对现实生活中的恐惧；而满灌疗法是让个体暴露在最强烈的恐惧之中。某个恐高的人可能会被带到加拿大多伦多的国家电视塔（世界上最高的独立建筑之一）顶部，以求快速地消除恐惧。

厌恶疗法

厌恶疗法的目标是制造不愉快的反应而不是消除它。该技术主要用于治疗诸如酗酒和吸烟等物质使用障碍。比如，厌恶疗法的形式之一是将酒的外观、气味、味道与药物人工诱发的严重恶心结合在一起。

厌恶疗法因为它让人厌恶的特点而充满争议。此外，厌恶疗法是否有效尚不明确（Finney & Moos, 2002）。厌恶疗法往往短期有效，但复发率很高。日常生活就给物质滥用者提供了使他们自己对从厌恶疗法所习得的经典条件反应脱敏的机会甚或动机。

权变管理

权变管理根据确认的行为直接改变奖励或惩罚。权变是行为及其结果间的关系；权变管理则是指改变这种关系。权变管理的目标是系统性地奖励可取的行为，消除或惩罚不可取的行为。为了实现这一目标，治疗师必须控制相关的奖励和惩罚。因此，权变管理主要用于治疗师对环境有很大的直接或间接控制权的情形，比如在公共机构情境中或当儿童由父母带来接受治疗时。

研究显示，权变管理成功地改变了各种问题行为，比如收治的精神分裂症患者（Paul & Lentz, 1977）和教养院中的少年犯（Phillips et al., 1973）的行为。不过，这种改变往往不能推广到现实生活的场景。心理学家能为教养院中的少年建立明确的权变关系，但当他们回到混乱的家庭或者不良伙伴中，改变对他们的奖励和惩罚或许是不可能的（Emery & Marholin, 1977）。悲哀的是，在现实生活中问题少年的积极行为可能被人忽视，不可取的行为却可能得到奖励，而惩罚可能前后矛盾或长期滞后。

社交技能训练

社交技能训练的目标是教给来访者新的行为方式，在日常生活中此类行为不仅可取而且可能得到奖励。两种常用的训练方法分别是自信训练和社会问题解决训练。

自信训练的目标是教导来访者直接表达自己的情感和愿望。训练可能包括不同层面的细节，从学习眼神交流到要求老板加薪。在自信训练过程中，治疗师经常使用角色扮演的即兴表演技术，让来访者演练新的社交技能。治疗师扮演来访者生活中的某个人，来访者尝试新的行动方式。比如，一名认知行为治疗师可能会扮演弗朗西丝的妈妈，并且让弗朗西丝在角色扮演中向"妈妈"表达她的某些挫败感。

社会问题解决训练是一个多步骤的过程，用来教导儿童和成人一些解决各种生活问题的方法。第一步是详尽地界定问题，将复杂的难题分解为便于管理的更小的环节。第二步是"头脑风暴"。为激发创造力，治疗师鼓励来访者尽可能地提出可供选择的多种解决办法，甚至说出不着边际的疯狂办法，而先不去评估。第三步是仔细地评估这些办法。第四步是选出最好的办法并实施，客观地评估它的功效。如果所选办法不起作用，那么可能要重复整个过程，直到发现新的有效解决办法。

很难对社交技能训练的有效性给出总的结论，因为该技术已用于许多具体的问

研究方法

研究者如何确认治疗能否带来心理功能的改善？他们必须通过**实验**（experiment）来证明，这是唯一能让研究者确定因果关系的方法。实验有四个基本特点。

第一个特点是**假设**（hypothesis）——即实验者对原因及结果的预测。例如，实验者可能预测，与完全不治疗相比，认知行为疗法能缓解抑郁症状。

第二个特点是**自变量**（independent variable），即实验者控制并小心操控的变量。自变量可能是患者接受治疗或完全不治疗。接受积极治疗的人属于**实验组**（experimental group），不接受治疗的人则属于**控制组**（control group，又译为对照组）。

第三个特点是**随机分配**（random assignment），即保证每一个实验参与者在统计学上有一样的概率接受不同水平的自变量。抛硬币是将参与者随机分配到实验组或控制组的方法之一。随机分配可以保证实验组或控制组成员在实验前不存在差异。比如，假设参与者可以选择接受治疗或不接受治疗，研究者们就不知道两组之间出现的任何差异是由治疗所致，还是使得参与者选择是否治疗的个体特征所致。随机分配可以避免这种可能性。

第四个特点是**因变量**（dependent variable）的测量，因变量即研究者假设会随自变量的操控而变化的结果。该结果取决于实验的操控——所以称为"因变量"。在心理疗法的结果研究中，症状通常是要测量的因变量。

统计检验可以确定自变量能否可靠地改变因变量，或者说结果是否由偶然因素造成。如果某种结果在 20 次实验中偶然出现的次数少于 1 次，那么就被认为是**统计显著的**（statistically significant）。也就是说，结果为偶然的概率小于 5%，通常写成 $p<0.05$。统计学上的显著**结果**并不等于临床上的显著结果。一种疗法可能带来症状统计学上

的显著改变，但临床上的改变却太小而不显著，以致无法给患者的生活带来有意义的变化。

研究者可以用实验来研究治疗，因为研究者可以随机分配患者接受不同的疗法。不过，要完全控制自变量（治疗）是一个挑战。因为有人中途放弃治疗，也有人在实验之外寻求其他帮助。治疗师也可能采用个性化的心理治疗，而不是对每个患者都使用同样的疗法；患者也可能不服用实验正在研究的药物。自变量与其他因素混淆的方式很多，以上只是列举了其中一小部分。混淆变量危及实验的内部效度：实验中因变量的变化是否确实由自变量引起。如果自变量与其他因素混淆，我们就不能准确地确定原因与结果。除了自变量，混淆变量也可能使因变量发生变化。

外部效度是指实验的结果能否推广到其他情境之中。为了取得最大的内部效度，实验需要一定程度的人为性。例如，治疗可能严格地限定为 10 次；治疗师遵照规定的脚本开展治疗等。这些规定有助于避免混淆变量，但可能损害外部效度。在现实世界中，治疗的时长和性质通常要根据来访者的个别需要而定制。科学家和治疗师们也经常提出心理疗法研究结果的外部效度问题，即这些研究结果能否推广到现实世界之中。

实验法的主要优势在于能够阐明因果关系。（请回忆一下我们在第 2 章介绍的相关法，结论是相关不等于因果。）然而，实验法的主要局限是在现实生活中，许多重要的变量不能实际操控或者有伦理限制。比如，研究者可以随机分配来访者接受不同的疗法，但是我们不能为了检验虐待结果的假设而随机分配儿童与虐待他们的父母一起生活！所以你必须了解相关法和实验法各自的优缺点。心理学家试图了解因果关系，但对伦理或实践的担心往往使研究者无法使用实验方法。

题，但功效不一。来访者在治疗中可以学习新的社交技能，但能否在现实生活中有效地使用这些技能尚不清楚（Mueser & Bellack, 2007）。

认知技术

迄今为止，我们讨论过的所有治疗技术都是建立在经典条件作用或者操作性条件作用的基础上。还有一些方法则来源于认知心理学。归因再训练就是这类方法，它的依据是人们都是"直觉的科学家"，总是在对日常生活中发生的事件的原因下结论。这些感知到的原因被称为归因，可能客观而准确，也可能不准确。归因再训练

涉及改变归因，它往往要求来访者放弃直觉式的归因策略，转而接受更科学的方法指导，如客观地检验关于他们关于自己和他人的假设。比如，大一新生通常将"坏心情"归因于自己的失败。如果他们仔细观察其他大一新生的反应，就可能会被说服接受另一个更准确的因果解释：大学第一年的生活本就是煎熬、孤独且充满压力的（Wilson & Linville, 1982）。

自我指导训练是另一种认知技术，往往用于儿童。在梅钦鲍姆（Meichenbaum, 1977）的自我指导训练中，成人先给儿童示范适宜的行为，同时大声说出自我指导的话语。接着要求儿童重复该行为并大声说出自我指导的话语。然后儿童在重复该任务的同时悄声说出自我指导的话语。最后儿童在做任务的同时无声地重复自我指导的话语。这一程序被设计为一种建立内化的结构化方法，有助于儿童学会对自己的行为进行内在控制。

贝克的认知疗法

阿伦·贝克（Aaron Beck）的临床工作强烈地影响了认知行为疗法（Beck, 1976）。贝克的**认知疗法**（cognitive therapy）专门用来治疗抑郁（Beck ct al., 1979）。贝克指出，思维出错导致抑郁。这些歪曲的认知导致抑郁者得出了关于自己的错误和消极的结论，结果制造并维持了抑郁。简言之，贝克假设抑郁者通过悲观（而非乐观）的眼镜看世界。根据他的分析，这种消极的滤镜让世界显得比真实情况残酷得多。

贝克的认知疗法会质疑认知错误，往往通过让来访者更仔细地分析自己的想法来治疗（Beck et al., 1979）。比如，治疗师可能让弗朗西丝记录每次不同的家庭冲突，包括对争论的简单描述、她当时的想法以及随后的感受。认知治疗师会帮助弗朗西丝利用这些信息质疑其在思考家庭关系时"非黑即白"（全坏或全好）的倾向。"是的，你妈妈生气了，但你没有实现她的期望是否真的意味着她讨厌你，意味着你是一个彻底的失败者，完全没有价值？"

理性情绪疗法

埃利斯（Albert Ellis, 1913–2007）的理性情绪疗法（rational-emotive therapy, RET）也用于质疑认知的歪曲。根据埃利斯的理论（Ellis, 1962），情绪障碍是由不理性的信念导致的。不理性的信念是指个体对世界不现实的绝对看法，诸如"任何时候每个人都必须爱我"。理性情绪疗法治疗师会搜寻来访者不理性的信念，指出它们不切实际，并利用一切机会努力说服来访者接受更现实的信念。理性情绪疗法与贝克的认知疗法在思想和技巧上有共通之处。两者的主要差别是理性情绪疗法治疗师会在治疗中直接挑战来访者的信念（Ellis, 1962）。比如，治疗师可能会用"那不可能！那很荒谬！"之类的尖锐言论，有力地质疑弗朗西丝取悦妈妈的欲望。

认知行为疗法的"第三次浪潮"

近年来在第一次浪潮（基于操作性条件作用和经典条件作用）和第二次浪潮（认知疗法；Hayes, 2004）之后，认知行为疗法迎来了"第三次浪潮"。这次浪潮侧重于接纳、正念、价值观和关系等宽泛和抽象的内容（Ost, 2008）。比如，辩证行为疗法主治边缘型人格障碍（参见第 9 章），包括强调正念，增强个体对情感、想法和动机

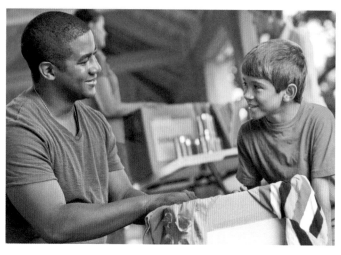

社会支持在所有关系中都至关重要，包括感觉得到了治疗师的支持。

的觉察（Linehan，1993）。接纳和承诺疗法是一种有价值观导向的方法，用于治疗各种障碍和问题，鼓励接纳自我而不只是做出改变（Hayes，2004）。认知行为疗法的第三次浪潮并不像其他 CBT 那样有坚实的实证支持，但重要的是，这些疗法正在接受系统性的评估（Ost，2008）。

人本主义疗法

人本主义心理疗法（humanistic psychotherapy）是心理治疗中与心理动力学疗法和认知行为疗法并驾齐驱的"第三势力"。人本主义心理学家认为上述两种疗法都忽略了人之所以为人最根本的东西：做选择和创造自己的未来。个体对自己的人生负责并且发现其中的意义，才能成为真正的人。从这个角度来看，治疗无法为你解决问题，治疗只是帮助你解决自己的问题，在人生中做出更好的选择（Rogers，1951）。

做出更好选择的关键在于增强情绪觉知。人本主义治疗师鼓励人们认识和体验他们的真实情感。与心理动力学疗法一样，这需要"挖掘"隐藏的情绪；因此这两种疗法都力图提升自知力。不过，人本主义治疗师更关注人们有什么样的感受，而不是为什么有这种感受。与认知行为疗法一样，人本主义疗法侧重于当下。

人本主义疗法的突出特点也是强调治疗师与来访者的关系。认知行为疗法和心理动力学疗法都认为，治疗关系对于更有效的实际治疗（增强自知力或改变行为）很重要；而在人本主义治疗中，关系即治疗。

来访者中心疗法

罗杰斯（Carl Rogers，1902–1987）及其**来访者中心疗法**（client-centered therapy）将焦点放在治疗关系上。罗杰斯（Rogers，1951）立场坚定地主张，治疗效果取决于三个充分且必要的条件：温暖、真诚，尤其是**同理心**（empathy），即对情绪的理解。同理心就是设身处地体会来访者的感受，说出你对他情感和观点的理解。治疗师通过反馈来访者的感受，并在更深的层面上预见来访者尚未表达的情绪，来显示自己的同理心。

罗杰斯还鼓励治疗师适度自我暴露，透露一些个人情感和经历，以帮助来访者更好地理解他们自己。因为情绪的理解来自丰富的人生经历，所以罗杰斯认为以来访者为中心的治疗师不必都是专业人士。他们可以是那些曾经与来访者有类似问题的普通人。

来访者中心治疗师表现出无条件的积极关注，重视来访者本人，而不评判他们。这类治疗师也是非指导性的。罗杰斯认为，如果来访者能够感受和接纳他们自己，就能自己解决问题。

手段而非目的

心理治疗的结果研究很少探讨人本主义疗法能否有效地改变异常行为。但罗杰斯及其同事们仍致力于心理治疗过程的研究。过程研究显示，**治疗联盟**（therapeutic alliance，又译作治疗同盟）或者治疗师与来访者的联结对于治疗的成功至关重要（Baldwin, Wampold, &Imel, 2007）。治疗师对个体的关心、关注和尊重对所有心理（和药物）治疗的成功都很重要。仅就人本主义疗法而言，这种方法或许最好被视为一种获得情绪理解的方法，而非对特定心理障碍的治疗（Pascual-Leone & Greenberg, 2007）。

对心理治疗的研究

有些人宣称不"相信"心理治疗。他们的怀疑有证据支持吗？心理治疗有用吗？如果治疗有帮助，哪种治疗方法最好？

对于上述问题，研究者们的回答往往不一致，分歧可能还很大。不过，根据稍后要讨论的证据，我们得出了心理治疗的四个主要结论。第一，心理治疗有效。心理治疗对许多人和问题都确实有效，但不是对所有人都有效。第二，成功的心理治疗有着共同的关键有效成分。比如，有力的治疗联盟。第三，不同疗法对不同障碍或多或少都有效果。第四，某些"治疗"完全是行骗，非但不起作用，还可能危害很大（Castonguay et al., 2010；参见下文"批判性思考很重要：所有疗法的效果一样吗？"专栏和表 3.3）。

表 3.3　可能有害的疗法		
名　称	简　介	潜在危害
紧急事件应激晤谈	在事件之后不久就"处理"创伤	增加了创伤后应激症状的风险
直接恐吓	老囚犯用犯罪后果恐吓青少年	加重品行问题
辅助沟通	辅助者帮助受损的个体在键盘上打字	儿童虐待的不实指控
重生疗法	紧紧地将人包裹在床单里，一群人阻止其挣扎以获得"重生"	人身伤害、死亡
恢复记忆	鼓励"恢复"创伤的记忆	产生虚假记忆
军训式矫正	将不良青少年送进军事化训练营	加重品行问题
抵制非法药物滥用（DARE）项目	对青春期之前的孩子进行毒品危险性教育	加重物质滥用

资料来源：S. O. Lilionfeld, 2007, "Psychological Treatments That Cause Harm," *Perspectives on Psychological Science*, 2, 53–70.

心 理 治 疗 有 用 吗

心理治疗结果研究要考察心理治疗的效果或结果，即心理治疗对缓解症状、消除障碍及改善生活功能的有效性。已有成百上千的研究比较了心理治疗与替代疗法或完全不治疗的结果。心理学家们往往采用**元分析**（meta-analysis）的统计技术，用一种标准化的方式总结不同研究的结果。元分析为各种研究结果建立了一个通用标准，类似于将欧元、日元、卢布、人民币等转换成美元。

元分析表明，心理治疗的平均受益为 0.85 个标准差（Smith & Glass, 1977）。我们将在第 15 章的"研究方法"专栏介绍标准差的数学意义。现在你应该知道，这一统计量意味着，接受治疗者的平均情况好于 80% 的未治疗者（见图 3.1）。作为对照，九个月的阅读指导使小学生的阅读成绩提高了 0.67 个标准差。而化疗降低乳腺癌死亡率的效应量约为 0.10（Lipsey & Wilson, 1993）。

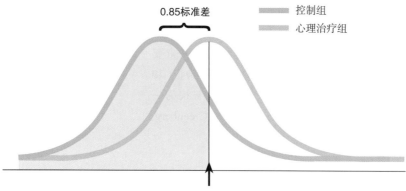

0.85标准差

控制组
心理治疗组

心理治疗组的第50个百分位，却是控制组的第80个百分位

图 3.1 平均而言，心理治疗能带来0.85个标准差的变化。

这意味着接受治疗的来访者（垂直线）平均功能要优于未接受治疗的控制组中80%的人（阴影区域）。

资料来源：M. L. Smith, G. V. Glass, and T. I. Miller, 1980, The Benefits of Psychotherapy, Baltimore: Johns Hopkins University Press.

批判性思考很重要

所有疗法的效果一样吗？

研究证明心理治疗一般是"有用的"。证据还显示，不同疗法有着导致治疗成功的共同有效成分。这是否意味着所有治疗的效果都一样？当然不是！

现代研究显示，特定疗法对特定障碍的有效性并不一样，有的更为有效，有的则不太有效（DeRubeis, Brotman, & Gibbons, 2005；Nathan & Gorman, 2007）。因此，我们坚定地认为，告诉来访者不同疗法的有效性是治疗师的道德责任。我们还认为无效的"心理疗法"很多，专业人士们绝不能用它们来治疗任何情绪问题。

许多所谓的心理治疗其实都是骗人的。假治疗近年来越来越多，因为一部分轻信的公众似乎对科学失去信心，转而将希望寄托在所谓的"替代"疗法上。这个问题促使一些有科学素养的心理学家对各种假疗法进行了揭露（例如 Lilienfeld, Lynn, & Lohr, 2003; Singer & Lalich, 1996）。最可疑的治疗包括：

• "重生疗法"，这种技术声称通过教人们使用横膈膜而不是胸腔呼吸，让人们从根深蒂固的情绪问题中解脱出来。

• "原始疗法"，让患者通过学习适当的尖叫方式，克服自己的出生创伤，释放破坏性的情绪。

• "提升和谐、减少害羞的依恋疗法"，治疗师紧紧抱住一个孩子，使她发怒和绝望，作为一种让孩子谈论创伤的方法。

• "外星人劫持疗法"，帮助人们应对因被外星人绑架而产生的各种心理障碍。（这并不是我们编造的！）

• "辅助沟通"，在这项技术中，某个沟通功能受损的人通过辅助者的"协助"在键盘上打字。

我们希望这些疗法让你觉得荒诞不经。它们的确如此。要想知道某些所谓"专家"的说法有多离谱，你可以在网上搜索一下上述疗法以及其他"替代"疗法。

这些疗法貌似很可笑，但导致的后果却非常严重。心

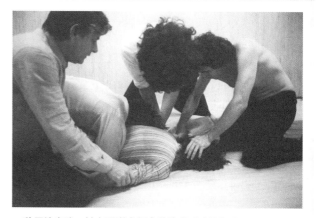

一种原始疗法，被心理学家揭穿的许多"疗法"之一。

理障碍患者及其亲人在绝望的情况下可能会被骗，尝试无效的假疗法，错失正规的治疗。比如，辅助沟通在1990年代得到普遍推广，用来治疗孤独症（自闭症），以致严谨的科学家们和美国心理学会指定的专家小组都不得不花费大量时间来证明这种技术无效。我们将在第15章详细介绍这一离奇的故事。这里只是提示一下它是如何起作用的：你听说过通灵板吗？

对于那些误导或欺骗性的"治疗师"提出的种种愚蠢观点，科学家不可能将它们一一揭穿，而且也不必这么做。谁声称外星人劫持导致心理障碍（以及任何其他说法），谁就有举证的责任。在一种假设得到证实之前，科学家们都认为它是假的。而且证据必须是客观的、可重复的——而不能是言词证据。

如果能做到以下两点，那些光怪陆离的疗法（以及那些看似合理但无效的疗法）所导致的问题将会减少。第一，心理健康专业人士必须保持坚定的立场，坚决支持各种心理障碍治疗的明确标准。第二，公众（包括你）必须批判性地进行思考，培养追根究底的怀疑精神。不要被某些自封的专家或危言耸听的媒体故事欺骗，无论它们看起来多么可信。

不治疗也改善？ 另一项广为接受的统计结果显示，心理治疗能让大约三分之二的来访者得到改善。这一统计数字引发了两个疑问：第一，有多少人在不治疗的情况下也会好转？第二，对于那些治疗无效的人，我们能做些什么？我们将在后续章节对第二个问题给出不同的回答。一些障碍对心理治疗反应良好，一些则对药物反应良好，还有一些用任何已知的疗法都无效。但我们现在要回答第一个问题。

一些怀疑者提出，有很高比例的情绪障碍能自然康复，即完全没有接受任何治疗也能改善。有鉴于此，英国心理学家艾森克（Hans Eysenck, 1916–1997）曾提出过一个著名的论断：心理治疗完全无效。艾森克（Eysenck, 1952, 1992）赞同治疗对约三分之二的人有帮助。但他声称，问题在于这三分之二的人无须治疗也能改善。

艾森克对吗？这个问题看似简单，却不容易回答。我们来看一个基本的实验。实验者将寻求治疗的来访者随机分配，一组接受心理治疗，另一组完全不治疗。无治疗的控制组可能被列入候诊名单，并得到承诺会在将来对他们进行治疗。但候诊名单上的人可能会向家人、朋友、宗教领袖或其他专业人士寻求咨询和建议。如果 6 个月后我们发现他们的问题得到改善，这是自然康复还是非正式的心理治疗的结果？

非正式的咨询常常有帮助，这一点你根据自己的人生经验肯定能知道。实际上研究者发现，多达一半的寻求心理治疗的人得到改善仅仅是因为与专业人士进行了非结构式的谈话（Lambert & Bergin, 1994）。因此，一些专家认为，所谓无治疗的控制组实际上也接受了某种形式的治疗。还有一些专家主张，"随意交谈"几乎不算心理治疗。我们是否应该把非正式的咨询视为心理治疗的一部分？还是说"随意交谈"只是一种安慰剂？

安慰剂效应 在医学上，安慰剂是没有药理学效果的药丸，它们没有药用价值。更广义地说，安慰剂是任何不包含已知有效成分的治疗。然而不含有效成分并不能阻碍安慰剂的治愈作用。**安慰剂效应**（placebo effect）是由无效治疗所带来的强大治疗效果，在心理治疗、心理药理学、牙科、视力测定、心血管疾病、癌症治疗甚至外科手术中都有广泛记载（Baskin et al., 2003）。受治方对治疗的信念以及对改善的期望是心理（和生理）治疗起作用的主要原因。请思考以下事实：约有一半的内科医生称，他们经常给患者开安慰剂（通常是维生素或者是非处方的止痛药）（Tilburt et al., 2008）。一项研究发现，全价安慰剂（每片2.5美元）缓解疼痛的作用明显好于"打折"安慰剂（每片0.1美元）（Waber et al., 2008）。

有人认为安慰剂效应纯粹是一种干扰。这可以理解，因为我们的目标是确定有效成分——比安慰剂更有效的治疗（Baskin et al., 2003）。但我们也可以将安慰剂效应视为一种治疗——一种心理上的疗愈。当然，心理治疗也有心理疗愈的作用。从这个角度来看，安慰剂效应值得研究，而不是视而不见。讽刺的是，心理治疗研究必须识别安慰剂中的有效成分！实际上，一项研究显示，时间推移（自然康复）、治疗仪式（该项研究里为针灸）以及治疗师与来访者的关系都会增强安慰剂效应。最有效的安慰剂包含以上所有三种"有效成分"（Kaptchuk et al., 2008）。神经科学家发现，安慰剂实际上能缓解大脑对疼痛的反应；安慰剂效应能带来体验上的真实变化，而不只是减少患者对于疼痛的报告（Wager, 2005）。我们需要了解安慰剂效应，也需要设计胜过它的治疗。

安慰剂控制组 医学研究者为确定安慰剂效应之外的有效成分，一般会在研究中加入安慰剂控制组——故意让这组患者接受不含有效成分的治疗，比如服用糖丸。但这里有另一个问题：医生的期待也可能影响疗效。为了控制后一种效应，研究者使用双盲研究，研究过程中医生和患者都不知道服用的是真正的药物还是安慰剂。

遗憾的是，心理治疗无法使用双盲研究。你可以伪造药丸，但不能伪造心理疗法。治疗师显然知道进行中的治疗是真实的疗法还是作为安慰剂的"随意谈话"。这重要吗？当然重要。研究显示，治疗师对这种疗法或那种疗法的"忠诚"会强烈地影响疗效（参见下文"忠诚效应"专栏）。

因为心理治疗不可能进行双盲研究，所以越来越多的心理治疗研究是在有竞争关系的治疗师"小组"之间进行的，各个小组都信奉自己独特的疗法才是最好的（Klein, 1999）。这并不能消除安慰剂效应，但有望让所有竞争性治疗产生相似的安慰剂效应。

鉴于以上种种情况，关于不治而愈，我们的"底线"是什么？我们最好的估计是，大约三分之一的人在没有治疗的情况下也能得到改善。因此心理治疗确实是有效的。

效力和效果 严格控制的实验提供了关于心理治疗效力的重要信息，也就是说，在规定好的情境下治疗能否起作用。不过，这类研究很少提供治疗效果——在现实世界里治疗是否确实有效——的信息。在现实世界里，疗法并不是随机分配的；治疗师运用的治疗类型与时长也各异，而且来访者通常有多重问题（Weston, Novotny, & Thomson-Brenner, 2004）。在这些情况下心理治疗如何进行？

对心理治疗效果的研究试图回答这个问题。比如，《消费者报告》杂志（*Consumer Reports*, 1995, November）调查了近 3 000 名过去三年在心理健康专业人士处就诊过的读者，他们对心理治疗的评价普遍很高。主要的调查结论如下：

- 治疗之前426名感觉"非常糟糕"的人中，有87%的人在接受调查时报告自己感觉"非常好""好"或者至少"一般"。

- 心理学工作者、精神科医生和社会工作者分别接诊的来访者报告的治疗结果没有差异，但来访者对这三类专业人士的评价都比婚姻咨询师高。

- 只接受心理治疗的人与既接受心理治疗也接受药物治疗的人相比，两者所报告的改善程度大致相同（Seligman, 1995）。

忠诚效应

忠诚效应（allegiance effect）是指研究者们发现他们喜欢的疗法——他们一直认同的疗法——最有效的倾向（Luborsky et al., 1999）。比如，在比较心理动力学疗法和认知行为疗法时，赞同认知行为疗法的研究者倾向于发现认知行为治疗更有效。相反，支持心理动力学疗法的研究者则倾向于发现心理动力学治疗更有效。实际上，一个涉及 29 项研究的元分析（Luborsky et al., 1999）发现，69%的治疗效果差异都可以用忠诚效应来解释。

是什么导致忠诚效应？在讨论双盲研究时，我们已经指出一个影响因素：治疗师的期待会影响治疗效果。还有另外一些不那么微妙的因素也有助于产生忠诚效应（Luborsky et al., 1999）。当研究者设计一项效果研究时，他们可能会选择一个较差的替代疗法。这么做可能出于有

意或无心，但研究者们自然希望他们偏爱的疗法能"胜出"。

另一个影响因素可能是，当研究结果与假设一致时，研究者们更可能发表研究论文（Luborsky et al., 1999）。比如，一名支持心理动力学疗法的研究者可能会很快发表证明该疗法优越性的研究结果，而不太愿意发表支持认知行为疗法的结果！这被称为抽屉问题。我们只知道公开发表的研究结果；但我们只能猜测那些被锁进抽屉里的研究结果。抽屉问题未必是有意的，研究者们也可能真心对结果感到困惑，或者不相信与自己的假设矛盾的结果。

最后，忠诚有时并不会导致有偏差的结果，反而可能是令人信服的效应（Leykin & DeRubeis, 2009）。研究者可能与他们发现的最有效的疗法结盟！如果这种情况能完全解释忠诚效应，我们会很高兴；但我们对此表示怀疑。

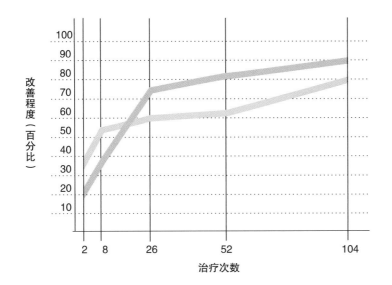

改善程度（百分比）

100
90
80
70
60
50
40
30
20
10

2 8 26 52 104

治疗次数

治疗结束时的客观评估

治疗过程中的主观评估

图 3.2 心理治疗次数与改善程度的关系

大多数改善发生在心理治疗早期，说明较短的治疗有效而且性价比高。

资料来源：K. J. Howard, S. M. Kopta, M. S. Krause, and D. E. Orlinsky, 1986, "The Dose-Effect Relationship in Psychotherapy," American Psychologist, 41, 159–164. Copyright © 1986 by American Psychological Association. Reprinted by permission.

因为《消费者报告》做的是相关研究，所以我们不能由此得出因果关系的结论。比如，对治疗有良好体验的人比体验糟糕的人更可能完成调查。不过，与其他研究一样，《消费者报告》的研究表明心理治疗不仅在实验室而且是在现实世界里帮助了很多人。

心理治疗何时有效？ 什么因素能预测心理治疗何时更可能有效或不太有效？最重要的预测指标是来访者问题的性质——诊断。因此，我们在全书每一章都会讨论关于特定障碍采用特定疗法的研究。这里，我们只讨论治疗结果的其他众多预测指标中的两个：治疗时长和来访者的背景特征。

如果治疗会有效，那么通常很快就能见效。如图 3.2 所示，治疗的最初几个月改善最大（Howard et al., 1986）。长期疗法也会有改善，但速度明显更慢（Baldwin et al., 2009）。遗憾的是，来访者看治疗师的次数平均为 5 次，因为很多人在治疗早期就放弃了（Hansen, Lambert, & Forman, 2002）。同样遗憾的是，很多心理治疗的益处在治疗结束一两年之后就逐渐减弱（Western & Bradley, 2005）。这些研究结果表明，我们可能需要一种新的"家庭医生"式的心理治疗模式，即在短期的深度治疗之后，在必要时接着进行预期的再治疗。

来访者的背景特征也能预测心理治疗的结果。"雅为士"（YAVIS, young, attractive, verbal, intelligent and successful 的首字母缩写，即"年轻、有吸引力、健谈、聪明、成功"）类型的来访者改善更大。该研究结果受到相当大的关注，因为它似乎表明心理治疗对社会上层人士效果最好。另一个受关注的研究结果是，男性寻求心理治疗的可能性比女性低得多。男性角色似乎阻碍了他们寻求适当的帮助（Addis & Mahalik, 2003）。

心理治疗过程研究

心理治疗是如何起作用的？这是心理治疗过程研究提出的问题，心理治疗过程研究要考察治疗师与来访者互动的哪些方面会带来更好的结果（Doss, 2004; Kazdin, 2008; Norcross & Hill, 2004）。

共同因素 一些重要的心理治疗过程研究比较了心理动力学、认知行为和人本主义的疗法。这些不同疗法是否有一些使其有效的共同因素？

表 3.4　心理动力学疗法和行为疗法的界定		
技　术	心理动力学疗法	行为疗法
具体建议	不经常给	经常给
移情解释	可能给	避免给
阻抗解释	使用	不使用
梦	感兴趣并鼓励	不感兴趣
焦虑水平	在可能的时候维持	在可能的时候减弱
放松训练	仅间接进行	直接进行
脱敏	仅间接进行	直接进行
自信训练	间接鼓励	直接鼓励
症状报告	不鼓励	鼓励
童年记忆	探索	只有历史价值

资料来源："Differences in Technique in Behavior Therapy and Psychotherapy," as adapted from R. B. Sloane, F. R. Staples, A. H. Cristo, N. J. Yorkston, and K. Whipple, 1975, *Psychotherapy versus Behavior Therapy*, Cambridge, MA: Harvard University Press, 237–240.

根据斯洛恩等人（Sloane et al., 1975）的经典研究，答案是"肯定的"。该研究对 90 名有中度焦虑、抑郁或类似问题的患者进行随机分配，让他们分别接受心理动力学疗法、行为疗法或者不接受治疗。治疗由 6 名治疗师实施，他们在自己偏好的疗法上都有丰富的经验。两种疗法平均都进行 14 次治疗。为了保证治疗按计划进行，研究者对两种疗法的差异进行了明确的界定（见表 3.4），并且对第 5 次治疗的录音做了编码，以便对实际治疗进行比较。

上述两种疗法明显不同。行为治疗师的谈话与来访者一样多，他们给出了具体建议，并在治疗中进行了很多指导。相形之下，心理动力学治疗师的话语只是来访者的三分之一，他们拒绝回答具体问题，并跟随来访者的引导。心理动力学治疗师侧重于情感、引起情感的潜在原因和自由联想等技术。行为治疗师侧重于特定的行为、改变行为的方法和系统脱敏等技术。

差异很大的治疗有任何共同之处吗？可能比你预料的多。比如行为治疗师和心理动力学治疗师做解释的次数相同。两个治疗组中，来访者对治疗师的热情、同理心和真诚方面的评价都能成功预测治疗结果。无论行为疗法还是心理动力学疗法，来访者都认为治疗关系是最重要的方面（Sloane et al., 1975）。此外，这一经典研究并没有过时。一项近期的重要研究得出了同样的结论，认知行为疗法和心理动力学疗法的共同要素（即自我了解和应对技巧的改善）是两种治疗带来变化的主要原因（Gibbons et al., 2009）。不同心理疗法的效果很多都可以用共同因素来解释（Baardseth et al., 2013; Wampold, 2007）。请思考一个比喻：棒球和足球差别很大，但对你的健康更重要的是参加运动（任何运动）而不是某种具体的运动类型。它们的共同因素是什么？运动。

动机性访谈（motivational interviewing）是一个当代的例子，可以说明共同因素的重要性。动机性访谈现在被视为一种循证治疗，它最初被用作安慰剂，与理论上"真正"的酗酒治疗（行为疗法）做比较。但治疗关系被证明在两种疗法中都可以很好地预测未来饮酒的减少。最初和随后的研究都表明，作为安慰剂的动机性访谈是一种有效的治疗！事实上，这种"安慰剂"疗法包含同理心、注入人际精神和引发改变的承诺等有效成分（Miller & Rose, 2009）。

心理治疗中的少数族裔

治疗来自不同背景的人对治疗师是一个大挑战。在美国诸多的少数族裔中，人数最多的是非裔、拉丁裔、亚裔和美国原住民。实际上，逾 25% 的美国人属于少数族裔，到 21 世纪中叶少数族裔人数将超过白人。尽管人数众多，但主流的心理治疗却不能充分满足少数族裔的需要（Lopez, Barrio, Kopelowicz, & Vega, 2012; Snowden, 2012; Cheng, Saad, & Chu, 2012）。

心理健康专业人士必须认识到少数族裔本身价值观和经验的异同。比如，大多数移民来美国是自愿的；但美国原生居民却被驱逐出家园，限制在保留地。非洲裔美国人经历了共同的种族歧视历史，但他们的社会经济地位、宗教信仰以及成长地区都有广泛的差别。拉丁裔美国人虽然都使用西班牙语，但肤色可能有黑有白，来自墨西哥、加勒比地区及中美洲和南美洲等不同地区。亚裔美国人有某些共同的文化传承，比如集体主义重于个人主义的价值

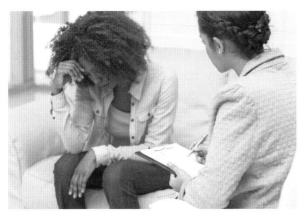

如果来访者与治疗师有相似的文化背景，治疗可能更有效。

观，但他们在语言、国度和工业化经历等方面差异极大（Surgeon General, 2001）。

第二个要认识的重点是，少数族裔面临的许多障碍其实源于社会和文化经验，而非个体的心理问题（Comas-Diaz, 2000）。所有少数族裔都面临着文化适应（即学习或接纳主流群体文化模式的过程）的挑战（Casas, 1995; Sue, 1998）。文化适应是美国"大熔炉"的一个政治目标。不过，少数族裔的语言、民族价值观和社会风俗可能遭到主流文化的贬低甚至嘲笑。非裔美国人和美国原生居民在文化适应方面所面临的挑战尤其艰巨。

文化适应会挑战种族同一性（即少数族裔成员依据自己的文化形成的自我理解）。阿特金森等人（Atkinson, Morten, & Sue, 1993）提出了族裔同一性发展的五阶段模型：（1）遵从：自我贬低和歧视阶段；（2）失调：自我贬低与欣赏自己族裔的冲突时期；（3）抵抗和浸入：自我欣赏和族裔中心主义阶段，同时贬低主流群体；（4）内省：这一阶段质疑自我欣赏的依据，也质疑贬低主流群体的依据；（5）协调性统合的言论和意识：既包括自我欣赏，也包括对主流群体价值观依据的欣赏。

关于上述族裔同一性发展模型的研究很少，但它为理解文化适应的不易提供了一个有用的框架（Casas, 1995）。

一些证据表明，如果来访者与治疗师有相似的文化背景，而且治疗能适应特定的文化，心理治疗可能更有效（Hwang, 2006; Leong, 2007）。治疗师如果接受过对少数族裔问题保持敏感的训练，治疗效果也可能更好（Hall, 2001; Parks, 2003）。不过当务之急显然是心理治疗要满足少数族裔成员独特的需要。

作为社会支持的治疗　治疗师与来访者的积极关系可以预测各种疗法的积极结果（Baidwin et al., 2007; 参见表3.5）。然而，支持关系不只是由治疗师的行为来定义，而是取决于治疗师对待特定来访者的行为。当一名治疗师做出有同理心的陈述时，有些人（可能大部分人）会感到被人理解；也有人在较内敛的治疗师面前感到更自在。事实上，其他种族或文化群体的成员可能感觉较少的情感表达更舒服。比如亚洲人和亚裔美国人在被要求少表露痛苦时，通常会感觉自己得到更多的支持（Kim et al., 2008）。社会支持是治疗的关键要素，但温暖、同理心和真诚比说"我感到了你的痛苦"更微妙。

作为社会影响的治疗　心理治疗是一种社会支持，也是一种社会影响过程。即使是非指导性治疗的倡导者卡尔·罗杰斯也会指导他的来访者。录音磁带显示，罗杰斯更倾向于对某些特定类型的陈述表现出较多的同理心（Truax & Carkhuff, 1967）。他有条件地回应自己的来访者，从而微妙地指导他们。

表 3.5　有效的短程心理治疗的共同因素
1. 在确定问题之后马上进行治疗。
2. 在治疗早期迅速评估问题。
3. 快速建立治疗联盟，并将其用于鼓励来访者改变。
4. 设定治疗的时间限制，而且治疗师利用这一点鼓励快速进步。
5. 治疗目标限定在几个特定的领域。
6. 治疗师在疗程管理上具有指导性。
7. 治疗侧重于一个特定的主题。
8. 鼓励来访者表达强烈的情绪或令人困扰的经历。
9. 灵活地选择治疗技术。

资料来源：M.P. Koss and J.M. Butcher, 1986, "Research on Brief Psychotherapy", in S.L. Garfield and A.E. Bergin, Eds., *Handbook of Psychotherapy and Behavior Change, 3rd ed,* New York: Wiley, pp.627-670.

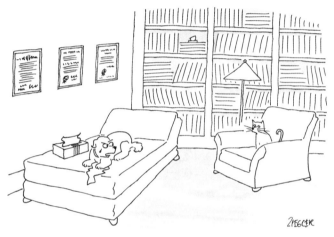

"你根本不知道我在说什么，是吗？"

杰罗姆·弗兰克（Jerome Frank, 1909–2005）是一位有着心理学和精神病学双重训练背景的美国人。他认为心理治疗实际上是一个说服过程，要说服来访者在情绪问题上做出有益的改变。对于治疗中的说服，弗兰克（Frank, 1973）强调柔性的一面——注入希望。当人们无力解决自己的问题或失去希望时，会寻求专业人员的帮助。弗兰克将治疗视为注入希望的机会，在这样做的过程中帮助人们做出他们一直苦苦挣扎想做的改变（Frank, 1973）。

过程研究证明了治疗师在其他方面的影响力。比如，来访者一般会接受与其治疗师相符的信念。如果出现这种情况，治疗会更有效（Beutler et al.,1991; Kelly, 1990）。当新信念直接与心理治疗而非个人价值观（如表露情绪很重要）有关时，更可能出现积极的结果（Beutler, Machado, & Neufeldt, 1994）。

不过，承认治疗师的影响力引出了关于心理治疗价值观的问题。心理治疗并非与价值观无关。治疗本身的性质就蕴含内在的价值观——比如谈话是有益的。此外，治疗师本人关于爱情、婚姻、工作和家庭这类主题的价值观必然会影响他们的来访者。治疗师不可能超越自己的信念和价值观。我们能做的就是承认我们有偏向，并且告知我们的来访者。

缓解痛苦？ 缓解（心理）痛苦的动机促使人们寻求心理帮助。我们在语言中经常会将情感痛苦与身体痛苦进行类比。我们会谈论"受伤的情感"或者"被拒绝的刺痛"等等。神经科学研究日益表明，这些说法不仅仅是类比。心理痛苦和身体痛苦的体验涉及相同的脑区（MacDonald & Leary, 2005; Panksepp, 2005）。口服类止痛药对乙酰氨基酚（扑热息痛）可以缓解这些神经反应（DeWall et al., 2010）。我们盼望诸如同理心等心理治疗的共同因素也能缓解心理痛苦，这正是各种不同心理疗法关键的益处。当然我们也知道，心理疗法包含治疗特定障碍的"有效成分"时效果更好，尤其当问题严重时（Stevens, Hynan, & Allen, 2000）。

夫妻、家庭和团体治疗

药物和心理治疗通过改变个体来治疗心理障碍。与系统论视角一致的是，专业人士也能通过改变社会环境来治疗个体的障碍，尤其是对于儿童（Kazak et al., 2010）。请看弗朗西丝的案例。药物治疗或心理治疗可能会改善她糟糕的情绪，但改善她与父母和丈夫的关系也可能缓解她的抑郁。有人可能会认为，弗朗西丝变得抑郁实际上正是因为女性在家庭和社会中所扮演的角色。我们简单讨论一下夫妻、家庭和团体治疗，以及通过社会改变来预防情绪障碍的工作。

夫妻治疗

夫妻治疗（couple therapy，又译作伴侣治疗）是指亲密的伴侣一起参与治疗。这种疗法有时称为婚姻治疗或婚姻咨询，但各种伴侣都可能一起求治：处于约会阶段的恋人、未来的夫妻、同居的伴侣及男女同性恋者（在某些地方无法结婚）也可能寻求夫妻治疗。

夫妻治疗的目标通常是改善双方关系，而不是治疗个体。在关系治疗的过程中，所有治疗师都侧重于解决冲突和提升相互的满意度。治疗师并不会告诉来访者，他们应该接受什么样的妥协或者应该如何改变他们的关系。相反，治疗师通常会帮助伴侣提高他们的沟通和协商技巧（Emery, 2011; Gurman & Jacobson, 2002; Jacobson & Christensen, 1996）。

这种治疗如何进行？夫妻治疗师可能指出，弗朗西丝的婚姻有"读心术"的问题。弗朗西丝并未告诉丈夫自己想得到什么，却期望丈夫不告而知。她可能渴望得到丈夫更多的关注，但从不提出来，只希望丈夫"自己琢磨出来"。治疗师可能会指出，没有人能读懂另一个人的心理；相反，伴侣要直接表达自己的愿望（Gottman, 1997）。这听似简单，但很多人要学会直接表达却并不容易。弗朗西丝可能会觉得自己提要求很自私，或者她想要丈夫的关注给自己带来"惊喜"。她可能认为，如果自己主动提出要求，丈夫关注的意义就大打折扣了。

大多数夫妻治疗中的另一个内容是协商或者冲突解决。协商是付出和索取的艺术。有效的协商要做到以下几点：明确地界定问题；思考各种各样的解决办法；揭露隐藏的事项（如未曾表达的担忧）；尝试其他解决方法。这些策略与前述社交问题解决的模型类似，该模型曾有效地应用于夫妻治疗（Emery, 2011）。保持礼貌也是有效协商的一个要素，制定明确的基本规则有助于礼貌沟通，包括不提高嗓音、不打断对方、只表达自己的感受——而不是告诉伴侣你认为他们会有什么感受（Emery, 2011; Gottman et al., 1976）。

研究显示，夫妻治疗能增加婚姻满意度（Baucom & Epstein, 1990; Gurman & Jacobson, 2002）。不过，夫妻治疗仍有一些问题，如长期效果、替代方法的效力及夫妻治疗中的性别、婚姻、个人和社会价值观等（Alexander, Holtzworth-Munroe, & Jameson, 1994）。

夫妻治疗也可能用于治疗特定的障碍，如抑郁、焦虑、物质滥用和儿童行为问题等。在这些情形下夫妻治疗通常是个人治疗的补充或替代。夫妻治疗单独进行或者结合个人治疗，往往比只进行个人治疗更有效（Beach, Sandeen, & O' Leary, 1990; Jacobson, Holtzworth-Munroe, & Schmaling, 1989）。

家庭治疗

家庭治疗（family therapy）可能包括两三名甚或更多家庭成员，目的是改善沟通、协商冲突或者改变家庭关系和角色。与夫妻治疗一样，家庭治疗的目标也是改善关系。某些家庭治疗也侧重于解决具体的冲突，如青少年与父母的冲突。家长管理训练是一种教导家长养育问题儿童的新技能的方法（Patterson, 1982）。其他类型的家庭治疗还用来教育家人如何最好地应对某个有严重心理问题的家庭成员。

家庭治疗有许多不同的模式，但大部分都重视系统论，在家庭系统里看待个人（Gurman &Jacobson, 2002）。比如，家庭治疗师可能会提醒来访者注意家庭成员的结

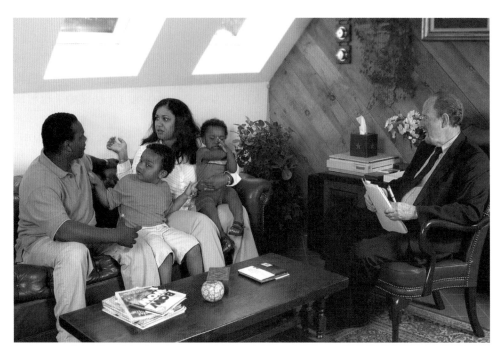

家庭治疗试图通过调整家庭关系来促进心理健康。

盟模式。在功能良好的家庭中，最主要的结盟是父母关系，即使他们没有生活在一起。相形之下，功能失调的家庭常出现代际间结盟——父母中的一方与某几个甚至所有孩子"组队"与另一方或者其他孩子对抗。就像一家管理不善的企业，如果家庭领导者都无法合作，家庭功能就不充分。因此，家庭治疗的一个共同目标是巩固父母之间的联盟，让父母互相合作而不是对抗（Emery, 1992）。

团体治疗

团体治疗（group therapy）是对面临相似心理问题或者生活问题的若干人进行的治疗。团体治疗少则三四个人，多则 20 个人甚至更多。团体治疗有许多变式和治疗目标，我们这里只重点介绍它的某些方面。

心理教育团体治疗传授具体的心理学知识或生活技能。心理教育一词贴切地说明教育是这类团体治疗的主要模式。当然"课程"内容是心理学方面的。比如，某种团体治疗可能会教害羞的人学会自信，或者教"高危"大学生如何应对身体意象受到的威胁。

采用团体治疗有两个基本原因：不太昂贵和社会支持。许多有心理问题的人感觉自己被孤立、孤独甚至"怪异"。知道并不是只有自己才有这类问题，这是一种非常有影响力的体验，也是团体治疗中一种独特的有效成分。

在体验式团体治疗中，关系是治疗的主要模式。比如团体成员可能会被鼓励透过"表相"看待彼此——透露自己的秘密或者打破自己在人际关系里建立的阻碍。体验式团体治疗通常会纳入功能良好的成员，也会纳入将团体视为个人成长机会的成员。很少有研究探讨这类团体治疗的效果。

自助团体将面临相同问题的人组织到一起，通过分享知识和经验来自助和互助。自助团体非常流行——包括基于互联网的团体（Taylor & Luce, 2003）。所有的生活问题都可能成为组织这类团体的主题。严格地说，自助团体不算团体治疗，因为他们的活动通常没有专业人士带领。即使有领导者，也可能是某个曾经有这类特定问题的人，或者是前团体成员。

预　防

社会对精神疾病的影响远远超过人际关系的范畴。精神健康的重要影响因素有社会机构、学校和工作环境，同时还有贫困、种族主义和性别歧视等广泛的社会问题。社区心理学是临床心理学的一种取向，它企图通过促进社会变化来提升个体幸福感（Wandersman & Florin, 2003）。

预防思想是促进社会改变的重要考虑因素。社区心理学工作者通常将精神疾病的预防分为三个层次。初级预防试图改善社会环境，以预防精神障碍新发病例的出现。初级预防的目标不仅是治疗疾病，还包括提升幸福感。初级预防的范围很广，从给孕妇提供产前保健到教给学龄儿童滥用药物的危害等。

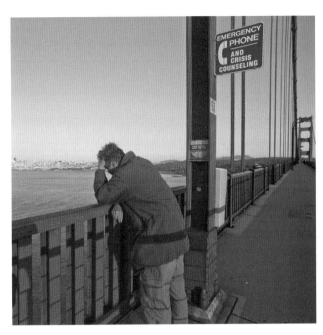

自杀能预防吗？热线电话、危机干预中心和公共教育都想预防心理问题及其不时带来的悲剧。

次级预防关注情绪问题的及早发现，以防它们变得更严重。筛查"高危"的学龄儿童就是次级预防。危机干预中心和热线电话旨在发现和处理心理问题，防止它们变得更严重。

最后，三级预防在疾病确诊后实施，因此可能涉及本章提及的任何治疗方法。不过三级预防除了提供治疗外，还试图解决精神疾病带来的一些间接的负面后果。比如帮助慢性精神疾病患者找到合适的住所和工作。

没有人会怀疑预防的重要性，无论是针对生物、心理还是社会原因造成的异常行为。遗憾的是，许多预防措施都面临着一个不可克服的阻碍：我们根本不知道大部分心理障碍的特定原因。着眼于更广泛的社会改变的预防措施也面临着似乎同样不可克服的阻碍：贫困、种族偏见和性别歧视等社会问题并不能轻易解决。

特定障碍的特定疗法

心理治疗最初只是根据理论和个案研究起步的。由于研究人员证明进行心理治疗比根本不治疗更好，所以心理治疗得到不断发展。通过研究所有疗法的共同因素，当代研究者们丰富了心理治疗知识。不过，研究心理治疗的根本目的是确定对特定障碍疗法有特定有效成分的疗法（Nathan & Gorman, 2007）。与此目标一致，在后续章节我们只讨论有望减轻相应障碍症状表现或者已证明有效的疗法。

我们坚信，心理健康专业人员必须把所有可选择疗法的证据告诉他们的来访者。如果一名治疗师对最有效的方法并不擅长，就应该把来访者转介给受过该疗法专门训练的治疗师（McHugh & Barlow, 2010）。选择哪一种治疗方法应该由来访者的问题决定，而不是由治疗师的"理论取向"决定。

对于某些情绪问题，研究人员还没有确认首选疗法，但这并不意味着"哪一种疗法都行"。我们必须承认实验性的疗法是实验性的，治疗师和来访者都必须清楚这种疗法的基本原理。

临床心理学要实现它的科学前景，就必须确定特定障碍的有效疗法（Baker et al., 2008）。即便我们在探索循证治疗，我们也必须记住人际关系在心理治疗中无比重要。因为寻求治疗心理障碍的是个体的人，而不是诊断分类。

获取帮助

你如何才能为自己、朋友或家人寻找适合的治疗师？首先你要做一名聪明的消费者，要更多地了解相关的心理问题及其有效疗法。你将在后续章节，包括"获取帮助"专栏（我们在该专栏提供了许多实用建议）发现大量关于特定障碍治疗的有用信息。

作为一名聪明的消费者，你还应该慎重考虑，你自己喜欢什么类型的疗法和治疗师。你与治疗师的良好"匹配"是有效治疗的一个重要组成部分。比如，男治疗师还是女治疗师让你感觉更舒服。如果你对某名治疗师感觉不适，你应该像消费者购物那样毫无拘束地多"转转看看"，直到找到一位不仅能提供有力的支持而且看起来理解你的治疗师。实际上在开始治疗之前，你也许希望简单地咨询一些专业人士，以便选择看起来最适合你的治疗师。

提供心理治疗的人来自不同的专业背景。治疗师本人通常比其专业背景更重要，但我们一般推荐你从三大心理健康职业专业人士（即临床心理专家、精神科医生或临床社会工作者）中寻找。

如果你感觉自己可能需要药物治疗，你的家庭医生应该愿意给你开抗抑郁药或其他普遍使用的药物。如果你的家庭医生不愿意为你开精神类药物，或者你想与有专业背景的医生聊一聊，那么你需要去看专门治疗心理疾病的精神科医生。

如果你在考虑选择心理疗法，通过阅读本书，你可以了解不同的疗法，特别是研究表明对特定障碍更有效的那些疗法。除了参考本书第 5 章到第 17 章的"获取帮助"专栏和本书"治疗"部分的内容，你也可以看一些自助类图书或者搜索网络资源。在参考这些资料时，你同样要做聪明的消费者，因为大量关于心理问题及其疗法的信息是相互矛盾或者不准确的。最好从"美国国家精神卫生研究所"网站开始，那里有大量关于心理障碍和治疗的最新的有用信息。

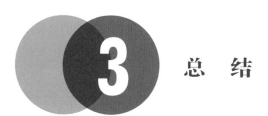

3 总　结

生物学范式、心理动力学范式、认知行为范式和人本主义范式各有其独特的疗法。生物学范式尤其是**心理药理学**侧重于有心理效果的药物治疗；心理动力学范式则包括弗洛伊德的**精神分析**、**心理动力学疗法**和**人际关系疗法**，它们都鼓励探索过去的关系，以获得对当前动机的**自知力**；认知行为范式的认知行为疗法侧重于当下，教授更有适应性的想法、行为和感受；人本主义范式的**人本主义疗法**侧重于同理心和增强情绪觉察力。

不同的疗法都"有效"，它们既包含共同的重要因素，也包含针对特定障碍的有效成分。本书侧重于特定障碍的特定疗法，但由于实证和人本主义的原因，我们必须承认治疗师与来访者关系的普遍重要性。

安慰剂效应通过对治疗效果的期望带来变化。这使安慰剂不论是作为共同因素的对照物还是作为被研究的有效成分都很重要，因为安慰剂的确能带来心理上的变化。

传统治疗关注个体，但夫妻治疗、家庭治疗和团体治疗都通过改变关系来引起个体的改变。某些预防措施试图改变整个社会在某些方面的功能失调。

概　览

批判性思考回顾

3.1 心理障碍的治疗看起来像什么？

上述四种范式分别如何看待弗朗西丝的问题？……（见第64页）。

3.2 弗洛伊德是如何影响心理治疗的？

弗洛伊德只是告诉患者自由地说出心中出现的任何想法。这种方法称为自由联想，是弗洛伊德著名的精神分析疗法的基础。……（见第69页）。

3.3 什么是认知行为疗法？

认知行为疗法运用各种基于研究的技术来帮助来访者学习新的思考、行动和感受方法……（见第72页）。

3.4 心理治疗有用吗？

……关于心理治疗我们得出了四条主要结论。首先，对很多人和很多障碍来说，心理治疗确实有效……（见第77页）。

3.5 安慰剂效应是什么？安慰剂是如何起作用的？

……安慰剂是不包含任何已知有效成分的治疗。但没有有效成分并不意味着安慰剂没有治疗作用……（见第79页）。

3.6 与你的治疗师"合拍"重要吗？

治疗师与患者的积极关系在各种疗法中都能预测积极的结果……（见第83页）。

异常行为的分类与评估

第 4 章

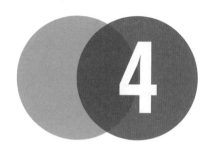

概　览

学习目标

4.1

我们为什么需要异常行为的分类系统？

4.2

我们文化特有的障碍应该被视为痛苦的文化概念吗？

4.3

信度与效度的区别是什么？

4.4

DSM-5分类系统可以如何改进？

4.5

为什么临床访谈法有时会得出片面或扭曲的结果？

4.6

为什么MMPI-2有时被称为客观的人格测验？

4.7

为什么脑成像技术没有用于精神障碍的诊断？

　　请想象一下：你是一名治疗师，开始对一名新患者进行访谈。她告诉你，在过去的几周里自己很难入睡。她变得越来越沮丧和抑郁，部分原因是早晨去上班时她总是感到十分疲倦。你的任务是弄清如何帮助这名女性。她的问题有多严重？还有哪些你必须要了解的信息？你应该提哪些问题，应该如何收集信息？收集这些信息的过程被称为**评估**（assessment）。你希望利用评估得到的资料，将她的经历与你曾经治疗（或了解）的其他患者做比较。他们之间有什么共同点可以帮助你了解她的问题可能的源头、持续的时长以及可能最有效的疗法吗？为了进行这种比较，你需要一张类似于"心理学路线图"的东西来引导你搜寻更多的信息。这种路线图被称为分类系统——各类心理问题及其相关症状的列表。本章将介绍已经开发的用于描述各种异常行为形式的分类系统，还将总结心理学工作者会用到的不同种类的评估工具。

概　述

评估过程的一个重要部分是根据描述精神障碍的官方分类系统中的类别做出诊断决定。**诊断**（diagnosis）是指根据特定的症状来确定或识别某种障碍。在精神健康领域，如果某个人的行为符合特定类型障碍的具体标准，比如精神分裂症、抑郁症（又称重性抑郁障碍）等，临床医生就会做出诊断。这种诊断决定很重要，因为它能告诉临床医生，此人的问题与其他一些人经历的问题相似。有了诊断，临床医生便能参考这种障碍已积累的知识库，比如诊断能提供相关症状和可能最有效的疗法的线索。为了制订综合的治疗计划，临床医生会利用患者的诊断结果和本章将讨论的许多其他类型的信息。

在某些领域，诊断是指因果分析。如果你的汽车无法启动，你希望机械师的"诊断"能解释问题的起因。是电池没电了吗？是油路堵塞了吗？是点火开关失灵了吗？在这种情况下，"诊断"直接能解决问题。但在心理病理学领域，做出诊断并不意味着我们了解患者问题的病因（参见第 2 章）。精神障碍的特定原因尚未确定。心理学家并不能像机械师检查汽车那样，"掀开引擎盖"就能查出问题出在哪里。就一种精神障碍而言，给出诊断标签只是确定了问题的性质，并不意味着清楚地知道问题是如何产生的。

我们对评估工作和诊断问题的思考，将从笔者自己的临床经验中的一个案例开始。下文我们将介绍一名年轻的男子迈克尔，他发现自己似乎无法控制自己的思考和行动。这个案例研究说明，心理学工作者必须做出如何收集信息和解读信息的各种决策，以便进行评估和诊断。

➡ 强迫观念、强迫行为和其他不正常行为

迈克尔是家中的独子，与父母住在一起。他今年 16 岁，比大部分高二男生都小一点，看上去显得更小。从学业成绩来看，迈克尔是个普通学生，但就社会行为而言，他却不是普通少年。他感到与其他男生关系疏远，与女生交谈时更是极度焦虑。学校的一切他都看不惯，在家里也不快乐。他经常与父母争吵，尤其是父亲。

一次可怕的事件集中反映了迈克尔对学校的痛苦感受。作为一名高二学生，他决定加入田径队。迈克尔身体笨拙，身体也不结实。与其他长跑运动员一起训练不久，他很快就成为大家取笑的主要对象。某天，一名不怀好意的队员强迫迈克尔脱掉衣服赤身裸体跑进运动场的一个遮阳棚里。迈克尔跑到那里后，发现了一条旧短裤。他穿上旧短裤，返回更衣室。这是一次令人羞辱的经历。当天晚上，迈克尔开始担心那条短裤。是谁放在那里的？它干净吗？自己会不会因此染上可怕的疾病？第二天，迈克尔退出了田径队，但他对这次经历无法释怀。

第二年，迈克尔越来越被焦虑折磨。他对"污染"的想法念念不忘，想象污染从自己的书本和校服蔓延到家里的家具和其他物品。如果他穿着上学的衣服碰到家里的椅子或者墙面，就会觉得那个地方好像被污染了。他并不相信这一切都是真实的，而更可能是由联想引发的暗示。当他触碰到在校用过的某些物品时，他更可能想起学校，从而引发与之相关的不悦的想法和消极情绪（愤怒、恐惧、悲伤）。

为尽可能减少污染的扩散，迈克尔尝试过各种方法。比如，每晚 6 点做完家庭作业后立即洗澡，换衣服。这种"清洗仪式"结束后，他小心翼翼，避免碰到他的书本、脏衣服以及任何碰触过这些东西的物品。

如果意外碰到被污染的物品，他就去卫生间洗手。迈克尔一个晚上通常要洗手 10 到 15 次。

看电视时他来回踱步，不敢坐下，以免碰到被污染的家具。

不上学时，迈克尔喜欢独自在家玩电脑游戏。他不爱运动、音乐和户外活动。唯一让他感兴趣的文学作品是奇幻小说和科幻小说，唯一吸引他注意力的游戏是《龙与地下城》。他广泛地阅读关于奇幻人物魔力的书，长时间幻想着书中描写的主题的各种变化。当谈论《龙与地下城》里的角色以及他们的冒险经历时，迈克尔的话有时变得含糊不清，难以理解。迈克尔的同学也喜欢《龙与地下城》游戏，但他不想和同学们一起玩。迈克尔说自己与其他学生不同。他对其他青少年以及他所居住的城市不屑一顾。

迈克尔和他的父母曾一起接受了两年多的家庭治疗。尽管家里的人际冲突有所减少，但迈克尔的焦虑似乎在加重。他甚至变得与其他同龄男孩更加疏离，并非常怀疑他们的动机。他常常感到他们在议论自己，还认为他们在谋划什么事情来羞辱自己。

迈克尔对污染的担忧几乎令他的父母无法忍受，他们对他的行为也深感困惑和沮丧。他们知道迈克尔与社会隔离，很不快乐。他们认为，如果迈克尔不放弃那些"愚蠢"的想法，他就不可能恢复正常的发展模式。迈克尔的恐惧在很多方面扰乱了父母的活动。在家中的某些房间里，迈克尔不准父母碰他或他的东西。他的古怪行为和不停地洗手令他们很困扰。迈克尔的父亲通常在家里工作，他们常常吵架，尤其是迈克尔在他书房隔壁的卫生间放水洗手时。

迈克尔与他的母亲一直很亲密。他很依赖母亲，母亲也很关爱他。父亲工作时，母子共处的时间很多。母亲后来发现很难与迈克尔亲近。他回避身体接触。当母亲碰到他时，他有时会畏惧退缩，偶尔还会尖叫，提醒母亲她已经被污染了，因为她接触过椅子和其他物品，比如他待洗的衣服。近来，迈克尔开始变得麻木和冷漠。母亲感到自己被他挡在外面，因为他似乎进一步退缩到他幻想的《龙与地下城》的世界以及关于污染的强迫观念之中。

....

在了解迈克尔的问题、他对污染的担忧、避免污染的做法以及害怕与其他人相处的情况之后，治疗师将面临几个重要的决定。其中之一涉及治疗师思考问题应有的分析水平。这主要是迈克尔的问题还是应该考虑所有的家庭成员？一种可能是，迈克尔有心理障碍，扰乱了家庭生活。但也可能恰恰相反。也许是整个家庭系统出现功能失常，迈克尔的问题只是这种失常的一个症状表现。DSM-5 依据个体而非人际关系或家庭系统来定义精神障碍。

另一组选择涉及治疗师用来描述迈克尔行为的资料类型。应该搜集哪类信息？治疗师可以考虑几种资料来源。其一是迈克尔自己的报告，可以通过访谈或者问卷获得。其二是他父母的报告。治疗师也可以决定采用心理测验。

在进行评估和诊断时，治疗师必须要问一个问题：迈克尔的异常行为是否与其他人出现过的问题相似？她想知道迈克尔的症状是否符合其他心理健康专业人士记录过的某种模式。治疗师可以利用分类系统来简化诊断过程，而不必每看一个新患者都另起炉灶。分类系统是治疗师们的通用语言，可以为他们提供一种专业的"速记语言"，让他们能与同行讨论问题。由于不同障碍有时适合不同疗法，所以分门别类非常重要。我们将在下一节回顾异常行为分类系统的开发与修正过程。

分类中的基本问题

分类系统（classification system）被用来对一组对象进行细分或组织。分类的对象可以是无生命的事物，比如歌曲、岩石或图书；也可以是生命有机体，比如植物、昆虫或灵长类动物；还可以是抽象概念，比如数字、宗教或历史阶段。正式的分类系统对所有科学和专业知识的积累与沟通都是必不可少的。

任何给定的对象集合都有很多种细分方式。分类系统可能依据不同的原则（Bowker & Star, 1999）。有些系统依据描述方面的相似性。比如，钻石和红宝石可能都被认为是珠宝，因为它们都是珍贵的石头。其他系统依据诸如结构相似性等较不明显的特征。比如，钻石和煤块可能属于同一类，因为它们都由碳原子构成。

这一点不难理解：分类系统可以依据不同的原则，它们的价值主要取决于分类的目的。不同的分类系统未必有对错之分；它们只有用处大小之别。在下一节，我们将讨论几个基本的分类原则，这些原则影响着所有试图对人类行为进行有用分类或类型学研究的尝试。

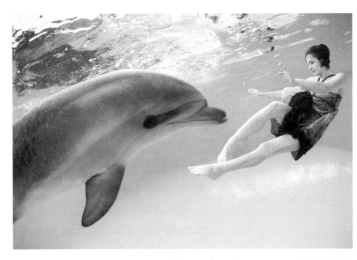

分类学是对生命有机体进行分类的科学。人类和海豚属于同一"纲"（哺乳纲），因为人类和海豚有某些共同特征（温血、喂养幼仔、有体毛）。

类别与维度

分类往往基于"是或否"的决定。在类别确定之后，一个分类对象要么是其中一员，要么不是。**类别分类法**（categorical approach to classification）假定，不同类别的成员之间有质的差异。换言之，这种差异反映了种类之间质的差别，而非量的差别。比如，在生命有机体的分类中，我们通常认为物种之间有质的区别；它们是不同类的生命有机体。人类有别于其他灵长类动物；一个有机体要么是人，要么不是。许多疾病都是按类别分类的。传染病就是一个明显的例子。一个人要么被一种特定的病毒感染，要么没有。把某人说成是部分感染或者几乎感染都毫无意义。

尽管类别分类系统通常是有用的，但并非唯一能系统地组织信息的系统。科学家们常常还会采用另一种依据连续的维度来描述分类对象的分类方法，即**维度分类法**（dimensional approach to classification）。维度分类法并不假定对象具有或不具有某种属性，而是关注对象的某种具体特征，并确定它在多大程度上表现出这种特征，这或许更实用。这种系统基于有序排列或量化测量而非定性判断（Kraemer, 2008）。

比如，就智力而言，心理学家们已经发明了复杂的测量方法。心理学家不会询问某个人是否聪明（"是或否"的判断），而是确定此人在一组特定的任务中表现出多高的智力。这个过程使科学家们得以记录细微的区别，而如果他们被迫做"全或无"的判断，这些信息就会丢失。

从描述到理论

科学分类系统的发展完备通常要经历数十年的有序推进。最初阶段侧重于简单的描述或观察，而后是更高级的理论阶段。在后一阶段，更为强调的是解释对象之间因果关系的科学概念。在许多医学疾病的研究中，这一进展始于对特定症状的描述，这些症状集中出现，并在一段时间内按可预测的过程发展。关于这种综合征更多信息的系统收集可能带来致病因素的发现。

临床科学家们希望在心理病理学领域也有类似的进展（Murphy, 2006）。因为尚未发现精神障碍具体的因果机制，我们目前是依据描述性特征或症状来对精神障碍进行分类的。尽管我们最终可能对某些障碍会有更深入的理论理解，但这未必意味着我们能了解导致它们的准确原因，也不表示将来会开发出一个完全基于因果解释的分类系统（Kendler et al., 2011）。实际上，对精神障碍最可能的解释涉及心理系统、生物系统和社会系统的复杂相互作用（参见第 2 章）。

异常行为的分类

我们需要异常行为的分类系统，有两个主要原因。第一，分类系统对临床医生有用，因为他们必须将来访者的问题与可能最有效的干预形式进行匹配。第二，对新知识的探索必须使用分类系统。对很多疾病的有效治疗远晚于对它们的认识，这样的例子在医学史上比比皆是。一组特定症状的分类常常为疾病研究奠定了基础，最终方能确定该障碍的治疗或预防方法。

精神病学的现代分类系统是在第二次世界大战结束后不久出现的。在 20 世纪 50 年代和 20 世纪 60 年代，精神病的分类受到广泛批评。批评的一个主要原因是诊断决策缺乏一致性（Nathan & Langenbucher, 2003）。独立的临床医生对诊断分类的使用常常相互不一致。反对意见还来自哲学、社会学和政治学的视角。比如，一些批评者宣称，将精神病学的诊断分类视为"生活问题"而非医学疾病更合适（Szasz, 1963）。还有人担心使用诊断标签会带来负面影响。换言之，被贴上某种精神病学标签的人可能会遭到各种歧视，很难与他人建立和维持关系（参见下文"标签与污名"专栏）。上述争议仍是心理健康专业人士、患者及其家属一直在讨论的重要问题。这些问题引发的争议的确推动了精神障碍诊断系统的重大进步，包括强调对每种障碍都使用详细的诊断标准。

目前有两套精神障碍的诊断系统得到普遍认可。一套是《诊断与统计手册》（*Diagnostic and Statistical Manual*, DSM），由美国精神医学学会颁布。另一套是《国际疾病分类》（*International Classification of Diseases*, ICD），由世界卫生组织颁布。这两套系统都是第二次世界大战之后不久制定的，而且都经过若干次修订。美国的诊断手册现在是第 5 版，所以称为 *DSM-5*。世界卫生组织的手册现在是第 10 版，所以称为 ICD-10（目前已更新至 ICD-11——译者注）。这两套手册在很多方面都非常类似，列出的分类也大多一致，特定障碍的诊断标准往往也相似。

DSM-5 系统

DSM-5 描述了逾 200 种特定的诊断类别，这些类别分列在 22 个主条目下。症状相似的精神障碍被列在一起。比如，有明显焦虑表现的各种疾病列在"焦虑障碍"中，有抑郁情绪表现的各种疾病列在"抑郁障碍"中。

手册列出了每个诊断类别的具体标准。我们可以通过考察迈克尔案例的诊断决定来说明如何使用 *DSM-5* 的这些标准。强迫症（OCD）的诊断标准见专栏"DSM-5：强迫症的诊断标准"。迈克尔的情况符合强迫观念和强迫行为的所有 A 项标准。他反复洗手的仪式是在应对他关于污染的强迫观念下做出的。迈克尔也符合 B 项标准，他的强迫行为持续时间长，干扰了家人的日常生活。他与朋友的关系也受到严重限制，因为他担心朋友会传播污染而拒绝邀请朋友来家里。

对于各类障碍，*DSM-5* 会同时考虑问题的持续时间和临床情况。例如，强迫症的 B 项标准明确指出，患者的强迫仪式每天必须持续一小时以上。

标签与污名

被贴上精神病的诊断标签意味着什么？标签理论是认识精神障碍的一个视角，它主要关注个体被贴上诊断标签之后的负面后果，尤其是诊断标签对患者看待自己和他人对待该患者的方式所产生的影响（Link & Phelan, 2010）。标签理论不太重视障碍以症状形式表现出的特定行为。标签理论主要关注决定一个人是否被诊断为精神病的社会因素，而非异常行为的心理或生物原因。换言之，它关注个体出现不正常行为之后发生的事件，而非解释行为本身最初出现的原因。

根据当代标签理论，公众对精神疾病的态度决定了个体确诊后的反应。受人们对精神障碍负面看法（如"他们能力低下""他们危险"等）的影响，确诊后的患者可能回避与他人的互动，以免遭到拒绝。遗憾的是，患者的这种退缩可能导致其进一步被孤立，社会支持越来越少（Kroska & Harkness, 2006）。

一个人被诊断为精神疾病的可能性大概是由多种因素决定的，包括异常行为的严重性。除障碍本身的性质之外，问题出现的社会环境以及社群的容忍程度也很重要。标签

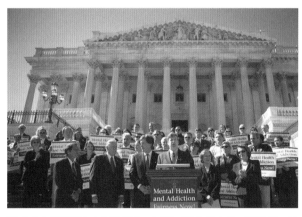

示威者在美国国会大厦外集会，以反对污名并支持一项法案，该法案要求医疗保险公司为精神健康和成瘾治疗提供平等的保险。

理论的视角非常重视出现异常行为之人的社会地位，以及他们与心理健康专业人士的社交距离。与白人男性相比，弱势群体（如少数族裔、性取向少数群体、女性等）更可能被贴上标签。

标签理论的优缺点曾引起广泛的争议。该理论启发了学者对许多重要问题的研究。某些研究已经发现，社会地位较低（包括少数族裔）的人确实更可能被给出严重诊断（Phelan & Link, 1999）。另外，如果说患者的社会地位是影响诊断过程的最重要的因素，也过于夸张了。实际上，临床医生的诊断决策主要取决于患者的症状表现和严重性，而非性别、种族和社会阶层等因素（Ruscio, 2004）。

关于标签理论的另一个争论焦点是**污名**（stigma）问题以及标签的负面影响。污名是指一种标签或标识导致个体与他人疏离，将此人与不受欢迎的特点联系在一起，或导致此人被他人排斥。标签理论指出，对精神障碍的负面态度使患者很难找到工作和住所，以及建立新的人际关系。各种实证证据都支持精神病标签会给个体的生活带来有害影响。负面态度与多种精神障碍有关，如酗酒、精神分裂症、性障碍等。很多人在被诊断为有精神疾病后，会预期自己受到贬低和歧视（Couture & Penn, 2003; Yang et al., 2007）。这些预期可能导致该患者表现出紧张和防御的行为反应，这可能反过来导致他人的排斥。

标签理论引起了人们对与精神障碍分类有关的几个重要问题的必要关注。当然，标签并不能全面地解释异常行为。除了他人的反应之外，还有许多因素会导致异常行为的发展和持续。同样重要的是，要认识到精神障碍的诊断也有积极结果，比如能鼓励患者寻求有效的治疗。当许多患者及其家人得知他们的问题与其他人经历过的问题相似并能得到帮助时，他们都如释重负。诊断标签的影响并不总是有害的。

除了纳入标准即必须出现的症状之外，许多障碍还依据某些排除标准来定义。换言之，如果某些其他疾病处于主导地位则排除该诊断。例如，在强迫症的例子中，如果症状是由药物或其他医学疾病引起的（标准 C），就不会做出强迫症的诊断。最后，如果症状是其他精神障碍的部分表现，如严重抑郁的人陷入内疚性思维反刍（标准 D），也不会诊断为强迫症。

临床障碍基本都根据症状表现出的行为来定义。大多数诊断都以不定期发作的心理混乱为特征，如强迫症、精神分裂症、抑郁障碍等。个体如果符合一种障碍以上的标准，也可能被诊断为患有多种障碍。

DSM-5 强迫症的诊断标准

A. 具有强迫观念、强迫行为或两者皆有。强迫观念被定义为以下（1）和（2）：

1. 在该障碍的某些时间段，感受到反复的、持续性的、侵入性的和不必要的想法、冲动或表象，大多数个体会引起明显的焦虑或痛苦。

2. 个体试图忽略或压抑此类想法、冲动或表象，或用其他一些想法或行为来中和它们（例如，通过某种强迫行为）。

强迫行为被定义为以下（1）和（2）：

1. 重复行为（例如，洗手、排序、检查）或精神活动（例如，祈祷、计数、反复默诵字词）。个体感到重复行为或精神活动是作为应对强迫观念或根据必须严格执行的规则而被迫执行的。

2. 重复行为或精神活动的目的是防止或减少焦虑或痛苦，或防止某些可怕的事件或情境；然而，这些重复行为或精神活动与所设计的中和或预防的事件或情况缺乏现实的连接，或明显是过度的。

注：幼儿可能不能明确地表达这些重复行为或精神活动的目的。

B. 强迫观念或强迫行为是耗时的（例如，每天消耗1小时以上）或这些症状引起具有临床意义的痛苦，或导致社交、职业或其他重要功能方面的损害。

C. 强迫症状不能归因于某种物质（例如，滥用的毒品、药物）的生理效应或其他躯体疾病。

D. 该障碍不能用其他精神障碍的症状来更好地解释[例如，广泛性焦虑障碍中的过度担心，躯体变形障碍中的外貌先占观念，囤积障碍中的难以丢弃或放弃物品，拔毛癖（拔毛障碍）中的拔毛发，抓痕（皮肤搔抓）障碍中的皮肤搔抓，刻板运动障碍中的刻板行为，进食障碍中的仪式化进食行为，物质相关及成瘾障碍中物质或赌博的先占观念，疾病焦虑障碍中患有某种疾病的先占观念，性欲倒错障碍中的性冲动或性幻想，破坏性、冲动控制及品行障碍中的冲动，抑郁症中的内疚性思维反刍，精神分裂症谱系及其他精神病性障碍中的思维插入或妄想性的先占观念，或孤独症（自闭症）谱系障碍中的重复性行为模式]。

资料来源：Reprinted with permission from the *Diagnostic and Statistical Manual of Mental Disorders,* Fifth Edition,（Copyright 2013）. American Psychiatric Association.

迈克尔可能主要被诊断为强迫症。实际上，他最明显的症状是强迫观念和强迫行为。他可能还符合分裂样人格障碍的标准（见第9章）。这种判断是考虑到他在与人互动时长期存在相对僵化的模式，以及他无法对不同的人和情境的变化需求做出调适。例如，他怀疑其他人的动机，没有任何值得信赖的亲密朋友，在社交情境中非常焦虑，因为担心别人可能会利用他。对于想为迈克尔制订治疗计划的治疗师来说，这些都是要考虑的重要因素，但相比于他目前与父母冲突的主要原因——强迫观念和强迫行为，这些因素都较不易察觉。

文化和分类

DSM-5 主要从两方面探讨文化问题与心理病理学诊断的关系。第一，手册鼓励临床医生考虑文化因素对精神障碍的表现和症状识别的影响。人们表达极端情绪的方式受到家庭和他们所属其他社会群体传统的强烈影响。个体在公共场合表达强烈的愤怒或悲伤，在某种文化中可能是正常的，但在另一种文化中则可能被视为一种紊乱的表现。人们对情绪痛苦和精神障碍其他症状的诠释也受到其所属文化给这种经验赋予的解释的影响。宗教信仰、社会角色和性别同一性在这些现象的意义建构过程中起着重要作用（Hwang et al., 2008）。临床诊断的准确性和效用不仅取决于对表面症状的简单思考，而且也依赖于临床医生对问题出现的文化背景的理解能力。如果临床医生与来访者的文化背景不同，则尤其具有挑战性。

DSM-5 试图通过讨论**痛苦的文化概念**（cultural concepts of distress）来使临床医生对文化问题变得敏感。这些痛苦表现了古怪或异常的思维和行为模式，在全世界不同的社会中都出现过，而且它们难以归入 *DSM-5* 主体部分的其他诊断分类。由于它们被认为是特定社会，尤其是非西方国家或发展中国家所独有的，它们的出现很容易被某些文化的人视为一种异常行为，但它们确实与美国或欧洲的典型精神障碍模式不同。痛苦的文化概念过去曾被称为文化相关的综合征或表达痛苦的习语。换言之，它们是特定文化表达消极情绪的独特方式，不能简单地解读或片面地理解。

这类概念或综合征的一个例子是所谓的**精神崩溃**（ataques de nervios），在波多黎各岛和其他加勒比国家的人群中最为普遍（Lewis-Fernández et al., 2002; San Miguel et al., 2006）。对这一经验的描述包括四个维度，其中最根本的主题是失控——无法中断连续的激动情绪和行为。这些维度包括情绪表达（突然尖叫和号哭并伴有强烈的焦虑、抑郁和愤怒感）、身体感觉（包括颤抖、心悸、虚弱、疲劳、头痛和抽搐）、动作和行为（夸张而有力的动作，包括对他人的攻击、自杀意念或表现以及进食或睡眠困难）及意识改变（明显感觉自己"不再是平常的自己"，伴有昏厥、意识丧失、头晕以及身体的游离感）。

精神崩溃通常由破坏或威胁患者的社会世界（特别是家庭）的情境引起。崩溃多在个体意外得知亲人死亡后不久就出现，有些在个体即将离婚时或者与孩子发生严重冲突后出现。在这些国家的文化中，维持家庭完整是妇女的主要责任，而且她们也比男人更可能出现精神崩溃。来自贫困和劳动阶级家庭的波多黎各妇女主要根据她们能否成功建立和维持和谐的家庭生活来定义自己。当这种社会角色受到威胁时就可能引起精神崩溃。对威胁或冲突的这种回应（不可控制的强烈消极情绪的爆发），在表达痛苦的同时也是一种应对威胁的方法。它有助于妇女将痛苦告知重要他人，并且集合必要的社会支持资源。

痛苦的文化概念与 *DSM-5* 所列的正式分类有什么关系？答案并不清楚，而且不同综合征的情况也不相同。在其他文化中是否也有类似的问题，只是名称不同而已？恐怕不是，至少大多数情况下不是这样（Guarnaccia & Pincay, 2008）。在某些个案中，如果由一名受过 *DSM-5* 应用训练的临床医生做诊断，那么出现这些行为的人可能既符合痛苦的文化概念的定义，也符合 *DSM-5* 的某个诊断（Tolin et al., 2007）。但并非所有表现出痛苦的文化概念的人都符合 *DSM-5* 障碍的标准，而符合的人也未必全都得到一样的 *DSM-5* 诊断。

对痛苦的文化概念的讨论，因为其将文化因素整合进分类系统而被誉为重要的进步（Lopez & Guarnaccia, 2000）。但它也因含糊不清而受到批评。最难界定的概念问题是这些综合征与诊断手册里其他分类的界限。有些批评者主张将它们完全整合在一起，不加区分（Hughes, 1998）。也有人指出，如果文化独特的障碍必须与"主流"障碍分开，那么现在列在手册主体部分中的特定障碍——尤其是进食障碍，如神经性贪食症——实际上应该列为痛苦的文化概念。就像精神崩溃一样，神经性贪食症是一种主要见于少数文化的障碍（Keel & Klump, 2003）。不同的是，神经性贪食症出现在西方或发达国家的文化中，而不是出现在其他文化中。分离性遗忘症——无法回忆与创伤性事件有关的重要个人信息——也类似于痛苦的文化概念，因为它似乎只出现在现代发达国家的人身上（Pope et al., 2007）。

思考这种区别有助于我们恰当地看待比较熟悉的诊断分类，同时也说明我们的文化如何影响我们对异常行为的看法。我们不应误认为，文化只会塑造遥远异邦貌正如法官有时在审判中对证据的评估存在分歧一样，心理学家和精神科医生也并不总是能对各种障碍的诊断达成一致意见。当然，不论法官还是心理健康专业人士都试图让他们的判断可信（一致）。

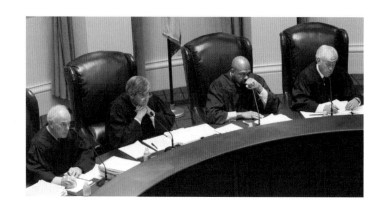

似奇特的精神障碍；文化塑造了所有障碍的各个方面。尽管对痛苦的文化概念的思考并非无懈可击，但它确实有助于临床医生更清楚地认识他们自身文化的价值观和经验在多大程度上影响着他们对于正常和异常的看法（Mezzich, Berganza, & Ruiperez, 2001）。

对分类系统的评价

理解精神障碍分类系统最重要的一点是，正式的诊断手册会定期进行修订。修订过程以精神障碍研究为指导，而证据有各种形式。我们如何评价像 DSM-5 这样的系统？它是一个有用的分类系统吗？它的效用可以用两个主要标准来衡量：信度和效度。

信　度

信度（reliability）是指测量的一致性，包括诊断决策的一致性。一个诊断要有用，必须是一致的。信度的一种重要形式是评分者信度，它指的是得到完全相同信息的临床医生们所做诊断的一致性。比如，假定两名心理学家观看同一个患者的访谈录像，然后独立地根据 DSM-5 做出诊断。如果他们都确定该患者符合抑郁症的诊断标准，他们就一致地使用了这一分类的定义。更大的挑战是"重测信度"。在这种情况下，诊断的一致性可能会下降，因为患者的病情在两次评估期间可能会发生变化（而且两位医生获取的信息可能不完全相同）。当然一两个案例无法为一项诊断标准提供足够的信度检验。真正的问题是，临床医生之间能否就大量患者的诊断达成一致意见。我们将在下文"研究方法"专栏中讨论与精神障碍诊断信度有关的信息收集和解读过程。

效　度

对诊断分类的评估最重要的问题是，它是否有用（Kendell & Jablensky, 2003）。如果知道某个人属于某个障碍类别或组别，我们能否获得他的一些有意义的信息？比如，某个人符合精神分裂症的诊断标准，那么服用抗精神病药物能否让他改善？或者在 5 年后，他的社会适应水平是否还不如双相障碍患者令人满意？诊断能否告诉我们一些可能导致障碍发生的因素或环境？这些问题涉及诊断分类的效度。**效度**（validity）这一术语是指测量（这里是诊断决策）的意义或重要性（Kraemer, 2010）。

研究方法

信度：诊断决策的一致性

研究者们已经制订了几种正式的程序来评估诊断的信度。大部分精神病学诊断研究采用一种被称为 kappa 的指标。kappa 并不是测算临床医生之间一致性的简单比例，而是测算在排除了机遇导致的一致性之后的比例。kappa 值为负，说明诊断一致率小于该特定人群样本中的机遇一致率；kappa 值为零表示与机遇一致，kappa 值为 1.0 说明评估者之间完全一致。

我们应该如何解读 kappa 值的统计学意义？这个问题并不容易回答（Kraemer et al., 2012）。期望绝对的一致并不现实，特别是鉴于医学实践中某些诊断决策的信度并不高（Garb, Klein, & Grove, 2002; Meyer et al., 2001）。另一方面，如果发现临床医生之间的一致性只是略高于机遇水平，这并不特别令人振奋。我们对诊断系统的期望还不止于此，尤其是当我们把它作为治疗决策的依据时。依照惯例，kappa 值为 0.70 或更高表明一致性较好。但是，除非在严格控制的研究环境中，并采用受过专门训练的评价者、结构化诊断访谈以及仔细选择的患者样本，否则这一标准

很难达到。kappa 值低于 0.40 经常被认为一致性有问题或欠佳。

许多诊断分类的信度比很多年前更好了，部分原因是临床医生使用了更详细的诊断标准来定义特定障碍。不过，大部分研究仍表明，信度还有很大提升空间。某些诊断分类的信度仍然受到严重质疑。例如，请思考美国精神医学学会在编写 *DSM-5* 时所做的现场试验证据（Regier et al., 2013）。数据来自若干大型医疗中心的众多心理健康专业人士，每个中心使用的都是有代表性的样本。现场试验采用了重测设计。每一个患者都先接受一名临床医生的访谈，该医生要做诊断记录。然后另一名医生对该患者进行独立的第二次访谈，同样要做诊断记录。后一次访谈与第一次访谈相隔至少 4 小时，最多不超过两周，以便尽可能减少两次访谈期间病情出现变化的偶然性（如自然痊愈或出现新的障碍）。试验并没有使用结构化的诊断访谈，因为它很少用于标准的临床实践。这一设计为 *DSM-5* 的诊断标准提供了公正的信度评估，因为这些标准将用于临床实践。

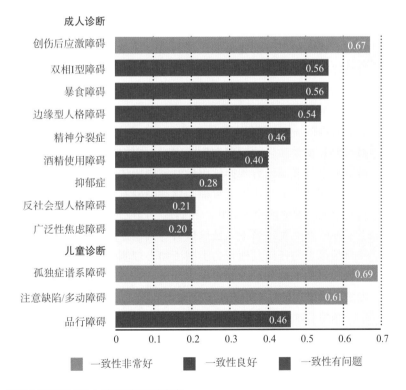

图 4.1　*DSM-5* 现场试验中诊断的重测信度

资料来源：R. Freedman, D. A. Lewis, R. Michels, D. S. Pine, S. K. Schultz, C. A. Tamminga,. . . & J. Yager, 2013, *"The initial field trials of DSM-5: New Blooms and old thorns,"* American Journal of Psychiatry, 170, 1–5.

若干诊断分类的 kappa 值见图 4.1。数据按成人和儿童典型的诊断类型分开排列，排序依据是一致性水平。一致性"非常高"（kappa 值在 0.60 以上）的诊断类型较少。如果我们把 kappa 值在 0.40~0.60 的诊断定为"良好"，一些分类的诊断信度处于这一区间。需要指出的是，很多分类的信度水平"有问题"，包括抑郁症和广泛性焦虑障碍（这是 DSM-5 中使用最多的两种诊断分类）。这一结果模式显然是参差不齐的，对于某些障碍是令人放心的，对于另一些则是令人担忧的。

来自 DSM-5 现场试验的这些证据表明，我们不应不加批判地假定使用 DSM-5 的诊断分类是完全可靠的（Jones, 2012）。所以当临床医生使用这些分类术语来组织信息，并与同行和患者交流精神健康问题的性质时，保持谨慎的怀疑是完全正当的。另外，我们也应该欢迎为提高诊断信度而对诊断手册进行修订的评估和描述工作。最后，我们应该记住一个事实：在临床实践中，精神障碍的诊断很少是基于一次访谈就能确定的。对临床医生来说，重要的是要考虑每个人广泛的信息，包括各种评估程序的结果以及咨询多个信息源（如其他患者家属）。

表 4.1　用于验证临床综合征效度的研究类型
通过临床直觉或统计分析对综合征进行识别和描述。
证明相关综合征之间的界限或者"稀有点"。
确定独特病程或结果的追踪研究。
确定独特治疗反应的治疗性试验。
确定该综合征为"真实遗传"的家庭研究。
证明与某些更基本的（心理的、生物化学的或分子的）异常有关。

资料来源：Kendall, R.E. 1989. "Clinical Validity," Psychology Medicine, 19（1）.

重要性并不是一种"全有或全无"的现象，而是量的问题。诊断分类或多或少都是有用的，而且它们的效度（或者效用）可能由多方面决定。

在某种意义上，效度反映了对精神障碍性质理解的成功。是否发现了重要的事实？旨在确定某种障碍效度的系统性研究可以分一系列阶段进行（Robins & Guze, 1989），比如表 4.1 所列的阶段。在确定了临床描述之后，要通过这种科学探索过程来完善和验证诊断分类。不过应该强调的是，表 4.1 所列的顺序代表的是一种理想状况。DSM-5 中的障碍很少（如果有的话）在所有这些阶段上都能得到广泛的研究证据的支持。临床科学家们尚未确定相关综合征之间的"稀有点"（McGuffin & Farmer, 2005）。对大多数精神障碍来说，不同来访者的长期结果和治疗反应的证据差异很大。你不应认定表 4.1 中的研究类型都为 DSM-5 所列精神障碍的效度提供了确凿的支持。

根据效度与障碍症状表现的时间关系来区分效度的不同形式，或许有所助益。病因学效度关注导致障碍发作的因素。它们是过去发生的事情。该障碍是否由一组特定的事件或环境有规律地引发？家族遗传吗？关于病因学效度的终极问题是，是否有任何特定的致病因素可能与这种障碍有着规律的、独特的关联？如果我们知道某个人出现该障碍的症状，我们是否能反过来了解最初导致问题发生的情况？

共时效度关注当下以及该障碍与其他症状、环境以及检查程序的相关。这种障碍目前是否与任何其他行为类型（如心理测试中的表现）有关？对脑结构和功能等生物变量的准确测量，能否可靠地区分有该障碍的人和无该障碍的人？旨在对障碍做更精确描述的临床研究也属于此类效度。

预测效度关注未来以及问题在时间上的稳定性。它是持久的吗？如果是短暂的，那么一次发作会持续多久？该障碍有可预测的结果吗？如果有这种问题的人接受特定的药物治疗或心理治疗，通常会得到改善吗？某个诊断类别的总体效度取决于科学家们在寻求这些问题的答案时积累的大量证据。

DSM-5 的分类列表既基于研究结果，也基于临床经验。一些障碍的证据基础要比另一些广泛得多。手册每一次修订都会增加一些新类别，删除一些旧类别，可能因为它们用处不大。迄今为止，临床医生们更乐意增加新类别而非删除旧类别。我

对DSM-5的批判性思考

科学进步还是诊断时尚?

所有人都认为官方诊断手册需要定期更新,以紧跟前沿知识和实践活动。但指导这一过程的原则和标准是什么? 在 *DSM-III* 被修订为 *DSM-IV* 的过程中,工作组得到的指示是遵循保守原则:"除非有确切的科学证据支持,否则不做修改"。而 *DSM-5* 的编撰者们一开始就对修订任务有着更为广阔和开放的看法(Kupfer, First, & Regier, 2002)。他们认为可能需要做出更大的修改,以"超越 *DSM* 范式的局限性",而且他们希望"鼓励超越 *DSM-IV* 的框架进行思考"。各工作组被告知"对于可能做出的修改数量并没有预设的限制"(Kupfer, Regier, & Kuhl, 2008)。在修订工作开展之后,这种着重点的改变引发了很多争议(Frances & Widiger, 2012)。

每次修订都会考虑加入新的障碍类型。由于修订开始时设定的基调是不那么保守,这次修订的变化尤为明显。最终,一些新的障碍建议被采纳,另一些则被否定。新加入的障碍包括暴食障碍、破坏性心境失调障碍和经前期烦躁障碍。这些障碍是有争议的,部分原因是它们很可能成为手册里确诊最多的障碍,这将提高公众精神障碍的总体患病率。我们不禁也要问,这些新的诊断分类能否为其描述的调适问题提供最好的解释(参见第 1 章"批判性思考很重要"专栏)? 强烈的情绪波动和控制冲动的斗争可能是正常的人类经验的一部分,而不是障碍的表现。

在提交工作组考虑但最终并未采纳的新障碍中,有一些列在了 *DSM-5* 的第三部分。这部分作为附录描述的是"新出现的量表及模式"。这些障碍仍需进一步研究,但它们最终可能进入手册的主体部分。第三部分中一些有争议的行为问题包括:轻微精神病综合征(参见第 13 章"对 *DSM-5* 的批判性思考"专栏)、网络游戏障碍、持续性复杂丧亲障碍等。这些新诊断分类的建议包括行为问题、情绪痛苦以及调适困难,它们影响非常多的人。许多人为此寻求专业帮助,心理健康专业人士希望有方法将这些问题归类。另外,我们也不禁想知道设置新的正式诊断分类是否是处理这些问题的最好方法。诊断手册的这种全面扩展有什么不利影响? 针对 *DSM-5* 的一条有说服力的批评是:"时尚潮流点缀了过度诊断的基本背景,正常人则成了濒危物种"(Frances & Widiger, 2012)。

在缺乏普遍接受的精神障碍定义(参见第 1 章)的情况下,我们要确定正常行为和异常行为的界限和决定哪些问题纳入诊断手册,必然要基于社会过程。这些社会过程包括来自患者权益倡导者、精神健康专业人士、保险公司以及制药业的压力。所有这些群体都以各种方式表达他们情有可原的愿望:确认并解释带来痛苦或社会损害的心理问题。手册在修订时肯定会考虑研究证据,但这些数据还不足以构成重大的科学突破,不能在病因学上确定这些障碍的主要因果路径。相反,这些证据一般只是关注描述各种障碍的不同方式的有效性和效用,以及诊断方法与治疗方法的有效性之间的关联,等等。归根结底,*DSM-5* 增加的新类别可能更多地反映了诊断时尚而非科学突破。但我们确实不应该对它有更多的期待。不过它仍然不失为一本有用的手册。

们很难知道何时会认定某一特定的诊断类别无效。当知识积累到什么程度,临床科学家们才愿意得出结论,认为某一类别无用并建议不用再去寻找新的证据信息? 这是每一版诊断手册的修订者们都不得不面对的难题。效度和精神病的诊断是一个不断发展的过程,因为证据总会不断地增加。

DSM-5系统的问题和局限性

尽管许多专家认为,*DSM-5* 与美国精神医学学会之前版本的分类系统相比是一种进步,但该手册仍受到广泛批评,批评的理由往往还很充分。一个适用于所有障碍的基本问题是正常行为与异常行为的界限。这也是精神障碍分类中长期存在的问题。*DSM-5* 中的定义往往对这一界限含糊其词(Frances & Widiger, 2012)。*DSM-5* 是根据类别分类法来分类的,但实际上,决定一种障碍的大部分症状实际上是维度的。比如情绪低落,可以从完全没有抑郁到中度抑郁,再到重度抑郁连续地变化。焦虑障碍、进食障碍、物质使用障碍等同样如此。所有这些都是连续分布的现象，并没有一条鲜明的分界线来区分有问题的人和没有问题的人。

困扰诊断手册之前版本的另一个实际问题是，社会损害并没有具体的定义。而 *DSM-5* 的大部分障碍都要求特定的一组症状导致"临床显著的痛苦或者社会或职业功能的损害"。但它没有提供做出这一决定的具体测量方法。精神健康专业人士必须根据主观判断来确定患者的症状带来的痛苦或社会功能损害严重到什么程度才符合诊断标准。这些概念迫切需要更具体的定义，也需要更好的测量工具对它们做出评估。

对当前分类系统的批评还强调了更宽泛的概念性问题。一些临床医生和研究人员指出，*DSM-5* 定义的综合征无论从制订治疗计划的角度，还是从设计研究方案的角度来看，都不是最有用的思考心理问题的方式。例如，更好的方式是关注功能失调的同质性维度，如焦虑和愤怒性敌意而非综合征（症候群）（Smith & Combs, 2010）。

批评者提出的问题包括：对于那些对自己有扭曲和负面看法的人，不论他们的症状是否碰巧夹杂抑郁、焦虑或其他消极情绪和人际关系冲突，我们都应该设计治疗方案吗？回答是：我们不知道。仅仅因为这些替代方案在处理问题的方式上不同于官方诊断手册就否定它们，无疑为时过早。在目前不确定的状态下，我们应该鼓励多样化的意见，如果这些意见以谨慎的怀疑为基础并得到严谨的科学研究的支持，尤其如此。

从实证的观点来看，*DSM-5* 受到许多问题的困扰，这表明它不是按照最简单和最有利的方式将临床问题分为各类综合征（Helzer, Kraemer, & Krueger, 2006）。最棘手的问题之一是**共病**（comorbidity），它被定义为在同一个人身上同时出现两种或两种以上的障碍（Eaton, South, & Krueger, 2010）。例如，"美国国家共病调查"发现，在一生的某个时间点至少符合一种诊断的人中，有 56% 的人符合两种或两种以上障碍的诊断。在一个小亚群体中，14% 的样本实际上符合三种甚至更多的终身障碍的诊断。在这项研究中，几乎 90% 的严重障碍都来自这个亚群体。

对共病的解释很多（Krueger, 2002）。某些人可能患上两种独立的疾病。而在另外一些人身上，一种障碍的出现可能导致另一种障碍的发作。比如，长期酗酒却无

这块广告牌上的火警警示就运用了维度分类系统。上面传递的信息是"火警危险有多大"，而不仅仅是说明该处是否有火灾危险。

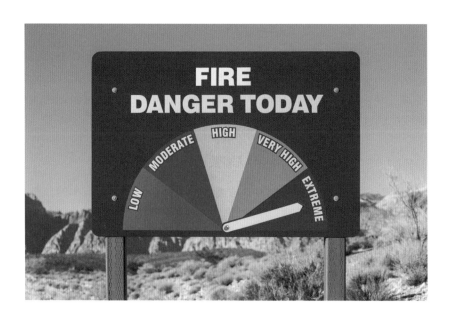

力戒酒可能让一个人变得抑郁。这两种情况都不会导致 *DSM-5* 出现概念性的问题。但遗憾的是，特别高的共病率说明这些解释只占类别重叠中的一小部分。

当一个人身上出现症状的混合模式（通常还很严重），同时符合一种以上障碍的诊断标准时，与共病有关的真正问题便会出现。以本书作者之一的一名来访者为例。这名患者有着与焦虑、抑郁以及人际问题有关的许多弥散性问题。根据 *DSM-5* 系统，他符合抑郁症、广泛性焦虑障碍和强迫症以及三种类型的人格障碍的诊断。因此，可以说他至少有六种精神障碍。但这样的诊断真的有用吗？这是考虑他的问题的最好方式吗？说他存在一系列复杂的相互关联的问题，这些问题都与忧虑、思维反刍以及对强烈的消极情绪的调节有关，并构成了一种复杂且严重的障碍——这样说是不是更准确？

共病问题与 *DSM-5* 的另一个局限性有关：它没有很好地利用有关精神障碍病程的信息。100 多年前，当人们刚开始描述精神分裂症和双相心境障碍时，二者的区别主要基于对其长期病程的观察。遗憾的是，*DSM-5* 所列的大多数障碍主要根据某个特定时间点上的症状快照来定义。诊断决策很少基于对患者问题随时间演变的综合分析。如果有人符合一种以上障碍的诊断标准，那么哪一种障碍最先出现是否重要？是否有模式可以预测某种障碍随着其他障碍的发作而出现？儿童障碍与成人心理问题之间的关系是什么性质？更多地关注毕生发展（life-span development）的问题将极大地丰富我们对精神障碍的了解（Buka & Gilman, 2002; Oltmanns & Balsis, 2011）。

这些都是心理健康专家在未来许多年将持续争论的问题。这些问题在短期内似乎不可能得到解决。为解决这些问题和局限性进行的尝试将确保分类系统会持续修订。与以前一样，临床经验和实证证据的互动将推动这些变化。学生、临床医生和研究人员在使用目前的分类系统以及后续版本时都应该保持怀疑精神。

评估中的基本问题

至此，我们已经讨论了分类系统的开发和使用。但我们并未讨论心理治疗师如何收集所需的信息来做出诊断决策。而且我们只是比较笼统地考察了这个问题。诊断决策只是一条有用的信息，而不是对特定个体情况的系统描述。它只是一个出发点。在下面一节，我们将探讨收集信息的方法。在这一过程中，我们将讨论可能有助于理解心理病理行为的广泛的数据。

临床评估的目的

为了理解评估程序的重要性和复杂性，让我们回到迈克尔的例子。当迈克尔和他的父母第一次去看心理治疗师时，他们显然很不安。但是从迈克尔的行为和整个家庭的情况来看，还不能清楚地界定问题的性质。治疗师在尝试帮助这个家庭之前，必须收集更多的信息。他必须进一步了解迈克尔的强迫观念和强迫行为的范围和频率，包括强迫症是什么时候开始的，多长时间出现一次，哪些因素使其变好或变坏，等等。他还必须了解迈克尔是否有其他问题，如抑郁或妄想信念等，这些问题都可能解释迈克尔的反应或者影响治疗。此外，他还必须了解迈克尔如何与同学相处，在学校表现如何，父母对他的异常行为如何反应。他的行为是否至少部分地源于对外部环境的反应？家庭会如何支持（或阻碍）治疗师为了帮助他改变而做出的努力？治疗师必须根据迈克尔行为的多个不同方面来处理他当前的情况。

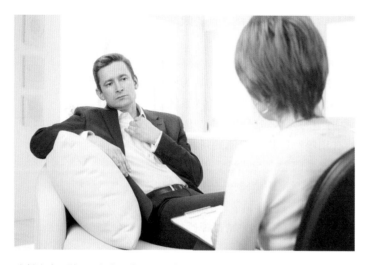

诊断访谈为详细了解来访者的主观体验并观察其行为提供了机会。

心理评估是收集和解释信息的过程，以便理解当事人。这一过程可以采用许多收集资料的技术。下文将介绍若干种方法。不过我们必须记住，不要将评估过程和方法列表混淆。评估程序是能以多种方式来使用的工具，但不能在理论的真空中使用。评估者必须对所考虑的障碍的性质及其产生的因果过程采取一种理论视角（参见第2章）。访谈可以用来收集各类信息，出于各种不同的目的。心理测验的结果可以用多种不同的方式来解读。评估程序的价值只能根据特定的目的来确定（McFall, 2005）。

评估程序可用于多种目的。最明显的目的可能是描述个体主要问题的性质。这一目的通常涉及做出诊断。临床医生必须收集信息来支持诊断决策，并排除症状的其他解释。评估程序也用于做出预测、制订治疗计划和评价治疗。预测在实践中的重要性显而易见：许多关键决策都是治疗师依据对未来事件发生可能性的判断做出的。某个人会出现暴力行为吗？某个人可以做出理性决策吗？父母有能力照顾自己的孩子吗？评估程序还经常用来评价特定的疗法对特定的患者有益的可能性，并为衡量治疗方案的有效性提供指导。不同的评估程序可能用于不同的目的。在一种情形中有用的评估程序在另一种情形中可能是无效的。

行为一致性假设

评估涉及对个人行为的特定样本的收集。这些样本可能包括个体在访谈中说的话、在心理测验中的反应或者个体被观察时所做的事情。如果假定上述行为是孤立的事件，那么它们都不重要。它们之所以有用，是因为它们为个体在其他情境中的感受或行为方式提供了样例。因此，心理学家必须关注行为在不同时间和情境中的一致性。他们想知道行为样本是否可以推广（generalize），或者说根据评估时获得的行为样本能否推断个体在自然环境中的行为。如果来访者此时抑郁，那么一周以前她的感觉如何？明天的感觉又会如何？换言之，这是一种持续的现象，还是暂时的状态？如果一个焦虑的孩子在心理治疗室里感到焦虑和无法集中注意力，那么他在教室里也会出现这些问题吗？在运动场上呢？

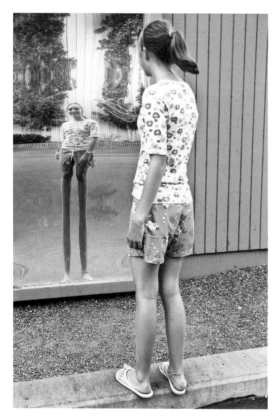

每一种评估工具都有优缺点。每一种工具都是观察人的不同（而且可能是局限或扭曲的）视角。

心理治疗师在做正式评估时通常会寻找一个以上的信息源。因为我们试图广泛而综合地描绘受测者的调适情况，所以必须从多个来源收集信息，并尝试整合这些数据。每一条信息都可以视为个体行为的一个样本。评估这一信息可能的意义或重要性的一个方法是考察这些不同信息源的一致性。根据诊断性访谈得到的结论是否与心理测验的结果一致？治疗师对来访者行为的观察和来访者的自陈是否与父母或教师的观察一致？

评价评估程序的有效性

与评价诊断类别有效性的标准一样，评价评估程序的标准也是信度和效度。就评估程序而言，信度可以指各种评估程序的一致性。比如，不同时间测量结果的一致性称为重测信度。如果在两个不同的时间点重复使用同一种评估程序，受测者是否会得到相同的分数？测验中各项目的内部一致性被称为分半信度。如果用包含许多项目的测验来测试某一特质或能力，并将这些项目分成两半，那么受测者在这两半上的得分一致吗？评估程序要应用于临床实践或研究，就必须是可靠的。

评估程序的效度是指它的意义或重要性（Meyer et al., 2001; Straus & Smith, 2009）。受测者在这次测验或程序中的得分是否真实反映了该测验所要测量的特质或能力？得分能告诉我们受测者在其他情境中此类行为的有用信息吗？知道受测者曾经在这一评估中得到某个分数，我们能对他在其他测验中的反应或者在未来情境中的行为做出有意义的预测吗？所有这些问题都与评估程序的效度有关。一般而言，不同评估程序提供的信息越一致，这些程序就被认为越有效（参见下文"批判性思考很重要"专栏）。

文化差异对评估程序的效度提出了重大挑战。要理解来自其他文化背景的人的想法和行为往往很困难。为某个群体构建的测量程序在被用来测量另一种文化的人时，可能会产生误导。语言、宗教、性别角色、关于健康与疾病的信念、对家庭的态度等都可能对心理问题的体验和表达方式有着重要影响。心理专家在收集与特定个体精神障碍性质的问题有关的信息时，必须考虑这些因素。对访谈法、观察法和人格测验的跨文化效度必须谨慎地进行评估（Padilla, 2001）。然而遗憾的是，这个问

批判性思考很重要

巴纳姆效应和评估反馈

许多人认为心理学家会读心术。然而遗憾的是，心理学家使用的评估程序并不能直接洞悉人的心灵。心理学家设计了许多程序来收集关于人类行为和临床问题的信息，但每一种方法都有优缺点，没有一种是完美的。

既然心理学家也会犯错，人们为什么仍常常不加批判地接受他们的评估结果？在一篇经典的论文中，米尔（Meehl, 1973）描述了一个他称之为巴纳姆效应的问题。巴纳姆是一名聪明但毫无道德的商人，他创立了一家名为"地球上最棒表演"的马戏团。巴纳姆效应是指对某个人的描述实际上适用于所有人。比如想象心理专家为迈克尔做了一次正式的心理评估，并且得出结论说，迈克尔对他的父母有着矛盾的情感，有时缺乏自信，或者他的期望有时是不切实际的。人们通常会接受这种模糊而肤浅的描述，认为符合自己的情况，殊不知这类模糊的概括几乎适合所有人。显然，心理评估应该有更高的标准。诊断决策和临床判断应该包含有意义的具体信息。

为了提高心理评估的效度，我们能做什么？很重要的一步是承认心理评估也会出错。与普通人一样，临床心理专家在做决策时也容易出现各种认知偏差和错误（Garb, 2005）。在不确定的情况下，他们会使用心理捷径做出临床判断。例如，他们会过度关注能证明他们起初印象的信息，而往往忽略与起初印象不一致的信息。他们可能受到容易想到的印象深刻的个案的过度影响，有时忽略基于大样本数据得出的更重要的证据。如果临床医生慎重考虑其他假设（比如某种不同于他们起初印象的诊断），然后思考一下支持或否定的证据，他们就可能把这些认知偏差的影响降到最小。

只要稍加思考，你就可能发现，这些都是人们常犯的思维错误，而不只是存在于心理专家的评估之中。学习异常心理学时，你可能更关注与你观点一致的信息，并会受到生动的个案研究的过度影响。批判性思考（谨慎而客观地推理和评价）是你和专业治疗师防止这些倾向的最好保障。

题在治疗计划和心理病理学研究中往往被忽视。我们不应该认为，在一种文化中开发的问卷在另一种文化中必定有效。研究者们必须用实证研究来证明该问卷在两个群体中测量的是同一事物。

心理评估程序

在本章剩余部分我们将概述一些评估程序。我们不会回顾所有的测量方法，而只是选择性地介绍。我们先讨论心理评估程序，包括访谈法和各类心理测验。本章最后一节将介绍生物评估程序，这些程序涉及与精神障碍有关的神经学和生物化学事件。

提起心理病理学评估，我们首先想到的往往是"个人变量"。受测者曾经做过什么或说过什么？他对目前的情境感觉如何？这个人有哪些技能和能力？是否有重大的认知或社会缺陷应该加以考虑？关于个体的这些问题可以通过许多程序进行测量，包括访谈、观察、各类自我报告工具以及心理测验等。

访　谈

通常，了解个体的最好方法就是直接交谈。临床访谈是使用最普遍的心理评估程序。*DSM-5* 定义的大多数分类都是基于能够通过访谈收集的信息。这些数据一般可以通过官方记录（以前的住院或门诊记录、学校报告、法院文件）和对其他知情人（比如家人）的访谈得到补充。但来访者对自己问题的直接描述是诊断决策的主要依据。除智力障碍的诊断外，*DSM-5* 中的诊断分类没有依据心理测验或生理测量来定义的。

访谈法提供了一个让来访者描述自己问题的机会。许多心理病理症状都是主观的，访谈可以对这些问题进行详细的分析。我们以迈克尔的焦虑问题为例。他在学校经历的持续恐惧和厌恶是其问题的核心特征。他关于污染的强迫观念是他的私人事件，治疗师只有依据他的自陈才能得知，这种自陈相当具有说服力。他的家人可以观察到迈克尔整理课本、换衣服、洗手等奇怪习惯，但这些行为对迈克尔的意义并不是显而易见的；他自己并不知道这些行为的目的是控制或消除那些嘲笑他的同学所引发的焦虑意象。

访谈法还能让临床医生观察来访者的外貌和非言语行为的重要特征。在迈克尔的案例中，心理专家在交谈伊始就注意到迈克尔的双手和小臂因擦洗过度而红肿。他衣着整洁，似乎特别在意头发和眼镜，不停地整理。迈克尔不愿与他人有眼神接触，说话轻柔且嗫嚅。他在这种社交情境下明显不自在，这跟他自述的在与同伴互动时感到焦虑是一致的。另外值得注意的是，迈克尔在谈到特定的话题时情绪明显变得激动，比如讨论田径队里发生的往事。每当谈到这些，他就在座位上变得焦躁不安，双手紧紧抓住身体。迈克尔的这些非言语行为提供了关于他问题性质的有用信息。

结构化访谈　为评估进行的访谈因临床医生采用的访谈结构的多少而有所不同。有些访谈是相对开放的或非指导性的。在这类访谈中，临床心理治疗师跟着来访者的思路走。非指导性访谈的一个目的是帮助来访者整理他们的主观感受，并一直提供基本的同理心支持，无论来访者决定就他们的问题做些什么。与这种开放的访谈相对的是，有些访谈遵循更明确的问答模式。在结构化访谈中，临床医生必须询问每

表 4.2　分裂型人格障碍评估的访谈问题示例

社会关系

这一组问题涉及他人在场时你的思考与行为方式。记住，我感兴趣的是你自己平常的方式。

DSM诊断标准： 过度的社交焦虑，这种焦虑不因熟悉而减少，往往与偏执性恐惧而非对自己的消极判断有关。

　问题："当周围有人时你是否通常感到紧张或焦虑？"

　　（如果回答"是"，继续问以下问题）："有多紧张？""当周围有人时你感到紧张，是因为你担心他们可能做些什么吗？""当你对周围的人有更多的了解之后，你的紧张是否有所缓解？"

对他人的知觉

本节问题是关于你在与他人相处时可能有过的经历。

DSM诊断标准： 没有充分根据地怀疑他人利用、伤害或欺骗他。

　问题："你是否经历过别人假装你的朋友来利用你？"

　　（如果回答"是"，继续问以下问题）："发生了什么事？""这种事多长时间发生一次？"

　问题："你是否擅长识别试图欺骗或反对你的人？"

　　（如果回答"是"，继续问以下问题）："你能给我举一些例子吗？"

DSM诊断标准： 牵连观念（这种信念把与自己无关或无害的事件看成直接与自己有关或对自己有特殊的意义。）

　问题："你是否曾经发现周围的人似乎在随意交谈，但后来你意识到他们实际上在议论你？"

　　（如果回答"是"，继续问以下问题）："你怎么知道他们在议论你？"

　问题："你是否曾感到负责人因为你而专门改变规则，但他们不承认？"

　问题："你是否有时感到街上的陌生人在看你而且议论你？"

　　（如果回答"是"，继续问以下问题）："为什么你认为他们特别注意你？"

资料来源：Bruce, M.D. Pfohl, Nancee Blum and Mark Zimmerman. 1997. Structured Interview for DSM-IV Personality. American Psychiatric Association. Reprinted with permission from the Structured Interview for DSM-IV; Personality（SIDP-IV）（Copyright © 1997）. American Psychiatric Association. All Rights Reserved.

注：*人格障碍类型的DSM-5诊断标准与DSM-IV是一样的。*

个患者一系列特定的细节问题，目的是为诊断决策或者为评估来访者心理病理的严重程度收集信息。

　　为了进行大范围的流行病学和跨国研究，心理学家设计了几种不同的结构化访谈（Segal et al., 2010）。研究人员认为，如果能保证临床医生在对患者进行访谈时总是采用一致的做法，提相同的问题，他们诊断决策的信度就能提高。心理学家还设计了其他形式的结构化诊断访谈，用于诊断诸如人格障碍、焦虑障碍、分离障碍和儿童行为问题等特定类型的问题。

　　结构化访谈会列出一系列的特定问题，通过它们可以详细描述一个人的行为和经历。例如，我们以 *DSM-IV* 中人格障碍的结构化访谈（SIDP-IV; Pfohl, Blum, & Zimmerman, 1995）作为迈克尔的评估过程的一部分。SIDP-IV 是一种普遍采用的访谈，涵盖了所有的人格障碍类别。表 4.2 的问题选自 SIDP-IV。该表加入了一些与分裂型人格障碍诊断有关的特定问题。

　　结构化访谈的过程安排为重要诊断信息的收集提供了系统的框架，但仍然需要经验丰富的临床医生。如果访谈者无法与来访者建立一种舒适而和谐的治疗关系，那么访谈可能无法得到有用的信息。此外，很难事先列出诊断访谈该问的所有问题。来访者对问题的反应可能需要访谈者澄清。访谈者必须确定什么时候有必要深入探讨以及用什么方式进行。列出具体的问题清单和确定清晰的诊断标准定义都有利于临床医生的工作，但临床判断仍然是诊断访谈的一个重要部分。

优点 临床访谈是临床心理专家在心理病理评估中采用的主要工具。它得到普遍采用主要因为如下一些特点：

1. 访谈者可以掌控互动的过程，必要时可以深入探讨。
2. 通过观察患者的非言语行为，访谈者能尝试发现阻抗区。从这一点上说，信息的效度能提高。
3. 一次访谈就能在短时间里收集大量信息。它可以涵盖许多过去的事件和不同的背景。

缺点 必须记住，临床访谈作为评估过程的一部分在使用中有一些不足。这包括以下几点：

1. 某些患者可能无法或不愿对他们的问题提出合理的解释。对幼儿来说可能尤其如此，因为他们的言语能力还不完善；同样，某些精神患者或痴呆患者也无法有条理地说话。
2. 人们可能不愿承认尴尬或恐怖的经历。他们可能觉得只应向访谈者报告那些社会期望的感受和行为。
3. 来访者提供的信息必然经过来访者双眼的"过滤"。它是一种主观的陈述，可能受到记忆错误或选择性知觉的影响或歪曲。
4. 访谈者提问的措辞方式以及对待来访者回答的反应方式都会影响来访者的陈述。

观 察 法

我们除了在访谈中得到人们愿意述说的信息外，也可以通过观察他们的行为获得大量信息。在大多数评估程序中，观察技术都起着重要作用。有时我们观察到的信息可以证实患者的自陈内容，有时患者的外显行为似乎与他所说的内容并不一致。一名少年犯可能会用言语表达他对伤害某个同学感到后悔，但他的笑容和快乐的眼神会让人怀疑他的诚意。在这种情况下，我们必须综合不同的信息源。如果我们在访谈资料的基础上增加对个体行为的观察，那么关于个体调适情况的信息将得到极大丰富。

观察程序可以是正式的或非正式的。非正式的观察主要是定性的。临床医生会观察患者的行为及其发生的环境，而先不记录特定反应的频率或强度。迈克尔的案例说明了在自然环境中非正式观察的价值。当治疗师来到迈克尔家中访问他及其父母时，治疗师发现他的仪式化行为比他原来描述的更极端。这一发现是有价值的，但并不特别意外，因为强迫症患者通常不愿在访谈中完全如实地描述他们的强迫行为。治疗师还发现，迈克尔的父母本身也相当注重规则和秩序。他们家中所有的东西都十分整洁，井然有序。这一观察结果有助于治疗师了解迈克尔的父母可能在多大程度上影响或强化迈克尔严格遵守苛刻规则的行为。

尽管观察法通常在自然环境中进行，但有时心理专家在刻意安排和控制的情境中观察个体的行为也是有益的。有时在自然环境中不可能观察到患者的特定行为，因为这类行为很少发生，或者观察者无法在场；有时可能因为该环境无法进入；有时需要观察的行为本身是一种隐私行为。在这些情况下，心理专家可能会设计某个接近真实的情境来观察患者的行为。与更加复杂的真实环境相比，这些人为创设的情境还可能允许对患者的问题进行更细致的测量。

　　就强迫行为而言，观察法可能要求当事人有意地触碰通常会引发其仪式化行为的物品。治疗师可能收集一组迈克尔不想触碰的物品，比如课本、旧运动短裤、洗衣间的门把手等。有用的具体信息包括：哪些物品他不愿意触碰，如果碰到会体验到何种程度的不适，从碰到这些物品到洗手他会等待多长时间，等等。这些信息也可以用作治疗过程中患者变化情况的参考指标。

评定量表　　不同类型的评估程序可以在观察的基础上用来对个体的行为提供量化评估。一种选择是使用**评定量表**（rating scale），它要求观察者判断患者在某个维度上的位置。比如，一名临床医生可能在一段时间内观察患者的行为，接着完成一组维度评定，如患者仪式化的强迫行为的严重程度。

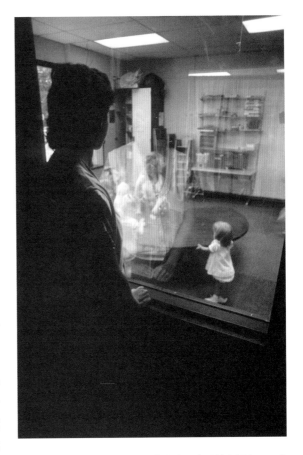

直接观察可能是提供患者行为信息的最有用的来源之一。在这个案例中，研究者从单向镜后面观察儿童和老师，以尽可能减少反应性，即观察者的在场可能对儿童行为产生的影响。

　　评定也可以根据访谈所收集的信息做出。耶鲁 - 布朗强迫症状表（Y-BOCS; Goodman et al., 1989; Woody, Steketee, & Chambless, 1995）是一种基于访谈的评定量表，它广泛地用于评估与迈克尔有类似问题的人。访谈者询问患者一系列关于他们经历的强迫观念和强迫行为性质的特定问题。比如，"你有多长时间被强迫观念占据？"访谈者使用范围从 0（无）到 4（极度）的等级，接着在几个维度上进行评级，如"被强迫观念占据的时间""由于强迫观念而受到的干扰""与强迫观念相关的痛苦"以及"对强迫观念的阻抗"等。综合评分——把量表里所有项目的得分累加——可以作为衡量强迫症严重程度的一个指标。

　　评定量表只是对个体行为提供抽象的描述，而非精确地记录特定的行为。评定量表要求观察者做出社会判断，他必须将被观察者的行为与其他人的理想看法进行比较。患者与从未出现过这方面问题的人相比怎么样？与最严重的患者相比又如何？这些判断的价值取决于评估者的经验。如果观察者能准确地综合所收集到的信息，并与其他人的行为进行比较来评估问题的频率或严重性，评定量表就是有用的。

行为编码系统　　另一种量化观察数据的方法依赖于对当事人实际活动的记录。行为编码系统不是判断患者在特定维度上的位置，而是侧重于特定行为事件发生的频率（Furr & Funder, 2007）。因此，这种类型的观察不需要观察者做太多的推理。因为行为编码系统需要投入大量时间和训练，所以更多地用于研究而非临床情境。编码系统可以用于自然环境中的观察，也可以用于专为引发问题行为而人为设计的情境中的观察，在这种情况下可以准确地观察行为。有些案例直接由治疗师观察，有些则由教师、父母、配偶和同侪等提供信息，因为这些人在自然环境中有更好的机会观察患者行为。

　　某些系统观察方法可能较为简单。仍以迈克尔为例。治疗师在对迈克尔及其父母做了数次访谈之后，邀请迈克尔的妈妈参与评估，让她连续几个晚上仔细观察迈克尔的洗手行为。治疗师给了她一叠表格（每天一份）来记录每一次洗手的情况，比如洗手发生的时间，洗手之前的情况。从迈克尔早上 6 : 30 起床开始，到他晚上

10：30 通常上床睡觉为止，一天以半小时为间隔分为若干时间段。在每一条线（每条线代表一个时间段）上，妈妈要标出他是否洗过手，洗手之前发生过什么事，以及洗手时感到有多焦虑（在 1 到 100 的等级上评分）。

某些成年来访者自己能记录自身的这类行为——这种程序称为自我监控。在本案例中，治疗师请迈克尔的妈妈提供帮助，因为治疗师认为她的观察比迈克尔更准确，也因为迈克尔不愿接触记录观察结果的纸张。他认为记录纸受到了污染，因为纸碰过他在治疗时穿的校服。

在开始治疗迈克尔之前，治疗师仔细检查了两周的观察结果，这揭示了一些信息，包括一天之中迈克尔的洗手仪式最活跃的时间（晚上 6 点到 9 点），房子里最可能引发洗手的特定物品和区域。这些信息有助于治疗师制订治疗方案。治疗方案要从最容易操作的层面入手，逐步深入到迈克尔感觉最困难的情境。治疗开始后，迈克尔妈妈提供的观察结果也可以作为治疗进展的参照。

优点　包括评定量表和行为编码系统在内的观察法，通常能为访谈信息提供有益的补充。它们的优点主要是能让临床医生直接观察行为，而不只是依赖于患者的自陈。特定类型的观察法各有其独特的优点：

1. 评定量表主要用作说明症状严重程度或功能损害程度的综合指标。
2. 行为编码系统提供了特定情境中当事人行为的详细信息。

缺点　观察法有时被认为与照片类似：与人们回忆自己的行为和感受相比，观察对行为的见证更为直接和现实。但正如照片质量会受到相机质量的影响一样，观察数据的价值也取决于其收集程序。因此观察法也有诸多缺点：

1. 观察法可能很耗时，因此成本昂贵。在使用某种详细的行为编码系统之前，评估者通常需要接受大量的训练。
2. 观察者可能犯错。他们的知觉可能出现偏差，正如访谈者的推论可能出现偏差一样。评定和行为编码的信度都必须进行监控。
3. 当被观察者知道自己正在被观察时，可能有意或无意地调整自己的行为——这种现象被称为**反应性**（reactivity）。比如，当要求某个人记录自己洗手的次数时，他洗手的频次可能小于没有被观察记录时。
4. 观察测量告诉我们的只是被选择观察的特定情境。除非我们扩大观察范围，否则我们不知道在不同的时间和地点，被观察者的行为方式是否相同。
5. 心理病理的某些方面无法被任何人观察到，除了患者本人。比如愧疚感或低自尊等主观体验尤其如此。

人格测验和自陈问卷

人格测验是关于个体调适信息的另一个重要来源。人格测验让研究者有机会在标准化的情境中收集个体的行为样本。测验时呈现给受测者某种标准刺激，通常是可以做真假回答的特定问题，每次测验都使用完全一样的刺激。这样，临床医生就能确定测验成绩的差异可以解释为能力或特质的差异，而非测验情境的差异。

人格量表（personality inventory）由一系列直接的陈述句组成；通常要求受测者指出每句陈述符合或不符合自己的情况。某些人格量表得到了广泛应用。有的用于鉴别正常人群的人格特质，有的侧重于特定的心理问题。我们选择使用最普遍的人格量表——《明尼苏达多相人格量表》（MMPI）——来说明作为评估工具的这些测试的特点。

MMPI 的最初版本于 1940 年代由美国明尼苏达大学编制。过去的几十年中，它是使用最广泛的心理测验。关于 MMPI 已发表的研究论文成千上万。该量表曾修订过，目前它被称为 MMPI-2（Butcher, 2006）。

MMPI-2 基于 500 多个陈述句，涵盖的主题从身体不适和心理状态，到职业偏好和社会态度。具体的陈述如，"有时我会不停地做一件事，直到别人对我不耐烦为止""我的情感很容易受伤"以及"有人想窃取我的思想和观点"。读完每句陈述后，受测者要指出陈述是真还是假。MMPI-2 的计分是客观的。受测者答完所有问题后，将得分加起来，在 10 个临床量表和 4 个效度量表上分别得到一个分数。

在考虑某个人 MMPI-2 剖面图可能的临床意义之前，心理学工作者会先检查一些效度量表，效度反映了患者对测验的态度以及回答问题的开放性和一致性。如果受测者天真地企图逃避诚实作答，那么 L（撒谎）量表能灵敏地反映出来。比如，该量表中的一个句子是："有时我真想骂人。"尽管这种特质可能并不值得称道，但实际上所有正常被试对该条目的回答都应是肯定的。该条回答为否（不符合他们）的受测者在 L 量表上得 1 分。

这类反应较多将导致 L 量表分数升高，表明受测者总体测验的得分不应该被解释为真实感受的反映。其他效度量表则反映了夸大问题、粗心回答以及异常防御等倾向。

如果剖面图被认为有效，就可以对 10 个临床量表进行解释（见表 4.3）。有些量表的意义很清楚，但另一些量表则与更普遍或混合的症状模式有关。比如，量表 2（抑郁）是一个比较直接的抑郁指标。相比之下，量表 7（精神衰弱）则更复杂，它以测量焦虑、不安全感和过度怀疑的条目为基础。要在任何一个临床量表上得到高分都有许多不同的方式，因为每一个量表都由许多条目组成。更明显的量表甚至能反映几种不同类型的问题。因此，量表得分的模式比任何特定量表的高分更重要。

临床医生自己的经验和临床判断可能出现各种偏差和矛盾，所以许多医生并不仅仅依赖自己的经验和判断，而是根据一组源自实证研究的明确规则来分析特定测验的结果（Greene, 2006）。这被称为**精算式解释**（actuarial interpretation）。我们可以用迈克尔的剖面图来说明这一过程。从剖面图的得分模式开始分析，从最高分到最低分。得分超过 70 的量表最重要，而且解释有时以"高点配对"（high-point pair）为依据。

表 4.3　MMPI-2的临床量表		
量表序号	量表名称	高分解释
1	疑病症	过度担忧身体；躯体症状
2	抑郁	忧郁；悲观；易怒；苛求
3	歇斯底里	没有医学病因的生理症状；自我中心；需要关注
4	精神病态性偏离	不合群或反社会；反叛；冲动；判断力差
5	男性化-女性化	对于男性：爱美
		对于女性：武断；好胜；自信
6	偏执	多疑；敏感；愤恨；严苛；可能有明显的精神病性
7	精神衰弱	焦虑；担忧；强迫；缺乏自信；有决策问题
8	精神分裂症	可能有思维紊乱；退缩；感到被疏远和不被接纳
9	轻躁狂	过度活动；缺乏方向；不耐挫折；友好
0	社会内向性	社会内向；羞怯；敏感；过度控制；顺从

按照这种方法，迈克尔的剖面图可以编码为 2-0；也就是说，他得分最高的是量表 2 和量表 0。临床医生然后在 MMPI-2 "菜单"中查找这一特定的分数结构，看看适用于哪种描述性特征。在一份 "菜单"中，对符合 2-0/0-2 编码类型的青少年（主要是 14 和 15 岁）有以下描述：

在 2-0/0-2 类型中，有 87% 的人向治疗师表露了自卑感。他们说自己长得不好看，害怕在班上发言，遇见别人或约会时感到尴尬（在高 2-0/0-2 类型中为 91%）。他们的治疗师认为 2-0/0-2 表示焦虑、恐惧、胆小、退缩、拘谨。他们抑郁，非常容易受威胁。2-0/0-2 类型的青少年表现出过度控制；甚至是在适合放松的时候也无法放松。他们害怕与他人有情感的卷入，实际上他们几乎不需要这种亲近。心理治疗师认为这些青少年有分裂样人格；他们的思考和联想方式异常，大量时间沉浸在自己的幻想和白日梦中。他们是非常严肃的年轻人，经常预测将来的问题和困难。实际上，他们倾向于强迫性思考和强迫性地注意细节。

（Marks, Seeman, & Haller, 1974, p.201）

对于这段描述必须做几点说明。第一，没有什么是绝对的。精算式描述是概率陈述，说明这类得分模式的人群中有一定比例的人与某种特点或行为有关。如果属于这种编码类型的青少年中有 87% 的人都表露出自卑感，那么还有 13% 的人不会这样。这段描述虽然许多方面与迈克尔当下的调适情况相符，但并不完全一致。MMPI-2 必须结合其他评估方法使用。精算式描述的准确性可以通过对当事人进行访谈或直接观察其行为来证实。

优点　与访谈法和观察法相比，MMPI-2 有一些优点。不过，在临床实践中，它很少单独使用，但可以作为其他信息收集方法的有益补充，原因如下：

1. MMPI-2 提供了来访者受测态度的信息，这提醒临床医生注意来访者可能会粗心、防御或夸大问题。
2. MMPI-2 直接而高效地涵盖了广泛的问题。如果采用访谈方式了解所有这些主题，临床医生可能要花费几个小时。
3. 因为 MMPI-2 是客观计分，测试结果对个体调适情况的描述不会受到临床医生对来访者主观印象的影响。
4. MMPI-2 可以用一种精算的方式来解读，它使用广泛的信息库，考察人们对条目陈述的独特反应。

缺点　MMPI-2 也有一些缺点。有些缺点源于它已经使用多年，而且随着时间推移，看待不同心理病理形式的方式已经发生变化。

1. 传统临床量表（见表 4.3）的效用受到质疑，特别是它区分不同类型精神障碍的能力。为了解决这些问题，重新结构化的临床量表已经被开发出来，但新量表仍有争议（Nichols, 2006）。
2. MMPI 测验取决于受测者对书面陈述的阅读和反应能力。有的人无法答完如此广泛的问题列表，包括许多重度精神病患者、智力受损者或教育水平低的人。

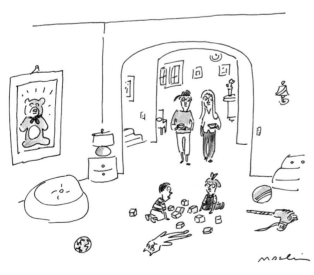

"他们来啦——行动幼稚。"

© Michael Maslin/The New Yorker Collection.

3. 特定的剖面图并不总能找到对应的具体数据。许多患者的测试结果并不符合特定代码类型的标准，而代码类型又与大量数据有关。因此，精算式解释对这些剖面图可能并不适用。

4. 某些研究已经发现，剖面图类型在时间上并不稳定。尚不清楚的是，这种不稳定是应该解释为缺乏信度，还是应该解释为对受测者调适水平的变化敏感。

人格投射测验

在**投射测验**（projective tests）中，治疗师给受测者呈现一系列模糊的刺激。最著名的投射测验由瑞士精神病学家罗夏（Hermann Rorschach, 1884–1922）于 1921 年发明。该测试基于墨迹的使用。罗夏测验由一系列的 10 张墨迹图组成。其中 5 张是白背景上不同灰度的阴影，另外 5 张则包含彩色墨迹。测验要求受测者观看每一张卡片，指出它看起来像什么。当然测验并没有标准答案。测验指导语有意含糊其词，以免通过微妙的暗示影响受测者的反应。

罗夏测验这类投射技术最初是依据心理动力学关于人格和心理病理本质的假设。它相当重视无意识动机（受测者基本意识不到的冲突和冲动）的重要性。换言之，当受测者试图描述或解释卡片时，他们可能投射了潜在的欲望和冲突。因此，他们可能揭露自己没有意识到的内容，或者在被直接询问时可能不愿意承认的内容。这些卡片故意设计成非现实的或者抽象的：它们或许像受测者希望看到的任何东西。

迈克尔并未实际完成任何人格投射测验。不过，我们可以讨论一个男性案例来说明将这些测验用于迈克尔的可能方式。该男性被诊断为强迫症，同时证据显示他有依赖型和分裂型两种人格障碍特征。患者 22 岁，无业，与母亲一起生活，他的父亲在 4 年前意外死亡。与迈克尔一样，这位男性也被污染的侵入性想法困扰，并且频繁地强迫清洗（Hurt, Reznikoff, & Clarkin, 1991）。他对罗夏测验卡片的反应是频繁地提及情绪痛苦（"一个男人在尖叫"）、人际冲突（"两个妇女在争夺东西"）以及战争（"两朵核弹蘑菇云"）。他对卡片的任何反应都没有颜色元素。

罗夏测验最初的计分程序基本上是凭印象打分，并且相当重视受测者的反应内容。上述案例中给出的反应可能暗示了许多重要主题，比如明显可能有攻击和暴力的主题。也许他在压抑敌意，正如他频繁地提及战争和冲突。这些主题伴有谨慎的情绪反应，这大概反映了他对颜色的回避。心理专家可能想知道，他是否会为一些事情感到内疚，比如父亲的死亡。这类解释主要根据象征符号和临床推断，有趣的材料会激发临床医生解谜的好奇心。遗憾的是，这种直觉式计分方法的信度和效度非常低（Garb et al., 2005）。

当我们考虑这些解释的效用时，我们还应该记住投射测验程序的相对效率。测验是否告诉了我们一些不曾知道的信息或者以更直接的方式了解不到的信息？临床访谈通常是收集信息更直接和有效的方法，临床医生可能利用临床访谈来了解一名来访者的愤怒或者内疚感。

投射测验的新用法是将受测者对卡片的描述视为其知觉和认知风格的样本（Meyer & Viglione, 2008）。"综合系统"是一个客观记录罗夏测验分数的系统，它主要基于受测者反应的形式而非内容。根据这一系统，对测验结果的解释主要取决于受测者的描述是如何考虑墨迹的形状和颜色的。受测者在墨迹中看见运动了吗？他关注细枝末节，还是根据整个墨迹图形的总体印象进行描述？诸如此类的考虑因素构成了罗夏测验的总体解释。与非正式的、凭印象打分的程序相比，这种打分系统

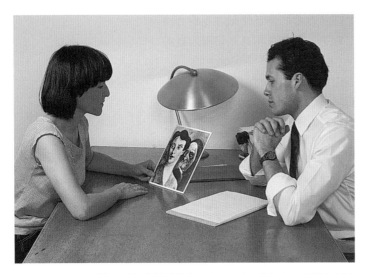

投射测验要求受测者对模糊的刺激做出反应。图中一名妇女正在做主题统觉测验（TAT），测验要求她为一系列图画中的人物编故事。

的信度要高得多。研究证据支持其中一些量表的效度，尤其是与认知和知觉过程有关的量表（Mihura et al., 2013）。不过其他分数的效度仍有问题（Wood et al., 2003）。

投射测验的种类很多。有的刺激并不像罗夏测验的墨迹那样模糊。例如，主题统觉测验（TAT）包含一系列图画，图画描绘的是各种模糊情境中的人像。大部分卡片都描绘了不止一个人。这些人物和他们的姿势容易引发关于悲伤和暴力主题的故事。测验要求受测者描述卡片上人物的身份，编造一个有情节的故事。这些故事可能反映了受测者自己感知现实世界的方式。

优点 投射测验的优点主要是测验过程和解释都很有趣，而且有时给那些本来不愿意或没有能力讨论自己问题的人提供了诉说的机会。对人格及心理病理持心理动力学观点的治疗师对投射测验更感兴趣，因为这种测验被认为反映了无意识的冲突与动机。它的一些具体优点如下：

1. 与结构化访谈或者冗长的MMPI相比，有些人可能觉得在非结构化情境中谈话更自在。
2. 投射测验能为了解受测者独特的世界观提供有趣的信息来源，而且它们是其他测评工具所获信息的一种有益补充（Weiner, 2000）。
3. 无论个体的人际关系在多大程度上受到无意识的认知和情绪事件的控制，投射测验都可能提供直接访谈法或者观察法无法获得的信息（Meyer & Archer, 2001; Stricker & Gold, 1999）。

缺点 投射测验的使用也有许多严重问题。1970年代以来，投射测验的流行已经式微，甚至在临床中也是如此，主要是因为研究发现，投射测验几乎没有支持其信度和效度的证据（Garb et al., 2005）。

1. 在施测和评分方面缺乏标准化是它的一个严重问题。不过罗夏测验评分的"综合系统"已经在这方面取得了一些进步。
2. 可用于与正常成人或儿童进行比较的信息很少。
3. 像罗夏测验之类的一些投射程序可能很费时间，在使用"综合系统"等标准化的方法来对受测者的反应进行评分时尤其如此。
4. 关于投射测验信度和效度的信息相互矛盾，很多量表的系统性价值很小。

生物评估程序

临床医生开发了许多测量生物系统与异常行为关系的技术。这些技术很少用于临床实践（至少对于心理病理诊断而言），但广泛地用于研究之中，而且似乎未来可能成为个体患者重要的信息源。

脑成像技术

过去数十年我们见证了神经科学领域的信息和技术大爆炸。如今我们对中枢神经系统的神经元之间如何传递信息也有了非常详细的了解，而且科学家已经发明了生成活人大脑影像的复杂技术（Bremner, 2005; Lagopoulos, 2010）。其中一些技术为休息状态的各种脑结构提供静态影像，就像 X 射线提供骨头或其他一些身体器官的影像一样。这类研究通常关注的是人脑各部分的体积。例如，许多研究已经比较了精神分裂症患者组和普通控制组的单侧脑室（充满脑脊液的大腔室）体积的平均大小。其他成像方法可用于生成个体在执行不同任务时脑功能的动态影像，以反映人脑各部分的激活水平。这些功能性成像使科学家们可以考察人脑的哪些部分与各类事件（如知觉、记忆、语言和情绪经历等）有关。它们也可能让我们了解人脑特定部位或通路是否与特定类型的精神障碍有独特的关系。

磁共振成像（MRI）可以精确地测量脑结构。在 MRI 中，影像经由强磁场而非 X 射线产生（Posner & DiGirolamo, 2000）。扫描仪里的一个大型磁体让特定脑区的化学元素发出独特的射线信号。计算机断层扫描（CT）和 MRI 都可以提供特定脑结构的静态影像。MRI 比 CT 的影像更详细，并且能够识别更小的脑组织。同时也因为 MRI 更容易生成三维的脑影像，所以 MRI 在大部分研究中取代了 CT 扫描。

除了提供脑结构静态影像的结构性 MRI 外，随着神经科学的进步还出现了脑功能成像技术（Brown & Thompson, 2010; Raichle, 2005）。正电子发射断层扫描术（PET）是一种扫描技术，能用来生成脑功能的影像（Wahl, 2002）。这种技术远比其他成像技术昂贵，因为它需要一个核回旋加速器来产生特殊的放射性元素。PET 扫描能够提供比较详细的脑影像。此外，它还能反映受试者对各种任务要求做反应时大脑活动的变化。

最振奋人心的脑功能成像方法是功能性磁共振成像（fMRI）。当神经元被激活时，其新陈代谢会加快，需要更多的血液供氧，而血液的磁特性会随着其含氧水平而变化。fMRI 技术可以连续而快速地获得一系列脑影像。流入特定脑区的血流含氧量的即时变化，可以通过比较影像之间信号强度的细微差异来测量。像 PET 之类的

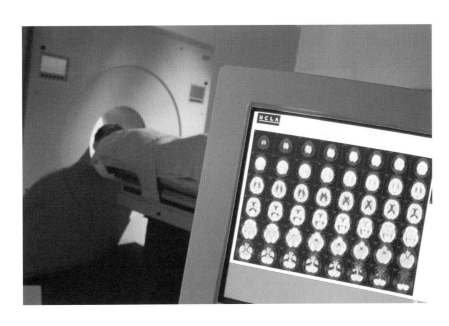

正电子发射断层扫描术（PET扫描）能够提供有用的脑功能动态影像。显示为红色或黄色的脑区说明其被激活（消耗已标记的葡萄糖分子），而蓝色或绿色的区域则较不活跃。不同的脑区是否活跃取决于受测者是在休息还是在参与特定的活动。

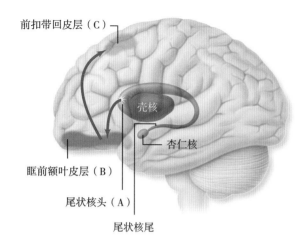

前扣带回皮层（C）

壳核

杏仁核

眶前额叶皮层（B）

尾状核头（A）

尾状核尾

图 4.2　与强迫症有关的脑区

当强迫症患者出现强迫症状时，可以见到尾状核（A）神经活动的增强，它引发"做某事"的冲动，通过眶前额叶皮层（B）使人产生"不对劲"的感觉，反过来通过前扣带回皮层（C）将注意力保持在不舒服的感受上。

功能性成像技术仅能测量持续几分钟的活动，而 fMRI 则能识别持续时间不到一秒的大脑活动变化（Huettel, Song, & McCarthy, 2004）。

脑功能成像技术已经广泛应用于研究各类精神障碍可能的神经基础。例如，在强迫症的案例中，使用 PET 和 fMRI 的研究已经表明，强迫症的症状与多个脑区相关，包括尾状核、眶前额叶皮层和前扣带回皮层（位于大脑额叶的内侧面）。图 4.2 显示了这些脑区的通路。强迫症患者的这些脑区似乎过度激活，特别是在面对引发其强迫行为的刺激时（Husted, Shapira, & Gooodman, 2006; Menzies et al., 2008）。

这些结果有趣是因为它们表明，人的某些脑区和回路可能一定程度上与强迫症的症状有关。但是我们必须强调，这种成像技术的结果对个人诊断没有意义。换言之，某些强迫症患者的尾状核或前扣带回皮层的代谢速率并没有增强，而某些没有强迫症的人这些脑区却激活了。

优点　脑成像技术提供了与执行特殊任务有关的脑区结构和脑激活水平的详细信息。该技术有重要用途，尤其是作为研究工具：

1. 在临床实践中，脑成像技术可用于排除各种可能导致行为或认知缺陷的神经系统疾病，包括脑肿瘤和脑血管疾病等。
2. 诸如fMRI和PET等技术可以帮助研究人员探索脑功能与特定精神障碍的关系。此类信息将在本书后续章节讨论。

缺点　脑成像技术广泛用于神经系统障碍的研究和评估。在心理病理学领域，目前它们只是研究工具，除了评估和治疗阿尔茨海默病等障碍之外，并无临床意义（见第14章）。它们的主要缺点有：

1. 这些测量都没有建立常模。因此不可能将脑成像技术用于诊断。
2. 这些测量程序比较昂贵，尤其是PET和fMRI——而且一些技术必须谨慎使用，因为患者可能暴露在放射性物质中。

这张从太空看地球的照片显示了夜晚地球表面的热点，说明这些区域有更密集的人口。fMRI等脑成像技术提供了同样引人入胜的脑影像——而且同样缺乏清晰度、细节和意义。

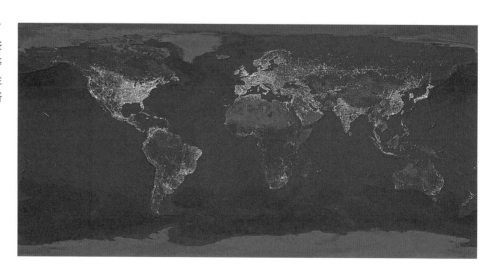

3. 我们不应该认为所有的认知过程、情绪体验或精神障碍都一定与特定脑区的活动（或者不活动）有关。对于这些经验在多大程度上能在脑中定位，科学界仍在争论（Uttal, 2001）。

获取帮助

在需要治疗的人当中，只有五分之一的人得到了实际的治疗。造成这种令人遗憾的情况有几个原因。一是缺少信息。如果你不认为自己有严重的问题，就不会寻求帮助。如果你意识到自己的问题，你会得到更及时的照护，并做出更好的治疗选择。一个考虑因素是你的情况在多大程度上与心理健康专业人士使用的正式诊断术语相符。艾伦·弗朗西斯和迈克尔·弗斯特写了一本很有用的书，书名是《你的心理健康：“精神科医生圣经”的普通人指南》（*Your Mental Health：A Layman's Guide to the Psychiatrist's Bible*）。这是一本为心理健康服务使用者撰写的初级读本，涵盖了许多类型的成人和儿童障碍。每章先简要介绍障碍的典型症状和病程，然后是专门讨论，以帮助你决定自己的问题是否需要专业帮助（"我还好吗？"）。最后，作者回顾了每种障碍的疗法选择和获取帮助的途径。

有些人即便认识到自己出现严重问题，也不愿意寻求帮助；他们害怕被贴上"精神问题"的标签，尽管实际上寻求治疗现在已经很普遍。关于精神障碍的消极刻板印象依然存在。我们希望你不要因为这些错误观念而耽误自己改善生活的努力。如果你对这个问题感到担心，读一些关于污名和心理健康的书或许有益。美国前总统卡特的妻子罗莎琳·卡特一直致力于解决这一问题。她是精神障碍患者权益的首要倡导者。她的《帮助有精神疾病的人》（*Helping Someone with Mental Illness*）一书对这些话题做了精彩的论述。卡特中心积极参与影响精神障碍公共政策的活动，努力纠正人们对精神障碍患者的偏见和错误看法。

我们所有人都能助力消除社会对精神障碍患者（或康复者）的歧视。一些网站提出了采取积极行动的建议，包括美国国家精神卫生协会（National Mental Health America）的主页。人们将会发现，当他们不必再担心大众对精神障碍扭曲和负面看法的潜在影响时，寻求帮助会变得更容易。

4　总　结

为了促进交流、研究和制订治疗计划，正式的精神障碍分类系统已经开发出来。如果当事人的情况符合特定类型障碍的具体标准，如精神分裂症或抑郁症，临床医生会做出诊断。

目前由美国精神医学学会发布的官方分类系统是《精神障碍诊断与统计手册》第 5 版即 *DSM-5*。它以**类别分类法**为基础，通常采用特定的纳入和排除标准来定义各种障碍。*DSM-5* 的分类主要以描述为原则，而不是关于障碍病因的理论知识。

学者们也可能使用**维度分类法**——用连续的维度来描述分类对象。实际上，很多精神障碍，如焦虑和抑郁心境等，本质上是维度的。

文化因素也在精神障碍的症状表现和认识中起着重要作用。临床诊断的准确性和效用取决于临床医生理解问题产生的文化背景的能力。*DSM-5* 中包含了一个"痛苦的文化概念"词汇表，比如"精神崩溃"。

分类系统的实用性取决于几个标准，尤其是**信度**和**效度**。*DSM-5* 的许多分类信度很好，但也有一些在这方面有问题。大多数分类的效度仍在积极研究之中。

收集与解读信息的一般过程称为**评估**。访谈、观察和测验都是最常用的评估程序。要了解特定个体的所有信息是不可能的。必须做出选择，将某些信息从分析中排除。

结合 *DSM-5* 分类系统的结构化诊断访谈，得到了广泛应用。访谈的主要优点是灵活，主要缺点则是某些来访者不能或不愿对他们的问题提供理性描述，而且临床医生对访谈所收集资料的解读受主观因素的影响。

像 MMPI-2 这类**人格量表**作为评估工具有若干优点。它们能够客观地评分，通常包含可以反映受测者态度及倾向的效度量表，并且可以参考有特定类型调适问题的人和无此类问题的人的既定标准进行解读。

有些心理专家使用像罗夏测验这类**人格投射测验**来收集可能无法从直接访谈或观察中获取的信息。但关于投射测验信度和效度的研究结果是矛盾的。因此，这些测验的继续使用仍存在争议。

生物评估方法主要用于研究，包括诸如 fMRI 和 PET 扫描等脑成像技术以及心理生理学记录方法。生物评估方法在临床情境中尚未具有诊断价值，除了用于排除诸如脑肿瘤和脑血管疾病等特定疾病。

概　览

批判性思考回顾

4.1 我们为什么需要异常行为的分类系统？

分类系统为科学家和临床医生提供了一个途径，以便整理和组织精神障碍性质的信息，并在彼此间以及医患间进行沟通……（见第92页）。

4.2 我们文化特有的障碍应该被视为痛苦的文化概念吗？

"精神崩溃"是波多黎各岛文化中特有的现象，与此相同，贪食症似乎是西方文化特有的现象，并且与审美价值观紧密相关……（见第99页）。

4.3 信度与效度的区别是什么？

两个人在某个具体的诊断上达成一致未必意味着该诊断有意义……（见第100页）。

4.4 *DSM-5*分类系统可以如何改进？

许多专家都认为，分类系统在努力阐明精神障碍与正常行为的界限的同时，应该更关注异常行为的维度性质……（见第103~105页）。

4.5 为什么临床访谈法有时会得出片面或扭曲的结果？

有些人不愿意或者无法准确地说清自己的问题……（见第110页）。

4.6 为什么MMPI-2有时被称为客观的人格测验？

受测者对测验条目的各种反应都根据一组源自实证研究的明确规则来评分，并且使用精算式预测来解释……（见第113页）。

4.7 为什么脑成像技术没有用于精神障碍的诊断?

这些方法目前最好被视为研究工具。研究尚未发现脑结构或脑功能的独特模
式能一致且精确地识别有特定精神障碍的人……（见第118页）。

心境障碍与自杀

第
5
章

概 览

学习目标

5.1
临床抑郁与情绪低落有何区别？

5.2
抑郁有不同种类吗？

5.3
抑郁与双相障碍有何区别？

5.4
年龄越大越容易抑郁吗？

5.5
为什么有些人遭遇应激生活事件后会抑郁，而另一些人却不会？

5.6
心理治疗和药物治疗对抑郁一样有效吗？

5.7
为什么有些人想结束自己的生命？

悲伤可能是我们为依恋他人而付出的代价。亲人的亡故不可避免，我们都要忍受丧亲之痛。但较短期的痛苦和哀伤如若变成长期悲伤，对人的伤害就会大得多。每个人都可能陷入绝望，有人能设法战胜它，有人却被它压倒。如果低落心境积累到更高强度，开始妨碍个体行使功能和享受生活的能力，这种低落心境就称为临床抑郁。本章我们将讨论与长期严重抑郁有关的情绪障碍。

概 述

如果我们依据严重损伤持续的年数来衡量残疾，那么重性抑郁是全世界最主要的致残原因（Moussavi et al., 2007）。这一问题的严重程度确实令人震惊。抑郁几乎占所有残疾的 10%（见表 5.1）。专家预测，到 21 世纪 20 年代抑郁问题甚至会变得更严重。年轻一代的抑郁更高发，发病也更早。

心理病理学家用了一些术语来描述与情绪反应系统有关的问题。这些词语可能

表 5.1　根据带残生活年数测量的全球致残主因	
所有原因	带残生活总年数比例
1. 抑郁	9.4
2. 失聪	5.5
3. 白内障	5.2
4. 骨关节炎	3.2
5. 视觉障碍	3.1
6. 脑血管疾病	2.7
7. 痴呆	2.6
8. 围产期并发症	2.5
9. 酒精使用障碍	2.5
10. 慢性阻塞性肺病	2.1

资料来源：Andrews, Gavin. Depression is very disabling. The Lancet, 2007, September, 8; 370（9590）.

会让人产生混淆，因为我们大多数人已经在日常生活中使用了这些词语。因此，为清楚地进行讨论，我们必须给心理病理学用到的这些术语下定义。情绪（emotion）是指一种唤醒状态，根据悲伤、愤怒和厌恶等感受的主观状态来定义。情绪常伴有生理变化，比如心率和呼吸频率的变化。**情感**（affect）是指能观察到的行为模式，比如与这些主观感受有关的面部表情。人们还通过改变语调以及手和身体的动作来表达情感。**心境**（mood）是指一种弥散而持续的情绪反应，在极端情况下可能影响个体对世界的感知（APA, 2013）。本章介绍的障碍主要与两种特别的心境有关：抑郁和欣快。

抑郁既指一种心境，也指一种临床综合征，兼有情绪、认知和行为的症状。与**抑郁心境**（depressed mood）有关的感受通常包括失望和绝望。尽管悲伤是一种普遍经验，但深度抑郁却不是。没有人能精确指出"情绪低落或忧郁"跨过哪一个临界点就变成了抑郁。从前者到后者是一个渐变的过程。所罗门在《正午之魔》（Solomon, 2001）一书中，生动地描述了这种转变。他在书中记录了自己与抑郁抗争的过程：

> 抑郁初起让人失去兴趣，给日子染上灰暗的色调；你清楚知道自己平时该做什么，但就是提不起精神，只是感到疲倦、厌烦和自我沉迷——但这一切都会过去。也许不快乐，但它会过去。从来没有人能指出抑郁症的崩溃点在哪里，但一旦到了那个点，你大概就会明白。（p.17）

处于严重抑郁心境的人把这种感受描述为压倒一切的、令人窒息的或者麻木的。抑郁综合征又称**临床抑郁**（clinical depression），其抑郁心境常伴有其他症状，如疲劳、乏力、难以入睡和食欲改变等。临床抑郁还包括各种思维和外显行为的改变。个体可能出现认知症状，比如极度内疚、无价值感、难以集中注意力和自杀意念。行为症状可能从不断走动和坐立不安到一动不动。本章下文将使用抑郁这一术语来指代这种临床综合征而非抑郁心境。

躁狂（mania）是抑郁的反面，也涉及心境的紊乱，但它伴有其他症状。**欣快**（euphoria）是与抑郁心境相反的情绪状态。它的特点是身体和情绪上夸大的良好感受（APA, 2013）。躁狂症状往往伴随欣快心境，表现为自尊膨胀，睡眠需求减少，注意力分散，需要不停说话的压力感，以及脑中思维奔涌，快得来不及用言语表达的主观感受，等等。因此，躁狂与临床抑郁一样是一种综合征。

心境障碍（mood disorders）依据发作——个体行为不定期地被抑郁或躁狂心境主导——来定义。遗憾的是，大部分有心境障碍的人经历过不止一次发作。许多症状结合在一起形成的综合征可用来定义心境障碍，下面几个案例研究说明了这一点，它们也用例子说明了两类主要心境障碍：（1）个体只经历抑郁发作的情况被称为**抑郁障碍**（depressive disorder）；（2）既有躁狂发作，也有抑郁发作的情况被称为**双相障碍**（bipolar disorder）。不论患者的障碍本质上属于抑郁还是双相，其抑郁发作都是用相同的症状来定义的。少数患者只有躁狂发作而无抑郁迹象，这些人也被划入双相范畴。多年前，双相障碍被称为躁狂—抑郁障碍。尽管这一术语在官方诊断手册上已经被替代，但有些临床医生仍然更喜欢用该术语，因为它更直接地描述了患者的经历。

➡ 一名律师的重性抑郁发作

凯茜是一名 31 岁的律师，一年前被提升为合伙人，而且大家认为她是公司里最聪明的年轻律师，很有前途。尽管她的成功显而易见，但她却怀疑自己的能力，并为此苦恼，坚信自己不值得提拔。凯茜决定寻求治疗，因为她非常痛苦。除了抑郁，她还感到麻木。几个月来，她感到极其疲劳和易激惹。在公司一名主要由她负责的客户决定转到另一家公司之后，她的心境急剧变坏。尽管客户的决定显然源于她无法控制的因素，但她仍然怪罪自己。她认为这件事说明她专业能力欠缺，尽管实际上几乎所有其他客户都对她的工作表示赞赏，公司资深合伙人对她的评价也一直很积极。

凯茜过去一直喜欢去办公室，而且她确实热爱这份工作。但自从她失去那位客户之后，上班似乎成为无法承受的巨大负担。她发现自己无法集中注意力，总是想着自己的无能。不久之后她就开始打电话请病假。她开始一直坐在床上盯着电视屏幕发呆，但不关注任何节目，也从不离开自己的公寓。她总是昏昏欲睡，但睡眠并不好，而且没有胃口。她最好的朋友多次打电话给她，但她都不回电话。朋友通过电话给她留言，她只是被动地接听。她不想做任何事，也不想跟任何人说话。"生活失去了乐趣和意义。我的工作和人际关系都失败了。我只能独自待着。"

凯茜认为她的社交生活是一场灾难，而且似乎不会有任何好转。她与丈夫已经分居 5 年，而她最近的男友也开始与另一个女人约会。她花了几周拼命强迫自己保持积极，但最终放弃了努力。情况似乎完全绝望。尽管她经常与公司其他人一起聚会，但她常常感觉自己格格不入。其他人似乎都有伴侣，只有她总是孤身一人。别人不能理解她有多么孤独。有时凯茜觉得这样活着还不如死了好。她曾花很多时间想过自杀，但她担心如果试图伤害自己，事情会变得更糟。

凯茜的问题会被归类为抑郁障碍，因为她至少经历过一次重性抑郁发作，但从未有躁狂发作。她的经历为我们讨论正常悲伤与临床抑郁的差异提供了一个框架。

关于两者区分的一些重要因素见表 5.2。其中包括低落心境持续的时间长度，以及一些本来能缓解低落情绪的活动，诸如看电视、给朋友打电话此类转移注意力的活动已经无济于事，无法让凯茜感到任何好转。在一名客户转投另一家公司后不久，她的心境就恶化。她抑郁的强度显然与激发抑郁的事件（客户转投另一家公司）不相符。她回避他人，无法工作，也无法参与任何社交活动。抑郁的发作还伴有许多其他症状，包括内疚、精力缺乏和睡眠困难等。最后，她的心境性质不只是悲伤感；

表 5.2　区分临床抑郁和正常悲伤的重要因素
1. 心境变化具有情境普遍性和时间持续性。个体参加通常能令人愉快的活动时心境也没有好转，甚至没有暂时的改善。
2. 心境变化可能没有任何诱发事件，或者可能与个体所处的环境完全不相称。
3. 抑郁心境伴有正常的社会与职业角色功能损害。甚至简单的活动也变得异常艰难。
4. 心境变化伴有一组额外的信号和症状，包括认知、躯体和行为特征。
5. 心境变化的性质可能异于正常悲伤。它可能感觉"陌生"，就像被乌云吞没或者陷入黑洞。

她如此痛苦以致感到麻木。基于以上的原因，凯茜的问题符合重性抑郁障碍的描述。

我们的下一个案例将描述躁狂症状。躁狂常常在个体经历过至少一次抑郁发作后出现。经历过抑郁发作和躁狂发作的人会被诊断为双相障碍。完全的躁狂发作症状并不难觉察。躁狂的人由于这种障碍通常会丧失判断力，可能陷入很大的麻烦。躁狂的核心特征是一直高涨或易激惹的心境，至少持续一周。

➜ 黛比的躁狂发作

黛比是一名 21 岁的单身女性，因一次躁狂发作住进了精神病医院。她高中时曾因抑郁接受过几个月的心理治疗，但此后再未接受过任何治疗。在一所社区大学进修了两个学期之后，她在一家当地报纸的广告部找了一份薪水不错的工作，并已经在那里工作了两年。

黛比的躁狂发作可以追溯到她入院前三四个月。她有几周感觉异常良好。起初，她不觉得有什么不对劲。实际上，她的感觉甚至完全相反，似乎一切都很顺利。她精力充沛，信心大增，对人际关系也很满意，特别是与男友的关系，男友最近搬到了遥远的另一座城市。黛比起初很喜欢这些感觉，特别是她过去如此无精打采，而且还与其他人保持距离。

某天黛比感到特别兴奋，于是冲动地辞职去看望男友。她并未深思熟虑，也没有找到新工作，就放弃现有的工作，这是黛比判断力受损的第一个迹象。尽管她只带了买机票的钱出行，却逗留了好几周，主要参加休闲活动。在此期间她的睡眠开始出现问题，心境也开始变化，快乐减少，烦躁增多。她极不耐心，男友提出不同意见时，她会暴怒。有一次，他们在公寓楼的停车场大声激烈地争吵。她脱掉衬衣，怒气冲冲，尽管男友强烈要求她穿上衣服，而且有一些人在兴致勃勃地旁观，她也拒绝穿上。吵架后不久，她便收拾衣物，搭便车回家了。

回到父母家后，黛比连续几天几乎不停地跟他们争吵。她的情绪变化无常。有时充满激情，突然欣喜若狂地投入到激动人心的新活动中。但如果计划受阻，她就会勃然大怒。她打电话联系一家高级网球俱乐部为她安排私教课，价格明显是她支付不起的，特别是她现在还失业。妈妈打断了她的电话，取消了课程。黛比怒气冲冲离开了家，想搭便车前往那家网球俱乐部。两名陌生男子让她上了车，他们劝她不要去网球俱乐部，而是跟他们一起参加一个聚会。到达聚会现场时，她的情绪再次变得欣快。她整晚待在那里，并且与三名陌生男子发生了性关系。

第二天，黛比跟一位朋友借钱买了火车票回家。到家后又发生争吵。黛比殴打了爸爸，开走了家里的汽车。由于她的行为十分荒唐，父母又怒又怕，于是报了警，警察找到黛比并将她带回了家。争吵再次爆发，甚至比第一次更加充满敌意。警察将黛比带到警务办公室，接受了一名精神病专家的访谈。她态度轻浮，满口污言秽语。精神病专家根据她明显不合理的猛烈情绪以及判断力的显著受损，安排她住进了精神病医院。

黛比在病房里争强好胜，惹是生非，还要求苛刻。尽管她住院三天睡了还不足四小时，却说自己精力旺盛。她还挑逗一些男患者，坐在他们的大腿上，亲吻他们，有时还解开自己的衣服。她的言语虽然连贯，但急促而紧迫。她的想法夸张，吹嘘自己是奥林匹克游泳运动员和医科大学的预科生。对于自己精神病的严重性,她缺乏自知力。她意识不到自己判断力受损,坚持认为自己被带到病房是为了帮助其他患者。

"我是灵性治疗师,充满了宇宙疗愈能量。我能清晰而深刻地看穿事物的本质,我必须将这些知识分享给每一个人。"

症 状

凯茜和黛比的案例表明了心境障碍诸多重要的症状和信号,其表现在 4 个基本方面:情绪症状、认知症状、躯体症状和行为症状。重性抑郁和躁狂发作通常涉及上述所有 4 类症状。

情绪症状

我们都有过消极情绪,如悲伤、恐惧和愤怒等。这些情绪反应通常持续时间不长,而且对我们的生活是有益的,尤其是在我们与他人的关系中。情绪反应起到信号作用,把我们当前的感受和需要传递给他人;它们还能协调我们对当前环境变化的反应。

抑郁或**烦躁**(dysphoric)心境是抑郁最常见和明显的症状。大多数抑郁之人都说自己感到极度沮丧、灰心或消沉。严重的抑郁可能痛苦到让人难以承受。所罗门(Solomon, 2001)描述了从悲伤到严重抑郁的进程:

> 不久前我回到一片森林里,儿时我曾在这里玩耍。我看到一棵百年老橡树,巍然矗立,我和哥哥曾在树荫下玩耍。20 年后,一株巨大的藤蔓紧缠着这棵自信的橡树,几乎让它窒息。你很难看清橡树从哪儿分枝,藤蔓又从哪里开始。藤蔓如此完全地缠着橡树的枝条,远远看去,藤蔓的叶子好像就是橡树的叶子;只有靠近才能看到活着的橡树枝已寥寥无几。我同情这棵橡树。抑郁也像藤蔓征服橡树一样缠绕着我,吞噬我的活力;令人恶心。(p.18)

与临床抑郁的不适感不同,像黛比这样的躁狂症患者还会出现无法解释的极度愉悦,即欣快。此时黛比感觉极其乐观和愉快——"站在世界之巅"——尽管实际上她的不当行为已经让自己当下的生活混乱不堪。在双相障碍中,欣快期和抑郁期往往交替出现。

约翰·霍普金斯大学医学院的精神病学教授杰米森(Kay Jammison)曾经对她自己的躁狂和抑郁经历做过生动形象的描述。

> 我的躁狂至少在早期的轻微阶段让我完全处于陶醉状态,它带来极大的愉悦感、奇思妙想和源源不断的精力,让我把新想法变成一篇篇论文和一个个课题。(1995, pp. 5–6)。

不幸的是,随着这些感受变得更强烈和持久,它们就会变成毁灭性的。患者可能不知不

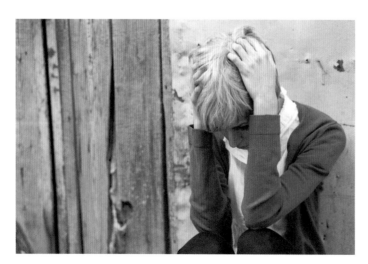

抑郁心境的性质通常异于亲人亡故等事件引起的悲伤。有些抑郁的人说,他们觉得自己似乎溺水或者窒息了。

觉就越过模糊的边界，从卓有成效和精力充沛走向完全失控和自我毁灭。杰米森这样描述这种微妙转变：

> 这种疯狂里包含着特别的痛苦、欣喜、孤独和惊恐。当你兴奋时，它们喷涌而出，想法和感受如同流星般快速闪现，你追随它们，直到发现更好和更闪亮的东西。害羞不见了，你突然妙语连珠，手势丰富，并且深信自己能吸引别人。你对不感兴趣的人也有了兴趣。性感无处不在，引诱和被引诱的想法势不可挡。轻松、热烈、力量、幸福、富有和欣快的感觉渗入骨髓。但是不知何时一切都变了。想法太快太多，极度混乱取代了清晰。记忆不见了。幽默和对朋友面孔的专注被恐惧和担忧取代。此前一切顺风顺水，现在则是处处碰壁——你变得焦躁、易怒、害怕、失控，完全陷入最黑暗的心理洞穴。（p.67）

许多抑郁和躁狂的患者都易激惹。他们的愤怒可能指向自己或他人，更多时候兼而有之。甚至当他们开心时，如黛比这类处于躁狂发作期的人也很容易被激惹。黛比变得特别爱争吵，动辄谩骂，特别是当人们质疑她关于自己的夸张陈述以及不切实际的判断时。

焦虑在心境障碍患者中也普遍存在，正如抑郁是某些焦虑障碍的一种普遍特征一样（参见第 6 章）。抑郁患者有时会担心病情恶化或者其他人发现他们的问题。他们有时会报告长期紧张，无法放松。

认知症状

心境障碍除了改变人的感受方式，还会改变人看待自己和周围环境的方式。临床抑郁患者往往发现自己思维迟钝，注意力难以集中，容易走神。凯茜的专注力严重受损，以致无法工作，即使做很简单的决定都极为困难。待在家里以后，即使坐在电视机前她也无法关注节目内容，甚至最简单的节目也是如此。

内疚和无价值感也是普遍的先占观念。抑郁患者为出错的事情责怪自己，不管那是否真是他们的责任。他们将注意力聚焦于自身、环境和未来最消极的方面——这被称为"抑郁三角"（Beck, 1967）。

与抑郁的认知迟缓相反，躁狂患者普遍报告他们思维加快。脑海中各种念头一闪而过，快得让他们无法清楚说出自己的想法。躁狂患者的注意力也容易分散，对于貌似偶然出现的刺激的反应完全无法让人理解，且前后不一致。夸大和膨胀的自尊也是躁狂的典型特征。

许多人在抑郁时会有自我毁灭的想法和冲动。通常他们对自杀的关注会逐渐增强，起初可能只是一种人生不值得过的模糊感觉。这种感觉可能直接源于伴随严重抑郁情绪而来的极度疲劳和快乐丧失。此外，内疚感和失败感可能导致抑郁的人想自杀。一段时间以后，抑郁的人可能开始认为，他们活着还不如死去，如果自己死了，家人将过得更好更幸福。有了这种先占想法之后，他们可能会揣摩具体的计划，最终尝试自杀。

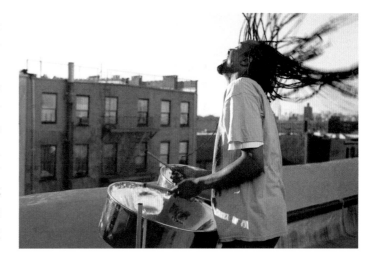

躁狂发作常表现为欣快感和无限的精力与激情。

躯体症状

心境障碍的**躯体症状**（somatic symptoms）与基本的生理或身体功能有关，包括疲劳、疼痛、食欲和睡眠模式的重大变化等。像凯茜这类临床抑郁患者通常会报告说他们总是感到疲劳。她以前肯定能轻松完成的简单任务似乎也要付出巨大的努力。洗澡、刷牙、早上穿衣服等都变得几乎不可能完成。

睡眠问题也普遍存在，尤其是入睡困难。睡眠紊乱往往与上述的认知问题密切相关。凯茜因为担忧那些无休止的问题而无法放松，在最终入睡前要辗转反侧好几个小时。也有人报告，很难睡个完整的好觉，他们比平时要早醒 2 个小时甚至醒得更早。早醒通常与特别严重的抑郁有关。抑郁个体的一种不太普遍的症状是睡得比平常更多。

在躁狂发作期间，个体的睡眠需要可能急剧减少。有些患者报告，睡眠减少是躁狂发作的最早迹象之一。尽管抑郁患者通常在无法入睡时感到筋疲力尽，但处在躁狂发作期的人即使缺少休息，仍可能精力充沛。

抑郁的人频频出现食欲变化。尽管有些患者报告自己比平时吃得多，但大部分患者食量减少，有人可能几乎什么都不吃。食物变得不再美味。抑郁的人可能体重大减，即使不曾试图节食。

严重抑郁的人通常对平时能带来快乐和满足的各种活动都失去兴趣。常见的情况是性欲丧失。抑郁的人不太可能主动发起性活动，即使他们的伴侣说服他们参与，他们也不太可能享受到性愉悦。

各种莫名的躯体问题也可能伴随心境障碍出现。一些患者抱怨自己经常出现头疼和肌肉疼痛。这些担忧可能发展成关于身体功能的先占观念和对疾病的恐惧。

行为症状

心境障碍症状还包括个体行事的方式和速度的变化。**精神运动性迟滞**（psychomotor retardation）是指可能伴随严重抑郁发作出现的若干行为特征。抑郁最明显的行为症状是动作缓慢。患者可能像电影慢动作一样行走或讲话。有些患者可能变得一动不动，完全停止说话。另一些抑郁患者在回答一个问题之前停顿很长时间，有时可能长达几分钟。

与他们在抑郁期的表现形成鲜明对比的是，躁狂患者通常喜爱交际，精力充沛。黛比的行为就是个例子，甚至在她进入精神病医院后也是如此。她在病房里轻浮和挑逗的行为显然不当。她一刻都坐不住，几乎对所有事情都感兴趣，而且容易分神，从一个想法或计划很快跳到另一个。与其他躁狂患者一样，黛比满脑子都是计划，并且不加区分地就要去实施。过度地追求生活目标往往与躁狂的发作有关。

与抑郁普遍相关的其他问题

许多有心境障碍的人会受到某些通常并不认为是抑郁症状的临床问题的困扰。在心理病理学领域，心境障碍和其他综合征同时出现的现象称为共病，说明个体出现一种以上潜在障碍的症状。其中最主要的是与焦虑障碍的共病。在一生某个时期符合重性抑郁障碍（即抑郁症）诊断标准的人中，有 60% 的人也符合至少一种焦虑障碍的诊断标准（Kessler, Merikangas, & Wang, 2007）。

酗酒与抑郁也紧密相关。许多抑郁的人还大量饮酒，很多酒精依赖者（大约

40%）在人生某个时刻出现过重性抑郁（Swendsen & Merikangas, 2000）。抑郁和酗酒的发病顺序因人而异。有些人先酗酒后变抑郁，也有人先抑郁后酗酒。

诊　断

过去 100 多年来，学界对于心境障碍的诊断提出过很多方法。关于这些诊断系统争论的核心是两个基本问题。第一，心境障碍应该以广义还是狭义方式来定义？狭义的定义侧重于受困扰最严重的人，他们的抑郁情绪似乎与任何诱发事件根本无关，完全是弥散性的，并且极具破坏性。广义的定义则包括更轻微的抑郁形态。一些批评者认为，目前的诊断系统扩大了抑郁的定义，把正常的悲伤也纳入抑郁，没有排除诸如伴侣背叛、人生重大目标失败等种种负面事件引发的反应（Horwitz & Wakefield, 2007）。当然，这是一个关于诊断分类效度的问题（见第 4 章）。应激事件之后的抑郁是否一定"正常"？这一争论的解决取决于各个方面，包括对研究证据的思考（参见专栏"对 DSM-5 的批判性思考"）。

对DSM-5的批判性思考

抑郁还是重大丧亲后的悲伤？

抑郁通常出现在个体经历负面生活事件之后。负面事件多种多样，如失恋、失业、患上重病等。在 DSM-IV 中，对于重性抑郁发作的诊断标准附加了特定事件排除的情形，即一个人经历至亲或知己的亡故没有超过两个月，就不能诊断为抑郁。这一"丧亲排除"在 DSM-5 中被删除了，这一修订引起极大的争议。

批评者认为，这种变化会把正常的悲伤归为疾病，扩大了精神障碍的边界（Frances, 2013; Wakefield, 2011）。丧亲者或许的确会表现出抑郁症状，而且他们的悲伤会变得很强烈。很多人出现睡眠问题，对其他活动失去兴趣，难以集中注意力。但这些症状都是暂时的，大部分从丧亲之痛走出来的人都不认为自己得过精神障碍。当然，有些人在丧亲后会出现全面的抑郁发作，这时治疗对他们很重要。"丧亲排除"的目的是把这种情形与暂时抑郁区分开，尽可能减少"假阳性"，也就是说，如果没有"丧亲排除"，出现正常悲伤的人也可能被诊断为抑郁障碍。

等待两个月之后再做抑郁诊断有问题吗？从实践层面来说，它可能延误对急需者的治疗。而从理论层面来说，丧亲排除是主观的和不合逻辑的。所有应激和创伤事件都可能导致重性抑郁的发作。离婚、突发的财务困难、意外的家庭责任（如照顾突然生病的家人）等显然都是极具破坏力的事件。为什么不把经历这些事件的人也排除在外，等到两个月之后再作诊断？这是因为，为了保持逻辑一致，诊断手册要么扩大排除范围，覆盖所有应激事件，要么删除丧亲排除内容。心境障碍工作小组选择了后者。这

是 DSM-5 做出上述改变的一个理由。

这一决定也是基于一项研究证据，即对失去伴侣或其他至亲之后的抑郁的研究。他们的抑郁与其他形式的抑郁有什么差别吗？一些研究考察了这个问题，比较了两组人：（1）符合重性抑郁诊断标准的非丧亲者；（2）符合重性抑郁诊断标准的丧亲者（和那些根据丧亲排除标准可以排除的人）。是否赞成排除，取决于能否找到这两组人的重大差异。例如，预计丧亲者发病年龄更大，之前更少发作，发作时间更短，将来反复发作的次数更少，等等。但是，研究结果并没有发现这些差异（Kendler, Myers, & Zisock, 2008）。换言之，丧亲后的抑郁和其他形式的抑郁并没有差别。所以，做出这种细分并不符合逻辑。

公众对删除丧亲排除内容表示强烈反对，并提出一些夸张的说辞，如经历悲伤的人将会面对不必要的治疗，包括抗抑郁药物治疗。有些人担心丧亲被污名化。事实上，大多数丧亲悲伤者并不符合重性抑郁的诊断标准，这并不是说他们不会经历极难忍受的痛苦或孤独，而是重性抑郁的一些重要特征使它有别于其他形式的情绪痛苦（参见表5.2）。

最后，很显然，符合重性抑郁诊断标准的人是否需要开始某种治疗，需要由心理健康专业人士根据自己的判断和临床经验来决定。意识到患者处于悲伤状态可能会让临床医生观察病情的发展。但患者如果有严重的自杀念头等情况，就需要采取主动干预措施。治疗仍然应该是治疗师和患者达成一致的一种选择。

关于心境障碍诊断的第二个问题涉及异质性。并非所有抑郁患者都有完全相同的症状组合、发病模式或时间进程。一些患者有躁狂发作，另一些患者只出现抑郁。一些患者除了出现心境障碍症状，还有精神病症状，比如妄想和幻觉；而另一些患者则没有。在一些案例中，个体的抑郁明显是对特定生活事件的反应，而在另一些案例中，心境障碍似乎不知因何而起。这是心境障碍质的差异，还是相同潜在问题的不同表现？不同类型的区分是否只是严重程度的差异？

DSM-5 在划分心境障碍时承认有两种不同的类型：抑郁障碍和双相障碍。该手册还在这两个主条目之下列出了它们的各种形式。

抑郁障碍（depressive disorder）　成人抑郁障碍有三大类：重性抑郁障碍（即抑郁症）、持续性抑郁障碍（又称恶劣心境）和经前期烦躁障碍。*DSM-5* 加入了第四种抑郁障碍，即破坏性心境失调障碍。加入该类型的目的是描述儿童长期且严重的易激惹症状（参见第16章）。

符合重性抑郁障碍标准的个体，必须经历过至少一次重性抑郁发作，并且没有任何躁狂发作史。*DSM-5* 在"重性抑郁发作标准"中列出了重性抑郁的诊断标准。尽管有些人在单次独立的重性抑郁发作之后完全恢复，但大多数抑郁个案会出现反复发作的间歇病程。

持续性抑郁障碍（persistent depressive disorder）即**恶劣心境**（dysthymia），在严重程度和持续时间上都异于重性抑郁。持续性抑郁障碍是一种持续多年且较轻的慢性病。要符合 *DSM-5* 关于持续性抑郁障碍的诊断标准，个体必须在至少两年中的大多数日子和一天的大部分时间都出现抑郁情绪，同时还必须表现出下列至少两种症状：

1. 食欲差或过量进食；
2. 失眠或嗜睡；
3. 精力不足或疲乏；
4. 低自尊；
5. 注意力不集中或决策困难；
6. 无望感。

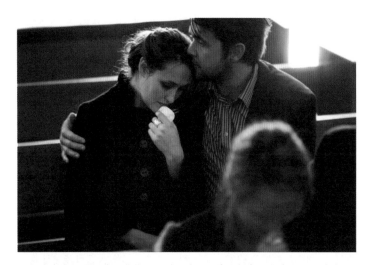

大部分失去至爱而陷入悲伤的人并不会出现临床抑郁，但有些人的确会。*DSM-5* 删除"丧亲排除"的部分原因是，丧亲也只是导致抑郁发作的诸多类别的应激事件中的一个。

在两年的时间里，这些症状消失的时间不得超过两个月。在最初两年里的任何时候，只要个体符合重性抑郁发作的标准，就会被诊断为重性抑郁而非持续性抑郁障碍。像重性抑郁障碍案例中的情况一样，有躁狂发作则排除持续性抑郁障碍的诊断。

重性抑郁障碍和持续性抑郁障碍的区分有一定的人为成分，因为两组症状常常在同一个人身上观察到。对于这样的案例，与其将它们视为不同的障碍，不如看成同一障碍时重时轻的不同表现。有些专家认为慢性抑郁是一种独立的广义上的障碍，随着时间的推移可能表现为许多不同的综合症状（McCullough et al., 2003）。

经前期烦躁障碍（premenstrual dysphoric disorder, PMDD）是 *DSM-5* 新增的一个诊断类

DSM-5 重性抑郁障碍的诊断标准

A. 在同样的2周内，出现5种或以上的下列症状，表现出与先前功能相比不同的变化，其中至少1种是（1）心境抑郁或（2）丧失兴趣或愉悦感。

注：不包括明显由其他躯体疾病所致的症状。

1. 几乎每天大部分时间都心境抑郁，既可以是主观的报告（例如，感到悲伤、空虚、无望），也可以是他人的观察（例如，表现为流泪）（注：儿童和青少年可能表现为心境易激惹）。

2. 几乎每天的大部分时间，对于所有或几乎所有的活动兴趣或乐趣都明显减少（既可以是主观体验，也可以是观察所见）。

3. 在未节食的情况下体重明显减轻或体重明显增加（例如，一个月内体重变化超过原体重的5%），或几乎每天食欲都减退或增加（注：儿童则可表现为未达到应增体重）。

4. 几乎每天都失眠或睡眠过多。

5. 几乎每天都精神运动性激越或迟滞（由他人观察所见，而不仅仅是主观体验到的坐立不安或迟钝）。

6. 几乎每天都疲劳或精力不足。

7. 几乎每天都感到自己毫无价值，或过分地、不适当地感到内疚（可以达到妄想的程度），（并不仅仅是因为患病而自责或内疚）。

8. 几乎每天都存在思考能力减退或注意力不能集中，或犹豫不决（既可以是主观的体验，也可以是他人的观察）。

9. 反复出现死亡的想法（而不仅仅是恐惧死亡），反复出现没有特定计划的自杀意念，或有某种自杀企图，或有某种实施自杀的特定计划。

B. 这些症状引起有临床意义的痛苦，或导致社会、职业或其他重要功能方面的损害。

C. 这些症状不能归因于某种物质的生理效应或其他躯体疾病。

注：诊断标准A–C构成了重性抑郁发作。

注：对于重大丧失（例如，丧亲、经济破产、自然灾害的损失、严重的躯体疾病或伤残）的反应，可能包括诊断标准A所列出的症状：如强烈的悲伤，沉浸于丧失，失眠，食欲不振或体重减轻，这些症状可以类似抑郁发作。尽管此类症状对于丧失来说是可以理解的或反应恰当的，但除了对于重大丧失的正常反应之外，也应该仔细考虑是否还有重性抑郁发作的可能。这个决定必须要基于个人史和在丧失的背景下表达痛苦的文化常模来做出临床判断。

D. 这种重性抑郁发作的出现不能更好地用分裂情感性障碍、精神分裂症、精神分裂症样障碍、妄想障碍或其他特定的或未特定的精神分裂症谱系及其他精神病性障碍来解释。

E. 从无躁狂发作或轻躁狂发作。

注：若所有躁狂样或轻躁狂样发作都是由物质滥用所致的，或归因于其他躯体疾病的生理效应，则此排除条款不适用。

别。此前版本的诊断手册将该障碍列在附录部分"需要进一步研究的障碍"之列。*DSM-5* 心境障碍工作组认为，已有足够的证据表明该障碍应列入正式的诊断类别（Epperson et al., 2012）。女性普遍会经历以情绪或身体不适为主的经前期不适，但通常表现较轻。但有些人的症状频繁出现，而且严重到明显损害社会和职业功能。经前期烦躁障碍诊断可能适合这类人（Cunningham et al., 2009）。但应该指出的是，该类别仍有争议，受到质疑的是诊断标准的效度（Callaghan et al., 2009）。

经前期烦躁障碍的定义是经前期阶段反复出现，但经期开始或开始后不久即消失的各种心境症状。这些症状包括情绪不稳、易激惹、烦躁、焦虑、认知困难（如难以集中注意力、压垮感或失控感）、躯体症状（如嗜睡、食欲变化、睡眠困难、关节或肌肉疼痛、肿胀感等）。要符合该障碍的诊断标准,女性必须至少有上述 5 种症状,而且其中一项必须是心境紊乱（如情绪不稳或明显易激惹）。这些症状必须在该女性过去一年的月经周期中的大部分时间出现，并且与临床显著的痛苦或者社会或职业

DSM-5 躁狂发作的诊断标准

A. 在持续至少1周的一段时间内，在几乎每天的大部分时间里（或如果有必要住院治疗，则可以是任何时长），有明显异常且持续的心境高涨、膨胀或易激惹，或异常且持续的有目标的活动增多或精力旺盛。

B. 在心境紊乱、精力旺盛或活动增加的时期内，存在3种（或更多）以下症状（如果心境仅仅是易激惹，则为4种），并达到显著的程度，且表现出与平常行为相比明显的改变。

1. 自尊心膨胀或夸大。
2. 睡眠的需求减少（例如，仅3小时睡眠就精神饱满）。
3. 比平时更健谈或有持续讲话的压力感。
4. 意念飘忽或主观感受到思维奔逸。
5. 自我报告或被观察到的随境转移（即：注意力太容易被不重要或无关的外界刺激所吸引）。
6. 目标导向的活动增多（工作或上学时的社交或性活动）或精神运动性激越（即：无目的非目标导向的活动）。

7. 过度地参与那些很可能产生痛苦后果的高风险活动（例如，无节制的购物，轻率的性行为，愚蠢的商业投资）。

C. 这种心境紊乱严重到足以导致显著的社交或职业功能的损害，或必须住院以防止伤害自己或他人，或存在精神病性特征。

D. 这种发作不能归因于某种物质的生理效应（例如，滥用的毒品、药物、其他治疗）或由其他躯体疾病所致。

注：在抗抑郁治疗（例如，药物、电休克治疗）期间的一次完整的躁狂发作，持续存在的全部症状超过了治疗的生理效应，这是躁狂发作的充分证据，因此可诊断为双相I型障碍。

注：诊断标准A—D构成了躁狂发作，诊断为双相I型障碍需要个体一生中至少有1次躁狂发作。

功能受损相关（Harglage et al., 2012）。

双相障碍（bipolar disorder）　三种双相障碍全都与躁狂或轻躁狂发作有关。专栏"*DSM-5*：躁狂发作的诊断标准"列出了具体的诊断标准。心境障碍必须严重到足以妨碍职业和社会功能。经历至少一次躁狂发作的个体会被诊断为双相I型障碍。大多数I型障碍患者除了躁狂发作之外，还有重性抑郁发作。

有些患者会出现精力过盛，但没有严重到诊断为躁狂全面发作的程度。这种情况被称为**轻躁狂**（hypomania）。经历至少一次重性抑郁发作和至少一次轻躁狂发作，并且从未有躁狂发作的个体会被诊断为双相 II 型障碍。*DSM-5* 中用于识别轻躁狂发作的症状与躁狂发作的症状一样（至少符合"*DSM-5*：躁狂发作的诊断标准"中所列7 种症状中的 3 种）。躁狂发作与轻躁狂发作的区别包括持续时长和严重程度。症状必须至少持续 4 天才能达到轻躁狂发作的临界值（而躁狂发作则为一周）。轻躁狂发作的心境变化必须能被他人观察到，但问题不能严重到损害社会和职业功能或者需要住院治疗的程度。

环性心境障碍（cyclothymia）是 *DSM-5* 中一种不太严重的慢性双相障碍。因此，它相当于双相版本的持续性抑郁障碍。符合环性心境障碍标准的个体必须在两年时间内经历过多次轻躁狂发作和频繁的抑郁发作（或者丧失兴趣或乐趣）。在出现问题的前两年里，必须没有重性抑郁发作，也没有躁狂发作的明确证据。

进一步描述和亚型　*DSM-5* 还包括其他几种描述心境障碍亚型的方式。它们基于两点考虑：（1）对新近抑郁发作症状的更具体的描述（称为发作标注）；（2）对障碍随时间变化的模式更广泛的描述（称为病程标注）。一方面，抑郁患者出现的问题无疑是异质化的，这些差别是细分抑郁患者的实用方法。另一方面，这些亚型的效度还有待商榷，特别是那些基于发作标注的亚型。长期追踪研究表明，对患者亚型的诊断可能随着反复发作而发生改变（Angst, Sellaro, & Merikangas, 2000）。

有一条发作标注能让临床医生将重性抑郁发作描述为具有忧郁症特征。**忧郁症**（melancholia）这个术语用来描述一种特别严重的抑郁。有些专家认为，忧郁症是抑郁的一种亚型，它的起因有别于其他形式的抑郁（Parker et al., 2010）。具有忧郁症特征还表明患者或许对生理形式的治疗反应良好，比如抗抑郁药和电休克疗法（Taylor & Fink, 2008）。

要符合 DSM-5 忧郁症特征的诊断标准，抑郁的患者必须：（1）丧失对所有或几乎所有活动的愉悦感；或（2）失去感觉更好的能力——即使有快乐的事情发生也不会产生好的感觉，即使是暂时性的。患者还必须表现出下列情形中的至少三种：（1）感受到的抑郁心境明显有别于所爱之人亡故引起的抑郁；（2）抑郁情绪常常早晨最严重；（3）患者至少比平常早醒 2 个小时；（4）显著的精神运动性迟缓或易激惹；（5）食欲明显减退或体重减轻；（6）过度或不适当的内疚感。

另一条发作标注能让临床医生记录患者在最近一次抑郁或者躁狂发作期间出现的精神病性特征——幻觉和妄想。精神病性特征与患者的心境未必一致。比如，某个抑郁的男性自诉，他听到有声音说他是一个无价值的人，他应该为自己的罪受罚，这种幻觉可以认为是"与心境一致的精神病性特征"。出现精神病性特征的抑郁患者更可能需要住院，并使用抗抑郁药和抗精神病药物结合治疗（Parker et al., 1997）。

还有一种发作标注适用于女性怀孕后的抑郁或躁狂。重性抑郁或躁狂发作如果始于产后 4 周以内，则可以标注为产后发作。因为产妇必须完全符合重性抑郁或躁狂发作的标准，所以这一类别并不包括较为普遍的短期"产后沮丧"（Seyfried & Marcus, 2003）。

DSM-5 中心境障碍的病程标注能让临床医生对障碍的发作模式和顺序以及发作间歇期患者的调适做进一步描述。比如，双相障碍患者如果在 12 个月内出现至少 4 次重性抑郁、躁狂或者轻躁狂发作，其病程就可以标注为快速循环。出现这种病程的患者可能对治疗反应较差，而且比其他类型的双相障碍患者有更高的自杀风险（Coryell et al., 2003）。

如果在一段时间里，心境障碍的发作与一年中的特定时间之间呈现有规律的联系，那么这种心境障碍（无论是抑郁障碍还是双相障碍）可谓遵循季节模式。最典型的季节模式是个体在秋季或冬季变得抑郁，到第二年春天或夏天完全康复。

研究者们将这种有规律地与季节变化有关的心境障碍发作称为**季节性情感障碍**（seasonal affective disorder）[1]。本章最普遍的发作出现在

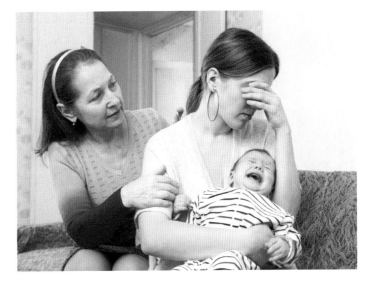

许多新妈妈都有过短暂的"产后沮丧"（如入睡困难、经常流泪、感到压力巨大等），但产后抑郁不止于此。产后抑郁者符合抑郁的诊断标准。

---

[1] 精神病学术语"affect"和"mood"有时混用，都表示情绪或心境。在DSM-III中，"抑郁"和"躁狂"被称为"情感障碍"（affective disorder）。

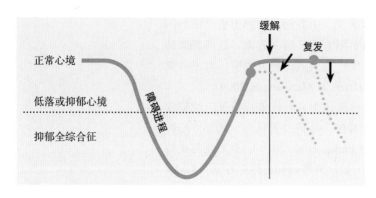

图 5.1 抑郁发作的进程

进入（和走出）抑郁发作的各个阶段。

资料来源：E. Frank, H. A. Swartz, and D.J. Kupfer, 2000, Interpersonal and Social Rhythm Therapy: Managing the Chaos of Bipolar Disorder. Biological Psychiatry, 2000 Sep. 15; 48（6）:593-604.

冬天，可能是由于日照时间减少所致。季节性抑郁的一般特征是躯体症状，比如过量饮食、嗜糖、体重增加、疲劳以及睡眠比平常增多等。在至少有三次重性抑郁发作的门诊患者中，大约六分之一的人符合季节性情感障碍标准（Westrin & Lam, 2007）。大部分季节性情感障碍患者有抑郁障碍。

病程与结果

为描述心境障碍典型的时间顺序和结果，有必要分别讨论抑郁障碍和双相障碍。大多数研究表明，这两种障碍在发病年龄和预后上有着明显差异。

抑郁障碍

抑郁障碍患者通常在 30 岁出头时第一次发作；平均发病年龄为 32 岁（Kessler et al., 2007）。发作持续时间差异很大。DSM-5 规定发作持续时间至少要达到 2 周，但实际持续时间可能远远超过 2 周。大部分抑郁患者将至少经历 2 次抑郁发作。一生的平均发作次数是 5 次或 6 次。

对受治患者长期追踪研究发现，抑郁症通常是反复发作的慢性疾病，严重发作可能与完全或部分康复交替出现（Thase, 2003）。当患者的症状消失或变轻时，可认为障碍正在**缓解**（remission）或者处于恢复期。**复发**（relapse）指已经从先前发作中恢复的患者再次出现活跃的症状。图 5.1 是这些阶段的示意图。

大约一半抑郁患者在发作后 6 个月内恢复。从重性抑郁发作中恢复后，复发的风险随着缓解期的延长而降低。换言之，患者摆脱抑郁的时间越长，就越可能避免复发（Hart, Craighead, & Craighead, 2001）。

双相障碍

双相障碍通常在 18 岁到 22 岁首次发作，比抑郁障碍发作的平均年龄小。首次发作既可能是躁狂，也可能是抑郁。躁狂发作持续时间平均为 2 到 3 个月，发作并非总是突然出现。正如杰米森所述：

> 我并不是一觉醒来就发现自己疯了。生活本该如此简单。但我逐渐意识到，我的生活和脑子跑得越来越快，直到最后，在我的第一次夏季教学课程中，生活和脑子都开始疯狂旋转，完全失控。但从思维加速到混乱是一个缓慢而又充满美丽诱惑的过程。（Jamison, 1995, p.68）

长病程的双相障碍大部分是间歇性的（Cuellar, Johnson, & Winter, 2005）。大多数患者不止一次发作，双相障碍患者往往比抑郁患者发作次数更多。两次发作的间歇时长难以预测。双相障碍患者的长期预后并没有一致结论。尽管一些患者恢复得很好，功能不错，但另一些患者则出现持续的损伤。一方面，追踪双相患者长达 10 年的若干研究发现，大约一半患者能摆脱障碍，获得持久的恢复。但另一方面，许多患者却长期残疾。

发病情况

一些研究考察了世界各国心境障碍发病的详细情况（Kessler, Merikangas, & Wang, 2007）。有些研究采用结构化诊断访谈来收集非临床男性和女性样本的信息。换言之，这些研究对象并不一定在医院或诊所接受治疗才能被诊断为抑郁。这些研究之所以特别重要，是因为很多人即使出现严重的抑郁也不想或无法寻求专业帮助，所以仅依据治疗数据会低估问题的严重性。

发病率和患病率

抑郁障碍是最普遍的精神疾病之一。在"美国国家共病再调查"（NCS-R）一个9000 多人的代表性样本中，大约 16% 的人在一生的某个时候出现过重性抑郁障碍。持续性抑郁障碍（恶劣心境）的终身风险大约为 3%。双相 I 型障碍和 II 型障碍的终身风险加起来接近 4%。总体而言，抑郁远比双相障碍普遍，两者的比例至少为 5：1（Kessler & Wang, 2008）。

关于经前期烦躁障碍的患病率目前还只有初步研究，因为它刚刚被列入诊断手册，还没有在美国任何大型流行病学研究中被单列。约 8% 的女性有中度到重度的经前期烦躁障碍症状，而且一项研究指出，有 3% 的人符合这一障碍的诊断标准（Cunningham et al., 2009; Tschudin et al., 2010）。

因为"美国国家共病再调查"的研究对象是一个有代表性的社区居民样本，而非已经接受治疗的患者，这为我们了解抑郁患者的求助比例提供了某些依据。过去12 个月中，符合心境障碍诊断标准的人当中，仅略超 20% 的人同期接受过充分的治疗。这些数据说明，很大比例的临床抑郁患者并未接受专业治疗。对于治疗心境障碍的治疗师和精神科医生而言，寻找帮助这些人的方法是一个重大挑战。

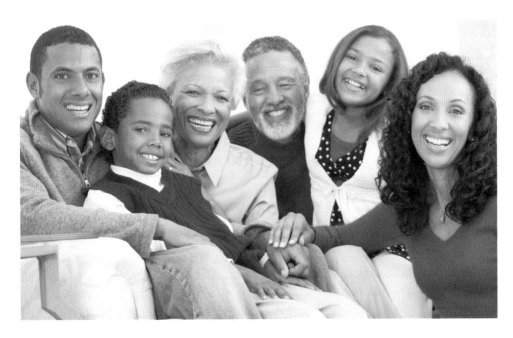

与流行的看法相反，老年人实际上比年轻人更不容易抑郁。不过，某些老年人亚群患抑郁症的风险很高。

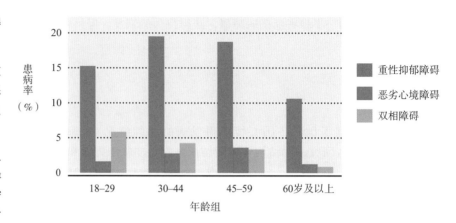

图 5.2　以年龄组划分的心境障碍终生患病率（NCS–R数据）

在一个有代表性的社区样本中，重性抑郁障碍、持续性抑郁障碍（恶劣心境障碍）和双相障碍的终生患病率。

资料来源：Based on Kessler et al. Lifetime Prevalence and Age-of-Onset Distributions of DSM-IV Disorders in the National Comorbidity Survey Replication. Archives of General Psychiatry. 2005; 62.

心境障碍的毕生风险

在心境障碍的流行病学研究中，年龄是要考虑的重要因素。有些读者也许认为，老年人的抑郁患病率高于年轻人。实际上，在诸如"美国国家共病再调查"之类的大型流行病学研究之前，许多临床医生也这么认为。这种看法可能来自平时的观察，因为许多老年人出现过短暂而深刻的不愉快状态，通常由身份改变（比如退休、迁居）或失去重要的人（如子女离家、亲友亡故）等引起。但短暂的悲痛和哀伤与临床抑郁并不是一回事。

尽管许多人错误地将抑郁同老年人联系在一起，但"美国国家共病再调查"的结果表明，心境障碍实际上在年轻人和中年人当中最常见。这些数据见图 5.2。在 60 岁以上的人群中，重性抑郁障碍、持续性抑郁障碍和双相障碍的患病率都明显更低。

对于这种模式人们提出了几种解释。一种解释是老年人更可能出现记忆损伤（参见第 14 章）。六七十岁的老人可能记性不好，记不住几个月或几年前的抑郁发作，因此也不会在访谈中提及。而且心境障碍与更高的死亡率（比如自杀）有关，许多严重抑郁的人可能活不到老年。这些貌似合理的假设可能影响了"美国国家共病再调查"的结果。不过，其他几项研究也发现了相同的模式，大部分研究人员现在相信这一结果的真实性：临床抑郁在老年人中不如在年轻人和中年人中普遍（Blazer, 2004）。

关于年龄和抑郁的研究结果还引发了另一个重要问题：近年来抑郁发病率增加了吗？答案显然是肯定的。第二次世界大战后出生的人似乎比他们的前辈更可能患上心境障碍。事实上，一些研究得出了一致的趋势，即年轻一辈的抑郁终生患病率更高，而且出生较晚的人临床抑郁的平均发病年龄似乎也较低（Kessler et al., 2005）。

性别差异

女性抑郁的患病率是男性的 2~3 倍（Kessler, 2006; Van de Velde et al., 2010）。不论是接受治疗的患者样本还是社区调查样本，也不论采用何种评估方法，一项又一项研究都发现了同样的结果。女性抑郁患病率更高的情况显然只限于抑郁障碍。双相障碍通常并未发现性别差异。

有些观察者指出，女性高抑郁患病率反映了数据搜集方法的不足。女性只是比男性更可能寻求治疗或者被贴上抑郁的标签。另一种观点认为，文化约束导致男性更难承认自己有无望和绝望等主观痛苦感受。但这些假设都没有实验证据支持。研究清楚表明，女性更高的抑郁患病率是真实存在的。对于这种性别差异的解释主要有性激素、应激生活事件、童年逆境以及反应风格等（Hamkin & Abramson, 2001; Kuehner, 2003）。这些问题将在本章稍后讨论。

跨文化差异

情绪表达和情绪障碍的跨文化比较遇到了许多方法学问题（参见第 9 章"研究方法"专栏）。其中一个问题是语言。各种文化都有自己解读现实的方式，包括表达或交流身体和情绪障碍症状的不同方式。一种文化描述疾病行为的词汇和概念在另一种文化中可能不存在。比如，一些非洲文化使用同一个词表示愤怒和悲伤。因此在翻译涉及"焦虑"和"抑郁"等经验的问题时，需要做出有趣的调整。有一项调查使用了英国访谈表，但翻译成约鲁巴语（一种在尼日利亚使用的语言）后，它用短语"心脏变得虚弱"（the heart goes weak）来代表抑郁（Leff, 1988）。美国的诊断分类也是在特定的文化背景中产生的，并非与文化无关，也未必比其他文化描述和细分行为和情绪障碍的方法更合理（Lavender, Khodoer, & Jones, 2006）。

跨文化差异已经被许多研究证实，这些研究调查了不同国家抑郁患者症状的文化变异。这些研究发现，世界不同地区心境障碍的整体发病率大体相当，但患者具体的症状表现类型却存在文化差异。在中国，抑郁患者更可能描述躯体症状，比如睡眠问题、头疼、无精打采等（Kleinman, 2004）。欧洲和北美的抑郁患者更多地表现出内疚感和自杀意念（Kirmayer, 2001）。

这些跨文化比较表明，临床抑郁从最基本层面来说是一种全球现象，而不限于西方社会或者都市。它们还表明，个体的文化经验，包括语言、教育和社会因素，可能在塑造其表达和应对抑郁痛苦的方式中发挥着重要作用。临床医生在确认抑郁的主要或者关键特征时，还应牢记跨文化差异。在本章稍后讨论抑郁动物模型研究背后的原理时，我们将再次探讨这个问题。

病　因

在本章剩余部分，我们将探讨目前对心境障碍病因的推测和认识。讨论这一话题时我们必须记住这些障碍的患病率较高。重性抑郁是一种破坏力严重的心理障碍，至少影响 16% 的人口，而且通常出现在人们本该最有活力和最富创造力的成年早期。为什么这种障碍没有在自然选择的过程中消失？进化理论家认为，这是因为轻度到中度的抑郁症状除了给个体的生活带来痛苦和破坏外，可能也有积极作用（Gilbert, 2006; Price, Garden, & Erickson, 2004）。这一观点主要关注到抑郁是个体对所在境况做出的暂时反应。正如我们将会看到的，许多抑郁发作似乎确实是由应激生活事件和严峻的社会环境造成的。进化的观点认为，抑郁症状（迟缓、缺乏动力、人际退缩）可能代表一种反应系统，它可以帮助患者脱离不良的情境（Nesse, 1999; Taylor et al., 2011）。比如，某人婚姻不幸福，最终可能变得抑郁和退缩，并且重新思考：在可能没有回报的关系中继续付出更多时间和资源，能否获得长期收益？低水平和短暂的抑郁情绪可能有助于我们在面对挫折时重新积聚动力，而且能让我们保存能量并改变方向。

心理学对心境障碍的解释侧重于个体差异，并且主要关注最严重和最能致残的抑郁类型。面对困难和挑战，为什么有的人出现重性抑郁，有的人却不会？是什么因素造成调控心境的心理和生理系统较快地失效？像抑郁这样普遍的障碍必定有很多原因，而不是只有一个。

我们从不同的分析水平来思考抑郁的原因，包括心境障碍发病和维持的社会、心理与生物机制。这样安排有助于理解这些分析的互补性。在思考了应激生活事件对情绪的影响之后，我们将讨论决定个体对应激做出反应的心理因素，如认知偏差等。然后我们将回顾已知的调节应激反应的激素和大脑活动。

社会因素

关于抑郁的很多文献都侧重于人际丧失和分离，这并不奇怪。从出生到死亡，我们的生命总是与他人交织在一起。我们从根本上说是社会性生物，所以当亲近的人亡故或一段亲密关系终结时，我们会感到悲伤。重大的失望（比如未能被心仪的学校录取或者被雇佣）之后偶尔也会出现类似感受。一些临床医生指出，此类情形下我们失去的不是他人，而是"社会角色"或者我们看待自己的方式。在对正常悲伤体验的研究中可能找到抑郁原因的线索。临床抑郁的发病和持续显然与重大丧失之后我们调控消极情绪的正常机制受到破坏或失效有关。

应激生活事件和抑郁障碍　多项研究考察了应激生活事件与抑郁障碍发展的关系。临床抑郁的人是否确实经历了更多的应激生活事件？答案是肯定的。经历应激生活事件与个体更高的抑郁概率有关。这种相关已经多次得到证明（Hammen, 2005; Monroe & Reid, 2009）。

要解释应激生活事件与抑郁发病的密切关系，研究人员面临方法学问题的困扰。一个特别困难的问题是生活事件与心境障碍的因果方向。比如，一方面失业可能导致一个人变得抑郁。另一方面，抑郁发作会导致精力不足或注意力不集中，影响工作业绩，进而被辞退。因此，如果抑郁的人经历了更多的应激事件，那么因果关系的方向是什么？是失败导致抑郁，还是抑郁导致失败？

研究人员利用前瞻性研究设计进行长期追踪研究，已能回答因果问题（参见第 8 章 "研究方法" 专栏）。前瞻性研究已经发现，应激生活事件能预测随后的抑郁发作（Brown, 2002; Monroe & Harkness, 2005）。这一证据支持一个观点，即在许多案例中应激生活事件导致了心境障碍发作（而不仅仅是心境障碍的结果）。

尽管多种负面事件与抑郁有关，但有一种特殊情形（即涉及重要人物或角色的重大丧失）似乎对于引发重性抑郁（特别是个体一生中首次发作）起到关键作用。这一结论主要基于一系列的比较研究，比较抑郁妇女和不抑郁的妇女的生活环境和生活经历（Brown & Harris, 1978）。严重事件——特别有威胁意义，对女性的调适有长期影响的事件——使女性更可能变得抑郁。另外，日常生活中普通的麻烦和困难（并不严重的事件）似乎不会导致抑郁发作（Stroud et al., 2010）。

虽然严重事件提高了抑郁发病的风险，但大部分经历过一次恶劣事件的女性并不会变抑郁。在一次恶劣事件之后变抑郁的女性和不抑郁的女性有什么环境差异？一些证据表明，当恶劣的生活事件与羞辱感、钓鱼执法以及挫败有关时，更可能出现抑郁（Brown, 2002; Nanni et al., 2012）。羞辱事例如一名女性意外得知丈夫长期不忠；困境事例如一名女性接到正式通知说，她离开恶劣的居住条件的申请被拒绝。这些资料表明，抑郁发作与特定类型的应激生活事件有着十分重要的关系。如果一名女性经历的恶劣事件让她感觉自己作为人的价值被贬低，或者让她陷入困境而找不到更美好的未来，那么她尤其可能出现抑郁（Kendler et al., 2003）。

事实上，应激生活事件与抑郁的关系是双向的。有些抑郁者会造成困难处境，困难处境转而增加他们的生活压力。与恋人分手或被解雇便是这种情况。这种现象称为应激生成。与不抑郁的人相比，抑郁者会产生更大的压力，特别是在人际关系之中（Hammen, 2005; Harkness & Stewart, 2009）。应对婚姻压力时适应不良的策略是这一过程中的重要因素。例如，抑郁者在与伴侣出现严重矛盾时，可能表达更多的抱怨、敌意和挑衅言论，而不是努力去解决冲突。这一动态过程又会导致压力升级。

应激生活事件频率和性质的差异可能有助于解释重性抑郁发病率的性别差异。一些研究证据表明，与男性相比，抑郁的女性更可能报告，在心境障碍发作前几个月经历过应激生活

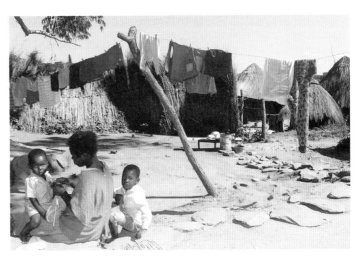

一系列研究比较了6个社区（包括津巴布韦的首都哈拉雷）女性的生活经历，发现严重事件的发生率越高，抑郁的患病率也越高。

事件（Harkenss et al., 2010）。而且负面的人际关系压力对年轻女性的生活有着尤其严重的影响（Cyanowski & Frank, 2006; Shih & Eberhart, 2010）。女性更可能产生人际关系压力并因此受到伤害，因为她们在人际交往中比男性更重视与他人的关系，其自我评价也更倚重与他人的关系，而男性可能更重视学业、工作和运动方面的成就（Crick & Zahn-Waxler, 2003）。

社会因素和双相障碍　关于应激生活事件的研究大部分都关注抑郁障碍，而对双相障碍的关注较少。但有人发现，在躁狂发作的前几周，个体的应激生活事件频次明显上升（Bender & Alloy, 2011; Miklowitz & Johnson, 2009）。躁狂发作之前出现的这类事件，通常有别于导致抑郁的事件。后者主要包括丧亲与低自尊等负面经历，而前者则包括扰乱计划的事件（如失眠）和与目标达成有关的事件。有些患者在实现了自己为之奋斗的大目标之后，躁狂症状多发（Johnson et al., 2000）。目标达成的例子有重要职务的晋升、被竞争激烈的名校录取、成功确定新的恋爱关系，等等。这些令人振奋的经历，加上患者原有的情绪调控问题，可能导致积极情绪和过量活动的急剧增加，最终导致躁狂全面发作。

家庭内部不良的情绪表达和沟通模式也可能给双相障碍患者的调适带来负面影响。双相障碍患者的纵向研究已经关注复发率与家庭情绪氛围的关系。患者出院后如果与有敌意或持批评态度的家人一起生活，则更可能不久就复发（Miklowitz, 2007）。而且与社会支持较多的患者相比，社会支持较少的双相障碍患者更可能复发，恢复也更慢（Cohen et al., 2004）。这一证据表明，双相障碍的病程会受到患者所处社会环境的影响。

心理因素

严重事件明显与抑郁的发病有关，但这并不能完全说明哪些人会抑郁。许多人经历过严重事件，但并不会变抑郁。那些出现抑郁的人大概更容易受应激的影响。一些心理因素可能导致个体容易受应激生活事件的影响。在本章剩余部分，我们将讨论研究文献关注的两个主要领域：认知因素和社交技巧。

认知易感性 认知理论对抑郁起源的看法基于以下认识：人类不仅是社会的生物，还是思维的生物，而且人们对周围世界的事件的感知、思考和记忆的方式对他们的感受方式有重大影响。两个人对同一事件可能有非常不同的反应，很大程度上是因为他们对该事件可能有不同的解读。关于抑郁易感性的认知理论侧重于考察人们对自身环境的关注、思考和回忆方式。通常情况下，这涉及与丧亲、失败和失望等经历有关的认知活动。从认知的视角来看，如果个体对自我及环境有弥散而持续的消极想法，当负面生活事件激活这些想法之后，它们就对抑郁的发作和持续起核心作用（Gotlith & Joormann, 2010; Mathews & Macleod, 2005）。

各类歪曲、错误和偏差是抑郁患者思维的特点。他们的一个倾向是赋予失败经历个人的、整体的意义。比如，某人参加竞争激烈的运动队成员选拔，但没有被录取，他会对自己说："这证明我是一个失败者。"他不会认识到，有很多优秀人才参加竞选，能入选的只是少数，教练也必须做出困难的决定。另一类与抑郁有关的认知歪曲倾向是，从负面经历中得出关于自己的过度泛化的结论。上述例子中的人可能还会对自己说："我被运动队拒绝的事实说明，我在其他所有事情上都将失败。"第三类认知错误是在缺乏证据支持的情况下（通常还不顾相反的证据）就武断地得出关于自己的推论。在这方面，请想象一名运动队的成员。该队输掉了一场比赛，教练很失望，这名运动员可能主观地认为失败是他个人的过错，教练不喜欢他，即便他的表现对这次失败并没有关键影响。与抑郁有关的最后一类认知偏差倾向是选择性地回忆负面事件，并夸大负面事件的重要性，忽视积极事件的意义。比如，假设一名女运动员回顾自己整个赛季的经历。如果她总是倾向于记住自己犯下的错及队伍的失败，而不看重自己做出的积极贡献以及与队友们共同取得的成功，那么她更可能对自己的表现感到抑郁。

这些自我挫败的偏差如何导致抑郁发作？抑郁的一种认知理论侧重于适应不良的图式。图式是一种综合的思维模式，可以指导人们认识和解读环境事件。图式是过去经验持久而高度组织化的再现。尽管图式可能是潜在的，也就是说在任何一个时间点图式都不会突显在个体的意识层面，但它们大概会在个体经历类似事件时重新被激活。有抑郁图式的个体将来更可能对类似的应激事件做出过度反应。

与抑郁的认知易感性类似的一个观点被称为无望感（Alloy et al., 2009）。无望感是指个人对未来事件持消极期望，并且相应地认为这些事件无法控制。这种观点认为，与抑郁有关的期望是，无论自己做什么，都不会发生自己所期望的结果，或者不利的事件终将发生。负面生活事件发生后，当事人变抑郁的可能性与其对事件的解释和对事件重要性的认识密切相关。这种解释称为因果归因。

有些人倾向于依据内部、稳定和整体的因素来解读负面事件。这种模式被称为致郁归因风格。比如，一次重大考试失败后，有这种认知模式的人可能会认为，她糟糕的表现是由于自己的不足（内部），她认识到这一点已经很长时间并且这种情况在将来还会持续下去（稳定），这也是导致她在学业和其他许多重要事情上失败的原因（整体）。与关于抑郁的其他认知观点一样，这种归因模式并不必然导致抑郁，但它确实是抑郁的一种易感倾向，有这种模式的人经历负面生活事件后更可能产生无望感。

通过很多实验研究，有偏差的认知加工方式对抑郁风险的重要性已经得到令人信服的证明（Gotlib & Joormann, 2010）。抑郁者的认知问题似乎主要反映在对负面情绪内容的注意力控制和记忆问题上。如果抑郁者出现不愉快的想法，他们很难抑制或摆脱这些想法（Joormann, 2010）。对大多数人来说，情绪调节的适应性策略包括改变工作记忆内容并把想法从令人苦恼的思维反刍上转移开的能力。但抑郁患者在这方面有特别的困难。这种观点有助于解释为什么应激生活事件对抑郁易感者具有持续的破坏性影响。

负面想法的抑制问题进而可解释观察到的抑郁患病率的性别差异（Nolen-Hoeksema et al., 2008）。个体应对抑郁情绪发作的方式会影响抑郁情绪持续的时间和严重程度（Nolen-hoeksema, 1994, 2000）。这一研究强调了抑郁情绪的两种不同应对风格。有些人面对抑郁情绪时将注意力转向内部，即思考悲伤产生的原因和影响。这种方法被称为反刍风格。写日记或向朋友倾诉自己的感受便是这种风格的表现。另一些人则采用转移风格来摆脱不愉快的情绪。他们做自己感兴趣的事，参加运动或别的活动，从而把注意力从抑郁症状上转移开。

该模型的第一个假说是，与转移风格相比，反刍风格的抑郁发作时间更长且更严重。第二个假说是，面对抑郁，女性更可能采用反刍风格，而男性更可能采用转移风格。因为反刍风格会让抑郁持续时间更长且更严重，所以女性比男性更容易抑郁。

认知因素和社会因素的整合　几乎可以肯定的是，上述几种因素几乎都是共同起作用的，而非单独产生影响。我们没有必要判断认知易感性和应激生活事件哪一个更重要，因为它们无疑在共同起作用。抑郁的发展必须从若干阶段来理解：易感性阶段、发病阶段和维持阶段。生活事件和认知因素在各个阶段都起着重要作用（Alloy et al., 2006; Gotlib & Hammen, 1992）。

抑郁易感性受童年经历的影响，包括一再受到父母的忽视或严厉批评等事件。对世界的负性思考方法和功能不良的人际技巧大概都是个体在生命早期习得的（Ingram & Ritter, 2000）。个体长大以后，认知图式偏差和人际技能缺陷会从几个方面共同影响个体的社会环境：致使个体更可能进入有问题的关系；削弱个体在冲突发生后解决问题的能力；最大限度地损害个体从其他人身上寻求支持和帮助的能力（Hammen & Garber, 2001）。

大多数情况下抑郁是由生活事件和环境引发的。引发抑郁的应激生活事件通常源于困难的个人关系或家庭关系。这些经历的影响取决于当事人赋予它们的意义。当他们以一种贬低自我价值感的方式来解读事件时，就会变得抑郁。持续的人际和认知问题也会让抑郁情绪持续时间延长，并让抑郁加重，出现临床症状。

生 物 因 素

我们已经讨论了导致心境障碍的许多社会和心理因素。生物因素也会影响情绪调节。各种研究表明，遗传因素与抑郁和双相障碍都有某种关系，激素异常往往与抑郁有关，而抑郁与特定脑区的异常激活有关。

遗传学　心境障碍的传播明显与遗传因素有关（Lau & Eley, 2010）。支持这一结论的研究还发现，双相障碍的遗传性远大于抑郁障碍。

双生子研究　同卵和异卵双生子的比较为遗传因素可能的影响提供了一种检验方法（参见第2章）。关于心境障碍的若干双生子研究已经发现，同卵双生子比异卵双生子有更高的同病率（Kendler & Prescott, 2006）。

在一项经典的研究中，研究人员利用丹麦国家双生子与精神病人的登记资料，找到 110 对同性双生子，每对双生子中至少有一人被诊断为心境障碍（Bertelson,

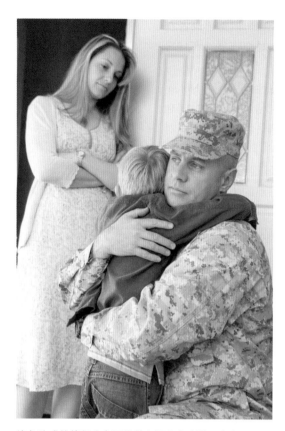

战争造成的伴侣分离可能带来极大的应激。当事人是否出现抑郁受到认知因素和应对这种艰难情境的人际技能的影响。

Harvald, & Hause, 1977）。同卵和异卵双生子发生双相障碍的同病率分别为 0.69 和 0.19，而抑郁障碍的同病率则分别为 0.54 和 0.24。同卵双生子的同病率显著高于异卵双生子，这说明遗传因素对双相障碍和抑郁障碍都有影响。同卵和异卵双生子出现双相障碍的同病率高于抑郁障碍，这可能说明遗传在双相障碍中的作用大于抑郁障碍。类似的同卵和异卵双生子同病率模式后来在挪威（Nes et al., 2007; Rekhborn-Kjennerud et al., 2010）和英国（McGuffin et al., 1996）的心境障碍研究中都得到了重复。

双生子研究还告诉我们，遗传决定抑郁易感性，但其表达受到环境因素影响。遗传之外因素影响的最好证据是同卵双生子的同病率都低于 100%。如果只受遗传影响，那么同卵双生子应该总是同病的。研究人员用数学分析来测算遗传和环境对心境障碍发病的相对贡献率。这些分析结果用遗传力表示，遗传力从 0%（遗传因素完全不起作用）到 100%（该特质的形成完全源于遗传因素）（参见第 17 章"研究方法"专栏）。这些分析表明，遗传因素对双相障碍有特别重大的影响，其遗传力估计为 80%。遗传和环境对重性抑郁障碍发病的影响力大致相当，其遗传力估计为 50%（McGuffin et al., 2003）。

寻找特定基因 家族和双生子研究表明，遗传因素对心境障碍的形成具有重要影响。不过，这些研究并没有明确地证明遗传是如何发生影响的。要确定复杂行为障碍的特定基因很难，因为并没有简单而明确的遗传模式。所有证据都表明，心境障碍是多基因的，也就是说它们受多种基因而不是一种基因的影响，而且每一种基因单独造成障碍的风险都很小（Christoforou et al., 2011; Lewis et al., 2010; Shyn et al., 2011）。

要寻找特定基因与心境障碍形成的关联证据，有几种方法可以使用（参见第 14 章"研究方法"专栏）。不同的连锁和关联研究[2]都侧重于双相障碍和抑郁障碍。虽然随着新的基因图谱技术的引入，我们对这一领域的认识突飞猛进，但结果仍没有定论。虽然出现许多新研究结果，但特定基因和基因风险因素尚未得到确认（Gershon et al., 2011）。研究人员在不同实验室重复检验特定基因的初步报告往往以失败告终。

找到与心境障碍形成有关的特定基因，这种可能性十分令人兴奋。这方面的知识最终可以让心理健康专业人士鉴别还没有出现明显症状的易感人群。与此同时，探寻心境障碍病因的复杂性要求我们必须记住两个重要警告。第一是基因的异质性。在普通人群中，导致抑郁发病的基因座（又称基因位点，指某个基因或具有调控作用的遗传标记在染色体上所处的特定位置——译者注）可能不止一个。一个家族的

---

[2]分子遗传学家始终在试图寻找哪些基因与特定行为特征有关，所使用的基本方法称为连锁研究和关联研究。这两种研究的目的都是在一个基因和一种性状之间建立联系或关联。连锁研究以携带某种性状或疾病的家系为研究对象，对连续几代人的 DNA 样本加以分析，以此来观察是否有特定基因参与这个过程。关联研究则从与感兴趣的行为特征可能有关的基因入手，观察具有某种表型的人群和不具有这种表型的人群携带该基因的情况，以期在候选基因和行为特征之间建立关联。

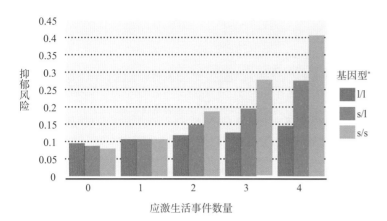

图 5.3　应激与基因易感性对抑郁风险的合并效应

重性抑郁发作的概率取决于5–羟色胺转运蛋白基因的基因型。

*相比于长（"l"）等位基因，短（"s"）等位基因与更低的效率相关。

资料来源：Caspi et al., Influence of Life Stress on Depression: Moderation by a Polymorphism in the 5-HTT Gene. Science, 2003, July 18, 2003; 18.

心境障碍遗传标记与另一个家族可能完全不同（Detera-Wadleigh & McMahon, 2004）。第二是，我们知道环境对心境障碍的发病也有重要影响。心境障碍的发病取决于遗传风险因素和个体经历的环境风险因素的结合。

遗传风险和应激敏感性　遗传因素与应激生活事件如何相互作用导致抑郁？有关这种影响的一项研究依据新的基因技术，可以让研究人员确定特定的基因（Caspi et al., 2003）。该研究侧重于5–羟色胺转运蛋白（5–HTT）基因，因为几种用于治疗抑郁的药物对这种特殊的神经递质有直接影响（参见下文）。5–羟色胺转运蛋白基因上的一个特定区域有两个等位基因（又称对偶基因，指位于一对同源染色体相同位置上控制同一性状不同形态的基因——译者注）（一长一短），短的等位基因（"s"）与5–羟色胺通路的神经传递效率降低有关。如果携带5–羟色胺转运蛋白"s"等位基因的个体为纯合子（当一个生物体带有一对完全相同的等位基因时，则该生物体就该基因而言是纯合子；反之，如果该生物体带有一对不同的等位基因，则称为杂合子——译者注），则他们在遇到应激生活事件时出现临床抑郁的风险特别高（见图5.3）。而在应激不增大的情况下，这种基因不会增加个体抑郁的风险。这两种因素对于抑郁似乎都必不可少。环境因素和遗传因素的影响并不是互相独立的。遗传因素显然控制着个体对环境事件的敏感性（Caspi et al., 2010; Karg et al., 2011）。

神经内分泌系统　应激生活事件与重性抑郁的关联跟各类中枢神经系统事件有关。在后面几节，我们将讨论关于激素和特定脑区的证据。这些生物学现象与我们迄今为止介绍的社会和心理因素紧密相关。认知与情绪事件都在这些中枢神经系统事件中得以实现（Miller & Keller, 2000）。在大脑与身体其他部分联系并发起应对外部环境变化的活动时，认知和情绪事件是这一过程的一部分。

内分泌系统在个体调节应激反应中起着重要作用。诸如脑垂体、甲状腺和肾上腺等内分泌腺位于全身不同的部位（参见图2.4）。这些腺体对大脑信号做出反应，分泌激素进入血液。内分泌系统可能与心境障碍病因密切关联的重要通路是下丘脑 – 垂体 – 肾上腺（HPA）轴。当某个人发现环境有威胁时，下丘脑向垂体腺发出信号，使其分泌促肾上腺皮质激素（ACTH），进而调节肾上腺分泌的皮质醇等激素进入血液。皮质醇水平升高有助于个体提高警觉，并给肌肉提供更多的能量，同时削弱个体对于可能妨碍自我保护的其他活动（比如睡眠和饮食）的兴趣，帮助个体准备应对威胁。这一系统如图5.4所示。

图 5.4 下丘脑−垂体−肾上腺（HPA）轴的激素系统

下丘脑−垂体−肾上腺轴应对应激而被激活。

资料来源：Based on Nemeroff, C.（1998）. The neurobiology of depression. Scientific American. 278, 28-35.

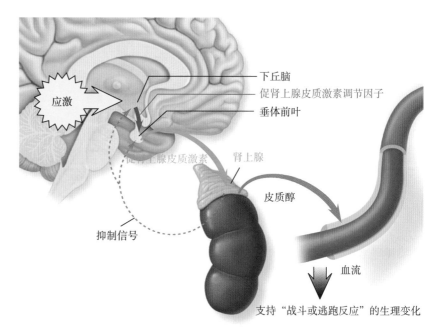

促肾上腺皮质激素调节因子用于动物大脑中的效果	
下降	上升
饮食	在熟悉的环境中无休止地活动
睡眠	在陌生的环境中退缩
生殖活动	

　　HPA 轴与抑郁的关联在地塞米松抑制试验（DST）中得到证明，该试验已经广泛用于研究心境障碍患者的内分泌功能失调（Nemeroff, 1998a）。地塞米松是一种人工合成的强效激素。服用试验剂量地塞米松的人一般皮质醇分泌会受到抑制，因为下丘脑受骗，误以为身体系统已经有足够的皮质醇循环。有些抑郁患者出现不同的反应：大约半数抑郁患者对 DST 并未出现抑制反应。症状缓解之后，大部分患者在 DST 中出现正常反应。这种模式与研究假设是一致的：至少对某些人来说，HPA 轴功能失调可能与临床抑郁的产生或持续有关（Stone, Lin, & Quarermain, 2008; Whybrow, 1997）。

　　内分泌问题可能以什么方式与其他致病因素产生关联？有几种可能性。从内分泌系统与中枢神经系统的特定联结来说，皮质醇的过量分泌可能导致大脑结构与功能的改变。更广泛地说，通过激素调控过程，应激生活事件与遗传决定的心境障碍倾向产生相互作用。应激导致肾上腺类固醇（如皮质醇）分泌，而类固醇激素在调控基因表达中起着主动作用（Gotlib et al., 2008）。

　　脑成像研究　考察心境障碍生理基础的最新工具可以让科学家绘制健在患者脑部结构的详细图像，监测实时的大脑功能（参见第4章）。与情绪体验和情绪控制有关的脑回路很复杂，主要集中在边缘系统以及边缘系统与前额叶皮层和前扣带回皮层之间的联结。脑成像研究表明，重性抑郁通常与大脑多个脑区的活动模式异常和结构变化有关（Davidson et al., 2002; Gotlib & Hamilton, 2008）。其中一些脑区见5.5。请参看图2.3中的杏仁核、海马以及其他与边缘系统有关的结构。

　　许多研究发现，前额叶皮层脑区的异常激活模式往往与抑郁有关。这些证据的

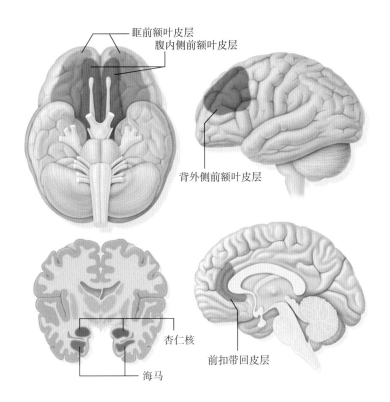

眶前额叶皮层
腹内侧前额叶皮层

背外侧前额叶皮层

杏仁核

前扣带回皮层

海马

图 5.5　与抑郁有关的脑区

与情绪和心境障碍有关的脑区。

资料来源：Davidson, Richard j.,Diego Pizzagali, Jack B. Nitschke, and Katherine Putnam, DEPRESSION: Perspectives from Affective Neuroscience. Annual Review of Psychology, 2002, 53:54574. Copyright ©2002 by Annual Reviews. All Rights Reserved.

收集采用了 PET 和 fMRI 等功能性脑成像技术。有的脑区显示激活减弱，特别是大脑左侧的背侧前额叶皮层。前额叶皮层的该区域与情绪预期引导的计划制订有关。有这种缺陷的人可能会出现动机问题，比如没有能力朝着令人愉快的目标努力。研究发现，抑郁患者前额叶皮层其他区域的激活异常升高，涉及的脑区有眶前额叶皮层和腹内侧前额叶皮层，这些脑区对个体决定奖励和惩罚反应很重要。详而言之，眶前额叶皮层能抑制不当行为，帮助个体忽略当前奖励而朝着长远目标努力。腹内侧前额叶皮层参与情绪体验以及给知觉赋予意义的过程。这些脑区的过度激活可能与长期的消极情绪体验有关。

前扣带回皮层在注意功能与情绪功能之间建立联系，能让我们关注主观情感并且考虑情绪与行为的关系。比如，当一个人在追逐目标的过程中感到沮丧，或者在某一情境中出现始料未及的情绪（如悲伤）时，前扣带回皮层会激活。重性抑郁患者前扣带回皮层的激活通常会减弱（Davidson et al., 2002）。前扣带回皮层激活减弱可能反映了个体认识不到长期消极情绪适应不良的性质，以及采取有助于解决问题的适应性行为的能力降低。

杏仁核（见图 5.5）是靠近大脑两侧海马顶端的杏仁大小的核团，它似乎是与情绪有关的神经回路的一个重要组成部分（Canli, 2009）。它与下丘脑有着广泛的联系。这一系统负责监测大脑加工的信息所蕴含的情绪意义，并且负责调节社会交往。功能性脑成像研究证实，重性抑郁障碍和双相障碍患者杏仁核的静息血流和葡萄糖代谢水平均增强（Drevets, 2002）。更高的代谢率与更重的抑郁有关。对治疗有积极反应的患者，杏仁核的新陈代谢趋向正常。

这种模式使我们自然地做出推论：从神经化学分析水平来看，影像上杏仁核激活的增强反映了认知功能的扭曲，临床医生认为这种认知扭曲与抑郁有关（Gotlib & Hamilton, 2008）。当然，这种推测需要通过更具体的研究方法来验证：在记录抑郁者和非抑郁者大脑活动的同时，要对他们特定的认知加工进行测量。

研究方法

类比研究：老鼠会抑郁吗？为什么？

心理病理学中许多病因问题无法以人类为被试进行严格控制的实验室研究。比如，人们长期处于不可控的应激之下是否会导致焦虑障碍？研究者们一直采用这种障碍患者的相关研究来探究这一问题，但他们不能用人类被试进行实验研究。由于重要的伦理学原因，研究者不能随机分配一些人去忍受假设可能带来临床抑郁之类障碍的情境。最好的选择通常是研究一种类似于所研究的临床障碍的病症。这种研究被称为**类比研究**（analogue studies），因为它们关注自然环境下出现的类似于心理障碍或其孤立特征的行为。

很多类比研究依赖心理病理学的动物模型，动物模型为我们提供了关于焦虑、抑郁和精神分裂症等精神障碍病因学的一些重要知识（Fernando & Robins, 2010）。1960年代，哈洛（Harry Harlow）的研究证明，恒河猴幼崽与母猴分离后会出现绝望反应。这些幼猴表现出的身体症状，如面孔与声音显露的悲伤与惊慌、社会退缩、饮食与睡眠变化、精神运动性迟滞等，都与人类的许多临床抑郁症状非常类似。

这种抑郁的社会分离模型已经被用于探讨可能与心境障碍有关的若干重要变量。比如，幼猴若与同伴和成年猴有广泛的接触经验，在与母猴分离后出现抑郁的可能性较小。通过社会探索获得的技能明显使它们能够更好地应对应激。社会分离模型还用于探索神经化学因素以及心境障碍。药物公司也采用这一模型来评估新药的抗抑郁效果。

有的临床医生认为，像抑郁这类精神障碍无法用实验室环境来模拟，特别是使用动物作为被试。认知症状（如贝克的抑郁三角）无法通过动物测量。猴子会感到内疚吗？大鼠会出现无望感或自杀想法吗？但这些症状未必是抑郁最核心的特征。跨文化研究已经证明，在一些非西方的社会中，躯体症状是抑郁最明显的症状。心境障碍的许多方面可以在动物身上看到。任何类比研究的价值很大程度上取决于类比障碍与实际临床障碍的相似度。一些模型比另一些模型更有说服力。

与心理病理学中其他类型的研究设计相比，类比研究有一个重要优点：它们可以采用实验程序。因此研究者能够得到关于因果关系的有力推论。类比研究的主要缺点是如何把特定的研究结果推广到实验室之外的情境。如果实验室特定的环境造成一组适应不良的行为，那么能否假定相似机制在自然环境中也能造成实际的临床障碍？实际上像抑郁这类精神障碍的病因学问题，可能要依赖许多不同的研究设计获得的聚合性证据。

神经递质　脑区内部和脑区之间的信息沟通与协调依赖于神经递质，这种化学物质是单个神经元之间联系的桥梁（参见第2章）。过去几十年来，科学家们收集了大量关于抑郁和躁狂的神经化学基础的信息（Delgado & Moreno, 2006）。我们对这一领域的认识始于1950年代，当时人们偶然发现，几种药物能够改变人们的心境。抗抑郁药的开发刺激了学界对几种已经证明有效的特定神经递质的研究。其中最著名的是5-羟色胺、去甲肾上腺素和多巴胺。每一种神经递质都在连接特定脑区的一系列广泛的神经通路中发挥作用。

5-羟色胺是化学信使，使用诸如百优解（Prozac）之类的药物可以提升其浓度。它对于心境有深刻影响，更高浓度的5-羟色胺与平静和乐观的感受有关。5-羟色胺还对调节睡眠和食欲的脑区有重要作用。5-羟色胺通路包括与杏仁核、海马和大脑皮层有关的连接。5-羟色胺通路的某种功能失调与抑郁发病有关，诸如百优解（参见"抑郁的治疗"一节）等药物的良效为这一观点提供了最有说服力的证据。

我们知道，神经递质与抑郁的关系复杂，具体机制目前尚不十分清楚。中枢神经系统可能有100多种不同的神经递质，每一种神经递质都与若干突触后受体有关。像抑郁这种涉及诸多认知和情绪功能失调的异质性障碍，似乎不太可能仅仅与一种化学信使或单一大脑回路中的某个环节有关。当前的理论倾向于强调包括5-羟色胺、去甲肾上腺素、多巴胺和神经肽（脑内的氨基酸短链，其作用似乎是调节经典神经递质的活动）等几种神经递质系统的相互作用（Stockmeier, 2003; Thase, Ripu, & Howland, 2002）。

社会、心理和生物因素的整合

我们已经讨论了貌似与心境障碍有关的种种社会、心理和生理因素。这些因素是如何结合或整合在一起的？有一类研究采用动物抑郁模型（见"研究方法"专栏）来说明这一问题。当实验动物遇到不可控的应激时（比如被强制在无法逃脱的冷水中游 15 分钟），它们常常表现出类似于（但明显不同于）抑郁者的行为症状（Lanfumey, Mongeau, & Cohen-Salmon, 2008）。这些动物在运动活跃度、睡眠和饮食行为等方面都出现缺陷。这种应激导致的抑郁对实验大鼠的神经递质产生了各种暂时性影响，边缘系统和额叶皮层中的 5- 羟色胺、去甲肾上腺素、多巴胺等的浓度都发生了变化。承受压力之后出现这些神经化学变化的大鼠表现出抑郁迹象。如果神经递质没有耗竭，大鼠则不会出现抑郁。并且，在给这些动物服用抗抑郁药物后，不可控的应激对行为的影响可以被预防或逆转。通过选择性杂交繁殖实验可以培养出对行为挑战（比如强迫游泳测试）和抗抑郁药物有不同反应的大鼠亚型（Ressler & Mayberg, 2007）。

这种动物模型说明，非常有必要考虑生理和心理现象的相互作用。应激导致大鼠抑郁的证据表明，神经化学过程可能是对环境事件（比如大鼠的不可控应激或者人的重大生活事件）的反应。抑郁的心理学解释和生物学解释是对同一过程相互补充的观点，差异主要在于它们的分析层次。

治　疗

有一些方法已经被证明对心境障碍的治疗有效，包括社会心理方法和生物方法。接下来我们将考察当前抑郁和双相障碍治疗中一些最常用的方法和它们的疗效证据。

抑郁障碍

抑郁治疗的大部分心理学方法一定程度上得益于心理动力学方法和弗洛伊德对人际关系重要性的强调。根据弗洛伊德的观点，心理治疗的主要目标应该是帮助患者理解和表露指向自我的敌意和沮丧。这些负面情绪据说源于人际关系的功能失调。弗洛伊德还非常强调抑郁者对自身和世界所持的明显不理性的信念。这些认知因素也是认知疗法所强调的。

认知疗法

认知模型认为，情绪功能失调受到人们对周围事件的负面解读方式和对这些经历的自我认知的影响。如果这些适应不良的心理图式能够改变，抑郁将会缓解。根据这一观点，认知治疗师侧重于帮助患者将自我挫败的想法替换为更加理性的自我陈述（Dobson, 2008; Garratt et al., 2007）。

具体的事例可能有助于说明这一过程。请思考本章开篇抑郁的律师凯茜的情况。凯茜在工作中将大量注意力放在无关紧要的负性事件上，为任何不完美的表现责备自己。她的治疗师帮助她认识到，她陷入一种被称为"选择性概括"的认知扭曲模式中。因为将细节剥离环境，她总是无视自己优秀的表现，得出自己能力不足的结论。治疗师指导她质疑自己的结论，学会用更客观的方式评价自己的经历，以帮助她克服这些倾向。

凯茜还倾向于用僵化的绝对方式来看待自己。在治疗过程中，她逐渐意识到这种模式，并且学会用更灵活的自我陈述来替换。不说"我是一个无可救药的内向的人，永远不会改变"，而代之以"与其他一些人相比，我在社交场合不那么自在，但我可以学会更加自信"。

认知疗法和行为干预的方法有许多共同特征。认知治疗师在与来访者互动时很积极，有指导性。他们最关注来访者当前的经验。他们还认为，人在意识层面能认识和理解认知事件：尽管我们的思维并不总是理性的，但我们可以讨论内心的想法和感受。认知疗法的另一个重要方面是十分重视治疗计划疗效的实证评估，这也是它与行为疗法共同的一个特征。多项研究发现，认知疗法对非精神病性抑郁的治疗是有效的（Hollon, Stewart, & Strunk, 2006）。

人际疗法　人际疗法是另一种抑郁心理治疗的当代方法（Bleiberg & Markowitz, 2008; Weissman, Markowitz, & Klerman, 2000）。它主要关注当前的人际关系，特别是家庭成员之间的关系。治疗师会帮助患者更好地理解可能导致抑郁的人际关系问题，并且通过培养沟通技能和问题解决技能来改善患者与他人的关系。疗程通常包括非指导性地讨论社交困难和未表达或未承认的消极情绪，以及通过角色扮演练习特定的社交技能等。

抗抑郁药　抑郁和双相障碍最常用的治疗药物可以归为四大类：选择性5-羟色胺再摄取抑制剂（SSRIs）、三环类抗抑郁药（TCAs）、单胺氧化酶抑制剂（MAOIs）和"其他"类，即新发明的药物。对药物有积极反应的患者通常在4到6周之内有明显的改善，当前症状一般会在12周内消失（Depaulo & Horvitz, 2002; Schulberg et al., 1999）。为了减少复发率，患者通常在病情缓解之后还要继续服药至少6到12个月。

选择性5-羟色胺再摄取抑制剂　选择性5-羟色胺再摄取抑制剂（SSRIs）发明于20世纪80年代初期，今天已是最常用的抗抑郁药，占所有抑郁处方药的80%（Hirschfeld, 2001）。此前的抗抑郁药都属于偶然发现，SSRIs与此不同，它依据的是心境障碍病因学中5-羟色胺作用的理论推测，由制药公司在实验室合成的。SSRIs有多种类型（见表5.3）。实验研究结果表明，百优解和其他SSRIs与传统的抗抑郁药效果大致相当（von Wolff et al., 2013）。

SSRIs抑制5-羟色胺再摄取进入突触前神经末梢，因而通过增加突触间隙的5-羟色胺含量，促进了5-羟色胺通路的神经传递。它们之所以被称为"选择性"，是因为它们似乎对去甲肾上腺素和多巴胺的再摄取几乎没有影响。不过，SSRIs并不完全是选择性的，因为其中一部分药物会阻碍其他神经递质的再摄取。它们阻挡5-羟色胺再摄取的效力也各不相同。它们对抑郁的疗效似乎既与特定SSRI对5-羟色胺的选择性程度无直接关系，也与其阻碍5-羟色胺再摄取的效力无关（Pallanti & Sandner, 2007）。

通常认为SSRIs比其他抗抑郁药更易于使用，副作用（如便秘和嗜睡）更少，用药过量导致的危险也较小。当然这并不意味着SSRIs完全没有副作用（参见下文"批判性思考很重要"专栏）。有些患者服药后出现恶心、头痛和睡眠障碍，但这些

表 5.3　治疗心境障碍的药物		
药物类别	通用名（商品名）	作用模式
选择性5–羟色胺再摄取抑制剂（SSRIs）	氟西汀（Prozac）帕罗西汀（Paxil）舍曲林（Zoloft）西酞普兰（Celexa）氟伏沙明（Luvox）	阻断5–羟色胺再摄取
三环类抗抑郁药（TCAs）	阿米替林（Elavil）氯丙咪嗪（Anafranil）丙咪嗪（Tofranil）	阻断5–羟色胺和去甲肾上腺素再摄取
单胺氧化酶抑制剂（MAOIs）其他抗抑郁药	苯乙肼（Nardil）	使分解单胺的酶失效
	曲唑酮（Desyrel）	阻断5–羟色胺再摄取，阻断5–羟色胺受体
	安非他酮（Wellbutrin）	阻断去甲肾上腺素和多巴胺再摄取
	文拉法辛（Effexor）	阻断5–羟色胺和去甲肾上腺素再摄取

症状通常较轻和短暂。与 SSRIs 有关的最令人困扰的副作用是性功能障碍和体重增加。在服用 SSRIs 的男女患者中，性欲减退和性高潮障碍的比例可能高达 50%。服用 SSRIs 后的体重变化与治疗时长有关。许多患者一开始体重会减轻，但大部分人会在 6 个月后恢复。那些继续服药的人可能平均增重约 9 公斤。

三环类抗抑郁药　三环类抗抑郁药（tricyclics antidepressants, TCAs）自1950年代以来得到了较广泛的使用，这类药有丙咪嗪、阿米替林等。但它们的使用在SSRIs出现后开始减少，因为这些药副作用更大。常见反应包括视力模糊、便秘、困倦和血压降低。TCAs通过阻断神经递质（尤其是去甲肾上腺素）在神经突触处的摄取而影响大脑功能。若干双盲对照研究表明，TCAs对许多抑郁患者有益，尽管直到治疗后的两三周才可能出现明显的改善（Thase, 2006）。不同的三环类药物在效力和副作用上有差异，但它们的效果大致相当。TCAs与SSRIs的比较研究发现，它们的治疗成功率基本相当，50%到60%的抑郁患者治疗反应良好（Schatzberg et al., 1999）。

单胺氧化酶抑制剂　几乎在发现三环类抗抑郁药的同时，人们发现了诸如苯纳辛这类**单胺氧化酶抑制剂**（monoanine oxidase inhibitors, MAOIs）的抗抑郁效果。但这些药物不如三环类抗抑郁药使用那般广泛，主要原因有二：第一，患者服用MAOIs后还吃诸如奶酪和巧克力等富含复合酪胺的食物，往往会出现高血压。第二，一些抗抑郁药的早

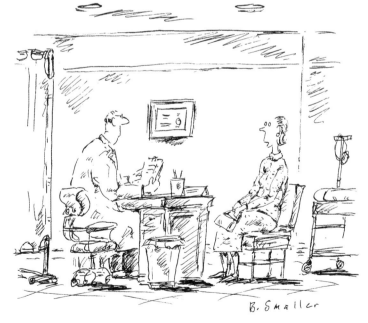

"我认为剂量需要调整。我远不如广告里的人那样快乐。"

期实证评估显示，MAOIs不如三环类抗抑郁药有效。

近期研究显示，单胺氧化酶抑制剂治疗抑郁确实有效（Thase, 2006）。只要患者避免吃奶酪、啤酒和红酒等食物，就可以安全地使用。另外，MAOIs目前广泛用于治疗特定的焦虑障碍，特别是广场恐怖症和惊恐发作（参见第6章）。

心理治疗和药物治疗的功效　研究者投入了大量时间和精力来评估抑郁的心理治疗和药物治疗。这一基于大量研究文献的漫长争论的基本结论是：认知疗法和抗抑郁药物治疗都是有效的抑郁治疗方法（Hollon, Thase, & Markowitz, 2002），不管是重性抑郁还是持续性抑郁障碍都是如此。在实际操作中，许多专家建议同时进行心理治疗和药物治疗（Kupfer & Frank, 2001; Simon et al., 2006）。

严格控制的抑郁治疗研究表明，在对慢性抑郁的治疗中，药物治疗和心理治疗效果大致相当。对抑郁患者来说，两种疗法都是合理的选择。近期证据表明，心理疗法和抗抑郁药物疗法结合使用比任何一种单独的治疗都能更快地缓解症状（Cuijpers et al., 2012）。

双相障碍

双相障碍的治疗同样侧重于药物疗法和心理疗法的结合。许多稳定心境的药物可用于双相障碍患者，帮助他们从躁狂和抑郁发作中恢复过来，而且长期来看还能减少未来的发作频次（Geddes et al., 2004）。抗抑郁药有时与心境稳定药一起用于双相障碍的治疗（Fountoulakis et al., 2008）。但临床医生必须谨慎，因为抗抑郁药有时会导致抑郁转变为轻躁狂或躁狂发作。

锂盐　大量文献表明，碳酸锂能有效地缓解躁狂发作，目前仍是双相障碍治疗的首选药物，对处于抑郁发作期的双相障碍患者也有治疗作用。也许最重要的是，在几次发作间歇期继续服用碳酸锂的双相障碍患者复发的可能性显著减少（Bauer & Mitchner, 2004）。

但遗憾的是，锂盐的使用也存在一些不足。许多双相障碍患者（约40%）在服用锂盐后未见改善（Mendlewicz, Souery, & Rivelli, 1999）。在躁狂与抑郁症状快速循环的患者以及那些有酗酒共病的患者身上，锂盐无效的情况尤为普遍。另一个常见问题是药物治疗的依从性：至少一半开出锂盐处方的患者，要么未能按时服用，要么不遵医嘱停止服药。患者认为未能坚持服用锂盐的主要原因是它的副作用，包括恶心、记忆问题、体重增加、协调性受损等。

抗惊厥药　医生常给锂盐治疗无效的双相障碍患者使用抗惊厥药，尤其是卡马西平（商品名Tegretol）和丙戊酸（商品名Depakene）（Reinares et al., 2013）。研究结果表明，略高于50%的双相障碍患者对这些药物有良性反应。锂盐、卡马西平和丙戊酸等药物都可以有效减少复发频次和缓解症状，并且可以用于急性躁狂发作的治疗。对于快速循环型双相障碍患者以及在单次发作中出现躁狂和抑郁混合症状的患者，丙戊酸可能比锂盐更有效（Gadde & Krishnan, 1997）。抗惊厥药常见的副作用有肠胃不适（恶心、呕吐和腹泻）和镇静作用。

心理治疗　尽管药物是治疗双相障碍最重要的方法，但心理治疗可以作为生理干预的有效补充。认知疗法和人际疗法都适合治疗双相障碍患者。认知疗法能够处理患者对应激生活事件的反应，以及改变他们对服药的保留态度（Craighead & Miklowitz, 2000）。

批判性思考很重要

抗抑郁药会导致暴力行为吗？

有一种观点认为，某些选择性 5– 羟色胺再摄取抑制剂（SSRIs）可能增加暴力和自杀行为的风险，这种说法受到媒体的广泛关注。几个轰动的案例引起人们的热议。一个例子是克里斯·皮特曼，他在 2005 年被认定有罪，因为他 12 岁时用猎枪杀死了自己的爷爷和奶奶。无人质疑此案的基本事实。皮特曼承认自己趁爷爷和奶奶睡觉时用猎枪将他们杀害。接着他放火烧掉了他们的房子，逃离了现场。被捕之后，他的辩护团队声称，他在谋杀前几天服用了抗抑郁药，药物引起的身体反应诱发了该少年的谋杀行为。这一辩护被一些法律观察员称为 *左洛复辩护*（Zoloft defense，参见第 18 章关于精神障碍辩护的讨论）。相反，检察官则认为凶手杀死爷爷奶奶，是因为当天早些时候他在校车上跟一个比他小的同学打架而受到爷爷奶奶的惩罚，他对此怀恨在心。换言之，他的杀人动机与精神障碍或药物反应无关。皮特曼被当作成人受审，被陪审团定罪，判处 30 年监禁。

诸如此类的悲惨案例引发正反双方剧烈的观点碰撞。杂志和网页上充斥着用 SSRIs 治疗儿童和青少年有危险的警告，一些说法非常极端。许多精神科医生回应说，抗抑郁药对年轻人有益。显然，家长们应该对左洛复这类药物的副作用保持警觉，但他们该被吓得都不敢使用最有效的心境障碍治疗方法吗？对此，我们必须保持批判性思考。

这场持续辩论的一个重要问题是缺乏实证证据。SSRIs 是否会导致暴力和自杀风险的显著增加？数百万人在服用抗抑郁药。尽管抑郁患者为治疗他们的疾病尽了最大努力，许多人还是自杀了。一个人在服用某种特定药物期间自杀或者出现任何其他暴力犯罪，并不能令人信服地证明是该药物导致此人做出该行为。问题在于，服用左洛复的抑郁患者是否比接受其他治疗的（类似的）抑郁患者更可能自杀或出现暴力行为？数据显示，SSRIs 治疗不会增加自杀风险，但这一争论并没有完全终结（Breggin, 2004; Gibbons et al., 2007）。在没有更有力的证据的情况下，美国食品与药品管理局（FDA）要求，开给儿童的左洛复（以及其他一些 SSRIs）标签上要印上警告语，包括如下语句：

> 服用抗抑郁药患儿的家人和照护者……应被警告：注意观察患儿是否出现易激越、易激惹、行为的异常改变和上述其他症状以及自杀风险。

这些研究结果的法律意义仍然模糊不清。大部分抗抑郁药可能引发抑郁者的躁狂发作（Goldberg & Truman, 2003），而躁狂症状有时包括敌意和攻击。这是否意味着 SSRIs 会导致一些人杀人或者自杀？当人们走出抑郁期，情绪好转时，他们也会感到精力增加。多年来专家们已经认识到，对怀有严重暴力想法的患者来说，这一时期可能特别危险。如果他们冲动地采取行动，能否将之归咎于药物？他们是否不再对自己的行为负责？

尽管确实有必要就药物有关的副作用向公众提出警告，但夸大或歪曲证据也是不负责任的。被吓坏的人不会根据充分的信息做决定。实际上，药物副作用有风险，但未能治疗像抑郁这类可能致命的疾病同样有风险，必须在两种风险之间做出权衡（Brent, 2004）。

源于人际疗法的"人际与社会节律疗法"被用于治疗双相障碍（Frank, 2005）。它的依据是引发躁狂或者抑郁反复发作的因素通常是应激生活事件、社会节律（即个体一天中工作和睡眠等的时间）的扰乱、未能按时服药等。这种疗法特别强调监测症状（尤其是轻躁狂和躁狂发作）与社交的相互影响。治疗师帮助患者学习更有规律地生活，特别是睡眠与觉醒的周期，以及有效地解决人际问题。睡眠和工作模式的调节同样重要。这种治疗可以长期与稳定心境的药物配合使用。

现有证据表明，心理治疗和药物治疗相结合比单独使用药物效果更好（Miklowitz et al., 2007）。双相障碍的各种社会心理疗法的疗效显然需要得到更广泛的研究。

电休克疗法

研究已经证明，电休克疗法（ECT）对许多心境障碍患者有益（参见第 3 章对

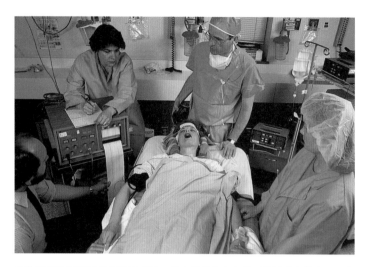

电休克疗法对严重的抑郁患者是一种有效的治疗方法。可以考虑将它用于心理治疗或者抗抑郁药物治疗无效的患者。

ECT 背景的回顾）。电休克疗法通常用于住院环境，包括每周 3 次，持续 2 到 7 周的系列治疗（Abrams, 2002）。许多患者在第 6 到 8 次治疗以后出现明显改善，但也有一些人需要治疗更多的次数。在目前的临床实践中，患者在接受 ECT 之前往往要使用肌肉松弛剂。这一方法消除了多年前电休克可能引发的骨折和脱臼等令人遗憾的副作用。电极可以置于双侧（头部两侧），也可以置于单侧（患者头部一侧的头骨前方或后方）。将单侧电极置于非优势一侧的大脑（右利手者的头部右侧）可将癫痫发作后的记忆损伤减到最小，但效果也可能较差。

尽管 ECT 的作用原理基本上还是一个谜，但实证研究表明，它对严重抑郁的患者有效（Khalid et al., 2008）。对 ECT 使用的保留意见主要集中在一些很少见但却广为人知的弥散性和持久性的失忆案例。对研究证据的总结表明，ECT 带来的记忆和其他认知功能的变化几乎总是短暂的，ECT 并不会导致神经元死亡或者大脑结构的其他改变（Lisanby, 2007）。

不可否认，ECT 是一种侵入性疗法，通常只用于那些对药物和认知治疗等其他干预方法无效的患者。尽管如此，对一些严重的抑郁患者，尤其是那些自杀意念强烈、需要持续监督以防自伤的患者，它仍然是切实可行且合理的一种选择。同样，在治疗风险和放任精神障碍发展可能带来的风险之间，必须谨慎地做出权衡。

季节性情感障碍

观察发现季节变化可以促使心境障碍发作，这较明显地表明，有些患者可能受到自然环境变化的影响。几百年之前，就有医生建议某些抑郁患者转换气候环境（Wehr, 1989）。据报道，法国著名的精神科医生让·埃斯基罗尔（Jean Esquirol, 1772–1840）曾建议一名在冬天白昼时间缩短时出现抑郁的患者从比利时迁往意大利。

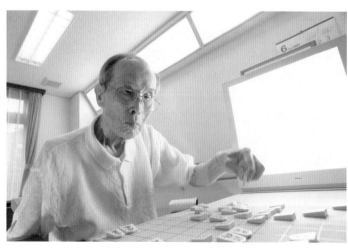

这位男性正在用光疗法治疗季节性情感障碍。

现代光疗法在 1980 年代出现。典型的治疗是暴露在明亮的（2 500 勒克斯）广谱光下，每天 1 到 2 小时。一些患者对更短（30 分钟）的高强度（10 000 勒克斯）光有积极反应。这种高强度的光大约相当于一盏 750 瓦的聚光灯聚焦在 1 平方米表面积上的光量。光源（最常见的是一个装有荧光固定顶的长方形装置）必须靠近患者，高度与眼睛平齐。患者的情绪通常会在 2 到 5 天内得到改善（Golden et al., 2005）。

研究结果发现，光疗法对季节性情感障碍是一种有效的治疗方法，效果与标准的抗抑郁药大致相当（Lam et al., 2006）。光疗法与认知疗法结合可能比单独使用其中任何一种疗法更有效（Rohan et al., 2007）。许多季节性情感障碍患者对光疗法有良好的反应，很多临床医生认为它是该障碍的有效疗法。光疗法的作用机制并不十分清晰，但这一过程可能有助于身体昼夜节律的正常化，进而调节诸如激素分泌等生理过程（Whybrow, 1997）。

自　杀

➙ *一位海军上将的自杀*

布尔达海军上将在 56 岁时自杀身亡，当时他是美国海军最高级别的将领（Thomas, 1996）。他已婚，是 4 个孩子的父亲。他是美国海军历史上第一个从士兵升到海军作战部长的人。尽管他的履历广受同僚和政要称赞，但他不久便成了新闻界调查的对象。问题源于布尔达过去几年是否有资格在制服上佩戴两枚勋章（授予英勇战斗的军人的 V 字小勋章）。这些英雄勋章是特别重要的地位标志，尤其对职业军人而言。这个问题刚被提出，布尔达就不再佩戴这些勋章，但一些媒体仍紧追不放。在布尔达自杀的当天上午，他被告知，《新闻周刊》杂志的几位记者想就他佩戴这些勋章的正当性再问他几个问题。他没有接待他们。他告诉其他官员，他要回家吃午饭。回家之后，他用一支左轮手枪对着胸部射杀了自己。

为什么这样一位成功人士会选择结束自己的生命？自杀是一种极其个人、私密和复杂的行为。我们永远不能准确地了解布尔达上将自杀的原因，但他死亡时的环境与跟自杀有关的某些事实是一致的。人们发现，美国 50 岁以上的白人男性自杀比例最高。在这个群体中，事业成功的男性更可能自杀，如果这种成功受到威胁或者丧失时尤其如此。布尔达上将留给妻子和海军人员的遗书表明，他再也不能面对《新闻周刊》的调查可能带来的公开耻辱。逃避心理痛苦往往是自杀的一个重要动机。布尔达自杀是否主要是为了结束自己主观上的痛苦？或者，他的死亡旨在避免给数年来一直被其他丑闻困扰的海军带来耻辱？而就在他死前几个月被任命为海军作战部长时，人们曾希望他能为海军重振士气，改善公众对海军的信任。《新闻周刊》的调查可能让所有这些希望都落空。他的死亡是否是他为自己深爱而且奉献了 40 年的军队所做出的个人牺牲？这些困难的问题说明了临床医生所面临的挑战。他们必须努力理解自杀行为，以便更有效地预防自杀。

布尔达的助手们说，布尔达上将并未表现出任何抑郁迹象，甚至在他死亡当天的上午也没有。他也没有表现出任何物质滥用或者其他精神障碍的迹象。从这一点来说，布尔达的情况十分异常。尽管许多自杀者看起来不抑郁，心理病理学也不能解释所有的自杀行为，但抑郁与自毁行为无疑关系密切。现有证据表明，至少一半的自杀是心境障碍的结果，或者有心境障碍的背景（Nock et al., 2012）。此外，临床抑郁患者完成自杀的风险远高于普通人群。追踪研究一致表明，15% 到 20% 的心境障碍患者最终会自杀（Clark & Goebel-Fabbri, 1999）。因此，似乎可以合理地得出自杀与抑郁关系较为密切的结论。

我们很难对涂尔干的自杀类型做出区分。自杀性袭击者的动机反映了社会秩序的崩溃，还是暴力行为代表他们为社会做出了个人牺牲？

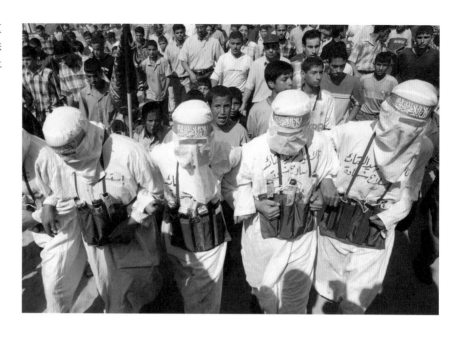

自杀的分类

常识告诉我们，自杀有多种形式。*DSM-5* 并未涉及这个问题，它仅仅将自杀意念（自杀的想法）列为心境障碍的一种症状。基于对个体结束自己生命的不同动机的推断，临床医生和社会学家们提出了一些自杀分类系统。因此，与 *DSM-5* 所遵循的原则不同，自杀分类系统基于因果理论，而不是描述性的因素。

最具影响力的自杀分类系统是由法国社会学家涂尔干（Emile Durkheim, 1858–1917）最早提出的，他是社会学历史上最重要的人物之一（Coser, 1977）。要认识这一分类系统的性质，你必须了解涂尔干研究社会问题的方法。涂尔干感兴趣的是"社会事实"（比如宗教团体、政党），而非特殊个体的心理或生物特性。他做研究的目的是要弄清人类问题出现的社会背景，研究的基本假设是人类的激情和野心受控于社会道德和社会结构。他最重要的科学活动之一是对不同宗教和职业群体的自杀率做比较。

涂尔干在《自杀》（Durkheim, 1897/1951）一书中主张，如果社会整合或者规范水平过低或过高，那么一个团体或社会的自杀率将会上升。他根据自杀者所处的社会环境将自杀分为四类：

- 利己型自杀（整合不足）发生在人们与社会相对疏离，而且他们感到自身的存在无意义时（Maimon & Kuhl, 2008）。利己型自杀被认为在诸如离婚人士和精神障碍患者这类群体中更为普遍。与利己型自杀有关的主导情绪是抑郁和情感冷漠。
- 利他型自杀（整合过度）发生在社会群体规范规定个体为了他人必须牺牲自己的生命时。例如，一些美洲原住民部落过去曾有这样的惯例：老人在感觉自己成为他人的负担之后，就要离开群体自杀。
- 失范型自杀（规范不足）发生在社会秩序突然被破坏或者控制人们行为的规范瓦解之后。失范型自杀解释了发生经济或政治危机之后，或者意外失去社会或职业角色的人自杀率升高的现象。与失范（anomie，涂尔干创造的一个术语，字面意思为"无名"）有关的情感通常为愤怒和失望。

- 宿命型自杀（规范过度）发生在个体的生活环境令人无法忍受之时。比如，一个奴隶可能为了逃避其生存的可怕境况而选择自杀。涂尔干只简单地提及这种类型的自杀，他认为这种情况非常罕见。

　　涂尔干认为利己型和失范型自杀是西方工业社会最普遍的自杀类型。尽管他对这两种主要自杀形式作了区分，但他承认它们存在相互联系，共同作用。有些人可能成为整合不足和规范不足的双重牺牲品。

　　涂尔干的自杀分类系统仍有影响力，但也有一些局限（Leenaars, 2004; Stack, 2004）。比如，它并没有解释为什么受到同样社会结构支配的一群人中的一个人自杀，而同一群体的其他人却没有自杀。涂尔干系统的另一个问题是不同的自杀类型存在重叠，而且某些情况下可能难以区分。

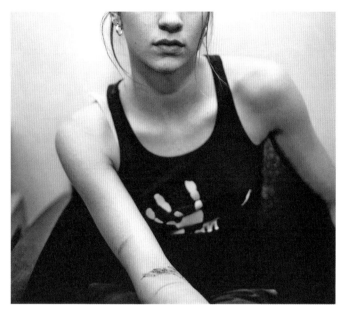

自伤通常是一种调控强烈消极情绪的适应不良的方式。

如果用这一系统来描述像布尔达上将这样的自杀案例，临床医生是否可能同意这些亚型分类？我们并不清楚是否有人评估过这些结论的信度，但它可能相当低。

非自杀性自伤　有些人故意伤害自己却不想结束生命。最常见的非自杀性自伤行为包括切割、灼烧或者抓挠皮肤，伤口和伤疤的位置通常不容易被他人看到（Levevkrom, 2006）。非自杀性自伤必须与时尚潮流区分开来，比如身体穿刺和文身。人们文身或用饰物和珠宝刺穿身体的不同部位，因为这能让他们的外表显得时尚和独特，尽管当事人必须忍受最初的穿刺疼痛。相形之下，非自杀性自伤的人之所以这样做，是因为疼痛对他们有用，不论这对他们的外表有何影响。

　　这一问题有许多不同的形式，而且与各种类型的心理障碍有关。故意自伤在 *DSM-5* 中被列为边缘型人格障碍的一种症状（参见第 9 章），它也发生在其他精神障碍患者之中，尤其是物质使用障碍、进食障碍、抑郁和创伤后应激障碍患者。在普通人群中，大约有 4% 的人报告他们曾经有过非自杀性自伤行为，他们中的许多人并不符合任何一种精神障碍的诊断标准（Klonsky et al., 2003; Nock & Kessler, 2006）。有时，故意自伤行为本身就是主要的问题。

　　为什么有些人故意伤害自己，而且常常损毁自己的身体？对此有几种不同的解释（Klonsky, 2007）。对某些人来说，自伤是一种惩罚自己的方式，也反映了失望和愤怒。而另一些人用自己造成的疼痛来对抗长期分离的状态，以及由于家人和朋友缺失而带来的空虚感。但人们报告最多的机制是，自伤是一种调控强烈消极情绪状态的不良适应方式。自伤行为发生之前通常有强烈的焦虑、愤怒、失望或者悲伤情感。自伤行为一旦开始，这些情绪会迅速消退，当事人感到放松。这一系列行为的最后阶段是，当事人完成自伤行为并对此进行反思时感到羞愧或内疚。

自杀率

　　多年来美国和加拿大各年龄群体每 10 万人中每年约有 12 人完成自杀（Goldsmith，2001）。美国每年有超过 35 000 人自杀。2010 年，自杀死亡的人数超过车祸（Center

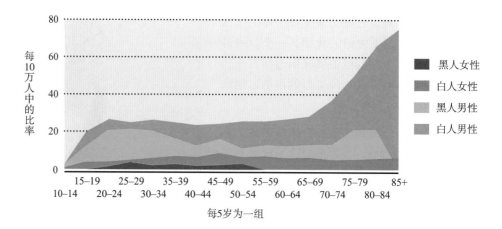

图 5.6 美国人毕生的自杀率

1991年以每5岁为一组的美国各种族和性别每10万人的自杀率。

资料来源：Moscicki, E. K.（1995），"Epidemiology of Suicidal Behavior." *Suicide and Life-Threatening Behavior*, 25: 22–35. Copyright © 1995 The American Association for Suicidology. Reprinted by permission of John Wiley & Sons, Inc.

for Disease Control and Prevention, 2013）。自杀率会因许多因素而变化，包括年龄、性别和社会经济地位。从 20 世纪 70 年代到 20 世纪 90 年代中期，美国青少年自杀率一直在上升，这与抑郁的患病率升高以及平均发病年龄变小是一致的。美国中年人的自杀率上升了近 30%（参见图 5.6）。自杀已经成为美国 15 到 24 岁年龄段的第三大死因，也是所有人群的第八大死因（Kochanek et al., 2004）。

企图自杀比完成自杀普遍得多。在普通人群中，企图自杀者与完成自杀者的比例约为 10 ∶ 1；而在青少年中该比例接近 100 ∶ 1（Hendin, 1995）。企图自杀率与完成自杀率之比有重要的性别差异。15 到 19 岁女性的企图自杀率是男性的 3 倍，但男性的完成自杀率是女性的 4 倍（Spirito & Esposito-Smythers, 2006）。死亡率的性别差异可能部分地因为采用的方法不同。成年男性和男孩更可能使用枪械和上吊这类暴力和致命的方法，而妇女和女孩更可能使用过量药物，这或许给其他人留下了发现和干预的时间。

年纪大的人完成自杀的风险最高。近年来中年人的自杀率已经上升，但自杀比例最高的仍然是老年人，特别是老年白人男性。尽管企图自杀在年轻人中最普遍，最主要是 30 岁以下的人，但企图自杀且最终死亡的比例尤以老年人为高。尚不清楚这是因为自杀方法不同还是因为老人的身体恢复力下降。

在十多年的伊拉克战争和阿富汗战争之后，美国军人的自杀率急剧上升（Kuehn, 2010）。2012 年美国现役和预备役军人自杀的人数超过美军在阿富汗战场的死亡人数。尽管许多军人的自杀反映了前线生活的巨大压力，但还有很多人并没有被派上战场。美国军人面临的压力显然包括抑郁、创伤后应激障碍、物质使用障碍等。这些都与自杀率的上升有关。与此有关的问题还包括与家人长期分离、经济问题、退役后面临的挑战等（Black et al, 2011）。

自杀的原因

许多因素会导致自杀行为。下面我们讨论一些与自杀行为有关的、个人层面的因素——心理和生理因素。我们还总结了与自杀有关的社会因素的一些现代研究成果。

心理因素　许多专家强调，心理事件是决定自杀行为的核心因素（Joiner, 2005）。社会因素可能是自我毁灭行为的基础，但决定特定个体是否结束自己生命的最直接原因是当事人的心理事件。在这些事件中，最突出的是强烈的情绪痛苦和无望感。普遍与自杀有关的几个心理变量的概览见"自杀的常见因素"专栏。

关于自杀行为的人际心理理论认为，自杀行为代表了一种逃避难以忍受的心理痛苦的企图（Joiner, 2005; Schneidman, 1996）。根据该观点，心理痛苦是由心理需要遭受长期的挫败而引起的。最重要的心理需要是亲和需要和胜任需要。认为自己在这些方面失败的人（那些归属感很弱或者负担过重的人）会体验到强烈的负面情绪状态，如羞愧、内疚、愤怒、悲伤等。对某些人来说，自杀似乎是结束他们无法忍受的痛苦的解决之道。

寻死的欲望与社会孤立以及自己已经成为他人负担的信念密切相关。但大部分有这些问题的人并不会尝试自杀。实施自杀行为不仅需要个体有结束自己生命的欲望，而且必须有采取致命性自伤的能力。死亡恐惧是我们最强烈的情绪之一，而且自我保护是我们最强的动机之一。幸运的是，这些本能在大多数人情绪最糟糕的时刻保护了他们。人际心理理论的第二个部分认为，采取致命性自杀尝试的人常常是逐渐走上这条路的（Joiner，2005）。这一过程中可能会重复发生非自杀性自伤行为，使当事人对疼痛和死亡恐惧变得习惯。此前并未致死的自杀尝试可能为最后的致命之举做好了准备。人际心理理论认为，自杀致死者既要有死亡的欲望，也要有对自己实施致命伤害的能力，这常常需要通过此前的经验获得。研究证据为这一观点提供了很多支持（Van Orden et al., 2008）。

生物因素　关于神经递质和自杀关系的研究主要关注5–羟色胺水平的下降，5–羟色胺减少可能与糟糕的冲动控制能力以及暴力和攻击行为的增加有关（Currier & Mann, 2008; Joiner, Brown, & Wingate, 2005）。动物类比研究已经发现，5–羟色胺功能失调导致的损伤会导致攻击行为增加，并且无法抑制此前曾被惩罚过的反应。研究者已经发现企图自杀者的5–羟色胺系统的调节出现困难，而且在有其他类型暴力和攻击行为的人身上也发现了同样的情况。

双生子研究和收养研究发现，遗传因素与心境障碍的发病有关。基因会通过增加抑郁、精神分裂症和物质滥用等精神障碍的风险而间接带来自杀风险吗？是否有一种基因更直接地导致自毁行为？答案似乎是肯定的。与各种神经递质（尤其是 5– 羟色胺）有关的基因会影响冲动型人格特质的形成；当一个人同时遗传了精神病和冲动或暴力行为的先天倾向时，自杀似乎尤其可能发生。遗传因素会调节应激生活事件和童年期虐待等环境因素对自杀行为的影响（Brezo, Klempan, & Turecki, 2008）。

社会因素　涂尔干（Durkheim, 1897/1951）认为，19世纪自杀率上升的原因是社会整合与规

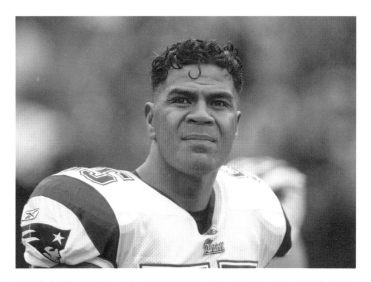

脑损伤会增加自杀风险，退役士兵和从事剧烈运动的退役运动员群体尤其如此。儒尼奥尔·赛沃（Junior Seau）是他那一代最受尊敬的橄榄球运动员之一，2009年从美国橄榄球联盟退役。他于2012年自杀，年仅43岁。尸体检查显示，他受到慢性创伤性脑病的困扰。

自杀的常见因素

大部分自杀者正在受某种精神障碍的折磨，如抑郁、创伤后应激障碍、物质使用障碍、精神分裂症等（Jamison, 1999）。没有单一的原因能解释所有自毁行为，但以下 10 点是与完成自杀有关的常见特征（Schneidman, 1996）：

1. 自杀的共同目的是寻求解脱。自杀并不是一种没有目的或者随机的行为。对于想结束自己生命的人来说，自杀是无解问题的答案，是离开难以忍受的困境的解脱之道。与死亡相比，自杀者更害怕令其恐惧的境况、情绪痛苦或者身体残疾，所以他们宁愿选择自杀。自杀作为一种潜在解决方案的吸引力可能因家族史中类似的行为而增强。如果某个人仰慕或关注的对象自杀，那么这个人也更可能自杀。

2. 自杀的共同目标是终止意识。自杀者寻求结束清醒的意识体验，对他们来说，这种意识体验已经成为占据他们头脑的无休止的痛苦思绪的源头。

3. 自杀的共同刺激因素（或者说信息输入）是难以忍受的心理痛苦。极度痛苦的负面情绪（包括羞愧、内疚、愤怒、恐惧和悲伤）往往是自毁行为的基础。

4. 自杀的共同应激源是受挫的心理需要。当拥有高标准和高期望的人朝着目标前进时突然受挫，特别容易产生自杀意念。将失败或失望归因于自身缺陷的人可能会认为自己没有价值、没有能力或者不可爱。家庭动荡是青少年极其重要的挫败源。职业问题和人际困难常常引起成人自杀。

5. 自杀的共同情绪是无望和无助。彻底的无望感，即对未来的悲观期望，甚至比其他消极情绪（如愤怒和抑郁）更能预测自杀行为。有自杀倾向的人认为，无论做什么也无法改善自己的处境，没有人可以帮忙。

6. 自杀的共同认知状态是矛盾心理。大部分想自杀的人，包括那些最终自杀的人，对这一决定都存在矛盾心理。他们确实有死亡的愿望，但同时也希望自己可以找到另一种走出困境的方法。

7. 自杀的共同知觉状态是束缚感。自杀的想法和计划常常与僵化而狭隘、类似于隧道视野的认知活动模式有关。有自杀倾向的人当下没有能力或不愿意做出有效的问题解决行为，并且可能以一种极端的、全有或全无的方式看待自己的选择。

8. 自杀的共同行为是逃避。自杀提供了一种确定的方法，以逃避难以忍受的环境，包括痛苦的自我意识（Baumeister, 1990）。

9. 自杀的共同人际行为是意图的沟通。关于自杀最有害的迷思之一是认为真正想自杀的人不会谈论自杀。其实大部分实施自杀的人告诉过其他人他们的计划。许多人自杀之前做出过自杀的姿态。

10. 自杀的共同模式是应对方式的毕生一致性。面对引发自杀意念的危机，当事人一般会采用他们过去一直采取的应对方式。比如，过去曾经拒绝寻求帮助的人可能会继续拒绝求助，这样会加深他们的孤立感。

范的传统资源（如教会和家庭）的影响力衰减。社会结构确实是与自杀有关的一个重要因素（Stockard & O' Brien, 2002）。比如，宗教信仰明显与自杀率有关。受某些宗教社团鼓励的活跃社交圈可以成为一个人遇到困难时重要的情感支持来源，保护当事人免受自毁冲动的潜在影响。

控制人们获得武器（尤其是手枪）的社会政策也对自杀率有影响。枪支是一种尤其致命的自杀工具，美国每年发生的 35 000~40 000 起自杀死亡中，使用枪支的超过 60%（Hendin, 1995）。在有严格枪支管制的州和郡，自杀率通常会下降，尤其是在青少年之中（Brent & Bridge, 2003; Kapusta et al., 2007）。当然，坚定想结束自己生命的人必然能找到方法实现目的，但许多尝试自杀的人都处在矛盾心理中。很多自杀尝试都是冲动性的。枪支的轻易获得增加了冲动性自杀尝试者的死亡风险，因为枪伤极可能致命。

有自杀倾向者的治疗

防止自杀行为悲剧后果的工作可以在多个层次上来组织。一个方法是关注影响整个社会的社会结构。比如，涂尔干的自杀理论指出，一个社会的社会结构会影响自杀率。我们刚刚讨论过的社会因素表明，当前西方社会可以做出一些改变来降低自杀率。比如，更严格的枪支管制法律可以尽量减少人们获得致命的自毁武器的可能性。媒体更加谨慎地报道自杀死亡事件或许能减少人们自杀的可能性。当然，这些还是有争议的决定，许多其他因素同样起着重要作用。例如，媒体渴望自己的报道尽可能得到公众的关注。许多人反对枪支管制立法，理由是它对自杀率毫无影响。因此，希望广泛地实施针对全体公众的措施，或许并不现实。大部分针对自杀行为的治疗计划一直是面向个体及其家人的。

危机中心和热线　　许多社区已经设立了危机干预中心和电话热线，给悲痛欲绝、有自杀想法的人提供支持。这些计划的目的通常是预防自杀。它们由社区心理健康中心、医院、宗教组织等各种机构赞助，服务项目的工作人员往往由非专业人士（通常是志愿者）担任。他们受过训练，一天24小时提供服务，为深陷危机的人和无处求助的人提供热线支持。大部分危机干预中心和热线都不提供治疗，而是帮助求助者度过当下的危机，并把他们转介给心理健康专业人士。

公众和专业人士对自杀预防中心的热情在 20 世纪 60 年代和 20 世纪 70 年代达到高峰。然而遗憾的是，20 世纪 70 年代和 20 世纪 80 年代报告的研究数据并不支持这些中心"能拯救生命"的乐观说法。实证研究显示，有自杀预防计划的社区和无自杀预防计划的类似社区，自杀率并无差异。危机干预中心和热线的存在似乎并没有降低社区自杀率（Brown et al., 2007; Lester, 2002）。

热线为什么不能降低自杀率？这些计划遇到的挑战是巨大的。想一想被逼到企图自杀的人的特点。他们通常与社会孤立，感到绝望，找不到出路。许多有强烈自杀意念的人并不会拨打热线或者前往开放式的危机干预中心。实际上，自杀预防中心的大部分来访者是年轻女性；而大部分自杀者却是年长的男性。自杀干预计划面临的主要问题是：它们本身就很难接触到它们试图服务的人。

如果危机干预中心和热线的作用仅仅被视为自杀预防，那么它们可能很难有继续存在的合理性。只有一小部分拨打热线的人真正有自杀倾向，大多数拨打者遇到的严重困难，需要就自己的问题与他人讨论。与这些个体接触的价值不应该被低估。危机干预中心和热线为大量置身痛苦的人提供了支持和帮助。毫无疑问，这些服务本身是有价值的，即使人们依然质疑它们对自杀率的影响。

心理治疗　　针对有自杀倾向之人的心理干预有多种方式，包括所有心理治疗的标准方法。研究证据表明，认知行为疗法可使自杀行为显著减少，至少中短期的追踪研究结果是如此（Tarrier et al., 2008）。心理治疗可以处理造成来访者当前问题的潜在原因。辅助治疗的指南也要根据自杀风险来定。以下建议涵盖了一些特定的考虑因素，当来访者已经表现出严重的自杀意图时，这些特定因素尤为重要（改编自 Berman & Jobes, 1994）：

1. 减少致命性。来访者寻求从痛苦中解脱，所以最重要的任务是减少来访者的这种心理痛苦。更具体的建议还包括减少获得诸如枪支和药物等可能用来自杀的物品的机会。

2. 协商一致。治疗师常常要求威胁自杀的来访者签订合约，在合约中来访者同意至少短期内推迟自杀。当然，这些协议有可能被违背，但它们可能有助于抑制冲动的自杀。

3. 提供支持。自杀危机期间安排具体的社会支持通常是有益的。应警告来访者的朋友和家人并要求他们陪伴，使来访者不独处。

4. 用更广阔的视角取代隧道视野。真正试图自杀的人通常没有能力找到解决自己问题的办法。治疗师必须帮助潜在的自杀者找到或恢复一种更灵活和更有适应性的问题解决模式。

药物　对有自杀倾向的来访者而言，精神障碍（特别是抑郁、焦虑和精神分裂症）的治疗通常是最重要的干预内容。各种药物的使用通常是治疗的重要组成部分。抗抑郁药通常开给临床抑郁的患者，抗精神病药物对那些符合精神分裂症诊断标准的人有益（参见第13章）。

由于自杀与5-羟色胺失调有关联，近年来研究者们对诸如氟伏沙明（商品名Luvox）和氟西汀（商品名Prozac）之类的选择性5-羟色胺再摄取抑制剂（SSRIs）的使用特别关注。许多临床报告指出，SSRIs在抑郁治疗中确实降低了自杀率（Gibbons et al., 2007）。但应该指出的是，安慰剂控制组的研究并没有涉及这一具体问题。而且，有案例研究发现，使用SSRIs治疗后有新的自杀意念出现（King, Segman, & Anderson, 1994）。这表明5-羟色胺与自杀的关系既不直接也不简单，而且用5-羟色胺再摄取抑制剂治疗有自杀倾向的患者时必须提出警告（参见前面的专栏"批判性思考很重要：抗抑郁药会导致暴力行为吗？"）。

非自愿住院　处于自杀边缘的人通常会住院治疗，有的出于自愿，有的是非自愿的（参见第18章相关法律问题的讨论）。在这类个案中，最主要的考量是安全。在许多案例中，住院可能是防止自我伤害的最好方法。当事人的行为可以受到持续监视，患者伤害自己的可能性降到最低（尽管可能不能完全消除），医院的专业人员也可以提供各类治疗。

获取帮助

区分严重抑郁与日常生活中的情绪波动，是确定是否需要治疗的重要准则。如果连续数周都出现严重抑郁，而且影响到正常生活功能，就应该寻求专业帮助。幸运的是，你已经跨出了走向改善的第一步。通过阅读本章，你能认识心境障碍的各种症状。

心境障碍治疗有多种有效形式。获得帮助的第一步是找到某个你能向之倾诉的人。这个人可以是你的家庭医生、学校咨询中心的老师或者私人开业的治疗师。重要的是，你选择的这个人及其提供的治疗形式让你感觉舒适。

抑郁并不少见，但抑郁者常常感到孤单和疏离。一些好书或许有助于你更轻松地找到正确的治疗方法。雷蒙德·德保罗（Raymond Depaulo）的《理解抑郁：我们所知的和你所能做的》（*Understanding Depression: What We Know and What You Can Do About It*）介绍了包括抗抑郁药在内的各种抑郁治疗方式（Depaulo, 2002）。自助类书籍对抑郁还不太严重的人可能有帮助。戴维·伯恩斯（David Burns）的《伯恩斯新情绪疗法》（*Feeling Good: The New Mood Therapy*）非常清楚地介绍了认知取向的疗法（Burns, 1999）。在戴维·米克罗维兹（David Miklowitz）的《双相障碍者生存指南》（*The Bipolar Disorder Survival Guide*）一书中，你可以找到关于双相障碍的有用信息。

抑郁者需要支持和鼓励去寻求治疗。抑郁者的家人和朋友会发现自己处于非常困难和充满挑战的境况。心境障碍会妨碍个体与他人相处的能力，并耗竭其寻求治疗的精力和动机。如果他们未能坚持治疗或者在几次治疗后未见明显改善，他们的朋友很容易变得失望或沮丧。如果你的努力似乎没有回报，请不要感到内疚；如果抑郁者并未立即改善，也请不要责备他们。心境障碍是严重的疾病，需要专业的帮助。安妮·谢菲尔德（Anne Sheffield）在《他们抑郁你怎么办：抑郁辐射的生存应对》（*How You Can Survive When They're Depressed: Living and Coping with Depression Fallout*）一书中，针对抑郁者的家人和朋友给出了更详细的建议。

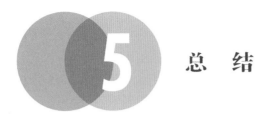

总　结

心境障碍依据情绪、认知、行为以及**躯体症状**来定义。除了弥散的绝望感与沮丧感，经历过一次重性**抑郁**发作的人可能出现多种症状，比如对正常活动的兴趣减退、睡眠与食欲的变化、疲乏、注意力难以集中等。

躁狂发作的人情绪高涨，精力充沛。躁狂者还会出现诸如自尊膨胀、言语快速、判断力变差等相关症状。

DSM-5 列出了两大类心境障碍。**抑郁障碍**患者只有抑郁发作，而**双相障碍**患者还有**躁狂**发作，并且常常穿插有抑郁发作。*DSM-5* 划分了抑郁障碍的几种具体类型。如果个体经历至少一次重性抑郁发作而没有任何躁狂发作，就可以诊断为重性抑郁障碍。**持续性抑郁障碍（恶劣心境）**是较轻的慢性抑郁，患者至少经历 2 年的抑郁，但没有重性抑郁发作。

经历至少一次躁狂发作的人，不论是否有抑郁发作都会被诊断为双相 I 型障碍。有一次重性抑郁发作，加上至少一次**轻躁狂**发作，将被诊断为双相 II 型障碍。**环性心境障碍**是一种较轻的慢性双相障碍，患者经历多次轻躁狂阶段与抑郁心境阶段的交替。

心境障碍是最常见的一种精神病。流行病学研究已经发现，重性抑郁障碍的终身患病风险约为 16%，持续性抑郁障碍的终身患病风险约为 3%。女性这两种障碍的患病率都是男性的 2 到 3 倍。双相 I 型障碍和双相 II 型障碍的终身患病风险相加接近 4%。

心境障碍是社会、心理和生物因素共同作用的结果。社会因素主要包括应激生活事件的影响，特别是与重要之人或重要角色有关的重大丧失。

认知理论主要关注抑郁者经历严重事件的方式。

人际理论侧重于个体对环境中的人与事的反应方式。抑郁者的行动方式对他人有消极影响，并给自己的社交环境带来压力。

双生子研究表明，遗传因素对抑郁和双相障碍的发病都有重要作用。研究还显示，遗传因素对双相障碍发病的影响可能比对抑郁障碍的影响更大。基因可能通过对中枢神经系统的作用直接导致抑郁发作，而通过影响个体对严重应激等环境事件的敏感性间接导致抑郁发作。

大脑中的神经化学信使也对情绪调节和心境障碍的发展有作用。目前的关注重点是 5– 羟色胺、去甲肾上腺素和多巴胺，尽管许多其他神经递质也可能与抑郁有关。

一些心理治疗和生物治疗已经被证明对心境障碍有效。认知疗法和人际关系疗法对抑郁和恶劣心境障碍患者有用。三类抗抑郁药治疗重性抑郁障碍也有效果，即选择性 5– 羟色胺再摄取抑制剂、三环类抗抑郁药和单胺氧化酶抑制剂。药物治疗和心理治疗往往结合使用。研究结果并不总是支持单一的心理治疗或精神药物治疗。

三种其他类型的生物治疗对特定类型的心境障碍有益。碳酸锂和某些抗惊厥药对双相障碍患者有用。电休克治疗被证明对某些抑郁患者有疗效，可能对有严重自杀倾向或对其他类型的治疗无反应的患者尤其有效。光疗法似乎能有效治疗季节性情感障碍。

人们自杀的原因很多。大部分自杀者患有某类精神障碍，如抑郁、物质滥用或者精神分裂症等。对某些人来说，自杀代表从无法忍受的消极情绪中得到解脱，这种情绪通常与社会孤立以及成为他人负担的知觉有关。

概　览

批判性思考回顾

5.1 临床抑郁与情绪低落有何区别？

从悲伤到严重抑郁并没有明显的标志，但有几点要考虑的因素有助于临床医生确认抑郁障碍，包括抑郁心境的持续时长，相关症状的出现，不能享受本可以从情绪低落或抑郁中放松的活动……（见第126页）。

5.2 抑郁有不同种类吗？

简单而直接的回答是肯定的。为区分有意义的抑郁障碍亚型，学界已经提出了许多系统。除了抑郁和双相障碍之外，*DSM-5*用发作标注和病程标注来描述这一异质性的问题……（见第134、135页）。

5.3 抑郁与双相障碍有何区别？

发病年龄以及障碍病程因人而异，但平均来说，双相障碍发病年龄更早，通常患者在一生中复发的次数也更多……（见第136、137页）。

5.4 年龄越大越容易抑郁吗？

尽管许多人错误地认为老年人更容易出现抑郁，但流行病学研究已经显示，心境障碍实际上在年轻人和中年人当中最常见……（见第138页）。

5.5 为什么有些人遭遇应激生活事件后会抑郁，而另一些人却不会？

答案部分取决于个体如何解释事件。他们是否夸大了负性事件的重要性，将其过分放大？……（见第142页）。

5.6 心理治疗和药物治疗对抑郁一样有效吗？

基本结论是药物治疗和心理治疗对慢性抑郁患者的效果大致相当……（见第152页）。

5.7 为什么有些人想结束自己的生命？

寻死的欲望与社会孤立以及自己已经成为他人负担的信念密切相关……（见第159页）。

焦虑障碍和强迫症

第

6

章

概　览

学习目标

6.1

为什么惊恐发作有时被称为"虚假警报"？

6.2

有焦虑障碍的人预期的长期后果是什么？

6.3

每种焦虑障碍是否都有独特的因果通路？

6.4

如果恐怖症的习得快速而容易，为什么消退那么困难？

6.5

焦虑的心理治疗是否比药物治疗有优势？

6.6

强迫观念与正常的侵入性想法有什么差异？

6.7

为什么强迫症的治疗要结合反应预防与暴露疗法？

　　恐惧和焦虑在我们所有人的生活中都起着重要作用。恐惧能帮助我们避开周围环境中的危险。你是否曾经为躲避一辆疾驰而来的汽车而跳到路边？或者逃离一只凶恶咆哮的野兽？突如其来的恐惧能使你立即做出反应。焦虑指向未来而非当下。焦虑有助于我们对未来的重要事件未雨绸缪。你还记得自己第一次给某个人打电话、在音乐会上演奏或者在课堂上发言的情形吗？如果你在做这些事情之前感到焦虑，你可能也会注意到自己心跳加速、嘴唇发干、呼吸急促。它们是焦虑的一些身体信号。焦虑也许令人不悦，但通常有适应意义；如果生活完全没有焦虑，我们在安排生活方面可能会出现麻烦。遗憾的是，焦虑也会扰乱我们的生活。在很多情况下，焦虑会变得适应不良。焦虑通常是程度问题而非本质区别。我们可能会过度担忧、频繁焦虑或不合时宜地恐惧。本章我们将探讨心理学家对恐惧、焦虑、担忧和惊恐等现象所做的诸多重要区分。我们将讨论这些体验变得适应不良的情形以及这些问题的处理方法。

　　还有一组相关的障碍涉及各种持续性和侵入性的想法以及令人困扰的习惯性行为。在本章的后半部分，我们将讨论强迫症（OCD）及其相关障碍，如拔毛障碍等。

强迫症曾与焦虑障碍放在同一组别，但 *DSM-5* 将其与焦虑障碍分开，独立成组。

概　述

总的来看，焦虑障碍的各种形式——包括恐怖症、惊恐发作、社交焦虑、极度担忧——是最普遍的异常行为。"美国国家共病再调查"（NCS-R）发现，每年都有 18% 的美国成年人至少患有一种类型的焦虑障碍（Kessler et al., 2009）。这比心境障碍（10%）和物质使用障碍（4%）的年患病率都高。焦虑障碍会导致严重的社会和职业损害，降低生活质量（Tolin et al., 2010）。

焦虑障碍与心境障碍有某些重要的共同点。从描述角度看，两种障碍都依据消极情绪反应来定义。某些感受，如内疚、担忧和愤怒，经常伴随着焦虑和抑郁。很多焦虑患者也出现抑郁，同样很多抑郁患者也会感到焦虑（Kessler et al., 2008; Shankman & Klein, 2003）。个体出现这些问题的顺序不同，但焦虑通常早于抑郁发作。

焦虑症状与抑郁症状的紧密关系表明，这两种障碍的原因可能有共同点。事实上，应激生活事件似乎对抑郁和焦虑的发作都有作用。认知因素在这两种障碍中也很重要。从生物的观点来看，某些脑区和很多神经递质都与焦虑障碍和心境障碍的病因有关（Ressler & Mayberg, 2007）。

下面的案例研究描述了焦虑障碍条目所包含的症状种类。我们应当注意，焦虑障碍的不同特征存在重叠，包括惊恐、担忧、回避和各种警觉的身体感受。这段叙述由施内勒尔（Schneller, 1988）撰写。她是一位自由作家，曾因惊恐障碍接受治疗。广场恐怖症是指对处于难以逃离的场所中的过度恐惧，比如在桥上或者隧道里遇到堵车。

➤　一位作家的伴有广场恐怖症的惊恐障碍

我第一次惊恐发作距今已有 3 年，但直到今天只要一闭上眼，我就能看见自己惊恐发作时所在的小超市。我能感觉到，穿着厚外套的顾客们用塑料购物筐推挤我。我的胃又再次开始下坠。

那是 11 月。我刚刚搬到纽约，花了很长时间找工作和住处。付款台前面的队伍里空气沉闷，我的眼角出现毛茸茸的黑东西。由于害怕晕倒，我开始数排在我前面的人，接着数他们购买了多少商品。头顶的灯似乎变得更亮了，收银机发出的响声让我双耳刺痛，收银台的边角甚至看起来又冷又尖。突然，我感到恶心和晕眩。晕眩不断加重，把我与店里的人都分隔开来，好像我是从水里往上看一样。接着我开始发热，就像血液冲向脸颊，又同时从头顶冲出。

那时我的心在狂跳，我感到呼吸困难，就像车轮从胸部碾过。我被自己的情形吓坏了。我还能回家吗？我试图说服自己，让自己相信，只要我继续排队，装作什么也没有发生，这些症状都会消失。然后我确定自己不会晕倒——我快要尖叫出来了。店门似乎离我很远，每一秒都像在煎熬，但我极力让自己继续排队，付款，然后离开，走到外面坐在一条长凳上，大口喘气。整个发作过程持续了 10 分钟，我精疲力尽。

回家后我试着分析刚才发生了什么。这种经历很可怕，但因为我现在待在自家厨房里感觉安全，所以试着对整个事情一笑置之——确实，在超市里感到极度害怕似乎很荒谬。我认为这是一个偶然事件；我没问题，我会忘了这一切。

两周后我坐在一家电影院里，那种不舒服的嗡嗡声又再次包围了我。但这一次症状来得更快。我一边克服这种难受的感觉，一边含糊地把情况告诉朋友。几分钟后我才喘过气来，几小时后我才完全平静下来。

整整一个月里，惊恐发作时断时续，后来则像是周日的夜晚一样，每周至少发生一次。我试图找到发作规律：它们总是在拥挤和难以逃脱的场所中袭来。我整个身体都感受到威胁，在发作时准备逃跑。奇怪的是，我身边任何人都看不见我发作，除非他们有意寻找一些线索——如颈部肌肉紧张、眼神焦躁不安、双脚不停地交换——而我害怕与任何人谈论这些表现，或许是害怕听到我不想听的东西。如果我长了脑瘤怎么办？我觉得失控似乎是我的过错，所以感到尴尬。但后来一个晚上，我独自躺在床上的时候惊恐发作了，而床是唯一让我感到安全的地方。我认输了，给医生打了电话。

几周过去了，我的惊恐发作仍在继续。我开始认为自己可能是疯了。我在公共场所的发作十分频繁，我甚至害怕离开家。几乎每天早上乘坐地铁去上班时都会出现一次惊恐发作，但幸运的是工作时从未发作过。我通常会在自己最想放松的场合失去控制：周末旅行或者看望朋友。我感觉自己破坏了别人的美好时光。有一次发作是在我和家人乘坐小船去深海钓鱼时；另一次发作是在周末我和男友一起泛舟旅行时。在去看望朋友的路上时，我出现过一次可怕的惊恐发作，当时刚进入波士顿罗根机场附近的一个隧道，堵车了，看不见出口坡道，也看不见应急车道。

我开始拒绝我本想接受的工作机会。我满脑子想的都是，如果我在一个不熟悉的地方惊恐发作怎么办？我不得不外出的时候，去餐馆就坐在大门附近，去电影院就坐在过道附近，去聚会就坐在卫生间附近。不知为何我在卫生间里总是感到安全，好像在那里无论发生什么，至少容易清洗。

在没有惊恐发作的日子里，我感到它就像一道阴影悬在我的肩上。这种即将到来的惊恐几乎比真实发作更可怕。通过回忆以前的惊恐发作，我出现了新的惊恐发作，每次发作似乎都将我拉向一个愈发清晰的景象：我的意识彻底断成两截，就像一颗芹菜一样。

. . . .

施内勒尔对自己问题的描述引发了很多有趣的疑问，我们将在本章稍后讨论。她的第一次发作是在她搬到新城市、开始新工作、寻找新住处等困难经历之后不久发生的，这只是一种巧合吗？抑或这些经历带来的压力导致她障碍发作？她的发作是否有某种模式？为什么她在某些情境下感到安全，但在另一些情境下却不是？她提到失控感，似乎对自己的发作有责任。她真的会因为回忆过往的发作而引起新的发作吗？

焦虑障碍的症状

有焦虑障碍的人对引起恐惧或焦虑的想法或情境都过度关注或极力回避。焦虑障碍常常对个体生活的各方面都带来负面影响。施内勒尔发现焦虑及其相关问题不仅限制了她的工作能力，也影响了她的社会关系。大部分认识她的人可能都不知道她受到精神障碍的困扰。尽管她要私下忍受恐惧，但是大多数情况下她依然能够正常生活。

除了这些基本因素之外，焦虑障碍的诊断还取决于若干特定的症状类别，我们将在下面几节中讨论。我们首先探讨焦虑的性质，它与更弥散的情绪反应（如恐惧和惊恐反应）应该区分开来。

焦　虑

像抑郁一样，焦虑这个术语既指一种心境，也指一种综合征。这里我们用这个术语指一种心境。与焦虑障碍有关的特定症候群将在本章稍后讨论。

我们在给焦虑心境下定义时，常常拿它与更容易理解的特定恐惧情绪相比较。**恐惧**（fear）是个体在面临真实的即时危险时体验到的情绪。恐惧强度的增加通常很快，并能帮助个体组织应对环境威胁的行为反应（战斗或逃跑）。正常成人的经典恐惧研究通常聚焦于战争场景中的人，比如第二次世界大战时轰炸德国的机组人员（Rachman，1991）。与恐惧不同，**焦虑**（anxiety）是一种更宽泛或弥散的情绪反应，不限于简单的恐惧，它与环境威胁不相称（Barlow，2004）。焦虑与对未来问题的预期相关，而非指向个体当前的环境。

低水平的焦虑有适应意义，因为它起着信号的作用，提醒个体必须为即将到来的事件做好准备。比如，当你想到期末考试时，你可能变得有些焦虑。这种情绪反应可能有助于激发你坚持努力学习。高水平的焦虑则相反，会损害专注力和行为表现，因而具有破坏性。

弥散性的焦虑心境通常与消极的思想和感受有关（"如果有坏事发生，我可能无法控制它"）。个体的注意力转向内部，聚焦于消极的情绪和自我评价（"我现在都这么心烦意乱，考试时肯定不能集中注意力！"），而不是组织或练习可能有助于应对消极事件的适应性反应。综合这些要素，我们可以定义焦虑性忧虑（anxious apprehension；神经科学和心理学研究认为，焦虑有两个跨诊断的部分：焦虑性唤醒和焦虑性忧虑。虽然焦虑的这两个方面有差异，且有不同的神经基础，但它们通常被归入一个领域，如特质焦虑——译者注），它包括（1）高水平的弥散性消极情绪，（2）不可控感，（3）注意力主要转向自我聚焦或者一种过分自我关注的状态（Barlow，2004）。

过度担忧

担忧是一种与焦虑有关的认知活动。近年来，心理学家仔细研究了这一现象，因为他们认为担忧在焦虑障碍（DSM-5）的次分类中起着重要的作用。我们可以将

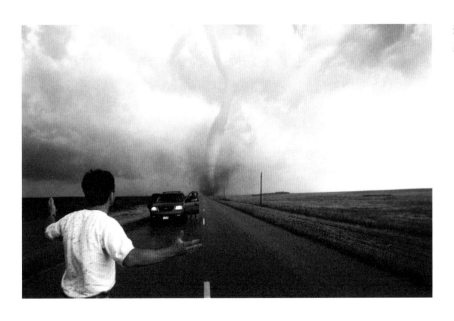

恐惧是对即将到来的危险的反应，而焦虑则与未来可能发生的事件有关。

担忧（worry）定义为一系列相对不可控的消极情绪性想法，关注未来可能出现的威胁或危险。这一系列的担忧想法通常是自动出现的，或者由某种特定经历或个体日常生活中持续的困难引发。让过度担忧者描述自己的想法时，他们强调口头语言材料而非表象的支配性（Borkovec, Alcaine, & Behar, 2004）。换言之，他们执着于"自我对话"而非不愉快的视觉表象。

因为每个人多少都会出现担忧，所以你可能想知道是否有可能区分病理性担忧和正常的担忧。尽管答案是肯定的，但两者之间并没有清晰的分界线。它们的区别取决于数量——个体担忧的频率和担忧有多少种不同的主题，还取决于担忧想法的性质。过度担忧的人比其他人更可能报告：他们担忧的内容是消极的；对自己想到的内容和方向缺乏控制；与其他成人相比，他们的担忧不太现实（Newman & Llera, 2010）。

惊恐发作

惊恐发作（panic attack）是一种突然出现并压倒一切的恐怖或惊吓经历，就像施内勒尔在付款台前排队时所经历的那样。焦虑涉及多种不同的消极情绪，而惊恐则更为单一。某些临床医生把惊恐视为一种在不恰当时间发生的正常恐惧反应（Barlow, Brown, & Craske, 1994）。在这个意义上，惊恐是一种"虚假警报"。从描述上讲，惊恐与焦虑还可以从另外两个方面加以区分：惊恐更为强烈，而且是突然发作。

惊恐发作主要依据心悸、出汗、颤抖、恶心、晕眩、发冷等一系列躯体或生理感觉来定义。下文"DSM-5：惊恐障碍的诊断标准"专栏列出了相关的标准，惊恐发作的标准位于该定义的开始部分。个体必须至少出现所列 13 种症状中的 4 种才被认为是完全的惊恐发作。症状必须突然出现，并且强度往往在 10 分钟内达到顶峰。惊恐症状的实际数量和组合因人而异，在同一个人身上也可能因时而异。

正在经历惊恐发作的人还会报告很多认知症状。他们可能觉得自己好像即将死亡、失去控制或者发疯。有些临床医生认为，惊恐障碍的核心是个体对身体感觉的误解。患者可能将心悸视为心脏病即将发作的证据，或者把思绪奔涌（racing thoughts）视为即将丧失理智的证据。

惊恐发作还可以根据发生时的情境以及个体对发作的预期来进一步描述。如果惊恐只在特定刺激出现时发作，那么可以视为预期性的或者线索性的。比如，有人害怕在公众面前讲话，如果被迫面对大庭广众发表讲话，就可能出现线索性的惊恐发作。而像施内勒尔在小超市排队付款时经历的无预期的惊恐发作，如同"晴天霹雳"一般，没有警告也没有预期。

恐怖症

弥散性的焦虑是一种混合的消极情绪，惊恐发作往往是无预期的；与二者形成对比的**恐怖症**（phobias）则是持续的、非理性的、狭义的恐惧，与特定的对象或情境有关。回避是恐怖症定义的一个重要部分，除非个体回避接触恐惧源或者在刺激物出现时体验到强烈的焦虑，否则感到恐惧不能被视为恐怖症。恐怖症还是非理性的或不理智的。仅仅回避有毒的蛇或者上膛的枪不被认为是恐怖症。

最直接的恐怖症类型包括对特定对象或者情境的恐惧。在英文中，不同类型的特定恐怖症传统上根据特定对象的希腊语命名。典型的特定恐怖症包括害怕高处（acrophobia, 恐高症）、害怕封闭空间（claustrophobia, 幽闭恐怖症）、害怕小动

DSM-5 惊恐障碍的诊断标准

A. 反复出现不可预期的惊恐发作。一次惊恐发作是突然发生的强烈的害怕或不适感，并在几分钟内达到高峰，发作期间出现下列4种及以上症状。

注：这种突然发生的惊恐可以出现在平静状态或焦虑状态。

1. 心悸、心慌或心率加速。
2. 出汗。
3. 震颤或发抖。
4. 气短或窒息感。
5. 哽噎感。
6. 胸痛或胸部不适。
7. 恶心或腹部不适。
8. 感到头昏、脚步不稳、头重脚轻或昏厥。
9. 发冷或发热感。
10. 感觉异常（麻木或针刺感）。
11. 现实解体（感觉不真实）或人格解体（感觉脱离了自己）。
12. 害怕失去控制或"发疯"。
13. 濒死感。

注：可能观察到与特定文化有关的症状（例如，耳鸣、颈部酸痛、头疼、无法控制的尖叫或哭喊），此类症状不可作为诊断所需的4个症状之一。

B. 至少在1次发作之后，出现下列症状中的1~2种，且持续1个月（或更长）时间：

1. 持续地担忧或担心再次的惊恐发作或其结果（例如，失去控制、心脏病发作、"发疯"）。
2. 在与惊恐发作相关的行为方面出现明显的不良变化（例如，设计某些行为以回避惊恐发作，如回避锻炼或回避不熟悉的情境）。

C. 这种障碍不能归因于某种物质（例如，滥用的毒品、药物）的生理效应或其他躯体疾病（例如，甲状腺功能亢进、心肺疾病）。

D. 这种障碍不能用其他精神障碍来更好地解释（例如，像社交焦虑障碍中，惊恐发作不仅出现于对害怕的社交情境的反应；像特定恐怖症中，惊恐发作不仅出现于对有限的恐惧对象或情境的反应；像强迫症中，惊恐发作不仅出现于对强迫思维的反应；像创伤后应激障碍中，惊恐发作不仅出现于对创伤事件的提示物的反应；或像分离焦虑障碍中，惊恐发作不仅出现于对与依恋对象分离的反应）。

资料来源：Reprinted with permission from the *Diagnostic and Statistical Manual of Mental Disorders,* Fifth Edition,（Copyright 2013）American Psychiatric Association.

物（zoophobia, 动物恐怖症）、害怕血液（hemophobia, 血液恐怖症），害怕坐飞机（aerophobia, 高空恐怖症）以及害怕可能难以逃脱的地方（agoraphobia, 广场恐怖症）等。

焦虑障碍的诊断

DSM-5（APA, 2013）对焦虑障碍的分类方法主要依据描述性特征，而且列出了几种具体的亚型，其中包括特定恐怖症、社交焦虑障碍（社交恐惧症）、惊恐障碍、广场恐怖症和广泛性焦虑障碍。手册同时还描述了儿童的焦虑问题，特别是分离焦虑障碍和选择性缄默症。这些障碍我们将在第 16 章讨论。

其他一些经常与焦虑体验有关的问题也应提及。在 *DSM-5* 中，强迫症及相关障碍是在另外一章中描述的，我们将在本章后半部分讨论。创伤后应激障碍和急性应激障碍都与焦虑障碍紧密相关，我们将在第 7 章讨论。

特定恐怖症 *DSM-5*对**特定恐怖症**（specific phobia）的定义是"对于几乎总是会引发即时恐惧或焦虑的特定对象和情境的明显恐惧或焦虑"（APA, 2013, p. 197）。患者会主动回避（或带着强烈恐惧或焦虑忍受）这些对象或情境，而这种恐惧或焦虑与对象或情境造成的实际危险是不相称的。常见的特定恐怖症类型包括害怕高处、小动物（如蜘蛛、臭虫、老鼠、蛇、蝙蝠等）、封闭空间（如很小的房间）等。暴露于恐怖刺激后，必须立即产生恐惧反应。*DSM-5*还规定了恐怖症严重程度的阈限：与恐怖症相关的回避或痛苦必须严重妨碍个体的正常活动及与他人的关系，而且必须是持续的（通常持续6个月或更长时间）。

社交焦虑障碍（社交恐惧症）　*DSM-5*对**社交焦虑障碍**（social anxiety disorder）的定义几乎与特定恐怖症相同，但它聚焦于当事人可能被他人仔细观察或评估的社会情境。有社交焦虑障碍的人害怕（并且回避）自己可能会被密切关注的社交情境。这些社交情境分为两大条目：在不熟悉的人面前做事（表现焦虑）和人际互动（例

对DSM-5的批判性思考

拆分焦虑障碍

精神障碍分类专家可以被非正式地分为"粗分派"和"细分派"（Rousseau, 2009; Wittchen, Schuster, & Lieb, 2001）。粗分派认为焦虑是一种泛化的疾病，或者是一组症状，没有任何特别的亚型。细分派则把焦虑障碍细分为多种更具体的疾病，认为每一种都有自己独特的原因，而且可能对某种特殊的治疗形式反应更好。多年来，这两种观点此消彼长，不相上下。20世纪的大部分时间里，精神科医生都倾向于从泛化的视角来看待焦虑障碍（Jablensky, 1985）。换言之，他们把各种问题都纳入焦虑障碍这一非常宽泛的名称之下。

从*DSM-III*（APA, 1980）开始，钟摆摆到了相反的方向（转向细分而远离粗分）。这种做法——把焦虑障碍划分成更小的各种独立类型——在过去数十年越来越流行。*DSM-5*则将这种细分提升到一个新高度。两种此前都归在焦虑障碍名下的障碍——强迫症和创伤后应激障碍——从焦虑障碍组里移出而独立成章（或条目），并且把其他一些描述性症状相似的病症纳入这两个名下。做出如此重大改变的理由是希望将描述上最相似的病症归到一起。例如，列入"强迫症及相关障碍"问题的共同突出特点是侵入性想法和习惯行为。而"创伤及应激相关障碍"问题的共同特点是都以暴露于创伤或应激事件作为诊断的一个必要标准。这些变化最直接的影响是过去列在"焦虑障碍"的问题现在分列在三个条目之下。

焦虑障碍分类的这种变化带来的影响显然是分类更精确了。这类障碍的关键特征和诊断界限得以澄清。从这个意义上说，这一变化是有益的，而且没有太多争议。但另一方面，你也不应误以为这些障碍新的分类结构反映了我们对这些障碍病因的理解有重大进步，或者针对这些障碍

的治疗效果有了重大改善。情况并非如此。*DSM-5*的表述是，分列出不同条目是为了"反映一个事实，即越来越多的证据表明，根据把这些障碍列在同一条目的诸多诊断验证指标和临床实用性，这些障碍彼此有关联"。这句绕口的心理学表述简单说来就是，"我们认为它们看起来相似"。

在强迫症和创伤后应激障碍从涉及高水平焦虑的其他障碍中被分列出来的同时，该领域也开始以更整合和统一的视角来研究焦虑障碍和心境障碍（Brown & Barlow, 2009; Kendler et al., 2011; Krueger & Markon, 2006）。换言之，钟摆也在向粗分的方向摆动，这反映在*DSM-5*章节顺序的安排上（即双相障碍、抑郁障碍、焦虑障碍、强迫症及相关障碍、创伤及应激相关障碍、分离障碍）。涉及分类的这部分讨论侧重于运用概念图式把不同形式的心理病理归入两个大的维度或谱系，即内化障碍和外化障碍。心境障碍、焦虑、强迫症及相关障碍、创伤及应激相关障碍属于内化障碍，因为它们症状的特点都有强烈的消极情绪和内心痛苦。外化障碍（如反社会型人格障碍、物质使用障碍）更关注的是无法抑制有问题的行为（Andrews et al., 2009）。从某些方面来说，*DSM-5*反映了"粗分"和"细分"两派的影响。

关于精神障碍粗分与细分优劣的争论，最根本的问题是诊断分类的效度（参见第4章）。有关焦虑障碍和各种相关障碍的广泛性或特异性的决定最终将取决于多个领域的证据。恐怖症和强迫症是否在家族研究中表现出明确的独立模式？它们是否对不同类型的治疗有反应？我们能否根据典型的发作和病程模式区分二者？这些问题目前都尚无定论，需要今后的研究来回答。

如约会和聚会）个体不适感的核心大概是害怕丢脸或难堪。有些人社交焦虑的范围局限于某种特定类型的情境，比如发表演说、演奏乐器、在公共厕所小便、在餐厅吃饭等。对于这些人来说，这些令他们恐惧的事情如能私下进行，就可轻松完成。其他情况下，恐惧则更为泛化，当事人几乎在任何社交情境中都感到强烈的焦虑。这类人可能被描述为极度害羞。

广场恐怖症　限制最少的恐怖症是**广场恐怖症**（agoraphobia），其英文字面意思是"对市场（或集会场所）感到害怕"，通常被描述为害怕公共空间。广场恐怖症往往与普遍回避各种不同的情境相联系，而不是（像其他恐怖症那样）回避某一特定的对象或情境。本章开头的例子简要介绍了广场恐怖症患者所经历的问题类型。这些患者害怕的典型情境包括拥挤的街道和商场，封闭空间如剧院或教堂，乘坐公共交通工具，在桥梁、隧道或拥挤的高速路上开车等。在这些情境中，一个信赖的朋友在场会让有广场恐怖症的人感觉轻松许多。广场恐怖症的极端情况是患者不敢离开自己的家。

DSM-5 将广场恐怖症定义为个体对置身于难以逃脱或感到难堪的情境所产生的焦虑。回避行为和痛苦体验是该定义的重要成分。要符合 *DSM-5* 的诊断标准，个体必须逃避广场恐怖的情境（例如离开家）；或者忍受巨大的痛苦；或者坚持要求某个可以提供安慰或安全感的人陪伴。在大多数情况下，个体回避很多种情境而不只是某一类特定的情境。

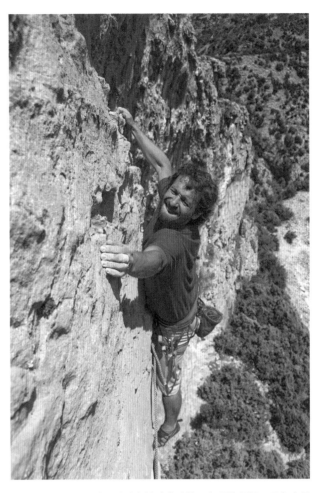

特定恐怖症是与个体回避特定情境有关的不合理的恐惧。恐高症是对高度的恐惧（这位攀岩者显然没有恐高症）。

惊恐障碍　要符合惊恐障碍（panic disorder）的诊断标准，个体必须反复出现不可预期的惊恐发作（参见专栏"DSM-5：惊恐障碍的诊断标准"）。至少在一次惊恐发作后，个体对再次发作的担心或因惊恐发作而出现显著的适应不良的行为变化（如回避锻炼或不熟悉的情境等）持续至少1个月以上。

广泛性焦虑障碍　过度焦虑和担忧是**广泛性焦虑障碍**（generalized anxiety disorder，GAD）的主要症状。这些担忧必须是个体难以控制的，并且导致显著的痛苦或者损害职业或社会功能。这种担忧必须不少于6个月，而且必须涉及许多不同的事件或活动。为了将广泛性焦虑障碍与其他焦虑障碍区分开来，*DSM-5*标注，患者的担忧不应集中表现为惊恐发作（如在惊恐障碍中），或在公众面前感到难堪（如在社交焦虑障碍中），或感觉被污染（如在强迫症中）。最后，个体的担忧和游离性焦虑必须至少伴有以下症状中的3种：（1）坐立不安或感到激动或紧张；（2）容易疲倦；（3）注意力难以集中或头脑一片空白；（4）易激惹；（5）肌肉紧张；（6）睡眠紊乱。

病程和结果

焦虑障碍通常是一种慢性病。对于临床人群的长期追踪研究显示，在他们的问题首次确诊后的许多年里，很多人持续体验到焦虑障碍症状，并且出现相关的社会和职业损害。另一方面，有些人确实能完全康复。因此，最普遍的结论是，焦虑障碍的长期结果多种多样，难以预测（Ramsawh et al., 2009）。

有这类障碍的大多数人会持续多年出现明显问题（Beesdo-Baum et al., 2012; Rubio & Lpoez-Ibor, 2007）。步入中年以后，惊恐发作的频次和强度一般会下降，但广场恐怖症的回避行为通常保持稳定。最突出症状的性质也可能随着时间而变化。在广泛性焦虑障碍患者身上，对躯体症状的抱怨可能会取代担忧。较差的结果常常与发病年龄较小和缺乏适当治疗有关。

焦虑障碍的患病情况

一些流行病学研究只关注一种障碍的治疗案例，这种方法会歪曲该障碍在普通人群中的分布。许多因素会影响患者是否决定寻求治疗。有些病例不太严重。有些人不咨询精神健康专业人士而进行自我治疗；有些人对医疗机构持怀疑态度；还有些人则担心自己接受精神障碍治疗后，别人会如何看他们。当然，广场恐怖症患者特别不愿意离家外出，不论什么理由。这个问题一直是焦虑障碍的流行病学研究所特有的。只有约25%的符合焦虑障碍诊断标准的人曾寻求过心理治疗。因此，我们对这些障碍的频次和严重程度的估计必须基于社区调查。

患病率

"美国国家共病再调查"（NCS-R）调查了全美大约9000名18岁及以上的人，结果发现焦虑障碍比任何其他精神障碍都更普遍（Kessler et al., 2005）。特定恐怖症是最普遍的焦虑障碍，成年人（包括男性和女性）的年患病率约为9%；社交焦虑障碍也比较普遍，年患病率约为7%；惊恐障碍和广泛性焦虑障碍都影响了约3%的人；另有1%的人符合广场恐怖症的诊断标准。

共　病

各种焦虑障碍的症状有很大的重叠。例如，很多人经历惊恐发作后发展出恐怖症的回避反应。符合一种焦虑障碍诊断标准的人有一半以上也至少符合其他一种焦虑障碍或心境障碍的诊断标准（Klein et al., 2012）。

焦虑和抑郁都基于情绪痛苦，因而焦虑障碍和心境障碍的症状有很多重叠并不奇怪（Kessler et al., 2008）。主要诊断为重性抑郁的患者中约有60%的人也符合某类焦虑障碍的次要诊断。焦虑障碍患者的平均发病年龄比抑郁小得多，所以当它们同时出现在一个人身上时，通常的模式是焦虑障碍出现在先（Kessler et al., 2007）。

焦虑障碍和抑郁障碍的这种广泛重叠引发了一个有趣的问题，即这些大的诊断类别之间有什么关系。同时符合抑郁和焦虑障碍标准的患者真有两种不同的综合征吗？我们是否应该认为存在三种类型的障碍："纯粹"的焦虑障碍、"纯粹"的心境障碍以及混合了焦虑和抑郁的第三种障碍？争论的双方都有合理的论据，但问题仍悬而未决（Batelaan et al., 2012; Das-Munshi et al., 2008）。

物质依赖是经常与焦虑障碍有关的另一个问题。有焦虑障碍的人出现酒精使用障碍的可能性大约是无焦虑障碍者的 3 倍（Grant et al., 2004）。这种情况的因果关系尚不明确。究竟是患者试图用饮酒来缓解高度的焦虑，还是在酗酒之后变得焦虑？前瞻性研究的结论是：两种情况都存在（Kushner, Sher, & Erickson, 1999）。

性别差异

不同类型焦虑障碍的终生患病率存在显著的性别差异。此外，女性焦虑障碍的复发率高于男性。特定恐怖症患病率的性别差异尤其大：女性患该病的可能性是男性的 3 倍。女性患惊恐障碍、广场恐怖症（不伴随惊恐障碍）及广泛性焦虑障碍的可能性约是男性的 2 倍。社交焦虑障碍同样在女性中更普遍，但是性别差异不像其他类型的恐怖症那样显著。

焦虑障碍的患病率和病程上显著的性别差异必须用因果理论来解释，对此我们将在下一节介绍。有几种解释似乎都合理。心理学方面的推测侧重于诸如儿童抚养实践中的性别差异，或者两性应对应激生活事件方式的差异等因素。性别差异还可能由激素功能或脑内神经递质的活动引起（Altemus, 2006）。

焦虑障碍的毕生发展

焦虑障碍的患病率研究发现，60 岁以上的老年人焦虑障碍的患病率低于更年轻的成年人（Kessler et al., 2005）。另一方面，中年人身上观察到的逐渐减少的焦虑可能在生命后期出现逆转。七八十岁的老年人焦虑可能会增加（O'Connor, 2006; Teachman, 2006）。老年人焦虑增加的原因可能是孤独、依赖性增加、身体和认知能力减退以及社会和经济状况的变化。

大多数有焦虑障碍的老年人的症状往往已经持续了很多年。年事已高的人第一次患上惊恐障碍、特定恐怖症、社交焦虑障碍或者强迫症的情况较罕见。在晚年容易开始出现的焦虑障碍只有广场恐怖症（Barlow et al., 2003）。

老年人焦虑障碍的诊断很复杂，要考虑医学疾病以及其他身体损害和缺陷等因素（Carmin & Ownby, 2010）。呼吸和心血管问题可能与惊恐障碍发作的生理症状类似。听力丧失可能导致人际交往焦虑，随之而来的社交回避可能被不恰当地归因于社交焦虑障碍。虚弱的老人在街上跌倒后可能会害怕单独离开家，不过这可能是一种正常的担忧，而非广场恐怖症的症状。由于这些原因，对老年男性和女性进行焦虑障碍的诊断必须格外谨慎。

跨文化比较

不同文化背景的人表达焦虑的方式并不相同（参见第 4 章关于"精神崩溃"的描述）。与抑郁一样，非西方文化背景的人更可能以躯体主诉来表达他们的焦虑，如"我胸口痛""我憋得慌"或者"我总是疲劳而且坐立不安"（Hallbreich et al., 2007; Hoge et al., 2006）。在不

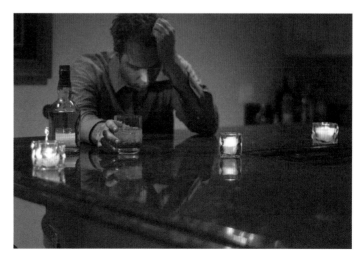

酗酒者比普通人更易出现焦虑障碍，而高度焦虑的人更可能酗酒。

同文化背景下，焦虑主诉的焦点也有很大差异。换言之，我们既要考虑引起强烈焦虑的各种情境，也要考虑我们识别个体是否焦虑的方式。在西方社会，人们的焦虑往往与工作绩效有关；而在其他社会，人们可能更关注家庭问题和宗教经历。例如，在尼日利亚的约鲁巴文化中，焦虑通常与生育和家人的健康有关（Good & Kleinman, 1985）。

在没有文字的文化和西方化的文化中都观察到了焦虑障碍。当然，所有文化不会使用同一套描述和诊断术语，但是基本的心理现象看起来是相似的（Draguns & Tanaka-Matsumi, 2003）。文化人类学家们已经认识到，许多不同文化的痛苦概念在某些情况下与 DSM-5 所列的焦虑障碍惊人地相似。

流行病学研究极少采用标准化访谈和特定的诊断标准来收集跨文化数据。有一项此类研究对治疗惊恐发作的特定药物进行了评估（Cross-National Collaborative Panic Study, 1992）。来自北美洲、拉丁美洲和欧洲的 14 个国家的 1000 多名患者接受了治疗。这项研究有几个有趣的发现。最重要的是，惊恐障碍在研究涉及的所有国家都有发生。最突出的症状——气短或窒息感、濒死感、恐怖性回避——有地区差异，但是总的患病率似乎差不多。

焦虑障碍的病因

我们已经讨论了焦虑障碍的各种症状及其人群分布，现在我们可以思考一下这些障碍的起因。它们是如何产生的？回顾本章开头的案例，导致女作家惊恐发作的原因可能是什么？

适应性恐惧和适应不良的恐惧

关于焦虑障碍病因的理论目前常侧重于焦虑和恐惧的进化意义。这些情绪反应系统在许多情境中明显具有适应性，能调动身体反应，帮助个体在面对突发危险和长期威胁时生存下来。进化的视角有助于解释为什么人类容易出现焦虑障碍，焦虑障碍可以视为调节这些必需的反应系统所产生的问题（Hofer, 2010）。重要的不是我们为什么会出现焦虑，而是焦虑为什么有时会变得适应不良。当焦虑变得过强，或强烈的恐惧在不恰当的时间或地点被激发时，这些反应系统就可能变得弊大于利。为了理解焦虑障碍的产生，我们必须思考为激发和控制这些警报反应而演化出的各种心理和生理系统。

我们应该指望找到与 DSM-5 所列的各种焦虑障碍相关的特定因果通路吗？这似乎不太可能，特别是考虑到它的不同亚型的高度重叠。或者应该指望所有不同类型的焦虑障碍都是由同样的原因造成的吗？这似乎也不太可能。一种进化论的观点认为，这两个极端之间的中间地带或许能最好地解释焦虑（Marks & Nesse, 1994）。广泛性焦虑的演化可能有助于个体为那些不能清楚识别的威胁做好准备。更特定的焦虑和恐惧的演化或许能为个体应对某类危险提供更有效的反应。例如，与恐高有关的反应是肌肉僵硬而非逃跑，因为逃跑会导致坠落。社交威胁更可能引起诸如害羞和尴尬等反应，这可能使个体看起来不太有威胁，从而更能获得他人的接纳。每一种焦虑障碍都可以视为处理某种特定危险的演化机制发生失调。该模型会让我们预期，引起各种焦虑障碍的病因可能存在部分差异，但又不完全独立。

社 会 因 素

应激生活事件（特别是涉及危险和人际冲突的事件）能引发某种类型的焦虑障碍发作。例如，亲子关系的许多方面都可能导致一些人成年后更容易出现焦虑障碍。总之，这类问题的证据有助于解释焦虑障碍和心境障碍之间的关系以及它们之间的重叠。

应激生活事件　常识表明，承受巨大应激的人很容易产生消极情绪反应，从感觉"紧张不安"到完全的惊恐发作。我们在第5章回顾了应激生活事件和抑郁的文献。一些研究表明，应激生活事件可能影响焦虑障碍和抑郁的发作。与其他人相比，焦虑障碍患者更可能报告，他们在症状出现前的几个月经历过负性事件（Kendler et al., 2003）。

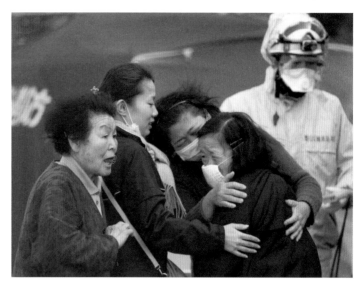

在强烈地震损坏核电站后，日本女性在救援人员检查放射性污染时出现恐惧反应。

为什么某些负性生活事件会引发抑郁，而另一些则引发焦虑？事件的性质可能是决定它所导致的精神障碍类型的一个重要因素（McLaughlin & Hatzenbuehler, 2009; Updegraff & Taylor, 2000）。焦虑障碍患者更可能遭遇危险、不安全的事件或者家庭不和；而抑郁患者更可能经历严重丧失（失去希望）。不同类型的环境应激会导致不同类型的情绪症状。

童年逆境　如果近期的危险和冲突会引发全面的焦虑障碍症状，那么过去的经历（很多年前发生的事）是否也为这些障碍埋下了伏笔？一些研究表明，的确如此（Harkness & Wildes, 2002）。这些研究侧重于测量童年逆境。童年逆境包括孕妇产前应激、孕妇多次改变伴侣、父母冷漠（被家长忽视）和身体虐待（被殴打或被暴力威胁）等经历。遭受更严重逆境的儿童在以后的生活中更可能出现焦虑障碍（Moffitt et al., 2007; Phillips et al., 2005）。

关于童年逆境和心理病理发展的证据再次表明，抑郁和焦虑有相似之处。需要记住的是，这些障碍之间有很大的重叠；符合焦虑障碍标准的人通常也符合抑郁症的标准。受过父母虐待、忽视和暴力对待的儿童更可能出现焦虑障碍和抑郁症（Kessler et al., 2008; Lara & Klein, 1999）。特定形式的逆境事件与特定类型的精神障碍之间似乎没有直接关系。

依恋关系和分离焦虑　童年逆境的研究证据与关于焦虑障碍起因的另一个观点类似，该观点关注婴儿与照护者的依恋关系。依恋理论（见第2章）整合了心理动力学的观点、灵长类动物行为的田野观察和人类婴儿实验研究的结果。英国著名的精神科医生鲍尔比（Bowlby, 1973, 1980）认为，焦虑是婴儿与照护者分离或面临分离威胁的本能反应。那些与父母有不安全依恋的婴儿，成年后更容易出现焦虑障碍，特别是广场恐怖症。

一些研究发现，各种焦虑障碍患者在儿童期更可能存在依恋问题（Cassidy & Mohr, 2001; Dozier et al., 2008; Lewinsohn et al., 2008）。婴儿期的焦虑型依恋风格可能让这些人成年后对人际冲突中的威胁（比如因离婚失去所爱的人）更易感。这种假说非常符合一个观察结果：人际冲突是广场恐怖症较普遍的触发事件。依恋风格与童年逆境也存在有趣的关联。那些报告童年期有过人际创伤（攻击、虐待、忽视）等逆境的患者更可能出现不安全型依恋，同时还对抑郁和焦虑更易感（Mickelson, Kessler, & Shaver, 1997）。

心理因素

研究表明，应激生活事件和童年逆境会导致焦虑障碍。但是，这些经验与情绪问题（诸如强烈恐惧、惊恐发作、过度担忧）发生联系的具体机制是什么？这个问题将我们对焦虑病因的探讨带到了另一个分析层面。毫无疑问，某些心理机制在焦虑障碍的发作和维持过程中起着重要作用，主要包括学习过程和认知事件。

学习过程　从20世纪20年代开始，在实验室环境工作的实验心理学家就已经对特定恐惧可能经由经典条件作用而习得产生了兴趣（Ayres, 1998）。经典条件作用的核心机制是无条件刺激和条件刺激之间的联结。无条件刺激可以引起强烈的无条件的情绪反应，比如恐惧。潜在的无条件刺激包括令人痛苦和突然出现的强烈噪音、看到危险的动物、突发的剧痛等。根据心理学家关于经典条件作用过程的最初观点，条件刺激可以是在强烈恐惧反应发生的同时出现的任何中性刺激。通过联结过程，条件刺激将会引起条件反应，它在性质上与最初的无条件反应类似（参见第2章）。这种对特定恐怖症形成原因的解释非常符合常识和临床经验。个体经历了创伤性事件后，可能产生很多强烈、持续和非理性的恐惧（Merckalbach, Muris, & Schouten, 1996）。

目前关于恐惧学习过程的观点认为，学习由脑内的模块或专门的回路引导，受到演化压力的塑造（Ohman & Mineka, 2001）。一些心理学家认为，人脑中预置了许多模块（专门的神经回路），各有其特定的适应功能，比如面孔识别、语言理解等（Pinker, 1997）。这些模块被设计为以最快的速度运转，自动激活，且不需要意识的参与。它们还非常有选择性，即只针对少数特定的刺激做出反应。人类似乎已做好对特定对象或情境产生强烈而持续的恐惧的准备。对这些刺激的恐惧很可能赋予数十万年前的人类一种选择性优势，使他们能够产生恐惧，从而避免某些危险刺激，如高处、蛇、风暴等。这并不意味着恐惧是天生的，而是说它们很容易被习得和维持。

很多研究从不同方面验证了这种**预备模式**（preparedness model）（Mineka & Oehlberg, 2008）。研究结果支持该理论的很多方面。比如，与恐惧有关的刺激（如蜘蛛和蛇）的条件作用比与恐惧无关的刺激（如鲜花）更难消退。而且，只经过一次学习就可能出现条件性恐惧反应。

这种预备的条件作用过程可能在社交焦虑障碍和特定恐怖症中起着重要作用。在特定恐怖症中，预备刺激是蛇、高空、风暴、狭小的密闭空间等。在社交焦虑障碍中，预备刺激可能包括其他人的面孔。如果那些看起来愤怒、批评或者排斥的面孔指向我们，那么我们也准备好了对它们产生恐惧（Ohman, 1996）。这一过程大概是灵长类动物中维持社会秩序的支配等级制度的演化残余。动物在争夺支配地位的冲突中落败后，如果表现得非常服从，就能在群体里立足。有社交焦虑障碍的人可能在某种程度上也有类似反应，因为他们害怕直面他人或者被人评价。当表演者与观众有眼神交流时，愤怒或批评的面部表情很快会与恐惧发生联系。

我们通过模仿学到了很多行为。例如，班杜拉早期对模仿的研究发现，看过击打布娃娃情境的孩子在有机会时更可能出现攻击行为（参见第 2 章）。类似的过程可能也会影响强烈恐惧的形成，因为有些恐怖症是在个体对恐惧对象并无任何直接经验的情况下产生的。显然，当人们看到别人对某些刺激表现出强烈恐惧反应时，他们也会学着回避这些刺激（Poulton & Menzies, 2002）。换言之，个体不必亲身经历创伤事件，只要目击它发生在别人身上或者看到别人表现出恐惧就已足够。

认知因素　迄今为止，我们已经讨论了生活事件和特定学习经验的重要性，这些都是可以测量的外部变量。但认知事件作为经验与反应之间的媒介也发挥着极其重要的作用。知觉、记忆和注意都会影响我们对环境事件的反应方式。目前普遍接受的看法是，这些认知因素在各类焦虑障碍的发生和维持中起着至关重要的作用。我们着重探讨这类研究的三个方面：对可控性与可预测性的知觉、灾难性误解（惊恐发作）、注意偏差和注意焦点转移。

对控制的知觉　焦虑障碍和人们对控制的知觉有着非常重要的联系。在生活中，与自认为无助的人相比，那些认为自己能够控制环境事件的人较少出现焦虑障碍。这正是2001年发生的"9•11"事件如此可怕的部分原因。整天忙于日常工作的受害者们无法控制纽约世贸中心遭到的袭击。

大量证据支持以下结论：那些认为自己不太有能力控制环境事件的人更容易患上整体形式的焦虑（Andrews, 1996）以及各种特定类型的焦虑障碍（Mineka & Zinbarg, 1998）。实验研究表明，缺乏可控感会导致惊恐障碍患者出现惊恐发作。不可控感还常常与社交焦虑障碍患者的顺从行为有关，也与广泛性焦虑障碍患者的长期担忧有关。

灾难性误解　另一种关于认知功能不良与惊恐障碍形成的观点曾引起广泛讨论。根据这一观点，惊恐障碍可能源于对身体感觉或感知到的威胁做出的灾难性误解（D. M. Clark, 1986; L. A. Clark, 1999）。虽然惊恐发作可以由外部刺激引起，但它们通常还由身体感觉、想法或表象等内部刺激触发。这些刺激会依据过去的经验启动焦虑情绪，进而导致一系列常伴有消极情绪反应的生理感觉（如心率变化、呼吸频率变化以及眩晕等）。焦虑情绪伴随着个体注意焦点变窄，同时对身体感觉的觉察增强。

接下来是关键阶段，此时个体将自己的身体感觉误解为灾难性事件。例如，认为自己心脏出了问题的人，可能会将心率稍微加快误认为是心脏病前兆。他可能会对自己说："我的心脏要停了，我快死了！"这种反应确保了这一反馈回路的持续循环，因为误解加重了个体的威胁感，如此循环往复，直到这一过程走向失控。因此，认知误解以及与威胁感知有关的生理反应对于惊恐发作都是必需的。

个体自动的消极想法也可能导致其做出有望增加安全感的行为，但实际上这类行为适得其反。例如，有些人认为如果他们处于被唤醒的状态，应该深呼吸或监测心率。实际上，这是不正确的做法，所谓的安全行为会进一步夸大个体的恐惧反应。

许多研究发现，惊恐障碍患者身体感觉的主观经验事实上与适应不良或灾难性的想法有着密切关联（McNally, 1994）。这种联系本身并不能有力地证明灾难性想法与惊恐障碍发作的因果联系。因为灾难性想法（比如害怕失控和恐惧死亡）实际上是惊恐障碍定义的一部分（参见"*DSM-5*：惊恐障碍的诊断标准"专栏）。如果无法分别测量灾难性想法与惊恐障碍本身，这一理论就很难检验（不能被证伪）（Roth, Wilhelm, & Pettit, 2005）。

灾难性误解无法解释所有的惊恐障碍发作。例如，惊恐障碍患者有时在睡眠时出现惊恐发作（Craske & Rowe, 1997）。如果惊恐的升级需要对身体感觉有灾难性误解，这可能涉及有意识的认知过程，那么睡眠时惊恐发作又该如何解释？显然其他因素也牵涉其中。另一种解释涉及经典条件作用。最初惊恐发作的经验可能把条件化焦虑引向与首次发作有关的线索。这些线索既可能是身体的内部刺激，也可能是外部刺激。条件焦虑可能降低个体下一次惊恐发作的阈限（Bouton, Mineka, & Barlow, 2001）。

对威胁的注意和有偏差的信息加工 本章前面曾提及，焦虑涉及负面思维和对未来可能危险的预期表象有关。近年来，一些研究思路开始结合在一起，试图阐明广泛性焦虑障碍和惊恐发作的基本认知机制。专家目前认为，注意在这一发作过程中起到了关键作用。容易过度担忧和惊恐的人通常会对提示未来威胁的线索异常敏感（MacLeod et al., 2002; Teachman, Smith-Janik, & Saporito, 2007）。即使是转瞬即逝的危险信号，他们也会很警觉，特别是处在应激之下时。此时对危险信号的识别会引发适应不良和自我持续的认知加工循环，这种循环可能很快就会失控。

在这一过程中产生的威胁性信息可能以容易激活的精密图式在记忆中编码。焦虑者的威胁图式有大量"如果—怎么办"的问题，比如，"如果我这学期表现不好，我该怎么办？"一旦注意力被威胁线索吸引，适应性的表现和解决问题的行为就会被扰乱，担忧循环又变成一个不断重复的过程，当事者会预演预期的事件并想方设法回避。这一过程又激活一系列新的"如果—怎么办"的问题，很快导致消极情感急剧增加（McLaughlin, Borovec, & Sibrava, 2007）。

既然担忧者满脑子充斥着对威胁线索的感知和对危险场景的预演，但又无法找到满意的问题解决方案，那么他们为什么还要继续陷入这种适应不良的恶性循环？在解释担忧这种自我延续的性质时，有两个因素尤其重要：（1）担忧是一种由"自我对话"组成的经验，"自我对话"是指个体对自己说的话而非视觉表象（"我永远无法完成这些工作！"）。（2）担忧通过抑制表象起到回避不愉快的身体激活的功能（Borkovec, Alcaine, & Behar, 2004）。换言之，即使担忧没有作用，一些人显然也会继续担忧，因为即使无效，仍可以使不适的生理感觉迅速缓解（尽管是暂时的），担忧因此被强化。

社交焦虑障碍的发病和维持似乎也与注意机制有关。有些人独自练习时能够完成某项任务，但在观众面前却做不到。这种技能的削弱可能是由焦虑性忧虑引起的，这与担忧的认知过程相似（Barlow, 2004）。图6.1显示了这种循环。负面情绪的增强可能引发自我聚焦式的注意转移（"噢，天啊，我真的乱作一团了"）并且激活认知偏差和威胁图式（"如果我犯错，那该怎么办？"）。个体会被这些想法分散注意力，表现变差。从某种意义上说，个体的可怕预期变成了自我实现预言（Heerey & Kring, 2007）。

生物因素

一些证据表明，生物事件对焦虑障碍的形成和维持具有重要影响。接下来我们将回顾遗传因素的作用、焦虑障碍症状与特定脑区的联系以及化学药物对惊恐症状的影响。这些因素无疑与前述的社会和心理变量存在相互作用。

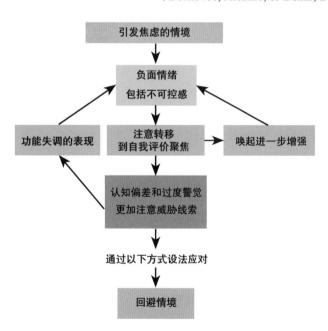

图 6.1 焦虑性忧虑和社交恐惧症
与社交焦虑产生有关的过程。

资料来源：Based on Barlow, David. 2004. *Anxiety and Its Disorders: The Nature and Treatment of Anxiety and Panic.* Guilford Press.

遗传因素　关于焦虑障碍效度的一些最有用的信息来自遗传因素影响的研究。这些数据涉及各类焦虑障碍的重叠和区别，还揭示了焦虑和抑郁关系的新信息。

一项尤其有影响力的研究是"弗吉尼亚成人双生子研究"。该研究考察了一个大规模双生子样本中的焦虑障碍和许多其他精神疾病（Kendler & Prescott, 2006）。这些研究对象并不是精神病患者，而是经弗吉尼亚州登记的双生子档案确定的社区居民。对于每一种具体的焦虑障碍，同卵双生子的同病率都显著高于异卵双生子；但同卵双生子焦虑障碍的同病率也较低（如与同卵双生子双相心境障碍的同病率相比）。焦虑障碍的遗传性似乎较小，比如广泛性焦虑障碍的遗传因素占传播变异的 20%~30%（参见第 16 章研究方法专栏对遗传力的讨论）。这些结果使研究者得出了以下重要结论：

1. 这些障碍的遗传风险因素既没有很高的特异性（每种障碍与一组特定基因相关），也没有很高的非特异性（所有障碍都由同一组基因引起）。
2. 已经确认了两种遗传因素，一种与广泛性焦虑障碍、惊恐障碍和广场恐怖症有关，另一种与特定恐怖症有关。
3. 环境风险因素因人而异，它们也在所有焦虑障碍的病因中起重要作用。所有家庭成员共有的环境因素似乎对许多人没有重要作用。

神经生物学　恐惧条件作用的实验室动物研究已经确定了脑中负责探测危险并组织对危险做出反应的特定通路（LeDoux, 2000; Ohman & Mineka, 2003）。杏仁核在这些回路中起核心作用，它是前述与经典条件作用和恐怖症有关的恐惧模块演化的生物学基础（参见上一节）。研究者采用经典条件作用，将一个起初的中性刺激（条件刺激）与厌恶刺激（无条件刺激）匹配，通过监控和操纵动物的脑活动发现了这些通路。这些研究结果不仅告诉我们，诸如恐惧和惊恐这类情绪反应位于什么脑区，而且还可以解释这些情绪反应如何产生。这些知识结合社会因素和心理因素方面的研究资料，有助于我们理解为什么人们会出现非理性恐惧和惊恐发作这类问题。

图 6.2 呈现了恐惧条件作用的大脑回路。这张图以某个人看到一条危险的蛇为例（Carter, 1999）。感觉信息先传递到丘脑，再从丘脑传递到其他脑区进行加工。情绪刺激沿着两条主要通路传递，并且都传到杏仁核。第一条通路可称为"快捷通路"，它代表进化而来的负责条件化恐惧的恐惧模块。信息沿丘脑和杏仁核之间的直接连接传递，而杏仁核与下丘脑相连。行为反应（如"战斗或逃跑"反应）接着被激活，并从下丘脑传递到内分泌腺和自主神经系统进行协调（参见第 2 章及第 5 章关于 HPA 轴的内容）。注意，第一条通路不涉及与大脑皮层区的连接，而后者与高级认知功能如有意识的记忆或决策有关。杏仁核确实保存着无意识的情绪记忆——这种记忆是通过预备学习产生的。

第二条补充性的通路从丘脑延伸到大脑皮层，对觉察到的信息进行相对较慢的详细分析。在图 6.2 的例子中，有关蛇的信息从丘脑传送到视觉皮层。这个图案一旦被识别为蛇，该信息将与记忆里关于它的情绪意义（"有潜在的危险"）的额外信息结合在一起。该信息接着传递到杏仁核，进而引发对威胁的有组织的反应。第二条通路比第一条更长、更复杂，反应时间也更长。第一条通路可能是进化而来的，因为它是适应性的；它为有机体提供一个警报系统，以避免环境中的即时危险。一些恐惧反应是天生的（容易习得，难以消除，受无意识加工调节），而另一些反应则依赖于思维和推理等更高级的分析。这一观点与信息可沿着两条通路中的任何一条传递的事实是一致的。

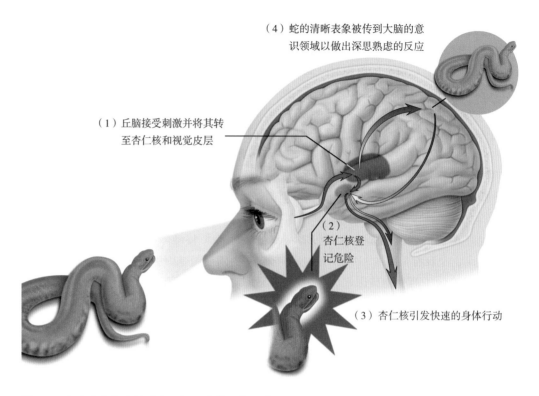

（4）蛇的清晰表象被传到大脑的意识领域以做出深思熟虑的反应

（1）丘脑接受刺激并将其转至杏仁核和视觉皮层

（2）杏仁核登记危险

（3）杏仁核引发快速的身体行动

图 6.2　大脑觉察危险并引发恐惧反应的两条通路

（1）进化而来的恐惧模块；（2）通过大脑皮层区域的相对较慢的间接通路。

资料来源：Carter, Rita. 1998. Mapping the Mind. Berkeley: University of California Press.

　　在我们讨论这些特定神经通路的功能时，有一点必须注意。这些神经通路参与恐惧反应加工的事实并不意味着杏仁核及相关结构只用于这种专门目的。有关的动物研究表明，人为刺激杏仁核可以产生不同的结果，这很大程度上取决于动物受到刺激的环境背景（Kagan, 1998）。连接丘脑、杏仁核的神经通路以及它们向其他脑区传递信息的活动，与生气、厌恶、性唤起这些情绪状态都有关系。因此，恐惧反应只是与这些神经通路有关的诸多行为中的一种。

　　在恐惧条件作用研究中发现的脑区在恐怖症和惊恐障碍中也起着重要作用（Etkin & Wager, 2007; Ninan & Dunlop, 2005）。对于惊恐障碍，恐惧模块可能在不适当的时间被激活。这一神经通路的敏感性因人而异，可能受遗传因素和激素水平影响。影响恐惧模块阈值的社会和心理因素包括应激生活事件和童年期形成的分离焦虑（会增加儿童成年后惊恐障碍的发病率）。丘脑和杏仁核之间的皮层下神经通路可能造成感觉信息的误解，这种误解会进一步触发下丘脑，激活各种自主过程（呼吸频率和心率等剧增）。一些研究者还推测，该脑回路可能与对威胁线索有偏差的注意有关，这一点在各种焦虑障碍患者身上得到了证明（Bishop, 2007）。

　　几种不同的神经递质负责情绪调节脑区之间的沟通。关于焦虑的动物模型研究（Pohl et al., 2007）以及药物对人类行为影响的研究（Kalueff & Nutt, 2007）已经对这些神经递质在焦虑障碍的形成和维持中的作用进行了考察。可能影响焦虑障碍最重要的物质有 5– 羟色胺、去甲肾上腺素、γ– 氨基丁酸（GABA）和多巴胺。5– 羟色胺和 γ– 氨基丁酸是抑制性神经递质，负责抑制应激反应。增加 5– 羟色胺和 γ– 氨基丁酸的药物和环境会让焦虑减弱；相反，减少 5– 羟色胺和 γ– 氨基丁酸会引起恐惧和焦虑增强。

焦虑障碍的治疗

　　焦虑障碍是心理病理学的研究领域之一。在该领域，临床心理学家和精神科医生们最擅长改善来访者的功能水平（见"获取帮助"专栏）。

心理干预

　　自 20 世纪初弗洛伊德发表其开创性论文以来，精神分析疗法一直被用来治疗焦虑障碍患者。该疗法强调培养患者对可能是其症状核心的无意识动机的洞察力。虽然很多治疗师仍在运用该疗法，但有控制的结果研究并未发现疗效。

系统脱敏和内感受暴露　与精神分析疗法一样，行为疗法最初的目的也是治疗焦虑障碍，尤其是特定恐怖症。最早获得广泛应用的一套疗法是系统脱敏法（参见第3章）。在脱敏治疗中，来访者先学习渐进式肌肉放松。然后治疗师对各类恐惧刺激进行分级，从只引起少量恐惧的项目开始，逐渐过渡到令人最恐惧的刺激项目。当来访者处在放松状态时，让他们想象一个恐惧等级最低的刺激或事件。这一项目被反复呈现，直到来访者想到该项目或相关情境时不再焦虑为止。这一过程重复进行多次，同时来访者系统地向更高的等级迈进，循序渐进地面对那些起初被评为更可怕的刺激图像。

　　系统脱敏法自诞生后还出现了多种变式。这一疗法的核心特点是系统地、持续地暴露在恐惧刺激面前（McNally, 2007; Rachman, 2002）。不论暴露是如何完成的，

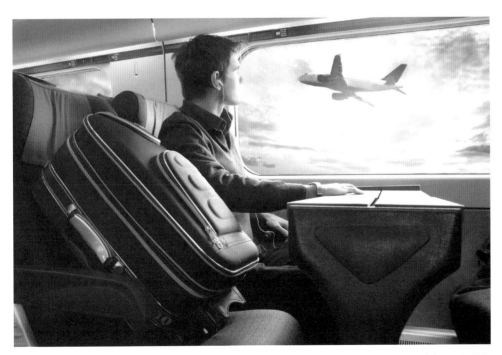

暴露治疗可以在想象的情境、患者真实的生活情境或虚拟现实情境中进行。这位男士正通过电脑飞行模拟器治疗飞行恐惧。

研究都报告了积极结果。证据表明，直接（真实的）暴露比想象暴露效果更好。次数少但时间长的暴露与大量连续的短暂暴露效果一样。另一种暴露疗法的变式是满灌疗法，它从能引起患者最强烈恐惧反应的刺激开始，而不是从最小的恐惧或焦虑刺激逐步上升。所有基于系统脱敏基本程序的变式都被证明能有效治疗恐怖症（Barlow, Raffa, & Cohen, 2002）。

惊恐障碍的治疗一般包括两种暴露形式。一种是情境性暴露，用于治疗广场恐怖症（Hahlweg et al., 2001）。在这种疗法中，个体要反复面对自己过去回避的情境。这通常包括拥挤的公共场所，如购物广场、剧院以及某些交通工具如汽车或火车。

另一种是内感受暴露，旨在减轻伴随惊恐发作出现的内在身体感觉，如心跳加速、呼吸困难、晕眩等。治疗过程是让个体参加能引发这类身体感觉的标准化练习。这些练习包括在转椅上旋转、原地跑步、用一根细长的吸管呼吸、主动过度换气等。选择什么样的练习取决于患者害怕和回避的感觉类型。结果研究表明，内感受暴露是治疗惊恐障碍最重要的心理疗法之一（Barlow et al., 2002; Meuret et al., 2005）。

放松和呼吸再训练　行为治疗师使用放松技术已有多年。放松训练通常是教来访者交替绷紧和放松特定肌肉群，同时保持缓慢而细长的呼吸。这一过程通常作为一种主动的应对技巧被介绍给来访者，来访者可以通过持续练习来学习，用于控制焦虑和担忧。

结果研究表明，放松训练是治疗各类焦虑障碍的有效方法（Arntz, 2003; Siev & Chambless, 2007）。例如，通过比较放松疗法、认知行为疗法和非指导性疗法的效果发现，接受放松训练和认知疗法的患者在治疗结束时比只接受非指导性疗法的患者有更大的改善（Borkovec et al., 2002）。

呼吸再训练方法包括让患者知晓换气过度对生理的影响以及练习缓慢呼吸技巧。它通常被整合到惊恐障碍的治疗之中（Barlow, 1997; Taylor, 2001）。治疗过程与放松练习相似，因为放松训练也包括呼吸控制的指导。通过反复练习使用膈肌而非胸腔来控制呼吸，使呼吸变得缓慢而悠长。尽管呼吸训练对惊恐障碍的治疗有效，但作用机制并不很清楚。呼吸训练的主要作用绝不只是单纯地降低过度换气的频率。某些临床医生认为，这一过程通过促进放松或增加人的控制感来发挥作用。

认知疗法　认知疗法在焦虑障碍的治疗中应用广泛。认知疗法对焦虑障碍的治疗与其对抑郁的治疗相似。治疗师帮助来访者识别与心理问题有关的认知观念；认识这些观念与适应不良的情绪反应（例如长时间焦虑）之间的关联；分析支持或反驳这些观念的各种证据；并教导来访者更有效地解释环境事件（Schuyler, 1991）。

在焦虑障碍的治疗实例中，认知疗法通常与其他行为疗法一起使用。例如，巴洛治疗惊恐障碍的方法就同时包含认知疗法和实用的放松技术及暴露疗法（Barlow, 1997）。认知疗法的一个方面是分析个体错误思考自己生活情境的方式。例如，典型的错误逻辑包括还没有考虑全部证据就过快下结论，过度概括（"生物考试得 C 证明我永远当不了医生"），"全或无"思维（认为一处出错就意味着全盘皆输），等等。

巴洛运用认知疗法的第二个方面是消除灾难性思维。治疗师要求来访者想象最糟糕的情境真正发生时会有什么后果。检查错误逻辑时所用的原理也适用于这一情境。治疗师可能会说："我认为你考试不会不及格。但假如你考试真的不及格，会发生什么呢？"来访者的第一反应可能是灾难性的（"我会死""我的父母会杀了我""我会被退学"）。但经过仔细分析后，来访者会意识到这些消极预测实际上明显是基于认知错误的严重夸大。治疗阶段的讨论之后要大量练习，并安排当周的家庭作业。

研究方法

统计显著性：差异什么时候重要

假设一项结果研究显示某种疗法与另一种疗法（或根本未治疗）在效果上存在统计差异，这是否必然意味着这种差异有临床意义？答案是否定的。我们通过一个例子来说明。假设你想知道暴露和反应预防对治疗强迫症是否有效。你可以使用实验设计来做研究，让 50 名患者随机分配接受暴露和反应预防治疗，另外 50 名患者作为控制组不接受治疗。为了进行比较，控制组可以使用安慰剂或接受非指导性支持疗法。治疗前后分别收集两组患者强迫症症状的测量结果。你的假设是暴露疗法比安慰剂或非指导性疗法改善更大。相反，虚无假设（参见第 1 章 "研究方法" 专栏）是两种疗法没有真正的差异。为了得出暴露和反应预防有效的结论，你必须拒绝虚无假设。

数据收集之后，你可以进行统计检验来决定能否拒绝无效假设。这种检验赋予结果一个概率，表示当两种治疗真的没有差异时，我们得出这个结果的可能性有多大。心理学家一般采用 0.05 的显著水平，这意味着如果差异的出现有偶然性，你重复 100 次实验，偶然出现差异结果的次数还不到 5 次。因此，超出 0.05 的差异水平，被认为反映了变量之间存在真实差异，而不只是偶然出现差异。这样的结果称为统计显著性。

统计显著性不应等同于临床意义（Jacobson & Truax, 1991; Lambert, Hansen, & Bauer, 2008）。研究者可能根据患者适应性方面的微小变化发现统计上的显著差异（因此拒绝虚无假设）。考虑一下上面的例子。假设你使用分值范围从 0（无症状）到 100（可能的最高分）的问卷来测量强迫症症状。我们还假设没有强迫症的普通人群做问卷的平均得分是 50，70 及以上则通常被认为该个体存在与社会和职业功能受损有关的心理问题。两个小组治疗前平均分都是 90。治疗结束后，暴露治疗组平均分降至 75，而控制组平均分是 85。如果有足够多的被试，根据每个组内得分的变异量，这一差异可以说达到了统计显著性。但是这有临床意义吗？可能没有。暴露组患者的平均得分仍高于心理病理学中确定有意义水平的临界点，而且它比总人口中成人的平均分高出 25 分。

临床意义有时是用治疗组得分低于某个严重性阈值或者落在正常人群的得分区间内的人数占比来测量的。就强迫症而言，接受暴露和反应预防治疗的患者发生改变的水平的确有临床意义，并且有统计显著性（Abramowitz, 1998）。

临床研究者既要关注改变发生的数量，也应考虑他们所希望改变的类型。除了关注某些特定症状的改变，例如强迫行为频次减少，一些临床研究者也会询问患者生活品质的问题（Gladis et al., 1999）。这包括关注患者的总体满意度以及他们在职场、学校或与朋友及家人相处时履行各种社会角色的能力。治疗师显然希望患者在缓解各类心理障碍症状严重性的同时，也能改善他们总体的生活品质和社会调适水平。

治疗师要求来访者记录自己对特定情境的预测，作为评估来访者假设准确性的一个方法，然后跟踪实际结果。

一些有控制的研究证明，认知疗法对各类焦虑障碍的治疗有效，包括惊恐障碍、广场恐怖症、社交焦虑障碍、广泛性焦虑障碍以及强迫症等（Hofmann et al., 2012）。大多数患者有明显的临床改善（参见 "研究方法" 专栏）。认知加工的变化通常发生在随时间推移的症状改善之前。这一观察结果支持了一个假设，即认知因素对于这些障碍的维持有重要作用（Teachman, Marker, & Smith-Janik, 2009）。

生物干预

药物是治疗焦虑障碍最有效和最常用的生物疗法。多种药物已经被证明有效。它们通常结合心理治疗一起使用（Otto, Smits, & Reese, 2004; Vanin, 2008）。

抗焦虑药　最经常使用的弱安定剂是苯二氮草类药物，包括地西泮（商品名为 Valium）和阿普唑仑（商品名为 Xanax）。这些药物可缓解焦虑症状，尤其是高警觉和主观身体感觉，例如肌肉紧张、心悸、多汗、肠胃不适等。但它们对个体的担忧和思维反刍倾向的效果较差。20世纪90年代以前，苯二氮䓬类药物是使用最多的精神科药物。

苯二氮䓬类药物通常与脑内神经递质 γ- 氨基丁酸（GABA）的特定受体位点结合，增强 γ- 氨基丁酸神经元的活性。根据身体吸收和消除的速度，它们可分为两类。一类如阿普唑仑和氯羟去甲安定（商品名为 Ativan）能很快被身体吸收并消除；另一类如地西泮则吸收和消除较慢。

苯二氮䓬类药物被证明能有效治疗广泛性焦虑障碍和社交焦虑障碍（Ballenger, 2001; Benitez et al., 2008）。药物在治疗早期的效果一贯最为明显。苯二氮䓬类药物的长期效果（6 个月以上）还不太稳定（Mahe & Balogh, 2000）。它们对特定恐怖症或强迫症患者通常不太有效。某些强效苯二氮䓬类药物也对惊恐障碍有效（Spiegel & Bruce, 1997）。有些精神科医生在治疗这类患者时会选择阿普唑仑，因为它比抗抑郁药的临床效果更快。

很多惊恐障碍和广场恐怖症患者在停药后会复发（Marks et al., 1993）。观察发现，伴有广场恐怖症的惊恐障碍患者在停服阿普唑仑后复发率较高，因此对于这类患者暴露疗法是更好的选择。

苯二氮䓬类药物的常见副作用是伴有轻微精神运动和认知损伤的镇静状态。例如，这些药物可能会增加车祸的风险，因为它们会妨碍个体的运动技能。它们也可能导致注意和记忆出现问题，对年长患者尤其如此。

苯二氮䓬类药物最严重的副作用是潜在的成瘾性。约 40% 的人使用苯二氮䓬类药物 6 个月及以上，如果停药会出现戒断症状（Michelini et al., 1996）。戒断反应包括重新焦虑、躯体症状、注意力难以集中、睡眠困难等。戒断反应最严重的是那些突然停用后可以很快从身体清除的苯二氮䓬类药物，如阿普唑仑。

另一类抗焦虑药物是阿扎哌隆，其作用的神经通路完全不同于苯二氮䓬类药物（Cadieux, 1996）。阿扎哌隆作用于 5- 羟色胺的传递，而非激活 γ- 氨基丁酸神经元的活性。临床上最常用的阿扎哌隆类药物是丁螺环酮（商品名为 BuSpar）。安慰剂控制结果研究显示，丁螺环酮对广泛性焦虑障碍有效（Davidson et al., 1999）。一些临床医生认为，丁螺环酮比苯二氮䓬类药物更好，因为丁螺环酮不会导致嗜睡，也不会与酒精相互作用。丁螺环酮的缺点是缓解严重焦虑症状的速度没有苯二氮䓬类药物快。

抗抑郁药　第5章介绍过的选择性5-羟色胺再摄取抑制剂（SSRIs）几乎成了治疗所有焦虑障碍药的首选。这类药物包括氟西汀（商品名为Prozac）、氟伏沙明（商品名为Luvox）、舍曲林（商品名为Zoloft）以及帕罗西汀（商品名为Paxil）。有控制的结果研究总结表明，这些药物在减少各类焦虑障碍的症状方面至少与其他传统抗抑郁药一样有效（Anderson, 2006; Roy-Byrne & Cowley, 2002）。它们的副作用较小，使用安全，停药后戒断反应不那么明显。因此，选择性5-羟色胺再摄取抑制剂是目前治疗惊恐障碍和社交焦虑的一线药物。

丙咪嗪（商品名为 Tofranil）是一种三环抗抑郁药物，数十年来一直用于治疗惊恐障碍。大量双盲研究和安慰剂控制实验表明，它能带来有益的结果（Jefferson, 1997; Mavissakalian & Ryan, 1998）。与抗焦虑类药物相比，精神科医生更倾向使用丙咪嗪治疗惊恐障碍，因为丙咪嗪不像阿普唑仑等强效苯二氮䓬类药物那样容易让患者产生依赖。

三环抗抑郁药不如选择性 5– 羟色胺再摄取抑制剂使用普遍，因为三环抗抑郁药会产生一些让人不适的副作用，包括发胖、口干和过度刺激（有时被称作"类安非他明"反应）。某些副作用（如紧张不安、头昏眼花、睡眠困难等）让患者很苦恼，因为它们与焦虑症状很相似。副作用经常导致患者过早停止治疗。

在医疗实践中，焦虑障碍的治疗通常会结合心理疗法和生物疗法。特定疗法组合的选择取决于患者出现的具体症候群。联合使用药物和心理疗法的潜在性价比还需要更仔细的研究。目前证据表明，同时接受药物和心理疗法的患者在短期内表现较好，但由于药物治疗停药后可能出现问题，从长期来看，只接受认知行为治疗的患者表现更好（Otto et al., 2005）。

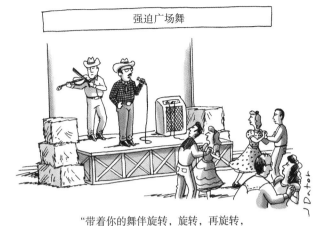

强迫广场舞

"带着你的舞伴旋转，旋转，再旋转，旋转6次以上，然后触摸门边的开关。"

© Joe Dator/The New Yorker Collection.

强迫症及相关障碍

强迫症是世界上最具破坏性的精神障碍之一（参见图 1.2）。*DSM* 以前的版本都将强迫症视为焦虑障碍的一种形式（参见本章前面的专栏"对 *DSM-5* 的批判性思考：拆分焦虑障碍"）。*DSM-5* 将"强迫症及相关障碍"单独列出并设立独立的一章。所有强迫症都依据不必要的侵入性观念和 / 或习惯行为来定义。本章剩余部分将讨论强迫症、囤积障碍、拔毛癖和抓痕（皮肤搔抓）障碍。躯体变形障碍将在第 7 章讨论。

强迫症的症状

强迫观念（obsessions）是重复的、不必要的、侵入性的认知事件，可能以想法、表象或冲动等形式出现。它们突然闯入患者的意识，导致主观焦虑增强。强迫性思维与担忧的区别主要表现在两个方面：（1）强迫观念的产生通常是"完全没有意义的"，而担忧往往由日常问题引发；（2）强迫观念涉及的内容主题常被视为社会不可接受的或恐怖的，比如性、暴力和疾病 / 污染等，而担忧的内容往往围绕更容易被接受的和普遍性的问题，比如金钱和工作等（de Silva & Rachman, 2004）。

强迫行为（compulsions）是意在缓解焦虑的重复行为或心理活动。比如，为了确保门已上锁而反复检查，一遍又一遍反复默默祈祷等。当事人知道行为本身是无意义和非理性的，并且试图抵制，但无能为力。下面的个案说明了强迫观念和强迫行为诸多最普遍的特征。

→ 埃德的强迫症

埃德是一名 38 岁的律师，与妻子菲丽丝生活在一起。埃德的生活大体顺利，但他随和的外表下却潜藏着焦虑想法。埃德焦虑的一个焦点是写字。他每次不得不写字时，会紧张到双眼疼痛。他感到精疲力竭，不知所措，所以只要有可能就尽量不手写。对他来说，这个问题似乎十分可笑，但他无法摆脱强迫想法。

在埃德的想象中，不祥的意义一定程度上与字母和数字有关。最糟糕的字母是 P（妻子名字 Phyllis 的首字母）和 T（弟弟名字 Tim 的首字母）。写得"不好"的字母会让埃德联想到暴

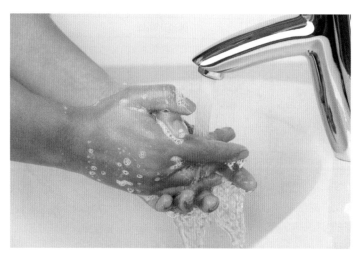

关于病菌和污染的强迫想法会引起频繁的仪式性洗手行为，一天可能要花好几个小时洗手，导致严重的皮肤问题。

力行为，特别是斩首和绞刑。如果字母的几个部分（比如字母 T 的一横一竖）没有连在一起，那么可能会有一幅头颅没有连接身体的画面跳入他的脑海。

闭合的圆形会让他联想到窒息，就像一个喉咙被扼住的人。这些画面与名字以别扭字母开头的人有关。因为这种担心，埃德的笔迹变得极为笨拙和难认。

这些写字问题让埃德很难完成自己的工作，特别是工作有时间压力的时候。在一次特别麻烦的事件中，埃德负责填写一份必须当天邮寄的重要办公表格。有一部分他必须写一个大写字母 P，他开始担心自己写不好。圆形似乎闭合了，这意味着妻子可能被绞死！他撕掉第一份草稿，开始重新填写。最后终于满意之后，他将表格装进信封，投入邮箱。返回办公室后，突然有一种感觉将他紧紧攫住：他觉得那个 P 确实写错了。如果让表格寄出去，那个可怕的画面将永远与他妻子相联。他非常恐惧，冲回邮箱，撕毁信封，开始重新填表。20 分钟后，他填好了表，返回邮箱。接着，刚才的情形又出现了。每一次，埃德都变得更加心烦意乱和灰心丧气，最后他感觉自己快疯了。

除了写字问题，埃德还害怕斧头。他不会触碰斧头，甚至不会接近它。任何有可能碰到斧头的情境都令他极为不安。他拒绝去五金店买东西，因为那里有斧头出售。他不参观博物馆，因为博物馆的展览常有中世纪盔甲之类的文物。他只对斧头感到恐惧，但并不害怕刀、枪、剑。

一次可怕的经历似乎引发了困扰埃德长达 20 年的弥散性焦虑。17 岁时，一些朋友说服他尝试抽大麻。朋友们告诉他，这会让他感到极度快乐——放松和友善，可能还有点晕眩。但埃德并没有出现其他人的类似反应。生理反应似乎相同，但心理反应完全不一样。和朋友一起抽了两卷大麻后，他开始觉得头晕，接着周围的事物开始变得似乎不真实，就像他在电影里看到自己和朋友一样。这些感受很快变得更强烈，接着便是惊恐。可怕的想法在他的头脑中奔涌。他丧失理智了吗？这种感觉什么时候结束？这种状态持续了大约 2 小时。

大麻事件立刻对埃德产生了持久的影响。他内心充满恐惧，害怕自己无意间吃下迷幻药。皮肤或者衣服上任何一个斑点看起来都像是少量的致幻剂。他被迫反复清洗双手和衣服，以免被污染。埃德理智上知道这些想法十分愚蠢。手上一个小小的斑点怎么可能是致幻剂？这种想法很荒唐，但他无法摆脱。

抽大麻最可怕的一面是自己的行为与情绪完全失控的感觉。重返这种状态的恐惧困扰着他。他极力压抑前所未有的冲动，比如在教堂里大声喊脏话。他还开始担心自己可能会伤害弟弟。他全力压抑这些冲动。虽然他从没有采取过行动，但满脑子的此类想法消耗了他的心理能量。

这些想法持续存在，挥之不去，甚至让埃德开始担心自己可能成为一名变态杀手。他担心自己变得像 1966 年在芝加哥一幢公寓大楼里残忍谋杀 8 名护士的理查德·斯佩克一样疯狂和邪恶。埃德花了很多时间了解斯佩克及其他连环杀手的文章。数字 8 开始对他有了特别的意义，因为它是斯佩克谋杀的人数。随着时间推移，埃德的恐惧和担忧开始集中在数字和字母上。在他的日常生活中，暴力画面和冲动变得不那么突出，但写字却变得越来越困难。

埃德关于暴力和死亡的想法说明了强迫观念引发焦虑的性质。这些想法不仅是侵入性的，而且还是不必要的，因而具有强迫性。例如，一些科学家和艺术家曾提到他们有突然出现的侵入性想法或灵感，但这些不是不想要的。而强迫观念却是不受欢迎的、引发焦虑的想法。它们也没有现实意义，看起来很愚蠢或"疯狂"。尽管强迫症发作的人知道这些想法没有意义，但却无法忽略或无视它们。

典型的强迫性想法包括："我是不是杀死了那个老太太？""耶稣是私生子！""我是不是性变态？"强迫性冲动包括："我可能会在公共场合裸露我的性器官""我会在公共场合大声喊脏话""我觉得我会勒死一个孩子"。强迫性表象可能包括残缺的尸体、腐烂的胎儿或者遭遇严重车祸的家人。尽管强迫性冲动伴有强烈的现实感，但有强迫症的人很少真正跟随冲动行事。

大多数正常人都会说，他们有过侵入性的、不可接受的想法或冲动，在很多方面与强迫症患者体验到的观念或冲动相似（Rachman & de Silva, 1978; Salkovskis & Harrison, 1984），包括伤害他人的冲动、做危险事情的冲动以及发生意外事故或罹患某种疾病的想法等。与这些正常的体验相反，临床患者的强迫观念出现得更频繁、持续时间更长、不适感更强。临床强迫观念也受到更强烈的反抗，而且患者报告更难消除这些无意义的观念和冲动。有临床强迫观念的人也更倾向于把这些观念解释为自己是可怕的人，可能控制不住冲动而伤害别人。研究证据表明，侵入性想法较为普遍，而且临床强迫观念与它们相比只有程度差异，而没有性质的不同。

埃德写字母的强迫方式以及重新检查和纠正书写的习惯模式，说明了强迫行为是如何被用来缓解焦虑的。如果不做这些仪式化行为，他就会变得极度不适。他对自己没有写对字母别人就会被绞死或斩首的忧虑不同于妄想，因为他明显认识到这是一种"愚蠢"的想法。即使如此，他仍无法摆脱这类强迫观念：如果他不特别注意自己的书写，一些可怕的事情就会发生。即使他知道自己的强迫观念不合理，他仍觉得自己必须这样做。对于强迫症患者来说，这种矛盾令人极其沮丧，而且这也是此类精神障碍最普遍和最令人关注的一个方面。

强迫行为可以减少焦虑，但它们不会带来愉悦感。因而根据这一定义，诸如赌博和吸毒等被描述为"强迫"的一些行为，并非真正的强迫行为。

尽管一些临床医生认为强迫仪式与自主控制的完全丧失有关，但是更准确的看法是控制减弱而非完全丧失。例如，埃德偶尔可以设法抵抗以强迫方式书写的冲动；这种行为并不是完全自动化的。但不论何时，只要他没有做这种仪式化行为，他的主观痛苦就会急剧增强，并且很快会恢复强迫性的书写行为。

强迫行为最普遍的两种形式是清洗和检查。第 4 章的案例中，迈克尔就是有强迫性清洗仪式的患者的例子。强迫性清洗常常与个体对污染的非理性恐惧相关，在这一点上它与某些恐怖症极为相似。强迫性清洗行为既有被动的，也有主动的。像迈克尔那样有强迫性清洗行为的人，会想方设法避免接触污垢、细菌和其他污染源。而且一旦他们认为自己接触了污染源，就会有仪式化清洗行为，如洗手、洗澡、清洗厨房台面等等。这些仪式通常反复多次出现。有些人可能一天要洗手 50 次，花好几分钟用工业清洁剂从手掌洗到手肘。还有一些人会用两三个小时洗澡，按照固定顺序清洗身体的每一部分，而且一定要重复精确次数的擦洗动作。

强迫检查常常是想要保证自身安全或者朋友及家人的安全和健康。个体反复检查火炉或门锁等物件，试图通过一遍又一遍的检查来避免想象中令人不快的或灾难性的事件（如意外事故、盗窃或袭击等）的发生。

最常见的强迫观念包括不道德的想法、被污染或被传染疾病的想法、令人不能

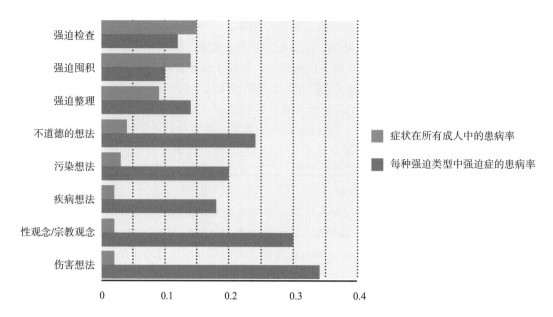

图 6.3 特定类型的强迫观念和强迫行为的终生患病率，以及存在特定症状的强迫症诊断患病率。

资料来源：A. M. Ruscio, D. J. Stein, W. T. Chiu, and R. C. Kessler, 2010, "The epidemiology of obsessive-compulsive disorder in the National Comorbidity Survey Replication." Molecular Psychiatry, 15, 53–63.

接受的性观念和宗教观念以及伤害他人的想法等。这些症状的有关数据见图 6.3。在被称为"美国共病再调查"的大规模传染病调查中，参与者要回答是否有过某种强迫观念（"不愉快的想法、表象或冲动"）和强迫行为（"重复行为或你觉得被迫完成的心理活动"）。该调查要求，这些症状在至少两周的大多数日子里都出现才能算存在。近 30% 的人报告，他们一生中曾有过强迫观念或强迫行为，但大部分都不符合强迫症的诊断标准。

强迫症及相关障碍的诊断

DSM-5 根据是否存在强迫观念或强迫行为来定义强迫症。实际上，大多数符合强迫症标准的人会同时表现出这两种症状。个体必须极力忽视、压制或消除这些不必要的想法或冲动，而且这些症状必须是耗时的（每天超过一个小时）或造成显著的主观痛苦或社会损害。诊断手册进而特别指出，这些观念不能仅仅是对真实问题的过分担忧。例如，关于逾期账单的侵入性想法就不属于强迫观念。最后，*DSM-5* 还就个体对于强迫症症状相关信念的自知力水平给出了详细说明。具体情况描述如下：（1）有良好或适当的自知力（即认识到那些信念完全或者基本不真实）；（2）较差的自知力（个体认为强迫信念可能是真的）；（3）缺乏自知力或有妄想信念（个体完全相信强迫信念是真实的）。

强迫仪式与正常行为的分界线常常难以确定。一个人一天应该洗几次手？洗一次澡应该用多长时间？不止一次地检查门是否锁好或者闹钟是否设好合理吗？*DSM-5* 规定了一个人为的阈限：如果仪式化行为导致明显的痛苦，每天要花一小时以上，或干扰正常的职业和社会功能，就属于强迫行为。

表 6.1 列出了其他强迫症相关障碍。囤积障碍是新加入 *DSM-5* 的一种障碍。*DSM* 以前的版本把囤积障碍列为强迫型人格障碍的潜在症状（"无法扔掉无用或无

表 6.1　*DSM-5*的强迫症相关障碍	
个体必须有主观痛苦或社会损害才符合诊断	
躯体变形障碍	对个人外表缺陷的过度关注。个体认为这种缺陷是难看的或不正常的。他们感知到的缺陷通常不明显或在他人看来无足轻重。
囤积障碍	在抛弃个人所有物方面持续存在困难，而不论这些物品有没有价值。不愿扔弃这些物品是因为个人觉得有必要保留它们，而且这造成物品堆积以致堵塞个人家中的活动空间。
拔毛癖（拔毛障碍）	反复拔除自己的毛发，虽然多次努力减少或停止这种行为。拔除的可能是身体任何部位的毛发，常见的是头发、眉毛和睫毛。
抓痕（皮肤搔抓）障碍	反复抓挠自己的皮肤，尤其是脸部、胳膊和手上的皮肤。这会造成皮肤损伤，但不是因为其他疾病造成的。尽管个体试图停止或减少这种行为的次数，但无法做到。

纪念价值的废旧物品"，参见第 9 章）。它也曾被列为强迫症的亚型，可能是因为个体对失去重要之物的恐惧可以视为一种强迫观念（增强焦虑）。关于对称和强迫整理行为的担忧，与他人触碰或移动自己的物品带来的痛苦有某些相似之处（Frost, Steketee, & Tolin, 2012）。囤积作为一种独立障碍的研究始于 1990 年代中期，随后人们对这一问题的兴趣剧增。事实上，美国至少有两个很受欢迎的电视真人秀节目专门介绍了临床上有明显的囤积障碍的人。

根据 *DSM-5* 的定义，囤积障碍的核心要素是在舍弃个人物品方面持续存在困难。要符合这一标准，个体必须有留下这些物品的强烈需要，扔掉它们会迅速引发强烈的负面情绪。结果导致个体的生活区域完全拥塞，以致无法使用。

囤积障碍造成的损害显然会对个人生活造成极大的破坏。拥塞的堆积物会带来重大的安全隐患和健康风险。火灾是一个明显的危险。在某些极端案例中，有人因为堆到天花板的沉重物品倒塌而被严重砸伤。

囤积障碍的症状在很多重要方面迥异于强迫症（Frost, Steketee, & Tolin, 2012; Pertusa et al., 2010）。

1. 与强迫观念不同，与囤积相关的想法不一定是侵入性的或不必要的。囤积者发现，想到自己拥有的物品会很快乐。

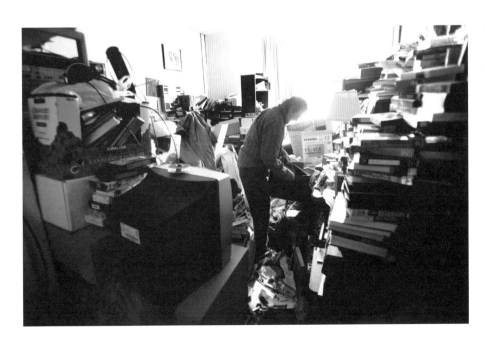

有囤积障碍的人会保留大多数人认为毫无价值的物品。堆积的杂物会影响个人的生活和工作空间，还很危险。

2. 与囤积相关的痛苦源于囤积者家里空间的拥塞（包括给亲人带来的不便，有时是管理部门不允许堆积），而不是关于拥有物的想法或囤积行为本身造成的。

3. 强迫的经验会导致焦虑增强，但囤积行为却与积极情绪相关。个体被迫扔掉自己的囤积物时焦虑会增强。

实际上，符合 *DSM-5* 囤积障碍标准的很大一部分人并不符合强迫症的诊断标准（Hall et al., 2013）。鉴于以上这些理由，将囤积障碍视为一种单独的精神障碍是有意义的。

拔毛癖的定义是反复拔自己的毛发。符合这一障碍诊断标准的人会反复拔自己的毛发，以致毛发严重脱落（Duke et al., 2010）。拔掉的毛发可能是身体任何部位的，常见的是头发、眉毛和睫毛。与强迫行为一样，拔毛癖患者试图停止或减少这种行为，但做不到。拔掉的发量和明显程度因人而异。有些患者会戴假发、帽子或头巾来遮住被拔掉毛发的部位。

DSM-5 对抓痕障碍的定义是持续抓挠自己的皮肤以致皮肤损伤。与其他强迫症相关障碍一样，这类患者想要停止自己的行为但做不到。大部分患者会抓挠自己脸部、手臂或手上的皮肤。下面这个简短的个案研究描述了本书作者之一治疗过的一名年轻女性的经历。

➜ 安珀的皮肤搔抓

安珀是一名 24 岁的女研究生，她为自己不停用指甲刮擦面孔而来诊所求助。她很漂亮，但脸上有很多伤痕，看起来是严重粉刺留下的痕迹。过去三四年来，她有持续的抓痕障碍发作，每次发作时间从几分钟到两个多小时不等。有时一周发作两三次，最长间隔时间是一个月。她通常是站在洗手间的镜子前挠脸，一般从她注意到脸上有一个小疱疹或其他不同寻常的地方开始。她会靠近镜子，用指甲挤压或者抠那个地方。当指甲划过脸时，她逐渐有一种"忘我状态"，或者有一种"灵魂出窍"的感觉，或称之为"解离"（参见第 7 章）。她常常心里想着各种各样的事情，根本没有意识到自己在做什么。发作期间，她会反复抓挠和抠自己的脸，最后，她毫无征兆地突然意识到自己又站在镜子前，但脸上已经开始流血。这时她才意识到严重抓挠造成的疼痛，但她发作之后的情绪通常是平静的。

安珀并不清楚是什么感受或情境触发了她的抓痕发作。为了防止抓挠脸，她曾把公寓浴室的所有镜子都用报纸遮了起来，但是不起作用。她会撕下一块足以照见脸的报纸又开始抓挠，直到最后发现自己站在镜子前流血。因为无法控制抓挠行为，她求助于专业治疗来停止这种她认为可怕的习惯。

拔毛癖和抓痕障碍在某些方面非常相似（Snorrason, Belleau, & Woods, 2012）。比如患者通常都报告，发作之前有一定的负面情绪如厌烦或焦虑等，问题行为停止之后这些情绪随之减少。这种模式说明拔毛或抓挠行为有助于调节负面情绪。但它们与负面情绪的联系并不如强迫症那样直接，后者的强迫经验（特定的、侵入性的想法）会导致焦虑剧增。强迫行为的特定目的是缓解焦虑（如污染或疾病想法之后的强迫清除行为）。抓挠皮肤或拔毛似乎是为了调节负面情绪，但它们不是特异性地由侵入性的不必要的想法或冲动引起的。

强迫症与这类障碍的另一个区别是行为的自动化程度（Snorrason et al., 2012）。相当多的拔毛癖和抓痕障碍患者谈到，他们在做这些问题行为时处在恍惚状态（或感觉被催眠）。很多患者说，他们并没有意识到自己正在做的拔毛或抓挠行为。而强迫症患者则不同，他们在做仪式化行为时清楚地意识到自己在做什么。

病程和结果

强迫症的长期病程通常都有缓慢的改善，但伴有某些症状的持续。一项引人注目的研究对 144 名严重强迫症患者样本的结果进行了两次随访评估：第一次是在他们初次到精神病医院接受治疗约 5 年之后，第二次是在 40 多年之后（Skoog & Skoog, 1999）。这项研究获得的数据很有趣，既因为它的随访时间跨度很长，也因为这批患者初次接受治疗的时间是在 1947~1953 年，远早于现代药理学和心理疗法开始治疗强迫症的时间。在第一次随访中，略少于 30% 的患者被评估为康复；而在 40 年后的随访中，几乎 50% 的患者都完全康复或没有临床症状。如果我们也算上仍然有某些临床症状的患者，就会发现超过 80% 的人表现出功能改善。不过，该样本中半数患者的强迫症症状持续 30 年以上。这项研究表明，尽管许多患者有改善，但对很多人来说，强迫症是一种慢性精神障碍。

关于强迫症相关障碍的病程和结果信息更少。大多数证据显示，囤积障碍是一种长期的慢性障碍（Tolin et al., 2010）。抓痕障碍和拔毛癖似乎也是一种慢性障碍，病情随着时间而起伏（Snorrason et al., 2012）。

强迫症及相关障碍的患病率

大约 2% 的美国人在一生的某个时间符合强迫症的诊断标准，而强迫症的 12 个月患病率是 1.2%（Ruscio et al., 2010）。其他国家报告了类似的比率（Subramaniam et al., 2012）。所有这些证据都显示，强迫症比焦虑障碍和抑郁症的发病率更低。与后两种障碍不同的是，强迫症似乎没有明显的性别差异；男性和女性同样会受影响（Adam et al., 2012; Torres et al., 2006）。

其他强迫症相关障碍的 12 个月患病率见图 6.4。这些数据应该被视为探索性的，因为这些障碍都没有被纳入使用结构性访谈和 *DSM-5* 标准的大规模流行病学调查中。不过，该图清楚地表明，囤积障碍和抓痕障碍比其他障碍更普遍，影响近 6% 的社区居民，而且没有性别差异（Timpano et al., 2011）。尽管这些障碍有一些重叠，但抓痕障碍似乎比拔毛癖普遍得多（Hayes, Storch, & Berlanga, 2009）。躯体变形障碍的患病率约为 2%（Buhlmann et al., 2010）。

强迫症的病因

关于担忧或焦虑性忧虑的认知模型主要强调注意加工所起的作用。担忧是徒劳和自我挫败的，很大程度上是因为它与自我评价（失败恐惧）和负面情绪反应的聚焦有关，而不是关注问题的外部方面和积极的应对行为。我们可能意识到这些过程，同时又不能抑制它们。努力控制自己的想法常常导致思维压抑，即主动停止想某事。

说"别担心"看起来很容易，但让某些人不担心实际上不可能做到。事实上，研究证据表明，试图让

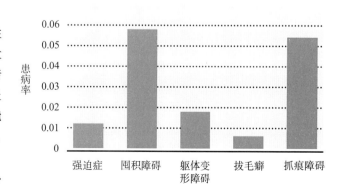

图 6.4　强迫症和强迫症相关障碍的 12 个月患病率。

人摆脱痛苦的想法或不想要的念头反而可能让这类想法更有侵入性（Wegner，1994）。思维压抑可能实际上会增加而非减少与这些想法有关的强烈情绪。一种想法与其相关情绪之间的联结会相互激活，这是一种双向通道。

强迫症的部分原因可能与努力压抑不必要的或有威胁的想法（个体已经了解这些想法是危险的或被禁止的）所导致的适应不良的后果有关（Abramowitz, Tolin, & Street, 2001; Purdon, 2004）。请记住，强迫想法在普通人群中很普遍，它们在内容和形式上都像"异常的"强迫观念。但是，接受治疗的人这类观念更强烈，或许最重要的是他们反抗更强，更难消除。这种反抗可能是情绪敏感性和令人困扰的强迫想法形成联结的关键部分。对强迫症易感的人显然对引发情绪反应的事件反应更强烈。这些人了解自己的夸大反应，并且发现它们令人不快。为控制自己的反应，他们努力反抗或压抑这种情绪（Campbell-Sills et al., 2006）。

压抑强烈的情绪可能适得其反，最终形成恶性循环。在这种恶性循环启动过程中出现的想法与情绪牢固地结合在一起，可能变成强迫想法的内容。这种模型可能有助于解释强迫症状发作的性质；强烈的情绪发作可能引起复发。

也可以从生物视角来看待强迫症的因果机制。其中一些视角是以注意和情绪调节的广泛研究为基础。强迫症的神经基础似乎涉及与其他类型焦虑障碍不同的脑区（Bartz & Hollander, 2006）。正如第 4 章所述，强迫观念和强迫行为与诸多脑区有关，包括基底神经节（涉及尾状核和壳核的系统）、眶前额叶皮层、前扣带回皮层（见图 4.2）。这些脑回路在强迫症患者身上过度活跃，尤其是当他们面对的刺激会激发他们的强迫观念时（Husted et al., 2006; Menzies et al., 2008）。

通过将强迫症单列为一章，*DSM-5* 的作者们可能会吸引更多的研究来关注这一严重的精神障碍。通过观察临床患者及其产生的想法，强迫症起源研究将不断获得新的启发。新假说必须用严格的研究方法加以评估（参见"批判性思考很重要"专栏）。

强迫症的治疗

一些心理和生物治疗方法已被证明对强迫症患者的治疗有效。关于这一问题的相关文献的讨论，我们先从开头提到的强迫症患者埃德的治疗开始。

➡️ 埃德的治疗

精神科医生给埃德开了处方药氯丙咪嗪（商品名为 Anafranil），这是一种抗抑郁药，也用来治疗有严重强迫观念的患者。埃德每周与治疗师的会面仍在继续，药的剂量也逐渐增加。药物的益处在 4 周后显现。埃德说他一开始觉得自己好像被困在井底。服药之后他不再感觉自己被埋了。他的状态不能说很好，但至少不再觉得无望或难以承受。他被强迫的暴力表象占据的情况有所改善，但依然存在，只是强迫感有所减轻。药物有一些烦人的副作用，但尚可忍受。他觉得口渴，偶尔有些头晕。他还注意到自己很容易疲劳。虽然埃德不再感觉有严重的抑郁，而且强迫观念有所减轻，但它们并没有消失，因此他现在仍完全避免写字。

因为强迫观念仍未解决，精神科医生将埃德转介给一名专门从事焦虑障碍行为治疗的心理治疗师。埃德继续服药，并保持与精神科医生两周一次的会面，以检查服药情况。新治疗师告诉埃德，如果他一直回避书写，他对某些字母和数字的恐惧会一直持续。埃德同意开始每天写一篇短文，时间至少 30 分钟。每天的内容可以不同，想写什么就写什么，但治疗师鼓励他尽可能多写妻子和兄弟的名字。此外，他被告知要避免强迫性的书写风格，即有意让字

批判性思考很重要

链球菌感染会引发儿童强迫症吗？

关于精神障碍病因的新假说通常基于临床观察。然后利用研究对这种假说进行评估以测试其效度。研究数据有时支持新观点，有时不支持。评估期间，临床医生和科学家们都发现自己处在不确定的时期：有些人接受他们所认为的知识上的重要进步，而有些人则提出怀疑和批评。双方都需要对相关证据进行批判性思考。

目前关于儿童强迫症发展的一个有争议的说法就说明了这种情况。美国国家精神卫生研究所的临床科学家认为，在某些情况下，儿童感染链球菌后会突然出现强迫症症状。根据他们的假设，感染激发的抗体会攻击大脑基底神经节里的神经细胞（参见图4.1）。研究人员创造了一个新词来诊断强迫症突然发作并伴有链球菌感染检测阳性的儿童。他们将这种疾病称为"儿童链球菌感染相关自身免疫性神经精神障碍"，简称为 PANDAS（Swedo & Grant, 2005）。他们建议给任何强迫症症状突然发作的儿童做喉部细菌培养。给链球菌检测阳性的儿童长期服用抗生素后，在某些情况下据称会产生"奇效"（Anderson, 1996）。

对 PANDAS 的认识算突破性发现吗？它是一个有效的诊断概念吗？还是可能会带来治疗风险的错误假说？理智的人两方面都会考虑。实证证据并不完整（da Rocha, Correa, & Teixeira, 2008; Leckman et al., 2011），还有人说证据很弱（Gilbert & Kurlan, 2009）。符合这种临床特征的案例很多。在一篇论文描述的 109 个案例中，父母都谈到

强迫症状的快速发作（Swedo et al., 1998）。其中 50 例的链球菌检测为阳性，剩下 59 例强迫症快速发作的病例必然是由其他未知因素引发的。但即使在测试阳性的情况下，链球菌感染的存在也不能证明它与强迫症有因果关系。

如果 100 个孩子从树上掉下来摔断了胳膊，我们对他们进行链球菌检测，有近期感染证据的儿童比例将非常高。这并不意味着链球菌是他们从树上掉下来的原因（Shulman, quoted in Belkin, 2005）。

怀疑者认为，除非有更多确凿证据支持该理论，否则我们应该认为有强迫观念和强迫行为的儿童患了强迫症，仅此而已（Kurlan & Kaplan, 2004）。过分强调使用抗生素治疗可能会使父母忽视该病更传统的治疗方法。事实上，认知行为疗法和选择性 5- 羟色胺再摄取抑制剂类药物的组合已被证明能有效治疗 PANDAS 相关的强迫症儿童（Storch et al., 2006）。临床医生还应考虑使用抗生素治疗强迫症儿童的潜在问题。风险包括可能出现药物过敏和增加抗生素耐药性。

虽然 PANDAS 是一个有趣的假说，但请记住，举证责任落在那些提出新诊断类别或因果理论的人身上。在得到有力的实证证据支持之前（PANDAS 还没有得到这种支持），科学共同体会认为这个新假说是错误的。

母的各部分隔开或者让环形字母闭合。在每篇短文的开头和结尾，治疗师要求埃德分别记录自己的焦虑水平，以便监控埃德主观不适感的变化。在 8~10 周之后，埃德的书写开始发生改变，提笔写字已不再那么艰难，笔迹也变得更加清晰了。

行为治疗的最后部分是他对斧头的恐惧。埃德和治疗师一起列了一张与斧头有关的物品和情境清单，将它们所引发的焦虑从最轻微到最严重进行排序。他们从最轻微的恐惧开始。在第一次暴露治疗中，埃德同意与治疗师会面时在隔壁房间放一把较钝的砸木头的锤子。埃德一开始很焦虑，心神不定，但 2 个小时的会面快结束时，他的焦虑大为缓解。这一阶段完成后，治疗师帮助埃德逐渐面对更焦虑的情境。暴露疗法对埃德来说充满挑战，让他不适，但治疗使埃德以一种有序的方式控制自己的恐惧。第 12 次治疗结束时，埃德已经可以毫不恐惧地握住一把锋利的斧头。

暴露疗法和反应预防　强迫症最有效的心理疗法是将持续暴露在增加个体焦虑的情境中与预防个体典型的强迫反应结合起来（Abramowitz, 2006; Franklin & Foa, 2002）。单独使用任何一种方法都没有效果。暴露和反应预防的结合是必需的，因

为强迫症患者用强迫仪式来减少焦虑，而这种焦虑通常是由突然出现的强迫观念激发的。如果强迫行为出现，暴露过程就会被打断。

我们以埃德的治疗为例。他那些围绕暴力的强迫思维及表象与书写有关。当他注意到书写不整齐时，脑中就会冒出这些暴力思维和表象。为了控制这些想法，埃德只能非常小心地书写，并对任何一处不规则的书写都加以改正。接受行为治疗时，他逃避书写已经有好几个月了。治疗师安排他一开始每天写一些短文，以确保他每天至少有 30 分钟的时间暴露在最能让他产生焦虑的情境中。治疗师鼓励埃德故意写一些与其强迫书写方式不一致的字母。例如，在治疗期间，埃德被要求写字母"T"的长序列，而且故意让它横竖两部分不相连。治疗师不允许他回头改正这些"错误"。这里就结合了持续暴露在引发焦虑的刺激中与反应预防。

有控制的结果研究显示，这一方法对大部分强迫症患者有效（Allen, 2006）。经过几周的暴露和反应预防结合治疗，大部分患者都有临床意义的改善。另一方面，部分患者（大约 20%）对这一疗法没有出现积极反应，成功治疗后仍然有轻微症状。

生物治疗　药物治疗对大多数强迫症患者有效。使用最多的药物是选择性5–羟色胺再摄取抑制剂，包括氟西汀、氟伏沙明、舍曲林等。控制研究显示，这些药物对治疗强迫症非常有效（Dell'Osso et al., 2006）。与其他药物相比，选择性5–羟色胺再摄取抑制剂更受欢迎，因为它的副作用更少。

氯丙咪嗪是一种三环类抗抑郁药，一直广泛用于治疗强迫症。一些使用安慰剂的控制研究显示，这类药物能有效治疗强迫症（Abramowitz, 1997; Kozak, Liebowitz, & Foa, 2000）。一项研究发现，接受氯丙咪嗪治疗的强迫症患者有一半以上的人在 10 周内恢复正常功能水平，而安慰剂组患者只有 5%（Katz, Veaugh-Giss, & Landau, 1990）。持续用药的患者会保持改善，但停药后普遍会复发。

获取帮助

大部分焦虑障碍患者都可以获得成功治疗。治疗焦虑障碍有很多行之有效的干预方法，尤其是行为疗法、认知疗法和药物疗法。如果你打算与专业的临床治疗师合作，在和某位治疗师开始接触之前，建议你先做一些必要的准备工作，了解一些经过实证评估的治疗方法。可以看看美国心理学会临床心理学分会的相关网页，其中有已经获得研究支持的心理治疗方面的信息。

还有一些很好的网站可以帮助你找到适合你的治疗师，而且这里的治疗师很可能采用已经被证明有效的治疗方法。由患者自己创建的组织在很多社区建立了支持小组，分享各种治疗信息。美国焦虑障碍学会（Anxiety Disorders Association of America）就是一个典型的例子。该学会网站上的消费者指南可以指导你根据不同类型的焦虑障碍选择相应的治疗方法。更多关于强迫症及相关问题的详细信息可以从强迫症基金会（Obsessive Compulsive Foundation）获取，这是一个由强迫症患者、患者家属及专业人士组成的非营利机构。

有些患者可以按照实用自助手册的建议，通过自身努力改善症状。在焦虑障碍治疗方面，也有大量可供选择的优秀书籍。我们推荐两本结合认知疗法和行为疗法的书。杰瑞林•罗丝（Jerilyn Ross）和罗莎琳•卡特（Rosalynn Carter）所著的《战胜恐惧》（*Triumph over Fear*）一书主要讲述了多名不同类型焦虑障碍患者成功康复的经历，包括恐怖症、惊恐发作、广泛性焦虑障碍等。《战胜惊恐、焦虑和恐怖症：摆脱担忧和恐惧的新策略》（*Overcoming Panic, Anxiety, and Phobias: New Strategies to Free Yourself from Worry and Fear*）一书总结了许多实用的自助方法，作者是雪莉•贝拜儿（Shirley Babior）和卡罗尔•戈德曼（Carol Goldman）。这本书简单介绍了渐进式肌肉放松法和认知技术等控制焦虑障碍的方法，还介绍了战胜回避的暴露疗法。最后，关于应对强迫症的更多具体信息，你可以查阅埃德娜•福阿（Edna Foa）和里德•威尔逊（Reid Wilson）所著的《强迫不再：如何克服你的强迫观念和强迫行为》（*Stop Obsessing: How to Overcome Your Obsessions and Compulsions*）一书。

6　总　结

焦虑障碍是依据对引起**恐惧**或焦虑的观念或情境的过度关注或持续回避来定义的。**焦虑**是一种弥散性的情绪反应，这种反应与对未来问题的预期相关，而且与环境威胁不相称。

惊恐发作是一种突发的、势不可挡的恐怖或惊骇体验。惊恐发作主要根据一系列身体感受来定义，从心悸、出汗、颤抖到恶心、晕眩、发冷。

恐怖症是持续的、非理性的、范围有限的恐惧，它与特定对象或情境的回避有关。对功能损害最严重和最复杂的恐怖症是**广场恐怖症**，它通常被描述为对公共场所的恐惧。

DSM-5 列出了焦虑障碍的一些亚型：惊恐障碍、特定恐怖症、社交焦虑、广场恐怖症和广泛性焦虑障碍等。

焦虑障碍是最普遍的精神障碍类型。成人中特定恐怖症的年患病率约为 9%，其次是社交焦虑障碍（7%）、广泛性焦虑障碍（3%）和惊恐障碍（3%）。

严重生活事件，特别是涉及危险、不安全或家庭冲突的事件会导致焦虑症状的产生。各种童年逆境，包括父母忽视和暴力等，会增加个体日后焦虑障碍的发作风险。

学习模型根据经典条件作用来解释恐怖症的形成。一种被称为**预备模型**的经过修正的学习观点认为，这一过程存在生物约束因素。我们可能准备好只对特定对象或情境产生强烈而持续的恐惧。

认知理论家们认为，惊恐障碍是由对身体感觉或感知到的威胁所做的灾难性误解导致的。

容易过度**担忧**的人通常对提示未来威胁的线索异常敏感。对危险线索的识别会引发适应不良的、自我延续的认知加工循环，可能迅速导致失控。

双生子研究表明，遗传因素与几种焦虑障碍的病因有关，包括惊恐障碍、广泛性焦虑障碍和社交焦虑障碍。环境事件似乎对特定恐怖症的影响最大。

动物恐惧条件化研究已经确认了脑中负责监测和组织对危险做出反应的特定神经通路。杏仁核在这些通路中起着核心作用。其他几个脑区也与焦虑和焦虑障碍症状有关。

5– 羟色胺、去甲肾上腺素、γ– 氨基丁酸和多巴胺是与惊恐发作有关的几种神经递质。许多相互作用的神经递质系统在焦虑障碍的病因中有一定的作用。这些神经递质也在很大程度上与抑郁症有关。

焦虑障碍的几种心理疗法已经被证明有效。它们包括在恐怖症治疗中使用的暴露疗法和满灌疗法、在强迫症治疗中使用的持续暴露和反应预防，以及在惊恐障碍和广泛性焦虑障碍治疗中使用的认知疗法等。各种药物也对焦虑障碍的治疗有效。

强迫观念是重复的、不必要的、侵入性的认知事件，可能以想法、表象或冲动等形式出现。它们突然侵入个体的意识之中并导致主观焦虑增强。**强迫行为**是旨在减少与强迫观念有关的焦虑的重复行为。

概 览

批判性思考回顾

6.1 为什么惊恐发作有时被称为"虚假警报"?

惊恐发作类似于普通的恐惧反应,但它们是在不恰当时间(个体并未遇到即时的危险)被引发……(见第170页)。

6.2 有焦虑障碍的人预期的长期后果是什么?

有些人恢复了,但焦虑障碍通常是一种慢性疾病……(见第174页)。

6.3 每种焦虑障碍是否都有独特的因果通路?

可能不是。对环境事件、遗传因素和神经生物学机制的研究发现,导致不同类型焦虑障碍的通路有很大的重合……(见第176页)。

6.4 如果恐怖症的习得快速而容易,为什么消退那么困难?

因为恐怖症的形成受"预备模式"引导,这种模式可能是高效的、高度选择性的,并且在意识觉察之外运行……(见第178页)。

6.5 焦虑的心理治疗是否比药物治疗有优势?

是的。药物带来的问题有各种副作用、潜在的成瘾性(苯二氮䓬类)以及停药之后复发风险的增加……(见第185~187页)。

6.6 强迫观念与正常的侵入性想法有什么差异?

它们的内容相似(如伤害他人的冲动等)。区别的关键是持续时间、频率和被这种强烈观念折磨的程度……(见第189页)。

6.7 为什么强迫症的治疗要结合反应预防与暴露疗法?

如果心理治疗师不预防强迫行为,那么强迫症患者将用这种行为来减少强迫观念导致的焦虑,暴露过程就会因此失效……(见第195、196页)。

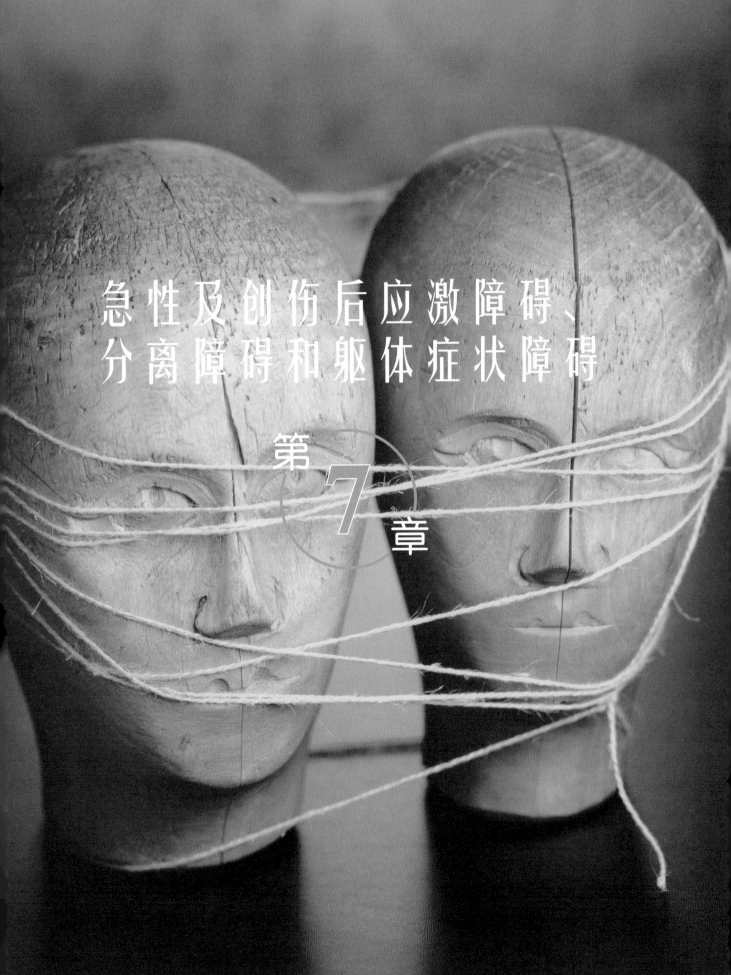

急性及创伤后应激障碍、
分离障碍和躯体症状障碍

第7章

概　览

一名退役士兵在家中出现闪回并做出了打仗的准备。一名年轻女子的人格完全改变，就像有外星人在控制她的身体。一名中年男子声称自己的腿软瘫无力，但医学检查表明他的腿是正常的。如果这些都是真实的，那么这些例子都涉及把压力或创伤戏剧性地转化成奇怪的心理症状。这些异常表现无法用常理解释，并且引出了有关无意识心理过程（即在清醒的意识之外进行信息加工）的性质和影响的深刻问题。无意识心理真的会以如此神秘的方式影响人们吗？

概　述

我们在本章讨论创伤后应激障碍、分离障碍和躯体症状障碍时会反复问上述问题。这些看似迥异的心理问题有一个重要的共同点：**分离**（dissociation），即涉及记忆、意识、知觉或同一性的，正常情况下整合的心理过程被破坏。从本章开始你就应该知道，我们踏入了备受争议的领域。一些心理学家认为无意识心理是全能的，另一些心理学家则怀疑它的存在。我们将带着怀疑和好奇来探讨这个主题。特别是鉴于相关研究有限，我们对可能过于戏剧化的问题持怀疑态度。同时吸引我们的还有那些不同寻常的案例研究，这些案例向我们提出了一些很有趣的问题："它们是如何产生的？""大脑是如何工作的？"我们先从争议最少、研究得最多的问题，即创伤性应激障碍开始。

急性应激障碍和创伤后应激障碍

应激在日常生活中不可避免，从许多方面来说也是有益的。然而，有些应激源太悲惨和恐怖，会导致严重的心理伤害。**创伤性应激**（traumatic stress）在 *DSM-5* 中被定义为：涉及实际死亡或死亡威胁、严重受伤或遭受性暴力的事件，或目睹他人经历创伤、获知所爱的人遭受创伤，或反复暴露于创伤细节的事件。创

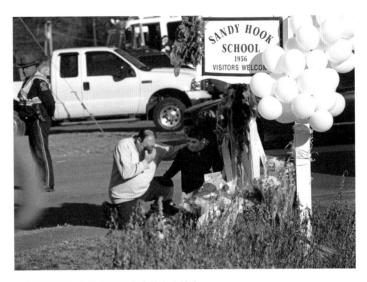

对桑迪胡克小学枪击案受害者的自发悼念。

伤包括强奸、战争、爆炸、飞机失事、地震、重大火灾和重大交通事故等。近年来，因为"9•11"恐怖袭击事件、多起性侵案件、伊拉克战争和阿富汗战争、校园枪击案（如发生在桑迪胡克小学的恐怖枪击案）等，我们对创伤已经非常熟悉。

对于幸存者、目击者和亲人，经历创伤之后感到非常痛苦是很正常的。然而，有些人在创伤结束之后很长时间依然受到困扰。**急性应激障碍**（acute stress disorder, ASD）发生在暴露于创伤性应激事件一个月内。**创伤后应激障碍**（posttraumatic stress disorder, PTSD）持续时间在一个月以上，有时会延时发作。虽然 *DSM-5* 对它们的描述有些差异，但两者本质上都有相同的症状：侵入性地反复体验创伤事件，回避能令人想起创伤事件的事物，负面情绪或想法，过度唤起或反应，而且常伴有分离症状。下述案例描述了性侵犯带来的持续性创伤。

➔ 性侵犯带来的持久创伤

一个春天的夜晚，一名活泼、漂亮、身心健康的 27 岁女研究生卡森跑到外面，察看她公寓附近另一栋楼发生的火灾。在观看消防员灭火时，卡森与一个男人聊了起来，她以为这个男人是邻居。和其他几个人聊了几句之后，她回了自己的住所。大火导致断电，她摸索着上了楼，换上了睡衣。转身下楼时，她吓了一跳，她刚才遇到的那个男人就站在面前。那人二话不说，挥起一根铁棒就砸向卡森，一下又一下，直到她倒在地上，不再尖叫。卡森伤得很重，而且被凶狠的攻击吓呆了。但是当歹徒开始抓她的胸部，撕扯她的衣服时，她极力反抗。歹徒开始满嘴污言秽语，说他想和卡森发生性关系。卡森想："他会杀了我。"

即使头上血流不止，卡森也努力保持清醒。她口头答应与歹徒发生性行为，但是说自己要先去"梳洗"一下。最终，歹徒同意她回去清洗。回到卧室后，她用力把衣柜推过去挡住门，然后对着窗户疯狂向外高声呼救。叫喊声吓坏了歹徒，他试图逃跑，但被一名消防员抓住了。

卡森保护了自己，没有被强奸，但是她无法保护自己免受这次性侵犯所致情绪后遗症的影响。连续数天，甚至数周和数月，她仍然间歇性地感到恐惧和恍惚，庆幸自己还活着。她脑中反复出现那个夜晚的恐怖情景，想方设法入睡之后，还常常被噩梦惊醒。卡森害怕独处，不仅在夜里，而且白天也常常如此。她要依靠男朋友和其他朋友的坚定支持，要他们待在身边帮助自己应对。

受到性侵后不久，卡森向一位训练有素的临床心理学家寻求帮助。虽然接受了治疗，但她还是陷入了抑郁。抗抑郁药对她的心境和嗜睡略有帮助，但几个月过去了，她依旧过分警觉，一直提防新的威胁。她难以集中注意力，间歇地体验到麻木感或不真实感。此外，她频繁地再次体验到当时恐怖的画面和情绪。大约 3 个月后，她已经能够恢复学习，6 到 8 个月之后能较正常地工作，但自信心和注意力都大不如前。性侵事件发生后快一年时，卡森日益感到烦躁不安。春天本令人期待，但却只能让她回想起去年春天的恐怖事件。她又体会到不真实感，闪回越来越多，那个可怕的夜晚不断重现。噩梦和害怕独处再次出现。那个恐怖的日子过去之后，她的反应也渐渐减轻。大约两三个月之后，她已经能够恢复以前的正常生活。

卡森发现，与朋友谈论性侵的事情虽然痛苦，但也有一些帮助，随着时间推移，她可以更公开地谈论这件事。一年之后，她已经开始在讲堂上和女性团体中公开讲述自己的经历。讲述带给她一些宽慰，更重要的是，这让她觉得创伤也有一些益处。卡森还在对歹徒的审判中作证，他被判入狱 20 年。虽然卡森在法庭上表现得很坚强，但是这次作证也让她的很多症状重新出现。她再次体验到被侵犯时的恐惧，夜晚不敢独处，开始对生活中的危险变得害怕和过度敏感。

歹徒入狱之后，卡森感到有点释然。但她仍然不能完全摆脱心中的恐惧。在性侵事件发生两周年和三周年之际，她再度经历了强烈的痛苦发作，甚至在其他时候也会突然陷入恐惧之中。比如性侵事件发生三年多以后，她的男朋友（现在的丈夫）有一天晚上没有提前告诉她就回了家，然后悄悄进了她的房间。卡森被他的突然出现吓坏了，先是惊恐地尖叫，接着在无法控制的恐惧中哭出了声。此后好几天她都出现失神和不真实感。

从受侵犯到整个审判结束，再到公开讨论这次创伤事件，卡森都表现得很勇敢。但不管她多么坚强，都无法防止或控制暴力性侵事件导致的 PTSD 惊恐一再重现。

急性应激障碍和创伤后应激障碍的症状

急性应激障碍和创伤后应激障碍的主要区别是持续时间。前者的症状持续时间不超过一个月，后者则在一个月之后仍然持续，或者在创伤发生至少一个月后才开始出现症状。两者症状基本相同，尽管（正如你将看到并且可能感到迷惑的那样）*DSM-5* 对它们的定义有所不同。这些症状包括（1）侵入性再体验；（2）回避引起创伤回忆的事物；（3）唤起或反应增强；（4）负性情绪或想法；（5）常出现分离状态。

侵入性再体验　创伤事件幸存者常常出现侵入性症状，有时也称再体验症状。有些人会反复体验创伤事件的痛苦回忆。另一些人在噩梦中再次经历创伤。许多人重复出现侵入性**闪回**（flashbacks），即创伤事件的画面或想法在脑中突然重现——通常带有极强烈的情绪。极少数案例的再体验表现为分离状态，当事人的感觉及表现就像创伤在那一刻真实地再次发生。在分离状态下，一名退伍军人可能表现得像重返战场一样，甚至会做出一些危险行为，比如收藏武器或者在自己的住处设置屏障等。分离状态一般持续时间较短，但在某些特殊案例中可以持续多日。

回避　对创伤相关刺激的持续回避是急性应激障碍和创伤后应激障碍的另一症状。创伤受害者可能试图回避与事件相关的想法或感受，或者像卡森一样，回避让他们回想起创伤的人、地点或活动。回避还可能包括拒绝谈论创伤事件或由创伤引发的感受。回避令人恐惧的感受是非常必要的，特别是在短期内。但长期康复常常包括正视与创伤有关的感受、记忆，可能还有某些相关环境。

唤起或反应增强　急性应激障碍和创伤后应激障碍患者在创伤发生之后常有唤起或

反应的增强，具体表现是创伤越严重，预后越差（Schell, Marshall, & Jaycox, 2004）。卡森过于警觉地搜索周围的危险就是典型的过度唤起，她对意外刺激夸张的惊跳反应，即对意外的过度恐惧，也是如此。由于这些过度唤起症状，急性应激障碍和创伤后应激障碍以前被归入焦虑障碍，但*DSM-5*把它们归入新类别，部分原因是增强的反应性可以有其他的表现形式。有些人的焦虑并未加重，但变得易激惹和易怒；有些人则难以集中注意力或出现睡眠问题。

负性情绪或想法　经历急性应激障碍和创伤后应激障碍的人可能会有很多负性感受，包括缺乏体验积极情绪的能力，持续恐惧、愤怒或内疚，或者与他人有疏离感。某些案例有总体性反应麻木或感觉缺失，这个术语很好地说明了情绪抑制的状态。有些人的消极性更多地表现在认知方面，他们可能会自责，不停地问自己当时还有没有其他做法，或者以不切实际的消极方式来看待世界。

分离症状　尽管分离症状并不是急性应激障碍或创伤后应激障碍的诊断要求，但这类症状在经历创伤之后很普遍。很多人感到恍惚，"心不在焉"。还有人经历人格解体，感到与自己或者环境分离。例如，他们可能会感觉自己"仿佛是机器人"，或者觉得自己在梦游。还有一些人经历现实感丧失（derealization），这是一种明显的不真实感。例如，"9•11"事件发生后不久，很多人醒来后还在想，这一恐怖袭击是否只是噩梦。这种不真实感会持续数日甚至更久。有些人出现分离性遗忘，回忆不起创伤事件的某些方面（Harvey, Bryant, & Dang, 1998）。

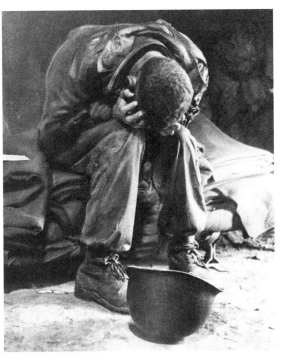

创伤事件发生后，许多人会出现侵入性闪回，即创伤事件的画面或想法在脑中突然重现，通常带有极强烈的情绪。

急性应激障碍和创伤后应激障碍的诊断

　　DSM-5 不再将急性应激障碍和创伤后应激障碍视为焦虑障碍（参见第 6 章），而设立了一个新的诊断类别"创伤及应激相关障碍"，其中包括适应障碍，即难以适应正常生活中的挑战（这部分我们将在第 17 章详述），以及儿童中出现的一些适应障碍。实质上，目前急性应激障碍和创伤后应激障碍属于单独的诊断类别。

创伤后应激障碍　按照*DSM-5*的正式要求，创伤后应激障碍的诊断只需符合前述5种症状中的4种即可，而亚型则以分离症状、人格解体或现实感丧失来定义（参见专栏"DSM-5：创伤后应激障碍的诊断标准"）。这种组织方式部分反映了分离在创伤后应激障碍中的作用所引起的争议。一些专家认为，急性应激障碍和创伤后应激障碍实际上是分离障碍（van der Kolk & McFarlane, 1996）。我们并不认为创伤后应激障碍是分离障碍，将它们放在本章一起讨论是因为两者都涉及类似的无意识心理过程。你在翻阅*DSM-5*创伤后应激障碍的诊断标准时要注意，分离跟许多创伤后应激障碍症状有关，而不只是明显的分离症状。

　　从历史上看，美国军方一直对适应不良的创伤反应特别关注，希望军人在经历战争创伤后仍能有"正常"表现。起初军方关注的主要是逃兵，也就是那些因为所谓的"炮弹休克症"和"战斗神经症"而离开战场的人（Jones, Thomas, & Ironside,

DSM-5 创伤后应激障碍的诊断标准

A. 以下述1种（或多种）方式暴露于实际的或被威胁的死亡、严重的伤害或性暴力：

1. 直接经历创伤性事件。

2. 亲眼看见发生在他人身上的创伤性事件。

3. 获悉亲密的家庭成员或朋友身上发生了创伤性事件。在实际的或被威胁死亡的案例中，创伤性事件必须是暴力的或意外的。

4. 反复经历或极端暴露于创伤性事件令人作呕的细节中（例如，急救员收集人体遗骸；警察反复暴露于虐待儿童的细节中）。

   注：诊断标准A4不适用于通过电子媒体、电视、电影或图片的暴露，除非这种暴露与工作相关。

B. 在创伤性事件发生后，存在以下1个（或多个）与创伤性事件有关的侵入性症状：

1. 创伤性事件反复的、非自愿的和侵入性的痛苦记忆。

   注：6岁以上儿童可能通过重复的游戏来表达创伤性事件的主题或某些方面。

2. 反复做内容和/或情感与创伤性事件相关的痛苦的梦。

   注：儿童可能做可怕的梦，但梦的内容不能识别。

3. 分离性反应（例如，闪回），个体的感觉或举动好像创伤性事件重复出现，（这种反应可能连续出现，最极端的表现是对目前的环境完全丧失意识）。

   注：儿童可能在游戏中重演特定的创伤。

4. 暴露于象征或类似创伤性事件某方面的内在或外在线索时，产生强烈或持久的心理痛苦。

5. 对象征或类似创伤性事件某方面的内在或外在线索产生明显的生理反应。

C. 创伤性事件后，开始持续地回避与创伤性事件有关的刺激，具有以下1种或2种情况：

1. 回避或尽量回避关于创伤性事件或与其高度有关的痛苦记忆、思想或感觉。

2. 回避或尽量回避能够唤起关于创伤性事件或与其高度有关的痛苦记忆、想法或感觉的外部提示（人、地点、对话、活动、物体、情景）。

D. 与创伤性事件有关的认知和心境方面的负性改变，在创伤性事件发生后开始或加重，具有以下2种（或更多）情况：

1. 无法记住创伤性事件的某个重要方面（通常是由于分离性遗忘症，而不是诸如脑损伤、酒精、毒品等其他因素所致）。

2. 对自己、他人或世界持续放大的负性信念和预期（例如，"我很坏""没有人可以信任""世界是绝对危险的""我的整个神经系统永久性地毁坏了"）。

3. 由于对创伤性事件的原因或结果持续性的认知歪曲，导致个体责备自己或他人。

4. 持续性的负性情绪状态（例如，害怕、恐惧、愤怒、内疚、羞愧）。

5. 明显地减少对重要活动的兴趣或参与。

6. 与他人脱离或疏远的感觉。

7. 持续地不能体验到正性情绪（例如，不能体验快乐、满足或爱的感觉）。

E. 与创伤性事件有关的警觉或反应性有明显的改变，在创伤性事件发生后开始或加剧，具有以下2种（或更多）情况：

1. 激惹的行为和愤怒的爆发（在很少或没有挑衅的情况下），典型表现为对人或物体的言语或身体攻击。

2. 不计后果或自我毁灭的行为。

3. 过度警觉。

4. 过分的惊跳反应。

5. 注意力有问题。

6. 睡眠障碍（例如，难以入睡或难以保持睡眠，或者休息不充分的睡眠）。

F. 这种障碍的持续时间（诊断标准 B、C、D、E）超过1个月。

G. 这种障碍引起临床上明显的痛苦，或导致社交、职业或其他重要功能方面的损害。

H. 这种障碍不能归因于某种物质（如药物、酒精）的生理效应或其他躯体疾病。

资料来源：Reprinted with permission from the *Diagnostic and Statistical Manual of Mental Disorders*, Fifth Edition（Copyright 2013）. American Psychiatric Association.

2007）。虽然越南战争期间逃兵现象没有过去那么频繁，但是战争的延后反应却普遍得多（Figley, 1978）。这引起了公众对创伤后应激障碍的极大兴趣，这种疾病于1980年首次被列入 DSM。创伤后应激障碍持续一个月以上或在创伤发生后一个月内出现。

急性应激障碍 急性应激障碍和创伤后应激障碍的诊断标准在概念上一样，除了急性应激障碍持续不超过一个月。不过，*DSM-5*急性应激障碍诊断标准的具体内容并不一样（参见"DSM-5：急性应激障碍的诊断标准"）。我们不清楚这样做在实证和概念上有什么好的理由。*DSM-5*并没有解释以下问题：为什么两者要求的症状不同？为什么指望症状在创伤后的一个月零一天发生变化？符合急性应激障碍的9条症状诊断标准的人有多少也符合创伤后应激障碍的6条诊断标准？（参见专栏"DSM-5：创伤后应激障碍的诊断标准"和"DSM-5：急性应激障碍的诊断标准"。）

DSM-5 急性应激障碍的诊断标准

A. 以下述1种（或多种）方式暴露于实际的或被威胁的死亡、严重的创伤或性暴力：

1. 直接经历创伤性事件。
2. 亲眼看见发生在他人身上的创伤性事件。
3. 获悉亲密的家庭成员或朋友身上发生了创伤性事件。

   注：在实际的或被威胁死亡的案例中，创伤性事件必须是暴力的或意外的。

4. 反复经历或极端暴露于创伤性事件令人作呕的细节中（例如，急救员收集人体遗骸；警察反复暴露于虐待儿童的细节中）。

   注：此标准不适用于通过电子媒体、电视、电影或图片的暴露，除非这种暴露与工作相关。

B. 在属于侵入性、负性心境、分离、回避和唤起这5个类别中的任一类别中，有下列9种（或更多）症状，在创伤性事件发生后开始或加重：

侵入性症状

1. 创伤性事件反复的、非自愿的和侵入性的痛苦记忆。

   注：儿童可能通过重复的游戏来表达创伤性事件的主题或某些方面。

2. 反复做内容和/或情感与创伤性事件相关的痛苦的梦。

   注：儿童可能做可怕但不能识别内容的梦。

3. 分离性反应（如闪回），个体的感觉或举动好像创伤性事件重复出现（这种反应可能连续出现，最极端的表现是对目前的环境完全丧失意识）。

   注：儿童可能在游戏中重演特定的创伤。

4. 对象征或类似创伤性事件某方面的内在或外在线索，产生强烈或长期的心理痛苦或显著的生理反应。

负性心境

5. 持续地无法体验到正性的情绪（例如，不能体验到快乐、满足或爱的感觉）。

分离症状

6. 个体的环境或自身的真实感的改变（例如，从旁观者的角度来观察自己，处于恍惚之中，时间过得非常慢）。

7. 不能想起创伤性事件的某个重要方面（通常是由于分离性遗忘症，而不是由于脑损伤、酒精、毒品等其他因素）。

回避症状

8. 尽量回避关于创伤性事件或与其高度有关的痛苦记忆、思想或感觉。

9. 尽量回避能够唤起创伤性事件或与其高度有关的痛苦记忆、思想或感觉的外部提示（人、地点、对话、活动、物体、情景）。

唤起症状

10. 睡眠障碍（例如，难以入睡或难以保持睡眠，或休息不充分的睡眠）。

11. 激惹的行为和愤怒的爆发（在很少或没有挑衅的情况下），典型表现是对人或物体的言语或身体攻击。

12. 过度警觉。

13. 注意力有问题。

14. 过分的惊跳反应。

C. 这种障碍的持续时间（诊断标准B的症状）为创伤后的3天至1个月。

   注：症状通常于创伤后立即出现，但符合障碍的诊断标准需持续至少3天至1个月。

D. 这种障碍引起临床上明显的痛苦，或导致社交、职业或其他重要功能方面的损害。

E. 这种障碍不能归因于某种物质（例如，药物或酒精）的生理效应或其他躯体疾病（例如，轻度的创伤性脑损伤），且不能用"短暂精神病性障碍"来更好地解释。

性侵犯创伤

与很多其他创伤一样，性侵犯一直很普遍。根据一项全美调查，大约10%的女性报告在一生中至少被强奸过1次，12%的女性报告自己曾经遭受性骚扰（Kessler et al., 1995）。其他证据表明，如果将熟人强奸包括在内，则强奸发生率还有明显增高（Goodman, Koss, & Russo, 1993）。

强奸对身体、社交和情绪造成的伤害都可能是毁灭性的。93%的受害者除生殖器官外的其他身体部位也会受伤。相当一部分受害者感染性传播疾病，大约5%的强奸导致怀孕（Goodman et al., 1993）。在社交方面，性侵犯会损害女性的工作和亲密关系（Byrne et al., 1999）。

大部分性侵受害者都会出现创伤后应激障碍症状。受害者可能再次体验到被侵犯的恐惧感；她们可能对其他人反应麻木，尤其是她们的性伴侣；可能回避任何有潜在威胁的情境；可能会对潜在的伤害保持自发的过度唤起和警觉。抑郁也很普遍。她们悲伤、哭泣，与他人接触时退缩，并往往伴有睡眠和饮食紊乱。对性生活丧失兴趣，对自己的性别同一性没有安全感，性功能出现障碍，对男性的负面情感也很普遍（Goodman et al., 1993）。

很多性侵受害者感到自责。女性可能怀疑自己是否无意间鼓励了加害者，她们也会因当初没有警惕地避开危险环境而严厉责备自己。这种不合理的自我指责是由文化迷思导致的，这种迷思错误地认为强奸是女人引起的，或者女人实际上很享受被强奸。二次受害越来越受关注，因为缺乏敏感性的法律、医护甚至精神健康专业人士都可能增加受害者的情感负担。事实上，当熟人强奸的受害者遇到一些本应提供帮助却指责受害者的专业人士时，会出现更多的创伤后应激障碍症状（Campbell et al., 1999）。这些研究结果可以解释为什么高达三分之二的陌生人强奸和五分之四的熟人强奸没有报案。

这样的矛盾既令人吃惊也令人失望，因为1994年人们在DSM中加入急性应激障碍是希望通过早期干预防止它发展成创伤后应激障碍（Frances et al., 1995）。事实上，急性应激障碍症状的出现比全面诊断能更好地预测创伤后应激障碍（Bryant et al., 2010）。急性应激障碍干预确实能减少创伤后应激障碍的发生。

一些专家怀疑急性应激障碍是否描述了个体对创伤的正常反应，他们认为反应不应被视为一种障碍（Bryant et al., 2010）。许多专家对创伤后应激障碍也提出了类似疑问，这种诊断可能太轻率，尤其是对那些从伊拉克和阿富汗回美国的退伍军人。老兵对战争的许多正常反应和对平民生活的再适应都被称为创伤后应激障碍，部分原因是心理健康资源及退伍军人的福利与这一诊断捆绑在了一起（Dobbs, 2009）。

如何定义创伤 DSM-5将创伤定义为个体暴露于实际的或被威胁的死亡、严重的创伤或性暴力的事件，暴露途径有（1）直接，（2）目睹，（3）得知所爱的人遭受暴力或（4）反复暴露于创伤细节中。性暴力是该定义的新增内容，反映了这一创伤的发生频率和严重程度，特别是对于女性。暴露的定义也更明确。这是因为人们间接暴露于创伤性事件（如在电视上看到"9•11"事件的恐怖场面）是否会引起创伤后应激障碍存在争议（Neria & Galea, 2007）。媒体暴露不属于创伤性应激（Byrant et al., 2010）。间接暴露主要限于得知所爱之人遭受暴力或反复频繁地暴露于创伤事件，如急救员收殓遗体等。

任何创伤都令人恐惧，但不同创伤带来的心理影响各不相同。因此，研究者分析了人们对创伤性事件普遍和独特的反应，这些事件包括战争（Monson et al., 2006）、恐怖活动（Hobfoll, Canetli-Nisim, & Johnson, 2006）、儿童性虐待（McDonagh et al., 2006）、配偶虐待（Taft et al., 2005）、儿童对住宅着火的应对（Jones & Ollendick, 2002）以及酷刑（Basoglu et al., 1997）。我们将在"性侵犯创伤"专栏讨论性侵犯的某些特点。

特别值得关注的一种创伤是灾难暴露，因为灾难通常涉及很多人（Neria et al.,
2007）。例如，对曼哈顿 110 大街 1 008 名居民进行的"9·11"事件随机电话调查
发现，不管是否目睹了世界贸易中心大厦发生的恐怖袭击，7.5% 的受访者在 1 个月
之后出现了创伤后应激障碍（Galea et al., 2002）。这显然是一个严重的公共健康问题。
不过，我们也有理由感到乐观，因为袭击发生 4 个月之后，该地区的创伤后应激障
碍患病率下降至 1.7%，6 个月后降至 0.6%（Galea et al., 2003）。是什么保护了纽约
人？我们无法确定，但关键影响因素无疑包括源源不断的支持（McNally, Bryant, &
Ehlers, 2003）和被低估的人类韧性（Bonanno et al., 2006）。

消防人员、警察和医护人员在灾难面前必须保持冷静，但他们并不能对创伤后
果免疫。2005 年卡特琳娜飓风发生 5 个月之后，新奥尔良有 22% 的消防急救人员出
现了创伤后应激障碍（CDC, 2006）。一般而言，急救人员出现创伤后应激障碍的可
能性不到受害者的一半（Neria & Galea, 2007），因为培训、预备和目的感为他们提供
了保护。更一般地说，坚强、忠诚感、控制感和敢于面对应激的挑战感都可以预测
较低的创伤后应激障碍风险（Sutker et al., 1995）。但是急救人员仍然需要就创伤对他
们的心理影响接受教育，需要有表达情绪困扰的机会，在某些情况下还需要专业的
心理帮助。

共病　许多创伤后应激障碍患者也患有其他精神障碍，特别是抑郁、焦虑障碍和
物质使用障碍（Brady, Back, & Coffey, 2004; Kessler et al., 1995）。其他共病问题
包括令人不安的噩梦、头疼和胃肠疾病等身体症状、悲伤、关系困难等（Cook
et al., 2004）。指向自己或他人的愤怒也被视为一个突出的问题（Orth & Wieland,
2006），所以 *DSM-5* 在新定义中加入了负性情绪和想法（Grant et al., 2008）。自杀风
险增加也是一个明显的问题。一项研究发现，33% 的强奸幸存者有自杀想法，13% 的
人实际尝试过自杀（Kilpatrick, Edmunds, & Seymour, 1992）。

创伤、创伤后应激障碍和急性应激障碍的患病率

DSM 曾经将创伤定义为"正常人生经历之外"的事件。遗憾的是，实际情况并
非如此。在底特律地区抽取的 2 181 名成人的随机样本表明，近 90% 的人一生中至
少经历过一次创伤。大约 9% 的人出现了创伤后应激障碍（Breslau et al., 1998；见
图 7.1）。一项全美研究发现，6.8% 的美国人在人生某个时候曾出现创伤后应激障碍
（Kessler et al., 2005）。墨西哥的创伤及创伤后应激障碍比例与此类似（Norris et al.,
2003）。强奸和攻击显然属于最严重的创伤，它们导致创伤后应激障碍的风险特别高
（见图 7.1）。

女性遭受创伤后比男性更容易出现创伤后应激障碍（Tolin & Foa, 2006）。性
暴力是女性面临的特别风险，而战争暴露则是男性面临的特别风险（Kessler et al.,
1995; Prigerson, Maciejewski, & Rosenbeck, 2002）。儿童尤其容易遭受创伤，20% 到
40% 的儿童会产生创伤后应激障碍（Meria & Galea, 2007）。少数族裔成员更容易出
现创伤后应激障碍，很大程度上是因为他们糟糕的生活条件（Pole, Gone, & Kulkarni,
2008）。创伤后应激障碍在犯罪受害者中也很普遍（Kilpatrick & Acierno, 2003）。

创伤不是随机的　人们是否遭遇诸如枪击的事件与运气有关。但很多创伤并不是随
机发生的。男性、年轻人、有品行障碍史的人以及性格外向的人更可能经历创伤，
因为他们会进行更危险的行为。焦虑的人或者有精神病家族史的人也更可能经历创

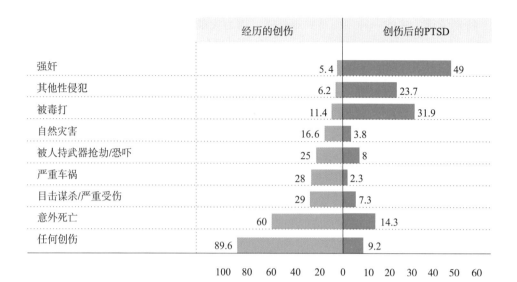

	经历的创伤	创伤后的PTSD
强奸	5.4	49
其他性侵犯	6.2	23.7
被毒打	11.4	31.9
自然灾害	16.6	3.8
被人持武器抢劫/恐吓	25	8
严重车祸	28	2.3
目击谋杀/严重受伤	29	7.3
意外死亡	60	14.3
任何创伤	89.6	9.2

图 7.1 左边的横条表示在2 181名有代表性的成人样本中，底特律的18至45岁居民中经历过任一种创伤的人数百分比。右边横条表示他们在经历特定创伤之后出现创伤后应激障碍的人数百分比。

注：本研究报告的强奸率低于其他研究。我们认为这一统计数据只反映了更暴力的强奸。

资料来源："Traumatic and Posttraumatic Stress Disorder in the Community: The 1996 Detroit Area Survey of Trauma" by N. Breslau, R. C. Kessler, H. D. Chilcoat, L.R. Schultz, G. C. Davis, and P. Andreski, Archives of General Psychiatry,（1998），55, pp. 626–632. Copyright © 1998.

伤，但原因不明。

个体经历创伤后是否会产生创伤后应激障碍也不是随机的。焦虑而且容易不安的人在经历创伤后更可能出现创伤后应激障碍，有个人或家族精神障碍史的人也是如此（Breslau et al., 1998）。一项前瞻性研究发现，出现创伤后应激障碍的人中，90% 以上早前曾有符合诊断标准的其他障碍（Koenen et al., 2008）。出现创伤后应激障碍的人在经受第二次创伤后罹患 PTSD 的风险也更高（Breslau, Peterson, & Schultz, 2008）。尽管存在这些风险，但韧性（成功的心理应对）仍是人们面对创伤最普遍的反应（Bonanno et al., 2011）。

病程和结果 有急性应激障碍症状的人更可能发展为创伤后应激障碍（Bryant et al., 2010）。麻木、人格解体和创伤性经历再体验感这三种症状是创伤后应激障碍最好的预测指标（Bryant & Harvey, 2000）。

创伤后应激障碍症状通常会随时间推移而减轻。症状在第一年迅速改善，但随后改善速度减缓（见图 7.2）。接受治疗的人症状消失更快。尽管有改善，但三分之一以上的人在创伤发生 10 年之后仍然报告有症状，无论他们是否接受过治疗（Kessler et al., 1995）。

创伤后应激障碍还可能持续更长时间。一项研究发现，第二次世界大战战俘在关押 40 年后仍有症状，只有 30% 有创伤后应激障碍的战俘完全康复，10% 的人没有好转甚至恶化了（Kluznik et al., 1986）。许多大屠杀的幸存者在数十年之后仍有创伤后应激障碍症状。不过，即使在经历了大屠杀令人难以置信的恐怖之后，最常见的结果仍是非凡的韧性（Barel et al., 2010）。

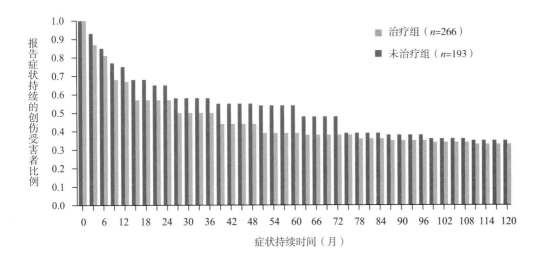

图 7.2　创伤后应激障碍的症状随时间推移而缓解，但有三分之一的人症状仍持续10年之久。治疗似乎能够加快康复，但这种相关研究的结果并不意味着因果关系。

资料来源：Kessler et al., 1995, Posttraumatic Stress Disorder in the National Comorbidity Survery, Archives of General Psychiatry, 52: 1057.

创伤后应激障碍和急性应激障碍的原因

顾名思义，创伤是导致急性应激障碍和创伤后应激障碍的原因。然而并非每一个经历创伤的人都会出现障碍，所以创伤是导致障碍的必要而非充分条件。那么什么因素会增加人们面对创伤的风险或韧性？

社会因素　对创伤后应激障碍社会因素的研究主要关注：（1）创伤的性质和个体暴露于创伤的程度；（2）创伤之后社会支持的可获得性。如果创伤比较严重、危及生命，或暴露程度比较高，受害者就更易出现创伤后应激障碍（Neria & Galea, 2007）。例如，强奸案的受害者如果最终遭到强奸，或者在性侵中身体受伤，或者感到性侵危及生命，就更可能出现创伤后应激障碍（Kilpatrick et al., 1989）。与此类似，越战老兵如果受过伤，造成非战斗人员的死亡，或目睹暴行，创伤后应激障碍的患病率就更高（Koenen et al., 2003; Oei, Lim, & Hennessy, 1990）。"9•11"事件之后进行的一项研究发现，在靠近世贸大厦的街道，居民创伤后应激障碍的患病率更高（Galea et al., 2002）。

对于不太严重的应激源，创伤后社会支持在缓解长期心理损害方面起着关键作用。缺乏社会支持可能是越南战争后退役的美国军人创伤后应激障碍患病率高的原因（Oei, Lim, & Hennessy, 1990）。退役军人返乡后不仅没有被当作英雄来赞扬，反而常常遭到蔑视。这使他们很难找到自己付出牺牲的意义，因而可能增加他们发生创伤后应激障碍的风险。"9•11"事件之后几乎得不到社会支持的人也更可能出现创伤后应激障碍（Galea et al., 2002）。

一项同卵双生子研究有力地支持了环境在创伤后应激障碍中的作用。研究调查了美国 715 对同卵双生子，双生子中一方没有在越南战争期间前往东南亚服兵役，另一方在越南服役且经历激烈战斗，后者创伤后应激障碍的患病率是前者的 10 倍（Goldberg et al., 1990）。

警察和亲历者对波士顿马拉松爆炸案的反应。*DSM-5*将创伤定义为涉及实际死亡或死亡威胁、严重受伤，或自身遭受性暴力的事件，或目睹他人经历伤害，或得知家人或亲友受伤害，或反复暴露在伤害的细节中的事件。

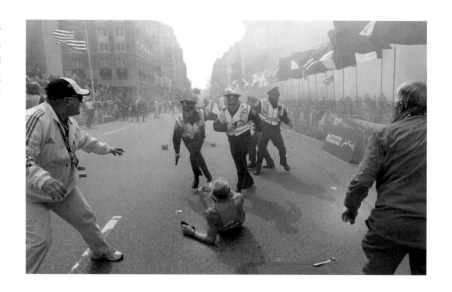

生物因素 同样的双生子研究还有力地表明创伤后应激障碍存在生物因素。在对4 000多对双生子的研究中，同卵双生子在经历战斗方面的一致性高于异卵双生子，即同卵双生子更可能都经历战斗。经历战斗后，同卵双生子创伤后应激障碍症状的同病率也高于异卵双生子（True et al., 1993）。重要的是，不同症状受到的遗传影响也不尽相同。基因对唤起症状影响最大，对再体验症状影响最小。相反，战斗暴露程度能预测再体验和回避，但不能预测唤起（True et al., 1993）。

创伤暴露有生物方面的原因和结果吗？创伤后应激障碍患者的杏仁核和海马的功能异于常人，可能还有结构差异。这些研究结果与恐惧反应性提高和侵入性记忆的经历是一致的（Kolassa & Elbert, 2007）。其他证据表明，创伤后应激障碍与基本的心理生理唤起有关，如静息心率增加（Pole, 2007）。这表明在创伤后应激障碍中，交感神经系统被唤起，恐惧反应变得敏感。

这是否意味着创伤会损害大脑？在一项同卵双生子研究中，双生子中一方是患创伤后应激障碍的越南战争老兵，另一方从未在越南战争中服役也未有过创伤后应激障碍，结果发现双生子中双方的海马体积都小于平均水平（Gilbertson et al., 2002）。双生子研究表明，先天差异是智商缺陷的原因，而智商缺陷过去一直被错误地归因于创伤导致的脑损伤（Gilbertson et al., 2006）。有创伤后应激障碍者和无创伤后应激障碍者的智力差异与脑损伤是相关关系——相关显然是因为先天差异，而不是因为创伤导致的脑损伤。

心理因素 一些理论认为，分离是一种帮助受害者应对创伤的无意识防御（Oei, Lim, & Hennessy, 1990）。然而研究表明，分离预测了更严重的创伤后应激障碍症状，而不是较轻的症状（Ehlers, Mayou, & Bryant, 1998; Griffin, Resick, & Mechanic, 1997; Harvey et al., 1998）。例如，在一个以色列战争创伤受害者样本中，创伤后一周内个体报告的分离症状越多，预测6个月后创伤后应激障碍症状越严重（Shalev et al., 1996）。

准备充分、目的明确、不加责备都有助于应对创伤。与未受过训练的飞行员相比，受过训练的飞行员能更成功地应对直升机坠毁事故，这突出了做好准备和控制的重要性（Shalev, 1996）。目的明确的价值有以下证据支持：一方面，政治活动家即使遭受极大的肉体痛苦也比一般人更少出现心理症状（Basoglu et al., 1997）。另一方面，负面评价——如强奸受害者责备自己或者发生车祸的司机认为自己本可以成功避免事故——与创伤后应激障碍风险的增加有很大关系（Bonanno et al., 2011; Bryant & Guthrie, 2005; Halligan et al., 2003; McNally et al., 2003）。

随着时间的推移，创伤受害者必须在逐渐面对痛苦情绪和不被这种情绪淹没之间找到一个平衡点。在"9•11"事件之后，那些既善于提升也善于抑制情绪表达的纽约市大学生创伤后应激障碍的发生率也更低（Bonanno et al., 2004）。这证明了创伤后应激障碍先驱研究者、心理学家艾德娜•福阿（Edna Foa）所说的情绪加工理论。情绪加工包括三个关键步骤。第一步，受害者必须在情绪上理解其创伤记忆。第二步，受害者需要找到一种方法来表达和组织他们混乱的体验。第三，受害者一定要相信，尽管发生了创伤，但这个世界并不是一个可怕的地方（Cahill & Foa, 2007; Foa & Street, 2001）。

最后一个步骤类似于其他心理学家所说的赋予意义——最终为经受的创伤找到价值或理由（Ehlers & Clark, 2000）。赋予意义是一件十分个人化的事，它可能涉及宗教，使人对生命或公共服务重新做出评价。重要的是，寻找意义与更多的创伤后应激障碍症状有关，而找到意义则与更好的适应有关（Park, 2010）。卡森在努力帮助他人对性侵犯提高警惕上找到了意义。

从长远来看，很多人确实报告，创伤带来了成长（Park & Helgeson, 2006）。创伤后成长是创伤带来的一种积极改变，它与抑郁减轻和更积极的幸福有关，同时也与更多侵入性和回避的想法有关（Helgeson, Reynolds, & Tomich, 2006）。在创伤中寻找意义，并不意味着遗忘创伤。

整合和替代路径　产生急性应激障碍和创伤后应激障碍的途径很多。如果遭受的创伤足够严重，任何人都可能出现这两种障碍。某些情况下创伤会加重此前就已存在的某种障碍，或使其显示出来。急性应激障碍和创伤后应激障碍是诸多因素共同作用的结果，这些因素包括创伤、创伤发生之前的人格特征、创伤期间的暴露情形、情绪加工和创伤后的社会支持等（Ozer et al., 2003; Ozer & Weiss, 2004）。但我们想再次指出的是，暴露于创伤之后最常见的结果是韧性（Bonanno et al., 2011）。

急性应激障碍和创伤后应激障碍的预防和治疗

我们知道创伤发生在急性应激障碍和创伤后应激障碍之前。这就引出一个十分重要的问题：我们能够通过早期干预来预防障碍吗？

对创伤受害者的紧急帮助　很多专家希望预防是可能的。事实上，灾难发生后，美国联邦应急管理局（the U.S. Federal Emergency Management Agency, FEMA）会为社区精神健康中心提供专用资金。紧急治疗的范围较广，从给飓风受难者提供深入的个体咨询到为遭受过校园暴力的孩子们提供团体讨论（Litz, 2004）。虽然治疗方法大相径庭，但是为创伤受害者提供及时的支持是共同目标（McNally et al., 2003; Raphael et al., 1996）。

应用最广泛的早期干预或许是**紧急事件应激晤谈**（critical incident stress debriefing, CISD），即在创伤发生 1~3 天后进行的 1~5 小时的单次团体会议。紧急事件应激晤谈包括若干阶段，参与者在每个阶段都可以分享他们的经历和反应，团体带领者提供教育和评估，并在必要时转介（Mitchell, 1982; Mitchell & Dyregrov, 1993）。紧急事件应激晤谈是在危机过程中进行的，所以很难进行评估（Tuckey et al., 2007）。不过弗吉尼亚理工大学枪击案发生后，学生们聚集在一起守夜悼念。对许多人来说，分享悲痛和支持可以缓解创伤的痛苦，降低患创伤后应激障碍的风险。

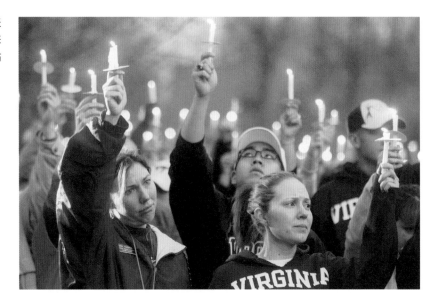

研究证据并未发现紧急事件应激晤谈有助于预防创伤后应激障碍（Bryant & Harvey, 2000; McNally et al., 2003）。一些研究甚至发现，紧急事件应激晤谈实际上有害（Lilienfeld, 2007）。紧急事件应激晤谈可能在创伤后过早促发太多情绪。紧急事件应激晤谈的另一个问题是它的不自然。它不是由创伤受害者群体中的人提供的，而是由外部人员向互相没有关系的个体组成的群体提供的。

更自然的干预会有更好的结果。从第一次世界大战开始，为中途退出战斗的士兵提供干预都基于以下三条原则：（1）立即治疗；（2）地点靠近战场；（3）期望士兵恢复后重返前线（Jones, Thomas, & Ironside, 2007）。这些治疗原则的有效性直到1982年黎巴嫩战争才在以色列军队中得到了系统性的研究。研究结果显示，在战场附近得到治疗的士兵60%得以康复，72小时后就可重返战场。那些期待回到前线的士兵比不期待的士兵创伤后应激障碍的发生率更低。与远离战场接受治疗的士兵相比，那些在前线接受治疗的士兵以后更不容易出现创伤后应激障碍（Oei, Lim, & Hennessy, 1990）。

"9•11"事件发生后不久，当时的纽约市长朱利安尼就直觉地遵守了类似原则。他经常鼓励纽约市民表达悲伤；虽然世界贸易中心的袭击非常恐怖，但他还是鼓励市民继续工作、外出和生活。这种基于社区的工作比装模作样的新闻发布会更有感染力，可能也更有效。请想一想："9•11"事件之后美国政府拨款1.5亿美元为纽约市民提供心理治疗，但是两年之后仍有9000万美元没有使用（McNally et al., 2003）。

一项对在伊拉克服役一年后回美国的士兵的研究表明，更自然的干预有望防止创伤后应激障碍（Adler et al., 2009）。这些士兵被随机分配到（1）应激教育组，以约100人为一组进行军队的"正常治疗"；（2）战场心态报告组，以20到32人为一组开展讨论，包括回顾一些战场经历，但主要是居家生活的过渡和建立同伴支持；以及（3）战场心态培训组，主要是发现战斗的内在力量，传授各种技巧以帮助团队成员，重新认识再就业的困难并将之视为需要运用职业应对技能来适应的正常问题。战场心态培训组有小组（18~45人）和大组（126~225人）两种形式，以控制分组规模可能引起的混淆。如图7.3所示，全部3个实验组在创伤后应激障碍检验表（PCL）中的测量结果都出现显著的降低，但只有那些参加过多次战斗的士兵才会如此（Adler et al., 2009）。

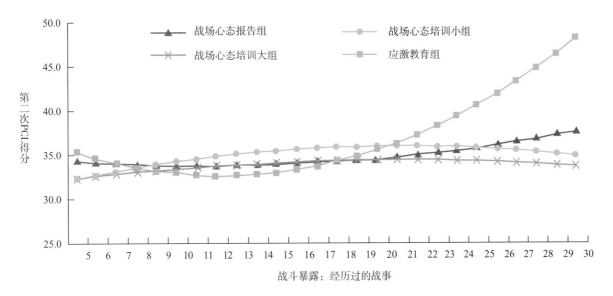

图 7.3　从伊拉克回国的美国士兵的创伤后应激障碍症状：四项预防计划的效果

与应激教育组相比，战场心态报告组和战场心态培训组（大组和小组）在创伤后应激障碍检验表（PCL）中检测到的症状显著减少，但这只适用于经历高水平战斗的士兵。这些结果证明，针对创伤后应激障碍高风险人群进行更自然的干预是有益的。

创伤后应激障碍的认知行为治疗　创伤后应激障碍最有效的疗法是创伤再暴露，但这种方法对敏感性的要求很高（Foa, Gillian, & Bryant, 2013）。延长暴露最早的研究之一，要求强奸受害者在9次治疗中反复再体验创伤。这当然很痛苦，但长期来看暴露于创伤比另外三种随机替代方法更能缓解创伤后应激障碍症状，这三种替代方法是放松/压力管理、支持性心理咨询和未接受干预的对照组（Foa et al., 1991）。延长暴露现在已成功用于治疗战争（Monson et al., 2006）、儿童期性虐待（McDonagh et al., 2005）和侵犯（Foa et al., 2005）等的创伤后应激障碍。

　　依据来访者、治疗师和创伤发生环境的不同，延长暴露法可能涉及在现实生活中或想象中正视令人恐惧的情景，或者在治疗中复述事件（Foa et al., 2013）。有一种治疗名为意象演练疗法，可以成功缓解反复梦魇这个常与创伤后应激障碍有关的难题。暴露包括在清醒时重复体验梦魇，但完全按照来访者的意愿改写梦魇内容（Krakow et al., 2001）。

　　多项研究表明，约50%的患者经过延长暴露治疗后仍符合诊断标准（Resick et al., 2007），约20%的患者在 5 至 10 年的追踪研究中仍然如此（Resnick et al., 2013）。延长暴露是最受支持的创伤后应激障碍疗法（Foa et al., 2013），然而治疗或许只是疗愈过程的开始，而不是结束。赋予意义的最终目的是对创伤经历进行重构和重新解读。这或许比任何治疗效果更值得期待。

眼动脱敏与再加工　眼动脱敏与再加工（eye movement desensitization and reprocessing, EMDR）是一种很受欢迎却又受到质疑的技术。心理学家弗朗辛·夏皮罗（Francine Shapiro）"发现"快速来回眼动缓解了她的焦虑，所以她尝试使用这种技术治疗来访者，发现它对来访者似乎也有效（Shapiro, 1995）。这种方法为什么有效？没有人能提出很好的理论解释，这也是争论的核心（Keane Marshal, & Taft., 2006）。不过，夏皮罗及其支持者仍在使用EDMR来作为一种放松技术，同时让创伤后应激障碍患者重复体验鲜活的创伤画面。一项元分析得出的结论是EDMR可能是有效的（Bisson et al., 2002）；但是"有效成分"似乎是延长暴露，而不是眼动（Davidson & Parker, 2001）。

急性应激障碍的治疗　研究表明，急性应激障碍的结构化干预能够预防创伤后应激障碍的发生（Bryant et al., 2010）。与紧急事件应激晤谈不同，这些治疗的持续时间更长，挑选的目标群体是满足急性应激障碍诊断标准的创伤受害者。基于证据的急性应激障碍治疗运用了认知行为治疗的原则，但是它比认知行为治疗更简短，通常只包括5次90分钟的面谈（Bryant et al., 2006; Bryant, Moulds, & Nixon, 2003）

抗抑郁药物治疗　许多实用指南都建议使用抗抑郁药物（SSRIs）来治疗创伤后应激障碍（Friedman & Davisdson, 2007）。抗抑郁药物的疗效至少部分地缘于抑郁症和创伤后应激障碍有很高的共病率（Newport & Nemeroff, 2000）。虽然抗抑郁药物有效，但只有30%的患者服药后完全康复，创伤后应激障碍症状消失（Friedman, Resick, & Keane, 2007）。传统抗焦虑药物对创伤后应激障碍无效（Golier, Legg, & Yehuda, 2007）。

分离障碍

　　虽然急性应激障碍和创伤后应激障碍的分离症状可能很引人注目，但**分离障碍**（dissociative disorders）的症状几乎让人难以置信，其特点是记忆、意识或同一性的正常整合功能遭到持续和适应不良的破坏。这些症状包括心因性遗忘症、精神恍惚的离家漫游（可能以另一个身份），以及双重人格或更多分裂的人格等。这些症状是真实的吗？回答莫衷一是。一些专家认为分离障碍是假的，只不过是心理暗示的作用。另一些专家则认为分离症状是真实但罕见的疾病。还有一些专家认为，分离障碍被人误解和忽视，它是普遍存在的。这样的争议并不仅仅局限于分离障碍本身，而是涉及人类心理的本质。

　　有时，对分离障碍更有兴趣的是小说家而不是科学家。你可能熟悉一些文学作品对多重人格障碍的生动描绘，比如根据畅销小说改编的热门电影《西比尔》（*Sybil*）[1]或《三面伊娃》，多重人格障碍就是分离障碍的旧称。近年来，心理学家对无意识心理过程产生了更浓厚的兴趣（Bargh & Morsella, 2008）。部分地因为这个原因，人们对分离障碍的兴趣也增加了——虽然根本性的争议并没有解决。我们将在下面的案例研究中介绍这些问题和争论。

➡️ 分离性漫游 —— 黛拉的旅程

　　加利福尼亚一所大学的大三学生黛拉在期末考试期间神秘失踪了。室友最后一次看到她时，她正在准备有机化学考试。黛拉当晚躁动不安，不断打扰同样在突击备考的室友们，还

---

[1]对西比尔的一些咨询录音回放得出的结论是：她的"其他身份"是被她的咨询师植入的。西比尔在报告中承认她编造其他身份是为了取悦咨询师（Rieber, 2006）。

不停地进进出出。黛拉第二天并没有参加考试。后面两场考试她也没有参加，于是室友报了警。

起初警方怀疑有犯罪活动，因为黛拉似乎不可能独自离开大学。她的私人物品没有一件丢失；甚至她的眼镜还在桌上放着。然而银行记录显示，黛拉在考试前一天取走了账户里所有的钱。警方还发现，黛拉告诉父母有机化学考试她得了 A。事实上，她并未参加考试。

当地警方没有找到黛拉，便联系了 FBI（美国联邦调查局）。经过 4 周调查之后，他们在美国东海岸一处大学城里找到了黛拉。他们当时发现她在大街上游荡，于是将她送至医院急诊室。她似乎很困惑，分不清方向。她告诉急诊室医生，自己名叫唐，一直住在大街上，或者睡在集体宿舍的走廊里。她说自己刚从西海岸来到这里，因为她想上大学。她对自己生活的其他细节说不清楚。例如，她不知道自己是怎么来到东海岸的。

黛拉任由医院精神科收治自己。在医院她很少说话，大部分时间都在看电视。她告诉医务人员，自己是越南人，被美国父母收养，但是她的故事仍然含糊而且矛盾。她说自己很多事都不记得了，但并没有因为失忆而烦恼。医院做了 CAT（计算机轴向断层扫描）和神经心理学检查，都没有发现她的短时记忆或运动功能有任何器质性异常或缺陷。

医院一名社工向当地警方报告了这个精神失常的年轻患者，警方认出黛拉就是报告中的失踪人员。这名社工联系了黛拉的父母，黛拉的妈妈马上坐飞机到东海岸来见她。妈妈来到医院时，黛拉竟认不出她。妈妈对黛拉冷漠、怪异和矛盾的行为感到十分痛苦。比如，黛拉不是越南人，也不是被收养的。她的父母是韩国移民，结婚后生下了她，她从小与父母生活在一起。妈妈还发现，虽然黛拉是右利手，但在医院却用左手写便条。医院职工和给她做神经心理学检查的医生也证实，黛拉一直是左利手。

妈妈到达两天后，黛拉的记忆明显恢复。那天晚上，她企图割腕自杀，但是被医院的一名工作人员发现，并很快为她止血。黛拉在接下来的几天间歇地出现抑郁和极度亢奋，尤其在见过她妈妈之后。虽然她话语不多，但是从对话中可以看出，她的很多记忆都已恢复，而且也再次变成右利手。

在接下来的两周里，黛拉渐渐能对她的主治治疗师讲述自己的生活细节。黛拉童年时一直是一个安静和听话的女孩。她父母工作十分努力，对三个孩子也有很高的期望。黛拉的哥哥读了 MBA，是一位成功的年轻高管，她姐姐目前是一所著名法学院的法律期刊编辑。从小时候起，黛拉的父母就跟亲戚朋友说，黛拉将来会成为一名医生。

在与治疗师的多次讨论中，黛拉开始更加畅所欲言。她说，她一直害怕把自己的成绩和对医学不感兴趣的事情告诉父母，尤其是父亲。当她说到上个感恩节假期，自己试图告诉父亲她不想再学医，却被父亲扇了耳光时，终于哭出了声。

在医院待了 6 周之后，黛拉和父母一起返回了加利福尼亚。出院时她的记忆已经恢复，只是她仍然想不起自己是怎样穿越这个国家，以及自己那些天是如何在大街上度过的。她仍然不确定为什么当时她觉得自己的名字叫唐。虽然她确实提到，自己懵懵懂懂中受到一部关于越南收养儿童的电视剧的影响。出院时黛拉的抑郁症已经减轻，也不再想自杀。她报告说，在告诉了妈妈自己对学医的感受之后，痛苦减轻了，但她仍然非常担忧面对父亲。

黛拉患的是分离性漫游，这种障碍的特征是突然、无计划地离家出走，无法记住与过去有关的细节，对自己的同一性感到模糊不清或者拥有一个新的同一性。虽然黛拉意识混乱，而且记忆受损，但出走是有意图的。黛拉知道自己要去哪儿，也能至少模糊地解释出走的原因。分离性漫游一般发生在创伤事件之后。这种障碍最常见于经历过特别残酷的战争的士兵身上。

有目的出走是该障碍的独特症状，但是关于漫游（包括所有分离障碍）的核心问题是意识和潜意识心理体验的分裂。黛拉为什么能够意识到当下，却意识不到过去？为什么她在见到妈妈之后，仍不能恢复所有的记忆？她的"病"会不会有一部分或者全部都是假装的？在异常心理学历史上，一些著名的专家曾试图回答这些疑难问题。

癔症和无意识

在历史上，分离障碍（以及稍后讨论的某些躯体症状障碍）都被视为癔症的某种形式。希腊语中"hystera"的意思是"子宫"。**癔症**（hysteria）这个术语也反映了古人认为受挫的性欲，尤其是女人对于拥有孩子的渴望，导致了异常的病症。古人认为子宫脱离原位在身体内游走，它最终停留在哪里，哪里就出现问题。这种奇怪的观点一直持续到19世纪末，当时很多专家认为，癔症只发生在女性身上（Showalter, 1997）。

沙可、弗洛伊德和让内　19世纪后半叶，法国神经科医师让-马丁•沙可使用催眠术来诱发和治疗癔症。弗洛伊德在早期培训中观察过沙可的催眠治疗，深受沙可影响。沙可也极大地影响了弗洛伊德同时代的竞争对手皮埃尔•让内。让内是一位法国哲学教授，做过关于分离的心理实验，后来在沙可的诊所接受过医生培训。

让内和弗洛伊德都迫切想解释癔症的成因，为此他们都提出了无意识心理过程的理论。然而他们的理论差异很大。让内认为分离是一种异常过程，个体与意识觉知的脱离只是精神疾病的一部分表现。与此相反，弗洛伊德认为分离是正常现象，自我通过这个正常手段来防御难以接纳的无意识想法。弗洛伊德认为分离与压抑类似。实际上，他经常将这两个术语混用（Erdelyi, 1990）。因此弗洛伊德认为，癔症不过是无意识冲突的一种表达。

这两位理论家时常相互批判。让内认为弗洛伊德过于强调无意识的重要性，而弗洛伊德则认为让内太过低估了无意识。然而，让内的影响力日渐减弱，在20世纪大部分时间里，弗洛伊德的理论几乎占据主导地位。而随着弗洛伊德的影响力日益式微，学者们重新发现了让内的贡献，以及他对于分离和无意识心理过程更狭义的理解。

催眠：改变的状态还是社会角色？　关于无意识心理，一个具有重要历史意义同时也在当代颇具争议的话题是**催眠**（hypnosis）的性质。在催眠过程中，被催眠者的行为不受自己控制，而是对催眠师的暗示做出反应。大家都赞同，催眠表演中暗示的力量让人印象深刻，而且不同的人或多或少都对催眠易感。然而一些专家断言，催眠是一种分离体验，是改变了的意识状态。还有一些专家主张，催眠仅是一种社会角色，被催眠者因为社会期望而自愿服从暗示（Barnier, 2002; Kihlstrom, 1998b; Kirsch & Lynn, 1995, 1998; Woody & Sadler, 1998）。要警惕的是，不要因为看到团体展示中催眠的作用，就推断催眠一定是真实有效的。为了演示催眠的效果，催眠师会从一大群人中选出特别易感（或极其顺

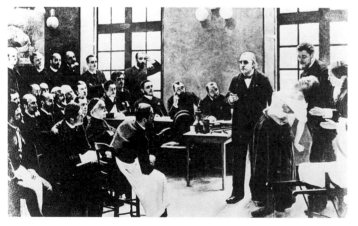

法国神经科医师沙可正在法国著名的萨彼里埃医院介绍一个癔症病例。

批判性思考很重要

恢复的记忆？

1990 年，乔治•富兰克林被判残忍谋杀了一名 8 岁女童。罪案发生在 20 年前，主要证据是乔治女儿爱琳"恢复的记忆"。爱琳声称自己目睹了父亲强奸和谋杀，但是分离将这段记忆压抑到了她的无意识之中。20 年之后，据女儿说，那段记忆恢复了。

爱琳对那场恐怖事件的陈述既有可证实的地方，又有前后矛盾的地方。她记得自己的朋友抬手抵挡一块砸下来的石头时，手上的戒指被击碎了。有记录证实了这件事。另一方面，爱琳对于谋杀发生的时间以及她姐姐是否与他们在一起改了口。仅仅依据他女儿提供的证词，乔治被判有罪。然而该判决在 1995 年被推翻，他也从监狱获释。美国地区法院的一位法官裁定，下级法院并未排除以下证据：爱琳可能从报纸上获悉 1969 年发生的这桩谋杀案的细节。检察官决定不重新起诉这个案子，因为爱琳的姐姐透露，她们在一审之前都被催眠了，爱琳对此撒了谎。爱琳还指控她父亲实施了另一桩谋杀，但 DNA 检查证明了他的清白。

爱琳的记忆是事实还是虚构？我们对于所谓恢复的记忆的关注已经远超富兰克林的案例。在 1990 年代，多达 25% 的治疗师指出，恢复的记忆（尤其是性虐待的记忆）是他们治疗女来访者的重要环节（Poole et al., 1995）。一些畅销书也鼓励人们搜索（编造？）他们的记忆。例如，《疗愈的勇气》作者在书中写道：

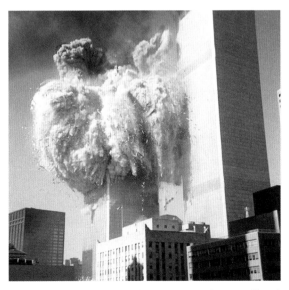

世界贸易中心大厦倒塌时，你在哪里？研究发现，即使是对于引人注目的大事件的"闪光灯式"强烈记忆，随着时间推移也会变得不准确。

说出"我被虐待了"，你并不需要提供法庭上站得住的那种回忆……你明白自己受过虐待这个事实常常是从一些细微的感受即某种直觉开始的。重要的是，你要相信自己内心的声音，听从它的召唤。假定你的感受都是真实的。迄今为止，与我们谈过话，认为自己可能被虐待过的人，没有一个人后来发现自己没有被虐待（Bass & Davis, 1988, p.22）。

这类暗示是否会导致一些人凭空造出从未真实发生的事情的记忆？很多家长在面对过去虐待事件的指控时，都会说误导人的治疗师制造了这些虚假记忆。事实上，学界用虚假记忆综合征这个术语来说明错误信念的植入（Kihlstrom, 1998a）。

研究表明，记忆，甚至是对轰动的大事件的记忆，也可能是不准确的（Loftus, 2003, 2004）。在一项研究中，研究者在"挑战者"号航天飞机爆炸后第二天采访了一些人，并详细记录了这些参与者是如何获悉这场悲剧的。3 年后，研究者让这些人回忆他们当时在做什么。约 1/3 的人记忆虽然生动，但根本不准确（Neisser & Harsch, 1992）。在另一项研究中，研究者为 65% 的参与者制造出了虚假记忆：给一年级和二年级的教师"抹烂泥"（在教师的办公桌上放烂泥）。这种欺骗的关键是使用真实的学校照片来帮助参与者"记忆"（Lindsay et al., 2004）。这些研究的确不能证明关于创伤的"恢复的记忆"是虚假的（Gleaves et al., 2004）。事实上实验研究证明，实验诱导的干扰和随后的暗示可以分别导致遗忘和记忆（Smith & Moynan, 2008）。但是，记忆易受影响的特点也给了人们很多质疑的理由。

确实有充分的理由来怀疑个体对早年生活的"恢复的记忆"的可信度，因为很少有人能准确记忆三四岁以前的事情（Loftus, 2003; 2004）。人们尤其容易记住那些强烈的情绪事件，这一事实也是我们应该批判性思考恢复的记忆的另一个原因。一些有记载的性虐待受害者在很多年后都不记得她们当初的经历（Williams, 1994），但是大部分受害者都记得当初发生过什么（Goodman et al., 2003）。当然，有记载的遗忘案例并不能证明无记载的案例的记忆是准确的。

某些恢复的记忆是否比其他记忆更准确？研究发现，那些在心理治疗之外恢复的记忆比治疗过程中"恢复"的记忆更可能得到证实（Geraerts et al., 2007）。遗憾的是，一些恢复记忆的患者显然是治疗师的受害者，而不是虐待的受害者。

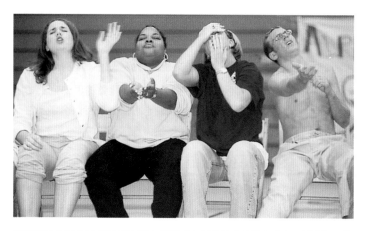

被催眠的大学生对于他们正置身于夏威夷海滩的暗示做出反应。催眠师只挑选那些对暗示特别易感的个体来演示这种引人注目的效果。

从）的参与者。怎么选呢？他们通常会给整个群体一个小暗示，比如闭上眼睛，想象手上牵着一个氢气球。如果你在空中挥动手臂，你就是登台的候选人。

心理科学和无意识　心理学家如今普遍同意，无意识心理过程在正常和异常的情绪和认知中都起作用（Bargh & Morsella, 2008）。例如，我们记得某个电话号码，但并不知道记忆是怎么唤起的。然而，科学家们对无意识加工的重要性存在争议。一些认知科学家认为无意识心理"愚笨"，并不"聪明"（Loftus & Klinger, 1992），也就是说它的重要性有限。另一些人则提出了无意识心理过程的详尽模型——例如，我们有两套信息加工系统：一套是理性系统，另一套是经验系统（Epstein, 1994）。理性系统使用抽象、有逻辑的知识，且需要一定的时间来解决复杂问题；经验系统使用直觉知识，不假思索地立刻对问题做出回应。无意识的经验系统被假定为情绪化的，有效而且常常不合逻辑（Epstein, 1994）。例如，我们在理性上可能知道飞机比汽车更安全，但在情绪上我们更害怕坐飞机。

当代心理学家已经运用新方法来研究无意识心理过程。请思考外显记忆和内隐记忆的差别。外显记忆是一种有意识的回忆。内隐记忆是无意识的，只是因为过去的经验能改变行为它才显露出来（Schacter, 1987）。例如，内隐联想测验通过比较个体对线索的反应时来揭示内隐记忆。"黑"和"好"的配对相对于"白"和"好"的配对就是一个例子。更快的反应表明了记忆中已经建立的联系。我们会自动且快速地对具有内隐"意义"的联系做出反应。证据表明，对于一些微妙的对象，如种族偏见，内隐态度与对外宣称的信念之间差异极大（Ratliff & Nosek, 2010）。

内隐联想测验这类令人激动的新方法让心理学家们不仅能对无意识心理下断言，而且可以真正研究它。遗憾的是，可运用的方法仍然很有限，这使我们无法真正检验本章中关于无意识的一些大胆断言，如催眠和分离障碍的实质等。

分离障碍的症状

分离障碍异乎寻常的症状明显涉及意识觉知之外的心理加工。分离的极端例子包括个体整体自我感的功能分裂。在分离性身份障碍（DID）中，两种或更多的人格在一个个体中共存。分离性身份障碍表明，心理可以在多个意识层面起作用，除非我们认为症状是假装的。

人格解体是一种不太引人注意的症状。一个例子是灵魂出窍体验，如感觉自己漂浮在身体之外，看着自己在行动，如同自己是另一个人。另一种相关症状是现实解体，即一种不真实或脱离环境的感觉，如感觉世界更像梦境而非真实存在。

分离的另一个引人注目的例子是分离性遗忘症，即对某一特定事件或某一特定时间段发生的事件部分或全部遗忘。脑损伤或其他疾病都可能导致遗忘，但是分离性遗忘症的原因是创伤或其他极度痛苦的情绪。它可能单独发生，也可能与其他分离障碍共同发生。例如，在分离性身份障碍中，一种人格可能并不记得另一种人格所做的事，甚至不记得另一种人格的存在（Spiegel & Cardea, 1991）。然而，实验证据对自我报告的遗忘提出质疑，因为分离性身份障碍患者在实验任务中显示出两种身份之间记忆转移的情况（Kong, Allen, & Glisky, 2008）。

创伤与分离症状　分离性遗忘普遍被认为是创伤所致，有时伴随出现的分离性漫游也是如此。创伤通常明显而突然，而且，在大多数案例中，心理功能在一段时间之后迅速恢复正常。争议更多的是创伤在分离性身份障碍中的作用。有些学者认为，分离性身份障碍与过去而非当下的创伤有关，特别是长期的身体虐待或儿童性虐待（Gleaves, 1996）。但很多心理学家怀疑这种论断，因为关于童年创伤的信息依据的仅仅是来访者的报告——这种报告可能被许多因素歪曲，包括治疗师的期望（Kihlstrom, 2005）。与此有关的争议涉及所谓的恢复的记忆，即突然回忆起很久以前的、被分离作用隔离在意识之外的创伤经历（见专栏"批判性思考很重要：恢复的记忆？"）。

分离障碍的诊断

DSM-5 列出了三类分离障碍：分离性遗忘症、人格解体障碍和分离性身份障碍。**分离性遗忘症**（dissociative amnesia）是指患者对广泛而且重要的个人信息突然失去记忆，严重程度超过正常遗忘。患者往往出现选择性遗忘症——他们并未丧失全部记忆，但无法回忆起某些通常与创伤经历有关的选择性事件和信息。这种记忆丧失并不是因为物质滥用、头部创伤或者认知障碍，如阿尔茨海默病。分离性遗忘症的一个亚型是**分离性漫游**（dissociative fugue），即患者突然意外出走，这与身份或其他重要信息的遗忘有关。分离性遗忘症和分离性漫游通常在创伤发生后或巨大压力之下突然发作，患者同样也会突然恢复记忆。下面的案例研究对此做了很生动的描述，它是根据报纸上的一篇文章改编的。

→ 对"9·11"事件的遗忘

谢伊是纽约市消防局的一名消防员，是从世界贸易中心废墟获救的少数幸存者之一。9 月 11 日当晚，人们找到了埋在一堆瓦砾中、被烧伤的谢伊，他的拇指断裂，颈部也有三处骨折。幸运的是，谢伊并没有因脊柱受伤而瘫痪。但是，就像他的脖子一样，谢伊的记忆严重受损。

谢伊能记起自己的过往，以及 9 月 11 日当天一早发生的几件事。例如，他记得自己是自愿参与救援的，因为那天他不值班，他也记得自己跳上消防车，疾驶进市中心。当消防车驶近失事地点时，他还记得自己看到有人从高楼上坠落。然而，此后直到他当天很晚被送进医院，期间所发生的事情，谢伊都没有记忆，也就是说他对"9·11"事件没有任何真实的记忆。比如，对于大楼倒塌，甚至对于自己所处的恐怖而混乱的场景，他都毫无记忆。

在世贸中心的救援中谢伊失去了消防车里所有的队友。即使他知道自己之所以幸存，并不是因为他只顾着救自己，他也在努力救其他人，但他仍变得十分绝望。"9·11"事件之后的几个月里，经过不懈努力，他能把一些零散的证据拼在一起，

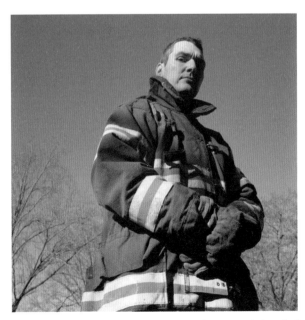

谢伊是纽约市消防局的一名消防员，在纽约世界贸易中心遇袭时担任救援人员，他身体多处受伤，包括脊柱骨折。谢伊也出现遗忘症，可能是由于头部受到撞击，也可能是由于情绪原因。

知道自己身上发生了什么。他零碎地回忆起一些细节。例如，另一位消防员提醒他，在大楼倒塌之前他们在南楼的指挥中心拥抱过。谢伊想起了这件事。然而，他不记得与另一位因救他而受伤的消防员相遇的事。

谢伊的分离性遗忘症究竟是那一天的心理创伤所致，还是头部受伤所致，我们并不清楚。虽然不管怎么说，谢伊都是一位英雄，但他很难让自己相信这一评价是真实的，因为他根本不记得自己在"9•11"事件中做了什么。

··

人格解体/现实解体障碍（depersonalization/derealization disorder）的特征是患者感觉与自己或周围的世界脱离。偶尔出现"似曾相识"感是正常的，约 1/2 的人都报告过这种体验。在人格解体障碍中，症状持续或重复出现，给个体带来明显痛苦。此障碍普遍在一件新的或令人烦恼的事件之后发作，比如毒品使用。所有人格解体障碍患者体验到的都是"恍惚"之感，而不是妄想信念。你感觉自己像个机器人，但你不会真的相信自己是个机器人。事实上，一些专家怀疑人格解体是一种分离障碍，因为它仅仅涉及意识与无意识心理过程有限的分裂，而且没有出现任何失忆（Spiegel & Cardena, 1991）。

对很多人来说，最有趣的分离障碍是**分离性身份障碍**（dissociative identity disorder, DID），过去被称为**多重人格障碍**（multiple personality disorder）。这种特别异常的障碍的特征是，患者有两个或两个以上截然不同的人格，其中至少有两个人格反复交替控制个体的行为，而且至少有一些人格之间存在记忆缺失。最初的人格特别容易遗忘后面的人格，后面的人格未必能意识到其他"人格"（Aldridge-Morris, 1989）。有案例研究声称在分离性身份障碍中发现了越来越多的人格。1957 年发表的"伊娃"案例就发现了 3 种人格；1973 年的一本畅销书中的人物"西比尔"拥有 16 种人格（但它的真实性受到怀疑；Nathan, 2012）；更多新近案例研究"发现了"100 种甚至 1000种不同人格。一点也不奇怪，这样的言论使本来就有争议的诊断引发了更多争论。

➡ 三面伊娃

西格彭和克莱克里所著的《三面伊娃》描绘了一个著名的多重人格案例（Thigpen & Cleckley, 1957），这本书还被改编成了电影。两位作者是精神科医生，他们治疗了一名年轻的妈妈伊娃•怀特（Eve White，英文的 White 既是姓氏，又指白色，所以白伊娃指伊娃*最初的人格——译者注*）。伊娃的婚姻不幸福，她有严重的头痛、感觉慵懒和"暂时性晕眩"，所以求助于心理治疗。伊娃接受了若干次治疗，并在一次治疗遗忘症时接受了催眠。随后在一次不同寻常的治疗中，伊娃变得很激动，抱怨自己听到了想象中的声音。作者写道："在一阵紧张的沉默之后，她的手垂下了，脸上闪过一丝满不在乎的微笑，轻快而活泼地说道，'你好，医生！'"（p.137）。黑伊娃出现了——一个不负责任的轻浮女人，她坚持要人称她为"小姐"，并嘲笑那个身为妻子和母亲的白伊娃。

对白伊娃、黑伊娃和第三个更冷静和成熟的人格简的治疗持续了两年半。西格彭利用催眠术让不同人格现身，并企图让她们相互理解与和解。他的最终目标是让两个伊娃逐渐退出，并让简成为控制者。治疗看来是成功的。根据两位精神科医生的叙述，治疗结束时一个整合的人格居于掌控地位。这个人格非常像简，但是伊娃决定称自己为"白伊芙琳夫人"。

但西格彭和克莱克里治疗的结束，并不是"伊娃"治疗的结束。伊娃的真名叫克丽丝•赛兹莫尔，她声称自己共有 22 个不同人格，有些是在西格彭和克莱克里治疗她之前出现的，有些是在治疗之后出现的。这些人格通常以三人一组的形式出现，她们通常包括一个妻子 / 母亲形象、一个交际花以及一个更正常和有智慧的人格（Sizemore & Pittillo, 1977）。赛兹莫尔写了数本关于自己生活的书，作为一名拥有统一人格且功能良好的人，她成了精神健康问题的代言人。她在《她自己的内心》（*A Mind of Her Own*）一书中对自己的人格有如下观察：

> 在这 22 个人格中，10 个是诗人，7 个是艺术家，有一个教过缝纫。如今，我能绘画和写作，但是不会缝纫。这些人格不是心境或者角色扮演的结果。她们完全独立于我生来的人格和现在的人格。她们有着很大的差异，以致说话的嗓音都不同。更重要的是，她们的面部表情、饮食习惯、衣着品味、字迹、技能和智商也全都不一样（Sizemore, 1989, p.9）。

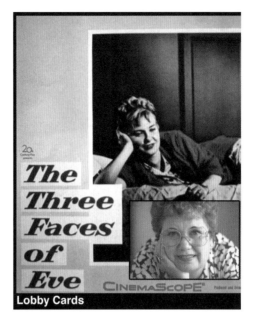

克丽丝·赛兹莫尔是图书和电影《三面伊娃》中的"伊娃"，该书和电影是根据她的精神科医生对她的生活和多重人格障碍治疗的描述改编的。塞兹莫尔现已痊愈，并成为精神病患者的代言人。

克丽丝·赛兹莫尔的案例生动地说明了分离性身份障碍的特征。赛兹莫尔的叙述也预示了这种疾病存在的争议。一些专业人士认为，分离性身份障碍只不过是角色扮演而已；而另一些人则断言，多重人格障碍是非常真实的，而且非常普遍。尽管争议都围绕着分离性身份障碍，但人们对所有分离障碍都表示怀疑。支持分离性遗忘症真实性的证据很少（McNally, 2003）。在谢伊的案例中，分离性遗忘症和分离性漫游可能是神经疾病造成的（Kihlstrom, 2005）。最后，对于看起来争议更小的人格解体障碍，研究非常少（Geisbrecht et al., 2008）。

分离障碍的患病率

这些争议使分离障碍患病率的估计差异很大。大多数专家认为这类障碍极其少见。全球文献资料记载的分离障碍病历报告在 1980 年前只有约 200 例（Greaves, 1980）。显然受到《西比尔》的影响，随后 20 年分离障碍的案例数陡增至 4 万例（Pintar & Lynn, 2008）。少数专业人士直言不讳地声称，很多分离障碍患者被误诊为精神分裂症、边缘型人格障碍、抑郁、惊恐障碍或物质滥用障碍（Gleaves, 1996; Ross, 2009）。一项研究宣称，超过 10% 的普通成年人患有分离障碍，其中 3% 的人患分离性身份障碍（Ross, 1991）。这位研究者后来还宣称，40% 的住院精神病患者符合 *DSM* 以前版本的分离障碍诊断标准（Ross, Duffy, & Ellason, 2002）。这些估计令人吃惊，甚至难以置信。但或

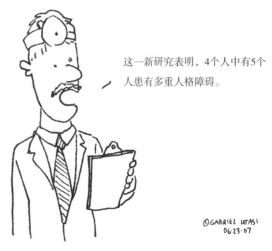

这一新研究表明，4 个人中有 5 个人患有多重人格障碍。

© Gabriel Utasi.

许更令人吃惊的是，*DSM-5* 估计分离性身份障碍的患病率为 1.5%，虽然它同时提出了免责声明，指出这一数字是基于一项"小规模研究"得出的（*DSM-5*, 2013; 参见"对 DSM-5 的批判性思考"专栏）。

显然，要么专家们数十年来遗漏了成千上万的分离障碍病例，要么一些赞成者对定义分离障碍的热情过高。研究表明，有很多理由让我们怀疑分离障碍很普遍且被忽视的说法（Kihlstrom, 2005; Piper & Merskey, 2004a, 2004b）：

- 大部分分离障碍病例是由少数热心的赞成者诊断的。
- 分离障碍和分离性身份障碍诊断的频率是在畅销书和热门电影《西比尔》出现之后才迅速增加的。
- 分离性身份障碍中所声称的人格数量急剧增加，由几个增至100个甚至更多。
- 1990 年代中期（电影《西比尔》热映之后）人们对分离障碍的兴趣开始减少，专科门诊关门，专业人员退出相关的组织和刊物。

对DSM-5的批判性思考

对诊断时尚的更多思考

时尚不断翻新。呼啦圈、宠物石、厚底鞋、iPod、身体穿刺、文身。如果我们回顾一下，有时会觉得时尚令人尴尬。你应该看看嬉皮士时代人们留长发的照片。但时尚正盛行的时候，我们很难看清楚。目前，*DSM-5* 的诊断正在赶"时尚"。

心理学诊断真的也赶时尚吗？科学不能不受时尚影响吗？直接的回答既是肯定的也是否定的。

负责 *DSM* 第四次修订的精神病专家艾伦·弗朗西斯十分担心 *DSM-5* 赶时尚的问题。我们正在把一切不适都诊断为精神障碍，包括正常的癖好、失望、应激等。弗朗西斯在《拯救正常》一书中批评了 *DSM-5* 所做的许多具体修改（Frances, 2013）。从更大范围来说，在精神障碍诊断的时尚兴起之后，他担心太多的人被贴上精神障碍的标签，这有利于制药企业推销各种药品来治疗各种正常的生活问题，而且保健费用增多会严重影响家庭和国家财政预算。弗朗西斯的批评十分尖锐，有时显得过激。*DSM-5* 是在尊重科学，它的目的是通过更加清楚准确的诊断帮助更多的人，让他们变得更好。但弗朗西斯的观点不无道理。精神障碍的诊断呈爆炸式增加，这未必总是好事——尽管在时尚正盛时我们很难看到或承认问题。

本章所述的两个问题在 1990 年代曾经很"时尚"：分离障碍和恢复的记忆。如前所述，恢复的记忆运动基本上名誉扫地。但 1995 年的一项研究发现，25% 的治疗师说，恢复的记忆，特别是与性侵犯有关的记忆，是他们治疗女来访者的一个重要部分（Poole et al., 1995）。这不是问题吗？请读一下"批判性思考很重要"专栏里富兰克林的案例。而且 1991 年的一项研究声称，3% 的成年人有分离性身份障碍（Ross, 1991），而全世界的文献记载中 1980 年以前只有约 200 例多重人格的案例记录（Greaves, 1980）。自 1990 年代起有一些分离性身份障碍的研究发表，但几乎所有案例都是一小群临床医生提供的，此外几乎没有其他记录的案例，而且实验室模拟的分离性身份障碍案例与已确认的案例几乎无法区分（Byse & VanBergen, 2013）。一小部分心理健康专业人士仍然对分离性身份障碍诊断着迷，但时尚已经过去。我们在 60 多年的医疗实践中，只观察到一例真正的分离性身份障碍患者。但 *DSM-5* 为什么要根据未经确认的"小范围研究"结果就将分离性身份障碍 1.5% 的社区患病率写进去呢？我们认为这是个好问题。

近年来儿童精神障碍的诊断又成了一种时尚。正如第 15 章所述，从 1994 至 2013 年，孤独症谱系障碍的患病率估计增加了 50 倍（Blumberg et al., 2013）。我们没有写错。据说 2013 年患孤独症儿童的数量是 1994 年的 50 倍。仅次于这一增幅的是儿童双相障碍的诊断。从 1994 至 2003 年，它的诊断数量增长了 40 倍（Moreno et al., 2007）。正如第 16 章所述，这些孩子显然没有双相障碍。事实上为了迎合这一特别的时尚，*DSM-5* 创设了一种全新的诊断。

我们不知道今天的诊断时尚会带来什么后果，也不知道后果是好是坏。我们只知道人们很容易跟风，而要说出"稍安勿躁"有多么难。但是，科学就是要用"稍安勿躁"的方式来对待知识。有时我们要慢下来，承认我们所不知道的，集中精力以积跬步致千里的方式解决问题。

表7.1　"分离经验问卷"示例项目
• 有些人发现，自己有时正在听某人讲话，然后突然发现那人所讲的话自己完全没有听到或者有一部分没有听到。
• 有些人有这样的经历，自己来到了一个熟悉的地方，却发现那个地方很陌生。
• 有些人有这样的经历，发现自己身上正穿着某件衣服，却不记得自己是怎么穿上的。
• 有些人被告知说，他们有时候不认得朋友或者家人。
• 有些人有这样的经历，觉得自己的身体不属于自己。
• 有些人发现，他们在两种不同情境下的表现大相径庭，他们感觉两种情境下的自己似乎是两个不同的人。

资料来源：E. M. Bernstein and F.W. Putnam, 1986, "Development, Reliability, and Validity of a Dissociation Scale," Journal of Nervous & Mental Disease, 174, pp. 727-735.

- 在美国和加拿大以外鲜有分离障碍的诊断；例如，英国25年里被明确诊断为分离性身份障碍的案例只有1例（Casey, 2001）。

- 最常用的分离症状诊断工具，如"分离经验问卷"，对分离症状的描述远不如分离障碍实例夸张（Geisbrecht et al., 2008; 参见表7.1）。

精神障碍还是角色扮演？　一些专家甚至怀疑分离性身份障碍是否真的存在，他们认为分离性身份障碍是暗示的力量所致（Piper & Mersky, 2004a, 2004b）。加拿大心理学家斯潘诺斯是一位直言不讳的批评者，他认为多重人格是由角色扮演引起的。斯潘诺斯（Spanos, 1994）认为，患者受到自己及治疗师期望的影响，就像毫无主见的演员一样，开始相信角色是真实的。

为了验证他的理论，斯潘诺斯及其同事进行了一项模拟实验，研究灵感来自臭名昭著的"山腰杀手"比恩齐的案例。1979 年，比恩齐被指控谋杀了两名女大学生，而且与另外几桩奸杀案有牵连，受害者被发现裸死在洛杉矶的山腰。大量证据表明比恩齐有罪，但是他报告自己经常出现"短暂的失忆"，包括不记得谋杀当晚发生的事件。在律师的要求下，比恩齐去看了一位精神健康专家，他将比恩齐催眠，并对他进行暗示："我和肯恩（肯尼斯的小名——译者注）谈了一小会，但是我想，也许我还没有和肯恩的其他部分谈过话，那个部分可能与和我谈话的部分感觉有点不同。我也想与那个部分沟通一下（Watkins, 1984）。"比恩齐回应说他不是肯恩，而是斯蒂夫。斯蒂夫认识肯恩，而且恨他。斯蒂夫也承认自己勒死了"所有这些女孩"。

许多与比恩齐面谈过的专家对于他表现出的分离性身份障碍是真是假意见不一。其中一位是心理学家兼精神科医生马丁·奥恩（Martin Orne, 1927–2000），他是世界公认的催眠权威。奥恩通过给比恩齐暗示新症状来测试他。如果比恩齐是假装的，他可能通过表现出新症状来进一步欺骗。例如，奥恩暗示说，如果比恩齐真的有分离性身份障碍，他应该有第三个人格。果然，当比恩齐被催眠时，第三个人格比利"出现"了（Orne, Dingers, & Orne, 1984）。催眠过程中比恩齐也遵从奥恩的暗示，出现了辩护律师也在房间里的幻觉。比恩齐真的与那个所谓的幻觉形象握了手——催眠状态下极少发生这种行为。奥恩得出结论说，比恩齐确实是在伪装，实际上他患的是反社会型人格障碍（见第 9 章）。比恩齐的精神错乱辩护失败，他被判谋杀罪。

斯潘诺斯在验证自己的角色理论时，模仿了比恩齐案例的程序。在一项研究中，本科生扮演被指控的谋杀者的角色，他们被随机分配到三种条件下。在"比恩齐"条件下，被试被催眠，访谈者要求同被试的其他部分交流，就像比恩齐的访谈者所要求的那样。在第二种"隐藏部分"条件下被试也接受了催眠，但是他们被暗示说，催眠可以超越阻隔在内在想法与感受和意识之间的"围墙"。最后一种条件没有使用催眠，被试仅被告知说，人格中包含阻隔隐藏的想法与感受的"围墙"。

在这个模仿谋杀案例中，当访谈者随后问被试"你是谁？"时，"比恩齐"组有81%的被试说出的名字与角色扮演中规定他们使用的名字不同，而"隐藏部分"组有71%的被试说出了不同的名字。相比之下，未被催眠组只有31%的被试说出了新名字（Spanos，Weekes，& Bertrand，1985）。在一项后续研究中，被催眠的被试还提供了更多有关他们其他人格过去首次出现的准确时间"信息"（Spanos et al.，1986）。

这些研究结果无疑对我们提出警告：分离性身份障碍的"症状"可以由角色扮演和催眠引发（Lilienfeld et al.，1999）。而且，越来越多的证据显示，幻想倾向和易受暗示性在分离障碍的形成中起着关键作用（Geisbrecht et al.，2008）。不过，模仿研究并不能证明多重人格的真实案例是由角色扮演导致的（Gleaves，1996）。

鉴于研究的有限性，我们探究式的怀疑精神导致我们得出一些谨慎的结论。真正的分离障碍似乎是罕见的。虽然一些病例无疑是被误诊的，但更大的问题是临床医生和来访者心里臆造出的诊断（Piper & Mersky，2004a，2004b）。同时，我们对分离障碍的夸张案例以及由分离障碍的描述引出的理论问题保持好奇心。

分离障碍的病因

几乎没有对分离障碍病因的系统研究。因此，在这方面理论和纯粹的推测占据着主导地位。

心理因素 几乎没有争议的是，分离性遗忘症和漫游通常是由创伤引发的。那么分离性身份障碍呢？很多案例研究表明，分离性身份障碍也是对创伤的反应，尤其是儿童虐待创伤。事实上，一些研究者已经通过对从业者的调查汇编了大量案例研究，其结果支持这一观点（Ross，2009；见表7.2）。

然而解释这些研究结果时，我们应该注意，对于儿童身体虐待或性虐待长期后果的研究几乎没有找到分离障碍的证据，或者说，事实上没有找到任何一致的心理病理方面的证据（Clancy，2010；Emery & Laumann-Billings，1998；Rind，Tromvitch，&

项 目	Ross[1]	Putnam[2]
	N = 236	N = 100
平均年龄	30.8	35.8
女性比例	87.7%	92.0%
诊断前平均治疗年数	6.7	6.8
平均人格个数	15.7	13.3
异性人格比例	62.6%	53.0%
人格间遗忘症	94.9%	98.0%
过去自杀尝试	72.0%	71.0%
儿童身体虐待史	74.9%	75.0%
儿童性虐待史	79.2%	83.9%

表 7.2 临床医生两次调查中分离性身份障碍的相关

[1] 资料来源：C. A. Ross, G. R. Norton, and K. Wozney. 1989. Multiple Personality Disorder: An Analysis of 236 Cases. Canadian Journal of Psychiatry; 34: 413–418.

[2] 资料来源：F. W. Putnam, J. J. Curoff, et al. 1986. The Clinical Phenomenology of Multiple Personality Disorder: Review of 100 Recent Cases. Journal of Clinical Psychiatry; 47: 285–293.

研究方法

心理学家们一直怀疑人们回忆过去的准确性。他们关注回顾性报告（即当前对于过去经历的回忆，例如在童年期发生的事件）的信度和效度。回顾性报告会带来一些问题，这也是研究者偏爱使用前瞻性纵向研究而非回顾性研究设计的原因之一（见第 8 章"研究方法"专栏）。

对回顾性报告的担心主要有三个方面。第一，记忆通常是不准确的，尤其是对于很久以前发生的事件和早年生活事件的记忆。第二，有情绪问题的人记忆尤其可能失真。第三，异常行为可能系统性地使记忆发生偏差；例如，记忆过程可能"与心境一致"：抑郁的人倾向于记得悲伤的经历，而焦虑的人更容易回忆起恐惧的事件，等等。

研究者重新考察了其中许多问题，但他们得出的结论是，回顾性记忆的缺陷可能并没有某些人认为的那么多（Brewin, Andrews, & Gotlib, 1993）。他们赞同回顾性报告通常不准确。例如，儿童与父母对于他们过去关系的报告仅有中等程度的相关，而且平均而言，儿童报告了更多的负面记忆。与此同时，对于过去某些具体事实的记忆，父母与儿童报告的一致性提高了到可接受的程度。因此，对于家庭中特定的重要事件的记忆可能相当可靠和有效，但是对于那些更整体和主观的经历，人们可能"重写"自己的历史。

布鲁温等人也质疑心理病理问题会损害记忆的笼统说法（Brewin, Andrews, & Gotlib, 1993）。他们发现，所谓能证明心理问题有损记忆的研究很多都是有缺陷的，因此他们的结论是，除严重的精神疾病外，没有证据证明焦虑和抑郁等与记忆受损有关。具体而言，抑郁的人并不会错误地夸大他们对过去负性事件的回忆。

布鲁温等人认为回顾性报告不应一概否定（Brewin, Andrews, & Gotlib, 1993）。虽然心理学家选择前瞻性纵向研究而不选择回顾性方法的理由很多，但是纵向研究昂贵。某些特定事件的回顾性报告很可信而且有效，我们有理由将其作为一种不太昂贵的初始研究方法。

Bauserman, 1998）。而且案例研究依据的是患者的回忆和临床医生的评估，而不是对过去的客观评估。研究者对于此类回顾性报告——从当前的角度评估过去——的效度也有很多顾虑（见"研究方法"专栏）。患者可能选择性地回忆、歪曲甚至编造记忆以服从临床医生的期望（Geisbrecht et al., 2008; Kihlstrom, 2005）。

如果创伤与此有关，那么创伤为什么会导致多重人格？一种理论援引状态依赖性学习（state-dependent learning）作为根据。这种学习过程是指，在某种情感或意识状态下发生的学习，在相同的情感或意识状态下才有最好的回忆效果（Bower, 1990）。例如，当你难过而不是开心时，更容易记起过去难过时发生的事。推而广之，在分离状态下的经历最容易在相同的意识状态下回忆起来。也许通过反复经历创伤、分离和状态依赖性学习，患者形成了更加完整和自主的记忆——最终导致各种独立的人格（Braun, 1989）。

即便创伤对分离障碍有影响——我们对创伤和分离性身份障碍的关系持怀疑态度——创伤显然也不是充分原因。正如我们在急性应激障碍和创伤后应激障碍中所看到的那样，绝大多数经历创伤的人并不会出现分离障碍。因此，肯定有其他因素导致分离障碍。

生物因素　很少研究涉及生物因素对分离障碍的作用（Kihlstrom, 2005）。有人认为，碎片式的随眠–觉醒周期有助于解释分离症状（van der Kloet et al., 2012）。支持这一新观点的是，研究发现睡眠紊乱与分离有某种关联，而且实验时的睡眠剥夺会增强分离体验，而改善睡眠则可以减少分离症状（Lynn et al., 2012; van der Kloet et al., 2012）。

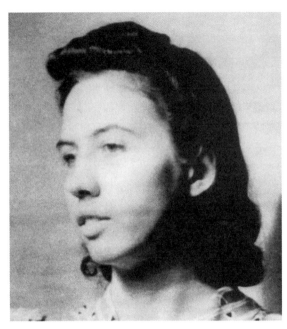

雪丽·玛桑·阿尔黛尔（Shirley Mason Ardell）是"西比尔"的原型。她的案例在分离性身份障碍的诊断以及确诊的人格数量上激起了轩然大波。但是她真实的治疗录影带显示，她的治疗师可能为她植入了16个人格。

社会因素　关于社会因素影响分离障碍，最重要的理论可能是认为分离障碍是**医源性**（iatrogenesis）的，即由治疗引起的。莫尔斯基（Mersky, 1992）对经典的分离性身份障碍进行总结后得出结论：许多"病例"都是由治疗师的期望引发的。莫尔斯基并不怀疑病例感觉到的疼痛。但他认为，患者多重人格的形成是由治疗师的引导性问题所导致的。与斯潘诺斯（Spanos, 1994）一样，莫尔斯基也认为分离性身份障碍是一种社会角色。容易被催眠的人因为容易受暗示，尤其可能受医源性效应的影响（Kihlstrom, Glisky, & Angiulo, 1994）。

我们认为，医源性的理论可以解释分离性身份障碍诊断在美国爆炸式的增长，尤其是在《西比尔》一片热映之后。但我们也认为，分离性身份障碍虽然罕见但确实存在。该障碍在土耳其的普通公众中被确诊过，而当时土耳其公众对这种障碍尚不知晓（Akyuz et al., 1999）。但暗示作为唯一的因素似乎无法解释分离现象（Dalenberg et al., 2012）。

分离障碍的治疗

从让内和弗洛伊德的时代开始，分离障碍的治疗大多聚焦于挖掘和叙述创伤性事件。据说创伤如果能得到表达和接纳，那么对于分离的需要将随之消失（Horevitz & Loewenstein, 1994）。很多临床医生使用催眠方法帮助患者探索和再体验创伤事件。然而，没有任何研究支持精神疏泄（abreaction, 又译为精神发泄、情绪发泄，指重温过去某一创伤带来的情绪体验）或催眠治疗分离障碍的效果（Horevitz & Loewenstein, 1994）。怀疑者担心，催眠事实上会带来分离症状或者对于虐待的虚假记忆（Casey, 2001）。

分离性身份障碍治疗的最终目标并不是让某一个人格打败其他人格，而是要将不同的人格整合为一个整体（Coons & Bowman, 2001）。这种整合与我们将自己在生活中担任的各种角色整合成一个和谐的自我并无二致。以黛拉为例，她需要协调父母期望的女儿角色与那个拥有自己的愿望、能力和文化适应经历的年轻女性角色。

迄今为止，对于分离障碍疗法的有效性尚没有系统的研究，更不用说对不同治疗方法进行比较（Kihlstrom, 2005; Maldonado, Butler, & Spiegal, 2001）。抗焦虑、抗抑郁和抗精神病药物有时也用来治疗分离障碍，但这些药物最多只能缓解痛苦，并不能治愈这种障碍（Horevitz & Loewenstein, 1994）。治疗的进展有待于对这种障碍进行更深入的了解，宽泛地说就是有待于更好地理解意识和无意识心理过程。同时，我们应该带着合理和适度的怀疑来看待各种分离障碍的疗法及诊断本身的正确性。

躯体症状障碍

除分离障碍外，癔症还包括转换障碍（conversion disorder），即没有明确身体疾病的情况下出现运动和感觉功能问题。"癔症性失明"和"癔症性瘫痪"是它的两种症状的旧称。它们极大地影响了弗洛伊德和让内的理论，这些症状在他们的时代可能也更常见。我们把转换障碍和分离障碍放在同一章是因为它们有历史关联，而且转换障碍似乎涉及分离。但 *DSM-5* 把转换障碍视为一种**躯体症状障碍**（somatic symptom disorders）——有明显躯体症状同时伴有损害性心理痛苦。我们在本节讨论某些躯体症状障碍，并在下一章（关于应激与健康）继续讨论这一话题。

躯体症状障碍的症状

本章讨论的所有躯体症状障碍都包括造成心理痛苦的身体症状的主诉，这种心理痛苦要么与实际的身体状况并不相符，要么根本诊断不出任何身体疾病。这些症状并不是假装出来的或有意夸大的。身体疾病在心理上是非常真实的，虽然患者的身体显然没有问题。

躯体症状的表现多样。在严重的病例中，症状包括身体系统实质性功能损害，尤其是感觉或肌肉系统。比如，患者看不到东西，或者称一只手臂瘫痪。在另一些病例中，患者体验到一种或多种轻微的身体症状如疼痛、肠胃不适、头晕，或者把一些模糊的小病误解为癌症之类严重疾病的信号。即使医学检查结果为阴性，医生也明确告诉他们没有问题，他们仍然会持续焦虑。

不必要的医治　躯体症状障碍患者往往不向精神健康专家求助，而是反复向医生咨询"身体"问题（Bass, Peveler, & House, 2001; Looper & Kirmayer, 2002）。这常常导致不必要的医疗。一项研究发现，躯体症状障碍患者在过去6个月与医疗服务人员平均会面6次以上。此外，四分之一的患者在过去一年中曾住过院，而普通人的住院率为12%（Swartz et al., 1987）。

躯体症状障碍患者所抱怨的真实躯体症状通常很难客观地评估。所以，医生常常意识不到患者病症背后的心理因素，有时就会做一些不必要的治疗。躯体症状障碍患者做手术的可能性是普通人的 2 倍（Zoccolillo & Cloninger, 1986）。事实上，躯体症状障碍患者做某些普通手术的频率高得惊人。一个研究小组得出结论，排除癌症手术，接受子宫切除术的女性中 27% 的人有躯体症状障碍（Martin, Roberts, & Clayton, 1980）。

这些数据令人不安，不仅因为患者经受了风险，还因为不必要的医疗费用。据估计，20% 到 84% 的求医患者找不到疾病的器质性原因（Miller & Swartz, 1990）。而这样的求诊占门诊医疗花费的一半（Kellner, 1985）。各种各样的情绪问题，包括创伤经历，都可能促使人们看医生（Green et al., 1997）。例如，躯体症状障碍患者看医生的可能性是抑郁患者的 3 倍（Morrison & Herbstein, 1988; Zoccolillo & Cloninger, 1986）。事实上，躯体症状障碍患者每年的人均医疗支出是正常人的 9 倍（Smith, Monson, & Ray, 1986）。

躯体症状障碍的诊断

DSM-5 列出了 5 种主要的躯体症状障碍及相关障碍：（1）转换障碍；（2）躯体症状障碍；（3）疾病焦虑障碍；（4）做作性障碍；（5）影响其他躯体疾病的心理因素。最后一种的诊断有别于前四种。躯体疾病无疑是真实的，而围绕疾病的情绪反应也不是夸大的。相反，影响其他躯体疾病的心理因素被诊断为与应激有关的躯体疾病（参见第 8 章）。我们简要介绍其他四种躯体症状障碍以及躯体变形障碍（*DSM-5* 将躯体变形障碍与强迫障碍列在一起）（参见第 6 章）。

图 7.4 转换障碍的症状可能没有解剖学意义

就像图中显示的，疼痛感丧失可能仅限于半边脸，但是与痛觉有关的神经并没有整齐地把脸分成两半。

资料来源：D. M. Kaufman, 1985, *Clinical Neurology for Psychiatrists,* 2nd ed., p. 28. Copyright © 2007 Elsevier. Reprinted by permission.

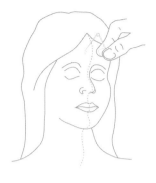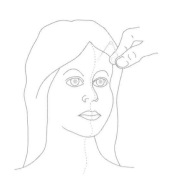

转换障碍 转换障碍（conversion disorder）的显著症状包括运动或感觉功能的改变，一般类似于神经疾病，唯一的不同是：转换症状在解剖学上找不到任何原因。患者可能抱怨感觉麻痹（或疼痛），但是与身体的神经分布状况并不对应。比如，在一些面部麻痹的案例中，会出现半边脸麻痹的情况；但是面部感觉神经并没有整齐地把脸分成两半（见图7.4）。

转换障碍这个术语准确表明了这一诊断的中心假设——心理冲突被转换为躯体症状。这种观点引起了沙可、弗洛伊德和让内的注意，并使他们提出了关于分离和无意识心理过程的理论。下面的案例选自让内的著作，说明了他对"癔症"的看法。

➡ 让内的癔症患者

一名 19 岁女孩在来月经时出现抽搐和谵妄，持续数日。她在月经开始时很正常，但在月经来潮几个小时后她主诉自己感觉很冷，并伴有特有的颤抖；然后月经立即停止，继而出现谵妄。在发作间隙，患者出现惊恐症状，伴有眼前鲜血弥散的幻觉，皮肤上也出现持久的红斑，左脸麻痹，左眼黑蒙症，等等。

让内仔细地研究了她的病史，特别是她对自己各种生活经历的记忆之后，确认了一些有关的事实。13 岁时，她试图跳进装满冷水的浴缸来阻止月经来潮，结果开始出现颤抖和谵妄；月经即刻停止了，而且几年都没有再来；当月经再次来潮时，就出现了上述症状。后来，她看到一名老妇摔倒在楼梯上，鲜血染红了台阶，她吓坏了。还有一次，在她大约 9 岁时，她被强迫与整个左脸都结着痂的孩子睡在一起，她整晚都感到极度恶心和恐惧（Janet, 1914/1915, pp.3-4）。

这个案例描述了与转换障碍一致的症状。左脸麻痹和失明（黑蒙症）是转换症状的明显例子。同时，我们还可以思考这个经典案例的其他方面。可怕的流血幻觉暗示了另一种诊断，即她可能患有精神病性抑郁或精神分裂症。鉴别诊断（differential diagnosis，通过区分具有相似体征和症状的其他疾病或病况来确定一种疾病或病况的诊断——译者注）在沙可、让内和弗洛伊德时代并不发达，我们认为，这也许能够解释为什么转换障碍在当时被认为很常见，但是今天却罕见（Shorter, 1992）。很多今天能确诊的疾病，一个世纪之前也许被误诊为转换障碍。今天我们仍然担心，无法查明但确实存在的身体疾病可能被误诊为"心理问题"。关于这一点，我们稍后讨论。事实上，这也是这些疾病被重新命名为"躯体症状障碍"的一个原因（Stone et al., 2010）。

躯体症状障碍　躯体症状障碍（somatic symptom disorder，单数形式）是当今若干种躯体症状障碍（somatic symptom disorders，复数形式）中的一种，其特点是至少有一种（通常有多种）躯体疾病并伴有对症状的过度担心。慢性疼痛可能是其中的部分表现。与旧称"躯体化障碍"相似的是，躯体症状障碍患者有时会以一种歇斯底里的方式表现其症状——模糊但夸张，自我中心且有诱导性。他们还可能对自己的症状泰然自若，毫不在乎，比如以一种即兴而愉快的方式说出一长串躯体症状。尽管一些专家将歇斯底里的风格和泰然自若视为躯体症状障碍的定义性特征，但这两者只在少数案例中有所表现（Brown, 2004; Lipowski, 1998）。

与刻板印象相反，躯体症状障碍在那些因慢性病及真正的躯体疾病而常看医生的老年群体中并不更为普遍（National Institute of Mental Health, 1990）。事实上，躯体症状障碍常在青春期发病。这一障碍有时称为布里凯氏综合征，以纪念法国医生皮埃尔·布里凯（Pierre Briquet），因为他是呼吁大家关注某些"癔症"中多种躯体疾病的先驱之一（National Institute of Mental Health, 1990）。

疾病焦虑障碍　疾病焦虑障碍的特征是个体害怕或相信自己出现了身体疾病，但其躯体症状要么不存在，要么很轻微。这种心理障碍的一些表现你肯定不陌生。它的旧称是"疑病症"（hypochondriasis），DSM-5改为现名，因为"疑病症"在日常用语中含有贬义。我们都担心自己的健康，甚至不切实际的担忧有时也是正常的。例如，医学生每学习一种新疾病时，经常会担心自己生了这种病。我们要提醒你注意的是，很多学习心理病理学的学生也有类似情形。

疾病焦虑障碍比这些正常和短暂的担忧严重得多。这种障碍是先占的和持续的，而且常常实质性地导致生活功能受损（参见专栏"DSM-5：疾病焦虑障碍的诊断标准"）。甚至彻底和全面的医学评估和检查都不能缓解患者对疾病的恐惧。患者仍然担心自己患病，或者检查有误。但疾病焦虑障碍患者并没有妄想。例如，有人可能过分担心自己感染艾滋病，因此反复验血。当拿到阴性检查结果时，他们并不会妄想自己真的感染了艾滋病，而是一直担心检验结果出错，或者检查时间太短还查不出艾滋病。

躯体变形障碍　躯体变形障碍（body dysmorphic disorder）现在被视为一种强迫症。它与躯体症状障碍类似，因为该病涉及臆想的外表缺陷的先占观念。先占观念通常

DSM-5 疾病焦虑障碍的诊断标准

A. 患有或获得某种严重疾病的先占观念。

B. 不存在躯体症状，如果存在，其强度也是轻微的。即使存在其他躯体疾病或有发展为某种躯体疾病的高度风险（例如，存在明确的家族史），其先占观念显然也是过度的或不相称的。

C. 对健康状况存在明显的焦虑，个体容易对个人健康状况感到警觉。

D. 个体有与健康相关的过度行为（例如反复检查躯体疾

病的体征）或表现出适应不良的回避（如回避与医生的预约和医院）。

E. 疾病的先占观念已经存在至少6个月，但所害怕的特定疾病在此段时间内可能会有变化。

F. 与疾病相关的先占观念不能用其他精神障碍来更好地解释，例如，躯体症状障碍、惊恐障碍、广泛性焦虑障碍、躯体变形障碍、强迫症或妄想障碍躯体型。

侧重于面部特征，如鼻子或嘴，在一些案例中先占观念会导致个体反复去看整形外科。这种对身体某个部分的专注远超个体对身体缺陷的正常担忧。无尽的担忧会带来很大的痛苦，在一些极端案例中，可能妨碍工作或社会关系。

在美国，躯体变形障碍的研究刚刚开始（Philips et al., 2010）。在日本和韩国，躯体变形障碍受到更多的关注，它被归类为一种社交恐惧（Phillips et al., 2010）。下面的简要案例说明了这种障碍的情况。

➜ 躯体变形障碍

一名28岁的单身白人男士从18岁开始就专注自己的脱发问题，其实他的脱发极其有限。虽然别人不断向他证实，看不出他掉头发，但他每天仍为此担心好几个小时，变得"十分抑郁"、社交退缩、不能上课或做作业。虽然他承认自己过于忧虑，但他无法停止。他看了4名皮肤科医生，医生都让他放心，他的脱发很正常，不需要治疗，但他并未因此感到宽慰。这名患者的先占观念和继发性抑郁持续了10年之久，并且持续地妨碍他的社会生活和工作，以致他回避大部分社交活动，只能兼职当一名面包师。后来他才在女友的坚持下转介到精神病科，因为女友说他的病症会毁掉他们的关系（Philips, 1991, pp. 1138-1139）。

诈病和做作性障碍　躯体症状障碍其实是心理问题，即使身体症状并不总是真实的。因此躯体症状障碍与**诈病**（malingering）不同。诈病是为获得某种外部利益，如残疾补贴，而假装患有身体疾病。因为躯体症状障碍并没有客观的检验方法，所以甄别诈病极为困难。除了寻找假装生病的明显原因之外，诈病的线索之一或许是患者的症状表现更为夸张，而不是相反。

与此相关的一种诊断是**做作性障碍**（factitious disorder），这也是一种装病，与诈病不同的是，它的动机是渴望担任病人角色，而不是获得外部利益。*DSM-5*将做作性障碍视为躯体症状障碍的一种。患者假装生病，或者让自己看上去生病了，比如通过吃药造成心跳加速。他们会接受很多痛苦的医治以引起医护人员的注意。做作性障碍的一个罕见而反复的模式有时被称为孟乔森综合征（Munchausen syndrome），它以18世纪的孟乔森男爵的名字命名，这位作家以喜欢渲染自己的生活细节而闻名。

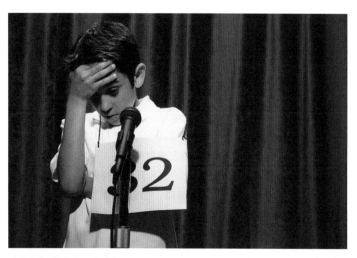

孩子们经常用涉及身体的词语来描述他们的焦虑："我肚子疼！"躯体症状障碍的文化和历史差异有时也被归因于类似的情绪自知力不足。

躯体症状障碍的患病率

在沙可、让内和弗洛伊德时代，没有人知道转换障碍有多普遍，但是那一时期的文献显示转换障碍很常见（Shorter, 1992）。如今转换障碍罕见，每10万人中可能有50例（Akagi & House, 2001）。讽刺的是，弗洛伊德和让内治疗的这些罕见障碍还不如他们提出的解释理论更能经受时间的考验。当今的低患病率可能是诊断进步的结果，因为它们可以被正确诊断为真正的身体或心理疾病；也可能是由于西方社会如今对情感表达更加接纳（Shorter, 1992）。一种不同且有争议的观点认为，转换障碍在当今仍然很普遍，只不过它们是通过慢性疲劳综合征、纤维肌痛综合征、肠易激综合征以及其他令人费解的类似疾病表现出来的（Johnson, 2008; Showalter, 1997）。

其他躯体症状障碍更普遍。据 *DSM-5* 估计，大约 5%~7% 的人患有躯体症状障碍，1%~10% 的人患有疾病焦虑障碍。这些估计并不精确，因为 *DSM-5* 修改了诊断标准，致使过去的研究难以适用新标准。一项研究显示，躯体变形障碍的患病率为 0.7%（Otto et al., 2001）。做作性障碍和诈病的患病率当然无法精确地统计，因为它们涉及故意欺骗。

性别、社会经济地位和文化　躯体症状障碍在女性中更为常见（Swartz et al., 1990）。为什么女性患病率更高？一些女性主义者认为，弗洛伊德和让内时代的女性癔症源于维多利亚时代的性压抑，而当今女性的高患病率则往往被认为是普遍的性虐待所致。但女性主义者伊莱恩•肖沃特（Elaine Showalter）对这两种观点都提出了批评（Showalter, 1997）。她认为，恰恰相反，"女性仍然出现癔症并不是因为我们不理智，也不是因为我们是虐待的受害者，而是因为我们与男人一样，都是人，如果情感不能表达，我们就将情感转化为症状"（p.207）。

社会经济地位和文化也被视为躯体症状障碍发生的原因。在美国，躯体症状障碍在社会经济地位较低、教育程度高中以下的人群以及非洲裔美国人群体中更普遍。波多黎各的患病率也比美国大陆高得多（Canino et al., 1987）。然而，在世界卫生组织赞助的一项研究中，并未发现工业化国家与非工业化国家之间的预期差异。一个明显的文化差异是躯体症状障碍在拉丁美洲的患病率很高（Gureje et al., 1997）。有些人推测，这是因为拉丁人认为表达情感意味着软弱；还有一些人推测，这是由于他们认为心理疾病是耻辱的。

文化除了影响患病率之外，还会影响躯体症状何时以及如何发作。韩国火病（hwa-byung）就是一个例子，这是韩国的一种民间综合征，由压抑的愤怒所致。（在韩国，人们不赞成公开表达愤怒。）韩国火病的症状包括疲惫、失眠、消化不良和各种疼痛。

共病　躯体症状障碍往往与其他心理疾病共同出现，特别是抑郁和焦虑（Creed & Barsky, 2004; Otto et al., 2001; Smith et al., 2005）。抑郁症和躯体症状障碍的关联有几种可能的解释。一种疾病可能导致另一种疾病，或者两者都由第三个因素导致，比如生活应激。初诊医生必须仔细考虑的一种可能是，一些患者可能通过身体不适来间接表达抑郁（Lipowski, 1988）。

对于躯体症状障碍与焦虑的共病，也有几种可能的解释，包括焦虑往往通过身体来体验，而且可能被错误地报告为躯体症状（胃痛、头晕、虚弱无力、流汗、口干）。还有一个要特别注意的问题是对惊恐障碍准确的鉴别诊断。有些惊恐症状，比如头晕、麻木和对死亡的恐惧，可能会被医生忽略，或者误诊为疾病焦虑障碍或躯体症状障碍（Lipowski, 1988）。

最后，躯体症状障碍常常与反社会型人格障碍有关联。反社会型人格障碍是一种不负责任的终身行为模式，涉及习惯性的违反社会规则。这两种障碍一般不会在同一个人身上出现，但是通常会出现在一个家庭的不同成员身上（Lilienfeld, 1992）。因为反社会型人格障碍在男性中普遍得多，而躯体症状障碍则相反，所以一些人推测，这两种障碍就像一枚硬币的正反两面：反社会型人格障碍可能是强烈负面情绪和抑制缺失的男性表达，而躯体症状障碍则是这些特征的女性表达（Lilienfeld, 1992）。

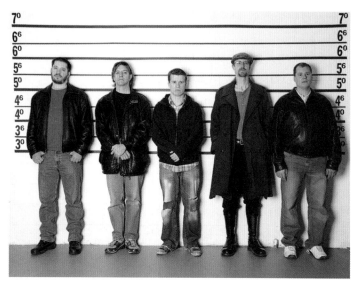

排除诊断法就如同以排除法来识别犯罪嫌疑人一样。"不是穿花衬衫的那个，罪犯没有络腮胡子。左边的两个太敦实。一定是右边的那个。"但真正的罪犯很可能并不在列。用排除诊断法可能无法查出真正的疾病。

躯体症状障碍的病因

虽然躯体症状障碍在历史和医学上都很重要，但是对它们的系统研究却少得惊人。接下来，我们将在生物心理社会模型的背景下，整合前沿的研究结果和一些理论思考。

生物因素——排除诊断法的危险　对躯体症状障碍的一个明显且有潜在批评意味的生物学考虑是误诊的可能性。一个患者可能被误诊为躯体症状障碍，但事实上他真的患有未能查明或未知的身体疾病。躯体症状障碍的诊断要求症状不存在已知的器质性原因。这与症状心理原因的阳性识别截然不同。

躯体症状障碍的识别通常包括排除诊断的过程。当各种已知的身体原因都被排除后，躯体疾病才被视为一种心理障碍。的确，专家越来越多地将躯体症状障碍称作"医学无法解释的综合征"（Johnson, 2008; Smith et al., 2005）。躯体疾病的初期症状被忽视的可能性一直存在。某些排除诊断法的问题可以通过一个比喻来理解。想一想警方确认犯罪嫌疑人的两种方法的差异。一种是受害者明确指认队列中的罪犯："就是他！"第二种是采用排除法："不是他，不是他，也不是他，所以我猜应该是那个人。"

误诊的可能性不只是一种理论上的担心。对于被诊断为转换障碍的患者的追踪研究表明，一些病例后来查出了躯体疾病（Escobar et al., 2011; Kroenker et al., 2007）。典型的情况是，神经系统疾病如癫痫和多发性硬化是最终诊断。在一项经典研究中，被诊断为转换障碍的患者中，有 1/4 的人后来被发现患的是神经系统疾病（Slater, 1965）。幸运的是，在后来的追踪研究中，躯体症状障碍案例在若干年后发现当时未查出的躯体疾病的比例大为减少（5% 或更低）（Crimlisk et al., 1998; Schuepbach, Adler, & Sabbioni, 2002）。我们认为，该研究结果要归功于真实躯体疾病检测水平的提高。同时我们也不禁要再问：多少被沙可、弗洛伊德和让内治疗的"癔症"在今天会被正确地诊断为真实的躯体疾病？

想一想 2009 年某杂志登载的一个案例。一名 46 岁的女性深受多种神秘疾病的折磨。多年来，医生给她下过多种诊断，包括心理因素导致的疾病。23 岁时她出现间歇性腹痛、发热、呕吐，一直持续发作。后来她的手脚开始麻痹，一拿笔或一走路就会颤抖。她住院几十次，做了 13 次手术，切除了阑尾、卵巢和大部分结肠。

这是典型的转换障碍吗？让内可能这么认为，而且至少部分当代医生会使用排除法得出这样的结论。但一名神经科医师最终对这种罕见病做出了确诊，她患的是卟啉病，这是一种神经系统的遗传性疾病，会影响红细胞。卟啉病会引起各种躯体和心理症状，有时还会出现幻觉和偏执。这种病无法治愈，但至少可以被理解和管理。

为解决排除诊断法存在的问题，一些专家建议功能性神经症状（转换障碍的拟议替代术语）的诊断限制在神经检查结果明显不一致的病例（Friedman & LaFrance, 2010）。一个例子是，患者"癫痫发作"，但脑电图显示脑活动正常（APA, 2010）。或许更慎重地给转换障碍下定义有利于我们更好地理解心理应激会如何导致躯体症状，

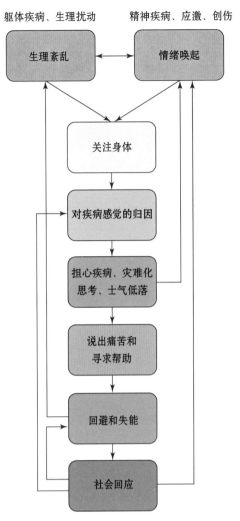

同时避免对真正有躯体疾病的人说"有问题的是你的脑子"。

心理因素——臆想的还是真实的创伤　弗洛伊德和让内最初都认为转换障碍是由创伤导致的，特别是性虐待经历。然而弗洛伊德后来又怀疑他的患者叙述的真实性。他认为患者的性记忆都是幻想的，并不真实。这导致他提出了儿童性心理理论（Freud，1924/1962）。他开始将分离视为保护个体免受无法接纳的性冲动伤害的机制，而不是逃避难以容忍的记忆（Freud，1924/1962）。遗憾的是，我们现在知道，童年期性虐待太普遍了，弗洛伊德最初的看法或许是正确的。

躯体化至少有时能被创伤性应激触发。一项研究调查了第一次海湾战争时 358 名在停尸房工作的人，结果表明这种经历使他们的躯体化症状增多，出现的症状有晕厥、胸痛、恶心、呼吸问题、发冷发热、麻痹、虚弱无力等。重要的是，从战前到战后，那些接触遗体时间更长的工作人员症状增加更多。真正处理遗体的人比只看到遗体的人症状增加更多，而没有看到或处理遗体的人症状则没有增加（McCarroll, et al., 2002）。创伤导致躯体化的原因可能有：应激带来的躯体化后果；人们对自己身体的觉察增强；通过躯体症状来表达心理痛苦等。

弗洛伊德还认为，癔症症状的原发性获益是无意识冲突的表达。他还指出，转换能带来继发性获益，如逃避工作或责任，或者博取他人更多的关注和同情等。继发性获益的观点比原发性获益得到了更多的支持，尽管认知行为治疗师把它称为强化。除正强化（额外的关注）或负强化（逃避工作）之外，通过模仿来学习病人角色也可能导致躯体症状障碍（Lipowski, 1988）。认知因素可能也发挥了作用，尤其表现在（1）放大躯体症状的倾向（Brown, 2004; Kirmayer, Robbins, & Paris, 1994）；（2）述情障碍（alexithymia）——个体缺乏识别和表达生理唤起所代表的情绪的能力（Bankier, Aigner, & Bach, 2001）；（3）对于正常躯体症状的错误归因（Brown, 2004; Rief, Hiller, &Margraf, 1998）；以及（4）记忆偏差（Pauli & Alpers, 2002）。图 7.5 总结了诸如此类的因素如何导致躯体症状障碍的形成。

社会因素　关于躯体症状障碍，一种影响广泛的社会理论认为，特定文化中的人们经历心理痛苦时，会把他们的情绪当作躯体症状来描述和体验。为什么？该理论认为，有些文化不允许公开表达情绪。用一个简单的比喻来形容该理论：躯体症状障碍像一个孩子在钢琴独奏会之前只能抱怨自己肚子不舒服，而不敢说自己害怕失败。据推测，西方心理学意识的日益进步可以解释为何西方社会的躯体症状障碍随时间推移越来越少，其患病率也比其他文化更低（Shorter, 1992）。不过，如前所述，100 多年前不寻常的躯体疾病经常会被误诊为躯体症状障碍，而且这种疾病在非工业化国家的患病率并不比工业化国家高。其实，许多人认为，当代西方的心理学"意识"有些过强。西方对情绪的关注可能越过了"开放"的边界而进入"着迷"的境地。

图 7.5　如果轻微的生理症状与情绪唤起、对躯体症状的过度关注、错误归因以及其他心理倾向和社会反应结合到一起，就可能形成躯体症状障碍。

资料来源：Copyright© 2002. American Psychological Association.

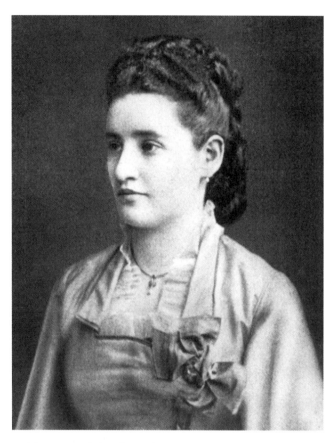

"安娜·O"，真名贝莎·帕彭海姆（Bertha Pappenheim），是弗洛伊德著名的研究对象，实际上是约瑟夫·布罗伊尔治疗的。安娜·O患有多种"转换"症状，后来通过自由联想法"成功"治愈。历史记录表明，对她的治疗是失败的，而且她的症状可能是神经系统疾病。

躯体症状障碍的治疗

沙可、让内和弗洛伊德都鼓励他们的患者回忆和叙述产生心理痛苦的事件，以此治疗转换障碍。然而，自他们改进治疗技术后的 100 多年间，有人对躯体症状障碍的宣泄疗法或者其他疗法做过系统性研究。尽管目前这方面的研究仍然有限，但越来越多的证据表明，认知行为治疗能缓解躯体症状障碍（Woolfolk et al., 2007）、疾病焦虑障碍（Clark et al., 1998）和躯体变形障碍（Rosen, Reiter, & Orosan, 1995）的躯体症状。

最广泛的研究侧重于疼痛管理。认知行为疗法治疗慢性疼痛的手段是改变奖赏疼痛行为和病人角色的权变事项，因为它的目标是奖赏成功的应对和生活适应（Kroenke, 2007）。认知行为疗法也运用认知重构来处理疼痛的情绪和认知成分。研究表明，这两种方法对于治疗慢性腰背痛都有效（Blanchard, 1994）。

抗抑郁药物也可能有利于治疗躯体症状障碍，尽管对其有效性的研究并不多（Kroenke, 2007）。对于躯体变形障碍，选择性 5- 羟色胺再摄取抑制剂（SSRIs）比安慰剂能带来更多的改善（Phillips, Albertini, & Rasmussen, 2002），对疼痛障碍也是如此（Fishbain et al., 1998）。药物和认知行为治疗都有效的部分原因是，它们都能缓解抑郁和焦虑，而抑郁和焦虑往往是躯体症状障碍的共病（Looper & Kirmayer, 2002; Simon, 2002）。不过，一项正念认知疗法的研究发现，该疗法在减少疾病焦虑方面优于通常的治疗，但没有减少共病的焦虑或抑郁。有意思的是，正念认知疗法鼓励患者更多而非更少地意识到自己的身体症状。与其东方冥想的根源一致的是，该疗法鼓励接纳症状，将它们视为生命中流逝的事件，这与西方对症状的控制或改变不同（Mcmanus et al., 2012）。

对躯体症状障碍心理治疗研究不足的一个原因是，初级保健医生治疗了大部分的躯体症状障碍（Bass et al., 2001）。躯体症状障碍患者求治的典型表现就是去医院看病，而且他们通常坚持认为自己的问题是身体上的，即使检查结果是阴性。这类患者可能拒绝被转介给精神健康专家。因此，初诊医生常常必须学习如何在医疗场所处理这些心理疾病。

这可能很困难。找不到明确的躯体问题会让初诊医生感到沮丧，而且因为有那么多"真正"有病的人需要治疗，他们可能对"疑病症"患者产生反感。可以想象，这样的反应会使医患关系变糟，而且可能使问题恶化。一方面，治疗管理躯体症状障碍患者的主要建议是建立牢固而且持续的医患关系。给医生们的建议是安排这类患者每一两个月做一次定期诊疗，并给他们做简单的医学检查（Allen et al., 2002）。这样做不仅能提供持续的情感支持和医疗保证，同时有助于减少不必要的医疗服务。觉得被误解的患者可能会找一个更理解他们的新医生（Allen et al., 2002）。另一方面，了解患者的医生能认识到患者躯体疾病的心理根源，减少不必要的医疗检查或治疗。

获取帮助

本章讨论的心理障碍很有趣，而且关于它们的争论在学术上也同样令人兴奋——除非你自己或者其他你认识的人出现了创伤后应激障碍、分离障碍或躯体症状障碍。这种情况下，不寻常的症状可能让人极度惊恐，接纳的不足可能导致患者被孤立，而且围绕这些障碍的争议可能让人觉得冷酷无情。

对于如何获取帮助，有限且有争议的科学信息让人很难给出明确的建议。不过，你可以回顾本章三类障碍的治疗部分，从而了解一些基于当今研究的最佳疗法的详细说明。这些疗法通常包括一些认知行为治疗和／或抗抑郁药物治疗。

我们也强烈建议：如果你是一名创伤受害者，比如强奸、虐待或灾难的受害者，或者某种其他形式的暴力受害者或目击者，你应该与人谈论这件事。你可能觉得很难信任任何人，但是试着"忘掉它"完全是错误的做法。直面恐惧、困窘或其他人的不理解，比把它闷在心里要好得多。如果你不愿意考虑心理治疗，那就从向朋友、家人甚至陌生人倾诉开始。

我们尤其关心的是强奸创伤，包括熟人强奸，这在大学生中最为高发。如果你或者你认识的某个人被强奸了，第一步应该是去医院急诊室或者打电话报警。你也可以联系你所在地区的强奸危机救助中心。美国强奸、虐待、乱伦的救助热线电话是（800）-656-4673，它可以向你提供离你最近的强奸危机救助中心的电话号码。一本很好的关于强奸危机的自助书籍是凯伦·亚当斯（Caren Adams）和詹妮弗·费埃（Jennifer Fay）写的《走出阴影》（*Free of Shadows: Recovering from Sexual Violence*）。

对于强奸、灾难以及其他创伤的受害者，还有很多其他可用的资源。如果你在浏览网络信息，我们建议你从美国精神卫生研究所（NIMH）网站开始浏览。你在那里会找到很多有帮助的信息，也会看到其他有用网站的链接。

我们推荐你从 NIMH 网站开始的另一个原因是，对于创伤后应激障碍、分离障碍和躯体症状障碍方面的信息，你要特别小心。本章所讨论的有争议性的话题不仅局限于理论上。有很多自助资源（和专业人士）宣称，某个争议的一方或另一方是事实，而不是理论或观点。关于童年创伤的长期影响、多重人格障碍的患病率、恢复的记忆的本质等问题，在科学信息上是不确定的，人们的看法是广泛的；如果某位专业人士或某个资源不承认这一点，那么我们强烈建议你保持警惕。在劳伦斯·赖特的《记住撒旦》（*Remembering Satan*）里就有一个生动的例子，它描述了这些据称能提供帮助的人所带来的严重破坏。作者从记者的角度描述了一次驱魔仪式虐待的虚假"记忆恢复"所带来的后果。

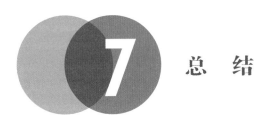

总　结

分离是正常整合的心理过程被破坏，涉及记忆或意识。

创伤性应激是指涉及真正的死亡或死亡威胁、严重受伤、遭受性暴力、目睹他人经历创伤、得知所爱的人遭受创伤或反复暴露于创伤细节的事件。

急性应激障碍是对持续不到一个月并具有以下特征症状的创伤反应：（1）侵入性再体验；（2）回避让人想起创伤的事物；（3）增强的唤起或反应性；（4）负性情绪或想法；（5）常常出现分离状态。

创伤后应激障碍的症状与急性应激障碍非常相似，尽管 *DSM-5* 将它们分列开来，不同的是其症状持续超过一个月或延迟发作。

创伤虽然痛苦但普遍，而且常常导致创伤后应激障碍，尤其是遭到强奸的女性和暴露于战争的男性。

创伤是创伤后应激障碍的核心原因，但其他因素对于创伤后应激障碍的形成也有影响，包括暴露水平、社会支持、遗传、创伤前的人格、回避、情绪加工等。

有针对性的早期自然介入可以预防创伤后应激障碍，但一些干预方法如紧急事件应激晤谈实际上可能增加风险。

韧性是对创伤最常见的反应，尽管约 1/3 的创伤后应激障碍病例变成了慢性的。

分离障碍指记忆、意识或同一性的正常整合功能遭到持续的和适应不良的破坏。

躯体症状障碍涉及躯体症状造成心理痛苦的主诉，这些痛苦或者与实际的身体状况不符，或者根本不存在可确诊的身体疾病。

分离性身份障碍，也称**多重人格障碍**，是一种戏剧化的疾病，其特征是在一个个体身上存在两个或更多截然不同的人格，但其诊断罕见而且极具争议。

转换障碍这个术语十分准确地传达了这一诊断的核心假设——心理冲突被转换成躯体症状。它涉及排除诊断法，使人们担心某些确实存在但罕见的身体疾病可能被忽视。

概　览

批判性思考回顾

7.1 DSM–5如何定义创伤？

DSM-5将创伤定义为个体暴露于实际的或威胁的死亡、严重的创伤或性暴力……（见第206页）。

7.2 创伤一定会导致创伤后应激障碍吗？

因为并非每一个遭受创伤的人都会出现障碍，所以创伤是障碍的必要而非充分条件。什么因素会增加人们面对创伤的风险或韧性？……（见第209页）。

7.3 无意识心理会导致精神障碍吗？

让内和弗洛伊德都想解释癔症，为此两人都提出了无意识心理过程理论……（见第216页）。

7.4 什么是恢复的记忆？

我们对所谓的恢复的记忆的担忧远不止乔治案……（见第217页）。

7.5 多重人格障碍真实存在吗？

一些专家怀疑分离性身份障碍的存在，认为它只是暗示的作用……（见第223页）。

7.6 在弗洛伊德时代转换障碍很常见吗？

没有人知道沙可、让内和弗洛伊德时代转换障碍的流行情况，但文献显示它们很常见……（见第230页）。

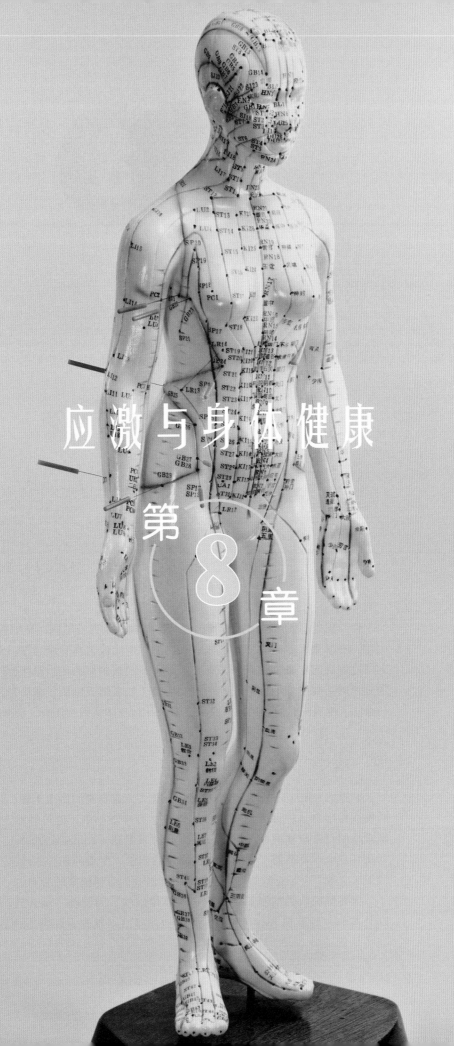

应激与身体健康

第
8
章

概　览

学习目标

8.1
应激如何让你的身体生病？

8.2
应对应激的良好方式有哪些？

8.3
说人有韧性意味着什么？

8.4
应激真的在癌症和艾滋病等疾病中起作用吗？

8.5
什么是"生活方式病"？

8.6
什么是A型行为？它真的会导致心脏病吗？

　　你"压力过大"的时候有什么感觉？不同的人感受不同，比如感到不安、疲倦、失落、心事重重、高度警觉、挫败、愤怒、生病或者简直糟透了。你如何应对？有人通过解决问题来消除压力，有人通过写下或谈论压力使自己平静下来，还有人利用健康的活动（如锻炼）或不健康的活动（如吸烟或饮酒）来分散注意力。应激真的会让人生病吗？何以如此？应激会带来什么身体疾病？还有，应激到底是什么？

概　述

　　学界把应激（stress，也译为压力）定义为需要我们做出生理、认知或行为调适的挑战性事件。应激可能涉及参加考试这类日常小事，也可能涉及离婚这类大事。最常见的日常应激源是人际争吵及人际关系紧张（Almeida, 2005）。如第 7 章所述，创伤性应激涉及暴露于实际的或被威胁的死亡、严重的伤害或性暴力。本章主要讨论正常应激、应对应激的方法，以及应激对我们身体健康的影响。

　　学界曾经认为应激只会导致一些躯体疾病，如溃疡、偏头痛、高血压、哮喘，以及其他一些被视为心身障碍[1]的疾病，即由心理和身体两方面因素引起的疾病

---

[1] 在日常语言中，我们有时用心身疾病一词来指那些臆想的或不真实的疾病。与转换障碍（第7章）不同的是，心身障碍涉及非常真实的身体损害或功能紊乱。

（Harrington, 2008）。如今心身疾病这个术语已经过时。医学界现在认为任何一种身体疾病（从感冒到癌症和艾滋病）都是心理与身体相互作用的结果。因此，*DSM-5* 或其他文献都不再列出"心身障碍"。

这种健康与疾病的整体观带来了医学的重大改变。**行为医学**（behavioral medicine）是一个多学科领域，包括医学和心理健康两方面的专业人士，侧重于研究心理因素对躯体疾病症状、病因和治疗的影响。专门研究行为医学的心理学家常被称为健康心理学家。

学习更有适应意义的应激处理方法可以减少许多躯体疾病的复发或缓解病情（Lazarus, 2000; Snyder, 1999）。为了促进健康，行为医学专家建议通过应激管理、合理饮食、经常锻炼、避免吸烟来倡导健康的应对方式。在疾病治疗方面，行为医学干预包括对慢性疾病患儿的父母进行教育，传授应对慢性疼痛的方法，以及为癌症晚期病人组建支持小组等。

本章我们将讨论行为医学中的创新，并回顾应激与某些重大躯体疾病之间关联的证据。为了阐明应激研究所面临的挑战，我们还会延伸讨论现今美国的头号杀手——心血管疾病。我们从一个案例研究开始。

➡️ 鲍勃的心脏病发作

在一个星期四下午，一家酒类批发公司的销售员鲍勃马上就要完成他例行拜访客户的工作。整个上午他都觉得胸部和左臂有熟悉的不适感，至少一年以来，这种情况时有发生。那天早上他感到心窝和左胸有短促而尖锐的疼痛，随后胸部和左肩也出现阵阵钝痛，并感觉胸闷。深呼吸时疼痛加剧，但浅呼吸还能挺过去。他继续自己的行程，时而发誓去看医生，时而咒骂自己衰老的身体。

午饭匆忙吃了一个汉堡后，鲍勃去拜访一个迟迟没有付款的客户。他先给客户递了一支烟，然后友好地闲聊了会。然而他毕竟是一名销售员。不久他就开始向客户施压催单。当鲍勃生气地提高嗓音时，一阵剧痛突然向他的胸部袭来，并延伸到了左臂。这次疼痛比过去任何一次都严重得多，以致他无法继续谈话。他趴倒在桌子上，有人想帮忙，他挥了挥右手拒绝了。静坐了约 10 分钟后，鲍勃勉强走回车上，驱车返回了几十千米之外的家。当妻子见他痛苦而憔悴地挪进家门时，叫了救护车。夫妻俩很快得知，鲍勃得了心肌梗死。

鲍勃当时 49 岁，家庭很幸福，但他承受着很大的压力。24 岁的女儿和他们住在一起，女婿则在海外服兵役，全家自然都很担心女婿的安危。更大的压力来自鲍勃 21 岁的女儿，她刚大学毕业，再过 3 周就要结婚了。最后就是鲍勃刚上大一放假回家的儿子，19 岁的他满脑子想的都是挑战鲍勃的权威。

鲍勃也给自己施加了很大的工作压力。高中时他就是运动员，总是很有进取心和竞争精神。无论做什么他都想做到最好。现在他的目标是成为全公司最棒的销售员。鲍勃用自己的魅力、幽默感和不卑不亢的态度销售产品，效果很不错。但是，当他成为全公司最出色的销售员之后，他又想成为产品生产商的销售冠军。不管取得了什么样的成就，鲍勃总是逼迫自己实现新目标。

鲍勃一直保持着年轻时作为明星运动员的进取心和竞争精神，但是他的身体状况却不如以前。现在他唯一的运动是打高尔夫球，但在球场上他通常坐高尔夫球车而不是步行。目前他至少超重 15 公斤，每天抽 1 包半香烟，吃大量肥腻的红肉，喝很多酒。鲍勃得心脏病的风险很大。

鲍勃在医院里恢复很快。在开始的几天里，他感觉疲惫，身体很痛。但是快到一周时，他就开始讲笑话了。心脏科医生向鲍勃解释了生病的原因，并严厉警告他要改变生活方式。医生希望鲍勃戒烟、减肥、少喝酒，通过锻炼逐渐恢复体型。此外，他还要求鲍勃放慢工作节奏，不要再担心子女——他们都很大了，完全能照顾自己。

为强调这些信息，心脏科医生请医院行为医学科的治疗师为鲍勃提供咨询。治疗师回顾了冠心病的风险信息，并给了鲍勃一些宣传小册子供他阅读。他还介绍说，医院开设了一些鲍勃可能会感兴趣的项目，包括应激管理、减肥和运动方面的工作坊。参加这些项目的费用很低，因为它们都是医院提供的社区服务。治疗师还想与鲍勃谈谈心，因为心脏病患者及其家属有时很难接受医生突然提醒他们患者可能会死亡。但是鲍勃拒绝了这些帮助，就像他心脏病发作时拒绝别人帮助一样。

鲍勃住院 5 天后就出院了。他没有听从医生的建议，出院后那个周末就参加了小女儿的婚礼，并且一个月内就回去上班了。出院后 6 周检查时，鲍勃承认自己再次抽烟，体重也没有变化；至于锻炼和饮酒只有"一点点改善"。在心脏科医生的责备下，鲍勃保证改变生活方式。但是，他私下认为放弃这些小快乐也不会让自己活得更久。看起来似乎的确如此。

∙∙

鲍勃的案例说明了应激如何导致冠心病，但是，这个案例仍然有很多疑问。心理应激转换为冠心病风险的生理机制是什么？真正的罪魁祸首到底是应激本身，还是应激导致的不健康行为（抽烟、饮酒、饮食过量）？性格对应激有什么影响？像鲍勃这样的人能真正改变自己的生活方式吗？如果能改变，他们将来心脏病发作的风险是否会降低？我们将在本章讨论这些问题及相关内容。但是，首先我们要仔细思考"应激"的真正含义是什么。

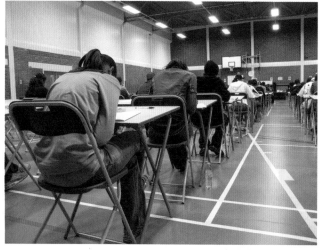

定义应激

我们把**应激**定义为需要我们做出生理、认知或行为调适的挑战性事件。但是，我们必须更仔细地考察这个定义。应激就是事件本身吗？某些人在成为顶级销售员后就会松懈，但是鲍勃却把这种成就视为另一个挑战。也许应激应该根据个体对事件的反应来定义。但是如果我们根据个体对事件的反应来定义应激，那么说应激会造成不利结果不就完全是循环论证吗？实际上，对于应激最好是定义为生活事件本身，还是事件加上个体对它的反应，学界仍有争议。

作为生活事件的应激

研究者常常将应激定义为生活事件——一种与个体反应无关的困难处境。社会再调适评定量表（social readjustment rating scale, SRRS）以大量正常成年人的判断为基础，给生活事件赋予应激分值（Holmes & Rahe, 1967）。该量表对应激研究的发展做出了很大的贡献，至今仍被广泛使用。SRRS 认

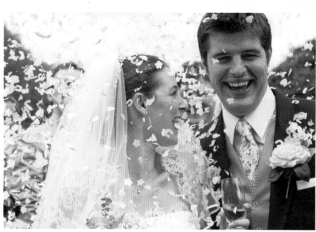

应激是生活的一部分，无论你是参加大学入学考试，还是庆祝改变一生的积极事件，比如结婚。

生活事件	生活变化单位	生活事件	生活变化单位
配偶死亡	100	子女离开家	29
离婚	73	与姻亲产生矛盾	29
分居	65	卓越个人成就	28
服刑	63	妻子开始/停止工作	26
近亲去世	63	开始/停止求学	26
自己受伤或患病	53	生活条件改变	25
结婚	50	个人习惯改变	24
被解雇	47	和老板产生矛盾	23
婚姻和解	45	工作时间/环境改变	20
退休	45	居住地改变	20
家庭成员健康状况改变	44	学校改变	20
怀孕	40	娱乐方式改变	19
性问题	39	宗教活动改变	19
新添家庭成员	39	社交活动改变	18
业务调整	39	少于1万美元的抵押贷款	17
财务状况改变	38	睡眠习惯改变	16
好友死亡	37	家庭聚会次数改变	15
工作行业改变	36	饮食习惯改变	15
和配偶争吵频率改变	35	假期	13
1万美元以上抵押贷款	31	圣诞节	12
抵押/贷款终止回赎权	30	轻微触犯法律	11
工作职责改变	29		

表 8.1 不同生活事件带来的变化

SRRS根据不同应激源导致人们生活变化的大小来评分。应激源造成的变化越大，对应的"生活变化单位"越高。

资料来源：Holmes, TH and RH Rahe. The Social Readjustment Scale. Journal of Psychosomatic Research. 1967; 11（2）：213–218.

为带来更多生活变化单位的应激源会造成更高的应激水平（见表 8.1）。

　　SRRS 及类似测量工具的评分与各种躯体疾病相关（Dohrenwend, 2006; Miller, 1989）。但批评者注意到，量表中的应激源清单（1）依赖于回顾性报告；（2）有些应激源并不适用于不同年龄和种族背景的人（Contrada et al., 2001）（对于大学生而言，SRRS 是好的应激测量工具吗？）；（3）将积极事件和消极事件都当作应激源（你认为结婚和被开除等同吗？）；（4）没有区分短期和长期应激源；（5）最重要的是，认为相同事件对每个人造成的应激程度一样（对于未婚的青少年和想要孩子的已婚夫妇，怀孕带给他们的应激一样吗？）。

　　研究者证明了最后一点的重要性（Dohrenwend et al., 1990）。例如，他们发现对于将近 20% 的受访者来说，遭到攻击会对他们造成很大的影响，但是，同样有大概 20% 的受访者认为这不会给他们带来任何改变（见表 8.2）。

作为生活事件评估的应激

　　由于这种可变化性，许多专家将应激定义为生活事件与个体对它的反应的结合。理查德·拉扎勒斯将应激定义为个体对具有挑战性的生活事件的评估（Lazarus, 1966）。如果你觉得准备不足，一场即将到来的考试将会使你产生强烈的应激；如果

事件类型	报告每种变化量的受访者百分比（%）			
	大	中	小	无
严重躯体疾病	47.2	27.8	8.3	16.7
与配偶关系变差	41.2	47.1	0.0	11.8
亲属去世（非配偶或子女）	8.3	8.3	29.2	54.2
好友去世	5.3	15.8	29.8	49.1
财务损失（和工作无关）	16.3	44.2	18.6	20.9
遭到攻击	18.5	22.2	40.7	18.5
和朋友闹翻	0.0	26.1	37.0	37.0
被解雇	13.3	63.3	13.3	10.0
和老板产生矛盾	17.5	35.0	32.5	15.0
牵涉诉讼案件	9.5	9.5	28.6	52.4

表 8.2 对相同生活事件的不同反应

有很大比例的人认为，相同生活事件给他们的生活带来的变化有大、中、小或无之别。这说明给任一特定生活事件赋予固定的应激值，或者更广泛地说，只根据刺激来定义应激，存在严重问题。

资料来源：Wong, Paul. Measuring Life Events: The Problem of Variability with Event Categories. Stress Medicine, July/September 1990.6（3）；171-255.

你信心十足，则应激水平不高。拉扎勒斯还区分了初级评估和次级评估，初级评估指我们对某个事件带来的挑战、威胁或伤害的评价，次级评估指我们对自己应对该事件的能力和资源的评价（Lazarus & Folkman, 1984）。因此，即使你觉得还没做好准备，但只要有学习的能力和时间，那么迫近的考试导致的应激水平也不高。

评估法承认，同一事件给不同的人造成的应激不同，但该方法有循环论证的危险。什么是应激？应激是使我们感到威胁和崩溃的事件。那么，又是什么导致我们感到威胁和崩溃？应激。从逻辑上讲，这样的应激定义属于同义反复，即毫无意义的重复表述。因为有同义反复的可能性，研究者必须谨慎地区分自变量（应激源）和假设的因变量（不利后果）。

应激的症状

应激是对生活诸多方面做出的适应性反应。如果你没有应激反应，在水泥罐车朝你冲过来时你就不会跳到路边，更不会为了考试而学习！

著名的美国生理学家瓦尔特 • 坎农（Walter Cannon, 1871–1945）是应激研究的先驱者之一，他意识到应激的适应和进化作用。坎农把应激视为**战斗或逃跑反应**[2]（fight-or-flight response）的激活，也就是猫被狂吠的狗惊吓时的反应（Cannon, 1935）。猫要么用爪子挠狗，要么逃到安全的地方。战斗或逃跑反应有着明显的生存价值。但是坎农观察发现，对于现代社会的众多应激而言，战斗或逃跑是一种适应不良的反应。比如遭到老板斥责或者在大众面前演讲，战斗或逃跑都不是一种有适

---

[2]现在动物行为学家把哺乳动物面对威胁时的反应更细致地分为：呆立—逃跑—战斗—惊吓（freeze-flight-fight-fright）。哺乳动物对威胁的第一个反应是呆立（躲藏）；如不成功就逃跑；战斗是第三个选择；最后的办法就是惊吓，即如果威胁近在眼前且致命，就出现强直静止（"佯死"）。应激研究已经开始把呆立—逃跑—战斗—惊吓反应纳入其中（Roelofs et al., 2010），但是我们在这里仍沿用目前主流的"战斗或逃跑"二分法反应。

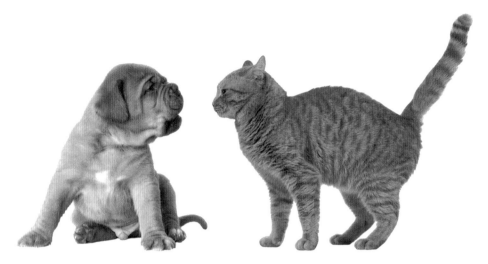

战斗或逃跑反应（应激的是猫，不是狗！）

照料和结盟：女性的应激反应？

　　健康心理学家雪莉·泰勒及其同事认为，战斗或逃跑可能是男性特有的应激反应（Taylor et al., 2007）。女性尤其是灵长类动物雌性的应激反应可能是**照料和结盟**（tend and befriend）。照料是指照顾后代，特别是保护后代免受伤害。结盟是指社交亲和，通过结伴获得安全和分享资源。

　　从理论上来说，与战斗或逃跑反应一样，照料和结盟反应也是演化的产物。面对威胁，照料和融入环境能够提高广泛适合度（inclusive fitness）（又称"广义适合度"，指个体在后代中成功传播自身基因，或者与自身基因相同的基因的能力。除了繁殖自己的后代，个体通过帮助其亲属生存和繁殖，同样能够把与自身基因相同的基因传递给下一代——译者注）。依恋曾经被认为是照料和结盟机制的基础，但泰勒（Taylor et al., 2007）却注重照护者而非婴儿的获益。她认为照料倾向是成年女性的进化选择。

　　泰勒及其同事认为，与男性的攻击性不同，女性的攻击性（由于缺少雄性激素，即睾酮）被交感神经系统唤醒的程度并不大（Taylor et al., 2003）。这限制了女性的战斗反应。而女性的逃跑倾向被雌激素和脑垂体释放的催产素中和。所以理论上来说，女性的应激反应不一样是因为副交感神经系统被激活而产生镇静作用。

　　照料和结盟假说是一种推测，但是它关注了一些重要问题，比如让更多女性参与到应激研究中。在 1995 年以前，83% 的实验室应激研究被试是男性。而且越来越多的证据显示，应激反应、不同疾病的易感性、寿命都有很大的性别差异，工业化国家的女性寿命比男性长 5–10 年（Kajantie, 2008）。批评者认为泰勒的性别差异主张可能包含性别歧视，但是泰勒谨慎地承认文化对性别角色的影响。如果条件允许或者通过学习，男性也可能表现出照料和结盟的应激反应。

应性的反应。换言之，人类环境的变化可能比我们对环境生理反应的进化更快（一些学者认为战斗或逃跑只是男性对应激的反应，详情见专栏"照料和结盟：女性的应激反应"）。

应激的心理生理反应

　　从生理学角度来说，战斗或逃跑反应激活了交感神经系统，表现在心跳加速、呼吸加快、血压上升、瞳孔放大、血糖升高、血流为准备肌肉活动而改变流向等方面（Baum et al., 1987; Koranyi, 1989）。这些生理反应增强了注意力，为迅速行动提供了能量，同时也使身体做好准备以防受伤（Sapolsky, 2003）。这些生理反应大概是人类面对诸多威胁时进化出的适应性反应。但是，当你的老板冲你吼叫，或者你担心老板可能会吼叫时，这种反应只会调动你的身体，让你感到紧张和激动。

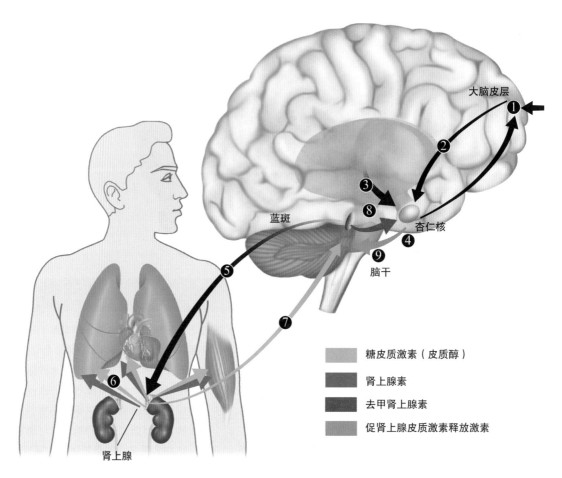

糖皮质激素（皮质醇）

肾上腺素

去甲肾上腺素

促肾上腺皮质激素释放激素

图 8.1 应激的通路多样，其反馈回路涉及很多脑区，因此有时能极强地放大某个反应。应激过程（图中略有简化）始于①实际的或感知到的威胁激活感官及大脑皮层的高级推理中枢。②然后皮层向调节应激反应的主要器官杏仁核传递信息。③某个前意识信号可能单独激活杏仁核。④杏仁核释放促肾上腺皮质激素释放激素，刺激脑干。⑤通过脊髓激活交感神经系统。⑥作为反应，肾上腺分泌应激激素肾上腺素，另一条通路同时激发肾上腺释放糖皮质激素。这两种激素作用于肌肉、心脏和肺部，帮助身体做好"战斗或逃跑"的准备。⑦如果应激演变为长期的，糖皮质激素则会促使蓝斑⑧释放去甲肾上腺素与杏仁核沟通。⑨导致更多的促肾上腺皮质激素释放激素分泌，并持续反复地激活应激通路。

资料来源：Pearson Education, Upper Saddle River, New Jersey.

肾上腺素 应激反应在生理上是如何发生作用的？大脑皮层接收到威胁信号后，会向杏仁核——主要负责激活应激反应的大脑组织——发出信号，促使其分泌促肾上腺皮质激素释放因子（corticotropin-releasing factor, CRF）。CRF刺激脑干，激活交感神经系统。肾上腺对交感神经系统的唤起做出反应，释放两种关键激素。一种是肾上腺素，肾上腺素是一种神经调质，可以促使去甲肾上腺素和更多的肾上腺素分泌到血液中（见图8.1）。这种常规的"肾上腺素激增"进一步激活交感神经系统。

第二种关键的肾上腺激素是**皮质醇**（cortisol），因为它的分泌与应激关系紧密，所以又称"应激激素"。皮质醇不如肾上腺素反应快，不过它可以迅速帮助身体修复损伤或感染。皮质醇的一个功能是遏制体内的病原体，这与你使用类固醇治疗炎症或皮肤刺激一样。然而，与外用类固醇一样，皮质醇虽然短时间内就能促进伤口愈合，但用得过多则会损害海马，导致肌萎缩和高血压（Song & Leonard, 2000; Yehuda, 2002）。

免疫系统反应　皮质醇和CRF的释放也会导致免疫抑制，即免疫因子数量减少。应激影响T细胞——一种会攻击抗原的白细胞。抗原即侵入体内的外来物质，如细菌等。因此应激使得人体更易感染疾病。**心理神经免疫学**（psychoneuroimmunology, PNI）领域研究应激与免疫功能的关系（Adler, 2001; Song & Leonard, 2000）。

为什么应激会抑制免疫功能？从进化的角度看，免疫功能的增强似乎能帮助人体为受伤后可能出现的感染做好准备。但是，免疫反应会引起炎症和发热，还会加剧疼痛，这些都会损害即时的行动（Maier, Watkins, & Fleshner, 1994）。因此，免疫抑制实际上可能是对应激做出的短期适应性反应。

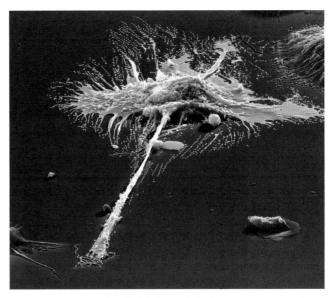

一种名为巨噬细胞的白细胞（黄色部分）在攻击细菌（蓝色部分）。

目前的证据显示，应激反应比纯免疫抑制更微妙。短期应激源和身体威胁会增强免疫反应，这种反应很快，耗能很少，还能抑制受伤引起的感染。但应激会因战斗或逃跑反应损耗能量而削弱免疫反应。长期应激源及丧失（相对于威胁）也会导致免疫抑制（Segerstrom, 2007; Segerstrom & Miller, 2004），甚或永久改变免疫功能，这在一定程度上可以解释童年期应激与老龄化疾病的关联（Miller, Chen, & Parker, 2011）。有意思的是，因果关系也可以是反向的：免疫抑制导致行为改变。最近生病的研究参与者会更加警觉，避免接触那些看似携带传染病毒的人（Miller & Maner, 2011）。

疾病与长期应激　反复的应激会增加疾病易感性。坎农（Cannon, 1935）推测，这是由于强烈或长期的应激打破了**内稳态**（homeostasis, 坎农自创的一个术语），即身体恢复正常运转下的稳定状态的倾向。他认为，交感神经系统长期处于唤起状态最终将损害人体，因为身体无法恢复正常的休息状态。

另一名非常有影响力的应激研究专家——加拿大的生理学家汉斯·塞里（Hans Selye, 1907–1982）根据他的**一般适应综合征**（general adaptive syndrome, 又译作"一般适应症候群"）概念提出了另一种假说：应激包含三个阶段，即报警、抵抗和衰竭。面对威胁，第一个阶段是报警，即动员身体对威胁做出反应。下一阶段是抵抗，此时身体在生理上被激活，准备对威胁做出反应。身体资源被长期应激耗尽时即出现衰竭。塞里认为衰竭是导致躯体疾病的原因。一般适应综合征持续而无效的反复激活，会让身体受到损害（Selye, 1956）。

塞里和坎农的理论在很多重要方面都不同。用汽车来打比方的话，坎农的理论是：汽车在高速行驶过后，引擎并未减速，反而继续高速运转。而塞里的理论则是：在汽车已经耗尽了油的情况下，应激一直转动钥匙，不停地尝试重启引擎，最终导致汽车受损。可能还有第三种机制在起作用。因为应激要消耗很多能量，可能使身体无法完成存储能量或修复损伤等日常保养工作（Sapolsky, 1992）。同样拿汽车来打比方，这一理论则是：汽车一直在高速行驶，但冷却和润滑系统跟不上如此高的行驶速度，从而导致故障。

应　对

　　人们应对应激的方法很多，好坏不一。两种基本的应对策略是问题聚焦型应对和情绪聚焦型应对（Lazarus & Folkman, 1984）。**问题聚焦型应对**（problem-focused coping）设法改变应激源。如果工作压力大，你可以换个工作。**情绪聚焦型应对**（emotion-focused coping）则设法调整自己的情绪。比如在参加重大考试之前，你可以静坐和深呼吸，让自己平静下来。

　　我们在决定如何应对应激时都会面临一个大问题：怎么做才有效？如果你因某门很难的课程可能考得很差而感到压力巨大，怎么办？你应该加倍努力？放弃这门课程？还是接受这不是你强项的现状？从文化上来说，美国人更喜欢改变而不是接受。而亚洲文化则相反，强调接受现状而不是改变。哪一种更好？我们认为关键在于灵活性。雷茵霍尔德·尼布尔（Reinhold Niebuhr）在"宁静祷文"中说得很好：

> 愿上帝赐予我宁静
> 接受我不能改变的事情；
> 赐予我勇气
> 改变我能改变的事情；
> 赐予我智慧
> 分辨两者的不同。

可预测性与控制　如果我们对于如何应对事件有充分准备，应激就比较小。对动物和人类的研究表明，可预测性和控制都能极大地减少应激。比如，在即将电击老鼠之前给一道闪光作为信号，老鼠的应激反应就小于电击前无信号的情况（Sapolsky, 1992）。这种可预测性让动物（和人类）在应激源出现之前就能开始应对。

　　动物研究也证明了控制的好处。如果老鼠能通过按压踏板停止电击，它们的应激反应就比电击不可控时更小（Sapolsky, 1992）。甚至控制的错觉也可以缓解应激。不过，个体若认为自己能控制但没有成功，或者之前可以成功控制应激源而现在失去控制，对控制的知觉反而会增强应激（Mineka & Kihlstrom, 1978）。当我们产生应激时，控制甚至控制的错觉都有助于缓解应激；但是，控制一旦失败，应激不减反增。

挫折的释放方式　体力活动也能缓解应激造成的生理反应，即使该活动并不涉及问题聚焦型应对。比如，大鼠如果能攻击其他大鼠或者在转轮上奔跑，被电击后分泌的皮质醇就比较少（Sapolsky, 1992）。这与你去健身房或者把怒火发泄在室友身上类似吗？找到挫折的发泄口的确能缓解应激。

压抑　压抑即把情感压抑下来，是适应不良的情绪聚焦型应对（Cramer, 2000; Somerfield & McCrae, 2000）。那些声称自己心理健康却被诊断为有情绪问题的人（所谓的"防御型否认者"）对于应激的心理生理反应更强烈（Shedler, Mayman, & Manis, 1993）。反过来，与别人谈论自己的紧张体验可以缓解应激，特别是在应激不可控，你可以放心地谈论自己的情绪，亲密的人会支持你的情况下（Stanton & Low, 2012）。

乐观主义　乐观主义是一种健康的应对方式。悲观主义者从一开始就被打败了。乐观主义者即使面对不可控的应激，也有积极态度。积极思维与更好的健康习惯和更少的疾病有关（Carver & Scheier, 1999; Kubzansky et al., 2001）。法律专业学生如果对学业持乐观态度，则能够预测他们的免疫功能会更好（Sergertrom & Sephton, 2010）。应激是沉重的负担，但是如果我们把它视为一种挑战而非障碍，负担就会减轻很多。

宗教 令人意外的是，心理学家较晚才开始研究宗教应对方法对健康的益处（Hill & Pargament, 2003）。证据显示，那些去教堂做礼拜的人死亡风险较低，可能是因为他们的行为更加健康（Powell, Shahabi, & Thoresen, 2003; Schnall et al., 2008）。宗教和哲学中的宽容美德也有很多世俗的益处，因为它能促进健康（Witvliet, Ludwig, & Vander Laan, 2001）。

宽容有益于健康，通过宗教或其他方式找到生命的意义也是如此（Yanez et al., 2009）。其他研究澄清了一些关于宗教应对方法的错误观念，人们常常误认为宗教式

批判性思考很重要

韧 性

流行文化和很多心理学研究都告诉我们，应激不好，应当避免。应激会让我们变得紧张、易怒和不快乐。应激还让我们生病。

应激会使我们更容易生病。但是，如果稍微进行一下批判性思考，我们不禁要问：面对应激，我们真的这么脆弱吗？毕竟，人类是在充满应激和危险的环境中进化的。进化一定为我们选择了成功应对应激的策略，而不是让我们在应激面前节节败退。应激是日常生活的一部分，而且常常是好的部分——是一种挑战。我们通常期待在体育赛事、困难的功课，甚至生活危机中提升自己。人类在应激面前是脆弱的，这种说法正确吗？

积极心理学的倡导者们给出的回答是"不正确"。积极心理学注重人的心理优势（Linley & Joseph, 2005）。积极心理学家看到人类普遍存在的**韧性**（resilience），即成功应对生活挑战（包括压力很大的挑战）的能力。大部分人不仅能克服正常的应激，而且能克服创伤性应激。比如，大部分人在遭受创伤之后并不会出现创伤后应激障碍。失去爱人之后，大部分人并没有被悲痛和抑郁打垮（Bonanno, 2004）。

不但大多数人都有韧性，而且有些人还会在压力下成长——变得更坚强（Linley & Joseph, 2005）。比如，罗琳在撰写《哈利·波特》系列小说之前离过婚，抑郁过，几乎崩溃。事实上，研究显示，逆境和许多幸福指标呈U型关系。应激水平太高有害，应激水平太低同样有害（Seery, 2011；参见图8.2）。

韧性部分存在于个体之内——比如，积极情感与许多健康指数有关（Cohen & Pressman, 2006），部分源于社会支持和其他社会环境（Roisman, 2005）。一种有趣的理论

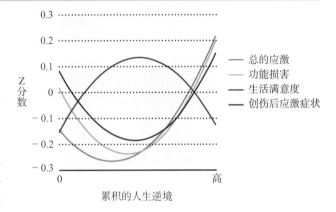

图 8.2 生活逆境和幸福

应激水平太高或太低都是不健康的。适度的挑战有助于"锻炼"我们的应对技能。

资料来源：Seery, MD. Resilience: A silver line to experiencing adverse life events? Current Directions in Psychological Science. 2011, 20:390-394.

认为，个人特质和环境特点在重要的方面是相互影响的。根据这一观点，有些人是"蒲公英"，有些人是"兰花"。蒲公英不美，但它们是韧性的典范；蒲公英随处生长，想要除掉它们并不容易。而兰花即使在精心照料下也可能枯萎；不过，如果环境适合，兰花会开出美丽的花朵（Ellis & Boyce, 2008）。尽管这种观点基本未经证实，但就韧性而言，这一比喻提出了富有挑战性的新看法。

不管韧性到底是什么，大部分人在大多数情况下都有这种品质。应激可以使我们变得软弱，也可以使我们变得更坚强。尽管长期的、不可控的应激有可能让我们崩溃，但大部分人都能找到所需的心理优势去应对应激。

应对只是促使人接受上帝的旨意。对200名拉丁裔关节炎患者进行的一项研究表明，宗教信仰鼓励人们用积极而非消极的态度来应对，这样做能缓解疼痛、减少抑郁、提升主观幸福感（Abraído-Lanza, Vásquez, & Echvería, 2004）。宗教信仰能帮助遭受苦难的人通过与上帝同在而获得控制，而不只是接受上帝的控制（Pargament & Park, 1995）。这种区分至关重要，因为被动的宗教式应对可能不利于健康，而主动的宗教式应对则能促进健康（Edwards et al., 2009; 参见专栏"批判性思考很重要"）。

健康行为

应激能直接影响健康，也能通过妨碍健康行为而间接导致疾病（Cohen & Williamson, 1991; 参见图8.3）。**健康行为**（health behavior）是指任何促进健康的行为，包括健康习惯，如平衡膳食、作息规律、体育锻炼，以及避免不健康的活动，如吸烟、过度饮酒和吸毒等。在应激与疾病的关系中，起主要作用的并非应激本身，而是不健康的习惯（Bogg & Roberts, 2004）。

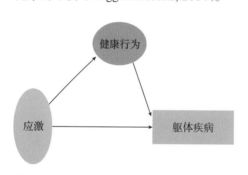

图8.3　应激对躯体疾病的直接和间接影响
应激可能通过抑制免疫功能等途径直接导致疾病，也可能通过引发不健康行为而间接导致疾病。

行为对健康至关重要，而健康行为受文化和个体特征的影响。权威的全美科学研究委员会（NRC, 2013）发布的报告指出，美国的预期寿命短于其他高收入国家（参见表8.3）。全美科学研究委员会将这一差异主要归咎于行为问题：（1）不健康行为，如过度吸烟、饮酒和进食；（2）美国贫富差距过大导致的贫困；（3）多开车少运动的客观环境；（4）限制获得初级保健的卫生保健制度。

医学建议　听从医学建议是非常重要的健康行为，但高达93%的患者并没有完全做到这一点（Talyor, 1990）。对于高血压这类没有明显症状的疾病，这尤其是个问题。比如，尽管服药可以控制潜在危险，患者仍可能停止服药，因为服药并没有明显缓解症状。应激也会妨碍缓解症状的治疗。例如，家庭冲突会使胰岛素依赖型糖尿病患儿不太遵从关于锻炼、饮食和血糖检测的医嘱（Miller-Johnson et al., 1994）。

患病行为　患病行为指个体表现得好像生了病一样，也与应激有关。应激增加与患病行为相关，如频繁看医生或者任由慢性疼痛妨碍日常活动（Taylor, 1990）。有效的应对在一定程度上是一个知觉问题，包括忽略某些身体不适，尽可能正常地生活，尤其在应对慢性疾病时（Petrie & Weinman, 2012）。

社会支持　社会支持既能促进良好的健康行为，也对身体有直接的好处（Uchino, 2009）。甚至应激的猴子在与其他猴子互动时，也会表现出免

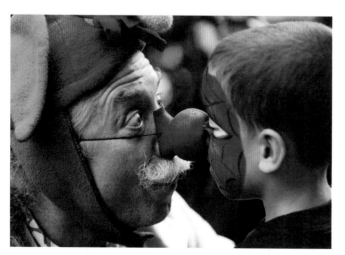

现实生活中的帕奇·亚当斯给电影《亚当斯医生》的主角扮演者罗宾·威廉斯带来灵感。亚当斯是1960年代一位叛逆的医学生，他希望提供整体医疗保健并给患者注入乐观主义精神。

表 8.3　17个高收入国家的预期寿命					
男　性			**女　性**		
排名	国家	预期寿命	排名	国家	预期寿命
1	瑞士	79.33	1	日本	85.98
2	澳大利亚	79.27	2	法国	84.43
3	日本	79.20	3	瑞士	84.09
4	瑞典	78.92	3	意大利	84.09
5	意大利	78.82	5	西班牙	84.03
6	加拿大	78.35	6	澳大利亚	83.78
7	挪威	78.25	7	加拿大	82.95
8	荷兰	78.01	7	瑞典	82.95
9	西班牙	77.62	9	奥地利	82.86
10	英国	77.42	10	芬兰	82.86
11	法国	77.41	11	挪威	82.68
12	奥地利	77.33	12	德国	82.44
13	德国	77.11	13	荷兰	82.31
14	丹麦	76.13	14	葡萄牙	82.19
15	葡萄牙	75.87	15	英国	81.68
16	芬兰	75.86	16	美国	80.78
17	美国	75.64	17	丹麦	80.53

美国的预期寿命在所有高收入国家中排名最低，主要是由于行为问题，包括不健康行为、贫困、不鼓励锻炼的客观环境和有限的初级保健等。

资料来源：Thomas F. Oltmanns and Robert E. Emery.

疫抑制程度降低（Cohen et al., 1992）。同样，应激的兔子如果能与其他兔子互动，动脉阻塞速度也会变慢（McCabe et al., 2002）。社会支持的增多可以预测人类的免疫、心血管和内分泌功能的改善（Schneiderman, Ironson, & Siegel, 2004）。

　　人们寻求社会支持的途径各不相同。文化差异很重要。比如亚洲人和亚裔美国人可以从内隐的社会支持中受益，如关注重要的社会群体等。而外显的社会支持，如寻求建议和情感慰藉，对亚裔美国人并没有减少应激的作用，但对欧裔美国人有效（Taylor et al., 2007）。有时付出比接受更好。提供社会支持对健康的促进作用至少不比接受社会支持的作用小（Brown et al., 2003）。

　　在所有社会支持的潜在来源中，良好的婚姻至关重要（Kiecolt-Glaser & Newton, 2001）。一项有趣的研究让 90 名新婚夫妇在医院的研究病房[3] 里就婚姻问题讨论 30 分钟。在接下来的 24 小时内，讨论过程中呈现敌对或消极态度的夫妇出现了更强的免疫抑制，血压也一直较高（Kiecolt-Glaser et al., 1993）。追踪研究发现，接下来 10 年内离婚的夫妇，肾上腺素水平（比未离婚的夫妇）高 34%（Kiecolt-Glaser et al., 2003）。冲突的婚姻对健康有害，而压力太大则对婚姻有害！

疾病作为应激的原因

　　应激会导致疾病，疾病也会导致应激。例如，请思考一个 10 岁的孩子被诊断为

---

[3] 类似于医院里的实验室，健康专业人士可以在这里对新的药物、医疗器械等进行临床试验，或进行其他临床研究。

胰岛素依赖型糖尿病，会对孩子及其家人产生什么影响。为了保持正常的血糖水平，父母和孩子必须经常测量血糖，以决定每天注射一剂、两剂还是三剂胰岛素。他们还要仔细监控运动量和饮食，因为它们也会影响血糖。此外，孩子及其家人还必须应对"异于常人"的污名。最后，他们还必须学习应对高血糖可能带来的长期副作用，包括肾功能障碍或失明。就像这个例子所示，帮助孩子、成年人及其家庭应对慢性疾病带来的应激，是行为医学的重要组成部分（Martire & Schulz, 2007）。

应激和躯体疾病的诊断

DSM-5 将与应激相关的躯体疾病归入"影响其他躯体疾病的心理因素"。该诊断是 *DSM-5* 的一个新分类"躯体症状及相关障碍"的一部分。该分类还包括转换障碍等心理疾病，它们明显的特点是心理症状突出，但躯体症状往往很难找到医学上的解释（而且可能涉及没有医学意义的症状，参见第 7 章）。*DSM-5* 把应激相关的躯体疾病与其他躯体症状障碍归为一类，原因显而易见：它们都有躯体症状，而且常常被视为躯体问题来治疗。"躯体症状障碍"这一新分类可能对医疗从业人员有好处，

对DSM-5的批判性思考

描述法有时过于字面化了吗？

DSM-5 采用描述法来分类，以观察到的相似症状作为诊断基础。正如第 4 章所述，描述法有其优点。或许最突出的优点是信度。不同的临床医生依据可观察到的症状做出的诊断更可能达成一致意见。

DSM-5 在把诊断归为大类时也采用了描述法。例如，新的诊断类别"躯体症状障碍"合并了影响其他躯体疾病的心理因素、转换障碍，以及涉及躯体症状的其他问题（见第 7 章）。*DSM-5* 的这一变化，从实践上来看无可厚非：躯体症状障碍都涉及躯体症状，而且通常都由医疗从业者在医疗环境下进行治疗。

不过，我们不希望你对 *DSM-5* 不加批判地盲从。诊断分类的依据很多。比如，在第 7 章我们决定把分离障碍和转换障碍放在一起讨论，这是因为它们有着历史（癔症）上和概念（无意识过程）上的关联。（我们也的确把"影响其他躯体疾病的心理因素"和 *DSM-5* 的其他躯体症状放到一起来介绍，以帮助你理解和评价 *DSM-5* 的方法。）

我们在教异常心理学时，做了一个课堂示范，以说明分类可以有多个不同标准。我们在课桌上摆放了几十件物品，让学生对它们进行分类。我们可以把所有物品都归为桌面用品。但我们也可以将它们按功能分类：钢笔、铅笔、电脑键盘；订书机、曲别针、胶带；剪刀、木质开信刀。或者我们可以按物品的主要材料来分类：铅笔、开信刀（木质）；订书机、曲别针、剪刀（金属）；电脑键盘、钢笔、胶带（塑料）。我们还可以按精神分析理论分类：钢笔、铅笔、剪刀、开信刀，等等。（什么理论？阳具象征！）

我们质疑（希望你也能质疑）*DSM-5* 对许多疾病的描述性分类。再如，异食症（吃一些不是食物的东西，如纸）现在被归类为进食障碍。不错，异食症与神经性厌食和神经性贪食症一样与进食有关（参见第 10 章）。后两种障碍有很多共同点：都涉及与身体意象有关的重要问题，常在青春期发病，且在女性中更普遍得多，都受到关于美丽的文化标准影响，等等。而异食症则常见于很年幼的儿童，特别是有智力障碍或孤独症谱系障碍的儿童（参见第 15 章）。*DSM-5* 依据这些疾病的外在表现将它们归在一起，是不是太机械了？我们认为是的。这有点儿像你把订书机、曲别针和剪刀归为一类，只是因为它们都闪闪发光！

批判性思维要求我们不仅仅是死记硬背。当然，我们希望你了解 *DSM-5* 的诊断，但我们也希望你理解它的诊断体系并做出评价。我们的目的不是批评 *DSM-5*，而是要帮助你更深刻地思考 *DSM-5* 和各种科学分类。冥王星是一颗行星吗？为什么等离子体不同于气体？

也许有一天你也会参与 DSM 的修订。不过，目前只要记住：依据描述法对症状和障碍进行分类，从精神障碍诊断的进展来说是合理的。但描述法未必是对心理疾病进行分类的最好方法，肯定也不是唯一的方法。

但我们怀疑它的概念基础（参见"对 DSM-5 的批判性思考"专栏）。

"影响其他躯体疾病的心理因素"可能涉及任何躯体疾病。"心身"障碍这类亚型是不存在的。心理因素可能包括忧虑、互动模式、应对方式或适应不良的健康行为，未必是一种精神障碍（参见专栏"DSM-5：影响其他躯体疾病的心理因素的诊断标准"）。

心理因素和某些常见病

20 世纪初，传染病，尤其是流感、肺炎和肺结核是美国最常见的死因（Taylor, 1995）。由于医学的发展，特别是公共卫生的进步，如今传染病致死人数大为减少。当前最主要的死因是受应激和不健康行为影响的生活方式病（Human Capital Initiative, 1996; 参见图 8.4）

在接下来的几节，我们将简要评述应激和生活方式在癌症、艾滋病、慢性疼痛和睡眠障碍的发病、病程和治疗过程中产生影响的证据。然后我们会详细讨论应激与今天的头号杀手心血管疾病的关系。

癌　症

如今癌症是美国的第二大死因，占全部死因的 23%。乍看之下，癌症似乎是单纯的生理疾病，然而心理因素的作用日益明显。例如，抽烟等不健康行为会使人暴露于各种致癌物。

心理因素至少与癌症病程有一定的关系（Mckenna et al., 1999）。癌症患者经常处于焦虑或沮丧状态，这并不奇怪。他们常常有"与癌症相关的疲劳感"，这既有情绪上的原因，也与化疗等治疗方法的副作用有关（Kangas et al., 2008）。负面情绪会增加不健康行为，如饮酒；同时减少健康行为，如体育锻炼。癌症患者出现创伤后应激障碍的情形也相当普遍（Kangas, Henry, & Bryant, 2005）。

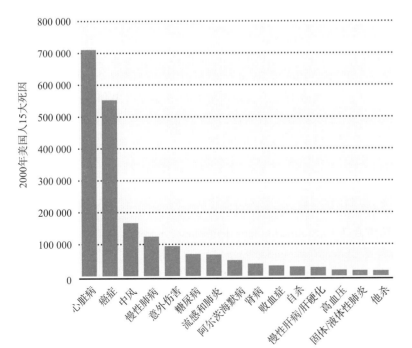

图 8.4　应激和不健康行为在美国人多数主要死因中起着核心作用。

DSM-5 影响其他躯体疾病的心理因素的诊断标准

A. 存在一种躯体症状或疾病（而不是精神障碍）。

B. 心理或行为因素通过下列方式之一负性地影响躯体疾病：

  1. 这些因素影响了躯体疾病的病程，表现为心理因素和躯体疾病的发展、加重或延迟康复之间，存在密切的时间关联。

2. 这些因素干扰了躯体疾病的治疗（例如，依从性差）。

3. 这些因素对个体构成了额外的明确健康风险。

4. 这些因素影响了潜在的病理生理因素，促发或加重症状，或需要医疗关注。

资料来源：Reprinted with permission from the *Diagnostic and Statistical Manual of Mental Disorders, Fifth Edition,*（Copyright © 2013）. American Psychiatric Association.

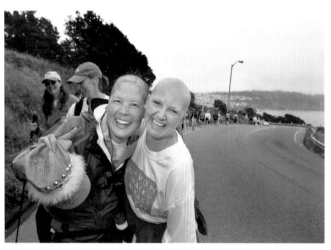
社会支持有助于癌症患者应对治疗的不适感和副作用，提高其生活质量。

社会支持缺乏也会损害患者对治疗的依从度，治疗会导致不适但至关重要（Anderson, Kiecolt-Glaser, & Glaser, 1994）。情绪表达能力较强的患者就诊爽约的次数更少，报告的生活质量更高，健康状况也更好（Stanton et al., 2000）。面对癌症幽灵，家人和朋友的鼓励和实际帮助可以增加患者承受脱发、恶心等副作用的决心。当然，癌症的确诊会给患者及其亲人带来相当大的情绪痛苦（Hagedoorn et al., 2008）。例如，乳腺癌患者伴侣的反应可以预测一年后的关系质量（Wimberly et al., 2005）。

应激也会直接影响癌症病程。动物研究发现，与能逃脱电击或根本无应激的大鼠相比，无法逃脱电击的大鼠更难以排斥植入体内的肿瘤（Visintainer, Seligman, & Volpicelli, 1982）。免疫系统对抑制肿瘤扩散起着重要作用，而应激引发的免疫抑制可能破坏这种保护功能（Anderson, Kiecolt-Glaser, & Glaser, 1994）。

心理治疗可以改善癌症病程吗？一项早期研究发现，治疗 6 年之后，参加支持小组的癌症患者死亡率显著更低（9%），而没有接受任何心理治疗的患者死亡率则为 29%（Fawzy et al., 1993）。但遗憾的是，其他研究并没有重复得出如此乐观的结果（Coyne et al., 2009）。不过，即使不能延长寿命，支持小组也对生活质量有重要影响，其中包括减少社会关系破裂，增加幸福感和积极情绪等（Antoni et al., 2006; Brothers et al., 2011）。

获得性免疫缺陷综合证（艾滋病）

获得性免疫缺陷综合证（acquired immune deficiency syndrome，AIDS，即艾滋病）是由**人类免疫缺陷病毒**（human immunodeficiency virus，HIV，即艾滋病病毒）引起的，该病毒会攻击人体的免疫系统，使患者容易罹患传染病、神经系统并发症以及免疫功能正常的人很少出现的癌症等。HIV 阳性的人发展成艾滋病的速度相差很大。有的人数月之内就发展成艾滋病，有的人超过 10 年仍然没有症状。

1981 年，人们首次发现艾滋病。1996 年，艾滋病成为美国人第八大死因（Peters,

Kochanek, & Murphy, 1998）。HIV 和艾滋病在世界其他地方也达到了流行病的程度，尤其在非洲的患病率很高。美国疾病控制与预防中心（CDC）报告的 HIV/AIDS 病例超过 100 万（CDC, 2008）。幸运的是，自 1990 年代中期以来，艾滋病的死亡率急速下降，这是因为艾滋病虽然不能治愈，但治疗却可以延长患者的寿命，让患者享受更健康的生活。因此，艾滋病不再是美国人前 15 名的死因（Minino & Smith, 2001）。

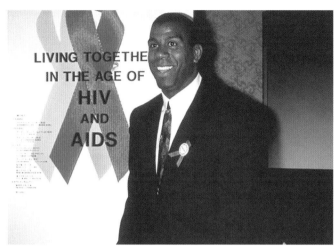

篮球巨星埃尔文·约翰逊在HIV检测阳性后担任了预防艾滋病的宣传大使，以提高公众对艾滋病和HIV的防范意识。

行为因素在HIV的传播过程中起着关键作用。虽然科学家仍然不能准确了解 HIV 的传播过程，但是研究者已经发现一些高风险的行为。接触患者的体液尤其是血液和精液具有很高的感染风险。美国疾病控制与预防中心指出，HIV 新发感染率最高的人是那些性行为没有防护的男同性恋者，以及有高危性行为（如没有任何防护的肛交和阴道性交）的异性恋个体（CDC, 2008）。避孕套的使用极大地减少了HIV 性传播的风险。导致 HIV 感染风险增加的其他因素包括静脉注射毒品以及孕妇传给未出生的孩子（U.S. Department of Health and Human Services, 1993）。HIV 阳性母亲的一个棘手问题是，如何把她们的真实情况告诉正在成长的孩子们。幸运的是，研究表明，聚集式心理干预鼓励信息表露，这种表露对于母亲和学龄期儿童都是有益的（Murphy et al., 2011）。

学者和政策制定者发起了大规模的媒体宣传运动，向公众普及 HIV 和艾滋病的知识，以改变他们的高风险行为。这些措施有效吗？证据显示，预防工作对行为产生了具有统计显著性但较小的改变（例如使用避孕套）。认知与态度的改变比行为改变更大、更快（Albarracin, Drantini, & Earl, 2006）。最有效的预防项目聚焦于改变具体的行为和态度，采用恐惧策略的项目则不太有效（Albarracin et al., 2005）。遗憾但并不令人意外的是，对艾滋病预防项目最感兴趣的参与者恰恰是那些较少做出风险行为的人（Earl et al., 2009）。

应激会加快艾滋病的病情发展，而社会支持则会让症状出现得较为缓慢（Evans et al., 1997; Leserman et al., 1999）。支持小组能减少治疗的痛苦，但没有证据表明支持小组能延长寿命。更广泛的社会支持对于患者的社交和心理健康尤其重要。遗憾的是，误解和恐惧导致包括健康专业人士在内的很多人疏远艾滋病患者，而不是给予理解和支持。

疼痛障碍

疼痛有适应意义。疼痛预示着身体出现状况，促使人们治疗急性外伤或疾病。但是疼痛也并非总是有用的。很多时候，疼痛并不是可治疗的潜在疾病的信号。这种适应不良的疼痛障碍（pain disorder）包括反复出现的急性疾病（如头痛）和慢性疾病（如下背痛）等。此种情况下，*DSM-5* 的躯体症状障碍（以疼痛为主）诊断或许适用。

疼痛会给患者及其家属带来巨大的代价，造成经济损失。在任意一天里，美国有 28.8% 的男性和 26.6% 的女性报告自己感觉疼痛（Jreuger & Stone, 2008; 见图 8.5）。

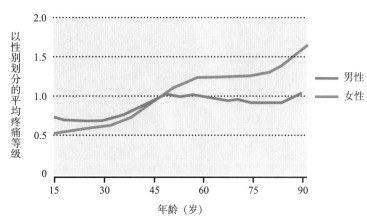

图 8.5 在这个全美代表性样本中，报告经常性疼痛的强度随着年龄而增加，但与性别并无很强的关联。0=无疼痛 2=轻微疼痛

美国颈部和后背慢性疼痛的年患病率为 19%（Von Korff et al., 2005）。约有 5000 万美国人在遭受某种功能失调性疼痛，全社会每年为此支出的医疗卫生费用高达 700 亿美元（Gatchel et al., 2007）。

疼痛是主观的，因此很难评估，尤其是在看不到任何伤口或疾病迹象的情况下，比如普遍的头痛或下背痛。研究表明，更剧烈的疼痛与抑郁和焦虑有关（Gatchel et al., 2007），与此相反，积极情绪水平越高，报告的疼痛程度越低（Zaura, Johnson, & Davis, 2005）。焦虑和抑郁的人可能对疼痛更敏感，更无力应对，或者只是更愿意抱怨（Pinceus & Morley, 2001）。

很多专家认为，聚焦于自知力的心理疗法对于疼痛治疗有反作用，而且可能有破坏性（Keefe et al., 2001）。更直接的治疗包括放松训练和认知疗法。每种治疗方法都有研究证据支持，但减痛效果通常并不大（Patterson, 2004）。大部分方法都侧重于疼痛管理，而不是减轻疼痛。疼痛管理的目标是帮助人们应对疼痛，即使不能完全消除或控制疼痛，也尽可能减少疼痛对生活的影响。其内容通常包括关于疼痛及其后果、疼痛控制方法如放松和锻炼等的教育，试图改变人们适应不良的疼痛预期，以及家人或支持小组的干预。

疼痛管理有助于改善很多疼痛问题，包括头痛、下背痛和面部疼痛等。治疗后，患者对生活和人际关系的满意度提高，工作状况好转，药物依赖减小。一旦能更好地生活，患者往往就会说他们的疼痛减轻了（Gatchel et al., 2007）。生活功能改善可能改变了患者对不适的觉知，但新的研究认为，治疗可以直接改变疼痛的体验。分散注意力、放松和重新评价（如将打针视为一种应激而不是疼痛）等技术不但使患者较少报告疼痛，而且可以降低脑内疼痛加工回路的激活水平（Edwards et al., 2009）。

睡眠－觉醒障碍

睡眠障碍传统上一直被心理健康专家视为次要障碍，是抑郁和焦虑的症状表现。但 *DSM-5* 列出了多种**睡眠－觉醒障碍**（sleep-wake disorders），其中睡眠是主诉。*DSM-5* 列出了 10 种睡眠－觉醒障碍。

失眠障碍的特点是睡眠数量或质量出现问题，包括难以入睡或睡眠难以持续。失眠障碍诊断要求必须达到每周 3 次失眠，持续 3 个月以上，并带来明显痛苦或功能损害。失眠是一种常见障碍，尽管失眠者常常因为知觉错误、担忧或短暂醒来而高估入睡所需时间，低估睡眠总时间（Harvey & Tang, 2012）。有效治疗包括刺激控制技术（只在睡眠时上床）和重新设定昼夜节奏（在设定的时间点上

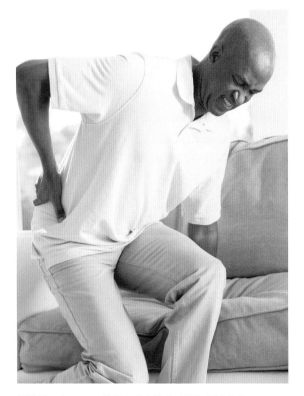

据估计，有 5000 万美国人患有某种功能失调性疼痛。

床和起床），以及不管睡多少时间都不打盹等（Morin et al., 2006）。基于互联网的助眠项目可以缓解失眠问题（Ritterband et al., 2010）。

嗜睡障碍是指睡了至少 7 个小时仍然过度嗜睡。嗜睡会导致睡眠变长（超过 9 个小时）、白天打瞌睡、难以熟睡等。类似的还有发作性睡病，指经常不可抗拒地需要睡觉并伴有特别的身体症状，如因大笑而引发肌张力突然短暂丧失等（APA, 2013）。

与呼吸相关的睡眠障碍是指因呼吸问题导致的睡眠中断。"阻塞性睡眠呼吸暂停低通气"是其中一种，表现为呼吸通道短暂阻塞，造成患者高声打鼾或呼吸暂停、睡后无法恢复活力以及嗜睡等。睡眠暂停显然会损害患者及其周围人的睡眠。昼夜节律睡眠障碍是指患者 24 小时的睡眠模式与生活节律不匹配。这种障碍常见于青少年和上夜班的人（APA, 2013）。

睡眠异态（parasomnias，又译异睡症）的特点是睡眠时出现异常行为，包括 5 种类型。非快速眼动睡眠唤醒障碍的特点是处于非清醒状态，有梦游或夜惊、反复尖叫或其他惊恐表现。患者对这些情形无记忆，而且通常发生在睡眠前三分之一阶段，可能很快重新进入睡眠。梦魇障碍是另一种睡眠异态，特点是频繁地被噩梦惊醒。与夜惊不同的是，患者能记住梦的内容而且很快醒过来。快速眼动睡眠行为障碍是第三种睡眠异态，特点是睡眠中伴有梦话或复杂的运动行为，与梦游不同的是，个体很快会醒过来。第四种是不安腿综合征，患者有移动腿部的冲动，干扰了睡眠，每周至少 3 次，持续 3 个月以上，导致明显痛苦或功能损害。最后一种睡眠异态是物质／药物所致的睡眠障碍，指明显由中毒或药物引起的严重睡眠障碍。

心血管疾病

我们把心血管疾病视为应激研究和治疗的重点，详加介绍。**心血管疾病**（cardiovascular disease, CVD）是指影响心脏和血液循环系统的一系列疾病。其中最重要的是高血压和**冠心病**（coronary heart disease, CHD）。而冠心病中最致命和著名的当属心肌梗死（myocardial infarction, MI），俗称心脏病发作。高血压会增加冠心病和其他重病如中风的风险。

心血管疾病不仅是美国人死亡的主要原因，占据美国总死亡人数的 1/3 以上（Minino & Smith, 2001），而且是大多数工业化国家中人们死亡的主要原因。冠心病引起的死亡之所以受到特别重视，是因为患者的年龄通常都不大。美国约 1/2 的冠心病患者和约 1/4 的中风患者都不到 65 岁（Jenkins, 1998）。心血管疾病风险与不健康行为有关，如体重、饮食、锻炼和吸烟。此外，个性类型、行为模式和情绪表达方式也会导致心血管疾病（Rozanski, Blumenthal, & Kaplan, 1999）。

心血管疾病的症状

高血压常常被称为"无声杀手"，因为它没有明显症状。因为高血压常常不易为人察觉，日常血压监测就变得尤为重要。收缩压是心脏泵血时动脉内的血压

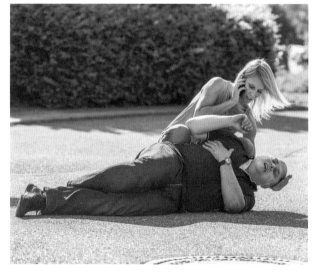

心血管疾病包括心肌梗死（心脏病发作）是美国和大多数工业化国家中人们的主要死因。

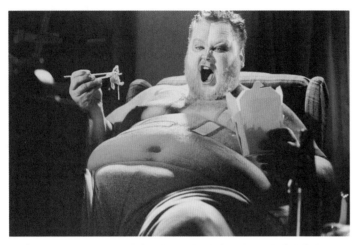

一半以上的心肌梗死（心脏病发作）后猝死患者既往无冠心病治疗史。

最高值。舒张压是心脏舒张时动脉内的血压最低值，发生在两次心跳之间。一般而言，个体在放松状态下收缩压达到 140 或舒张压达到 90 时，就会被诊断为高血压。

　　冠心病最明显的症状是胸痛。一般疼痛集中在胸部中间，并通过左肩延伸至左臂。如果冠心病不太严重，疼痛感就较小，或者只有短暂的锐痛感。心肌梗死的痛感通常十分强烈，以致造成严重后果。三分之二的冠心病死亡病例都出现在发病后 24 小时内（Kamarck & Jennings, 1991）。超过一半的冠心病猝死患者以前从未做过冠心病治疗。这意味着冠心病要么没有任何症状，要么症状较轻而被忽视。使用便携式心电监护设备进行日常监测的研究显示，冠心病有过多次发作，但患者并没有察觉（Krantz et al., 1993; Schneiderman, Chesney, & Krantz, 1989）。

心血管疾病的诊断

　　心肌梗死与心绞痛是冠心病的两种主要类型。心绞痛是指通常因劳累过度引起的间歇性胸痛。心绞痛发作并不会直接损伤心脏，但可能是潜在疾病的信号。心肌梗死（心脏病发作）则会损伤心脏，常常造成心源性猝死，心源性猝死通常定义为冠心病发作后 24 小时之内出现的死亡。

　　继发性高血压通常由肾病或内分泌疾病等已有疾病引发。之所以称为继发性，是因为这种高血压是由其他身体疾病导致的。原发性高血压的诊断条件是高血压是主要或唯一的疾病。原发性高血压并没有单一的确定病因，约占高血压病例的 85%。很多身体因素和行为因素都会导致血压升高。

心血管疾病的患病率

　　自 20 世纪 20 年代始，心血管疾病就成为美国的头号杀手。不过，美国、日本和许多西欧国家的心血管疾病死亡率下降了 25% 以上。与此同时，许多东欧国家的心血管疾病的死亡率却上升了。造成这种趋势的部分原因是饮食变化、吸烟和高血压（Jenkins, 1988）。另外一部分原因可能是，西方社会对于应激负面影响的认识的提高，以及东欧工业化程度的提高和应激的增加。

心血管疾病的成因

生物因素　冠心病的直接原因是心肌缺氧。伴随心绞痛出现的短暂性缺氧（心肌缺血）并不会造成永久性损伤，但是一些心肌会因为心脏病发作而死亡（心肌梗死）。心脏对氧气需求的突然增大可能导致心肌缺氧，例如在体育锻炼之后。更严重的是动脉硬化导致流向心脏的血流（以及携带的氧气）逐渐减少。动脉粥样硬化是指随着年龄增长而形成的血脂堆积，冠状动脉管壁增厚；由应激引发的炎症也可能导致动脉硬化（Blak & Garbutt, 2002）。最危险的情况是心脏突然缺氧，冠状动脉阻塞发生时就是如此。冠状动脉阻塞可能是由于脂肪堆积完全阻塞了动脉，或者血栓进入心肌所致。

高血压的直接生理原因还不明了，冠心病和高血压的间接生理原因同样无法确知。家族阳性史是高血压或冠心病的风险因素，而且大部分专家认为它们有遗传原因。但心血管疾病的动物模型研究表明，基因与环境存在相互作用。例如，只有在摄入高盐食物或处于导致应激的环境中时，大鼠才容易出现高血压（Schnederman et al., 1989）。

心血管疾病的心理因素　影响心血管疾病的心理因素包括：（1）不健康行为；（2）即时或长期的应激；（3）性格，特别是A型行为；（4）抑郁和焦虑。

不健康行为　某些不健康行为与心血管疾病尤其是冠心病有关，所以冠心病又被称为"生活方式病"。高血压使冠心病的风险增加2~4倍。每天抽一盒以上香烟的人患冠心病的风险也会增加2~3倍。肥胖、高脂肪饮食、血清胆固醇水平升高、大量饮酒和缺乏运动也会增加冠心病的风险。体重、饮食、胆固醇、饮酒和运动等都与心血管疾病高度相关，但这些因素似乎都是独立起作用（Jenkis, 1988）。

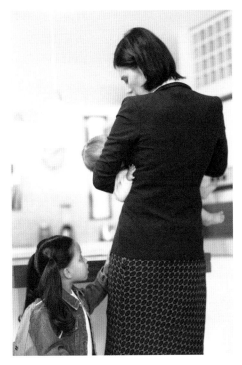

与无孩子的职业女性或家庭主妇相比，有孩子的职业女性更易患心脏病。工作紧张包括工作与家庭生活之间的冲突。

研究方法

纵向研究：对生命的长期研究

　　纵向研究（longitudinal study）是指对人群进行长期的反复研究。与该研究方法对应的是**横向研究**（cross-sectional study），即在唯一的时间点上对人群所做的研究。纵向研究的常见目标是确定假定的原因是否在假定的结果之前出现。我们都知道原因一定先于结果。球飞过球网之前一定有人先挥动了球拍。如果我们在纵向研究中证明应激先于心脏病出现，那么科研人员就可以排除另一种解释（反向因果关系），即心脏病引发应激。

　　纵向研究成本更高。在一个时间点上研究应激与心脏病的成本较低廉，而评估现在的应激与之后10年内冠心病发展情况的成本则高得多。另一种成本较低的方法是回顾性研究（又称回溯研究）。在这种研究设计中，研究者让人回顾或分析过去的记录。回顾性研究方法虽然成本低，但因为记忆扭曲和记录有限而受限（见第7章"研究方法"专栏）。

　　前瞻性设计（又称前瞻研究）更昂贵但更有效。它当时就对假定的原因进行评估，然后长时间追踪研究对象，以检验假定的效果是否会随着时间推移而产生。利用追踪的方法，研究者能对各种预测做出比回顾性研究更彻底和更客观的评估。

　　研究者在研究健康和疾病（以及一般的异常心理）时两种研究方法都会使用。如果某个研究结果得到前瞻性纵向研究的支持，那么与横向研究相比，你可以对该研究者的因果假设有更强的信心。但是，即使在纵向研究中，相关也并不意味着因果。假设的"原因"和"结果"都可能是某个第三变量的结果。例如研究者在某个时间点研究A型行为模式的人，预测几年后他会患上冠心病。但是长期的工作压力可能不仅导致A型行为模式，而且引起后来的心脏病。所以，研究者需要运用不同的研究方法来确定因果关系。为了更全面地掌握科学知识，你需要了解各种研究方法的优缺点。

应激 应激导致心血管疾病的方式至少有两种。第一，长期来看，持续的应激会损害心脏。第二，应激会直接加重心血管系统的负担，导致心率加快和血压升高，进而导致突发症状甚至心肌梗死等。1994年发生的洛杉矶地震就是应激直接影响的极好例子。震前一周心脏病致死病例日均为4.6例，地震当天则上升到24例（Leor, Poole, & Kloner, 1996）。

血压升高和心率加快是正常的应激反应，但是研究者早就发现，不同的人暴露在实验室应激条件下时，心血管反应性、血压和心率的增加都不尽相同。那么，心血管反应性更强的人更容易得心血管疾病吗？

回答是肯定的。一项针对冠状动脉疾病患者的研究表明，在实验室中，那些对心理应激有更强烈的心肌缺血（缺氧）反应的患者，5年内致命和非致命心脏病的发病率都高于反应更小的患者。实际上，心理应激比身体应激（运动测试）能更准确地预测未来的心血管疾病（Jiang et al., 1996）。

长期应激确实会增加心血管疾病和冠心病的风险（Krantz et al., 1988; Schneiderman et al., 2004）。例如，应激水平高的从业人员冠心病的发病率更高。伤害最大的似乎是工作紧张（job strain），即心理需求很高但决策控制力很低的一种状况（Karasek et al., 1982）。例如，女服务员的心理需求较高，但决策控制力较低；而护林员则相反。图 8.6 列出了一些职业和它们的心理需求及决策控制力的差异。

一些研究发现，工作紧张与冠心病有关联（Krantz et al., 1988; Rozanski et al., 1999）。例如，依据弗兰明翰心脏研究项目（一项关于冠心病发展的纵向研究，参见"研究方法"专栏）对职业的客观评估，工作紧张的女性患冠心病的风险是工作不紧

图 8.6 根据心理需求和决策控制力划分的职业类型。决策控制力低而心理需求高的职业往往导致更高的工作紧张程度，故而心血管疾病的风险更高。

资料来源：Krantz, DS. "Environmental Stress and Biobehavioral Antecedents of Coronary Heart Disease..." Journal of Consulting and Clinical Psychology, June, 1988, 56（3）, p. 333-341.

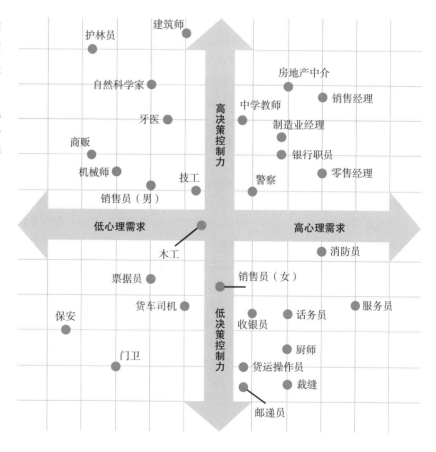

张女性的 1.5 倍。自我报告工作紧张程度高的女性患病风险高 2 倍。

工作紧张并不仅包括拿工资的工作，还包括个体在其他人生角色中承担的工作。弗兰明翰的一项早期研究发现，与家庭主妇相比，那些工作了半辈子的女性得冠心病的风险并不更高。但是，如果职业女性同时也有孩子，那么她们更可能得心脏病。实际上，职业女性孩子越多风险越高；但是家庭主妇却不会如此（Haynes & Feinleib，1980）。女性（和男性）承受的工作紧张不仅来自职业，还来自各种人生角色的竞争。

A 型行为和敌意　人格特质可能增加心血管疾病的风险，尤其是**A 型行为模式**（Type A behavior pattern），即面对挑战争强好胜、充满敌意、争分夺秒、缺少耐心和追求成就。这种模式由心脏病专家弗里德曼和罗森曼首次提出（Friedman & Rosenman，1959）。他们指出，A 型行为者"非常渴望成就"，就像本章开篇案例中的鲍勃那样，他们一往无前，为了成就可以牺牲一切（Jenkins，1988）。与此相反，B 型行为者则更为冷静和满足。

1981 年，美国血液和心肺研究所得出结论，A 型行为是冠心病的风险因素，独立于饮食等其他风险因素。这一官方认可引发了很多后续研究，但是 1980 年之后的很多研究都没有支持之前的研究结果（Rozanski et al., 1999）。更多的研究似乎证实，敌意比 A 型行为中的其他特质能更准确地预测冠心病（Miller et al., 1996; Smith & Ruiz, 2002）。芬兰的一项调查表明，对于有冠心病或高血压病史的男性来说，有三个指标能可靠地预测他们的死亡：易怒、好争辩和易激惹（Koskenvuo et al., 1988）。

抑郁和焦虑　冠心病患者抑郁的可能性是普通人群的 3 倍，而抑郁会使患心脏病的风险翻倍（Frasure-Smith & Lesperance, 2005）。抑郁是心脏病带来的反应，还是抑郁增加了患冠心病的风险？如果后者正确，原因何在？对 2400 多名抑郁或孤独的心脏病患者所做的研究证实了前者。在一个大型的认知行为疗法（有时结合抗抑郁药物治疗）随机试验中，抑郁得到一定的缓解，但是治疗组的冠状动脉结果并不比未经治疗的控制组更好（ENRICHD, 2003）。

焦虑似乎与冠心病的一个重要方面——心源性猝死有关（Rozanski et al., 1999）。聚焦于心脏的焦虑（即专注于心脏和胸部感觉）是人们另一个重要的忧虑（Eifert, Zvolensky, & Lejuez, 2000）。

心血管疾病中的社会因素　社会因素在很多方面影响心血管疾病的患病风险。亲朋好友可以促使你形成健康或不健康的生活方式。人际关系冲突会导致愤怒和敌意，增加冠心病风险。经济宽裕、已婚和/或拥有知己都与冠心病更乐观的预后有关（Williams et al., 1992）。实际上，配偶应对心脏病的信心可以预测患者 4 年内生存率的提升（Rohrbaugh et al., 2004）。在一项研究中，健康的配偶在谈到对方健康状况时使用"我们"一词的次数越多，心脏病患者 6 个月后改善越大（Rohrbaugh et al., 2008）。更广泛地说，社会价值观（如对吸烟的看法）和文化规范（如对工作压力的看法）也会影响心血管疾病风险。

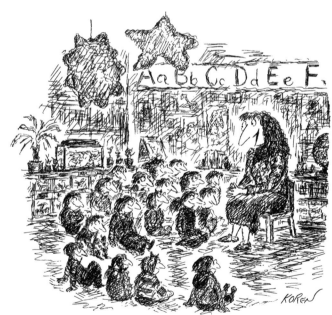

"从前有一块冰冻比萨饼，里面住着一群很凶恶的怪兽，它们的名字叫作精制白面粉、复原番茄干和加工乳酪。但最坏的怪兽叫意大利辣香肠！"

© Edward Koren/The New Yorker Collection.

在意识到人际关系和社会影响的重要性之后，为提高健康水平，权威部门在构建社会生态（即个人和社会的相互关系）方面做了很多工作（Stokols, 1992）。孩提时代你就曾接触过很多这方面的工作，比如戒烟宣传、学校颁发的健身奖励等。媒体经常会宣传良好的健康习惯，越来越多的雇主也鼓励健康行为。这些广泛的工作有效吗？我们稍后回答这个问题。

整合和可选择的路径　心血管疾病很好体现了系统性方法的价值。为说明这一点，我们还是拿汽车打比方。一些汽车性能很好，另一些汽车则经济实惠。还有一些汽车在出厂前就有缺陷。不管起初状况如何，车况都受到驾车习惯和保养情况的影响。与此类似，心血管疾病也是由基因、偶然的结构缺陷、健康行为、应激对心脏的影响、抑郁状况、应对方法和社会标准等因素综合决定的。

我们在确认心血管疾病的生物、心理和社会风险因素方面已经取得了很大进步。将来研究的一个重要目标是，将各类风险因素的知识整合到一起（Kop, 1999）。很多问题亟待解决。例如我们如何把应激对冠心病直接和即时的影响与长期累积的影响区分开？与应激有关的风险因素在多大程度上是由不健康行为引起的，而非由应激本身引起的？那些暴露于多种风险因素却没有患病的人得到了什么保护？

心血管疾病的预防和治疗

一些降压药可以有效降低血压。一种名为 β-受体阻滞药的药物也有降低心肌梗死致死风险的功效（Johnston, 1989）。还有一些生物医学干预方法也能减少心血管疾病的风险因素。例如药物治疗可以降低血清胆固醇水平，进而预防心血管疾病和降低死亡率（Taylor et al., 2011）。心理干预也可以有效地降低患心脏病的风险。

初级预防　相关部门做了很多工作来促进人们的健康行为，预防心血管疾病，比如鼓励戒烟、合理饮食、锻炼身体、监测血压等。虽然这些我们熟悉的工作很少有系统性的评估，但研究者做了很多细致的研究，其中一项重要研究是在加利福尼亚州斯坦福大学附近的三个小镇上进行的（Farquhar et al., 1977）。两个小镇作为实验组，研究者在镇上进行了媒体宣传活动，以传播健康知识，促进健康行为。第三个小镇则作为控制组，没有进行任何干预。在接受干预的实验组中，媒体以面对面访谈的方式对其中一个镇的居民进行了补充宣传。

结果发现，通过宣传，公众对于冠心病的知识有了更多了解，尤其是在做过面对面访谈的镇。那么对冠心病的了解增多是否有助于行为改变？在一定程度上，答案是肯定的。实验组的人改善了自己的饮食结构，血清胆固醇水平也随之下降，但是吸烟习惯的改变则不明显（Farquhar et al., 1977）。该项研究并不能确定媒体干预能否减少心脏病发生。不过如前所述，随着健康行为的养成，西方国家心血管疾病的发病率下降了。提高公众意识可以逐步促进民众的健康行为，最终可能会降低患心脏病的风险。

二级预防　冠心病的二级预防中最重要的一个工作是治疗原发性高血压。治疗方法有两种：一种侧重于促进健康行为，另一种则强调应激管理，即传授有效的应对方法。

减肥、减少酒精和食盐摄入都有助于降低血压。这些行为改变可以让很多患者免服降压药（Johnston, 1989）。但是，专家能帮助人们做出必要的生活方式改变吗？过去很多尝试大部分都收效甚微，部分原因是方法不对路。例如医生可能会劝病人减肥，或者让他阅读减肥知识手册。但强化治疗似乎效果更好（Dusseldorp et al., 1999）。

高血压应激管理的主要形式是行为疗法，尤其是放松训练和生物反馈。**生物反馈**（biofeedback）利用实验室设备监测患者意识不到的自身生理过程，然后反馈给患者。比如将血压值显示在屏幕上，这样患者很清楚自己的血压是升高还是下降，然后就可以尝试不同的应对策略，比如想象自己躺在沙滩上，看看这个方法能否降低血压。

生物反馈和放松训练都可以成功降低血压。但遗憾的是，血压降幅较小，而且维持时间不长，因此效果比降压药差太多（Andrews et al., 1984）。总的来看，应激管理能改善生活质量，但对疾病效果甚微（Claar & Blumenthal, 2003）。用生物反馈来治疗高血压尤其存疑，所以一些颇受尊敬的研究者建议放弃它（Johnston, 1989）。

高血压预防试验（TOHP）是考察应激管理和健康行为能否降低高血压的一项非常重要的研究（TOHP Collaborative Research Group, 1992）。在该研究中，2000 多名男性和女性高血压患者被随机分配到各个小组，接受 7 种不同的治疗方法、3 种生活习惯干预方法（减肥、减少钠盐摄入和应激管理）以及 4 种营养补充条件之一。生活习惯干预组在持续几周之后进行了小组讨论。营养补充组患者的日常饮食中补充了据说能降低血压的营养成分，即钙、镁、钾和鱼油。研究第一阶段的结果显示，在随后一年半的跟踪调查中，只有采用减肥和减少钠盐摄入两种方法的患者血压降低了。应激管理和营养补充组都未见成效。研究第二阶段充分表明了减肥对降低血压的重要性。即使体重只减少一点点，血压降幅仍然有临床显著性（Stevens et al, 2001）。

多风险因素干预试验（MRFIT）是另一项重要研究。试验包括 12 000 多名有冠心病风险的男性。他们被随机分配到不同的干预组，包括教育和社会支持。干预促进了很多健康行为，特别是吸烟的减少和血清胆固醇的降低。但是 7 年之后，干预组的心脏病发病率并不比控制组低（MRFIT, 1982）。对于该不利结果，一种令人鼓舞的解释是，控制组男性也改善了自己的健康行为。控制组发病率低于风险指标的预测结果，而且研究进行期间正是公众对健康的关注剧增的时期。

三级预防 冠心病的三级预防目标是已经有过心脏病发作的人群，尤其是发生过心肌梗死的人，希望减少其复发率。锻炼可能是医生最常推荐的治疗方法，但是证据显示这种方法效果有限（Johnston, 1989）。最有效的方法是为每位患者量身打造结构化的治疗方案（Blanchard, 1992; Frasure-Smith & Prince, 1985）。有人可能从减少吸烟中受益，有人则是参加减压工作坊，还有人是参加健身课。发放宣传册和开办严肃讲座对于改善健康行为几乎没有帮助。

对于预防冠心病复发，更乐观的证据来自改变 A 型行为模式的工作（Freidman et al., 1986），

这是加拿大香烟盒上的健康警告图。2000年加拿大政府批准此类警告，成为世界上第一个采取如此积极的反吸烟立场的国家。

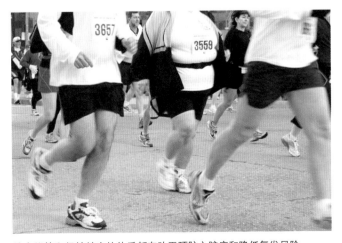

体育锻炼和保持健康的体重都有助于预防心脏病和降低复发风险。

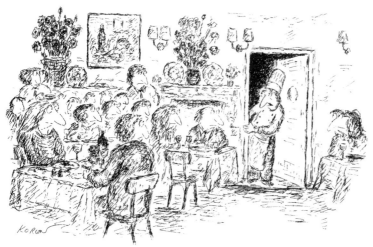

"这里有人专门从事应激管理吗？"

© Edward Koren.

鉴于 A 型行为引起的争议，这一结果有些令人意外。成功的干预是多面的。比如角色扮演（即兴表演）可以帮助患者学会如何在有压力的人际交往中减少敌意。心脏病患者可以先表演自己对难缠的下属惯常的反应，在随后的角色扮演中尝试一种更友好的新反应。旨在纠正错误思维模式的认知疗法也属于这些干预的一部分（Thoresen & Powell, 1992）。例如案例研究中的鲍勃认为自己必须在所有事情上都做到最好，认知疗法可以帮助鲍勃这类患者建立更务实和健康的信念和目标。

A 型行为是可以改变的，这种改变能降低冠心病的风险（Nunes, Frank, & Kornfeld, 1987; Thoresen & Powell, 1992）。一项包括近 600 名患者的研究表明，与接受标准治疗的 300 名患者相比，应激管理训练使心脏病的年发病率降低了近 50%（Friedman et al., 1986）。重要的是，在随后的两年里，A 型行为减少最多的患者出现心肌梗死的可能性降至原来的四分之一。

最后应该指出的是，一些治疗方法侧重于心脏病对生活应激的影响，而不是生活应激对心脏病的影响。这些治疗方法教导心脏病患者及其家人如何更有效地应对心脏病引发的心理问题，包括抑郁、焦虑以及性生活、婚姻和家庭关系的改变（Johnston, 1985）。由于抑郁是心脏病的风险因素之一（Carney et al., 1995），这种干预方法反过来可以促进患者的身体健康。很明显，应激与身体健康的关联是双向的。

获取帮助

压力过大？我们所有人都有过这种感觉，在考试之前，在处理复杂关系的时候，在事情太多时间不足的时候。

如果你的生活中存在很多应激，那么第一个有效的措施就是进行分析。写下令你紧张的情况、你的反应和你的应对计划是很好的开端。你可以开始写日记，可以给某人写信（寄不寄由你），或者只是简单写几句话。写作有助于你直抒胸臆，也能排解心中的烦恼。写作还有助于你梳理事情，将内心深处的感想呈现出来，这样你就可以仔细研究它们。有时只是把想法写在纸上就会有效："哦！我再也不用想它了！"写出来的另一个好处是你可以回看这些文字，整理和修正自己的思绪和感受。詹姆斯·彭尼贝克（James Pennebaker）的《书写的疗愈力量》（*Opening Up: The Healing Power of Expressing Emotions*）是一本以科学研究为基础的著述，它引人入胜地讲述了写作的好处。

另一个帮助你分析生活应激的方法就是填写应激评分表。你可以使用表 8.1 那样常用的表格，也可以在线做测评。在网上快速搜索之后，你会找到一些测试网站，有一些是专门为大学生设计的。

如何应对应激？如果常用的方法对你并不奏效，赫伯特·本森（Herbert Benson）撰写的《放松应对》（*The Relaxation Response*）是一本有用的书，它讲述了如何放松。体育锻炼是另一个健康的应对方法。如果你有与应激相关的、令人苦恼的躯体症状，那你应该向医生咨询。如果应激是情绪方面的，精神健康专家可能更适合你。

最后，如果你因为躯体疾病而产生应激，并想了解最新的研究，你可以先登录美国国立卫生研究所的网站。如果你患有慢性疾病，特别是严重或罕见的疾病，与有同样疾病的病友进行在线交流可能对你很有益处。由于网上资源过多，大部分搜索引擎都设置了专门的"健康"类别。在浏览过程中，请记得在评估信息时应保持怀疑和谨慎的态度。

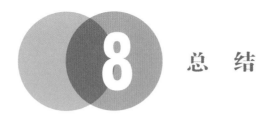

如今科学家认为每一种疾病都是心灵和躯体（心理和身体）相互作用的结果。

行为医学是研究躯体疾病中心理因素的多学科领域。

应激是需要生理、认知或行为适应的挑战性事件。

应激会激活**战斗或逃跑反应**，它是对威胁的一种进化反应，会导致交感神经系统的强烈唤醒。

作为对应激的回应，肾上腺分泌两种重要的激素：肾上腺素（它会导致我们熟悉的"肾上腺素激增"）和**皮质醇**（"应激激素"，具有类似于类固醇的身体修复功能）。

心理神经免疫学研究应激怎样对免疫功能造成损害。

问题聚焦型应对设法改变应激源，**情绪聚焦型应对**则改变内在的痛苦。

健康行为是指任何促进健康的行为，包括健康习惯，如平衡膳食、作息规律、体育锻炼，以及避免不健康的活动，如吸烟、过度饮酒和吸毒等。

生活方式病是目前美国人最主要的死因之一。

如今美国的头号杀手是**心血管疾病**，它会影响人的心脏和血液循环系统。导致心血管疾病的心理因素包括不健康行为、心血管反应性、长期应激（如工作紧张）、抑郁、焦虑和 A 型行为模式中的敌意。

冠心病的初级预防包括促进健康行为的工作。二级预防包括通过促进健康行为和**应激管理**来治疗高血压。三级预防的目标是那些犯过心脏病的人群，例如尝试改变他们的 A 型行为。

概　览

批判性思考回顾

8.1 应激如何让你的身体生病？

坎农观察发现……战斗或逃跑反应是现代社会面对诸多应激的一种适应不良的反应……（见第242页）。

8.2 应对应激的良好方式有哪些？

人们应对应激的方式多种多样，有好有坏。两种基本的应对策略是问题聚焦型应对和情绪聚焦型应对……（见第246页）。

8.3 说人有韧性意味着什么？

积极心理学家……认为人类的**韧性**是普遍存在的，它是成功应对生活挑战（包括压力很大的挑战）的能力……（见第247页）。

8.4 应激真的在癌症和艾滋病等疾病中起作用吗？

乍看之下，癌症似乎完全是生理疾病。但是，心理因素的重要性很快就显现出来了。例如抽烟等影响健康的行为会使人暴露在多种致癌物质和其他致癌媒介中……（见第251页）。

8.5 什么是"生活方式病"？

一些不健康行为与心血管疾病有关……所以心血管疾病又被称为"生活方式病"……肥胖、高脂饮食、高胆固醇、大量饮酒和缺乏锻炼……都会增加冠心病的风险……（见第257页）。

8.6 什么是A型行为？它真的会导致心脏病吗？

应对应激的一些典型行为也会增加心血管疾病的风险，尤其是A型行为模式，即面对挑战时争强好胜、充满敌意、争分夺秒、缺少耐心和追求成就……（见第259页）。

人格障碍

第 9 章

概 览

学习目标

9.1

神神叨叨与人格障碍有什么区别?

9.2

边缘型人格障碍与自恋型人格障碍在哪些方面有相似之处?

9.3

维度法将人格问题描述为适应不良的人格特质变化有哪些优点?

9.4

哪些人格障碍即使人变老也最不可能改变?

9.5

为什么人格障碍如此难以治疗?

9.6

反社会型人格障碍与精神病态有什么区别?

　　人是社会性生物。繁衍和生存都要依靠与他人成功的合作和互动。我们形成社会联盟的目的很多,比如养家糊口、完成工作以及在社区中生活。我们也同他人竞争,而且某些情况下我们必须保护自己不受他人伤害。支配这些关系的是各种心理机制,它们合在一起就构成我们的人格。**人格**(personality)是指一个人持久的思维和行为模式,是他或她区别于他人的定义性特征。这些模式中包括表达情绪的方式以及思考自己和他人的模式。多数情况下,人格起到黏合剂的作用,可以维系和促进我们与他人的互动。不过人格也会出现问题。如果持久的行为和情绪模式引起个体与他人的反复冲突,而且使其无法维持与他人的亲密关系,这个人的人格就可以认为有障碍。

　　当然,性格古怪与人格障碍的分界线很难界定。我们都有自己的癖好和个性,而且管理人际关系的方法也很多。例如,对他人的言行持怀疑态度常常是有益的。但怀疑他人动机的倾向何时算是跨过正常界线而变为偏执? 自信是另一种值得赞扬的品质,但是如果自信膨胀到狂妄自大就会导致问题。在很多情况下,健康特质、性格古怪和人格障碍的区别取决于个体适应不同环境需求的能力。人际交往中的变通和灵活无疑是有益的。有人格障碍的人会使他们自己的社交问题恶化(通常是不自觉的),因为他们长期以不适当的方式应对社会挑战。

概　述

　　所有人格障碍都是基于夸大的人格特质，这些特质经常让他人感到不安或烦恼。比如，在本章的第一个案例中，你会看到一位年轻男士，他持续的冲动和欺骗行为使他不断与其他人冲突，还屡屡违法。

　　要满足 *DSM-5* 中对人格障碍的诊断要求，个体必须符合人格障碍的一般定义（适用于全部 10 种亚型），同时还必须符合特定类型人格障碍的特定标准，包括描述该障碍特征的症状和行为列表。*DSM-5* 中**人格障碍**（personality disorder）的一般定义强调模式的持续时长以及与症状相关的社会功能损害。人格障碍必须是"明显偏离了个体文化预期的内心体验和行为的持久模式"的一部分（APA, 2013）。这种模式必须表现在下列至少两个方面：认知（如思考自我和他人的方式）、情绪反应、人际功能或冲动控制。这种适应不良的体验和行为模式还必须是：

- 僵化的和泛化的，表现在个人和社会情境的诸多方面。

- 社会、职业或其他重要功能方面的损害或有临床意义的痛苦的根源。

- 稳定且持续时间长的，发病时间至少可以追溯到青春期或成年早期。

　　社会功能失调的概念在人格障碍的定义中有着重要作用。它很大程度上证明了把这些问题定义为心理障碍的合理性。如果 *DSM-5* 标准列出的人格特质通常干扰了个体与他人相处和扮演社会角色的能力，它们就不仅是古怪行为或奇特习惯的集合体，而可以被视为有害的功能失调（Wakefield, 1999）。事实上，*DSM-5* 描述的大部分病态人格特征都会导致社会功能或职业损害（Ro & Clark, 2010; Skodol et al., 2007）。

　　人格障碍是心理障碍诊断系统中最有争议的类别之一（Tyrer et al., 2007; Verheul, 2007）。此类障碍很难可靠地识别，因为各种人格障碍之间有很大程度的共病，它们与其他心理障碍也是如此；各种人格障碍的定义也没有坚实的实证基础，因为关于人格的基本成分并没有科学依据。因此，你应该批判性地思考这些分类的效度。

　　虽然人格障碍很难定义和测量，但它们在心理病理学领域仍然十分重要。以下几点观察结果支持这一观点。第一，人格障碍与显著的社会和职业损害有关。它们会损害人际关系，包括个体与朋友和同事的关系。人格障碍也在很多婚姻纠纷和暴力案件中起着重要作用（Weinstein, Gleason, & Oltamanns, 2012; Whisman, Tolejko, & Chartav, 2007）。第二，青春期出现病态人格特质与日后患上其他心理障碍的风险增加有关（Cohen et al., 2007）。负情绪性（高神经质）通常预示着抑郁症或焦虑障碍的发作。冲动和反社会人格会增加个体酗酒的风险。第三，在一些案例中，人格障碍实际上代表更严重的心理病理形式的起始阶段。例如，偏执型和分裂样人格障碍有时会出现在精神分裂症发作之前。第四，人格障碍共病的存在可能妨碍其他精神障碍的治疗，比如抑郁（Fournier et al., 2008）。

　　下文的几个案例说明了人格障碍的若干重要特征。第一个案例是反社会型人格障碍，其定义是对他人权利的普遍而持续的漠视和频繁侵犯。这名 21 岁的男性是克勒克雷在他的经典论文中描述的（Cleckley, 1976）。这名男子因为最近一次偷窃被拘留之后，由他的父母和律师转介给克勒克雷。父母希望克勒克雷能诊断他们的儿子患有心理障碍，以免他被判长期入狱。

➤ 一个偷车贼的反社会型人格障碍

汤姆看上去身体很健康，而且确实如此。他的举止和外表都讨人喜欢。如果只看脸，一名潜在的雇主可能认为他很有个性和上进心，能力也强。他见多识广，聪慧机敏，无拘无束，很有自信，而且外人很可能认为他的自信很有道理。他根本不像那种人生会失败或者会犯大错的人；相反，他看上去跟失败根本不沾边。

儿时的汤姆看起来可靠，有男子气概。但你别指望他坚持做完任何事或者有出色的表现。他经常旷课。虽然每次讨论他的问题时他的回应都非常好，但任何建议和劝说都不能制止他的不良行为。虽然衣食无忧，但他还是不时偷父亲的鸡到市中心的商店里去卖。家里的银制餐具也经常丢失，被他廉价转卖，或者换回一些零碎物品。他很憎恶这些行为，似乎也很想逃避惩罚，但是从来不改变。他看起来并不怪异或特别冲动，也不像是坏脾气或疯狂的人。没有任何迹象表明他抵制不了特别强烈的诱惑，而去精心策划非常冒险的行为或刺激的叛逆行为。

他撒谎时理直气壮，泰然自若，花言巧语，或者仅凭他令人信服的坦率外表来否认所有责任，以致多年来人们完全错估了他的真实经历。

他的"壮举"通常有：恶作剧地往学校钢琴的琴弦里拉大便；拆掉他叔叔汽车的化油器卖了75美分；把他父亲的外套卖给一个路过的收废品的人。

十四五岁学会开车后，汤姆经常偷窃汽车。他偷车更像是无心之过而非有意侵占。他的邻居或朋友走到车库或者办公楼外的停车场后，常常发现车子不见了。有时他会把偷来的车抛弃在几个街区之外；有时汽车没油了，他就随意丢在路边。在他企图卖掉一辆偷来的汽车后，他父亲就他的问题进行了心理咨询，得到的解释是，他可能对汽车有一种特别的渴望。为了治疗他，父亲给他买了一辆车。有一次汤姆开车外出，中途故意停下自己的车，把它放在一边，然后偷了一辆更差的车，开了几公里后把这辆被自己轻微损坏的汽车丢在一个村庄边上。

他父亲还咨询了私人医生、童子军领队和社会工作者。但谈话和努力都毫无成效。只是列出汤姆越来越明显的一些行为，并不能充分描述汤姆的情况。他不是每天或每周都做这些严重的恶作剧或搞破坏来吸引别人的注意。他通常有礼貌，细致体贴，在事情败露和被惩罚之后总是显得好像吸取了教训。他非常聪明，学东西很容易。在他正常上学期间，他出色的能力给老师留下了深刻印象。他既有魅力，又谦虚，表面的真诚很容易打动人，加上他看似很坚定的决心，让父母和所有见到他的人都满怀希望。老师、童子军领队、校长和其他人都承认，他在一些很重要的方面不同于那些普通的不良少年。大家都付出特别的努力来帮助他，给他改过自新和重新调整的机会。

当他开着偷来的汽车跨越州界时，他已经触犯了法律。考虑到他还年轻，而且给人的印象非常好，他被判处缓刑。不久，他又偷了一辆汽车，再一次把车丢在两州边界。情况显而易见。他这么机灵，不会不知道事情的后果。他承认自己想过被抓的巨大风险，但他感觉自己有机会逃脱，于是冒险偷车。他的行为无法用异常和强烈的动机或任何特殊的目的来解释。

汤姆被送入联邦政府在一个偏远的州设立的机构里，那里有组织有序的教化项目，还能提供指导。他态度良好，检讨了自己过去的错误，制订了全新的未来计划，很快就给机构留下了好印象。他似乎应该提前获得假释，而且的确被假释了。但不久他再次偷窃，从而失去了自由（Cleckley, 1976, pp. 64-67）。

请注意，汤姆问题的基本特征在青春期早期就已经非常明显，而且这些特征长期以来一直存在。人格障碍的这种稳定和持久性是其最显著的特征之一。这正是人格障碍与其他短暂的异常行为的区别。

这个案例很好地说明了，符合反社会型人格障碍诊断标准之人的违法和不道德行为本质上是无意义的。这种障碍令人费解的另一个特征是，患者明显缺乏懊悔之心，不能从过去的不良行为中吸取教训。我们很难理解为什么某些人有这样的行为习惯。精神健康专业人士用人格障碍这一概念来理解这类不理性的行为。

汤姆的案例还说明了人格障碍的另一些重要特征。大多数其他心理障碍，如焦虑障碍和心境障碍，都是自我失谐的（ego-dystonic）；也就是说，患有这些障碍的人会因他们的症状感到痛苦，而且对自己的情况感到不安；而人格障碍通常是自我和谐的（ego-syntonic），患者自己能够接受心中的想法或冲动。人格障碍患者通常不认为自己受到困扰。我们也可以说他们对自己问题的性质没有自知力。汤姆并不认为自己反复的反社会行为有问题。他造成的麻烦让别人很痛苦，而他自己却没有痛苦。很多人格障碍都主要依据患者给别人带来的困扰而非患者的主观痛苦来定义（Oltmanns & Powers, 2012）。

许多人格障碍都有自我和谐的性质，这带来的重要问题是使用自我报告（访谈和问卷）来评估人格障碍有局限性。很多有人格障碍的人不能现实地看待自己，也意识不到自己行为对他人的影响。因此仅靠自我报告评估人格障碍效度不足（Klein, 2003; Oltmanns & Turkheimer, 2009）。自我报告可能低估人格障碍的发病率和严重程度，尤其是与自恋型人格有关的某些障碍。开发替代性评估方法，比如通过同伴、家人或精神健康专家收集信息，仍是未来研究面临的一个重要挑战（Clark, 2007）。

症　状

用来定义人格障碍的各种特定症状代表了人格若干构成要素适应不良的变化（参见第 2 章），包括动机、对自己和他人的认知、气质以及人格特质。我们整理了与这些问题相关的典型症状描述，DSM-5 所包含的 10 种人格障碍定义的特定症状组合中都涉及了这些问题。

社会动机

动机是指一个人的渴望和目标（Emmons, 1997）。动机（不论是有意识的还是无意识的）描述了一个人希望事情成为什么样子，而且动机有助于解释为什么人们以特定方式行事。例如，一位男士可能因为想独处而没有给人回电话（而非忘记有人来过电话）。理解人类人格最重要的两个动机是亲和（affiliation, 又译为归属，是指渴望与他人建立亲密关系的渴望）和权力（对影响力、声望和支配的渴望）（Winter et al., 1998）。这些动机的个体差异对个人健康和调适有重要影响。

人格障碍的很多症状都可以依据亲和以及权力需要发生适应不良的变化来描述。一个尤为重要的问题是亲和动机的缺失。大多数人都享受与他人相处的时光，也希望与朋友和家人建立亲密关系，但有些人却并非如此。他们更喜欢独处。社交动机的严重减退和缺乏是定义某些特定类型人格障碍的一个普遍主题。

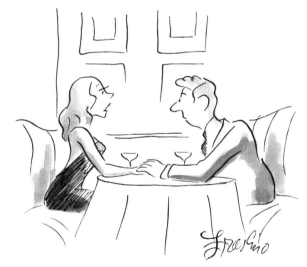

"你只想要幸福，道格拉斯。可我要的是财富、权力、名望和幸福。"

© Edward Frascino/The New Yorker Collection.

过强的权力（和成就）动机也会导致人格障碍。例如，某些人一心只想赢得他人的欣赏和赞美。他们认为自己有特权，应该有特殊待遇。在一些案例中，有人过度热衷于工作和专业成就，导致其忽视朋友和家人，也没有休闲活动。这种失衡可能对一个人的社会调适产生严重的破坏性影响。

对自己和他人的认知

我们的社会世界还依赖于我们对自己和他人认识的心理过程（Baumeister, 1997; Kihlstrom & Hastie, 1997）。这些机制的扭曲与人格障碍有关。例如，一个核心问题涉及我们的自我意象。如果你能够维持现实而稳定的自我意象，就可以计划、协调和评估你与他人的关系。清楚自己的价值观和观点（并对它们有信心）是不依赖他人的帮助和确认做出独立决定的必要条件。自我意象也与心境状态紧密相关。如果你对自己的看法不切实际，总在正面和负面看法之间波动，你的心境起伏就会很大。你可能需要持续地从他人那里得到认可，或者过于依赖他人的看法来维持自尊。我们必须有能力评估自己的重要性。正面地看待自己当然是有益的（很多人都有正面的自我"光环"），但是极度自大则有破坏性。不过，或许破坏性更大的是自卑，即人们认为自己低人一等。

如果我们对别人的意图、动机和能力产生错误认知，我们的关系就会受到严重破坏。偏执信念就是一个例子。有些人在没有充分理由的情况下就认为别人在利用、欺骗或试图伤害自己。扭曲他人意图还包括毫无根据地害怕被人抛弃、批评或拒绝。个体要在团队中有效地工作，也需要切实地评估他人的才干和能力。为了与他人合作，我们必须能够评价他们的能力。有人格障碍的人之所以遇到问题，是因为他们在很多方面误解了别人（认为别人有威胁、漠不关心或能力不足）。

社会互动中的许多要素也依赖于我们能够评估自己与他人关系的性质，然后据此对适当和不适当的行为做出准确判断。与性伴侣和谐的关系包括知道什么时候双方应当亲密，什么时候应当避免。某些有人格障碍的人总是遇到社交距离问题（要么与人太亲近，要么与人太疏离）。最后，人际知觉中的另一个重要因素是与他人共情的能力，即预测和解读别人的情绪反应并利用这些知识来指导我们行为的能力。理解他人情绪的能力缺陷是人格障碍的核心特征之一。

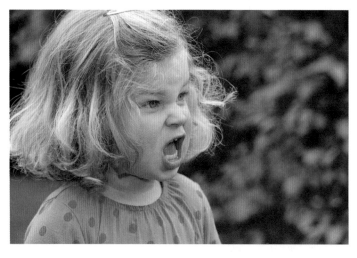

童年时期气质的个体差异，如情绪反应性和自我调节，可以预测成年后的人格特征。

气质和人格特质

如果动机有助于解释为什么人们有某种行为方式，那么气质和人格特质则可以描述人们如何行动。气质是指个体与世界发生联系的最基本和最典型的风格，尤其是在出生后第一年表现出来的明显风格（Caspi & Shiner, 2008; Mervielde et al., 2005）。气质的定义通常包括诸如活动水平和情绪反应性等维度（参见第 2 章）。不同婴儿在这些因素上的表现水平或程度相差很大，而且极大地影响他们日后的发展，比如儿童入学后的社会调适和学业调适。例如很小时就表现出"缺乏控制"的儿童，在青少年期出现多动、注意力分散和品行障碍等问题的可能性比其同伴大得多（Caspi et al., 1995）。极度害羞的幼儿在日后更可能出现焦虑和社交抑制（Eisenberg et al., 1998; 参见第 16 章）。

专家们对气质和人格的基本维度有不同看法。有的理论相对简单，只有 3 个或 4 个维度。有的理论则更为复杂，认为人格特质多达 30 种或 40 种。一个广为接受的观点是人格的五因素模型（FFM; McCrae & Costa, 2013）。我们在第 2 章总结了该模型的基本特质（也称"域"），它们分别是神经质、外倾性、开放性、宜人性和尽责性。五大域中的每一个可以再细分为 6 个更具体的方面（见表 9.1）。整体来看，五因素模型对任何人的行为都能进行较为全面的描述。

表 9.1　人格五因素模型的域和面		
	高得分者	低得分者
神经质		
焦虑	极度紧张	缺少适度焦虑
愤怒-敌意	过度敏感；易怒	无法表达愤怒
抑郁	持续抑郁	无法认识丧失
自我意识	容易困窘不安	漠视他人意见
冲动性	极度冲动	克制或内敛；麻木
脆弱性	容易被压垮	无视危险
外倾性		
温暖	不适当的亲近	无法发展亲密关系
合群	不能忍受孤单	社交孤立
果断	专横，固执	顺从和无能
活跃度	有干劲，疯狂，易分心	久坐和被动
寻求刺激	鲁莽，粗心	麻木，单调乏味
积极情绪	轻浮，无法控制情绪	严肃，无法享受事物
开放性		
幻想	沉浸于白日梦	缺乏想象力
审美	沉浸于不寻常的嗜好	不欣赏文化或艺术
情感	被强烈的情感控制	很少有强烈的情感
行动	无法预测	拒绝改变，固守常规
想法	沉浸于奇怪的想法	拒绝新想法
价值观	缺乏主导的信念系统	教条且思想封闭
宜人性		
信任	容易受骗	偏执和多疑
坦率	过于自我暴露	不诚实和耍手腕
利他	总是被利用或成为受害者	不考虑他人的权利
顺从	顺从，听话，服从	好争论，不服从
谦虚	谦恭和妄自菲薄	自负，傲慢，自大
敏感	被他人的痛苦压倒	冷酷，冷漠，毫不留情
尽责性		
胜任	苛求完美	松懈，无工作能力
秩序	沉浸于规则和秩序	杂乱无章，懒散
负责任	把责任置于道德之上	不可依赖，不可信
成就导向	工作狂	无目的，没有清晰目标
自律	一心一意追求目标	享乐主义，放纵
慎重	思考过度	草率做决定

资料来源：T.A. Widiger, P.T. Costa, Jr., and R. R. McCrae, 2002, "A Proposal for Axis II: Diagnosing Personality Disorders Using the Five-Factor Model," in P.T. Costa. Jr., and T.A. Widiger, Eds., Personality Disorders and the Five-Factor Model of Personality, 2nded, pp.431-456. Washington, DC: American Psychological Association.

很多人格障碍都是依据表 9.1 所列的各种特质适应不良的变化来定义的（Widiger, Costa, & McCrae, 2013）。人格障碍可能源于每个方向上的极端变化（高或低）。急剧上升的愤怒 – 敌意、冲动性和寻求刺激水平尤为重要，极低的信任、顺从和敏感水平同样如此。虽然某些形式的人格障碍与高水平的焦虑和脆弱性相关，但有反社会型人格障碍的人常常表现出极低的焦虑水平和对危险的担心。本章下一节将继续讨论这些维度。

情境与人格

气质及人格个体差异的发展和持续有两个重要先决条件。第一个条件是这些差异并非在所有情境中都明显。有些重要的人格特征可能只在特定的充满挑战的环境中才显现出来，这种环境需要或者会触发特定的反应（Eaton, South, & Krueger, 2009）。例如，前述案例中的汤姆并不总是冲动和不负责任的。他与大人在一起时通常都有礼貌，某些时候他也能按时上学并遵守学校规定。

第二个条件涉及表现出某种特质所带来的后果。社会环境常常决定某种行为模式会被他人赋予积极或消极的意义。例如，坏脾气可能有适应功能，对于一个没有得到满足又非常引人注目的婴儿来说这是有益的，比如在饥荒时期或者住在大型机构里。在某些情境中，坏脾气又可能与某些精神障碍或学习障碍风险的增加有关。

请思考汤姆表现出的那些特质，尤其是冲动性和无所畏惧。这些特质在正常情况下可能是适应不良的，但在某些特殊情境中却可能是有用的，甚至令人钦佩。战争就是一个极端例子。人们在战争情境中需要迅速果断地行动，通常要冒非常大的健康风险。不顾个人安危在战争情境中可能是适应性的。汤姆身上另一个有意思的特质是他能够平静地撒谎，而且令人信服。同样，如果汤姆是一名间谍，这就是有价值的适应技能。某种特质的意义取决于观察到这些特质的环境。

诊　断

DSM-5 对人格障碍的分类有两种不同方法。手册主体部分采用了传统的类型法。10 种人格障碍中的每一类都用一组特征症状来定义。满足某一人格障碍的总体分类标准且其症状足以超过特定障碍诊断阈限的人将符合该诊断。根据这一方法，那些不满足这个相对主观的阈限的人则没有该障碍。我们将这种方法称为人格障碍的类型定义。

负责修订人格障碍定义的工作组对 DSM-5 提出了重大的修改建议，强调用一组包括 25 个维度的量表来描述适应不良的人格特质。这种分类方法称为人格障碍的维度定义，本章稍后详述。新的维度定义法最终没有被采纳，它与其他"需要进一步研究的状况"一起被列在手册的第三部分（参见下文"对 DSM-5 的批判性思考：维度模型太复杂了吗？"专栏）。目前，类型模型仍然是 DSM-5 定义人格障碍的正式方法。

DSM-5 的人格障碍类型系统根据更广义的特征把 10 种人格障碍归为三组。每一组所包含的人格障碍见表 9.2。稍后我们将简要介绍这些人格障碍类型。这些描述能让我们大概了解人格障碍，这有助于我们回顾人格障碍的流行病学。在本章的剩余部分，我们将对临床上很重要同时也是得到最多研究的三种人格障碍进行更深入的介绍：分裂型人格障碍、边缘型人格障碍和反社会型人格障碍。

表 9.2　*DSM–5*列出的人格障碍		
A组		**包括经常显得古怪的人**
偏执型		对他人猜疑、不信任。
分裂样		社会关系疏离，情绪表达受限。
分裂型		对亲密关系感到不适，知觉和认知扭曲，行为古怪。
B组		**包括经常显得戏剧化、情绪化和不稳定的人**
反社会型		漠视且经常侵犯他人权利。
边缘型		人际关系、自我形象、情绪和冲动控制都不稳定。
表演型		过分的情绪表达和寻求他人注意。
自恋型		夸大，需要他人赞扬，缺乏同理心。
C组		**包括经常表现得焦虑或恐惧的人**
回避型		社交抑制，无能感，对负性评价过分敏感。
依赖型		过度需要他人照顾，导致顺从和依附行为。
强迫型		过度追求秩序和完美，从而缺乏灵活性。

资料来源：Courtesy of Thomas F. Oltmanns and Robert E. Emery, based on the DSM-5.

A组：偏执型、分裂样和分裂型人格障碍

A 组人格障碍包括偏执型、分裂样和分裂型。符合本组三种亚型的人，行为方式通常怪异或不合群。这三种障碍的症状都与精神分裂症有相似之处（见第 13 章）。*DSM-5* 系统隐含的一个假设是，这些人格障碍可能代表精神错乱全面发作之前的行为特质或人际模式。因为它们与精神分裂症有着紧密联系，所以有时被称作精神分裂症谱系障碍。

偏执型人格障碍（paranoid personality disorder）的特征是对他人行为及动机普遍和无根据的猜疑倾向。符合此障碍描述的人一直保持戒备状态。他们认为别人企图伤害他们，采取极端的预防措施以避免自己被人利用或伤害。虽然谨慎和怀疑对我们不无裨益，但偏执型思维远超于此。这种模式如此稳定且广泛，以致干扰偏执者的社会和职业调适。偏执的人以完全僵化的方式解读他人动机，而且没有能力选择能信任别人的情境（见"批判性思考很重要"专栏）。

因为偏执的人不信任任何人，所以他们很难维持与朋友和家人的关系。他们常常对小事或不确定的事情过度反应，认为它们有隐含的意义。当偏执型人格障碍患者反应过度时，通常会表现出攻击或敌对行为。这些行为很容易造成自我实现预言。换言之，因为偏执的人（错误地）认为自己正在被他人攻击，所以他们会发动攻击。被攻击者自然会对这一行为感到意外、恼怒或惊吓，于是会对偏执者表现出担忧和警惕。这种反应使偏执者更确信他们原先的怀疑，因为他们不理解自己的行为对他人的影响。

必须区分偏执型人格障碍和精神病性障碍，如精神分裂症和妄想障碍。偏执型人格障碍患者对他人的普遍怀疑还没有达到妄想程度。换言之，他们还没有严重到被认为是明显错误和荒谬的。在实际操作中，这种区别有时相当微妙，难以判断。

分裂样人格障碍（schizoid personality disorder）定义依据的是对他人漠不关心的普遍模式，伴有情绪体验和表达受限。这些人是孤独者；他们更喜欢社会孤立，而不是与亲朋好友交往。其他人认为他们冷漠和疏远。但根据他们自己的报告，他们体验不到强烈的主观情绪，如悲伤、愤怒或快乐。

批判性思考很重要

人格障碍可能是适应性的吗?

英特尔公司董事会前主席安迪·格鲁夫写了一本关于企业管理的畅销书《只有偏执狂才能生存》(*Only the Paranoid Survive*)。他认为成功的公司领导人一定要保持警惕;必须预测在商业领域与竞争对手可能发生的负面事件和未来可能遇到的问题。格鲁夫的书名提出了一个有趣的问题:人格障碍的性质。人格障碍的定义确实反映了适应型人格特质与更极端的适应不良的思考(自己和他人)方式之间的冲突。保持怀疑、警惕甚至嫉妒(在某些情况下)是有益的,但我们不应该将这些特质与偏执想法混淆。格鲁夫书名的"偏执狂"一词使用不规范,有误导性,不利于心理病理学的发展。为进一步了解心理障碍的性质,我们必须精准地使用术语。

如何区分对他人动机的正常怀疑和病态偏执?两者的区别部分取决于与长期怀疑及警惕有关的情绪反应,如易怒和敌意(Frances et al., 1995)。因为偏执的人认为别人在给自己制造麻烦,所以他们易怒(Clifton, Turkheimer, & Oltmanns, 2004)。他们也容易焦虑和退缩。他们恐惧是因为他们坚信别人意图伤害自己,所以要远离他人来保护自己。在商业领域或其他社交场合,与偏执思维有关的夸大的负面情绪不可能促进生存。

区分正常怀疑和病态偏执的另一个方法是,个体思考他人带来威胁的时长。虽然大多数人都怀疑过他人,但是偏执的人完全深陷他人要加害他们的想法之中。他们无法用别的方式思考(Shapiro, 1965)。偏执的人也缺乏从他人角度思考问题的能力。大多数人在遇到某些不确定事件时,都能寻求和思考他人的感受或解释;但是偏执的人做不到。由于上述原因,偏执在商业领域带来的往往是失败而非成功。

在批判性思考中,一个很重要的因素是对术语的谨慎定义。不严谨的语言会导致不严谨的思维。那些主张"偏执一点儿有好处"或"只有偏执狂才能生存"的人是在误用术语。很明显,在考虑别人的动机时保持怀疑和谨慎是有益的。但是偏执型人格障碍僵化和适应不良的思维模式显然是病态的。不了解这些现象的复杂性和影响范围就意味着违背而非遵循严肃的学术精神。

分裂型人格障碍(schizotypal personality disorder)的核心是怪异的行为模式,而非与分裂样人格障碍有关的情感受限和社会退缩。这种人格障碍的很多怪异行为表现为知觉和认知的紊乱。有该障碍的人可能会报告自己有奇特的想象和异乎寻常的知觉体验。他们的话可能有一点儿难理解,因为他们用词怪异、表达模糊或不连贯。他们的情感表达范围可能受限(这与分裂样人格障碍类似),或者他们显得愚蠢或不合时宜。

虽然分裂型人格障碍患者行为古怪或者异乎寻常,但是他们并不是精神病患者,也没有脱离现实。他们古怪的想象并非妄想,但他们不寻常的知觉体验却不够真实或令人信服,所以不会让你完全相信是幻觉。

B组:反社会型、边缘型、表演型和自恋型人格障碍

B组人格障碍包括反社会型、边缘型、表演型和自恋型。根据 *DSM-5*,这些障碍的特征是戏剧化、情绪化或古怪的行为,这些行为都与明显的人际关系维持困难相关。将这些障碍归为一组的理由没有 A 组有说服力。尤其是反社会型人格障碍明显不限于戏剧化风格或古怪行为。

反社会型人格障碍(antisocial personality disorder)的定义是持续的不负责任和反社会行为模式,始于童年期或青春期,并且一直持续到成年。本章开头汤姆的案例描述了这种行为模式。*DSM-5* 的定义依据的特征是漠视和侵犯他人权利的普遍模式,始于童年期。患者一旦成年,这些问题就表现为无法持续承担职业和家庭角色

的责任。他们也普遍地与他人发生冲突，包括身体冲突。这些人易怒，对配偶、孩子及外人都有攻击性。他们冲动、鲁莽，不负责任。

我们都在报纸上看过反社会型人格障碍的著名案例。这些人通常被指控用残酷的手段对他人施暴，包括进行种族屠杀的战犯和连环杀手。但你不应该被误导，认为只有严重的罪犯才符合该障碍的诊断标准。很多其他持续的冷酷和利用他人的行为也符合这一诊断。

边缘型人格障碍（borderline personality disorder）是一种弥散的类型，它的核心特征是情绪和人际关系不稳定的普遍模式。有这种障碍的人很难独处。他们与其他人的关系紧密但不稳定，而且常常被人视为有操纵性。他们的情绪可能大起大落，在几小时内就能莫名其妙地由抑郁变为愤怒又变为焦虑。他们普遍有强烈的愤怒，可能伴发暴怒、身体攻击或自杀威胁和姿态。

很多临床医生认为，边缘型人格障碍诊断的标志性特征是同一性紊乱。有这种障碍的人可能很

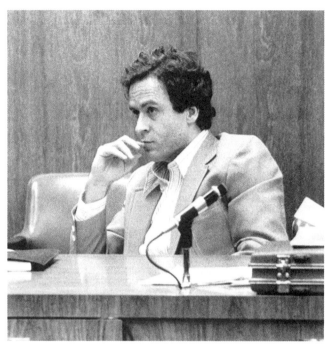

特德·邦迪因为至少杀害22名女性而于1989年被执行死刑。他看起来风度翩翩，聪明自信。

难保持优缺点兼有的完整自我形象。因此，他们一会不切实际地认为自己很好，转眼又不切实际地认为自己很差。当他们关注自己的负面特征时，会对自己感到泄气，可能变得十分抑郁。他们经常对于一些议题如个人价值观、性偏好和职业选择表达不确定感。他们也可能长期感到空虚和无聊。

边缘型人格障碍

一名 35 岁的单身女士在被转介到我这之前，在 11 年间已经换过 4 个治疗师。比阿特丽斯从 22 岁大学毕业开始，就仿佛在一个固定的模式中打转。她认为自己该在公司当高管，但实际上她只做过几份门槛很低的工作，而且时间都很短。她有一两次中途辞职，因为工作"没什么意思"或者"他们提拔我不够快"。她没有明确的职业目标，也没有学过任何专门的课程来为自己的未来做准备。工作问题对她的个人生活并没有什么威胁，因为她靠家人为她设立的一大笔信托基金生活。

她的人际关系也不太好。比阿特丽斯从未对任何人"认真"过，她对男人不感兴趣，只关心他们对自己外貌的赞美。她的自我形象是矛盾的。她一会认为自己"像模特一样漂亮"，一会又觉得自己很丑。买冰激凌时，如果男收银员没有正眼看她，她就会深感失败；但如果男收银员看她了，她又会感到"被侮辱"。

她没有业余爱好，也没有持久的兴趣，无法忍受无事可做的夜晚。这样的夜晚她通常会与妈妈打很长的电话（她父母住在另一座城市），求妈妈过来看她。如果妈妈不答应，她就会猛地挂断电话，但半小时后又会给妈妈打电话道歉。

在我为比阿特丽斯治疗期间，她最明显的人格特质是愤怒、好争论、轻蔑、暴躁和虚荣。她的强势和苛求让她在家中很招人烦；她不在的时候，父母和其他兄弟姐妹通常都和善，相处得不错（Stone, 1993, pp. 250-251）。

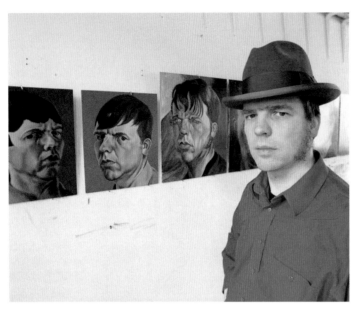

自1981年起，这位成功的画家绘制了1 500多幅自画像。他说除了画自己之外不画任何其他东西，因为他只对自己感兴趣。自我迷恋是自恋型人格障碍的一个核心特征。

表演型人格障碍（histrionic personality disorder）的特征是过分情绪化和追求他人注意的普遍心理行为模式。有这种障碍的人极力想成为别人关注的焦点。他们一直希望聚光灯打在自己身上。他们非常自我中心、虚荣和苛求，并且不断地从别人那里寻求认可。他们与人交往时通常有不适当的性诱惑或性挑逗行为。他们的情绪往往肤浅而善变，常常对情境产生不适当的夸大反应。

表演型人格障碍的概念与其他类型的人格障碍（尤其是边缘型人格障碍）有很多重合之处。有这两种障碍的人都非常情绪化，喜欢控制。但是与边缘型人格障碍患者不同的是，表演型人格障碍患者有本质上完好的自我同一性，也更有能力与他人建立稳定的关系。

自恋型人格障碍（narcissistic personality disorder）的基本特征是自大、需要赞扬并且无法与他人共情的普遍模式。自恋者对自己的重要性极度夸大，沉湎于自己的成就和能力。因为他们认为自己十分特别，所以无法与他人共情，常常让人觉得自负和傲慢。

自恋型人格障碍与边缘型人格障碍也有很多重合之处。这两类患者都觉得别人应该了解他们的需要，并且对他们特殊优待。一旦受到批评，他们都会有愤怒反应。这两种障碍的区别在于自恋型患者会夸大自我的重要性，而边缘型患者则会贬低自我的价值（Ronningstam & Gunderson, 1991）。

C组：回避型、依赖型和强迫型人格障碍

C组人格障碍包括回避型、依赖型和强迫型。这三种人格障碍的共同要素可能是焦虑或恐惧。这种解释更适合回避型和依赖型人格障碍。相形之下，强迫型人格障碍更适合用规则先占性和缺乏情感温度而非焦虑来描述。

回避型人格障碍（avoidant personality disorder）的特征是社交不适、害怕负面评价和胆小的普遍模式。一旦离开家人，有这种人格障碍的人常常出现社交孤立，因为他们害怕批评。与分裂样人格障碍患者不同，回避型人格障碍患者希望别人喜欢自己，但他们又十分害羞，他人微不足道的否定信号都容易伤害他们。因此，他们会逃避需要与他人频繁接触的社交活动或工作。

回避型人格障碍常常容易与社交焦虑障碍混淆（参见第6章）。实际上，一些专家认为，它们可能是同一种疾病的两种不同定义方式（Frances et al., 1995）。另一些专家则认为，在人际交往上，回避型人格障碍患者比社交焦虑障碍患者有更多的麻烦（Millon & Martinez, 1995; Rodebaugh et al., 2010）。回避型人格障碍患者在社交上可能更退缩，因为过于羞怯，他们朋友很少。而社交焦虑障碍患者可能有很多朋友，他们只是害怕在朋友面前表现或者被他们评判。如果根据某种特定情境（如公开演说）来狭义地定义社交焦虑，这种区别就更明显。如果当事人的社交焦虑表现得更为泛化，它与回避型人格障碍就难区分得多。

依赖型人格障碍（dependent personality disorder）的基本特征是顺从和依附行为的普遍模式。有这种障碍的人依赖别人的建议和安慰，他们害怕与这些人分离。他们通常无法自主地做日常决定，一旦独处就会感到焦虑和无助。与回避型人格障碍患者一样，他们很容易被批评伤害，对否定意见极为敏感，缺乏自信。回避型人格障碍与依赖型人格障碍的一大区别是，他们在人际关系上感到最困难的方面不一样。回避型的人很难开启一段关系（因为他们害怕），而依赖型的人很难独处或与亲近的人分离。例如，有依赖型人格障碍的人可能很不情愿离家去上大学。

强迫型人格障碍（obsessive-compulsive personality disorder, OCPD）是一种沉湎于秩序、完美及精神和人际控制的普遍模式，为此不惜牺牲灵活性、开放性和效率。有这种障碍的人经常为自己设定难以企及的极高标准。这类人很多被称为工作狂。换言之，他们过度沉湎于工作，忽视朋友、家人和休闲活动。他们过于注重细节和规则，以致忽视活动或计划的重点。与情感和情绪体验相比，他们更喜欢智力活动。这类人过于认真尽责、道德感强、好评判，他们一般无法忍受他人的情绪化行为。

这种人格障碍的核心特征可能是明显的控制需要和难以忍受不确定性（Gibbs, South, & Oltmanns, 2003）。这些特质如果适度，是一种有适应性的应对方式，尤其是在面对当今复杂科技社会的要求时。但这些特质一旦变得非常强烈，就会妨碍个体的社会和职业调适。例如，有强迫型人格障碍的人很难把责任授权给他人，完美主义也使他们很难在既定的截止日期之前完成工作。

强迫型人格障碍不应该与强迫症（OCD）混淆（参见第 6 章）。强迫症的定义是具有侵入性、不必要的想法并伴有仪式化行为的一种模式，而强迫型人格障碍的定义侧重的是人格特质，如过度尽责等。

用维度视角审视人格障碍

《精神障碍诊断与统计手册》一直将人格障碍视为分立的类型，并假定正常人格和异常人格之间有十分明确的界限。事实上，很多有严重人格问题的人并不符合传统的诊断类型。类别诊断法迫使临床医生们使用主观阈限来区分人格类型的正常和异常。

对于人格障碍的描述，另一个常常引发不满的问题是不同类型人格障碍有相当大的重合。很多患者符合不止一种类型的人格障碍标准（Grant et al., 2005）。但是列出多种诊断很烦琐，尤其是在临床医生还要考虑范围如此广泛的其他精神障碍的情况下。实际上，很多临床医生都不愿意做出一种以上的人格障碍诊断；因此，很多信息常常被他们忽略。

由于上述原因，很多专家早就赞成开发一个人格障碍的替代分类系统，依据人格病理学的维度观，同时也依据人格基本要素的广泛研究（Widiger, Costa, & McCrae, 2013）。以具体人格特质为基础的维度系统能更全面地描述每个人，对那些介于不同类型人格障碍之间的患者或表现出多种类型人格障碍综合症状的患者更有帮助。

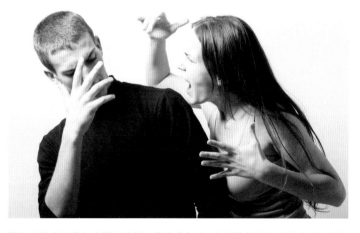

愤怒和敌意通常与多种形式的人格障碍有关，包括偏执型、反社会型、边缘型和自恋型人格障碍。

对DSM-5的批判性思考

维度模型太复杂了吗?

编撰 *DSM-5* 的所有工作组都被鼓励超越 DSM 以前版本的框架。没有任何工作组比人格障碍工作组对系统的推动更大。他们提出了与过去迥然不同的人格障碍的分类方法。有人认为他们的努力很值得表扬。虽然关于人格障碍类别法和维度法孰优孰劣的争论已有多年,但分歧依然存在。美国精神医学学会董事会并没有接纳新建议,最后通过投票决定仍在 *DSM-5* 的正式系统中保留类别法。他们在手册第三部分"需要进一步研究的状况"中纳入了新的维度法。这是 *DSM-5* 把两种不同的分类方法都列入的唯一障碍组(尽管明显将其中一种方法置于优先地位)。如果科学研究不能解决争议,政治在心理病理学领域仍将占据重要地位。

维度法有许多优点,比如可以明确承认这些现象的连续性,解决过度共病的问题。谁会拒绝如此深思熟虑的计划?几乎所有人!事实上,这一建议受到的批评几乎来自四面八方。有人认为它走得太远,不太重视传统诊断结构,尤其是边缘型人格障碍,完全脱离了多年科学研究得出的知识以及从符合诊断标准的患者治疗中总结的临床经验(Gunderson, 2010)。另一些人则认为它走得不够远,工作组的一名主要负责人辞职,因为他激进地认为没有证据支持人格障碍类别的效度(Livesley, 2012)。另一名辞职者则认为还没有足够的科学证据支持可以抛弃传统的类别法(Verheul, 2012),而且一些有影响力的专家也同意他的观点(Zimmerman, 2012)。

几乎所有人都认为新建议太复杂。维度法的现实问题之一就是很难使用;如果你已经熟悉原来不同的系统,这种印象甚至更加强烈。例如,当你看了我们对 10 种人格障碍类型的描述(这些描述常常使用偏执、自恋、依赖等术语标签)之后,会发现表 9.3 颇为复杂。很多描述适应不良特质的术语都让人感到陌生,对于受过类别法训练的临床工作者尤其如此。而且,当我们考虑在临床实践中必须使用这种分类系统的方式时,它的知识吸引力可能有一定的误导。治疗师最终要做出某些重要决定,而这些决定从本质上来说基本上是类别的,如一个人是否需要治疗?治疗费用是否应纳入医保?

人格障碍的分类有两个相互竞争的系统是严重的问题吗?只要其中一个被公认为临床实践使用的正式系统,它就不是大问题。两者各有优劣,而且都将持续接受实证研究的评估。正如第 2 章所述,分类系统并没有对错之分,只有适用程度的差异。围绕人格障碍定义的类别法和维度法争议,是 *DSM-5* 把名称从罗马数字改为阿拉伯数字很好的理由。DSM 以后的修订可能比以前更频繁,新版本的编号方式可能与手机新应用软件相同(如 DSM-5.1, DSM-5.2 等)。许多前沿专家们都希望研究很快就支持正式的转换,即把维度模式移入 DSM 的主体部分。时间会证明一切。

负责 *DSM-5* 人格障碍分类修订的工作组建议对 *DSM-IV* 的分类系统进行实质性的修改(Skodol et al., 2011)。他们的建议(我们称之为人格障碍维度模型)最终并没有得到采纳,传统的类别模型被继续保留(参见"对 *DSM-5* 的批判性思考"专栏)。不过,维度模型收录在 *DSM-5* 的第三部分。许多专家相信,经过更广泛的研究之后,维度模型最终会取代原有的人格障碍类别模型。

根据人格障碍工作组的建议,人格障碍诊断程序分两步。第一步,要求临床医生就人格功能的缺陷做判断,判断依据是患者对自己和他人的看法(同一性和自我指向)方面的问题以及维持人际关系(同理心和亲密)上的困难。这些方面识别出的问题是人格障碍的一般标志,也是临床医生做诊断的关键决策点。这种判断取代了类别模型中人格障碍的一般标准,该标准通常被批评为太过模糊和不可靠,因而常常被人忽略。事实上很多专家认为,判断个体的人格是否病态,最重要的是其整体的严重程度而非特定的人格障碍类型(Tyrer et al., 2011)。评判人格功能水平的维度系统更直接,它在这方面的作用可能更有效率和效果。

维度诊断程序的第二步是通过病态人格特质评价表来确定障碍的具体性质或形

表 9.3　DSM-5人格障碍维度模型中适应不良的人格特质

特　质	人格障碍类型					
	分裂型	边缘型	反社会型	自恋型	回避型	强迫型
负性情感						
情绪易变		×				
焦虑		×			×	
分离的不安全感		×				
顺从*						
固执						×
抑郁		×				
脱离						
退缩	×				×	
回避亲密					×	×
快感缺失					×	
情感受限	×					×
多疑	×					
敌意						
操控			×			
欺骗			×			
夸大				×		
寻求关注				×		
无情			×			
对抗			×	×		
脱抑制						
不负责任			×			
冲动		×	×			
随境转移						
冒险		×	×			
僵化的完美主义(缺少)						×
精神质						
不寻常的信念和体验	×					
古怪	×					
认知和感知失调	×					

*DSM-4中的依赖型人格障碍并未纳入DSM-5的维度模型。它被"顺从"特质取代，与该模型的其他6种人格障碍类型中的任何一种都无关。

资料来源：Thomas F. Oltmanns and Robert E. Emery, based on the DSM-5.

式。患者出现的是哪一种人格问题？这些特质的结构基本上遵循五因素模型，但在给出更广泛的领域标签时强调与人格障碍有关特征的适应不良的性质（Krueger et al., 2011）。例如，五因素模型的宜人性这一领域在新模型中被称为敌意。具体内容列在每一个领域下（如操控、欺骗、夸大、寻求关注、无情和对抗列在敌意下）。这些特质见表9.3。工作组提出的维度系统总共包括 25 种核心特质。你可能会发现，将这些适应不良的特质与表 9.1 所列的五因素模型中的特质进行对比是有益的。表 9.3 的一些特质直接取自五因素模型（如抑郁、焦虑和敌对）。而对于另一些特质，工作组则使用了五因素模型中的某种特质或人格维度，并改名以突出其处在连续体适应不良的一端（如信任变成怀疑，合群变成退缩，谦虚变成自大）。精神质条目下列出的特质（如感知失调）并不是明显地源于五因素模型，但也被加入新的维度系统，目的是纳入分裂型人格障碍。临床医生的任务是选择和评定该列表中哪些特质最能描述当事人与受损的个人和社会功能有关的人格障碍性质。

维度模型的重点是对适应不良特质的评级，但同时保留了类别模型 10 种人格障碍具体类型中的 6 种。具体内容见表 9.3。表中也列出了与每种障碍有关的具体特质。特质取代了类别系统中每一种人格障碍的诊断标准。维度系统通过纳入类别系统中的一些类型，保持了精神健康专业人士所熟悉的分类系统的连续性。这些类型便于业内人士与其他专业人员更直接地交流，也便于对某些障碍的概念达成共识，因为它们让人想起熟悉的或原型化的一些适应不良特质的组合。

维度系统中其他形式的人格障碍被命名为特定特质型人格障碍（Personality Disorder Trait Specified, PDTS），这是一种新诊断。符合该诊断的患者必须表现出自我功能和人际关系功能方面的严重损伤，并有至少一项病理性人格特质。该系统用简化的特质评级取代了类别系统中的 4 个分类。如偏执型人格障碍被描述为多疑性高评级，表演型人格障碍被描述为寻求关注高评级，依赖型人格障碍被描述为顺从性高评级。该系统更容易描述有多种适应不良特质的人所表现出来的问题，因为它可以避免做出多种人格障碍的诊断。而且，也可以通过一系列的评级便捷地描述类别系统中因症状少而达不到诊断阈限的人。

请注意，特质描述实际上有助于解释诸多人格障碍类型中观察到的重合或共病。一个例子是边缘型人格障碍和反社会型人格障碍。使用类别法系统时，我们会发现很多人同时符合这两种诊断标准。表 9.3 清楚显示，两者都有一些与敌意（如对抗）和脱抑制（如冲动）有关的适应不良的特质。表 9.3 还表明，边缘型人格障碍和反社会型人格障碍患者一个明显的区别是，前者有很高的负性情感特质（如情绪不稳定、不安、抑郁等）。基于特质的维度法再一次比类别法有相对简洁的优势。

下面的简要案例就是以维度法描述人格障碍的一个例子。

➡️ DSM-5 视角下的自恋

帕特里夏是一名 41 岁的已婚女性，她来精神健康诊所看病的主诉是工作中遇到了人际问题，而且抑郁反复发作。她报告自己在银行工作了很长时间，也是在银行工作时出现了不和谐的人际关系。就在帕特里夏接受治疗前不久，她被降职，从监管职位调到现在的岗位，因为她无法与被监管的人有效沟通。她说自己总感觉与同事不合拍，还认为大多数同事没有充分认识到她的能力和她投入工作的时间。她说自己开始认为，他们明显讨厌她或许与她自身有关。但是即使是在治疗谈话的开始阶段，她在描述过去和现在的工作情况时，也一定会很快转到别人亏待她和不欣赏她的防御性言论上。虽然她声称，自己的目标是改变自己的行为，让自己更受欢迎，但很快她实际的愿望就显露：要让同事和领导明白她有多优秀，并给她相应的待遇。

帕特里夏经常高人一等地谈论她的下属，认为他们智力和能力都不如自己，因此不能给她任何帮助。帕特里夏假装后背受伤，以逃避销售工作，迫使其他员工去做这份令人不太愉快的工作，而她得到了更有声誉的贷款账户。她还提到一件小事，有个朋友同意与她一起吃晚餐，但是因为孩子生病迟到了。帕特里夏感到被极大地冒犯了，十分恼怒，认为她的朋友迟到是"不为别人着想"。她对朋友和朋友的孩子毫无同情心。

帕特里夏多疑的倾向表现在她认为别人不喜欢她，而且共同暗算她，让她的工作更困难（如"故意"不把她需要的文件准时交给她）。最后，她的不合作还表现在工作时拒绝遵守指示，在家时拒绝与丈夫配合。比如虽然帕特里夏的上级已经告诉她，出于安全考虑，下班时间后不要再留在银行，但她常常为了工作留到很晚，而且说上级的要求"又愚蠢又约束"。

帕特里夏对自己的描述既抑郁又焦虑。受到批评或"糟糕对待"时，她也容易被激怒。虽然帕特里夏否认有羞辱感和不安全感，但是受到批评时仍然会脸红，要么极力为自己的行为找借口，要么否定批评（"她就是嫉妒我，因为我比她聪明"）。

身边的人很少给她打电话或者找她倾诉自己的问题；如果别人找她倾诉，她就会居高临下地提"理智的"建议，比如："你年龄再大一些，对事物的理解就会更透彻。"她本性孤僻，只有为数不多的几个朋友，而且一心扑在工作上的部分原因是别人因她的敌对行为而冷落她。

最后，帕特里夏认为自己有成就、有毅力，也有很高的标准。这些印象显示出典型的自恋和夸大的自我形象，尤其是鉴于她自己都说在工作上有着很大的困难（Corbitt, 2002, pp. 294-297）。

用维度法诊断人格障碍通常要先考虑人格功能水平。从自身功能的损害来说，帕特里夏过度依赖他人来定义自我和调节自尊。她非常渴求他人承认她的优越。她在人际关系功能上有明显的损害，比如无法与同事保持同理心。根据这些观察结果，她应该符合人格障碍的诊断标准。

她的人格障碍的具体特质可以用敌意（自大、对抗和操控）、高负性情感（焦虑、抑郁和多疑）、分离（退缩和情感受限）和僵化的完美主义等综合特质来描述。如果使用 DSM-5 的类别法，她符合自恋型人格障碍的标准。但类别法还要求临床医生注意她是否有某些偏执型人格障碍的特征（如不合理地怀疑同事的忠诚，察觉到自己人格和名誉受攻击会狂怒）和强迫型人格障碍的特征（对工作过分投入，拒绝业余活动和交友），尽管她的人格特点并不足够满足这几种障碍的诊断阈限。在某些方面，新的维度法为帕特里夏的人格病理提供了更直接和更综合的描述。

患病情况

如果把各种人格障碍当成一个大类，那么它们基本上是最普遍的一种心理病理形式。美国和欧洲的许多流行病学研究都采用结构化诊断访谈来评估社区居住人群样本的人格障碍。

社区和临床样本中的患病率

如果做诊断性访谈，一般人群中有多少人满足至少一种人格障碍的诊断标准？一些研究检验了若干社区的成人样本，发现人们至少患一种人格障碍（任意类型）的终生患病率约为 10%（Lenzenweger et al., 2007; Trull et al., 2010）。尽管这个数字在各种研究中较为一致，但不同类型人格障碍的患病率却相差甚大。患病率最高的类型通常与强迫型人格障碍、反社会型人格障碍和回避型人格障碍有关，这些障碍可能影响 3%~4% 的成年人。

在各种人格障碍的社区样本患病率方面，反社会型人格障碍的研究数据目前最为准确（Moran, 1999）。两项大规模的精神障碍流行病学研究对几千名参与者进行了结构化访谈。反社会型人格障碍在这两项研究中的终生患病率（包括男性和女性）都是 3%（Kessler et al., 1994; Robins & Regier, 1991）。其他特定类型的人格障碍患病

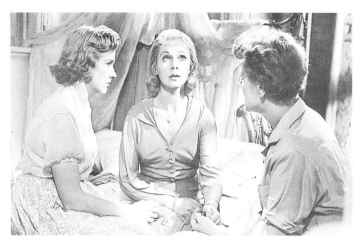

费雯·丽因在《欲望号街车》（1951）中饰演布兰奇·杜波依斯而获得奥斯卡奖。她还因在《乱世佳人》（1939）中饰演郝思嘉一角也获得奥斯卡奖。这两个角色都表现出表演型和自恋型人格障碍的混合特征。

率约为 1%~2%。最明显的例外是自恋型人格障碍，这似乎是最少发生的人格障碍，影响的人口远不到 1%。

关于患病率的最后一个问题与共病有关。人格障碍的各个类别之间有很多重叠。满足某种人格障碍诊断标准的人至少有一半也满足另一种人格障碍诊断标准（Coid et al., 2006）。在某种程度上，这种重叠是由于类似的症状被用于定义一种以上的障碍。例如，冲动和不计后果的行为既是反社会型人格障碍也是边缘型人格障碍定义的一部分。社会退缩被用于定义分裂样人格障碍、分裂型人格障碍和回避型人格障碍。

人格障碍与其他类型的精神障碍也有广泛的重叠。符合人格障碍诊断标准的人约有 75% 也满足诸如抑郁症、物质依赖或焦虑障碍等综合征的诊断标准（Dolan-Sewell, Krueger, & Shea, 2001）。这种重叠也可以从另一个方向来看：很多患其他类型精神障碍（如抑郁或酗酒）的人，也可能满足人格障碍的诊断标准（Thomas, Melchert, & Banken, 1999）。边缘型人格障碍似乎在精神健康机构的患者（包括住院和门诊患者）中最普遍。各类研究的平均数据表明，在因心理障碍接受治疗的患者中，该障碍的比例略高于 30%（Lyons, 1995）。

性别差异

人格障碍的总体患病率在两性中几乎相同（Lenzenweger, 2007）。但是，至少有一种特定人格障碍存在一致的性别差异：反社会型人格障碍患者中男性无疑远多于女性，男性报告的患病率约为 5%，女性约为 2%（Trull et al., 2010）。因此在美国成年男性群体中，反社会型人格障碍的确是一个值得警惕的普遍问题。

其他人格障碍类型的性别差异的流行病学证据则模糊得多。边缘型人格障碍和依赖型人格障碍可能在女性中更普遍，但证据并不强（Skodol & Bender, 2003）。有人推测，偏执型人格障碍和强迫型人格障碍一定程度上在男性中更普遍（Coid et al., 2006）。

人格障碍的时间稳定性

时间上的稳定性是人格障碍最重要的假设之一。人格障碍在青春期出现并持续到成年期这一假设的证据目前仍然主要限于反社会型人格障碍。一项经典的追踪研究（Robins, 1966）考察了 1920 年代曾因调适问题在一家诊所就诊的青少年，当时对他们进行了大量记录。研究者找到了几乎所有这些人，并采访了他们，采访时他们已经成年了。最能预测成年后出现反社会型人格障碍的是儿童期的品行障碍。成年后最可能被认为反社会的人是那些曾因严重偷窃或攻击行为而被送诊的男孩，他们在各种情境中都表现出这类行为，他们的反社会行为也导致他们与家庭之外的成年人产生冲突。表现出这些特征的男孩成年后有一半以上被诊断为反社会型人格障碍。

另一项纵向研究在青少年中收集了与人格障碍患病率和稳定性相关的资料（Cohen et al., 2005）。这项调查尤为重要，因为研究不仅依赖被转介到心理治疗的对象，而且涉及所有人格障碍范围。该样本的人格障碍患病率较高：17% 的青少年至少有一种人格障碍诊断。按照类别法定义的诊断并不特别稳定，最初符合人格障碍诊断的青少年两年后仍然符合同一标准的人不到一半。尽管如此，很多研究对象在 20 年后仍然出现相似的问题。从维度法的视角来看，代表人格障碍核心特征的适应不良特质在青春期和成年早期之间较为稳定（Crawford, Cohen, & Brook, 2001）。

若干研究考察了人格障碍在接受过专业治疗的人群中的稳定性，尤其是那些因分裂型或边缘型人格障碍而住院治疗的人。很多因为这些障碍接受治疗的患者在多年后仍然有显著损害，但这些障碍所表现出的稳定性并不一致（Paris, 2003; Skodol et al., 2008）。被诊断为边缘型人格障碍的患者康复率较高。对 20 岁出头时接受治疗的患者追踪到四五十岁的研究发现，四人中只有一人仍然符合边缘型人格障碍的诊断标准（Zanarini et al., 2006）。分裂型和分裂样人格障碍的长期预后却没有如此乐观。有这些诊断的人可能持续出现社会孤立和职业损害。

文化与人格

DSM-5 将人格障碍定义为"明显偏离个体文化背景预期的"内心体验和行为的持久模式。*DSM-5* 的作者们之所以制定这样的指导原则，是因为他们认识到在各个社会中人们对于恰当行为的评判有着明显差异。一些文化鼓励节制或含蓄地表达情绪，而另一些文化则提倡明显公开地表达愤怒、哀伤和其他情绪反应。那些看似很夸张或外向（表演性）的行为所带来的印象在这两种文化中可能很不一样。各种文化对个人主义（追求个人目标）和与之相对的集体主义（分享以及为集体利益牺牲自我）的评价也不一样（Triandis, 1994）。在日本这类集体主义社会中一个被视为极度自我中心和自负的人，也许在像美国这类个人主义社会中显得很正常。

人格障碍跟文化期待的关系可能比其他精神障碍更紧密（Alarcon, 2005）。某些研究将不同国家人格障碍的患病率和症状进行了对比，结果发现类似疾病在美国和西欧以外的文化也确实存在（Pinto et al., 2000; Yang et al., 2000）。但是要让我们相信

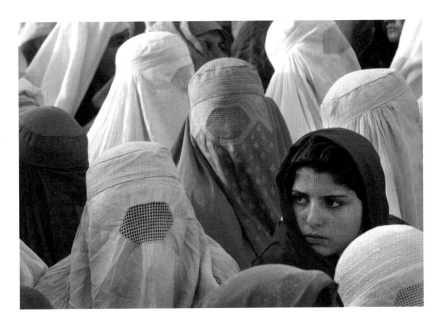

这名年轻的阿富汗女性是否比其他人更外向？她是一个冒险的人吗？如果对她所在的文化并不很了解，就无法做出这类人格判断。她没有戴面纱也许是因为她比其他女性更年轻或者未婚。

DSM-5 系统关于人格障碍的描述也适用于其他文化，还需要更多的信息。尤为重要的两个问题是：

1. 在其他文化中，哪些人格特质会导致严重的人际困难和社会或职业功能损害？它们是否与美国文化认定的特质有所不同？

2. DSM-5（和ICD-10）定义人格障碍综合征的诊断标准在其他文化中是否也有意义？

那些试图回答这些问题的跨文化研究必须正视诸多困难的方法学问题（参见"研究方法"专栏）。

在某个特定社会中，对少数文化和少数族裔的人做出诊断决定之前，还应该仔细考虑他们的经历。与偏执型人格障碍有关的表现（如强烈的怀疑感、疏离感和不

研究方法

跨文化比较：背景的重要性

在过去 40 年中，心理学家们在考察人类行为时开始采用更广泛的视角。这意味着他们更重视研究样本的文化多样性。

更宽泛地讲，文化是一个意义系统，它决定着人们看待自己和环境的方式，塑造了人们对现实最基本的看法。以某个近亲亡故后的丧亲过程为例。在美国一些原住民文化中，人们学会期待听到死者的灵魂在死后对他们的呼唤（Kleinman, 1988）。对于这些文化的人而言，这是一种普遍体验。它类似于精神病患者出现的幻听（在没有外界刺激的情况下产生的知觉体验）。但是在美国一些原住民人群中，听到死者的声音是一种"正常"或普遍的反应，而不是功能障碍的表现。或许最重要的是，这种经验通常与社会或职业损害无关。因此，把这些体验视为心理障碍的症状就是错误的。

跨文化心理学（cross-cultural psychology）是一门研究社会和文化因素对人类行为和心理过程影响的科学（Berry et al., 2002）。它还包括研究族群差异（在同一国家里生活在邻近地区的不同文化群体）。对于任何跨文化研究来说，比较是基本内容。跨文化心理学考察人类行为方式在各种文化中有哪些异同。

跨文化比较在很多方面都与心理病理学研究有关（Draguns & Tanaka-Matsumi, 2003; Kirmayer, 2006）。一个方面是流行病学——比较各种心理障碍的跨文化患病率。在跨文化视角下，针对病因学机制的研究包括生物、心理和社会变量，可以提供极有用的信息。例如，我们知道负面思维模式与美国中产阶级的抑郁心境相关。在中国农村居民中也会有同样的相关吗？实际上，在不同文化中做任何心理病理学的重复研究，都能提供有用信息。

跨文化比较虽然有价值，但实际过程可能颇为困难

（Draguns, 2006; Rater & Hui, 2003）。要进行跨文化心理病理学研究，研究者必须面对一些复杂问题：

1. **确定有意义的群体**：跨文化比较的第一步是选择能够代表不同文化成员的参与者。如果是比较两个较小且同质的群体，比如两个迥异的国家（如秘鲁和津巴布韦）的两个独立村庄，研究过程也许相对简单。但如果研究目标是比较像美国这样较大且多元文化的社会中的种族群体，情况就会复杂得多。比如，西班牙裔美国人的文化背景就可以追溯到许多不同文化传统的西班牙语国家（如波多黎各、墨西哥和古巴）。美国原住民之间的文化差异甚至更大。我们怎样确定哪些人有共同的文化？什么是"文化单元"，我们如何确定它们的边界？

2. **选择等价测量程序**：只有在两种文化（或所有群体）中使用等价的测量程序，群体比较才有效。来自不同文化的参与者通常讲不同的语言（或方言）。问卷和心理测试一定要交叉验证，这样才能保证它们在不同文化中测量的是相同概念。

3. **考虑因果解释**：假设研究者在两种不同文化人群中发现了可靠的差异。他们接下来就必须决定如何解释这种差异。这种差异真的是由文化变量造成的吗？如果其他变量（如贫困、教育和年龄等）在两个群体中都相同，差异是否会消失？

4. **避免带有文化偏见的解读**：美国的研究者通常是中产阶级白人，在解读跨文化研究结果时必须谨慎。尤其不能把文化或族裔间的差异解读为少数群体或非西方文化群体的缺陷。一些跨文化心理学家认为，研究文化或族群内部的发展过程比对两个群体结果的比较研究更重要。

信任）都说明了这个问题。少数群体的人（和另一个文化的新移民）比多数或主流文化群体的人更容易产生潜在的受害感或被剥削的现实担忧。例如，美国黑人可能出现轻微的偏执倾向，这是他们对持续压迫经历的一种适应方式（Whaley, 2001）。临床医生如果认识不到或者不理解造成这种状况的文化经历，就可能会错误地做出偏执型人格障碍的诊断。在这个特例中，临床医生考虑个体对家庭和同辈群体成员的态度和信念以及对整个社群的个人情感，显然很重要。

分裂型人格障碍

前文我们已经介绍了所有人格障碍的一些重要的基本问题，接下来要更详细地讨论其中三种特定类型的障碍。我们将侧重于分裂型人格障碍、边缘型人格障碍和反社会型人格障碍，因为它们一直是科学文献中受到广泛研究和争论的主题。

每一种障碍我们都从一个简短案例开始，这些案例都很典型。换言之，每个案例即使没有表现出这一障碍的全部特征，也有大部分特征。你不能从这些描述中推断说，每一个满足这些障碍诊断标准的人都代表这种障碍的典型案例。同时还要记住，很多人同时满足一种以上的人格障碍标准；这些案例都相对比较简单。接下来的案例说明的是分裂型人格障碍的一些最重要的特征。

分裂型人格障碍的概念与作为一个诊断实体的精神分裂症的历史有着密切关系（Gottesman, 1987）。分裂型人格障碍这个术语原本是精神分裂表现型（schizophrenic phenotype）的简称。有这些适应不良人格特质的人被认为有着某种基因型，该基因型让他们对精神分裂症易感。分裂型人格障碍症状代表精神分裂症全面发作倾向的早期表现。多年研究早已发现，精神分裂症患者的家人中有相当大比例的人表现出与患者类似的怪异或罕见行为，只是程度更轻。

➡ 分裂型人格障碍

桑德拉第一次接受治疗时 27 岁，她在社交和与同事相处的过程中表现出明显的焦虑、古怪行为和偏执想法。她没有亲密的女性朋友，只有一名男性朋友；尽管与后者有性关系，但她几乎没有对他透露自己过去的经历。她对占星术、食物和药物有很多奇怪的信念。

桑德拉在青春期只有一个与她一样对食物和占星有着狂热信念的朋友。在学校俱乐部里，女孩们都排斥她。她从不理解她们为什么排斥自己，虽然她们可能认为她很"古怪"，因为她没法与人闲聊，嗓音有气无力、尖锐，听起来单调生硬，让人觉得做作和不真诚。除了这种怪异的嗓音，她说话的主题总是很跳跃，而且对所有话题都一样重视，令人很难分清轻重缓急。从治疗角度来看，这一点尤其令人困惑，因为你要费尽心机来了解真正让她烦恼的事，或者她某一天的"主题"。

她的同理心能力很弱，导致她经常评论说，别人的行为和动机让她感到很困惑："我没有办法跟他们产生联系。如果他们邀请我一起吃午饭，我要么没法与他们一起交谈，要么说错话。所以不久之后他们不再邀请我了，我就一个人独自吃饭。"如果一名教学督导表情严肃地从大厅经过，桑德拉就会认为督导对她的工作不满意，即使这个人并不分管她的部门。她提出休假请求时，说起话来显得傲慢和"优越"，因而通常达不到自己的目的，也因为这样会让她求助的人疏远她。这强化了她认为全世界都在跟她作对的想法。

虽然她是公认的博学老师，但是她对学生毫无吸引力，也没有耐心，最终学校给了她一份几乎不需要与他人互动的半行政工作。跟男友在一起时，她对性生活感觉不错，但是会做一些烦琐和没完没了的准备工作（如在卫生间涂半小时指甲），这样就让男友丧失了兴致，通常在几个月后就分手了。

比她的同理心问题更令人印象深刻的是，她在日常生活的自理方面异乎寻常地无能。旅行对她是一个极大的负担，因为她觉得有必要为所有可能出现的意外事故做准备。有一年8月她去（法国）度假，却带了冬天的外套，因为她这样提醒我："1950年代那里曾发生过一次寒潮，有可能再次发生。"而且她提前寄了一包衣物到宾馆，因为"如果我的行李被偷了怎么办？"换言之，她很难协调好自己的行为与可以预期的（而非极不可能的）事情，所有能想到的事情在她心中都一样可能发生（Stone, 1993, pp. 179-180）。

症　状

分裂型人格障碍的 DSM-5 诊断标准见"DSM-5：分裂型人格障碍的诊断标准"。该标准综合了多种特征，既有研究报告的精神分裂症患者亲属所表现的特点，也有非精神病性分裂样患者的典型特征（Esterberg, Goulding, & Walker, 2010）。除社交疏离外，其重点特征是古怪行为和认知或知觉扭曲。

符合分裂型人格障碍标准的人常常也符合附加障碍的标准。分裂型人格障碍与A组的其他人格障碍（偏执型人格障碍和分裂样人格障碍）以及回避型人格障碍之间存在相当大的重叠。鉴于分裂型人格障碍的概念起源，这一结果并不特别意外。分裂型人格障碍和边缘型人格障碍之间也有很多重叠。

病　因

对分裂型人格障碍病因学的关注主要侧重于遗传因素。分裂型人格障碍是否在遗传上与精神分裂症有关？家族研究和收养研究得出了肯定答案吗？（Reichborn-Kjennerud, 2010）。双生子研究从维度视角考察了遗传对分裂型人格障碍的贡献，其

DSM-5 分裂型人格障碍的诊断标准

A. 一种社交和人际关系缺陷的普遍模式，表现为对亲密关系感到强烈不适和建立亲密关系的能力下降，且有认知或知觉的扭曲和古怪行为，起始不晚于成年早期，存在于各种背景下，表现为下列5项（或更多）症状：

1. 牵连观念（不包括关系妄想）。

2. 影响行为的古怪信念或魔幻思维，及与亚文化常模不一致（例如，迷信，相信千里眼、心灵感应或"第六感"；在儿童或青少年中，可表现为怪异的幻想或先占观念）。

3. 不寻常的知觉体验，包括躯体错觉。

4. 古怪的思维和言语（例如，含糊的、赘述的、隐喻的、过分渲染的或刻板的）。

5. 猜疑或偏执观念。

6. 不恰当的或受限的情感。*

7. 古怪的、反常的或奇特的行为或外表。

8. 除了一级亲属外，缺少亲密的朋友或知己。

9. 过度的社交焦虑，并不随着熟悉程度而减弱，且与偏执性的恐惧有关，而不是对自己的负性判断。

B. 并非仅出现于精神分裂症、伴精神病性特征的双相障碍或抑郁障碍或其他精神病性障碍或孤独症（自闭症）谱系障碍的病程之中。

---

*注：不恰当情感指与社会背景不一致的情绪反应，如刚醒来或者在葬礼上不可控制地咯咯笑。受限情感是指情感反应性的缺失，如面无表情。详细讨论参见第13章。

资料来源：Reprinted with permission from the *Diagnostic and Statistical Manual of Mental Disorders,* Fifth Edition,（Copyright © 2013）. American Psychiatric Association.

中分裂型人格特质的测量使用了问卷，证据也指出了基因的显著影响（Linney et al.,
2003）。

精神分裂症患者的一级亲属比一般人群出现分裂型人格障碍症状的可能性大得
多。若干研究考察了因精神分裂症接受治疗的患者的父母和兄弟姐妹中分裂型人格
障碍的患病率（Tienari et al., 2003）。最引人注目且一致的发现是，精神分裂症患者
亲属的分裂型人格障碍的患病率增大。偏执型和回避型人格障碍在精神分裂症患者
亲属中也有较高的患病率。这些类型的人格障碍在抑郁症患者亲属中却没有更高的
患病率。这些研究结果与分裂型人格障碍和精神分裂症之间存在基因相关性的结论
是一致的。

治　疗

两个重要因素使人格障碍尤其是分裂型人格障碍的治疗更加复杂，并且导致各
种干预形式的效果难以评估。其一是很多人格障碍有自我协调的性质（如前所述）。
很多有这类障碍的人并不会因为他们的问题寻求治疗，因为他们不认为自己的行为
是痛苦之源。与之相关的一个困难是提前终止治疗：人格障碍患者在治疗完成之前
退出的比例较高。

人格障碍患者到医院或诊所看病时，通常是因为他们也出现其他类型的精神障
碍，比如抑郁或物质滥用。这种共病是治疗复杂化的第二个因素。"纯粹形式"的人
格障碍相对罕见。特定的人格障碍类型与其他形式的异常行为有很多共同点。治疗
很少只针对与一种人格障碍有关的问题行为，因此治疗的有效性难以评估。

关于分裂型人格障碍治疗的文献，就像其病因研究一样，反映的是针对精神分
裂症所做的工作。一些研究重点考察了对很多精神分裂症患者有效的抗精神病药物
可能的治疗价值。某些研究发现，低剂量抗精神病药物有助于缓解分裂型人格障碍
确诊患者的认知问题和社交焦虑（Koenigsberg et al., 2003）。也有一些证据显示，分
裂型人格障碍患者对抗抑郁药物（包括各种选择性 5– 羟色胺再摄取抑制剂）可能有
疗效。总体而言，药物的治疗有效果，但一般不大。

临床经验表明，这些患者对于自知力导向的心理治疗方法并没有很好的反应，
部分原因是他们认为自己没有心理问题，而且也因为他们对于亲近的人际关系感到
不适。一些临床医生建议，如果治疗目标适度，旨在培养基本社交技能的支持和教
育方法可能有益（Crits-Christoph, 1998; Gabbard, 2000）。遗憾的是，尚没有关于分裂
型人格障碍心理治疗形式的对照研究。

边缘型人格障碍

边缘型人格障碍是最令人困惑、致残性最强且最常治疗的人格障碍之一。由于
问题的严重性，边缘型人格障碍患者更愿意到诊所寻求治疗。下面这个案例说明了
与边缘型人格障碍有关的很多特征。

➡️　边缘型人格障碍

芭芭拉是一名 24 岁的单身女性，在出院后很快就找我治疗。她因抑郁、惊恐发作和自杀
行为住院三周。这是她第七次住院，每一次时间都很短，也都是因为相似的症状，从 17 岁起

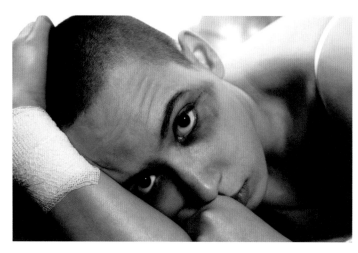

一些有边缘型人格障碍的人会反复出现自残式的自杀行为。

就是如此。她原本是一个快乐友善的年轻女孩，但在月经初潮之后人格就完全变了，她变得暴躁、反叛、情绪多变和苛求。

她一度厌食，过后又贪食（通过呕吐保持正常体重）。学业成绩下降，又开始与混混们打得火热，滥用大麻和其他毒品，而且有性滥交。她曾经和一个男朋友离家出走，三个月都没有回家。

离高中毕业还差一年时她退学了，生活甚至变得更加混乱；她多次划破自己的手腕，还与虐待她的男人厮混，而那些人只是把她当作性工具，发泄之后还痛打她。

我接诊芭芭拉时，她酗酒已经一年了，并且开始对苯二氮䓬类药物上瘾。她的焦虑倾向达到恐惧程度，当时表现为广场恐怖症，迫使她不得不由家长领来接受治疗访谈。经前几天她的易怒性格上升到极致，甚至拳打父母，有时候父母不得不报警。她接着威胁要自杀。

她没有任何爱好或兴趣，她在家里除了跳舞外很无聊，心烦意乱，但又害怕外出。没有任何东西能给她带来快乐，除了华丽的衣服（但广场恐怖症却让她与之无缘）。

芭芭拉与同社区的一个男人约会了几周，虽然和他在一起时能离开屋子，但是她以自我毁灭的方式对待这次机会，她去狂欢夜总会，用各种无理要求激怒他，逼得他在开车回家的途中赶她下车，她只得在凌晨 2 点搭便车回家。为此她服用各种药企图自杀（Stone, 1993, pp. 248-249）。

· ·

边缘型人格障碍的认知过程颇为多样化，比分裂型人格障碍的历史更难追溯。对这些问题颇有影响力的一种观点源于心理动力学理论（Kernberg, 1967, 1975）。根据该观点，边缘型人格并不是一种特定的综合征。相反，它是多种障碍在个体身上表现出的一系列人格特点，其共同特征是分裂，即对人和事物的看法在非黑即白之间来回摇摆的倾向。因此在一个有边缘型人格障碍的男人看来，他的妻子可能有时近乎完美，有时又满是缺点。这种分裂倾向有助于解释与边缘型人格有关的大幅度的情绪波动和不稳定的人际关系。从这一观点来看，边缘型人格障碍可以包含多种异常行为类型，如偏执型和分裂样人格障碍、冲动控制障碍（参见专栏"冲动控制障碍"）、物质使用障碍和多种形式的抑郁等。心理动力学关于人格组织的观点最终转变为边缘型人格障碍的一种定义（Gunderson, 1984, 1994）。

症　状

边缘型人格障碍的 *DSM-5* 诊断标准见 "*DSM-5*：边缘型人格障碍的诊断标准"专栏。边缘型人格障碍的突出特点是自我形象、人际关系和情感不稳定的普遍模式。

边缘型意味着情绪缺乏根据，它们无时不在，却没有任何连续感、可预见性或者意义。生活经验支离破碎，更像是一系列快照，而不是连贯的电影。它是一系列不连续的经历点，无法共同顺畅地流动或者形成一个完整的整体。

（Moskovitz, 1996, pp. 5-6）

冲动控制障碍

无法控制伤害性的冲动与 *DSM-5* 所列的若干障碍有关。符合边缘型人格障碍和反社会型人格障碍诊断标准的人会有各种冲动和适应不良行为（边缘型人格障碍最常见的表现是自残，反社会型人格障碍最常见的是偷窃和攻击）。处于躁狂发作状态中的人经常过度沉湎于那些令人愉快但可能导致痛苦后果的活动，比如无节制地购物、轻率的性行为等。这些都是冲动控制出现问题的例子，似乎是更宽泛的综合征或心理障碍的一部分。

DSM-5 在"**冲动控制障碍**"的条目下有好几项附加问题（Hollander & Stein, 2006）。人们对这些问题了解较少。它们被定义为持续的、临床上显著的、无法用 *DSM-5* 其他障碍更好解释的冲动行为。它们包括如下障碍：

· 间歇性暴怒障碍：导致严重暴力行动或破坏财产的攻击行为（Olvera, 2002; Coccaro et al., 2005）。攻击的量级与任何一种突如其来的心理社会应激源都极不匹配。

· 偷窃癖：偷窃对个人无用或没有经济价值的物件。偷窃的动机并非愤怒或报复（Presta et al., 2002）。

· 纵火癖：蓄意且有目的地放火，伴有对火以及与火相关事物的迷恋和着迷。行为动机不是经济原因（如故意纵火）、社会或政治意识形态、愤怒、报复或妄想信念（Lejoyeux et al., 2006）。

这一宽泛的诊断组别过去还包括病理性赌博，但 *DSM-5* 将之归入物质使用障碍（参见第 11 章）。

在大多数案例中，持续增强的紧张感发生在冲动行为之前，冲动行为过后会出现愉快、满足或轻松感。因此这些冲动行为的动机与强迫行为（见第 6 章）略有不同。冲动行为和强迫行为可能不容易区分，因为二者都重复发生且难以抵抗。它们的主要区别是，冲动行为最初的目标是体验愉悦，而强迫行为则是避免焦虑（Frances et al., 1995; Grant & Potenza, 2006）。

冲动控制障碍是 *DSM-5* 中一个有趣且有争议的主题。冲动控制障碍隐含的意思是，反复从事危险、非法或破坏行为的人一定有心理障碍。如果没有心理障碍，他们为什么要做这些事情？遗憾的是，这种推理很快就变成循环论证。为什么他要不计后果去放火？因为他有心理障碍。你怎么知道他有心理障碍？因为他不计后果地去放火。在冲动控制障碍中，如果还存在其他障碍的症状，但该问题行为似乎并不是其他障碍更广泛的综合征的一部分，这种逻辑两难就尤为明显。换言之，问题行为本身就是障碍。除非我们能走出这个循环，通过参照其他心理或生物反应系统来证实这一诊断概念的效用，否则我们无法用令人满意的方法来定义这些问题。

DSM-5 边缘型人格障碍的诊断标准

一种人际关系、自我形象和情感不稳定以及显著冲动的普遍模式；起始不晚于成年早期，存在于各种背景下，表现为下列 5 项（或更多）症状：

1. 极力避免真正的或想象出来的被遗弃。（注：不包括诊断标准第5项中的自杀或自残行为）。

2. 一种不稳定的、紧张的人际关系模式，以极端理想化和极端贬低之间的交替变动为特征。

3. 身份紊乱：显著的持续且不稳定的自我形象或自我感觉。

4. 至少在两个方面有潜在的自我损伤的冲动性（例如，消费、性行为、物质滥用、鲁莽驾驶、暴食）。（注：不包括诊断标准第5项中的自杀或自残行为）。

5. 反复发生自杀行为、自杀姿态或威胁，或自残行为。

6. 由于显著的心境反应性所致的情感不稳定（例如，强烈的发作性的烦躁，易激惹或是焦虑，通常持续几个小时，很少超过几天）。

7. 慢性的空虚感。

8. 不恰当的强烈愤怒或难以控制发怒（例如，经常发脾气，持续发怒，重复性斗殴）。

9. 短暂的与应激有关的偏执观念或严重的分离症状。

边缘型人格障碍与其他几种人格障碍类型（包括表演型、自恋型、偏执型、依赖型和回避型）有重叠。它与抑郁症也有很多重叠（Trull, Stepp, & Solhan, 2006）。很多有其他冲动控制问题（如物质依赖和进食障碍）的患者也符合边缘型人格障碍的诊断。

追踪研究表明，边缘型人格障碍与抑郁障碍有很多相似之处。在很多案例中，抑郁症发作之前边缘型人格障碍的症状已经显现。例如一项研究关注了100名被诊断为边缘型人格障碍的患者（Akiskal, 1992）。在追踪研究中，该样本29%的人发展为严重抑郁。另一项对私立精神病院出院的患者进行的纵向研究也关注了这一问题。在一个被诊断为纯粹边缘型人格障碍（即没有任何其他精神障碍）的患者样本中，后续15年的追踪调查发现，23%的人曾有抑郁症发作（McGlashan, 1986）。

病　因

从 *DSM-5* 所定义的综合征来看，边缘型人格障碍在病因学上明显涉及遗传因素（Distel et al., 2010）。而且，决定这一障碍的基本人格特质（如神经质和冲动）很显然也都受到遗传因素的影响（Livesley, 2008）。最重要的问题是，有某种人格特征倾向的遗传因素如何与各种有害的环境事件相互作用，从而引发边缘型人格障碍患者的情绪管理和依恋关系问题。

一些研究者认为，边缘型患者受到童年失去父母、被忽视及虐待的负面影响（Fonagy & Bateman, 2008）。边缘型人格障碍患者的家庭研究以及将这些研究与母婴分离对小猴社会性发展影响的研究对比，都支持这一模型。对边缘型人格障碍患者的研究确实指向了他们与父母有着广泛的有问题的关系。有边缘型人格障碍的青春期女孩普遍报告缺乏监管、经常目睹家庭暴力、遭受父母和其他成年人不当行为的伤害，包括语言虐待、身体虐待和性虐待（Helgeland & Torgersen, 2004; Pally, 2002）。虐待的范围和严重程度有很大的个体差异。很多患者描述了不止一人施加的多种形式的虐待。

边缘型人格障碍与患者对童年虐待早期记忆的关系引发了关于关系方向的重要问题：童年虐待是否会导致边缘型人格障碍？这是否只是因为边缘型人格障碍患者的报告有偏差，更可能记得自己被父母虐待的情景？

对纽约北部青少年进行的一项纵向研究数据为这个问题提供了重要证据（Johnson et al., 1999）。研究者们没有只依赖自我报告法，而是从纽约州立中央儿童虐待档案室收集了关于儿童虐待的数据。虐待档案包括躯体虐待、性虐待和儿童忽视案件。有儿童虐待和忽视档案记录的人在成年早期出现人格障碍的可能性是没有受过虐待的人的4倍。关系最密切的是 B 组障碍（见图9.1）。躯体虐待与后来出现反社会型人格障碍的关系最大；性虐待与边缘型人格障碍有关联；儿童忽视与反社会型、边缘型、自恋型和回避型人格障碍有关。这些数据支持了一个观点，即适应不良的教养方式和家庭关系增加了个体将来出现某些类型人格障碍的可能性。

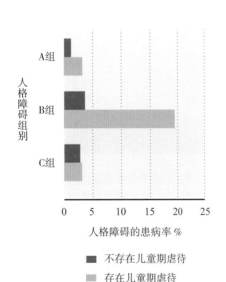

图 9.1　家庭环境和人格障碍风险

儿童期虐待与成年早期人格障碍风险的关系。

资料来源：Cohen et al. Childhood Maltreatment Increases Risk for Personality Disorders during Early Adulthood. Archives of General Psychiatry 1999; 56.

治　疗

鉴于边缘型人格障碍的概念源于心理动力学理论，很多临床医生主张用心理疗法来治疗这种障碍也就在情理之中了。在心理动力学疗法中，移情关系（transference relationship）的定义是患者对待治疗师的行为方式，被认为可以反映患者早年重要的关系。这种关系被用来增强患者以更现实和更整合的方式来体验自己和他人的能力（Clarkin et al., 2001; Gabbard, 2000）。

如前所述，传统上一直认为人格障碍很难从心理学角度来治疗，而边缘型人格障碍更是难上加难。亲密的个人关系是心理干预的基础。特别是对人格障碍患者来说，最大的困难就是建立和维持这种关系（参见"获取帮助"专栏）。他们在理想化和低评价之间来回转换，导致他们经常对治疗师大怒，这可能成为治疗进展的重要阻碍。约有一半到三分之二的边缘型人格障碍患者在治疗的前几周不遵医嘱而中断治疗，这并不意外（Kelly et al., 1992）。

边缘型人格障碍的一种有效心理疗法是辩证行为疗法（dialectical behavior therapy, DBT）。这是华盛顿大学临床心理学家玛莎·莱恩汉开发并评估过的一种疗法（Linehan, Cochran, & Kehrer, 2001）。该疗法综合运用基础广泛的行为策略和支持性心理疗法的一般原理。在哲学上，辩证一词是指把相反或相矛盾的观点并列在一起进行推理的过程。在莱恩汉的治疗方法中，辩证是指一种治疗策略，即治疗师帮助患者评价和平衡其明显矛盾的需要，以接受现实（如强烈的负面情绪）并努力改变导致情绪调节问题的思维和行为模式。治疗的重点是学会接纳愤怒、悲伤和恐惧等强烈情绪，并学会用更整合的方式思考和接纳自己及他人的优缺点。技能训练、暴露和问题解决等传统行为和认知技巧也被用来帮助患者改善人际关系、忍受痛苦和调节情绪反应等。最后，治疗还很强调治疗师要接纳患者，接纳他们经常出现的苛求、操控以及矛盾行为。这一点非常重要，因为边缘型人格障碍患者甚至对最委婉的批评或拒绝都极为敏感。

一项对照研究考察了辩证行为疗法中患者行为某些方面的改变，结果令人鼓舞（Linehan et al., 1994, 1999）。该研究的所有患者都是符合边缘型人格障碍诊断标准的女性且都有过自杀尝试或故意自残的历史。她们被随机分配到辩证行为疗法组和一般治疗组，后者实际上是社区里现有的任何治疗形式。在治疗一年后以及停止治疗一年后都测量了两组患者的调适情况。最重要的研究结果之一是退出率。约 60% 接受一般治疗的患者提前结束了治疗，而辩证行为治疗组的退出率只有 17%，而且后者自杀尝试的频率和严重程度都显著下降，研究期间住院天数也减少，并且在社会调适测量的自我评价上也更高。但两组患者在其他一些重要方面如抑郁和无望程度则没有差别。

后来对随机分配到辩证行为疗法组和一般治疗组的女性进行的研究也发现了积极结果。测量结果显示，与控制组女性相比，辩证行为疗法组女性在抑郁和无望等症状上出现更大的改善（Bohus et al., 2004; Koons et al., 2001; Verheul et al., 2003）。

治疗精神病的药物也常用来治疗边缘型人格障碍。但遗憾的是，目前还没有找到对该障碍有效的特定药物。精神科医生们对边缘型人格障碍患者使用过全谱系的精神活性药物，从抗精神病药物和抗抑郁药物到锂制剂和抗惊厥药物（Koenigsberg, Woo-Ming, & Siever, 2002; Zanarini & Frankenburg, 2001）。不同类型的药物被推荐用于治疗单一的症状，如冲动性攻击、情绪不稳定和短暂的偏执想法，但没有系统性证据表明某种药物对任何一种边缘型特征有效。

反社会型人格障碍

反社会型人格障碍的研究比其他任何一种人格障碍的研究都更彻底，研究时间也更长（Blashfield, 2000）。本章开头就介绍了与此障碍有关的案例。案例中的汤姆说明了与这种障碍有关的反复发生的反社会行为模式。情绪问题和人际问题在反社会型人格障碍的定义中也有重要作用。下面的案例说明了自我中心是该障碍的核心特征。它同时表明，反社会型人格障碍患者对于自身行为给他人（尤其是那些与他们亲近的人）造成的影响漠不关心，令人吃惊。

⟶ 反社会型人格障碍

特里 21 岁，出生在一个富有且非常受人尊敬的家庭。他的哥哥是医生，弟弟是得过奖学金的大二学生。特里因为一年前犯下一桩连环抢劫案而服刑两年，他是一名初犯。

从各方面来说，他的家庭生活都是稳定的，有温暖慈爱的父母，也有极大的成功机会。他的兄弟们都诚实和勤奋，然而他却"无所事事，衣来伸手，饭来张口"。对他来说，父母的愿望和期望不及及时享乐重要。他在青春期就一直任性妄为，突破底线，触犯法律，比如超速行驶、鲁莽驾驶、醉酒等，但都没有正式定罪。即使这样，父母还是给予他情感和经济支持。他 20 岁时已经是两个孩子的父亲，但深陷赌博和毒品。当他再也无法从家人那里拿到钱时，就抢劫银行，并很快被捕入狱。"如果我父母在我需要的时候出现，我就不会在这儿了，"他说，"什么样的父母才会让自己的儿子烂在这种地方？"当问及他的孩子时，他回答："我从没见过他们。我想他们应该被收养了吧。关我屁事啊！"（Hare, 1993, p. 167）。

特里因自己的问题责怪父母，但他明显不愿意为自己的孩子负责，这种反差惊人。这个案例清晰地说明了反社会型人格障碍患者的冷漠无情和肤浅的情绪体验。

目前对于反社会型人格障碍的看法受到两本书的极大影响。这两本书启发了定义这种障碍本身的两种不同方法。第一本书是佐治亚大学精神病学专家克勒克雷（Cleckley, 1976）撰写的《神智正常的面具》（*The Mask of Sanity*），该书最初出版于 1941 年。书中有很多案例，描述了那些冲动、自我中心、寻欢作乐的人。这类人似乎完全缺乏某些主要情绪，比如焦虑、羞耻和内疚。克勒克雷用**精神病态**（psychopathy）这一术语来描述这种障碍。根据克勒克雷的定义，精神病态者聪明，外表迷人，但是长期行骗，不可靠，无法从经验中学习。这种诊断方法重点强调情绪缺陷和人格特质。遗憾的是，克勒克雷的定义很难可靠地使用，因为它包含诸如"没有爱的能力"和"无法从经验中学习"这类难以描述的特征。

第二本影响反社会型人格障碍概念的书是罗宾撰写的一份研究报告。这是她对多年前曾在一家儿童诊所接受过治疗的孩子的追踪研

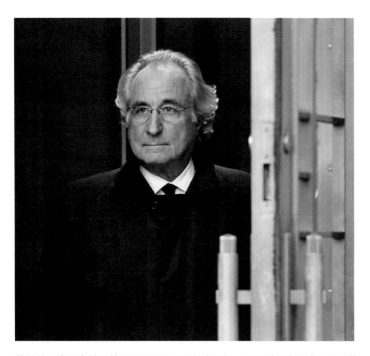

伯纳德·麦道夫曾是美国股票经纪人和投资顾问，因为利用庞氏骗局让无数人倾家荡产而被判处150年监禁。自大、欺骗、操控和毫无悔意是"白领心理病态"有关的特征。

究。这本《反常孩子长大成人》（*Deviant Children Grown Up*）（Robins, 1986）证明了个体童年期某些明显的品行障碍是其成年后其他形式反社会行为可靠的预测指标，男孩尤其如此。受到这项研究启发的诊断方法被 *DSM-III* 采用，而且仍是 *DSM-5* 采纳的模型（APA, 2013）。它特别强调可观察的行为，以及个体反复出现的与守法行为的社会规范之间的冲突，包括不遵守这些规范。这种方法比用"精神病态"一词的信度更高，因为它侧重的是障碍造成的具体后果，往往有法律档案可查，而不是侧重缺乏同理心这类主观定义的情绪缺陷。

精神病态和反社会型人格障碍是定义同一种障碍的两种不同尝试。然而，它们的差异很大，所以鉴别出的肯定不是同一类人，因此不再互换使用（Lynam & Vachon, 2012）。批评者认为 *DSM* 模糊了反社会型人格和犯罪的区别。克勒克雷的方法在这一点上相对清晰；并不是所有罪犯都是精神病态者，也并不是所有精神病态者都是罪犯。*DSM* 的定义对于没有犯罪记录的人很难做出反社会型人格障碍的诊断，比如自我中心、操控和冷漠无情的商人。在反社会型人格障碍的界限里，*DSM* 包含的罪犯比例要大得多（Hart & Hare, 1997）。*DSM-5* 为提高信度可能牺牲了这个概念的真正含义。

症　状

反社会型人格障碍的诊断标准见专栏"*DSM-5*：反社会型人格障碍的诊断标准"。该定义的一个突出特征是要求在 15 岁之前有品行障碍症状（见第 16 章）。该定义也要求在 15 岁之后至少有 7 项不负责任和反社会行为中的 3 项。其中一项标准"缺乏懊悔"是克勒克雷的最初标准之一。

一些研究者和临床医生更喜欢"精神病态"的概念而非 *DSM-5* 的反社会型人格定义。赫尔开发了一套系统性评估精神病态的方法，被称为《精神病态测评表》（Psychopathy Checklist, PCL），主要以克勒克雷最初对该障碍的描述为基础。PCL 包括两个主要因素（症状群）：（1）情绪 / 人际特质；（2）与不稳定的和反社会的生活方式相关的社会越轨行为。这两个因素的关键症状见表 9.4。"精神病态"的定义与反社会型人格障碍 *DSM-5* 定义的主要区别是情绪和人际特质列表（虽然 *DSM-5* 确实

DSM–5 反社会型人格障碍的诊断标准

A. 一种漠视或侵犯他人权利的普遍模式，始于15岁，表现为下列3项（或更多）症状：

　1. 不能遵守与合法行为有关的社会规范，表现为多次做出可遭拘捕的行动。

　2. 欺诈，表现出为了个人利益或乐趣而多次说谎，使用假名或诈骗他人。

　3. 冲动性或事先不制订计划。

　4. 易激惹和攻击性，表现为重复性地斗殴或攻击。

　5. 鲁莽且不顾他人或自身的安全。

　6. 一贯不负责任，表现为重复性地不坚持工作或不履行经济义务。

　7. 缺乏懊悔之心，表现为做出伤害、虐待或偷窃他人的行为后显得不在乎或合理化。

B. 个体至少18岁。

C. 有证据表明品行障碍出现于15岁之前。

D. 反社会行为并非仅仅出现于精神分裂症或双相障碍的病程之中。

表 9.4　精神病态的关键症状	
情绪 / 人际特质	社会越轨行为（反社会的生活方式）
能说会道和肤浅	冲动
自我中心和浮夸	行为控制差
缺乏懊悔或内疚	需要刺激
缺乏同理心	缺乏责任心
欺诈和操纵	早年行为问题
情绪肤浅	成年反社会行为

资料来源：Hare, R. D. 1998. *Without Conscience: The Disturbing World of the Psychopaths Among Us*. New York: Guilford Press.

也包含了欺诈和缺乏懊悔）。对 PCL 的广泛研究表明，与之前克勒克雷标准强调的过去经验相反，情绪和人际特质可以可靠地使用（Hart & Hare, 1997）。

关于反社会型人格障碍最佳定义的长期争论的最终解决将取决于对这两种方法的系统性比较研究（Lilienfeld, 1994; Widiger, 2006）。这是研究诊断概念效度（见第4章）的又一个经典案例。这些定义有多大差别？哪一种定义对预测一些事件（比如从监狱获释后再次发生反社会行为）更有帮助？

毕生的反社会行为　不是每一个有反社会行为的人终其一生都保持不变。杜克大学临床心理学家莫菲特提出，反社会行为有短期和非短期两种主要形式（Moffitt, 1993, 2007）。他认为限于青春期的反社会行为是一种普遍的社会行为模式，它通常是适应性的，而且会在成年期消失。这一类型大概可以解释大部分反社会行为，它与反社会型人格障碍无关。

一小部分反社会的个体（大部分是男性）在所有年龄段都有反社会行为。莫菲特称这种类型为毕生持续的反社会行为。这类问题的具体形式在每个年龄阶段都有变化：

> 4 岁时咬人和击打，10 岁时入店行窃和旷课，16 岁时贩卖毒品和偷车，22 岁时抢劫和强奸，30 岁时欺诈和虐待儿童。基本天性不变，但表现形式在不同发展阶段会随着不同的社会环境而改变。
>
> （Moffitt, 1993, p. 679）

追踪研究表明，当精神病态者到了 40 或 45 岁以后，某些方面的症状一般会"消失"。这些变化在冲动和社会越轨行为中最为明显，即赫尔的《精神病态测评表》的第二个因素（Harpur & Hare, 1994）。事实上，年龄更大的精神病态者更不可能表现出病态的"需要刺激"或冲动和犯罪行为。与这一模式相反，该测评表中与情绪 - 人际因素相关的人格特质（如欺诈、冷酷无情和缺乏同理心等）并不会随着时间而变弱。这些特质显然是这种障碍更稳定的特征。

目前并不清楚社会越轨行为随年龄增加而减少是否代表一种人格结构的变化（冲动控制改善和冒险减少）。莫菲特的理论认为，随着精神病态者变老，他们也许会为其攻击、冲动行为和对他人冷酷无情找到新的发泄口。例如，他们也许会欺诈或虐待儿童，而这类行为更不容易被抓到。

病　因

心理学家们对精神病态和反社会型人格障碍的病因学研究比其他任何人格障碍都更为广泛。关于这一主题的研究分为三大块。一是该障碍的生理基础，尤其是遗传因素可能的影响。二是社会因素，家庭冲突与儿童反社会行为形成的关系就属于这类研究。第三类研究涉及解释反社会型人格障碍患者明显无法从经验中学习这一心理因素的性质。

生物因素　一些研究者通过双生子和收养方法来研究遗传和环境因素对反社会型人格障碍以及更广泛的犯罪行为的形成所产生的影响。收养方法是基于对被收养者（那些早年与亲生父母分离并被收养家庭抚养的人）的研究（见第2章）。一些收养研究发现，反社会行为的形成是遗传因素和不利环境相互作用决定的（Waldman & Rhee, 2006）。换言之，两种影响都很重要。品行障碍和反社会行为发生率最高的是那些由反社会的父母所生并在不利的收养环境中长大的人。

我们来看一项很有启发性的研究的结果（Cadoret et al., 1995; Yates, Cadoret, & Troughton, 1999）。研究者们考察了一出生就与患反社会型人格障碍的亲生父母分离的男性和女性，并与控制组（一出生就与亲生父母分离但亲生父母并没有精神病史）进行了对比。研究者对研究对象和他们的养父母都进行了访谈，以评估这些子女的品行障碍、攻击性和反社会行为的症状。收养家庭的不利环境通过出现问题的总数来衡量，包括严重的婚姻问题、药物滥用、犯罪活动等。生活在更不利的收养家庭的孩子在儿童期和成年期更可能出现各种攻击和反社会行为。进一步分析表明，不利环境对目标组的有害影响比控制组更大。换言之，如果在不利的收养环境中长大，反社会父母的子女在儿童期更可能出现品行障碍症状（如旷课、被学校开除、撒谎和偷窃），在青春期更可能出现过度的攻击行为。在不利家庭环境中长大并未显著增加控制组子女的品行障碍、攻击性或反社会行为。因此，反社会行为似乎是遗传和环境因素相互作用的结果。

社会因素　收养研究表明，遗传因素与环境事件的相互作用导致了反社会和犯罪行为模式。反社会行为的遗传倾向与不利环境的结合尤其有害。哪类事件在这一过程中可能起作用？对青春期少年及其家庭的纵向研究显示，明显的可能因素包括躯体虐待和儿童期忽视（Farrington, 2006; Johnson et al., 1999）。

如何解释遗传因素和家庭过程的相互作用？莫菲特关于毕生持续的反社会行为的病因学解释认为，它取决于多个相互作用的系统的影响。其中一个途径涉及儿童气质的概念和他们特有的反应方式对养育行为的影响。具有"难相处"气质（即反应方式具有很强的负面情绪或过度活动的特点）的孩子可能尤其让父母和照护者烦躁（Bates, Wachs, & Emde, 1994）。这些孩子可能笨拙、过度活跃、不专心、易激惹或冲动。他们对努力遵守纪律的抗拒或许会让父母气馁而无法保持稳定不变的策略。这种孩子最可能让那些不知道如何处理此类行为的父母出现适应不良的反应。这也许会导致父母要

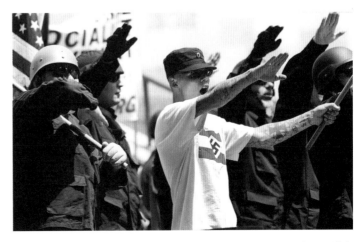

如果反社会者选择有类似反社会兴趣或问题的人做朋友，反社会行为就会持续。

么进行极严厉的惩罚，要么放弃管教努力。儿童与社会环境的这种不良互动助推了控制缺陷行为的发展。如果当事人选择与自己有类似反社会兴趣和问题的人做朋友，其反社会行为就得以持续。

个体在儿童期形成反社会行为模式之后，很多因素会使其陷入进一步的反社会活动。莫菲特的理论强调问题持续的两个原因。第一个原因是有限的行为技能。个体未能学会能让自己找到比撒谎、欺骗和偷窃更正当的社交反应技能。个体一旦在儿童期失去学习这些技能的机会，也许将永远学不会。第二个原因是儿童期和青春期反社会行为带来的结果。个体渐渐陷入过去的选择所产生的恶果之中。反社会行为造成的结果可能很多，包括毒品成瘾、成为未成年父母、辍学和犯罪等，这些都会限制个体的选择。

心理因素　收养、双生子和家庭研究都为反社会型人格障碍的原因提供了线索。另有一系列始于1950年代且一直持续至今的研究，它们关注的是可能居中调节这类行为的心理机制。这些研究试图使用各种实验室任务来解释精神病态的若干特征，如缺乏焦虑、冲动、不能从经验中学习等（Fowles & Dindo, 2006）。

实验室任务的参与者通常被要求学习一系列的反应，以获得奖赏或避免不利后果（如电击或失去金钱等）。在这些任务中，虽然精神病态者表现的整体准确率与非精神病态的参与者大体相当，但他们的行为有时似乎不受惩罚预期的影响。

对精神病态者在这些任务中表现不佳的解释主要有两个假设。一个假设依据的是克勒克雷的论断，即精神病态者情绪贫乏。他们对焦虑和恐惧的缺乏尤其令人吃惊。这一假设的支持证据大体上是依据参与者在做实验室任务时所检测到的生理反应。一个尤为引人注目的研究方向是眨眼惊跳反射。通常人们在受到毫无预兆的巨大爆破声惊吓时会不自主地眨眼。对于大多数人来说，如果受到惊吓时他们正在实验室做诱发恐惧或其他消极情绪状态（比如观看恐怖或令人厌恶的刺激物）的任务，则惊跳反应强度会增加。而如果个体在做诱发积极情绪的任务，惊跳反应强度会减小。但精神病态者的惊跳反应模式却异于所观察到的普通参与者（Herpertz et al., 2001; Patrick & Zempolich, 1998）：在出现厌恶性刺激物（通常会引起恐惧）时，精神病态者并没有出现过大的惊跳反应。这种情绪缺陷也许可以解释为什么精神病态者对惩罚的后果较不敏感或者能够忽略。

另一个假设则认为，精神病态者很难把注意力转移或分配到考虑其行为可能导致的负面后果上。这一解释的证据主要依据观察结果：精神病态者通常只在某些情境下对惩罚做出正常反应，在另一些情境下则不会。这种情况在混合激励情境（即个体的行为要么得到奖赏，要么受到惩罚）下尤其明显。精神病态者沉溺于成功的可能性。当赌注很高时，他们会继续赌博，即使赢的机会很小。他们会追求性接触的可能性，即使对方在扫他们的兴。他们无法抑制不当行为，因为他们不太能像其他人那样停止自己的行为，并考虑其行为可能导致惩罚的重要信号的意义（Hiatt & Newman, 2006; Patterson & Newman, 1993）。

对于这一研究方向的批评注意到目前对精神病态行为的心理学解释存在一些问题。一个局限是目前的解释隐含一个假设，即大多数人遵守社会规范和伦理准则是因为他们有惩罚焦虑或恐惧。不认同克勒克雷的精神病态标准的相对重要性似乎是这一批评的核心。也许有人会说，最关键的特征并不是低水平焦虑和无法从经验中学习，而是羞耻感的缺乏和病态的自我中心。根据这一看法，精神病态者只是因为各种原因而选择以忽视他人感受和权利的自私方式行事。"道德评判不是由焦虑驱动的，相反，焦虑是由道德评判驱动的"（Levenson, 1992）。

治　疗

有反社会型人格障碍的人很少寻求专业的精神健康服务，除非他们被司法系统强制接受治疗。当他们寻求治疗时，临床医生们的基本共识是，治疗鲜有成效。这种普遍印象部分是出于用来定义这种障碍的特质；就像有边缘型人格障碍的人一样，反社会型人格障碍患者也经常无法建立亲密和信任的关系，而这种关系显然是任何治疗计划的基础。

关于反社会型人格障碍的研究文献很少（Harris & Rice, 2006）。很少有研究使用官方诊断标准来确认诊断为反社会型人格障碍的案例。大多数已得到评估的项目侧重于未成年罪犯、入狱的成年人或者被刑事司法系统转介的一些人。治疗结果通常依据反社会型人格障碍患者的再犯罪率来衡量，而不是依据与定义反社会人格核心的人格特质有更直接关系的行为改变来衡量。反社会型人格障碍患者人群中的酗酒和其他形式的物质依赖的比例很高，这是造成这种人格障碍治疗计划的设计和评估更复杂的另一个问题。

虽然没有一种形式的干预被证明对反社会型人格障碍有效，但是对这一障碍某些具体特征的心理干预也许是有用的（Wallace & Newman, 2004），如那些最初为愤怒管理和异常性行为设计的行为程序。当个体接受密切的监督时，行为治疗明显可以带来暂时的行为改变，但这种情况并不能推广到其他情境。

获取帮助

如本章所述，许多符合人格障碍诊断标准的人并不会接受治疗，至少不会自愿接受治疗。即使他们的人际关系问题很普遍而且根深蒂固，他们也不愿意或者完全无法看到自己在维系自身不幸（无论其源头是什么）方面所起的主动作用。反社会型人格障碍患者受到的贬损使这些人不愿意承认自己有人格障碍。我们更愿意用人格缺陷或者适应不良的反应方式来讨论这些问题。没有人是完美的。承认自己的缺点表明你有开放的态度，愿意改变。这是改善重要的第一步。

同样有帮助的是对自己有些许同情，并且决心在为人处世和生活事件中努力做出持久的改变。理查德·莫斯科维奇所著的《镜中迷失：边缘型人格障碍透视》（*Lost in the Mirror: An Inside Look at Borderline Personality Disorder*）一书，对与边缘型人格障碍有关的痛苦经验提供了深刻而富有同情心的指导。它还描述了这些症状如何影响患者及其家人和朋友的生活。

如果你对提供帮助感兴趣，因为你必须要与你认为可能有人格障碍的人打交道，那么你或许会感到迷茫、沮丧和愤怒。如果你因为自己的人际关系问题或者对方不快乐而责怪自己，你也可能感到很内疚。如果对方是你的恋人，或者是一个可能符合人格障碍诊断标准的同事，尤其

如此。所幸的是，适应这种互动常常是可能的。一些自助类图书提供了与难处之人相处的建议。其中一本是《致命缺点：跨越与人格障碍患者的破坏性关系》（*Navigating Destructive Relationships with People with Disorders of Personality and Character*）（Yudofsky, 2005）。最重要的建议是，你从了解对方行为方式可预测的性质开始。承认人格有缺陷并学会如何适应。你还必须接受你自己在控制或促使其改变上的能力是有限的。

有时，唯一的解决之道是结束关系。极端的人格障碍患者无法建立令双方都满意的互惠关系。反社会型人格障碍患者尤其如此。一些毫无操守的人总是虐待、利用和欺骗别人。我们不时会遇到这种人，所以要学会保护自己。精神病学家罗伯特·赫尔在他的《良知全无》（*Without Conscience*）一书中总结了一份简短的"生存指南"，或许有助于你尽可能减少风险。例如他指出，我们应该认识精神病态的症状和人际特点。我们应该警惕高风险情境并且了解我们自己的弱点。对于发现自己正陷入与精神病态者的关系的人来说，赫尔的建议可能很有帮助。事实上，你或许想与心理治疗师或咨询师谈一谈你为什么会卷入这种不平等又没有互惠的关系。

9 总　结

　　人格障碍定义依据的是以僵化的、不灵活的、适应不良的方式感知和回应自己及其环境，导致社会和职业问题或主观痛苦。这一模式必须是各种情境中的普遍模式，而且必须稳定且持续时间长。

　　人格障碍存在争议，原因有很多，包括诊断信度低、人格障碍的具体类型有大量重叠等。

　　人们提出了很多系统来描述人格的基本维度。其中普遍接受的一个系统是五因素模型（又称大五），包括神经质、外倾性、开放性、宜人性和尽责性等基本特质。这些特质的任何一种极端变化（无论是心理病理上的高水平还是低水平）都可能与人格障碍相关。

　　DSM-5 列出了 10 种人格障碍，并将它们分为三组。这些障碍类型之间有很多重叠。A 组包括**偏执型人格障碍**、**分裂样人格障碍**和**分裂型人格障碍**。这些障碍基本上是指那些被视为奇怪或古怪的人。B 组包括**反社会型人格障碍**、**边缘型人格障碍**、**表演型人格障碍**和**自恋型人格障碍**。属于这一组人格障碍的患者通常显得戏剧化，不可预测而且过于情绪化。C 组包括**回避型人格障碍**、**依赖型人格障碍**和**强迫型人格障碍**。这些障碍的共同特点大概是焦虑和恐惧。

　　DSM-5 还包括描述人格障碍的维度法。这是 *DSM-5* 工作组建议的分类方法。经过大量辩论后，这一建议被拒绝，而传统的类别法被保留。维度法包括两步：第一步是评估人格功能的水平，第二步是对 25 种适应不良的人格特质进行评定。这一系统的优点是能更好地解释具有不同人格特质组合的患者的异同点。维度法与"其他需要进一步研究的状况"一起被列在 *DSM-5* 的第三部分。

　　人格障碍在成人中的总体患病率（至少符合一种障碍诊断标准的患者百分比）约为 10%。其中患病率最高的通常是强迫型人格障碍、反社会型人格障碍和回避型人格障碍，它们影响 3%~4% 的成年人。其他特定类别的人格障碍患病率约为 1%~2%（或更低）。

　　A 组障碍，尤其是分裂样和分裂型人格障碍被认为可能是精神分裂症的前驱症状或亚临床症状。它们定义的依据主要是完全发作时出现类似于幻觉和妄想的轻度症状，以及精神分裂症患者一级亲属的怪异行为。

　　边缘型人格障碍最重要的特征是自我形象、人际关系和情绪等不稳定的普遍模式。关于边缘型人格障碍原因的研究主要集中在两方面。一是家庭混乱和虐待的影响，另一个是孩子与家长过早分离。这两类因素都可能导致情绪调节问题。

　　精神病态与反社会型人格障碍是对同一种障碍的两种不同定义。*DSM-5* 对反社会型人格障碍的定义强调成人违反社会规范的行为（如反复说谎、身体攻击、不顾后果和不负责任的行为）。精神病态的概念更强调情绪和人际关系缺陷，如缺乏懊悔、没有同理心和情绪肤浅等。

　　分裂型人格障碍和边缘型人格障碍的治疗通常使用抗精神病药物或抗抑郁药物。包括辩证行为疗法在内的各种心理干预常用于治疗边缘型人格障碍。反社会型人格障碍患者很少自主寻求治疗。即使他们接受治疗，临床医生的普遍共识是收效甚微。

概　览

批判性思考回顾

9.1 神神叨叨与人格障碍有什么区别？

　　不守常规的人未必缺少宜人性或难以相处。另外，人格障碍的概念包含一个假设，即人格障碍的定义特征也与主观痛苦或社交损害相关……（见第267页）。

9.2 边缘型人格障碍与自恋型人格障碍在哪些方面有相似之处？

　　这两种人都高度敏感和自我中心，认为别人都应特别关心他们的需要和利益。如果这种期望没有实现，他们会很愤怒……（见第276页）。

9.3 维度法将人格问题描述为适应不良的人格特质变化有哪些优点？

　　这一不同的视角能最大限度地解决两个问题，即与共病（一个人同时符合一种以上诊断类型的标准）相关的问题以及区分正常与异常人格的主观分界点问题……（见第280页）。

9.4 哪些人格障碍即使人变老也最不可能改变？

　　分裂样人格障碍和分裂型人格障碍是较难处理的问题，而且与长期的社会孤立和职业困难相关……（见第283页）。

9.5 为什么人格障碍如此难以治疗？

　　许多有人格障碍的人认识不到自己问题的性质。他们也可能对与治疗师建立密切的人际关系感到不适，而这种关系对治疗成功是必不可少的……（见第287页）。

9.6 反社会型人格障碍与精神病态有什么区别？

　　DSM对反社会型人格障碍的定义主要是与权威机构的反复冲突和不遵守社会规范，而精神病态的定义更强调情绪缺陷（如缺乏懊悔、情绪肤浅）和人格特质（冲动、自大、没有责任心）的重要性……（见第292、293页）。

喂食及进食障碍

第10章

概 览

学习目标

　　美国的流行文化痴迷于外貌。尽管我们都知道"人不可貌相",但娱乐、化妆品、时尚以及减肥行业都极力让年轻人相信"外貌就是一切"。完美的男人英俊,肌肉发达,事业有成。完美的女人既漂亮又苗条——极端苗条。实际上,女人的苗条被等同于美貌、健康、成功,并最终等同于幸福。鉴于整个美国对外貌、节食以及减重的痴迷,许多人,尤其是年轻女性,痴迷到患上进食障碍的地步,有什么奇怪的吗?

概 述

　　DSM-5 在"喂食及进食障碍"这一新的诊断类别中列出了 6 种主要障碍。但我们认为,*DSM-5* 在将这些问题归为一类时太拘泥于字面意思。是的,这些问题都与吃有关,但是……异食症、反刍障碍和回避性 / 限制性摄食障碍这三种障碍通常始于婴儿期或童年期,并且常表现在有智力障碍的儿童身上。第 4 种即暴食障碍是一

种新的诊断，与肥胖是否属于精神障碍这一有争议的问题密切相关（*DSM-5* 认为肥胖不是精神障碍）。

在本章中，我们将简要讨论其他喂食和进食障碍，但重点介绍神经性厌食和神经性贪食。这两类障碍传统上称为进食障碍（eating disorders）。一些专家认为"节食障碍"的描述更准确。它们的核心问题是过分重视体重和体形，而且通常影响青春期及年轻的成年女性。

神经性厌食（anorexia nervosa）最明显的特征是极度消瘦。英文"anorexia"（厌食）的字面意思是"失去胃口"，但这里用词不当。患有神经性厌食的人实际上会感到饥饿，但他们让自己挨饿。一些不幸的受害者甚至会将自己饿死。

神经性贪食（bulimia nersova）的特点是反复无节制的暴食和随后不恰当的代偿行为，如自我引吐、滥用泻药或过度运动等，但患者的体重处在正常范围。英文"bulimia"（暴食）的字面意思是"饿得足以吞下一头牛"，但患有神经性贪食的人食欲正常。荒谬的是，这个问题可能是由于试图将体重保持在身体的自然设定点以下，这种努力导致患者在暴食和代偿之间来回摇摆。大多数患者认为暴食是自己没有控制力，但实际上这是他们的身体对不正常减重的正常反应（Keel et al., 2007）。

女性厌食症和贪食症的患病率都是男性的 10 倍以上，并且最普遍地见于十几岁和二十出头的女性。年轻人进食障碍的高发反映了当今社会对年轻女性外貌的强烈关注，以及许多少女在适应青春期开始的体形和体重的急速变化方面遇到的困难（Field & Kitos, 2010）。虽然厌食症和贪食症的孤立病例自古有之，但这些问题直到近几十年才获得科学的关注（Fairburn & Brownell, 2002; Striegel-Moore & Smolak, 2001）。事实上，英文术语"anorexia nervosa"出现于 1874 年，而"bulimia nersova"直到 1979 年才首次被使用（Heaner & Walsh, 2013）。

根据美国疾病控制与预防中心的数据，在任何时候都有 44% 的高中女生在试图减重，而男生的这一比例为 15%（Serdula et al., 1993）。许多青春期男孩希望增重以使自己显得更高大更强壮（参见专栏"男性进食障碍"）。几乎一半美国女性的身体意象是负面的，尤其是对自己的腰部、臀部和 / 或大腿（Cash & Henry, 1995; 见图 10.1）。欧裔美国人和拉丁裔女性所报告的身体不满意率高于非洲裔美国人（Bay-Cheng et al., 2002; Grabe & Hyde, 2006）。从 20 世纪 80 年代到 20 世纪 90 年代，白人女性对自己身体的不满有所增加，但幸运的是，从 20 世纪 90 年代到 21 世纪，白人

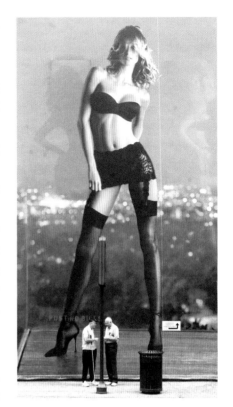

广告和大众媒体描绘的妇女形象助长了进食障碍的发生。

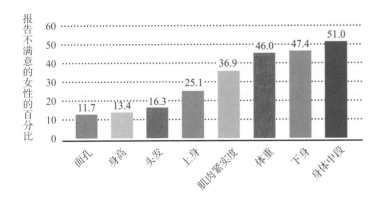

报告不满意的女性的百分比

面孔	11.7
身高	13.4
头发	16.3
上身	25.1
肌肉紧实度	36.9
体重	46.0
下身	47.4
身体中段	51.0

图 10.1　在全美18至70岁女性样本中女性报告她们"最不满意"的身体部位百分比。

资料来源：T.F. Cash and P.E. Henry. 1995. Women's Body Images: The Results of a National Survey in the U.S.A. Sex Roles; 33: pp. 19-28.

男性进食障碍

我们的文化所看重的男女体型明显不同。青春期男孩往往希望自己看起来更高大更强壮，而不是瘦削。女性只有在自己的体重处于标准体重的 90% 之下时才认为自己瘦。相反，男性在自己的体重超过标准体重 5% 时还认为自己瘦（Anderson, 2002）。调查表明，大多数女性都想减肥，而男性想减肥和增重的人数大致相同。

一些专家认为，渴望强壮和肌肉发达的压力在男性中制造了一种新的进食障碍。这一问题有时称为逆向厌食症或阿多尼斯情结，其特点是过度强调异常发达的肌肉，并常伴有合成类固醇的滥用（Anderson, 2002; Ricardelli & McCabe, 2004）。美国棒球强击手马克·麦奎尔打破单赛季本垒打最高纪录时就服用了雄烯二酮（一种非处方类固醇激素）。麦奎尔的名望和成就显然促使越来越多的美国年轻男性服用类固醇药物。在美国，3%~12% 的十几岁男孩尝试过类固醇（Ricciardelli & McCabe, 2004）。

男性对纤瘦的期望更为现实，这无疑与男性的厌食症和贪食症患病率更低有关。然而，与女性相比，患有这些进食障碍的男性寻求治疗的可能性更小，这或许是因为他们不太可能认识到这个问题，或因此感到更耻辱（Woodside et al., 2001）。患有厌食症和贪食症的男性与男性规范相去甚远，这可能导致其他男性、治疗师甚至患有进食障碍的女性对他们的排斥或污名化。作为一个有进食障碍的男性的污名还会改变神经性厌食的一个常见症状。患有神经性厌食的女性通常对她们的外貌持正面看法，或许还有一点自豪。相比之下，神经性厌食会对男性的自尊产生负面影响，因为体重和饮食方面的挣

扎 "不爷们"（Anderson, 1995）。

厌食症和贪食症在某些男性亚群体中更常见。男性摔跤运动员的贪食症患病率尤其高，这是由于 "控体重" 的巨大压力——他们的体重必须低于所在比赛级别的体重上限。进食障碍在男同性恋群体中也更普遍，因为他们更重视外貌（Carlat, Cmargo, & Herzog, 1997; Russeli & Keel, 2002），而且他们也承受着作为少数群体的压力（Kemmel & Mahalik, 2005）。

无论理想形象是不切实际的纤瘦还是不切实际的肌肉发达，关于外貌的文化刻板形象对于将其内化的男性和女性都是危险的。

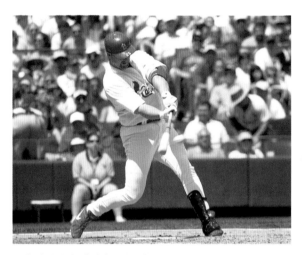

马克·麦奎尔打破单赛季本垒打纪录时就服用了雄烯二酮——非处方类固醇激素。许多十几岁的男孩也服用它以求强壮，有些人认为这一趋势是一种新的进食障碍。

和黑人女性对身体的不满程度都有所下降（Cash et al., 2004）。或许成为大众媒体 "以瘦为美" 文化牺牲品的年轻女性变少了。

我们在本章将分别讨论神经性厌食和神经性贪食的症状，因为它们差别很大。不过，鉴于这两种障碍的发展有诸多相似之处，我们在讨论诊断、患病率和病因时会将两者放在一起。例如，许多有神经性厌食的人偶尔也会先暴食再清除；许多有神经性贪食的人都曾有神经性厌食的病史。在分析治疗方法时，我们会再次分别讨论这两种障碍，以反映它们在治疗焦点和效果上的重要区别（Keel et al., 2000）。我们先从一个案例研究开始。

➡ 塞丽塔的厌食症

塞丽塔是一名有魅力、衣着得体、彬彬有礼的 15 岁高中生。她是一名优秀的学生，妈妈形容她是一个 "从不让我操半点心的好姑娘，不过那是以前"。当塞丽塔因为神经性厌食第一

次看临床心理治疗师时，她身高 159 厘米，体重 36.7 公斤。她枯瘦憔悴的外貌让任何看到她的人都心疼。尽管塞丽塔经常仔细观察自己的身体，却坚决否认自己太瘦。相反，她坚持认为自己"差不多刚刚好"。塞丽塔依然在节食，每天她都仔细地检查自己的肚子、大腿、臀部、手臂以及脸颊，看看有没有任何变胖的迹象。她一直对变胖十分恐惧。她能说出自己最近吃的每样食物，并讨论它们的热量和脂肪含量。

塞丽塔在九个月前看了家庭医生后开始节食，那次她的家庭医生告诉她，她能承受减掉一两斤体重。节食起初很正常。她迅速地如愿减掉了近 3 公斤，然后她只是继续节食，没有刻意为之。不久朋友和家人的称赞就变为担心和警告，但塞丽塔自己却感到兴奋。她觉得他们担心恰恰说明自己节食效果好。她内心渴望拥有"傲人的身材"，以弥补她所认为的不足。她希望自己看起来像她钟爱的杂志封面上的美女，不过她觉得自己"不可爱，不是真正的美国女孩"，自己太矮，太黑，脸部轮廓太分明。

塞丽塔的早餐是一片干全麦吐司和一小杯橙汁。午餐是一个苹果或者一小份不加调料的沙拉。在正餐之间，塞丽塔会喝一些无糖可乐来缓解一直折磨人的食欲。晚餐她通常在家吃，但不管家里做什么都吃得很少。有时父母要她多吃一点，塞丽塔会多吃一两口以安抚他们。有时候，大概每周一次，塞丽塔会强迫自己吃完晚餐后把食物吐出来，因为她认为父母让自己吃得太多。

塞丽塔的父母很担心她，带她去看了家庭医生。医生也非常担心塞丽塔过轻的体重，还发现塞丽塔已停经六个多月了。医生认为塞丽塔患有神经性厌食。她立即将塞丽塔转介给一名心理治疗师和一名营养学家，希望他们能纠正塞丽塔对节食的极端看法。

在与治疗师的谈话中，塞丽塔承认，她理解为何所有人都担忧她的健康。她了解神经性厌食，认为那是一个严重的问题。她甚至暗示她知道自己患有神经性厌食。然而，她坚决否认自己需要增加体重。虽然她愿意与治疗师交谈，但她并不准备改变自己的饮食习惯。她极度害怕多吃一点点就会让自己变成胖子。她为自己控制饥饿的毅力感到骄傲。她不打算放弃自己辛苦奋斗才获得的控制力。

厌食症的症状

塞丽塔表现出神经性厌食的所有典型症状：过度消瘦、对自己的身体认知异常以及对体重增加的强烈恐惧。塞丽塔还有一些通常与神经性厌食有关但不属于定义性症状的问题，包括停经、对食物的过度关注、偶尔的引吐，以及与持续的饥饿感的"成功搏斗"。与神经性厌食有关的问题有时还包括心境异常、性问题、缺乏冲动控制和医学问题。

显著偏低的体重

神经性厌食最明显和最危险的症状是显著偏低的体重。像塞丽塔一样，神经性厌食往往始于跑偏的节食。体重降至正常值之下，甚至危险地暴跌。

DSM-5 并没有给出过于消瘦的正式标准，但认为体重指数（body mass index，BMI）[1] 低于 18.5 对于成人是一个有用的指标。厌食症患者一般远比这消瘦，比正

---

[1]BMI的计算方法是体重（千克）除以身高（米）的平方。按年龄计算的BMI百分位适用于儿童和青少年，他们的体重低可能是因为身体发育没有达到预期的体重，而不是因为减肥。

伊莎贝尔•卡罗是一名法国模特和演员。她允许意大利利用她枯瘦的形象做预防厌食症的公益广告。卡罗于2010年11月17日因进食障碍引发的并发症去世。

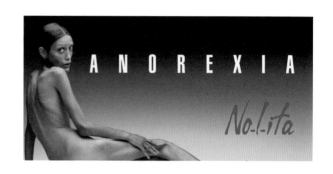

常体重要低 25%~30%。许多厌食症患者直到体重减到威胁生命时才开始接受治疗。事实上，约 5% 的神经性厌食患者死于饥饿、自杀或过度减重引起的并发症（Steinhausen, 2002）。

对体重增加的恐惧

厌食症的第二个定义性特征是对体重增加或变胖的强烈恐惧。这种恐惧令治疗变得尤其困难。治疗师鼓励患者多进食会令他们恐惧，因为患者担心节食稍有松懈就会导致全面失控。讽刺的是，患者对增重的恐惧并不会因为体重减轻而缓解。相反，患者减重越多，这种恐惧可能会变得越强（APA, 2013）。

体重或体形体验异常

神经性厌食的第三个也是最后一个定义性症状是对体重或体形的体验异常。厌食症患者通常认识不到自己的消瘦是怎么回事。许多人坚决否认自己体重有问题。哪怕是面对镜子里自己干瘪的形象，一些神经性厌食患者依然坚持认为自己的体重没问题。有时还会出现扭曲的身体意象，即对自己体重和体形不正确的认知。下面的摘录来自一个匿名的学生，描述了体重和体形体验的异常：

> 我来试着说明一个有进食障碍的人如何会看到自己扭曲的形象。这就像她看到自己鼓起来的样子——她当然看得见自己，认识自己，但眼里的自己比实际更胖。同时，她越瘦就越在意自己腰部和臂下等部位的脂肪堆积，因为人越瘦，就越容易注意身体所剩不多的脂肪。而且，背景中的参照点有时也会被扭曲。她看到浴室的镜子会想："昨天我的身体在这面墙上占了这么大面积吗？"

闭 经

闭经，即月经停止，过去被认为是女性神经性厌食的核心症状。然而，闭经通常是女性对身体脂肪减少和相关生理变化的反应，而不是厌食症出现之前的症状（Pinheiro et al., 2007）。因此，*DSM-5* 删除了这条诊断标准，而且闭经并不能区分符合厌食症其他标准的女性。月经不调在贪食症患者中也很普遍（Attia & Roberto, 2009; Pinheiro et al., 2007; Wilfley at al., 2008）。

并 发 症

神经性厌食会引发许多并发症。厌食症患者的主诉通常是便秘、腹痛、畏寒以及嗜睡。有些主诉源于半饥饿状态对血压和体温的影响，这两项指标都可能降到正常标准以下。此外，皮肤可能变得干燥皲裂，脸上和躯干上长出汗毛。其他问题包括贫血症、不孕不育、肾功能受损、心血管疾病、牙侵蚀症以及骨质疏松（Mitchell & Crow, 2010）。电解质紊乱是尤其危险的并发症，发生时体液里的钾、钠和钙及其他重要元素浓度失调。电解质紊乱会引发心搏骤停或肾衰竭。神经性厌食或许只是始于"变瘦一点"这种看似无碍的愿望，但这种进食障碍可能导致严重的健康问题，甚至死亡。

争夺控制权

一些厌食症患者行事冲动，但更多的患者遵循规范，也有控制力。一些理论家猜测这种障碍实际上源于失控感。百依百顺的"乖乖女们"或许会发现，强迫性地控制进食能让她们至少掌控自己生活的一个方面（Bruch, 1982）。当然，许多患有厌食症的年轻人对自己的自制力颇感自豪，觉得自己是自控大师。

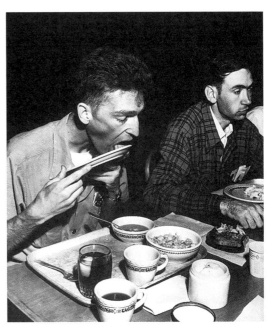

第二次世界大战期间尽职的反战者参加一项半饥饿研究。他们中的许多人对食物产生了强迫观念，这些观念与有时出现于神经性厌食中的症状相似。

共病性心理障碍

神经性厌食与其他心理问题有关，包括强迫症和强迫型人格障碍（Halmi, 2010）。有神经性厌食的人对食物和节食过分执着，常常遵循强迫性进食仪式。然而一项独特的研究发现，这种行为可能源自饥饿。在这项研究中，32 名尽职的反二战人士自愿经受 24 周的半饥饿，履行了他们的军事义务。（研究者们希望了解饥饿对战场上军事人员的影响。）随着这些人体重变得越来越轻，他们出现了对食物的各种强迫观念和强迫性进食仪式。许多人恢复正常体重后很长一段时间依然会出现这些强迫观念和行为（Keys at al., 1950）。这表明强迫行为可能是对饥饿的反应，而不是厌食症的风险因素。

大多数有神经性厌食的人还表现出抑郁症状，比如情绪低落、易激惹、失眠、社交退缩、性兴趣降低等（Halmi, 2010）。然而与强迫行为一样，抑郁既可能是进食障碍的原因也可能是对它的反应（Vögele & Gibson, 2010）。

最后，厌食症经常与贪食症的症状同时出现。在有些情况下，清除行为出现于暴食之后，在另一些情况下，清除行为可能是对已被严格限制的进食进一步控制的手段。没有暴食或清除行为的神经性厌食患者通常调适得更好，心理更健康——例如，他们抑郁的比率较低（Braun, Sunday, & Halmi, 1994）。

贪食症的症状

神经性贪食虽然异于神经性厌食，但两者有很多相似之处。一个联系是：有神经性贪食的人常常有神经性厌食的病史，正如下面的案例研究所示。

➜ 米歇尔的秘密

当米歇尔第一次为自己的难言之隐寻求帮助时，她还是一名州立大学的大二学生。她每周总有一两次无法控制地暴食，然后自己引吐。每当孤独或心情不好时，她都会买近两升冰激凌，或许还有一包饼干，把这些食物带回房间后悄悄地狼吞虎咽。暴食一开始能给米歇尔带来些许安慰，但吃完之后，她感到身体不舒服，缺乏控制力让她厌恶自己，同时惧怕体重增加。为了补救，她穿过街道，走进心理学系一间没有人的卫生间，将手指伸进自己的喉咙逼自己呕吐。

呕吐缓解了身体不适，却不能消除她的羞耻感。米歇尔对自己的行为感到厌恶，但无法阻止自己。事实上，暴食后再清除的行为模式已持续近一学年。在一名心理学课上的好友发现她在厕所呕吐后，米歇尔才决定求医。该同学也有神经性贪食的病史，但已经得到了控制。她说服了米歇尔尝试治疗。

米歇尔的进食问题始于高中阶段。她从八岁开始学习芭蕾舞，由于老师的鼓励和严格要求，她在进入青春期时极力保持苗条而柔韧的身材。起初她没有隐瞒自己节食，但父母经常批评她吃得太少。为了安慰父母，米歇尔有时先正常吃饭，吃完再立即强迫自己吐掉。高三时，米歇尔的父母带她去看心理治疗师，治疗她的神经性厌食。米歇尔当时身高167厘米，但体重只有43公斤。米歇尔很生气，拒绝与治疗师做任何深入交流。她让自己的体重增加了一点——增至约47公斤——这样做只是为了让父母相信自己并不需要治疗。

米歇尔的体重最终稳定在47公斤左右。尽管已经很瘦，但她依旧每天、每顿精心计算每一卡路里的热量。整个大学期间，她往往一整周都挨饿，以便在周末约会时能正常进食。偶尔吃太多之后她会强迫自己吐出来，但她不认为这是什么大问题。直到上一个夏天，她一直把体重保持在她的目标47公斤左右。然而这个夏天，米歇尔参加了老朋友的"聚会"，放松了节食。她重了7公斤左右，相对于她的身高和体型，这个体重很健康但依然相当苗条。但返校后，米歇尔开始厌恶自己的外貌，害怕体重还会增加。

米歇尔尝试减重，但收效甚微。绝望之下，她更频繁地通过清除来"节食"，但她很快发现自己也更频繁地暴食。她对自己"缺乏自制力"感到非常沮丧。尽管米歇尔现在认识到自己过去的神经性厌食问题，但她公开表示渴望找回自己曾经在控制饥饿和节食上做到的自律。

米歇尔是一名开朗、迷人和成功的年轻女性，但她觉得自己失败和"虚假"。她渴望有男朋友，但尽管有过很多次约会，也始终没有找到。她暗中与其他女性朋友较劲，希望自己比她们更聪明，但总觉得自己不如她们。她下决心至少要比她的女性朋友们更瘦，但又觉得自己在这个目标上彻底失去控制力。她假装开心和若无其事，但内心很痛苦。

米歇尔经常与暴食斗争，她的自我引吐和清除，以及她对体重和体形的过度关注是定义神经性贪食的核心症状。抑郁和其他可能的并发症也常常与这种障碍有关。与厌食症不同的是，贪食症患者的体重在正常范围。

暴　　食

DSM-5 对**暴食**的定义是：在固定时段，例如两小时内，吃下去的食物量明显比相似情境下大多数人会吃下去的要多。有人尝试给暴食下一个更客观的定义，如吃下超过1000卡路里热量的食物；或更主观的定义，如根据个人的评估。然而，正常进食的差异性使这些替代性定义复杂化。摄入大量卡路里在特定情形下可能是正常的（比如节日聚餐），但也有人可能认为吃两块饼干就是"暴食"。因此，*DSM-5* 对暴食的定义仍然以临床判断为依据。

可悲的是，在我们这个过分关注食物和痴迷减肥的世界里，许多不当饮食行为在统计上是近乎正常的，但却明显不健康。超过35%的人报告偶尔有暴食行为。许多人还报告说，他们禁食（29%）并使用自我引吐（8%）或泻药（超过5%）来补救他们的进食（Fairburn & Beglin, 1990）。

暴食可能是事先计划好的，也可能是自然发生的。无论是哪种情况，暴食通常都是私下进行的。大多数有神经性贪食的人都有羞耻感，于是煞费苦心地掩饰自己的暴食。在暴食过程中，他们通常吃得很快，但很快就感到撑得不舒服。他们通常会选择自己平常不吃的食物暴食；还可能选择顺滑的食物以便于呕吐，这也是冰激凌受暴食者欢迎的原因之一。

暴食通常由不愉快的情绪引发，而不快可能源于人际冲突、对体重或外貌的自我批评或者一段时间禁食后强烈的饥饿感。暴食一开始可能会缓解某些不悦情绪，但很快生理不适、羞耻感以及对增重的恐惧就会重现（Berg, Crosby, Cao, Perterson, Engel, Mitchell, & Wonderlich, 2013）。

暴食的一个关键诊断特征是暴食过程中的失控感。有些人感觉暴食就像是一场"进食风暴"，他们完全失控，强迫性地飞快进食。还有一些人会出现分离体验，像是在看着自己狼吞虎咽。但这种失控并不是绝对的。比如，若贪食者吃东西时被意外打断，他们的暴食会骤然停止。事实上，随着这种障碍的发展，有些人在进食过程中感到更能控制自己，但却无法打破暴食和代偿行为的大循环。

不当的代偿行为

几乎所有神经性贪食患者都会有**清除**（purging）行为，以排除吃下的食物。最常见的清除方式是自我引吐（APA, 2013），其他不当的清除行为包括滥用泻药和利尿剂（增加排尿频率），以及偶尔灌肠。讽刺的是，清除对于减少热量摄取效果有限。呕吐只能阻止约一半的暴食热量被吸收，而泻药、利尿剂以及灌肠对热量或体重很少有持久的作用（Kaye et al., 1993）。

其他不当代偿行为包括暴食后的过度运动或严格禁食。根据我们所了解的关于身体对体重的生理调节方面的知识，这些行为对暴食的实际代偿作用也存疑（Brownwell & Fairburn, 1995）。DSM-5 的诊断标准是暴食和代偿行为必须平均每周发生一次，至少持续 3 个月。

对体重和体形的过度强调

神经性贪食患者的自我评价受体形和体重的过度影响，这与神经性厌食的症状一样（见表 10.1）。他们的自尊以及日常生活都围绕着体重和节食。某些人因自己的外貌受到一点夸赞或正面关注就喜不自胜；相反，一句负面评价或者别人更受关注，

表 10.1　神经性厌食与神经性贪食：关键异同点		
问　题	神经性厌食	神经性贪食
	区　别	
进食/体重	极端节食；低于正常体重最低值	暴食/代偿行为；正常体重
对障碍的看法	否认厌食；为"节食"自豪	意识到问题；为贪食保密/羞愧
控制感受	对严格自控感到欣慰	为失控感到痛苦
	共同点	
自我评价	过度受体重/体形影响	过度受体重/体形影响
厌食症/贪食症共病	有的厌食症案例也有暴食和清除	许多贪食症患者有厌食病史
社会经济地位、年龄、性别	在高社会经济地位、年轻人和女性中流行	在高社会经济地位、年轻人和女性中流行

自尊心就跌入谷底。另一些患者始终对自己的外貌不满意，而与贪食症的斗争只能加重他们的自我贬抑。总之，他们将自我认知与外貌过度地联系在一起，而忽视人格、人际关系或成就。

心理障碍共病

抑郁在神经性贪食患者中常见。有的患者在出现这种进食障碍前就已经抑郁，贪食或许是对抑郁的一种反应。但许多情况下，抑郁与神经性贪食同时或在其后出现（Braun, Sunday, & Halmi, 1994）。在这种情形下，抑郁可能是对贪食的反应。实际上，神经性贪食被成功治愈后抑郁常常消失（Mitchell et al., 1990）。不论抑郁是贪食的原因还是结果，当两者共存时患者的进食紊乱更严重，社会损害也更大（Stice & Fairburn, 2003）。

其他可能与神经性贪食同时出现的障碍包括焦虑障碍、人格障碍（尤其是边缘型人格障碍）以及物质滥用，尤其是酗酒和 / 或兴奋剂的过度使用。尽管以上每一种心理问题都给治疗贪食症带来了特别的挑战，但贪食与抑郁的共病最常见，也最重要（Halmi, 2010）。

并发症

神经性贪食可能引发多种并发症。反复呕吐会侵蚀牙釉质，尤其是门牙。严重时牙齿甚至会碎裂，看起来参差不齐。另外一个可能的并发症是唾液腺肿大，致使患者脸部显得浮肿，让人哭笑不得。与神经性厌食一样，神经性贪食潜在的严重并发症也可能导致电解质紊乱。最后，极少数的病例还出现了食管或胃破裂，有时可导致死亡（Mitchell & Crow, 2010）。

进食障碍的诊断

如前所述，DSM-5 列出了 6 种喂食和进食障碍。异食症是指吃下无营养的物质如纸和土等，常见于有智力障碍的儿童。反刍障碍是指食物的反复反流，有时伴有反复咀嚼，常常发生在婴儿身上，有时是在被忽视或有智力障碍的情况下。回避性 / 限制性摄食障碍同样大多发生在婴儿身上，特征是明显对食物缺乏兴趣。这些问题相对较为少见，人们也不是很了解。

暴食障碍（binge-eating disorder），即没有代偿行为的暴食发作，是 DSM-5 新增的一种诊断类别。暴食与包括**肥胖**（obesity，常以 BMI 超过 30 来定义）在内的很多心理和生理问题相关（Marcus & Wildes, 2009）。这一新的诊断类别引发了争议，部分原因是它与肥胖之间的关联（参见专栏 "对 DSM-5 的批判性思考：暴食是精神障碍吗？肥胖是吗？"）。

神经性厌食根据前面提到过的三种症状来定义（详见专栏 "DSM-5：神经性厌食诊断标准"）。DSM-5 还列出了神经性厌食的两种亚型。限制型患者包括那些在过去三个月没有暴食或清除行为的患者。相反，暴食 / 清除型患者则以定期暴食和清除行为来定义。DSM-5 保留了这一区分，虽然这些亚型的效度存疑。它们在共病、康复、复发和死亡率等方面没有区别（Wonderlich et al., 2007）。此外，一项长达 8 年的纵向研究发现，62% 的限制型患者符合暴食 / 清除型的诊断标准，只有 12% 的限

对DSM-5的批判性思考

暴食是精神障碍吗？肥胖是吗？

DSM-5 列入了暴食障碍这一新的诊断。这种障碍是以暴食来定义的，就像贪食症一样（而且，与贪食症一样，也是至少平均每周发生一次，持续三个月），但没有代偿行为。此外，暴食障碍还必须有以下 5 种症状中的 3 种：进食快；暴食后有不舒服的饱胀感；不饿时大吃；吃时感到尴尬；吃后感到讨厌自己。不错，贪食症患者也常常报告这些主观症状，但与暴食不同的是，诊断时不需要出现这些症状。

一些人对 *DSM-5* 纳入暴食障碍提出批评。精神病学家艾伦·弗朗西斯是 DSM 上一次修订的负责人。他在博客中批评道："三个月内 12 次吃得过多不再仅是吃货和美食唾手可得的表现。*DSM-5* 把它变成了一种精神疾病……"不过，大部分专家似乎欢迎这一新的诊断类别，也欢迎 *DSM-5*。

与暴食障碍相反，*DSM-5* 认为肥胖不是精神障碍。为什么？肥胖显然是有害的，它是心脏病、糖尿病、肾病、睡眠呼吸暂停、某些肿瘤和早逝等的风险因素。肥胖占医疗支出的 9% 以上，到 2030 年预计将占 16%。肥胖还与情绪障碍、焦虑障碍、进食障碍和人格障碍风险的增加相关，尽管因果关系尚不明朗（Marcus & Wilders, 2009）。

但要说肥胖是一种精神障碍则存在争议，因为那样美国 32.2% 的成年人和 17.1% 的儿童突然就有了精神障碍（Ogden, Carrol, McDowell, Tabak, & Fleal, 2006）。（这些人就会获得医保报销的资格。嗯，或许 DSM 希望他们有"精神障碍"。）另一些人则质疑我们的社会对肥胖者的苛责。为什么要说超重的人有精神障碍而对其进一步污名化？

我们认为这些观点都有道理。不过，我们还是回到暴食障碍上来。*DSM-5* 指出暴食障碍"可能还与增重风险的提高有关"（p.352）。的确如此。一半因肥胖求治的人报告自己有暴食行为，而且一项研究发现，在 45 477 名肥胖（BMI>30）的退伍老兵中，78.2% 的人出现了"有临床意义"（每周两次或更多）的暴食行为（Higgins et al., 2013）。我们不禁要问：剩余 21.8% 的人是否有其他进食问题？在 DSM 未来的版本中这会变成一种精神障碍吗？事实上，*DSM-5* 在"其他特定的喂食和进食障碍"中列入了"夜间进食综合征"。

DSM-5 试图用其他方法区分暴食障碍和肥胖。*DSM-5* 称，有暴食障碍的人比肥胖者更关注体重，有更多心理问题。但大多数超重的人也普遍担心自己的体重并有情绪困扰。*DSM-5* 还称，暴食可以治疗，而肥胖则难以改变。的确如此，但 DSM 会因为厌食症难以治疗而把它从精神障碍中删除吗？

这一切让我们不禁要问：暴食障碍是让肥胖通过 *DSM-5* 的后门进来的一种方式吗？

补充说明：就在我们写这些文字时，美国医学会正式承认肥胖是一种疾病。这一决定涉及的问题包括：肥胖是否是一种自我控制问题；这一标签是否会将肥胖污名化（或去污名化），给许多人贴上病人的标签，使其有资格获得医疗保险报销。

制型患者从来没有定期暴食或清除（Eddy et al., 2002）。

神经性贪食由之前提到的四种症状来确定（参见专栏"DSM-5：神经性贪食诊断标准"）。此前基于是否存在清除所分的贪食症亚型并没有得到研究的支持（Wilfley et al., 2008），所以 *DSM-5* 将这一分类删除。

厌食症和贪食症的患病率

学界对厌食症和贪食症患病率的估计并不相同。不过自 20 世纪 60 年代和 20 世纪 70 年代以来，这两种障碍似乎都呈增长趋势。图 10.2 来自北欧研究资料的汇编，说明神经性厌食新发案例大增（Hoek & van Hoeken, 2003）。神经性厌食的年发病率，即每年的新发案例，从 1930~1940 年的每百万人 1 例上升到 1995~1996 年的每百万人 54 例。图 10.2 还表明，在普通人群中，神经性厌食罕见，年发病率在近数十年处

DSM-5 神经性厌食的诊断标准

A. 相对于需求的能量摄入限制，导致在年龄、性别、发育轨迹和身体健康背景下的显著的低体重。显著的低体重被定义为低于正常体重的最低值或低于儿童和青少年的最低预期值。

B. 即使处于显著的低体重，仍有对体重增加或变胖的强烈恐惧，或干扰体重增加的持续行为。

C. 对自己体重或体形的体验障碍，体重或体形对自我评价的不当影响，或持续缺乏对目前低体重严重性的认识。

（F50.01）限制型：在过去的三个月内，个体没有反复的暴食或清除行为（即自我引吐或滥用泻药、利尿剂或灌肠）。此亚型描述了主要通过节食、禁食和/或过度锻炼来实现减重的临床表现。

（F50.02）暴食/清除型：在过去的三个月内，个体有反复的暴食或清除行为（即自我引吐或滥用泻药、利尿剂或灌肠）。

资料来源：Reprinted with permission from the *Diagnostic and Statistical Manual of Mental Disorders*, Fifth Edition,（Copyright 2013）. American Psychiatric Association.

DSM-5 神经性贪食的诊断标准

A. 反复发作的暴食。暴食发作以下列2项为特征：

  1. 在一段固定的时间内（例如，在任何2小时内），吃下的食物量明显大于大多数人在相似时间段内和相似场合下所吃的食物量。

  2. 发作时感到无法控制进食（例如，感觉不能停止进食或控制进食的品种或数量）。

B. 反复出现不恰当的代偿行为以防止体重增加，例如，

自我引吐，滥用泻药、利尿剂或其他药物，禁食或过度锻炼。

C. 暴食和不恰当的代偿行为同时出现，并且出现频率维持在3个月内平均每周至少1次。

D. 自我评价受到体形和体重的过度影响。

E. 该障碍并非仅仅出现在神经性厌食的发作期。

资料来源：Reprinted with permission from the *Diagnostic and Statistical Manual of Mental Disorders*, Fifth Edition,（Copyright 2013）. American Psychiatric Association.

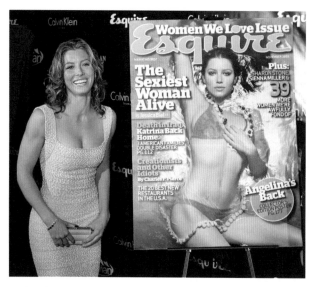

女演员杰西卡·贝尔被《老爷》杂志评为"当今最性感的女人"。她体态健美，身材匀称，但并不异常消瘦。

于稳定状态。但在某些人群中，尤其是年轻女性中更普遍，或许还有增加的趋势（Keel, 2010）。*DSM-5* 表明，神经性厌食在女性人群中的年患病率是 0.4%，这与基于一项全美调查得出的 0.9% 的估计值相近（Hudson et al., 2007）。神经性厌食在男性人群中同样会发生，但女性的患病率是男性的 10 倍左右。男性人群中准确的患病率很难确定，因为即使在大规模的全美调查中也只有几宗男性案例（Hudson et al., 2007）。

近几十年来，神经性贪食新发案例也不断出现。然而，这个诊断术语直到 1979 年才被引入，所以我们很难从文献中查到神经性贪食发病率的变化。研究人员转而考察了患病率的队列（也译为世代、组群）效应。**队列**（cohort）是指一个有某些共同特点的群体，例如出生年份；因此**队列效应**（cohort effects）是一个队列有别于另一个的差异。

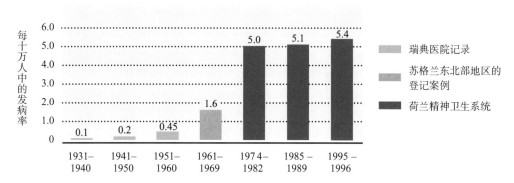

图 10.2　1931~1996年北欧神经性厌食的年发病率

1960~1970年，随着媒体中女性的理想形象越来越纤瘦，神经性厌食急剧增多。在某些亚群体，尤其是年轻女性中，患病率要高得多。

资料来源：Hoek, W.H. 2003. The Distribution of Eating Disorders. In Eating Disorders and Obesity: A Comprehensive Handbook. Guilford Press.

　　图 10.3 描绘了一个由美国女性组成的大样本中，三个年龄段女性的神经性贪食终生患病率的出生队列效应。该图清楚地显示了巨大的队列效应。在 1960 年及以后出生的女性中，神经性贪食的终生患病率远高于 1950 年之前出生的女性。1950~1959 年出生的女性患病风险介于两者之间（Kendler et al., 1991）。图 10.3 还表明，患神经性贪食的风险随年龄的增长而下降，至少在年长的队列中是如此（如从 40 岁以后——译者注）。后来的一项全美样本的研究同样发现患病风险随年龄增长而下降，并证实了队列效应（Hudson et al., 2007）。因此神经性贪食的爆发——有人称之为流行病——是由于它在 1960 年及以后出生的女性人口中急剧增多。无独有偶，这一代女性审美的文化标准也发生了变化。

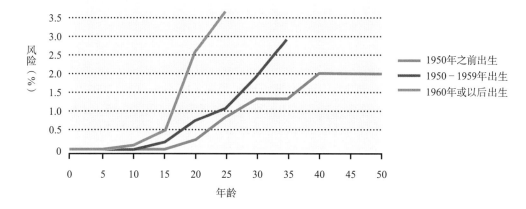

图 10.3　1960年或以后出生的女性神经性贪食的终生累积风险远高于1950年前出生的女性。随着年龄的增长，患神经性贪食的风险降低，至少在较早出生的队列中是如此。较晚出生的队列还没有度过高发病风险的年龄阶段。

资料来源：K. S. Kendler, C. MacLean, M. Neale, R. Kessler, A. Heath and L. Eaves. The Genetic Epidemiology of Bulimia Nervosa. American Journal of Psychiatry, Dec. 1991; 148: 1627-1637. Reprinted with permission from American Journal of Psychiatry（Copyright ®1991）. American Psychiatric Association.

据 DSM-5 和全美调查，美国女性神经性贪食的终生患病率为 1.5%。与厌食症一样，女性贪食症的患病率是男性的 10 倍。暴食障碍和偶尔暴食甚至更为普遍，女性终生患病率分别为 3.5% 和 4.9%，男性终生患病率分别为 2.0% 和 4.0%（Hudson et al., 2007）。一些证据显示，贪食症可能在减少，不过各种证据并不一致，而贪食症减少可能与审美的文化标准正在改变有关（Keel, 2010）。最后，我们应该再次指出，神经性厌食和神经性贪食有共病现象。有神经性厌食的人中约 50% 有暴食和清除行为（Garfinkel et al., 1995），而许多神经性贪食案例有神经性厌食病史（Wonderlich et al., 2007）

审美标准

许多学者认为，两性进食障碍患病率的巨大差异可以用性别角色来解释（Field & Kitos, 2010）。美国社会对女性的流行看法是"外表就是一切"，苗条是漂亮的核心。相形之下，对年轻男性则成就和外貌同样看重，而且男性的理想体型也比女性的高大强壮得多（参见专栏"批判性思考很重要：变瘦的压力"）。事实上，女性出现负面身体意象的可能性比男性高得多，而且这种差异随着时间的推移在逐渐扩大（Feingold & Mazzella, 1998）。

女性进食障碍的剧增貌似能从审美标准的变化得到部分解释。《花花公子》的插页模特和美国小姐选美大赛的参赛者——她们是年轻女性的文化偶像和榜样（虽然这种榜样令人怀疑）——为我们提供了统计数据。1959~1988 年，这些人的体重身高比急速下降。事实上，69% 的《花花公子》插页模特和 60% 的美国小姐参赛者的实际体重比其相应身高的理想体重至少低 15%（Garner et al., 1980; Wiseman et al., 1992）。如果以当今"以瘦为美"的文化来衡量，1950 年代的电影明星玛丽莲·梦露过于"丰满"。

审美标准是相对的，不是绝对的。如今进食障碍在北美、西欧和亚洲工业化国家要普遍得多；厌食症可能完全受文化制约（Keel & Klump, 2003）。在其他文化中女性则以更丰满为美。在第三世界国家，由于食物短缺，丰满是美丽和成功的象征，而工业化国家则完全相反，他们的谚语是"钱不厌多，人不厌瘦"。

发作年龄

神经性厌食和贪食通常始于青春期或成年早期（Hudson et al., 2007）。多发于青春期这一现象引发了许多关于其原因的推测，包括激素变化（Garfinkel & Garner, 1982）、自主性斗争（Minuchin, Rosman, & Baker, 1978）和各种性问题（Coovert, Kinder, & Thompson, 1989）。一种更简单的解释是青少年体形和体重的自然而正常的变化。体重略有增加在青春期是正常的，但一点点增重都会让关注体重数字的少女们非常苦恼。胸部和臀部的发育不仅会改变体形，而且会影响自我形象、社会交往以及常穿的衣服是否依然合身。青春期提前是厌食症的一个风险因素，这一发现支持自我评价和社会比较的重要性，因为正常情况下女孩在青春期早期身体才开始明显发育（Jacobi & Fittig, 2010）。

当青春期少女成为成熟女性时，体重和节食变得不那么让她们烦心，饮食失调的现象也逐渐减少。这样的变化在女性结婚生子后尤其明显（Keel et al., 2007）。然而，男性则在上了年纪之后更担忧自己的体重。随着年龄的增长，男性的新陈代谢越来越慢，减肥比增重更让他们忧虑。

批判性思考很重要

批判性思考在课堂上——而且在日常生活中——很重要。想想年轻女性（和男性）如何欣然接受基于媒体形象的审美标准，然后又拿这些时尚模特的标准来要求自己和别人。

这类形象随处可见。骨瘦如柴的模特充斥着时尚杂志的封面和内页。时装模特的身高平均约为 180 厘米，平均体重为 53 公斤；而美国普通女性的平均身高为 162 厘米，平均体重为 63 公斤。影视作品中的女演员们不仅聪明美丽，而且格外纤瘦。各种媒体上所有产品的广告都选用性感、美丽和非常纤瘦的女性形象。她们的照片通常经过修改，不仅消除了瑕疵，还拉长了腿部或以其他方式改变了体形。甚至女孩的玩具娃娃都纤瘦和漂亮得不真实。无处不在的芭比娃娃的体形相当于三围分别是 99，46 和 84 厘米的大人。（1994 年，美国著名歌手多莉•巴顿声称自己的三围是 101，51，91 厘米。）美国大兵（GI Joe）娃娃的真人版将会有 140 厘米的胸围和 68 厘米的肱二头肌

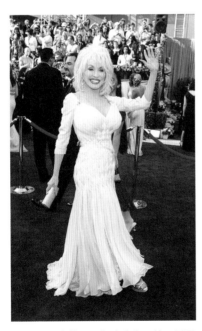

1994年，多莉•巴顿声称自己的三围是 101，51，91厘米。

（臂围）。（在他的健美巅峰时期，施瓦辛格拥有 145 厘米的胸围和 56 厘米的臂围。）

瘦身的压力极大地影响着以演员、模特或歌手为职业的女性。巴西模特莱斯顿 2006 年死于厌食症引起的并发症。（同一年，西班牙政府禁止过瘦的模特参加一场受欢迎的时装秀。）大众媒体中公开承认过有进食障碍的女性"名人录"包括女演员玛丽•凯特•奥尔森、黛米•洛瓦托、凯特•温丝莱特；名模卡蕾•奥蒂斯；歌手雷迪嘎嘎、阿什莉•辛普森、宝拉•阿巴杜和维多利亚•贝克汉姆（辣妹组合中的"时髦辣妹"）；以及奥普拉•温弗瑞。她们这样做通常是为了鼓励仰慕她们的女孩和成年女性拥有更健康的身体意象。

心理学研究一再表明，暴露于超瘦的女性形象会增加女孩及年轻女性对自己身体意象的不满（Halliwell & Dittmar, 2004）。然而，当年轻女性被告知"不要以貌取人"时，她们面对着矛盾的信息。比如，大量心理学研究和日常经验都反复告诉我们，吸引力很重要，不仅在吸引异性方面如此（虽然男性比女性认为的更喜欢有曲线美的身材），而且在评价同性伙伴、教师、雇员和其他人时，外表也很重要。就在一些公共健康倡导者与以瘦为美的文化作斗争时，另一些人——他们是正确的——却告诉年轻人要注意饮食，不要吃得太多，要减肥。肥胖是比进食障碍普遍得多的公共健康问题。

那么，对此我们该如何进行批判性思考？批判性思考是指独立思考。外表的确很重要，但只有少数人，不论男性或女性，有望成为模特或电影明星。毕竟这些人所占的比例只有百万分之一（甚至十亿分之一）。大众媒体上的明星们把大量精力放在外貌上，即便如此她（他）们还要借助化妆、摄影、时尚创意以及各种各样的电子技术来"修补"。健康也非常重要。运动锻炼是促进健康和保持有吸引力的外貌的好方法。要记住：除了被人看，你的身体还有其他作用。而且，大多数人更关心的是你的内在而不是你长得怎么样。当我们理性地——而不是挑剔地——评估自己的体重和体形时，这是一个有益的提醒。

厌食症和贪食症的原因

以瘦为美的文化显然是如今进食障碍高发的影响因素。不过，并非每个年轻女性都会遭遇这些问题，所以一定还有其他社会、心理和生理因素在发挥作用。

社会因素

以瘦为美的标准以及社会对年轻女性外貌的重视是进食障碍的影响因素。这一结论得到了以下流行病学证据及其他研究的支持：

- 进食障碍在年轻女性中要比在年轻男性中普遍得多（Hoek & van Hoeken, 2003）。正如研究者总结的那样，"进食障碍风险最好的单一预测指标就是女性……"（Striegel-Moore & Bulik, 2007, p. 182）。
- 随着理想女性的形象越来越强调瘦到极致，美国进食障碍的患病率也在不断升高（Hoek & van Hoeken, 2003; Wiseman et al., 1992）。
- 进食障碍在那些所从事的工作强调体重和外貌的年轻女性中甚至更为普遍，如模特、芭蕾舞演员、体操运动员等（Bryne, 2002）。
- 年轻女性尤其容易在青春期及成年早期出现进食障碍，而我们的文化正是特别强调这个年龄段的外表、美丽和苗条（Hoek, 2002）。
- 在那些报告更多暴露于大众媒体、更认同性别角色刻板印象或将外貌的社会标准内化的女性中，饮食异常更为普遍（Grabe, Ward, & Hyde, 2008）。
- 进食障碍在更可能将纤瘦等同于美的白人女性中比在非裔女性中更普遍。在富裕的非洲裔美国人中，进食障碍可能也在增加，他们越来越将纤瘦作为一种理想（Field & Kitos, 2010; Wildes, Emery, & Simons, 2001）。
- 进食障碍在工业化社会中远比在非工业化社会中普遍，前者以纤瘦为理想，而后者更喜欢圆润一些的身材（Keel & Klump, 2003）。
- 在西方国家生活或学习的阿拉伯和亚洲女性的进食障碍患病率高于生活在其本国的女性（Hoek, 2002）。

这些事实清楚地表明，青春期女孩和年轻女性有患进食障碍的风险，部分原因是她们试图"塑造"自己，以符合比例理想的纤瘦女性的形象。不过，我们应当指出，以瘦为美的文化对贪食症的形成所起的作用比对厌食症更大。在历史文献中可以找到发生于非西方文化中的神经性厌食案例，但其增幅似乎不如以瘦为美的文化造成的神经性贪食（Keel & Klump, 2003）。

当然，并不是每个美国女性都有进食障碍，因此也必然有其他因素与文化交互作用而导致了进食障碍（Striegel-Moore & Bulik, 2007）。一个基本的影响因素是个体对纤瘦理想的内化（Cafri et al., 2005）。同性伙伴可能影响内化（Field & Kitos, 2010; Keel, Forney, Brown, & Heatherton, 2013），大众媒体同样如此。在一项研究中，美国九年级和十年级的高中女生随机收到一份免费订阅的《十七岁》杂志。一年后，一些收到杂志的女生报告的消极情感增多，不过仅限于研究开始时那些对自己有负面身体意象并且对变瘦感到有压力的女生（Stice, Spangler, & Agras, 2001）。这些女生显然更容易受到媒体所传递的"瘦"的信息的影响。

有问题的家庭关系 有问题的家庭关系也可能使人更容易受到以瘦为美的文化的影响（Jacobi et al., 2004）。有神经性贪食的年轻人报告家中有很多冲突和嫌弃，这些问题也可

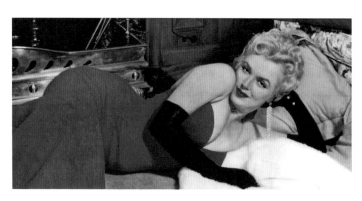

1950年代的电影明星玛丽莲·梦露凹凸有致的身材是那个时代美的标准。

能导致他们抑郁。相比之下，有厌食症的年轻人通常认为他们的家庭有凝聚力，没有冲突（Fornari et al., 1999; Vandereycken, 1995）。

尽管有神经性厌食的年轻人的家庭看似功能正常，但一些理论家认为这些家庭过于紧密，将之称为缠结型家庭（enmeshed families），即家庭成员过度涉入彼此的生活。根据缠结假说，有神经性厌食的年轻人痴迷于控制饮食，因为进食是他们在侵入式家庭中唯一能控制的东西（Munuchin, Roman, & Baker, 1978）。不过，家长的侵入式担忧很可能是厌食症的结果，而非原因。厌食症少女的父母很可能会因为担心女儿的消瘦而变得"缠结"。

儿童性虐待也是进食障碍的风险因素（Jacobi & Fittig, 2010）。但是，性虐待也可能不构成特定风险。在有进食障碍的女性中，报告遭受过儿童性虐待的比例比普通控制组高，但并不比有其他心理问题的女性高（Palmer, 1995; Welch & Fairburn, 1996）。性虐待会增加罹患各种心理问题的风险，包括但不限于进食障碍。

最后，我们应该注意到，许多家长自己也在为节食和瘦身而苦苦挣扎。他们的这种"专注"是孩子的榜样。还有一些家长直接鼓励孩子与同伴竞争，而保持极瘦的身材是这种竞争的一部分（Field & Kitos, 2010; Vanderey, 2002）。

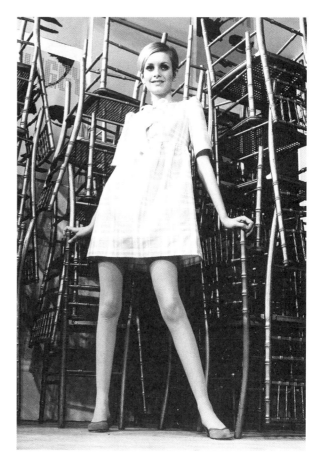

崔姬（Twiggy）是1960年代红极一时的时尚模特。她从16岁开始入行，以其火柴棒一样的身材帮助开创了一个"瘦文化"时代。

心理因素

研究人员假设许多心理因素与进食障碍有关。我们只重点介绍最重要的四个因素：控制问题，抑郁/烦躁不安，对身体意象不满意和对饮食限制的反应。

为完美和控制权而斗争　进食障碍最早和最多产的临床研究者之一希尔德•布鲁赫（Hilder Bruch, 1904—1984）是一名内科医生，1933年她逃离德国来到美国，并在美国从事精神病研究。她认为争夺控制权是出现进食障碍的核心心理问题（Bruch, 1982）。布鲁赫观察发现，有进食障碍的女孩似乎过于顺从，极力讨好。她认为这些女孩放弃了太多青春期正常的自主性抗争。布鲁赫将强迫性地控制进食和体重视为这些过于顺从的"乖乖女们"进一步控制自己的一种方式。同时布鲁赫还认为，这些女孩的节食是至少与父母争夺一点控制权的努力——控制自己吃什么。在这场争夺控制权的斗争中，这些有神经性厌食的年轻人（至少是那些限制性亚型患者）"取得了成功"，并且为她们极端的自我控制而自豪。

完美主义是对控制权的不懈追求的另一个部分。完美主义者为自己设立了不切实际的高目标，对自己挑剔，要求自己有近乎无瑕的表现。有进食障碍的年轻女性在饮食、体重以及基本的自我期望方面都有完美的目标（Bastiani et al., 1995; Jacobi & Fittig, 2010）。

有进食障碍的年轻人还可能试图过度控制自己的情绪（Bruch, 1982）。她们可能缺少内感知意识（interoceptive awareness），即对内在线索的觉察，包括饥饿和各种情绪状态。一项大型研究发现，缺少内感知意识可预测两年后进食障碍的发生（Leon et al., 1993, 1995）。进食障碍患者似乎更关注自己的外表而不是感觉——悲伤、愤怒、快乐或饥饿（Viken et al., 2002）。

抑郁、低自尊和烦躁不安　抑郁常与进食障碍共病，特别是神经性贪食（Halmi, 2010）。抗抑郁药可以减少神经性贪食的某些症状，表明在某些案例中，贪食症是对抑郁的一种反应（Mitchell, Raymond, & Specker, 1993）。在另一些案例中，抑郁可能是对进食障碍的一种反应（Polivy & Herman, 2002）。在对贪食症成功进行团体治疗后，患者的抑郁症状明显改善（Mitchell et al., 1990）。一项关于神经性厌食的追踪研究发现，在初次诊断时抑郁比较普遍，但6年后的随访中却没有发现（Rastam, Gillberg, & Gillberg, 1995）。

抑郁症状（不必达到临床抑郁）也可能在进食障碍的形成中起了一定的作用。低自尊尤其值得关注（Fairburn et al., 1997）。具体而言，有进食障碍的女性可能过于关注她们的社会自我，即自己在公众场合的表现以及别人怎么看待和评价自己（Strigel-Moore, Silberstein, & Rodin, 1993）。有神经性贪食或负面身体意象的女性报告了更多的公众自我意识、社交焦虑和感知到的欺诈（Strigel-Moore et al., 1993）。她们还在负性社会互动后表现出自我批评增多和心境变差（Vögele & Gibson, 2010）。总之，有进食障碍的人常常依靠别人的评价获得自尊。

抑郁症状还可能对不良进食行为的维系有一定作用。烦躁不安或消极的情绪状态常常会引发暴食（Vögele & Gibson, 2010）。烦躁不安可能来自他人的批评或人际冲突、对饮食和节食的不满或持续的抑郁发作。总之，临床抑郁可能是进食障碍的原因，也可能是对进食障碍的反应；而抑郁心境、低自尊和烦躁不安也可能导致进食障碍症状的发作或持续。

负面身体意象　负面**身体意象**（body image）是指对自己的体重和体形的高度批判性的评价，研究者普遍认为这种评价会导致进食障碍（Polivy & Herman, 2002）。评估负面身体意象的一种方法是让人们从图10.4的示意图中选择自己目前的身材和理想身材，然后计算两者所对应的"分值"之间的差异。几项纵向研究发现，对体重、体形和外貌的负面评价可预测进食障碍的出现（Jacobi & Fittig, 2010）。负面身体意象

图 10.4　这些图常被用来评估身体意象。参与者选择代表他们目前和理想身材的数字。两者之间的差异即是衡量负面身体意象的一个指标。

资料来源："Assessing Body Image Disturbance: Measures, Methodology and Implementation" by J. Kevin Thompson, In Body Image, Eating Disorders and Obesity, Ed. By J.K. Thompson. p.79, American Psychological Association, Washington DC, Copyright© 1996.

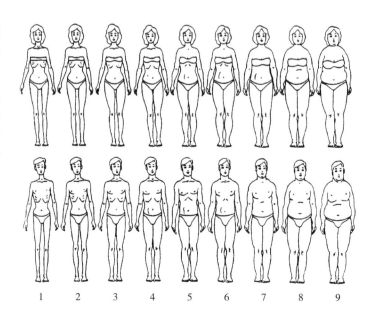

1　2　3　4　5　6　7　8　9

若与其他风险因素如完美主义和低自尊结合在一起，尤其会成为问题（Field & Kitos, 2010）。

饮食限制　进食障碍的一些症状可能是饮食限制的结果，即过度限制进食的直接后果（Heatherton & Polivy, 1992）。讽刺的是，进食障碍的许多"失控"症状是由"控制"饮食的不当努力造成的。这些症状包括暴食，对食物痴迷，或许还有失控的饥饿感。

与饮食限制假说一致的是，试图通过禁食 24 小时或更长时间来减肥的青春期女孩 5 年后更多地出现暴食或贪食（Stice et al., 2008）。同样，体重抑制——即成年后最高体重减去当前体重——可预测 10 后贪食症的发作和持续（Keel & Heatherton, 2010）。过度受限的饮食会加重饥饿感、挫折感和对内在线索的忽视，这一切都使暴食的可能性增加。此外，"快速瘦身"饮食很少奏效，反而会给节食者带来失败感、失望和自我批评。这些负面情绪会降低自尊，导致更多的暴食。

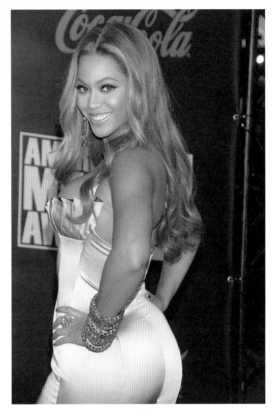

碧昂丝是一个丰腴但线条优美的好例子。

饮食限制还可能直接导致神经性厌食的某些症状。第二次世界大战期间美国军方进行的半饥饿研究发现，在重新进食时，许多人即使已经吃了相当多的食物，依然有强烈的、无法控制的饥饿感（Keys et al., 1950）。或许相似的反应可以解释神经性厌食中发现的对失去控制和体重增加的某些强烈恐惧。

尽管极端的限制和快速瘦身饮食是不健康的，但合理节食却是健康的。正常体重的女性被随机分配到低热量饮食组和不节食组，18 周之后，与后者相比，前者体重减轻，并且暴食减少（Presnell & Stice, 2003）。与其他许多事情一样，找到一个平衡的中间点是关键。

生物因素

事实上，我们的身体在寻找一个中间点。从生理上来说，体重会维持在**体重设定点**（weight set points）左右，即一个固定的或小范围变动的体重。围绕设定点的体重调节是行为（如运动、进食）、外周生理活动（如消化、代谢）以及中枢生理活动（如神经递质释放；Blundell, 1995）相互作用的结果。这个过程非常像恒温器通过控制加热和降温将气温保持在一个特定的点。因此，如果体重下降，饥饿感就会增强，食物消耗量也会增加（Keesey, 1995）。新陈代谢的速度（身体消耗能量的速度）减慢，身体开始过度生成脂肪（hyperlipogenesis, 异常大量的脂肪储存在全身的脂肪细胞中）（Brownell & Fairburn, 1995）。所有这些反应都有明显的生存价值，很可能是进化的结果。但我们的身体并不区分自然饥饿和故意减重造成的饥饿。

遗传因素同样对进食障碍有影响。一项关于神经性贪食的早期双生子研究发现，同卵双生子的同病率为 23%，异卵双生子的同病率为 9%（Kendler et al., 1991）。与异卵双生子相比，同卵双生子在神经性厌食（Bulik et al., 2006）和功能不良的进食态度上（Klump, McGue, & Iacono, 2000）也表现出更高的同病率。迄今为止唯一已完成的收养研究发现，遗传因素也对饮食失调的各种症状有重大影响（Klump et al., 2009）。

遗传对进食障碍的影响可以用几种不同的机制来解释。进食障碍不太可能直接遗传，基因或许通过影响人格特征，例如焦虑，转而增加进食障碍的风险（Klump & Culbert, 2007）。或者某种体型是遗传而来。遗传因素对 BMI 的影响很大（Wade, 2010）。继承一个纤瘦的体型，并且与以瘦为美的文化、该标准的内化以及完美主义等因素加在一起，可能增加厌食症的风险。同样，更圆润的体型与将体重维持在自然设定点之下的社会压力结合在一起，也可能增加贪食症的风险。

与这些假说相一致的是，近期的证据表明，遗传影响饮食病理是在青春期之后而不是之前（Culbert et al., 2009）。而且，遗传因素对节制饮食的女性影响更大（Racine et al., 2011）。基因显然会影响体重和体型，但我们不能不仔细地考虑遗传的机制及基因与环境的相互作用，就盲目地得出结论说进食障碍是遗传的。

在极少数情况下，进食障碍与特定的生理异常有关联，如激素紊乱或下丘脑（调节日常生理功能包括食欲的脑区）损伤。但大多数情况下，进食问题似乎是生物、心理和社会风险因素相互作用的结果。

整合和替代路径

强调苗条、漂亮和外表而不是个人能动性的社会文化价值观是理解进食障碍，尤其是年轻女性的进食障碍的起点。与文化态度共同导致进食障碍的风险因素包括：来自家庭和社会的变瘦的直接压力，负面身体意象，饮食限制以及遗传对体重和体型的影响（Jacobi et al., 2004; Stice, 2001, 2002）。不太明显的风险因素包括痴迷于外部评价、缺乏内感知意识、过度顺从和自我控制等。

进食障碍的病因学重视等效性——导致进食障碍的路径有很多（Halmi, 1997）。一些女性天生就瘦，但她们的完美主义心理驱使她们让自己变得更瘦。另一些女性可能有一个由遗传决定的更圆润的体形，但她们却企图将自己的身体塑造成不可能的样子，并且屡屡失败。对某些人来说，进食障碍是抑郁的一种表现。另一些人患进食障碍或许是因为他们只关注外表而不是内在价值。找到健康体重的平衡点可能很困难，当以瘦为美的文化给年轻女性设定不切实际的美丽标准时，这种困难尤为突出。

厌食症的治疗

神经性厌食和神经性贪食的治疗方法及效果并不相同，因此我们将分别讨论。神经性厌食的治疗通常关注两个目标。第一是帮助患者至少增重到最低体重。如果患者体重太轻，则需要住院治疗。住院患者可能接受强制喂食或静脉营养注射，或参加严格的行为疗法计划，并视其增重效果给予奖励。为防止患者自杀、处理严重的抑郁或并发症，或者让患者暂时离开功能失调的社会环境，住院也可能是必要的（Garner & Needleman, 1996）。

神经性厌食治疗的第二个目标是处理更广泛的进食困难。虽然已经尝试了许多不同的治疗方法，但越来越多的证据表明，家庭疗法比个体疗法更有效，特别是对于儿童和青少年（Lock et al., 2010; Le Grange & Hoste, 2010）。经过最严谨研究的家庭疗法是莫兹利法（Maudsley method，以首创该疗法的伦敦莫兹利医院命名）。采用这种疗法时，父母完全控制厌食孩子的进食、制订饮食计划、准备食物并监督进食。父母不将问题归咎于青春期的孩子，而是强调厌食的不可控性以及吃"药"（即食物）以使其好转的重要性。随着进食和体重的改善，可以将与年龄相适宜的自主权交还给孩子（Lock et al., 2010; Loeb et al., 2007）。越来越多的证据表明，用莫兹利法治疗厌食症是有效的，治疗贪食症可能也有一定的效果（Le Grange & Hoste, 2010）。

　　人们也曾尝试了多种个体疗法，包括：（1）布鲁赫（Bruch, 1982）的改良心理动力疗法，该疗法旨在增强内感知意识并矫正扭曲的自我认知；（2）女性主义疗法，这种疗法鼓励年轻女性追求自己的价值观而不是盲目接受规定的社会角色（Fallon, Katzman, & Wooley, 1994）；（3）各种认知行为疗法。遗憾的是，鲜有证据支持任何个体疗法的有效性（Wilson, 2010）。更糟糕的是，药物（通常是抗抑郁处方药）治疗和营养咨询不仅益处有限，而且患者常常放弃这些治疗（McElroy et al., 2010; Walsh et al., 2006; Wilson, Grilo, & Vitousek, 2007）。显然，寻找神经性厌食的有效治疗方法应当成为科学研究和公共卫生的当务之急。

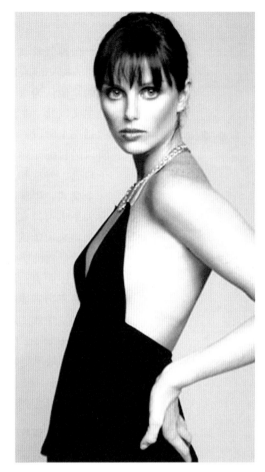

巴西模特莱斯顿因神经性厌食引发的并发症于2006年去世。目前一些机构已经在考虑对超瘦模特下禁令，以保护模特们及其"粉丝"。

神经性厌食的病程和结果

　　关于神经性厌食病程和结果的证据进一步表明，当代治疗方法的效果有限。在 10~20 年的随访中，近一半患者的体重在正常范围内，20% 的患者体重显著低于健康体重，而剩余的人则介于两者之间（Steinhausen, 2002）。可能有 5% 的患者死于饥饿或相关并发症，包括自杀。

　　尽管体重增加非常重要，但它并不是衡量神经性厌食病程的唯一方法。实际上，尽管体重有所增加，超过一半的有神经性厌食病史的女性仍然痴迷于节食、体重和体型。此外，由于其完美主义、对外部评价的仰赖或身体意象方面的持续困扰，患者也可能在社会生活、抑郁或贪食方面出现新的问题（Keel, 2010）。预后较好的预测因素包括发病年龄小、亲子关系无冲突、早期治疗、体重减幅较小以及尚未出现暴食和清除（Steinhausen, 2002）。下面这段文字出自一名与神经性厌食做过漫长斗争并最终获胜的年轻女性，说明了一些持续存在的问题：

> 　　我的故事的结尾并不是奇迹般的康复，如果任何人声称完全战胜了进食障碍，我都会怀疑。我依然在对食物和自己身体的担忧中苦苦挣扎。我每天锻炼，从不间断。由于饥饿对我的骨骼造成了不可逆的影响，我很容易出现应力性骨折，也很可能会患上早期骨质疏松。幸运的是，我以后还能生孩子，而许多长期厌食患者再也没有这个能力了。尽管进食障碍给我造成的这些影响挥之不去，但与那些在我看来最有害的东西相比却显得无足轻重。回顾过去六年左右的时光，我意识到自己错过了太多的生活，这让我厌恶。我任由对体重的执念占据自己的生活（Zorn, 1998, p.21）。

贪食症的治疗

　　研究者开创了一些治疗神经性贪食的方法。最有效的方法包括认知行为疗法、人际心理疗法以及抗抑郁药物治疗。

认知行为疗法

在神经性贪食的各种心理疗法中，研究得最彻底的是认知行为疗法（Wilson, Grillo, & Vitousek, 2007）。这种认知行为取向的疗法是由英国精神病学家费尔伯恩创立的，他认为贪食症源于一些适应不良的倾向，包括对体重和体形的过度重视、完美主义以及"非黑即白"的二分法思维（Fairburn, 1996）。费尔伯恩的认知行为治疗包括三个阶段。首先，治疗师运用教育和行为策略使患者的饮食模式恢复正常。此阶段的目标是终结因极端节食导致的暴食和清除循环。然后，治疗师处理来访者关于自己、外貌和节食的更广泛的功能不良的信念。采用的技术包括贝克认知疗法的一个变式，以解决完美主义问题或抑郁。个人问题，例如冲动控制差或有问题的人际关系也可以在该阶段解决。最后，治疗师尝试巩固已有的治疗成果，并指导来访者为将来可能的复发做准备。治疗最后阶段的关键目标是让来访者形成对进食、体重以及暴食的切合实际的预期，以及提前制订应对复发的清晰策略（Fairburn, 2002）。

总体而言，认知行为疗法能减少 70% 至 80% 的暴食和清除问题。三分之一到一半的来访者能够完全终止贪食模式，而且大多数人在六个月到一年的随访中仍保持着这一疗效（Agras et al., 2000; Fairburn et al., 1993）。认知行为疗法在团体治疗（Mitchell et al., 1990）和自助治疗（Carter & Fairburn, 1998）中可能同样有效，不过个体治疗效果更好（Thompson-Brenner et al., 2003）。

人际心理疗法

人际心理疗法在治疗神经性贪食方面可以同样有效。这令人感到意外，因为人际疗法并不直接针对进食障碍，而是重点针对不和谐的亲密关系。实际上，贪食症的人际疗法在研究中起初是被当作一种安慰剂治疗。费尔伯恩及其同事（Fairburn et al., 1991, 1993）希望评估认知行为疗法是否有超出心理治疗一般益处的特定治疗效果。他们选用人际疗法作为可信赖的安慰剂，因为人际问题常常与神经性贪食有关。但他们假设认知行为疗法比人际疗法效果更好。

当费尔伯恩及其同事（Fairburn et al., 1991）在治疗结束不久后评估结果时，他们发现认知行为疗法在改变节食行为、自我引吐以及关于体重和体形的态度方面比人际疗法更有效。在态度转变方面，认知行为疗法同样比第三个条件即单一的行为疗法更有效。不过，这两种行为疗法的效果在其他方面相似。

在治疗结束 12 个月后的随访中，则出现了另一幅景象。单一的行为疗法组的情况随着时间的推移变差，而且很多患者放弃了治疗；而认知行为疗法组的治疗效果则保持得相当稳定。但人际疗法组则持续改善。实际上，在治疗结束一年后的随访中，人际疗法的效果与认知行为疗法相当，且远优于单一的行为疗法（Fairburn et al., 1993）。

人际疗法组的持续改善令人意外，也让人印象深刻，这至少有两个原因。第一，人际治疗明确排除了对进食、节食及相关话题的直接讨论。第二，研究者对人际疗法的期望较低，而忠诚效应常常会影响治疗效果（参见"研究方法"专栏）。一项大规模研究重复了这些结果，尽管认知行为疗法同样见效更快（Agras et al., 2000）。

抗抑郁药物疗法

所有种类的抗抑郁药物在治疗神经性贪食上都有一定效果，但单纯的药物治疗并不是首选的治疗方法。使用抗抑郁药物后只有一小部分人的暴食和代偿行为有所改善，而且停药后复发很普遍（McElroy, 2010）。最重要的是，研究表明认知行为疗法效果更好（Hay & Claudino, 2010; Walsh et al., 1997; Wilson et al., 1999）。在初级卫生保健场所治疗贪食症可能是一个例外，在这种情况下大多数患者无法完成自助的认知行为疗法计划，但他们更可能坚持抗抑郁药物治疗（Walsh et al., 2004）。总之，认知行为疗法是贪食症的首选治疗，抗抑郁药物或许是有益的补充，而人际疗法则是起作用更缓慢的备选疗法（Wilson, 2010）。

神经性贪食的病程和结果

神经性贪食的病程比神经性厌食要好，尤其是在治疗方面（Thomson-Brenner et al., 2003）。在诊断约 5 年后，70% 的患者不再有症状，20% 的患者出现改善但仍有问题，只有 10% 的人有慢性症状（Keel et al., 2010）。与厌食症不同，过去一直认为贪食症的死亡率非常低（Keel & Mitchell, 1997）。但一项研究发现贪食症的死亡率在上升，尤其是自杀（Crow et al., 2009）。神经性贪食的改善也体现在心理障碍共病方面（Keel & Mitchell, 1997）。持续暴食的预测因子包括患病时间长、更重视体形和体重、儿童期肥胖、更差的社会调适、持续的代偿性行为和共病性酗酒（Fairburn et al., 2003; Keel, 2010）。

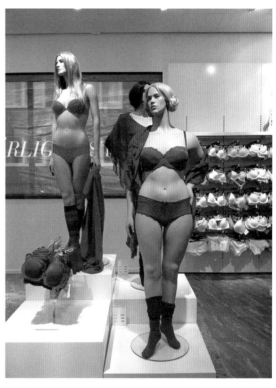

目前时装业也做出了一点努力，以更真实的形式描绘美丽的女性。图中大号的瑞典人体模特即是一例。

进食障碍的预防

进食障碍可以预防吗？在如今女性普遍对身材不满和饮食失调的情况下，这个问题非常重要。直到不太久之前，预防研究的结果并不乐观。第一代的预防措施聚焦于让人们了解进食障碍的不利影响，第二代的预防倡议教育人们抵制以瘦为美的文化，这些努力即使有效果，也是微乎其微。不过，第三代更巧妙的预防努力给人们带来了希望（Stice & Shaw, 2004）。

更成功的预防努力间接地抨击以瘦为美的理想，或者提倡健康饮食，而不是制止人们不健康的习惯（Stice et al., 2006）。例如，"失调干预"组让参与者完成与变瘦理想不一致的任务，如讨论如何帮助年轻女孩避免痴迷于外貌。健康方法组则强调合理进食和运动的好处。与单纯接受评估组或安慰剂控制组（书写情绪问题）相比，被随机分配到上述两种"三小时计划"的 481 名青春期女孩在身体不满意度、变瘦理想内化、节食和暴食 / 清除等方面都有了改善（Stice et al., 2006）。图 10.5 显示了暴食行为的变化情况。

失调干预的结果在现实环境中得到了重复（Stice et al.,

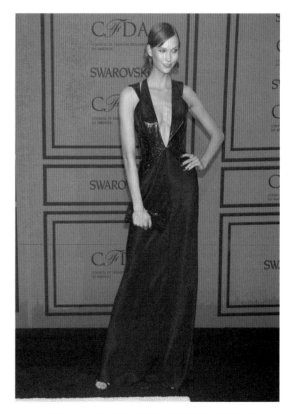

卡莉•克劳斯。即使是崭露头角的时装模特也依然极其纤瘦。

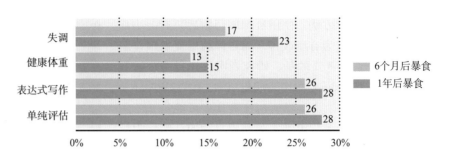

图 10.5 在进行失调、健康体重或控制干预后6个月和12个月的暴食情况。在这两个时间点，与控制条件相比，健康体重计划组的暴食行为都显著减少。失调干预组与控制组之间的差异在6个月后的随访中达到了显著水平。

资料来源：Stice, Eric, Heather Shaw, Emily Burton and Emily Wade. "Dissonance and healthy weight eating disorder prevention programs: A randomized efficacy trial." Journal of Consulting and Clinical Psychology. Apr. 2006; 74（2）: 263-275.

2009），一项基于互联网的项目也显示出有希望的结果（Stice et al., 2012）。此外，女生姐妹会中由同伴引导的失调干预小组也显示出积极的效果（Becker et al., 2008）。要帮助女性和男性在吃得太少和太多、痴迷于外表和对健康松懈之间找到适当的平衡，心理学家和社会无疑还有很长的路要走。不过，预防研究是朝正确方向迈出的令人鼓舞的一步。

研究方法

心理治疗安慰剂

安慰剂是对所治疗的障碍不含有效成分的治疗。安慰剂控制组只接受安慰剂治疗。研究者必须在治疗结果研究中加入安慰剂控制组，因为仅仅是对改变的期望就能带来益处。新治疗方法之所以起作用，部分是因为来访者和治疗师都期望它们有效。

药物安慰剂很容易实施。医生只需要给患者一种看起来像真正的药物但实际上不含有效化学成分的"药片"。心理治疗的安慰剂则更具挑战性。我们如何创造一种心理治疗，使它不含有效成分但依然能像真正的治疗一样提高来访者对改变的期望？

一种方法是提供一种成熟的替代疗法，但它不是为治疗正在研究的障碍而设计的。在对神经性贪食的研究中，费尔伯恩等人（Fairburn et al., 1993）认为人际疗法是一种很好的安慰剂。研究者认为人际疗法不含治疗神经性贪食的"有效成分"，但认为患者会相信它是真实的治疗。

但让来访者相信并不能完全解决心理疗法的安慰剂问题。研究人员也会"相信"他们的新疗法，否则他们就不会研究它。忠诚效应告诉我们，治疗师的信念也有助于让疗法生效。例如，在上面提到的研究中，认知行为疗法应该更成功，因为研究者都是认知行为治疗师。但实际上，我们对这项研究中的人际疗法的结果印象尤其深刻，因为它克服了忠诚效应。

什么研究方法能控制实验者的期望？在药物研究中，研究者使用双盲研究，患者和治疗师都不知道患者是在接受有效治疗还是在使用安慰剂。但即使是双盲研究的结果也并不总是容易解释。副作用越多的药物越有效（Greenberg et al., 1994）。副作用可能会增加患者对病情改善的期望，因为药效似乎很强。或者副作用可以让临床医生确定患者是否在服用真正的药物。

不管怎样，"真"心理治疗还是安慰剂治疗对心理治疗师来说是透明的，所以在心理治疗中不可能使用双盲实验。解决心理治疗结果研究的忠诚效应的另一种方法是让持相反期望的研究者参与同一研究。由认知行为治疗师提供认知行为治疗，由人际治疗师提供人际关系治疗，如此等等。这种方法能克服忠诚效应，但会带来新的问题：由于同一个治疗师不能实施不同的治疗，由治疗师个体差异造成的效应依然无法控制。

综上所述，有两个结论似乎很清楚。第一，我们必须认识到，来访者、治疗师和实验者的期望会影响治疗结果研究的结果。第二，当一种安慰剂心理疗法的结果与预期相反，而像真实治疗一样有效时，我们尤其印象深刻。

获取帮助

进食障碍非常普遍，因此你和你亲近的人都有可能正在与进食问题做斗争。我们该怎样获得帮助？

一个步骤是获取更多的信息，但你需要小心。某些关于进食障碍的自助书籍和网站提供误导性信息。同时，要小心那些实际上助推进食障碍的"支持厌食"和"支持贪食"网站。我们推荐的一个网站是美国进食障碍意识协会（National Eating Disorders Awareness Association）的主页，该协会是一个非营利性组织，致力于提高人们对进食障碍的警觉和预防。美国精神健康研究所的网页也包含有关进食障碍的有用信息。一本非常好的自助图书是《战胜暴食》（*Overcoming Binge Eating*），作者是克里斯托弗·费尔伯恩，本章正文也讨论了他对治疗的研究。玛丽娅·霍恩巴契的《徒劳》（*Wasted*）是一本不绕弯子的回忆录，记述了作者与厌食症和贪食症斗争的经历。对于父母，我们推荐詹姆斯·洛克和丹尼尔·勒格兰奇的《帮助孩子战胜进食障碍》（*Help Your Teenager Beat an Eating Disorder*），他们大有希望的家庭治疗技术在本章中也有介绍。

如果你非常担心你自己的进食、体重或体形，你应该找一位专业人士谈谈。大学校园常常有针对进食障碍的特殊资源。打电话给你的学生健康服务部门获取信息。另一个选择是与你的家庭医生谈谈。你应该做一次体检，查一查可能的并发症，你的医生也应该认识进食障碍方面的专业人士。正如我们在这一章回顾的研究所表明的，一些你可以考虑的治疗包括：认知行为疗法，这是最受支持的治疗方法；人际疗法；家庭疗法；以及抗抑郁药物治疗。住院治疗可能是另一种选择，但仅适用于非常严重的体重减轻。

如果你为朋友的进食担忧，你应该制订一个计划并与他谈谈。把当地治疗进食障碍的信息和资源介绍给他，并准备好倾听和交谈。你的朋友或许还没有想好把他的问题透露给更多的人。如果你的朋友否认问题，你无须与他争辩。你指出了问题，这就够了。由他自己决定是否承认问题和获得帮助。有一本好书是在与朋友交谈前后都值得借鉴的资料，书名是《熬过进食障碍：给朋友和家人的应对策略》（*Surviving an Eating Disorder: Strategies for Friends and Families*），作者是米歇尔·西格尔、朱迪思·布里斯曼和玛戈特·温谢尔。

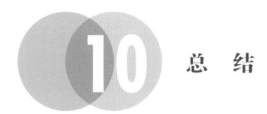

总　结

神经性厌食的定义性症状包括极端消瘦、对身体的扭曲认知以及对体重增加的强烈恐惧。

神经性贪食的定义性症状是**暴食**、代偿行为（**清除**或过度运动）以及对体重和体形的过度关注。

DSM-5 列入了**暴食症**，但未列入**肥胖**。

近几十年来，神经性厌食和神经性贪食的患病率剧增，尤其是在年轻女性中。

我们社会的性别角色、审美标准以及青春期体形与体重的变化都是年轻女性发生进食障碍的促成因素。

进食障碍形成的四个心理因素是控制权问题和完美主义；烦躁不安加上内感受

意识缺乏；对身体意象不满；以及对进食限制的反应。

影响进食障碍的生物因素包括身体试图维持**体重设定点**以及遗传对体重和体型的影响。

神经性厌食尚没有明确有效的治疗方法，因此患者可能需要住院治疗，虽然一种新的家庭疗法给青少年带来希望。

认知行为疗法是治疗贪食症的有效的一线治疗，而人际心理疗法和抗抑郁药物治疗也可以是有效的二线治疗。

厌食症和贪食症也可能是慢性的（后者慢性的可能性更低），即使某些症状有所改善，饮食失调也会持续存在。

近年的研究为预防进食障碍提供了希望，尤其是那些专注于保持健康体重或制造瘦身文化失调的尝试。

概　览

批判性思考回顾

10.1 如何判断某人是否有进食障碍？

神经性厌食最明显和最危险的症状是体重显著过低……（见第305页）。

10.2 女性的媒体形象如何影响进食障碍？

美国社会对女性的流行看法是"外表就是一切"，苗条是漂亮的核心……（见第314页）。

10.3 男性是否会患进食障碍？

……一些专家认为，让自己强壮和肌肉发达的压力在男性中造成了一种新的进食障碍……（见第304页）。

10.4 什么是暴食障碍？

暴食障碍是指没有代偿行为的暴食发作，它是*DSM-5*新增的一种诊断（见第310页）。

10.5 为什么有些女孩和女人有进食障碍而另一些没有？

……并不是每个美国女性都有进食障碍，因此肯定有其他因素与文化相互作用而导致进食障碍……（见第316页）。

10.6 什么疗法对厌食症和贪食症有效？

神经性厌食和神经性贪食的治疗方法及效果并不相同……（见第320页）。

10.7 进食障碍可以预防吗？

这个问题极其重要，尤其是考虑到当今女性普遍存在的对身材不满和饮食失调……（见第323页）。

物质相关及成瘾障碍

第11章

概　览

学习目标

11.1
证明一种物质或药物有成瘾性需要什么证据?

11.2
滥用精神兴奋剂的长期后果是什么?

11.3
物质使用障碍与消遣性物质使用的界限是什么?

11.4
老年人的药物成瘾问题有什么不同?

11.5
酗酒最重要的风险因素是什么?

11.6
匿名戒酒者协会治疗酗酒的方法与其他方法有何不同?

11.7
哪些因素能更好地预测酗酒治疗的长期结果?

　　酗酒和其他药物滥用是当今社会面临的一个严峻的问题。你自己或者身边的人都可能受到本章所述物质使用问题的影响。酗酒与药物滥用问题受到大众媒体的广泛关注,例如,女演员林赛·罗恩饱受酗酒问题的困扰,摇滚乐队"涅槃"的主唱科特·柯本的自杀就与药物滥用有关。加大科研投入、优先安排治疗以及在全国范围做广泛的宣传,这些措施都有助于改变人们对化学物质滥用的态度。长久以来,药物滥用给人留下的是这样一种印象:它是造成那些有人格缺陷和动机匮乏的流浪汉的主要原因。而新观点则把物质使用障碍看作慢性精神障碍,会影响到社会各个阶层的人们。

概　述

　　物质使用障碍造成的损失巨大。据世界卫生组织的数据,2004 年饮酒占全球疾病和残疾总负担的 5%(Rehm et al., 2009)。肝硬化(通常是长期酗酒的结果)是美国人死亡的主要原因之一。此外，饮酒也是许多自杀、他杀和机动车事故的突出原因。吸烟导致的死亡率也在快速上升，发展中国家尤甚，约有 50% 的成年男性长期吸烟。2020 年全球约有 800 万~900 万人因吸烟致死，远超任何一种疾病，包括艾滋病（Lopez et al., 2006）。

DSM-5 把**物质使用障碍**（substance use disorders）定义为与药物持续使用有关的适应不良行为模式，尽管药物给个体造成一系列的严重问题，如无法控制药物使用，危险用药，反复使用致使社会功能损害，造成药理学后果。药理学后果包括耐受性（需要增大药物剂量来达到欣快或麻醉状态）和戒断症状（停止使用后出现不愉快的生理和心理体验）。

还有一些术语也曾被用来描述物质使用障碍。在以前的 DSM 版本中，物质依赖（substance dependence）被用来描述至少中度（例如造成药理学后果）的物质使用障碍。成瘾（addiction）是另一个常被用来描述酗酒等问题的术语。本章出现的"依赖"和"成瘾"都指较严重的物质使用问题。

近年来"成瘾"一词使用更为频繁，部分原因是研究人员越来越关注物质使用障碍与其他类型的冲动行为问题（涉及失控或种种嗜欲）的异同点。类似于成瘾的冲动行为问题包括病理性赌博、过度使用互联网和性欲过强行为（参见第 9 章"冲动控制障碍"一节）。

人们过量摄入的药物是可以改变情绪、认知水平或脑功能的化学物质，所以有时称之为**精神活性物质**（psychoactive substances）（Schuckit, 2010）。所有被滥用的药物都能提升用药者的心理舒适度（让人感觉"兴奋"），或者改变意识水平。能让人产生依赖的化学物质清单很长，而且似乎有不断增加的趋势，既包括能合法获取的处方或非处方药物，也包括很多违禁药物。

中枢神经系统抑制剂包括酒精以及各种助眠的药物，也称安眠药，还包括缓解焦虑的药物，称为镇静剂或抗焦虑药。中枢神经系统兴奋剂包括诸多违禁药物，如安非他明、可卡因、尼古丁和咖啡因等。阿片类物质，又称为麻醉性镇痛药，临床上可用来缓解疼痛。大麻类物质，如大麻，使用后会出现欣快感，并且会改变时间感；大剂量使用还可能导致幻觉。有物质使用障碍的人经常滥用多种药物，这种状况被称为**多物质滥用**（polysubstance abuse）。

我们必须解决的一个基本问题是：每种类型的药物成瘾是否都应该视为独特的问题。对此持肯定态度的专家指出，每一类滥用的物质影响人体的方式似乎都明显不同。比如，长期口服某些阿片类物质不会导致严重的器官损害（Jaffe & Jaffe, 1999），但长期饮酒和吸烟则会极大地损害身体健康。

尽管有这些差别，但不同类别的物质使用障碍也有许多共同点。所有这类行为都存在即时快乐与长期损害的根本冲突。它们在心理上和生物化学上对滥用者造成的影响往往是相似的。共同点还有很多，比如对社交行为和职业行为的负面影响、初次试药的原因、过渡到依赖的影响因素以及起初努力改变后又复发的过程，等等。因此，许多临床医生和研究人员在看待物质滥用时都重视共同的原因、行为表现和使用后果（Lesch et al., 2010）。事实上，*DSM-5* 采用了一套对所有药物都较为一致的物质使用障碍诊断标准。

与物质使用障碍有关的各种问题都可以通过酒精使用障碍的一个案例来说明。诺贝尔文学奖获得者海明威（1899–1961）很多年都有严重的酒精依赖。下面的文字引自约翰逊的一篇文章（Johnson, 1989），描述了海明威酗酒及其相关问题的发展过程，展示了物质使用障碍的许多典型特征以及酗酒对身体器官带来的毁灭性影响。约翰逊的描述也引发了关于这一障碍成因的各种引人关注的问题。大多数男性和女性某个时刻都曾喝过酒精饮料。但为什么某些人会变得依赖酒精，而另一些人却不会？是什么因素让正常的社交饮酒变成滥饮？

➡️ 海明威的酒精使用障碍

海明威十几岁就开始喝酒，因为当地的一位铁匠偷偷给他提供烈性苹果酒。母亲发现他经常偷偷喝酒，担心他将来会变成酒鬼。在意大利，起初他常喝的是红酒，之后在米兰的一家军人俱乐部第一次尝试了烈性酒。第一次世界大战给他留下的伤痛和一段不幸的恋情让他开始酗酒。在医院，他的衣柜里满是法国白兰地空酒瓶，这是不祥之兆。1920 年代，他曾在巴黎一家红酒合作社成桶地购买波恩红葡萄酒，而且每餐都要喝上五六瓶。他曾教斯科特·菲茨杰拉德直接拿着酒瓶喝酒。他说，这样喝酒就像"一个女孩不穿泳装去游泳"。在纽约签下《太阳照常升起》的出版合同后，他说自己喝得"颠三倒四，一连好几天"。这大概是他第一次长时间酗酒。

海明威尤其喜欢跟女人一起喝酒，这对他来说，似乎象征着得到母亲的许可。哈德莉（海明威四任妻子中的原配）常常与他一起喝酒。她写道："我依然十分珍惜你说过的话。你说，你对喝酒的我近乎崇拜。"1930 年代，海明威在哈瓦那的伴侣梅森也曾扮演同样灾难性的角色。跟她在一起时，海明威喝杜松子酒，然后是香槟和大杯冰镇代基里鸡尾酒。正是在古巴的这10 年，他开始在饮酒方面完全失控。当地酒吧的一名酒保说："他是我见过最能喝马提尼酒的人。"狩猎旅行期间，有人看到他凌晨 5 点偷偷溜出帐篷喝酒。他的兄弟莱斯特说，1930 年代末期海明威住在基韦斯特岛时，每天都要喝 17 瓶苏格兰威士忌加苏打，晚上临睡前还要带一瓶香槟上床。

在此期间，海明威的肝脏第一次出现剧痛。医生告诉他，必须彻底戒酒。他的确努力过，将晚餐前的饮酒量减到三瓶威士忌，但并没有持续多久。第二次世界大战期间他的饮酒量不断增加，到了 1940 年代中期，据报道他在早茶里倒入杜松子酒。1948 年霍齐纳为《大都会》杂志采访他。霍齐纳说，采访过程中海明威很快就喝完了 7 瓶双份的 Papa Doubles（一种以海明威命名的哈瓦那酒，混合了朗姆酒、葡萄酒和黑樱桃酒）。采访结束后开车去吃饭时，他又带上第 8 瓶酒在路上喝。更重要的是，他每天都要喝威士忌。他儿子帕特里克说，父亲在生命的最后 20 年里，每天都要喝近一升的威士忌。

海明威的酒量惊人。为《纽约客》撰写海明威专访的莉莉安·萝丝似乎没有注意到，海明威与她谈话的很多时候已经醉了。丹尼斯·扎菲尔这样描述海明威的最后一次狩猎："我猜他一直都是醉着的，但却很少表现出来。"同样，海明威也表现出了一种超能力，他可以在短期内减少饮酒，甚至完全戒除。正因为这样，再加上他强健的体魄，才使他活下来。

尽管他身体强壮，酗酒还是直接损害了他的健康。1930 年代末期他的肝脏开始出现问题。1959 年他在西班牙最后一次痛饮后，肝脏和肾脏都出了问题，甚至可能患上了血色病（症状为肝硬化、青铜色皮肤、糖尿病）、踝部水肿、痉挛、长期失眠、血栓、高血压、尿毒症以及皮肤病。他还出现阳痿和过早的衰老。即便如此，他还能自理，还活着，但心理上已经不堪重负了。海明威的父亲曾因为害怕绝症自杀，而他自己倒盼着自己的病致命：1961 年 7 月 2 日，在多次治疗抑郁症和妄想症失败后，他举起了自己常用的英式双管猎枪，塞了两发霰弹，打飞了自己整个头盖骨。

为什么海明威求死（也就是他为什么酗酒）？因为他觉得自己江郎才尽。海明威有许多严重缺陷，但最不缺的就是艺术追求。这像是他整个生命中的灯塔。他立志要创造一种新的英语小说写作方式。他成功了。海明威的小说是英文史上最突出的事件之一，现在则成为英文史不可或缺的一部分。他为此投入了极大的创造力、精力和毅力。这本身就很困难。但是他发现，更困难的是保持自己设定的高创作标准。在 20 世纪 30 年代中期，这类困难对他来说愈加明显，这加重了他的习惯性抑郁。此后，他的作品开始走下坡路，只有少数成功之作。

如果海明威没有如此高的艺术才华，只是一个普通人，这些就无关紧要。他可以像很多普通作家一样，写几本平庸之作。但是他知道，如果自己的作品没有做到最好，对于他来说是无法忍受的。于是他求助于酒精来麻醉自己，甚至工作的时候也是如此。1920 年代，人们第一次发现，他写作时面前摆着一瓶圣詹姆士朗姆酒。这种习惯开始只是偶一为之，后来断断续续，最后则成为常态。到了 1940 年，据说他每天清晨 4 点半就起床，"一起床就立刻喝酒，站着写作，一手拿着笔，一手端着酒杯。"可想而知，饮酒对他的写作是灾难性的。海明威这一时期写了大量没法出版的文字，或者说没有达到他要求的最低标准。尽管也有一部分出版了，但都被认为是低劣之作，有些甚至是其早期著作的模仿。其中只有一两部例外，特别是《老人与海》（1952），为他赢得了诺贝尔奖，尽管这部作品也有早期作品的影子。但是，他这一时期的作品整体水平是下降的。海明威开始意识到，自己再也无法保持昔日的才华，更不用说超越了。这种想法加剧了其抑郁症和酗酒的恶性循环（Johnson, 1989, pp. 58–59）。

症　状

物质使用障碍与许多问题相关，海明威的一生就说明了这一点。然而物质使用障碍又很难定义。酗酒就是一个典型的例子。乔治·魏兰特是哈佛医学院的一名精神科医生，他进行了一项针对男性酗酒的重要纵向研究（Vaillant, 1995）。他发现，物质使用障碍的核心特点很难用某个问题或者某一系列问题来概括。

> 酗酒的定义不仅没有单一症状，而且定义症状的人通常不是饮酒者而是旁观者。饮酒者也许因阳痿而担心自己的酗酒问题；而妻子可能会拖着他去戒酒诊所，因为他在醉酒意识不清时打了她。到了医院，医生因肝功能测试结果异常而称他为酗酒者。然后第二次也许因为酒驾被抓，社会就给他贴上酒鬼的标签（p.24）。

一个人遇到问题的数量似乎最有助于区分物质成瘾者和非成瘾者。这些问题可以宽泛地分为两大类：（1）病态摄入模式，包括无法控制物质的使用，即使出现很多问题仍继续使用；（2）长期滥用出现的后果，比如社会和职业功能受损、重要的人际关系破裂、不断恶化的身体疾病，等等。生理后果可能包括耐受性和戒断症状的出现。

个体滥用药物的实际剂量也许是判断其是否有问题的最好指标。以海明威为例，他明显大量饮酒多年。与没有酒精使用障碍的人相比，有饮酒障碍的人饮酒更频繁，饮酒量也更大（Keyes et al., 2009）。但个体摄入的药物量并不能很好地定义物质使用障碍，因为任何药物的吸收个体差异很大。诸如年龄、性别、活动水平、整体身体健康状况等都可能影响个体代谢各种药物的能力。比如，某些人可以喝很多酒却没有任何问题，而有些人小饮即醉。

许多心理问题都与化学物质的使用不当有关，比如渴求（craving）这个词常用来描述使用药物的强烈冲动。但是渴求与药物使用的关系十分复杂（Eliason & Amodia, 2007; Sayette et al., 2000）。药物依赖者常说，他们服药是为了控制自己的情绪。他们需要药物缓解负面情绪状态，或者避免以前的发作引起的那种戒断症状。他们可能为准备某些活动而感觉被迫使用药物，比如公开演讲、写作或者性生活。有些临床医生将这种状况称为心理依赖（psychological dependence）。

衡量渴求的一个有用指标是个体为筹划能服到药所花的时间。获得药物或酒的想法是否一直萦绕在心头？如果某人受邀参加宴会或者打算去餐厅吃饭，他是否不停地询问酒水供应的问题？如果某人要去海边度几天假，他担心的是周末和节假日酒水商店是否营业，还是食物、衣服或娱乐设施是否充足？

随着问题的发展，物质滥用者想要停止使用物质的情况并不少见。以酗酒为例，即使是严重的酗酒者，也可能短暂地戒过酒。大多数临床医生和研究者都同意，酒精依赖最关键的特点是控制饮酒的能力下降。一些专家将此问题描述为"选择自由"。个体第一次尝试喝酒时显然是自愿的，并未受强迫。在长期大量饮酒后，大多数有饮酒障碍的人都曾试图戒酒。不幸的是，自我控制的努力往往短暂，而且通常以失败告终。

物质使用障碍两个尤为重要的特点是耐受性和戒断症状。**耐受性**（tolerance）指神经系统对酒精或任何其他药物滥用的反应越来越不敏感的过程。比如，一个长期饮酒的人，需要喝更多的酒才能获得同样的主观效果（"微醺""兴奋"或酩酊大醉）。

药物耐受性的发展似乎是三个独立机制作用的结果（Julien, Advokat, & Comaty, 2010）。两个是药理学机制，另一个是行为机制。个体如果反复暴露于某种药物，会致使肝脏制造更多的酶来代谢（即分解）该药物，因此会出现代谢耐受性（metabolic tolerance）。由于药物代谢变快，就需要越来越大剂量的药物来维持身体同样的水平。脑内受体（参见图 2.2）适应了药物的持续存在后便出现药效耐受性（pharmacodynamic tolerance）。神经元可能通过减少受体数量或降低受体对药物的敏感度来获得适应。这一过程称为减量调节（down regulation）。药物耐受性的第三个过程是行为条件化机制（behavioral conditioning mechanisms）（Siegel, 2005）。那些常常与药物服用有关的线索开始发挥条件刺激的作用，并触发与药物自然反应效果方向相反的条件反应。随着这种补偿性反应强度的增加，它与药物的反应形成竞争，以致要达到同样的效果，必须服用更大剂量的药物。

有些药物形成耐受性的可能性要大得多（APA, 2013）。大量服用阿片类物质（如海洛因）和中枢神经系统兴奋剂（如安非他明和可卡因）的人耐受性最强。经常摄入酒精和尼古丁的人耐受性也十分明显。长期使用大麻和印度大麻制剂的人，其耐受性的证据尚不清楚。许多使用大麻类物质的人并没有明显感到耐受性，但这类物质的耐受性在动物研究中得到验证。致幻剂（LSD）和苯环利定（PCP）则可能不会产生耐受性。

戒断症状（withdrawal）是指个体停止物质使用后出现的症状。这些症状会持续若干天。例如，酒精是一种中枢神经系统抑制剂，严重酗酒的人身体系统已经习惯长期处于抑制状态。停止饮酒后，几个小时内身体就会有反应，出现许多不愉快的副作用——双手颤抖、出汗、恶心、焦虑、失眠。最严重的戒断症状包括惊厥、视听幻觉和触幻觉。有些人还会出现精神错乱——突然间意识混乱，并伴有认知过程变化，比如缺乏对周围环境的意识或者不能维持注意力（参见第 14 章）。*DSM-5* 将酒精戒断引发的这种综合征称为酒精戒断性谵妄（alcohol withdrawal delirium）。

不同物质的戒断症状差别很大。酒、阿片类和一般的镇静剂、安眠药和抗焦虑药（比如安定和阿普唑仑）戒断时出现的不愉快反应最明显。兴奋剂同样会出现戒

表 11.1　不同类型的物质及其可能的使用后果比较						
	物质使用障碍	中　毒	戒断症状	睡眠障碍	性功能失调	精神错乱	痴　呆
酒精	是	是	是	是	是	是	是
咖啡因	否	是	是	是	否	否	否
大麻	是	是	是	是	否	是	否
致幻剂*	是	是	否	否	否	是	否
吸入剂	是	是	否	否	否	是	是
阿片类物质	是	是	是	是	是	是	否
镇静剂、催眠药	是	是	是	是	是	是	是
兴奋剂**	是	是	是	是	是	是	否
烟草	是	否	是	是	否	否	否

注：第1-3栏标明DSM-5是否为每种物质的使用障碍、中毒或戒断症状诊断提供一套标准；第4-7栏标明该类物质在持续使用中毒或戒断期间观察到的某些（非全部）其他形式的精神障碍。

*包括苯环利定和其他致幻剂。

**包括安非他明、可卡因和其他兴奋剂。

资料来源：The Diagnostic and Statistical Manual of Mental Disorders, Fifth Edition,（Copyright 2013）. American Psychiatric Association.

断症状，比如安非他明、可卡因和尼古丁，尽管它们的戒断症状有时不如酒和阿片类物质那么明显。重复使用致幻剂不常出现戒断症状，使用苯环利定（phencyclidine，又译苯环己哌啶）也不会出现此类症状。咖啡因是世界上最广泛使用的精神活性物质。我们可能都认识特别喜欢喝咖啡的人，尤其是在早上喝咖啡。某些咖啡重度嗜好者停止喝咖啡后会出现严重的头痛（James & Keane, 2007）。

所有这些问题都突出表明，物质使用障碍的症状位于一个连续体上。所以定性区分更便于我们思考这些问题：能控制饮酒的人和不能控制的人；渴求饮酒的人和不渴求的人；身体对某种物质产生耐受性的人和未产生耐受性的人；等等。事实上，这些维度之间并没有清楚的界线。物质使用障碍位于连续体的严重性一端（Helzer et al., 2008）。因此物质使用障碍的性质很难定义。

人们对很多不同的物质或药物都会产生依赖。尽管所有药物的依赖模式一定程度上类似，但每种药物都有一些独特的特点。表 11.1 罗列了 DSM-5 与物质使用障碍诊断有关的不同类型药物。表中简单概括了这些药物的异同点。本章稍后介绍 DSM-5 物质使用障碍的诊断方法时还会提到这张表。

接下来我们将简单回顾最重要的几类成瘾物质。我们会描述每类物质短期使用和长期滥用所导致的生理和行为后果。除非特别指出，这些介绍依据的都是麦金所著关于药物和行为的教材（McKim, 2006）。

酒　精

酒精实际上对人体各器官和系统都有影响。人们饮酒后，酒精通过胃、小肠和结肠的黏膜被吸收。酒精的吸收率受到许多因素的影响，包括酒水的度数（比如蒸馏酒的吸收速度比啤酒和红酒快）、饮酒量、饮酒速度、消化系统中有无食物，

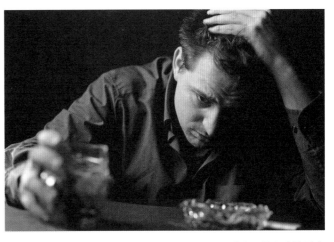

酒精使用障碍最典型的负面后果是对社会关系与工作表现的灾难性影响。

等等。酒精被吸收后，会分散到人体各个器官系统之中。喝下的酒最后几乎全部都会在肝脏分解或代谢。酒精的代谢速度存在个体差异，但是，普通人每小时可以代谢约 28 克的 90 度烈性酒或者约 340 克的啤酒（Nathan, 1993）。如果喝酒速度超过代谢极限，血液中的酒精浓度就会上升。

短期影响　血液的酒精浓度以每单位血液中所含的酒精量来计算。一杯"酒"（a "drink"）一般相当于 12 盎司（约 340 克）啤酒、4 盎司（约 113 克）红酒或者 1 盎司（约 28 克）43 度的威士忌。一个体重约 72.5 公斤的人如果 1 小时内喝 5 杯酒，每 100 毫升血液就会含有 100 毫克酒精，即 100mg%（Kowalski, 1998）。血液酒精浓度与中枢神经系统中毒有着强相关。根据 *DSM-5*，酒精中毒症状包括口齿不清、协调性下降、走路不稳、眼球震颤（向上看或者侧视时眼球不自主地来回转动）、注意力和记忆力受损、恍惚或者昏迷。

美国大多数州的法律都规定驾车时司机每 100 毫升血液的酒精含量不得超过 80 毫克，因为血液酒精浓度超过此规定后，反应时间会变慢，其他驾驶技能也会明显受到影响。当血液酒精浓度达到 150~300 毫克时，几乎总会出现醉酒行为。浓度更高时会导致神经系统和呼吸系统并发症。当浓度超过 400 毫克时，就有昏迷甚至死亡的极端危险。

长期后果　长期酗酒对个人生活的许多方面都会造成灾难性影响。与亲朋好友关系的破裂尤其令人痛苦。海明威酗酒给其写作生涯和家庭生活带来的消极影响显而易见。大部分批评家认为他的文学成就主要限于他的前期作品，即在他酗酒成性之前。酗酒也损害了他的婚姻，表现为夫妻在公开场合小吵频繁，大吵不断，私底下则言语和肢体暴力频现（Johnson, 1989）。另外，孕妇酗酒也会伤害到胎儿的发育（参见第 15 章）。

许多酗酒的人都经历过意识中断或一过性黑蒙（blackouts）。在某些情况下，酗酒者可能并未昏迷，能行动，但事后却不记得自己做过什么。举个例子，某个人参加聚会，醉酒后自己开车回家。结果第二天早上他发现汽车保险杠上有一个凹坑，但丝毫想不起这个凹坑是怎么出现的。有时候，朋友会告诉酗酒者，昨晚聚会他都干了些什么，但是他自己却丝毫不记得。

长期酗酒也可能妨碍工作表现。同事和上司或许会抱怨。他们还常常缺勤，最终可能被停职或解聘。与工作表现直接有关的就是经济问题。失业显然就没有了稳定的收入，就如离婚、生病和吸毒带来的损失一样。

许多酗酒者都会遇到法律问题。这些问题可能包括因酒驾或者在公共场合耍酒疯而被捕，还可能因酒后虐待伴侣和儿童而遭起诉。许多暴力行为更可能在酒后发生。

从生理上来说，长期摄入大量酒精会损害许多重要脏器的功能，尤其是肝脏、胰腺、肠胃系统、心血管系统和内分泌系统。酗酒的症状包括很多继发性健康问题，比如肝硬化、心脏病（部分原因是超重）、各种癌症以及严重且持续的神经认知障碍（参见第 14 章）。酗酒也与营养不良有关，因为酗酒者经常只顾喝酒，不吃营养均衡的饭菜。事实上，除尼古丁外，酒精依赖对健康的长期损害比任何其他药物滥用都严重。

在世界各地，酗酒导致无数严重的伤亡事件（Corneliu et al., 2008）。不同地区饮酒的具体影响不完全一样，部分原因是不同国家人口年龄的结构不同。饮酒直接致死事件在年轻男性中普遍得多，而与饮酒有关的疾病致死则多见于老年男性（Murray & Lopez, 1997; 见图 11.1）。

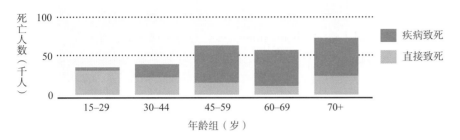

图 11.1　成熟市场经济体中饮酒致死的男性人数

年轻男性更容易饮酒直接致死，而老年男性常死于与酒精有关的疾病。

资料来源：Murray and Lopez, 1997, Global Mortality, Disability and the Contribution of Risk Factors: Global Burden of Disease Study. Lancet, 349.

烟　草

尼古丁是烟草的活性成分，烟草也是尼古丁唯一的天然来源。人们并不会吸食纯尼古丁，因为它有毒。大剂量地摄入尼古丁让人难受。通过吸烟或咀嚼烟叶摄入的尼古丁较易控制，因为烟草尼古丁的含量被稀释了。另一种摄入尼古丁的方式是通过鼻腔吸入（烟草粉末）。当烟草被这样吸入之后，尼古丁通过肺黏膜进入血液。这种方式摄入尼古丁，其浓度会达到最高，因为尼古丁直接经由肺部进入心脏，然后进入脑部。

短期影响　尼古丁对外周神经系统（参见第2章）的影响包括心率加快和血压升高。尼古丁对中枢神经系统的许多神经递质系统都有普遍影响（Houezec, 1998）。尼古丁会刺激人体分泌去甲肾上腺素，唤醒中枢神经系统。尼古丁也会刺激中脑边缘多巴胺通路分泌多巴胺和去甲肾上腺素，该神经通路也被称为人脑奖赏系统。可以调节抗抑郁药效果的5-羟色胺系统也受到尼古丁的影响。事实上，有些人认为尼古丁有与抗抑郁药类似的效果。

尼古丁对人的主观情绪也有复杂影响。很多人认为吸烟能让他们感觉更放松。有些人认为吸烟可以帮助他们控制应激的主观反应。鉴于尼古丁会使交感神经系统的唤醒变强，所以这一现象似乎有点儿矛盾。针对这种明显的不一致可从多方面来解释。一种解释是尼古丁的剂量差异：低剂量尼古丁可以使唤醒增强，而高剂量则导致放松。另一种解释与戒断症状有关：烟民吸烟时感到放松，是因为香烟缓解了戒断带来的不适。

长期后果　尼古丁是一种毒害很大且严重成瘾的药物之一。大量证据表明，长期吸烟或者咀嚼烟叶的人会同时出现耐受性和戒断症状。尼古丁戒断的生理症状有困倦、头晕、头痛、肌肉痉挛以及恶心。试图戒烟的人通常会出现睡眠问题、体重增加、注意力难以集中、情绪波动（在焦虑、愤怒和抑郁之间来回摇摆）（Hughes, 2007b）。从心理学角度来看，戒断尼古丁与戒断海洛因一样困难。许多人报告戒断症状在戒烟几个月后消失，但是，有些人在戒烟几年后仍对抽烟十分渴望。

吸烟会增加罹患致命疾病的风险，如心脏病、肺部疾病（支气管炎和肺气肿）以及多种癌症（Kozlowski, Henningfield, & Brigham, 2001）。80% 的肺癌死亡病例都可归因于吸烟。烟草每年导致全球 350 多万人过早死亡。吸烟的女性很可能出现生育问题。女性在怀孕期间吸烟还可能导致婴儿体重过轻，甚至更可能出现某些先天缺陷。

安非他明和可卡因

精神运动兴奋剂（psychomotor stimulants）类药物通过激活某些神经递质生效，特别是激活肾上腺素、去甲肾上腺素、多巴胺和5-羟色胺（本章稍后详述）。可卡因（cocaine）是一种天然兴奋剂，提取自高海拔地区（如安第斯山脉）灌木古柯的叶子。安非他明（amphetamines，如德克斯汀和甲基安非他明）则是人工合成的。

这些兴奋剂可以口服、注射或者嗅吸。口服更容易保持稳定的血液浓度。消化系统对这类药物的吸收较慢，药效也不太强烈。注射或嗅吸则药效会更强烈。可卡因也可以用各种方式以吸烟的形式摄入，这种做法过去比较流行。有一种十分危险的方法是"加热吸食"，就是将药物加热然后吸入其蒸汽。这些化学物质特别易燃，许多人在点燃药物时发生意外，严重烧伤。

短期影响　可卡因和安非他明之所以被称为兴奋剂，是因为它们有激活交感神经系统的作用（Constable, 2004）。这类精神兴奋剂可以提升心率、增加血压、扩张血管和肺部空气通道。兴奋剂还能抑制食欲和防止睡眠。这些药效都是兴奋剂流行和频繁被滥用的原因。例如，卡车司机利用兴奋剂在开长途车时保持清醒，学生利用兴奋剂熬夜备考。遗憾的是，安非他明除了成瘾性外，大剂量使用还会引起眩晕、意识模糊和慌张，这显然会妨碍诸如驾驶和学习等活动。

许多人使用（和滥用）兴奋剂，是因为它们可以带来积极的情绪状态。注射安非他明和可卡因会带来类似的主观效果，但可卡因的效果并不持久。较小剂量的安非他明让人觉得自信、友善、精力充沛。剂量较大时，人们可能出现短暂而强烈的欣快感。鼻吸或注射可卡因带来的快感常表现在情欲上。尽管许多人认为可卡因能增强性唤起和性快感，但是大部分证据表明，长期使用可卡因会导致性功能失调（Jaffe, 1995）。人体对兴奋剂带来的欣快感很快会产生耐受性。兴奋和快感一般几小时后就会消失，随之而来的是萎靡不振和轻度抑郁或烦躁情绪。

一时大量服用兴奋剂会导致心律不齐、惊厥、昏迷甚至死亡。一些杰出的运动员过量服药致死的事件屡见不鲜，如1986年美国职业篮球全明星运动员雷恩•拜亚斯之死。这些事件表明，可卡因对心血管的影响是致命的，即使运动员拥有健康而强壮的体魄也不能幸免。可卡因致死可能是因为人们对可卡因主观效果的敏感性存在个体差异。换言之，对可卡因不甚敏感的人，为了获取他人所描述的快感，会异常夸张地增加摄入剂量。

长期后果　大剂量的安非他明和可卡因摄入可能导致精神疾病的发作。长期反复使用这类药物有可能增加精神疾病症状出现的风险（Bolla, Cadet, & London, 1998）。没有精神病史的人也有这种风险，不过药物消解几天后症状就会消失。兴奋剂也可能加重某些精神病旧疾患者的症状。安非他明导致的精神疾病症状有幻听、幻视、迫害妄想和自大妄想等。

与其他成瘾情况一样，兴奋剂往往对职业和社会角色的损害最大。持续使用可卡因的强烈冲动会导致个体疲惫不堪和经济拮据。可卡因依赖者必须花费大量金钱来维持自己的吸毒习惯。为支付长期吸毒的花销，他们可能不得不变卖家产，比如房子、汽车等。有人为了筹款吸毒，会铤而走险进行各种犯罪活动。

长期使用安非他明也与暴力行为的增加有关，但尚不清楚这一现象是源于药物本身，还是源于与此有关的生活方式。一些暴力行为可能与药物引发的偏执和敌意的增加有关。药物与暴力犯罪方面的统计数据很难进行解释。药物对人类行为的直接影响，通常与涉及买卖和使用非法昂贵药物（如可卡因）的各种经济和社会因素混淆在一起。

停止使用兴奋剂一般不会出现严重的戒断症状。最常见的反应是抑郁。长期大剂量使用安非他明可能导致严重的临床抑郁状态，而且通常伴有自杀意念。

阿片类物质

阿片类物质（opiates）是指与阿片性质相似的药物。阿片的天然来源是一种开白花的罂粟。阿片的主要活性成分是吗啡（morphine）和可待因（codeine），两者常广泛用于制药，尤其是止痛剂。

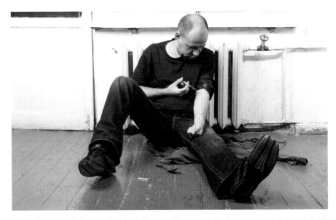

阿片类物质带来的积极情绪并不持久，很快就会被长时间的消极心境和情绪所取代。

吗啡和可待因在美国都是处方药。而含少量可待因的止痛剂和止咳药在加拿大是非处方药，可以直接在柜台购买。"阿片类药物"（opioids）是阿片的合成品，常用于缓解疼痛。羟氢可待因酮和二氢可待因酮就是两种阿片类药物。过去几十年它们的药用剧增，同时也被广泛滥用。海洛因（heroin）是一种合成阿片类物质，它是通过改变吗啡的分子结构制作而成的。最初它用作吗啡的替代品，因为医生当时错误地认为海洛因不会成瘾。

阿片类物质可以口服、注射或者吸入。鸦片有时可以直接口服或者烟吸。吗啡用作止痛药时一般口服，以利于在消化系统中缓慢吸收。为获得主观效果而使用吗啡的人更多地选择注射，因为这样脑组织的吗啡浓度会迅速升高。海洛因可以注射、鼻吸粉末、烟吸、用软管嗅吸。

短期影响　阿片类物质可以让人产生梦境般的欣快感，视觉和听觉都可能变得更敏锐。注射吗啡或者海洛因的人也会体验到一种强烈冲动——短暂而强烈的愉悦感，有时被描述成整个身体出现高潮。

心境的实验室研究表明，阿片类物质带来的积极情绪并不持久，很快就会被长时间的消极心境和情绪取代。这些不适体验在每次注射药物后的 30~60 分钟内就会减轻，但是最终会影响使用者清醒时大部分的体验。

刚开始使用阿片类物质的人会出现恶心、呕吐、瞳孔收缩、消化系统紊乱等反应。不论男性或女性，长期使用阿片类物质都会减少性激素水平，导致性冲动减少，损害生育能力。

有些人会把可卡因和阿片类物质混合在一起，做成所谓的"快球"（speedball）强效兴奋剂来增强主观感觉。下面的案例简要描述了这种混合药物的制作准备过程，以及一名海洛因成瘾者在注射快球后的即时反应。

➡ 注射海洛因后的感觉

他推动注射器活塞，将水注入海洛因粉末，然后点燃一根火柴，在金属盖下面加热。稍经加热液体就开始冒泡，海洛因迅速溶解。"不错，"他想。有时混合得好，海洛因几乎不需要加热就可以溶解。接下来他从锡纸包中抖下几粒可卡因，可以清楚地看到它们瞬间消失在溶液中。他摇晃着液体，揪下一根香烟的过滤嘴，然后用白色纤维作过滤器，将液体"快球"吸入注射器中。他小心翼翼地咬住装有兴奋剂的注射器，卷起袖子，一手解开皮带，坐到马桶盖上。

他将皮带紧紧绑在右臂上，希望利索地一针扎进已经鼓起来的血管。"这儿，就是这儿。"

针尖锋利地刺进皮肤，很好，说明这个针头没人用过。当他回抽活塞时，少量血液渗入针筒，淡黄色的液体慢慢变色。他松开皮带，小心翼翼地不让针头滑出静脉血管。然后吸了一口气，又慢慢将液体推进自己的手臂。然后拔出针头，用手指擦去手臂上残留的血迹。这时他感觉手臂被可卡因冻住了，感觉麻木。然后肚子和嘴也变得麻木。他心跳加速。第一波快感到达脑部时，他尝到了药水的味道。肚子发胀，头皮有些刺疼，他开始有点儿害怕——这种感觉的波动比平时更强。他强忍着呕吐的冲动，海洛因开始生效，恶心感渐渐消退。海洛因的热感取代了可卡因引起的心跳加速的麻痹感。心跳开始渐渐变慢，或者看上去是这样。一个平静而空灵的声音在他脑海里萦绕。熟悉的汗珠密布前额，在他弯腰开始整理东西时，一滴汗珠落在胳膊上。他移开那些吸毒物品，将腰带穿回裤子上，重新坐下。"这东西真不赖"，他一边想一边点头。

现在他返回休斯敦街，决定在路边一家小咖啡馆喝一杯浓咖啡。他挑了一张可以看见街景的桌子坐下，品尝着浓热的咖啡，点上一根烟，把烟雾喷向天花板。"没什么大不了的。"他想。不得不做的讨厌的工作，妻子的指责，年近四旬却一事无成的现实——这些都不再困扰他，虽然他还会想到这些事。没有稳定的工作，没有大学学历，拖欠了三周的房租——这一切在此刻都无足轻重。他感觉温暖、放松、性感。女服务员的笑容是在跟他调情吗？还是仅仅因为自己冲她点了下头？这不重要。他也冲她笑了笑，想着自己也许可以给妻子买一条镀金而不是纯金的项链，看起来跟她想要的那条一样。

他真的这么做了（Fernandez, 1998, pp. 72–73）。

大剂量阿片类物质会导致昏迷、呼吸困难和惊厥。1990年代，因过量使用海洛因而去急诊的人数大量增加。此后这种状况一直持续（参见图11.2）。美国因药物过量意外致死人数在增加，主要是因为更多的人滥用阿片类止痛药（Jones, Mack, & Paulozzi, 2013）。

长期后果　阿片类物质对职业表现和身体健康的影响很大程度上取决于使用的剂量。大剂量使用会导致成瘾者长期处于困倦状态，失去工作动力。小剂量地使用，即使长期成瘾，健康和工作效率也不会受到影响。当然，这只能建立在阿片类物质容易获得且价格低廉的基础上。一种可能的途径是，在治疗上，医生有时会使用美沙酮（methadone，一种合成阿片类药物）作为海洛因的替代品。

阿片类物质成瘾的人，一心只想寻找和使用这类药物以获得快感体验并避免戒

图 11.2　1999–2007年美国主要药物过量使用意外致死人数

2007年，因使用阿片类止痛药致死的人数几乎是可卡因的2倍，是海洛因的5倍多。

资料来源：Courtesy of the Centers for Disease Control.

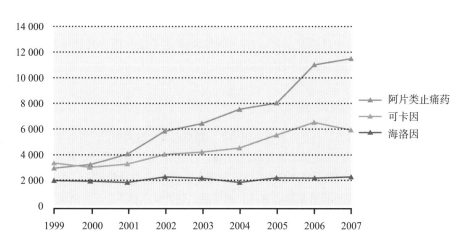

断症状。阿片类物质的耐受性进展很快，吸食者每日的剂量都必须增加，直至最终达到稳定水平。使用阿片类物质带来的诸多严重健康后果，其实都源于成瘾者的生活方式，而非药物本身。非法途径获得阿片类很难也很贵，几乎会耗尽成瘾者的所有资源。为了再吸一次，他们往往变卖房产，不顾饮食和健康。海洛因成瘾者死于艾滋病、暴力和自杀的可能性比一般人高得多。

镇静剂、催眠药和抗焦虑药

巴比妥类和苯二氮䓬类药物俗称镇定剂、催眠药、镇静剂。镇定剂（tranquilizers）用于缓解焦虑或兴奋。催眠药（hypnotics）用于帮助睡眠。镇静剂（sedatives）这个词更宽泛，指可以让人镇静或者抑制兴奋（但不能缓解焦虑）的药物。**巴比妥类**（barbiturates），如苯巴比妥（鲁米那）和异戊巴比妥（阿米妥），有多种用途，包括治疗慢性焦虑。**苯二氮䓬类**（benzodiazepines）包括地西泮（安定）和阿普唑仑，已经取代了巴比妥类来治疗焦虑障碍，这很大程度上是因为它们过量致死的可能性更低。

短期影响 与酒精一样，镇静剂和催眠药也可能引起中毒，导致判断力受损、语速变慢，缺乏协调性、注意范围变窄、无法控制性冲动和攻击冲动。静脉注射巴比妥类能迅速带来愉快、温暖、昏昏欲睡的感觉，类似于阿片类物质的服用。苯二氮䓬类有时会导致敌意和攻击行为增加。一些临床医生称之为"愤怒反应"或攻击性控制损害。

长期后果 大剂量的苯二氮䓬类成瘾者如果突然停用，可能出现所谓的"停药综合征"（discontinuance syndrome）。如果使用苯二氮䓬类治疗焦虑障碍，停药后的症状包括原先焦虑症状的复发，在某些情况下可能还会恶化。成瘾者还可能出现直接与药物戒断有关的新症状，包括易激惹、偏执、睡眠障碍、激越、肌肉紧张、不安和知觉紊乱。如果逐渐停药而非突然停药，戒断症状则不太可能发生。

大　麻

大麻烟和印度大麻源于大麻植物。大麻（cannabis）最常见的活性成分是一种名为 δ-9-四氢大麻酚（THC）的化合物。大麻植物的各个部分都含有THC，所以大麻的摄入方式很多。**大麻烟**（marijuana）指干燥的大麻叶和花，可以用烟卷或烟斗来吸，也可以放在巧克力蛋糕中烘焙后食用。**印度大麻**（hashish）指从大麻雌株顶部提取的干树脂，它可以烟吸，也可以加入饼干或巧克力蛋糕中食用。

口服大麻的吸收缓慢且不完全。因此剂量必须达到烟吸的两到三倍才能有同样的主观效果。大部分大麻都在肝脏中代谢。

短期影响 大麻的主观效果几乎总是欣快感。大麻带来的"飘飘欲仙"（getting high）是指感受到一种弥漫的幸福和快感。实验室研究表明，大麻对情绪的影响存在个体差异。很多人感到快乐，但有些人则变得焦虑和偏执。使用者周围人的情绪似乎尤其重要。在吸食大麻后，个体的情绪可能更易受他人行为的影响。

大麻中毒往往伴有暂时崩溃（temporal disintegration）现象，即无法保持和组织信息，这种情况甚至会持续一段较短的时间。中毒者可能前言不搭后语，因为大麻会干扰记忆能力，使他们想不起自己说过什么或者想说什么。注意力丧失等情况也较为常见。

长期后果　关于大麻的成瘾性还有争议（Budney & Lile, 2009; Hall & Pacula, 2003; Onaivi, 2002）。在动物实验中观察到THC的某些耐受性。人体对大麻的耐受性反应尚不明确。大多数证据表明，除非长期使用大剂量的THC，否则不会出现耐受性。有些人的确报告，在多次使用大麻后他们对大麻的效果更敏感（而非更迟钝）。这种现象被称为反耐受性。尽管大麻长期使用者偶尔声称出现了反耐受性，但在实验室严格控制剂量的情况下，这种现象并未出现。

偶尔吸食大麻的人不可能出现戒断症状。长期大量使用 THC 的人则可能出现易激惹、焦躁不安和失眠等戒断症状。

长期大剂量使用大麻可能导致个体在神经心理学测试中出现某些类型的能力缺陷，特别是在持续注意、学习和决策等方面。对长年使用大剂量大麻的成年人追踪研究发现，认知能力下降与大麻有关（Crean, Crane, & Mason, 2011; Pope & Yurgelun-Todd, 2004）。

致幻剂与相关药物

致幻剂（hallucinogens）这类药物会令人产生幻觉。虽然许多药物达到一定中毒剂量时也会引起幻觉，但是致幻剂只需较低剂量就能导致幻觉。致幻剂种类繁多，它们的神经生理效应也有很大差异。很多致幻剂的分子结构与神经递质相同，如 5-羟色胺及去甲肾上腺素。最常见的致幻剂是被称为 *LSD*（d-lysergic acid diethylamide，麦角酸二乙基酰胺）的合成物质，它与 5- 羟色胺的化学性质十分相似。LSD 通过与脑内某些类型的 5- 羟色胺受体相互作用生效。裸头草碱（psilocybin）是与 5- 羟色胺化学结构类似的另一种致幻剂。在多种主要生长于美国南部和墨西哥的蘑菇中都发现了该物质。麦司卡林（mescaline）是一种类似于去甲肾上腺素的致幻剂。它是一种名为佩奥特的小型无刺仙人掌中的活性成分。几百年来，美洲原住民在宗教仪式中一直使用裸头草碱和麦司卡林。

二亚甲基双氧苯丙胺（Methylene-Dioxy-Methamphetamine, MDMA，也称"摇头丸"）是多种安非他明合成物之一。它可归类为兴奋剂，但大多数教科书将其列为致幻剂（Julien, Advocat, & Comaty, 2010）。摇头丸被称为"夜店药物"（LSD 和甲基安非他明也有此称号），因为它在经常参加"狂欢"和夜店跳舞的人群中十分盛行。摇头丸通常以药片形式服用，但粉末也可以嗅吸或注射。口服摇头丸后半小时内，服食者的情绪就会高涨，幸福感常持续数小时。虽然服用摇头丸并不会让人产生逼真的幻觉，但它确实会改变人的知觉体验，例如时空感被扭曲，感官意识增强等。它还会改变血压，干扰人体的体温调节机能。

苯环利定（phencyclidine, PCP，又译苯环己哌啶）是另一种合成药物，它常常被归类于致幻剂，尽管它的效果与 LSD 和麦司卡林完全不同。它最初用作止痛药。小剂量 PCP 可以带来轻松、温暖和麻木感。大剂量 PCP 会诱发精神病性行为，包括妄想性思维、紧张性

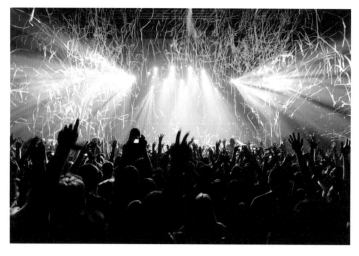

摇头丸被称为"夜店药物"，因为它在"狂欢"和夜店跳舞的人群中十分盛行。它会改变服食者的知觉体验，例如时空感被扭曲，感官意识增强等。

精神症运动行为、躁狂性兴奋和情绪突变等。PCP 通常以晶体形式出售，可以撒在诸如烟草、大麻或香菜的叶子上烟吸。有些人通过嗅吸或将晶体溶于水中注射使用。

短期影响　对致幻类物质的效果很难做实证研究，因为药效主要基于主观体验。致幻剂通常会诱发逼真的视觉图像，有时还十分壮观。一开始往往是炫彩的几何图案，稍后则可能充斥有意义的人物、动物和地方图像等。图像可能迅速变换，而且有时会呈现一种爆发式的运动变化模式。

虽然这些幻觉体验通常令人愉悦，但有时也十分可怕。"糟糕旅程"的体验显然很不愉快，会导致惊恐发作以及害怕自己失去理智。使用者通过与人交谈一般能走出来，帮助者可以不断提醒他们，这种体验是药物诱发的，很快就会消失。

大多数致幻剂毒性并不太强。过量服用 LSD、裸头草碱或麦司卡林并不会致死。但是，苯环利定的毒性则大得多，大剂量摄入可能导致昏迷、抽搐、呼吸困难和脑出血。摇头丸可能永久性损伤 5–羟色胺神经元，而且与一些死亡事件有关（Gold, Tabrah, & Frost-Pineda, 2001）。

长期后果　致幻剂的使用模式与大多数其他物质都不一样。人们只是偶尔或者在特殊场合下才服用致幻剂（苯环利定或许是例外），并不会长期服用。如果两三天内多次反复服用这类药物，药效将消失。大多数人都不会随着时间推移而增加致幻剂剂量。连续服用致幻剂，停用后一般也不会出现问题；停用致幻剂后并不会出现诸如5–羟色胺和去甲肾上腺素的戒断症状。致幻剂对个体认知的影响通常在几个小时后就会消失。但致幻剂也有导致持久性精神病行为的案例。大多数专家认为这些案例表明，对于精神疾病易感人群来说，服用致幻剂类药物可以诱发精神病发作。随着精神病倾向基因识别的进步，已有可能验证这一假设。

有些人服用致幻剂后会出现闪回（flashbacks）——即短暂的视觉后效，即使药物在体内消解很久之后，这种现象也会无法预知地突然出现。科学界尚不清楚闪回的形成机制。个体处于应激状态或者使用另一种物质（如大麻）后更可能出现闪回。

诊　断

上面讨论的这些问题说明，物质使用障碍代表的问题差异极大。所有人——临床医生、研究人员、物质滥用者和他们的家人——似乎都承认这种严重心理障碍的存在。但这些问题有核心特征吗？定义它的最好方法是什么？在接下来的部分，我们将简要回顾定义酗酒和物质滥用的某些方法。首先我们必须承认，酗酒和某些其他类型的成瘾行为并非一直被视为需要治疗的医学疾病（Walters, 1999）。

合法及非法物质的简史

关于饮酒，公认的一个事实是饮酒模式差异很大，不同文化以及同一文化不同时期都有很大不同。在美国历史上，大众对饮酒的态度变化极大。例如，在殖民时期大量饮酒并不是很严重的问题（Levine, 1978）。事实上，那时饮酒似乎是人们日常生活的一部分，普通人的年均饮酒量比今天高出许多。18 世纪时一个美国人的年均饮酒量通常为 15 升左右；而今天则是 9.5 升左右（Fingarette, 1988）。当时喝醉酒并不被认为是越轨行为或者身体疾病。

19 世纪上半叶，美国大众对饮酒的态度发生了极大转变。禁酒运动成员反对任

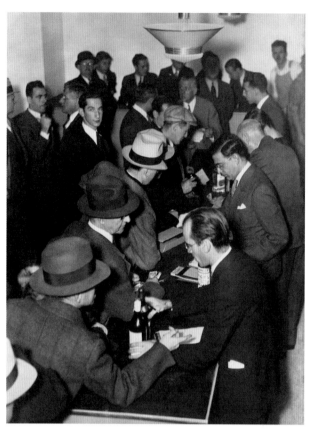

在美国禁酒令时期（1922—1933 年），制造、运输或出售酒精饮料都是非法行为。然而，酒类依然有广泛的非法来源，这项法律最终被修改。控制获取成瘾物质的类似工作在其他国家也失败了。

何形式的酒精摄入。禁酒工作者坚定地认为，所有喝酒的人都会变成酒鬼。他们论点的基本依据是道德和宗教而非医学或科学，当时很多出版物上的文章都会论及这种与不道德行为有关的人格弱点（Okrent，2010）。事实上，禁酒运动成功地说服了成千上万的人戒酒。

1919 年美国国会批准了宪法第十八条修正案，禁酒运动终于成功地禁止了制造和出售含酒精的饮料。随后的若干年被称为禁酒令时代（Prohibition era），当时平均饮酒量大幅下降；与之相关的疾病（如肝硬化）的发病率也有所下降。不过，禁酒令执行起来十分困难，最终在 1933 年被废除。

DSM-5

DSM-5 给出了 9 类不同药物的物质相关障碍定义（参见表 11.1），此大类下还分列物质使用障碍和物质所致障碍两类。物质使用障碍（substance use disorders）是指一提到某人物质成瘾（如酗酒）时我们大多数人所想到的那类问题。*DSM-5* 所谓的"物质所致障碍"（substance-induced disorders）主要包括服用药物（中毒）和中断持续服用药物（戒断）时立刻产生的影响。*DSM-5* 为每类不同物质以及每种物质所引发的不同问题设定了不同系列的诊断标准。例如针对酒类，*DSM-5* 分别给出了酒精使用障碍、酒精中毒和酒精戒断的诊断标准。为提高效率，我们只侧重介绍物质使用障碍的诊断标准，而不描述中毒和戒断的诊断标准。但你应该注意到，各种障碍都有一些差异。咖啡因是 *DSM-5* 没有给出物质使用障碍定义的唯一物质，而只定义了咖啡因中毒和咖啡因戒断。

DSM-5 物质使用障碍定义小组把过去分列的物质依赖和物质滥用两项合并为单一的物质使用障碍定义，只是严重程度不同而已。以酒精为例，这种障碍就被称**酒精使用障碍**（alcohol use disorder）。表中列出的具体特点实质上结合了过去区分物质依赖和物质滥用的特点，当事人至少有全部特点中的两条才能达到诊断的最低标准。这一变化的基本依据是，研究表明物质依赖和物质滥用是两种无法明确区分的障碍（Harford, Yi, & Grant, 2010）。

DSM-5 的酒精使用障碍诊断标准列在"DSM-5：酒精使用障碍"条目下。临床医生要做出酒精使用障碍的诊断，当事人必须在 12 个月内表现出 11 项诊断标准中的至少 2 项。障碍的严重程度也依据症状数量给出了说明，即轻度（2~3 项症状）、中度（4~5 项症状）和重度（6 项症状及以上）。"DSM-5：酒精使用障碍"中的前 4 项症状可以视为患者因酒精使用而导致控制力受损，包括多次戒酒但都以失败和渴望饮酒告终。随后 3 项症状是因饮酒问题导致的社会功能损害。第 8 项和第 9 项是危险使用模式，如饮酒驾车、出现严重心理或健康问题后仍继续饮酒等。耐受性和戒断症状或许可以视为药理学标准，是酒精使用障碍定义的最后两项症状。长期反

DSM-5 酒精使用障碍的诊断标准

A. 一种有问题的酒精使用模式导致显著的具有临床意义的损害或痛苦，在12个月内表现为下列至少2项：

1. 酒精的摄入常常比意图的量更大或时间更长。

2. 有持久的欲望或失败的努力试图减少或控制饮酒。

3. 大量的时间花在那些获得酒精、使用酒精或从其效果中恢复的必要活动上。

4. 对饮酒有渴求或强烈的欲望或迫切的要求。

5. 反复饮酒导致不能履行在工作、学校或家庭中的主要角色的义务。

6. 尽管饮酒引起或加重持久的或反复的社会和人际交往问题，但仍然继续饮酒。

7. 由于饮酒而放弃或减少重要的社交、职业或娱乐活动。

8. 在对躯体有害的情况下，反复饮酒。

9. 尽管认识到饮酒可能会引起或加重持久的或反复的生理或心理问题，但仍然继续饮酒。

10. 耐受，通过下列2项之一来定义。

    a. 需要显著增加饮酒量以达到过瘾或预期的效果。

    b. 继续使用同量的酒精会显著降低效果。

11. 戒断，表现为下列2项之一：

    a. 特征性酒精戒断综合征（见第235–236页酒精戒断诊断标准的A和B）。

    b. 酒精（或密切相关的物质，如苯二氮䓬类）用于缓解或避免戒断症状。

资料来源：Reprinted with permission from the *Diagnostic and Statistical Manual of Mental Disorders,* Fifth Edition,（Copyright 2013）. American Psychiatric Association.

复饮酒后有耐受和戒断症状历史的人，报告有更严重的药物有关的问题、更强的药物暴露，以及更多的共病如焦虑、抑郁等（Schuckit, 2010）。

DSM-5 对每一种物质使用障碍都分别给出了定义。此前的版本则只给出了物质依赖和物质滥用的一般性定义，没有区分不同的物质。这种方法往往混淆了不同类别物质所致问题的差异（Frances, First, & Pincus, 1995）。例如，滥用阿片类物质几乎总会造成耐受性和戒断的病理学症状，而反复使用致幻剂则很少出现这种情况。但事实上，大多数物质使用障碍的定义几乎都一样。

病程和结果

要具体描述一种物质使用障碍的典型病程是不可能的，尤其是酗酒。物质使用障碍开始的年龄差别很大，从童年期和青春期早期再到之后的整个人生阶段。虽然我们可以大致区分病程的各个阶段，从初次接触到最终出现控制力受损、明显的社会功能损害和药理学症状等，但是，每个人进入这些阶段的时间点差别很大。关于物质使用障碍形成过程最好的可用信息源是酗酒研究。酗酒的具体病程因人而异。唯一似乎可以确定的是，大量饮用期与相对节制期会交替出现，不管节制期如何短暂（Schuckit & Smith, 2011）。

关于酗酒自然史的一项有影响力的研究调查了 456 名波士顿旧城区的青少年和 268 名哈佛大学的预科生（Valliant, 2003）。初始信息收集始于 1940 年，当时参与者还都是青少年。追踪研究信息来自每隔一年的调查问卷和每隔五年的体检。大学组的信息收集一直持续到他们 70 岁，旧城区组则到 60 岁。在他们生命的某个特定时间段，21% 的大学组男性和 35% 的旧城区组男性符合酒精滥用诊断标准。研究者对酒精滥用的定义是出现以下领域中的 4 个或更多的问题：雇主不满、婚姻和家庭问题、医疗并发症和法律问题。不出所料，酒精滥用的男性死亡率高于非滥用者。酒精滥用者心脏病和癌症的发病率是普通人的两倍，部分原因可能是他们也更可能是

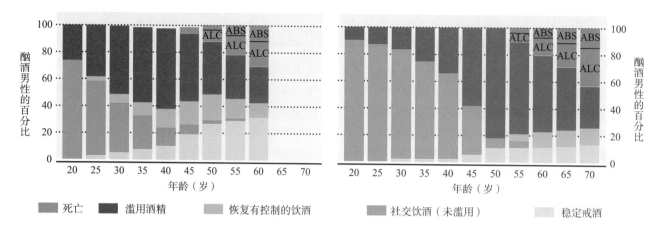

图 11.3　以5年为间隔的男性饮酒状况

对两组酗酒人群的长期追踪研究结果：121名旧城区男性（左）和46名大学男性（右）。旧城区男性酗酒的年龄更小，但到60岁时比大学生组男性更可能最终稳定戒酒。

资料来源：Valliant. 1996. A Long-term Follow-up of Male Alcohol Abuse. Archives of General Psychiatry; 53: 243–249.

重度吸烟者。

大部分酗酒的男性都有戒酒和复喝反复循环的历史。从追踪至 60 岁的 121 名旧城区酒精滥用男性和追踪至 70 岁的 46 名哈佛大学酒精滥用男性中能清晰地发现酒精滥用的毕生过程。图 11.3 描述了这些数据，图中戒酒被定义为每月饮酒次数不多于一次且坚持一年以上。社交饮酒是指在 10 年或更长时间里没有出现不良的饮酒问题。有控制的饮酒是指每月饮酒多于一次，至少两年内没有发生任何问题。组间的主要差异是，旧城区组在更年轻时就开始滥用酒精，但他们比大学组更可能最终稳定地戒酒。大学组开始滥用酒精的平均年龄是 40 岁，而旧城区组则为 29 岁。

其中很多人在前 20 年反复在有控制的饮酒和酒精滥用之间摇摆。40 岁后继续滥用酒精的人数比例开始下降。此后两组中以前酗酒再完全戒酒的比例都开始缓慢但持续地上升。戒酒的时间越长，完全戒酒的可能性越大。这些数据表明，能够坚持戒酒至少 6 年的人不太可能复发。

关于复发过程还有许多重要问题有待回答。在复发高风险期和相对稳定期之间有没有一个"安全点"？对波士顿旧城区男性研究的数据表明，6 年对于酗酒者可能是一个重要时间段。其他研究会不会得出同样的结论？能将它推广到其他药物滥用上吗？复发率会随着时间的推移而稳定吗？成瘾者在后期尝试戒断比前期更可能成功吗？对这些问题的回答将有助于制订更有效的治疗计划。

其他通常与成瘾相关的障碍

物质使用障碍患者通常也会出现其他精神障碍。最突出的是反社会型人格障碍、心境障碍和焦虑障碍。品行障碍（在童年期表现出反社会型人格障碍）与青少年期饮酒以及之后出现的酒精依赖密切相关（McGue & Iacono, 2008）。反社会型人格障碍与酒精／药物依赖常常一起出现，而且有证据表明，它们是行为去抑制基本倾向的另一种表现形式（Kendler et al., 2003）。

物质使用障碍与情绪／焦虑障碍的关系十分复杂，难以区分（Grant et al., 2006）。

在某些情况下，长期大量饮酒或使用精神活性物质会导致抑郁和焦虑。越多地饮酒或服用这些物质，个体对自己无控制力的负罪感就越强。而且，持续饮酒和服用物质往往导致他们与家人、同事和其他人发生更大的冲突。有时抑郁和焦虑情绪在物质使用障碍之前出现。事实上，有些人最初使用酒精和物质似乎是为了缓解这些情绪，但没有效果，甚至适得其反。

患病率

　　物质相关的问题在大多数国家都存在。然而有意思的是，特定物质的使用模式在不同国家并不相同，这部分取决于物质的可获得性。例如，在种植罂粟的东南亚和一些中东国家，阿片类物质使用最广泛。在南美洲某些有古柯的国家，可卡因的使用更普遍，还出口到北美地区，尤其是美国。而大麻的使用遍及世界各地，部分原因是大麻在不同气候条件下都能生长。相形之下，在耕地十分有限的日本，最大的毒品问题是合成药物安非他明。

　　某些地区的人经常使用这些物质未必意味着他们物质依赖率更高。文化决定了人们选择和使用物质的方式。文化会影响诸如摄入量、使用方式和人们对物质作用的看法等因素（Room, 2007）。这些因素反过来又影响严重问题发生的可能性。例如，南美洲印第安人种植古柯销售。他们传统上将古柯叶作为药物并用于宗教仪式。他们还将古柯叶搓成团，含在嘴里咀嚼并长时间吮吸。这种使用方式可以抵御寒冷、饥饿和口渴，并不会导致类似吸食或注射精制可卡因（药效强得多）的严重问题。

　　在我们考虑药物成瘾的频率时，必须记住物质使用和物质成瘾的区别。许多人使用物质但不会出现依赖。但出现物质依赖之前必须先使用物质。人们"开始"使用物质的年龄是一个重要风险因素。例如，14 岁之前就开始饮酒的男性酗酒率是 18 岁开始饮酒的男性的 2 倍（McGue et al., 2001）。同样的情况也表现在女性之中：较早开始饮酒的女性成瘾风险高得多。我们不清楚的是，究竟是较早饮酒直接导致酒精使用障碍风险的增加，还是对酒精障碍易感的人更早饮酒。

　　大多数人偶尔饮酒或使用违禁药物都不会成瘾。严重的问题几乎总是在长期暴露于这些物质的过程中缓慢形成的。从最初使用违禁药物到出现物质使用障碍症状的平均时间是两到三年（Anthony & Helzer, 1991）。在心理病理学研究中，物质成瘾者和物质使用未成瘾者的区别是一个重要的考虑因素。

酒精使用障碍的患病率

　　西方国家约三分之二男性经常饮酒，至少在社交场合如此。滴酒不沾的人不超过 25%。在所有曾经饮酒的男性和女性中，约 20% 的人由于长期饮酒会在某一时期出现严重的问题（Anthony, Warner, & Kessler, 1994）。

　　美国酒精和相关疾病流行病学调查（NESARC）以全美 43 000 多名有代表性的成年人为样本，收集了有关物质使用障碍和相关精

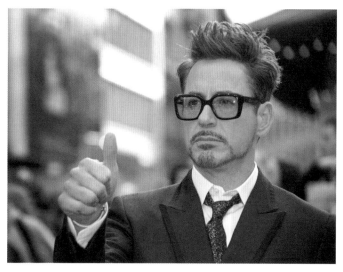

演员小罗伯特·唐尼曾在数年间存在与物质相关的严重问题。但他成功地康复了，至今已保持了10多年。他的成功给类似成瘾者带来了希望。

图 11.4 物质使用障碍的性别差异

美国物质使用障碍的终生患病率。

资料来源：Agrawal, A., Heath, A.C., & Lynskey, M.T. 2011. DSM-IV to DSM-5. The impact of proposed revisions on diagnosis of alcohol use disorders. Addiction; 106:1935-1943.

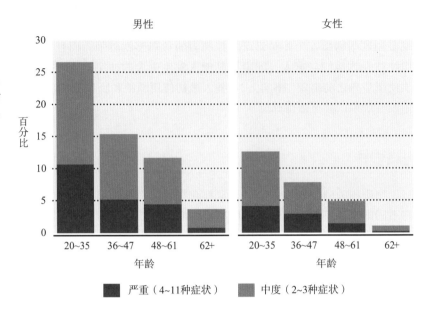

■ 严重（4~11种症状）　■ 中度（2~3种症状）

神健康问题的信息（Grant et al., 2006）。该调查提供了有关美国酗酒患病率的最全面的信息。调查结果表明，某些形式的酒精使用障碍（包括此前 *DSM-IV* 中分列的酒精滥用和酒精依赖）的终生患病率是 30%。酒精相关障碍显然是美国最普遍的精神障碍之一。这些障碍大多数往往得不到治疗；在被诊断为酒精依赖的男性和女性患者中，只有 24% 的人接受过治疗。

性别差异　大约60%的美国女性至少偶尔饮酒，但是与男性相比，发展为酗酒的女性更少。在长期酗酒或已经产生酒精依赖的人中，男性与女性的比例大约是2：1。图11.4显示了NESARC调查中男性和女性符合*DSM-5*酒精使用障碍定义的12个月患病率的证据（Agrawal, Heath, & Lynskey, 2011）。请注意：在所有年龄组中，男性符合诊断标准的人比女性多得多。

尽管年轻女性的酗酒率上升了，但男性的比例还是更高，而且两性的酗酒率似乎并没有趋近的迹象（Grant & Weissman, 2007）。这种稳定的性别差异很可能源于社会和生物变量。美国传统文化对女性醉酒持负面态度。也许正是社会的指责使得女性比男性更喜欢在自家私下饮酒，自斟自酌或者与另一个人同饮。因此，女性不太可能跟男性一样大量饮酒，因为期望女性饮酒或者说女性饮酒不会招致社会指责的可能性更小。

从生物角度来看，两性的酒精代谢能力也有很大差距。单一的酒精剂量标准（以酒精占体重的比例来计算）在女性体内所导致的血液酒精浓度峰值高于男性。对这种差异的一种解释是，男性体内水分的平均含量比女性多。由于酒精主要溶解于全身的体液之中，所以标准剂量的酒精在女性体内被稀释得更少。这可能有助于解释为什么常年大量饮酒的女性比男性患肝病的风险更大。

药物和尼古丁使用障碍的患病率

美国酒精和相关疾病流行病学调查（NESARC）也报告了其他物质问题的频率情况（Compton et al., 2007）。滥用或依赖任何类型的管控物质（非法药物或处方药）的终生总患病率为 10.3%。这大约是酒精滥用和依赖的三分之一。与酒精相关障碍一样，男性物质滥用和依赖显著地比女性普遍得多。该调查发现的特定类型物质使用

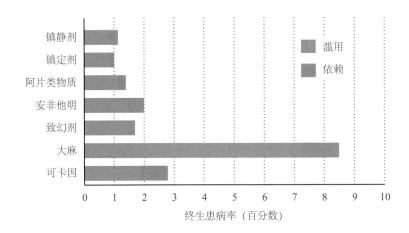

图 11.5　物质使用障碍的患病率

美国特定类型物质使用障碍的终生患病率（使用*DSM-IV*有关滥用和依赖的定义）。

资料来源：W. M. Compton, et al., 2007. Prevalence, Correlates, Disabilities, and Comorbidities of DSM-IV-TR Drug Abuse and Dependence in the United States. Archives of General Psychiatry, 64（2007），pp. 566–576.

障碍的终生患病率见图 11.5。请记住，*DSM-IV*（本调查报告撰写时使用的诊断系统）承认两种成瘾类型，物质依赖最严重，而物质滥用不太严重。

　　美国国家共病调查显示，尼古丁依赖的终生患病率为 24%（Kessler et al., 1994）。实际上，美国成年人吸烟的比例自 1964 年以来就开始下降，这一年美国公共卫生署长在报告中宣称，发现了吸烟与癌症及其他疾病有明确的关联（见专栏"批判性思考很重要：烟草产品应定为违法吗？"）。男性的吸烟率下降最大——传统上男性比女性吸烟更多。但在 20 世纪 90 年代，18~25 岁的人吸烟率却增加了（Chaloupka, 2005）。此外，虽然烟草总消费在发达国家在下降，但在发展中国家却剧增，这可能是因为发展中国家对吸烟健康风险的宣传教育不足（McKim, 2000）。

批判性思考很重要

烟草产品应定为违法吗？

　　1996 年美国食品药品监督管理局（FDA）发布条例，禁止向儿童和青少年出售和分发烟草产品。但成年人吸烟仍不违法。此前限制吸烟的管理着重于不准在公众场所吸烟，禁止香烟电视广告，并提高香烟销售税等。新条例宣称，尼古丁作为一种药物应由政府控制。新条例背后的决策引发了与物质使用障碍相关的许多批判性思考。FDA 怎样确定某种产品是否是成瘾物质？政府应该控制人们对成瘾物质的获取吗？如果应该，最好的控制方法是什么？

　　FDA 进行了广泛的调查，以考察烟草产品的影响，并判断烟草制造商是否刻意给消费者提供尼古丁。独立研究以及烟草业自己的实验室得出的结论都是尼古丁有成瘾性（Dreyfuss, 1996）。使用烟草产品的人明显有依赖症状，如出现耐受性、戒断症状以及强迫使用等。事实上，从使用尼古丁一段时间以后出现依赖性的人数比例之高来看，尼古丁是最容易成瘾的物质之一。

　　在正式确认尼古丁是成瘾物质之后，FDA 本应完全禁止烟草产品（因为吸烟不安全）。另一个选择是将香烟的尼古丁完全清除。FDA 认为，这些做法都不现实，或者说政策上不可行。因为这么多成人已经对尼古丁成瘾，禁止销售后会出现类似其他违禁毒品的巨大黑市。严厉禁止尼古丁只会像禁止其他成瘾物质一样以失败告终（Husak, 2002; MacCoun, Reuter, & Wolf, 2001）。

　　FDA 因而决定利用其管理医疗设备的权威来解决尼古丁问题（将香烟作为一种药物递送系统来处理）。FDA 制定的烟草管制是一种预防措施，旨在打破尼古丁成瘾的循环。FDA 禁止向 18 岁以下的人出售烟草产品，同时严格限制烟草广告（Cooper, 1994）。尼古丁成瘾几乎总是在个体青春期开始。因此，FDA 的规定旨在降低年轻人的吸烟率，并尽可能减少烟草使用对健康的危害。

　　该政策对于解决尼古丁依赖问题可谓适度而周到。它在完全放开危险药物的公开获得和完全禁止它的两个极端之间做了折中。初步证据表明，FDA 的烟草产品条例获得了一定的成功。1997 年至 2004 年，美国成人吸烟率从 25% 降到了 21%（Schiller et al., 2005）。尽管公共政策不能完全消灭我们的社会对有害物质的使用，但是它可以通过尽量限制使用的最低年龄来减少依赖的风险。

毕生成瘾风险

老年人不会像年轻人一样喝那么多的酒。滴酒不沾的人，在 30~40 岁的人群中只有 22%，而在 60~70 岁的人群中则上升到 47 %，在 80 岁以上的人群里更是高达 80%。图 11.4 是美国不同年龄人群符合 DSM-5 酒精使用障碍标准 12 个月的患病率。图中年轻人的患病率最高，老年人最低（Hasin et al., 2007）。大多数老年酗酒者都有多年的饮酒问题。

老年人非法物质的使用率较低，但他们的问题是滥用和依赖处方和非处方药物，特别是催眠药、镇静剂、抗焦虑药和止痛药。与其他年龄段的人相比，老年人会更多使用合法药物。一项研究估计，25% 的 55 岁以上的人会使用某种精神活性物质（Beynon, McVeigh, & Roe, 2007）。频繁地使用各种精神活性物质，再加上对物质毒性的敏感性提高（由酒精和其他物质的分解代谢变慢所致），老年人的物质使用障碍的风险会增加。

下面的例子说明了与老年人物质使用障碍有关的几个问题，包括酒精滥用和处方药滥用、明显的焦虑和抑郁症状以及否认物质使用或滥用程度的倾向。

➡️ 甲女士的饮酒行为

甲女士 80 岁，她的女儿们带她来做评估，因为她们发现母亲出现抑郁症状、食欲异常和记忆缺陷。她否认了女儿们担心的所有问题。她有抑郁情绪、轻度精神运动性激越、长期和短期记忆衰退、时间感错乱，言语中有自责和自我贬低。她否认自己经常喝酒。跟她一起居住的女儿同意她的说法，但另一个女儿却反驳说，甲女士几乎每天都要喝一两杯白兰地。30 多年来，她一直服用各种巴比妥类药物来治疗"神经过敏症"。她摄入的剂量逐年增加，而且经常服用非处方药。因为不确定她的症状是否与巴比妥类药物的使用有关，所以甲女士勉强同意慢慢减少剂量，逐渐解毒。她拒绝做老年痴呆检查。解毒结束后，她的情绪和食欲改善了，但认知功能缺陷并未好转。几个月后，她和家人退出了治疗。据说，她每天下午和晚上都要喝保姆给她混兑的白兰地、葡萄酒和"烈酒"（Solomon et al., 1993）。

物质使用障碍的诊断标准有时不太适合老年人，主要是因为物质使用对他们生活的影响与年轻人不同。老年人对许多物质的耐受性下降，戒断症状可能更严重，持续时间更长。他们不太可能遭受职业损害，因为他们通常不再像年轻人一样继续工作。同样，老年人更可能与家人分开住，所以他们的社会功能损害的可能性也较低。

病 因

我们对物质使用障碍病因的讨论侧重于酒精使用障碍。这是因为临床科学家对酒精及其滥用的了解比任何其他成瘾物质都更深。双生子研究也表明，酒精依赖和其他形式的物质依赖有着共同的病因（Kendler & Prescott, 2006）。对酒精使用障碍的研究表明，酒精的重要成瘾因素也是其他物质成瘾的重要病因。

大多数当代研究人员都以多系统视角来研究酗酒的形成机制（Sher, Grekin, & Williams, 2005）。生物因素显然起着重要作用。某些物质的成瘾性是关键：人们会对诸如海洛因、尼古丁和酒精等物质成瘾，但不会对抗抑郁药或甜味素等食品添加剂成瘾。因此，要理解物质依赖过程，我们必须先了解成瘾物质是如何影响人脑的。同时，我们必须了解影响个体最初获取和使用成瘾物质的社会文化因素。我们对成瘾物质影响的预期受到父母、同伴和媒体的影响。这些也是重要的病因学考虑因素。

　　酗酒的起因最好从不同发展阶段来审视：（1）开始和延续，（2）升级和过渡到滥用，（3）形成耐受性和戒断症状（Leonard et al., 2000; Tarter, Vanyukov, & Kirisci, 2008）。接下来我们将回顾一些社会、心理和生物因素，它们有助于解释人们为何开始饮酒，饮酒行为如何得到强化，以及在长期暴露后如何形成耐受性。

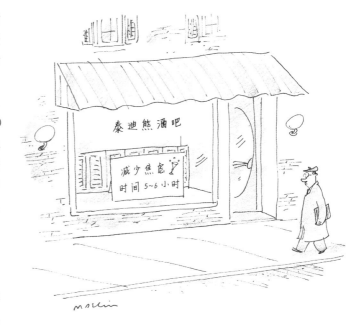

社会因素

　　不饮酒的人显然不会酗酒，而文化因素会影响个体是否饮酒。有些文化禁止或积极劝阻饮酒。例如，许多宗教都认为饮酒是一种罪；还有宗教允许在宗教仪式上少量饮酒（如犹太人在逾越节喝红酒），但同时鄙视喝醉的人（Johnson, 2007）。这种文化约束可以减少酒精使用障碍的发生。一项大规模的流行病学研究发现，犹太人的酗酒率显著低于天主教徒和新教徒（Yeung & Greenwald, 1992）。

　　在饮酒（或吸烟或使用其他成瘾物质）的年轻人中，哪些人最终会出现问题？物质需要持续使用才会成瘾，成瘾还受到物质使用方式的影响。换言之，以酒为例，饮酒者对酒精的最初反应是愉快，还是变得难受而避免将来喝酒？如果继续喝，他选择烈酒还是低度酒？饮酒时吃不吃东西？是独饮还是与他人一起饮？如此，等等。

　　多项研究考察了可预测青少年物质使用的社会因素。叛逆和外向的青少年，以及父母或同伴饮酒或者鼓励饮酒的青少年最可能初次尝试饮酒（Chassin et al., 2003）。父母和朋友的相对影响也会因服用的物质以及青少年的性别和年龄而异。

　　父母在很多方面都会影响子女的饮酒行为。他们使用成瘾物质应对压力会成为子女模仿的对象。他们也可能有助于子女形成物质有益的态度或预期，甚至可能直接给子女提供合法或违禁物质（Kirisci et al., 2007）。父母酗酒的青少年喝酒的可能性更高。这种更高的风险似乎有多个原因，包括酗酒的父母疏于监督子女的行为，因而给子女更多非法饮酒的机会。家长的监督和管教对青少年的物质使用有着重要影响；更严格的家长监管与烟草和酒精使用风险较低有关（Latendresse et al., 2008）。

　　酗酒的父母也会给孩子带来较强的负面情感。这种不悦的情绪氛围，再加上家长监管的松懈，增加了青少年与使用成瘾物质的同龄人交往的可能性（Chassin & Handley, 2006）。同伴和兄弟姐妹的物质使用情况是青少年使用酒精和物质很强的预测因子，甚至比他们酗酒的父

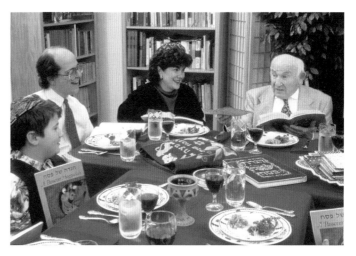

青少年最初接触酒类的情形会影响他们以后的饮酒模式。与想喝醉而偶尔饮用烈酒相比，吃饭或者宗教仪式中少量饮酒不太可能导致酒精依赖。

母的预测力更强。朋友饮酒对少女的影响大于少男。

生物因素

饮酒最初的生理反应会对个体早期的饮酒体验产生极大的负面影响。例如，很多人根本不能喝酒，哪怕少量也不行。这些人喝一点儿酒就会脸红。他们饮酒后还可能感到恶心，有些人还会出现心跳异常。这种现象在亚裔人群中最普遍，可能影响 30% 到 50% 的亚裔人口。这是因为参与酒精代谢的乙醇脱氢酶（ADH）和乙醛脱氢酶（ALDH）发生基因变异，该变异在亚洲人中最为普遍（Dick & Foroud, 2003）。因而亚裔人群的酗酒率非常低。研究结果表明这两种现象存在关联。例如，喝酒立刻脸红的日裔美国人比喝酒不脸红的日裔更少喝酒（Chen & Yin, 2008）。基本证据表明，除了研究酒精成瘾的易感因素之外，研究减少物质依赖的保护因素也十分重要。

初次使用成瘾物质显然是形成物质依赖的重要一步。但事实仍然是大多数喝酒的人不会发展到酗酒。酒精使用障碍进入下一个重要阶段的原因到底是什么？为什么一些人变得酗酒而另一些人却不会？接下来我们再介绍一些额外的生物变量。我们首先研究遗传因素，然后研究药物本身的神经化学作用。

酗酒的遗传性 大量文献证明，饮酒模式以及与酒精滥用有关的心理和社会问题常常是家族性的。酗酒者的父母、兄弟姐妹和子女的酗酒终生患病率至少是普通人的三到五倍（MacKillop, McGreary, & Ray, 2010）。当然，直系亲属之间酗酒风险的增加既有遗传因素，也有环境因素，因为家里同时存在这两种影响。因此，我们还必须考察双生子研究和领养研究的结果，以厘清这些变量。

一些双生子研究考察了双生子中先证者符合物质依赖诊断标准时双方的同病率（concordance rates）。同卵双生子的同病率比异卵双生子高。例如，一项研究对澳大利亚双生子样本的数据进行了分析。结果发现，男性同卵双生子的酒精依赖同病率为 56%，而异卵双生子为 33%（Heath et al., 1997）。女性同卵双生子的同病率为 30%，异卵双生子为 17%。无论男女，同卵双生子的同病率都远高于异卵双生子。男性同病率高于女性，证明男性酗酒率高得多。男女两性的遗传力估计一样大，即大约三分之二的酗酒风险差异源于遗传因素。

一项领养研究（参见第 2 章）因循了上述研究方法，使研究人员可以相对明确地区分遗传和环境因素的影响。这类研究的先证者是满足以下两条标准的个体：（1）他们有一个酗酒的亲生父母；（2）他们很小就离开亲生父母，由养父母抚养长大。然后研究人员找到这些已经长大成人的个体，以确定生物和环境背景对他们酗酒情况的影响。领养研究与双生子研究的结果一致，都发现酒精使用障碍病因中有遗传因素的影响（Agrawal & Lynskey, 2008）。酗酒父母的后代被不酗酒的父母领养后，还是比普通人更容易发生饮酒问题，因此酗酒的家族性至少部分是由基因决定的。在没有其他病因影响的情况下，由酗酒的父母抚养似乎并不是酒精使用障碍形成的关键因素。

究竟是什么遗传原因导致酒精依赖的易感性倾向？一些影响酒精依赖风险的遗传因素是参与酒精代谢的基因，如 ADH 和 ALDH 基因（如前所述，它们与喝酒皮肤变红有关）。其他改变酒精依赖风险的遗传因素可能涉及人格特质基因（Dick, 2007; Spanagel et al., 2010）。例如，影响个体猎奇和寻求感官刺激的基因也可能增加酒精依赖风险，因为这种人更可能参加危险的饮酒活动（如一杯接一杯地喝烈酒，而不是慢慢啜饮啤酒或红酒）。

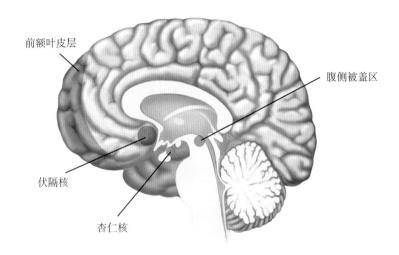

前额叶皮层

腹侧被盖区

伏隔核

杏仁核

图 11.6 人脑的奖赏通路

腹侧被盖区的多巴胺神经元与伏隔核有信息传递，而伏隔核又与负责计划和判断的前额叶皮层相连。这一通路还包括与杏仁核（在情绪反应的加工中起重要作用）的联结。

© Pearson Education, Upper Saddle River, New Jersey.

神经解剖学和神经化学　所有成瘾物质都会导致信息传递至脑部的化学过程发生变化，包括涉及神经肽和儿茶酚胺（如多巴胺、去甲肾上腺素和5-羟色胺）的系统。下面我们将概述精神活性物质影响神经传递的一些方式和受影响最明显的脑区。

多巴胺和奖赏通路　研究成瘾生物基础的科学家在了解物质的奖赏或强化特性方面投入了很大精力（Koob, 2006; Self & Tamminga, 2004）。人们之所以会对精神活性物质形成依赖，是因为这些物质会刺激一个被称为"奖赏通路"的脑区（参见图 11.6）。奖赏通路的一个主要回路是内侧前脑束，它将腹侧被盖区与伏隔核连在一起。从这些脑结构到额叶和前额皮层以及边缘系统如杏仁核的连接，也对奖赏有一定的影响。多年前科学家们就已经知道，当动物完成操作性学习任务时，内侧前脑束的电刺激可产生强烈的正强化作用。自然的奖赏（如食物和性）可以提高奖赏通路某些关键脑区的多巴胺水平，这条通路也被称为中脑边缘多巴胺通路。

　　滥用物质对脑部奖赏通路影响很大。不同物质对腹侧被盖区和伏隔核之间的多巴胺通路的作用位点见图 11.7。例如，安非他明和可卡因等兴奋剂通过抑制神经末梢的多巴胺再摄取来影响奖赏通路。对人类参与者的脑成像研究发现，使用可卡因会增加大脑边缘区域以及内侧前额叶皮层的多巴胺浓度（Tomkins & Sellers, 2001）。而且当可卡因依赖者暴露于此前提示用物质使用的线索时，内侧前额叶皮层会被激活，表明此脑区涉及渴求物质的感受。

　　酒精对脑部奖赏通路的影响比其他物质更复杂，更不明朗（Durazzo et al., 2010）。酒精显然影响多种不同类型的神经递质。它可能直接刺激中脑边缘的多巴胺通路，或者间接通过削弱 γ-氨基丁酸神经元（通常抑制多巴胺能神经元）的活性而产生作用。遗传研究的有趣结果支持后一种可能性。研究者已确认影响 γ-氨基丁酸受体的若干基因会影响酒精依赖的风险（Covault et al., 2004; Radel et al., 2005）。

内源性阿片肽　神经科学研究最有趣和最重要的进展之一就是内源性阿片肽的发现，即**内啡肽**（endorphins）和脑啡肽。这些较短的氨基酸链（或称神经肽）在人脑中自然合成，与吗啡的药理特性密切相关。阿片肽对特定的受体位点有化学亲合力，就像一把钥匙开一把锁。若干类型的阿片肽广泛分布在人脑中。它们似乎对控制疼痛、情绪、应激和奖赏等系统的活动以及进食和生长等生理功能尤为重要（Froehlich, 1997）。

　　研究表明，内啡肽有许多有趣的特征。实验动物注射内啡肽后会产生耐受性，

图 11.7 物质作用的神经化学机制

精神活性物质对腹侧被盖区（VTA）到伏隔核（NAcc）的奖赏通路的多巴胺活性的影响。

资料来源：D. M. Tomkins and E. M. Sellers, 2001, "Addiction and the Brain: The Role of Neurotransmitters in the Cause and Treatment of Drug Dependence," Canadian Medical Association Journal, 164, pp. 817–821.

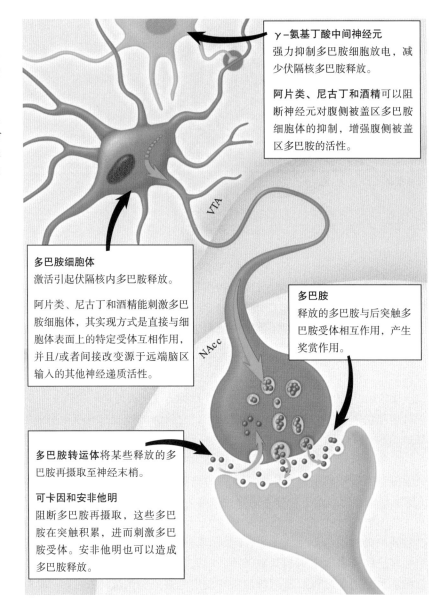

γ-氨基丁酸中间神经元
强力抑制多巴胺细胞放电，减少伏隔核多巴胺释放。

阿片类、尼古丁和酒精可以阻断神经元对腹侧被盖区多巴胺细胞体的抑制，增强腹侧被盖区多巴胺的活性。

多巴胺细胞体
激活引起伏隔核内多巴胺释放。

阿片类、尼古丁和酒精能刺激多巴胺细胞体，其实现方式是直接与细胞体表面上的特定受体互相作用，并且/或者间接改变源于远端脑区输入的其他神经递质活性。

多巴胺
释放的多巴胺与后突触多巴胺受体相互作用，产生奖赏作用。

多巴胺转运体将某些释放的多巴胺再摄取至神经末梢。

可卡因和安非他明
阻断多巴胺再摄取，这些多巴胺在突触积累，进而刺激多巴胺受体。安非他明也可以造成多巴胺释放。

就像他们对吗啡等成瘾物质产生耐受性一样，而且，如果突然停止注射，它们也会出现戒断症状。这些研究证实，内源性阿片肽和外源性阿片类物质在药理上具有相似性。

一些学者将酗酒与内源性阿片系统对酒精刺激反应的过度激活联系在一起（Gianoulakis, DeWaele, & Thavundayil, 1996）。有些证据支持这一假说。其中之一是，阿片类受体拮抗剂（阻断阿片肽作用的药物）导致实验动物酒精自给减少。另一个重要证据来自人类参与者的药物试验：如果酗酒者服用纳曲酮（一种内源性阿片类拮抗剂），他们的饮酒量就会减少，而且报告喝酒带来的主观"兴奋度"明显降低（请参阅本章稍后的药物治疗部分）。最后，在啮齿类动物和人类中，饮酒增加的遗传倾向与阿片系统对酒精摄入的强烈反应有关（Froehlich, 1997）。也许正是由于这些原因，内源性阿片肽似乎可以通过某种方式控制酒精依赖。

心 理 因 素

遗传因素和神经化学因素无疑解释了与成瘾物质有关的许多问题，但正如系统视角所指出的那样，生物解释与心理解释并非不相容。事实上，过去数十年的大量研究发现，物质使用障碍的形成取决于生物因素和心理因素的相互作用。药物作用会与个体的信念和态度以及药物使用的社会环境相互影响。

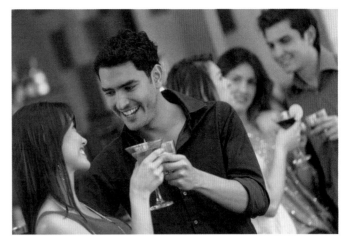

人们对饮酒后果的普遍预期包括酒可以增强性唤起，改善性体验。

对药效的期望 安慰剂效应证明，期望在任何药效研究中都是一个重要因素（参见第3章）。饮酒的情况无疑也是如此。主观期望引起的许多效果有时被归因于药物本身的作用（Moss & Albery, 2009）。例如，以为自己喝了酒但实际只喝了汤力水的参与者，往往表现出夸张的攻击性，报告的性唤起感觉也更强（Testa et al., 2006）。虽然人们对酒精之外的药物期望了解少得多，但我们有充分理由相信，这些认知因素也会影响人们对大麻、尼古丁、兴奋剂、抗焦虑药以及镇静剂的反应。

许多研究考察了酒精期望的具体性质（Nicolai at al., 2010）。研究者问被调查者，你为什么喝酒？喝完几杯啤酒或一两杯红酒后，你希望发生什么？被调查者对这些问题的回答主要分为六类：

1. 酒精能改善人的积极体验（例如：喝酒会让未来看上去更加光明）。
2. 酒精可增强社交和生理愉悦感（例如：喝几杯酒是庆祝特殊日子的好方式）。
3. 酒精可增强性能力，改善性体验（例如：喝几杯酒后，我的性反应会更强）。
4. 酒精会增强力量和攻击性（例如：喝几杯酒后更能跟人打架）。
5. 酒精会增加社交信心（例如：喝几杯酒后更容易与人交谈）。
6. 酒精可以缓解紧张（例如：酒精使我更容易入睡）。

这些期望可能是人们持续大量饮酒的一些主要原因。事实上，期望模式有助于预测饮酒行为。纵向研究发现，刚开始尝试饮酒的青少年和最初对酒的作用有最积极期望的青少年会继续饮用更多的酒（Smith et al., 1995）。这项发现十分重要，因为它表明，在许多情况下，期望出现在人们开始大量饮酒之前。因此，期望可能是酗酒的原因，而不是酗酒的结果（参见专栏"研究方法：对酗酒风险者的研究"）。

这些期望从何而来，什么时候形成？在某些情况下，期望可能来自个人的饮酒体验，但也可以间接地习得。许多青少年在第一次饮酒之前就坚信酒精的效果。这些期望受到各种环境因素的影响，包括父母和同龄人的态度以及大众媒体对酒的描述（Agrawal et al., 2008）。追踪研究证明，青少年对酒精作用的期望有助于预测哪些人以后会出现饮酒问题（Jones, Corbin, & Fromme, 2001）。对酒精的积极期望可能鼓励人们饮酒，因此尤其有影响力。对酒精作用的消极期望虽然能减少饮酒量，但其影响力似乎不够强。

研究方法

对酗酒风险者的研究

本书我们一直笼统地用"风险"(risk)一词指代遭受损害的可能性。在科学研究中，风险则是关于某种不利结果将来发生概率的陈述。例如美国国家共病调查发现，一个美国人在某个时间点可能出现酗酒的风险是 14%。所有类型的非法物质和管控物质（如大麻、可卡因、海洛因和巴比妥类药物）滥用的综合风险约为 8%。风险的概念意味着它只是可能性而非确定性。一个人"有风险"，可能会受伤害，也可能不会，这取决于其他许多事件和环境。例如，男性酗酒的风险比女性大，但这并不意味着所有男性都将酗酒。

风险因素是与障碍的高发概率有关的变量。请注意这里的"风险"意味着相关而非因果。风险的概念只反映了风险因素和精神障碍之间有相关。某些风险因素是人口统计学变量，如性别和种族。其他风险因素包括生物和心理变量等。就酗酒和许多其他类型的精神疾病而言，精神障碍家族史是一个重要风险因素。对成瘾物质作用的期望是酗酒的另一个重要风险因素。那些期望酒精可以缓解紧张感或增强积极体验的人，比那些对酒精有着消极期望的人更可能频繁地大量饮酒。

为了确定某些风险因素在障碍形成中是否有因果作用，往往有必要做纵向研究（参见第 8 章"研究方法"专栏）。研究人员会收集每个人障碍出现之前的相关信息，以此来确定风险因素在症状之前还是之后出现。换言之，人们在大量饮酒之前就相信酒精可以缓解紧张，还是在经过一段时间大量饮酒之后才有这种想法？纵向研究可能耗资巨大，而且往往需要若干年才能完成，还需要大量的参与者，因为并不是每个参与者都会出现研究中的障碍。

纵向研究的一些缺点与物质使用障碍研究尤其相关。此类障碍的发生风险在一般人群中相当低。例如，即使酗酒是最普遍的精神障碍之一，纵向研究若对 100 名随机选择的参与者从儿童期到中年期进行追踪调查，也可能只发现 14 人酗酒（基于美国国家共病调查数据）。因此，若要收集有用的数据量，研究者必须研究大样本，这非常昂贵。

有鉴于此，科学家开始设计特殊的方法来提高纵向研究的效率。其中一个重要技术就是**高风险研究设计**（high-risk research design）。在高风险研究中，研究者依据已充分证明的风险因素从一般人群中挑选调查对象（Knop et al., 2003; Tarter & Vanyukov, 2001）。选择调查对象所依据的风险因素很多：特定障碍阳性的家族史、某些心理特征或者年龄、性别和种族等一系列人口统计学变量。高风险研究设计是历时追踪研究，也就是要从严重障碍发病之前开始研究。研究者希望能在最终出现精神障碍活跃症状的易感人群中确定哪些因素会增加或减少该障碍出现的可能性。

整 合 的 系 统

酗酒和其他形式的成瘾显然是由若干系统相互作用导致的。从最初使用成瘾物质到最终出现耐受性和戒断症状，各种社会、心理和生物因素都会影响个体该周期每个阶段的行为。而且，在不同使用阶段各种影响因素的重要性似乎也不一样。这一过程的发展似乎如下。初次尝试成瘾物质乃受制于环境——家庭、同侪、学校和街区（Rhee et al., 2003）。他人也会影响个体对药效的态度和期望。除了最初使用成瘾物质的模式之外，这些物质的获得方式也部分地由文化因素决定。

对许多人来说，饮酒的短期积极作用会强化持续饮酒。而强化大量饮酒的确切心理机制可能有不同形式，包括弱化的自我意识、缓解压力、改善心境等。酒精对行为和主观体验的这些效果部分取决于个人对饮酒影响情绪和行为方式的期望（Baer, 2002）。

遗传因素在酗酒的病因中起着重要作用。个体开始饮酒后，遗传因素在影响饮酒模式上变得越来越重要（Dick et al., 2007）。很可能有几种不同的遗传影响类型。对于某些类型的精神障碍，遗传与环境事件的相互作用十分强烈。酒精依赖的遗传易感性可能导致个体对饮酒产生异常反应。尚不清楚的是，酗酒易感人群是否一开始就比普通人对酒精的强化作用更为敏感或更不敏感。研究结果证明这两种反应模式都存在（Sher, Grekin & Williams, 2005）。

导致酒精异常反应的生理机制似乎涉及若干相互关联的神经递质系统（Hyman & Malenka, 2001）。大脑奖赏通路的多巴胺活性会被酒精和其他物质滥用激发。另一个重要影响因素可能是边缘系统某些脑区 5- 羟色胺活性的缺乏。饮酒一开始会修正这一问题，增强 5- 羟色胺的活性。不过，出现耐受性后个体最终感觉更糟。

饮酒会逐渐增量，次数也会更频繁。个体对酒精产生耐受性后必须喝更多的酒才能获得相同的强化效果。嗜酒成瘾后，尝试戒酒会出现痛苦的戒断症状。长期滥用可能导致神经系统和许多其他器官系统永久性损害。

治 疗

治疗酗酒及其他类型物质使用障碍特别困难。很多物质使用障碍患者不承认他们有问题，只有较少的人会寻求专业帮助。即便他们开始寻求治疗，通常也很不情愿，或者只是因为朋友、家人或司法部门坚持才这样做。完全遵医嘱的患者很少，治疗退出率也很高。这一障碍与其他精神障碍的高共病率也带来了额外挑战，使治疗计划的制订更复杂。共病患者的治疗结果可能很不理想。

物质使用障碍的治疗目标也有争议。一些临床医生认为，唯一可接受的目标是完全戒酒或戒毒。另一些临床医生则认为，适度使用合法药物对于某些患者是更合理的目标。同样，对成功的治疗计划预期的可改善程度也是一个重要问题。治疗的目标只是尽量减少或消除物质使用，还是应该指望治疗也能解决通常与成瘾物质问题有关的社会、职业和医疗问题？本章结尾部分的"获取帮助"专栏为那些在物质滥用康复方面寻求帮助的人提供了补充资源。

脱 毒

酗酒和相关形式的物质滥用都是慢性障碍。治疗通常分为几个连续的阶段，首先是短暂的**脱毒**（detoxification）期，主要清除滥用者产生依赖的物质，大约需要 3~6 周（Coombs, Howatt, & Coombs, 2005）。这一过程往往极其困难，因为滥用者会出现明显的戒断症状，逐渐才能适应无毒状态。对许多中枢神经系统抑制剂如酒精、催眠药、镇静剂来说，脱毒是逐步完成的。而兴奋剂物质则可以立刻停止（Schuckit, 2005）。虽然脱毒通常在医院进行，但有证据表明，也可以在密切监督的条件下通过门诊完成。

正在经历酒精脱毒的人往往要服用多种药物，包括苯二氮䓬类药物和抗惊厥药，主要是为了尽量缓解戒断症状（O' Brien & McKay, 2007）。这种做法存在争议，部分原因是许多人认为，使用另一种物质来治疗物质滥用不合理，尤其是用来治疗的物质本身也有成瘾性。

缓解期用药

脱毒之后治疗的目标是帮助患者维持缓解状态。最好的结果是长期稳定地戒酒。为实现这一目标，病人要服用几种药物。

戒酒硫（商品名 Antabuse）是一种能阻断酒精化学分解的药物。欧洲自 1948 年开始使用该药治疗酗酒，现在仍在广泛使用（Fuller & Gordis, 2004）。如果一个人正在服用戒酒硫，哪怕喝一点酒都会出现十分严重的症状，如恶心、呕吐、盗汗、心跳和呼吸加速。为避免这些难受的反应，服用戒酒硫的人会主动停止饮酒。遗憾的是，自愿遵从这种疗法的人很少。许多患者会停服戒酒硫，通常是因为他们想继续饮酒，或者自认为不吃药也能解决问题。

纳曲酮（商品名 Revia）是一种内源性啡肽拮抗剂，对于治疗脱毒后的酒精依赖十分有效。研究表明，服用纳曲酮，再结合心理治疗，酗酒复发可能性低于心理治疗结合安慰剂（Carmen et al., 2004）。一些临床患者报告，服用纳曲酮期间喝酒感觉不如不服用时兴奋。纳曲酮通过阻断酒精刺激阿片系统的能力来抑制对酒精的渴求。换言之，它通过减少酒精的奖赏而不是通过诱导喝酒的不适反应来起作用。

另一种有望治疗酗酒的药物是阿坎酸（商品名 Campral）。大量证据表明，服用阿坎酸能减少平均饮酒天数 30%~50%（Mann, Lehert, & Morgan, 2004）。它也增加了完全戒酒的人数（经 12 个月治疗后，大约 22% 的阿坎酸服用者和 12% 的安慰剂服用者完全戒酒）。与纳曲酮一样，阿坎酸也要结合心理治疗同步进行。没有这些辅助方法，治疗退出率会很高（Hart, McCance-Katz, & Kosten, 2001; Malcolm, 2003）。

对于酗酒患者的长期治疗，精神科医生会使用 SSRIs，如氟西汀。戒酒结果研究表明，SSRIs 在减少无抑郁症状患者的饮酒方面效果不大，而且结果不一致。但是，它们对于同时有酒精依赖和抑郁症的患者似乎有效（O'Brien & McKay, 2002）。

自助团体：匿名戒酒者协会

匿名戒酒者协会（Alcoholics Anonymous, AA，也译作嗜酒者互戒协会）是被最广泛接受的酗酒治疗方法之一。该自助计划由嗜酒者发起，建立于 1935 年，唯一目的是帮助其他嗜酒者戒酒并保持。由于它成立并活跃在北美和欧洲的几乎所有社区，在世界其他地区也很活跃，因此匿名戒酒者协会被普遍认为是"抗酗酒的一线组织"（Nathan, 1993）。匿名戒酒者协会的许多成员也接受各类精神健康专业人员提供的其他形式的治疗，但该协会与任何其他形式的治疗或专业组织无任何官方关联。其他物质如阿片类药物和可卡因依赖者也建立了类似的自助组织（匿名戒毒者协会和匿名戒可卡因者协会）。

匿名戒酒者协会所倡导的观点基本上是精神性的（Kaskutas et al., 2003）。AA 最初的形式是自助的"十二步计划"。第一步是嗜酒者必须承认自己对酒精已经没有抵抗力，无法控制饮酒。其他步骤涉及精神问题和人际关系问题，如相信有"比我们自己更强大的力量"来指明方向；承认和接受个人的弱点；弥补以前的错误，特别是自己喝酒给他人带来的麻烦。它的一个主要假设是：通常人们无法凭自身从酗酒中康复（Emrick, 1999）。

个体可以定期参加匿名戒酒者协会的聚会，共同推进"十二步计划"直至康复。在这一戒酒行动的前 90 天里每天都要参加。如果能够在该初始阶段保持不醉酒，大多数人就不

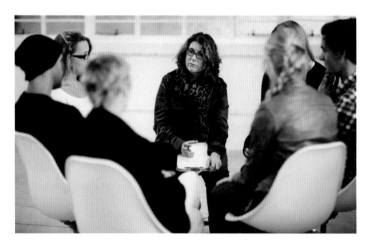

团体治疗是大多数住院治疗方案的重要组成部分。它为患者提供了一个公开承认和直面问题严重性的机会。

再频繁参加聚会。聚会为长期酗酒者提供了与其他有类似问题的人见面和交流的机会，让他们做一些喝酒之外的事情。如果新成员有饮酒冲动，他们可以在任何时间打电话给资深成员求助。各地的匿名戒酒者协会的聚会形式和成员结构有很大差异（Montgomery, Miller, & Tonigan, 1993）。

匿名戒酒者协会的治疗效果很难评估，原因很多。这种戒酒方法很难长期进行追踪研究，而且基本不可能运用传统的研究方法（如随机分配到实验组或安慰剂控制组）。匿名戒酒者协会早期的退出率较高：起初加入匿名戒酒者协会的人约有 1/2 在不足三个月就退出。另外，坚持留在匿名戒酒者协会的酗酒者康复率（以持续戒酒来定义）要高得多。在 2~5 年始终保持不喝醉的匿名戒酒者协会成员中，约有 80% 的人能在下一年仍保持不醉酒（Tonigan, Connors, & Miller, 2003）。

认知行为疗法

治疗物质使用障碍的心理学方法往往侧重于引发物质滥用的认知和行为反应。就酗酒而言，酗酒被视为是一种习得的、适应不良的反应，有些人借此应对困难的处境或试图减轻焦虑。认知行为疗法指导人们识别并更恰当地应对容易引发物质滥用的环境（Finney & Moos, 2002）。

应对技能培训 认知行为疗法的一个要素是对患者的社交技能进行培训，以此来抵御大量饮酒的压力。该疗法还包括问题解决程序，以帮助患者识别会导致大量饮酒的情境，并制订替代的行动方案。愤怒管理便是一例。有些人通过喝酒来应对挫折。通过专业的指导和练习，人们可以学会用他人能够理解的建设性方式来表达负面情绪。这种类型的治疗针对的是那些引发和维持酗酒的因素，而非饮酒行为本身。

在这种治疗方法中，认知事件也起着重要作用。对酒精效果的期望会受到质疑，更有适应意义的观念会被反复强调。同时还要解决患者对自我和环境事件的消极思维模式，因为它们与引发酗酒的不愉快情绪有关。

复发预防 许多物质成瘾者认为，放弃物质或药物是治疗过程中最简单的部分，真正的挑战在于脱毒后如何保持。遗憾的是，大多数人在戒酒不久后就不自觉地开始复喝。戒烟或停止使用其他成瘾物质的患者也会出现类似情况。这种小疏忽往往导致故态复萌，直至过量和失控地使用物质。所以，成功的治疗取决于预防此类意外事件。

复发预防（relapse prevention）是认知行为疗法强调的重点，被用于从酗酒到尼古丁成瘾等所有形式的物质使用障碍（Marlatt, Blume, & Parks, 2001; Shiffman et al., 1996; Witkiewitz, Marlatt, & Walker, 2005）。它还被用于与冲动行为相关的其他精神障碍，如暴食症和不良性行为（参见第 10 章和第 12 章）。它特别重视脱毒后发生的事件，旨在帮助成瘾者在没有毒品的条件下应对生活的各种挑战。治疗师帮助患者学习更有适应意义的应对方式，例如实用的放松和社交技能，以便在那些触发物质使用的情境再次出现时能够有效应对。

复发预防模型的一个重要特征是关注禁欲违反效应（abstinence violation effect）。该效应是指在一段时间戒断后，患者不自觉地发现自己又开始喝酒（或吸烟或使用其他相关物质），并产生罪恶感和失控感。他们通常会自责未能履行戒断承诺，还会把戒断后首次复饮或复用物质解读为再怎么控制都是徒劳。下面简单的案例研究描述了一个人在重新使用海洛因不久后的想法和感受。复发之前，他曾积极配合治疗，并在几个月里一直保持"远离毒品"。

—➤ 海洛因使用的复发

他后来对我说："那种感觉就像回到了家里，炉子上放着妈妈做的你最喜欢的菜，然后你闻到菜的香味，一直飘到你的舌背上，啊，多么熟悉的味道。这就是毒品带来的快感。就是这种感觉，大概两三分钟我就感觉自己飘起来了。我站起来，躺回床上，又开始放（音乐）。"

他用拳头敲打膝盖。"真不敢相信自己有多烂，"麦克痛哭流涕。"该死！我知道这一切不是别人的错，都是我的错，我自作自受。我恐惧得失去了理智。我是说，我好像害怕我自己。如果他们把我踢出去，我能去哪儿？如果我又是一个人待着，我怎么才能戒掉毒品呢？"

麦克抬起头，睁大的双眼里满是泪水。

"也许他们说的是真的，我又变成瘾君子了。太迟了。但我只吸了一次，就一次。我知道，我不能再沾毒品了。如果这次我真的吸完海洛因，我就再也回不去了。我现在知道了——我会吸它，我会再犯，我会死。该死！这次我比以前更需要帮助，现在他们会把我踢出去的。"（Shavelson, 2001, pp.161,166）

复发预防计划正是为了解决此类冲突。该计划指导病人认识到，他们可能只是偶尔再犯，可将这种行为解释为"一时失足"而不是"完全复发"。

短期的动机疗法　许多物质使用障碍患者并不会主动求助或充分利用治疗机会，因为他们并未认识到自己问题的严重性。动机性访谈（motivational interviewing）是一种非对抗的治疗方法，可以帮助患者化解矛盾的用药心理，并做出改变行为的明确承诺（Miller, 1995）。其基本思路是，人们要做出有意义的改变，就必须先意识到他们当前行为与长远目标之间不一致。例如，长期大量饮酒与学业或职业的成功是不相容的。

动机性访谈先从讨论问题开始，包括病人报告的问题以及他人（如朋友和家人等）所表达的担忧。治疗师要不带任何威胁意味地要求患者思考他人的反馈。治疗师不与患者对抗，不去讨论喝酒的原因，也不强求患者采取行动，而是以共情的方式做出回应，努力避免或减少患者的防御反应，因为防御反应会妨碍改变行动。

访谈过程的主要目标是增强患者对自己物质使用问题性质的认识。动机性访谈的核心特点包括环境的全面评估和个性化反馈。其重点是病人看待自己问题的方式而不是贴诊断标签，如"酗酒"等。各种能带来改变的选项都会加以讨论。治疗师和患者共同选择最合适的治疗方法。这一阶段的互动旨在鼓励患者相信自己有能力完成积极的改变。

动机性访谈对药物滥用问题不太严重或发病时间较短的人最有帮助。它既可以用作一种独立的干预，也可以与其他治疗方法结合使用。如果患者并未做好完全戒断的准备，短期的动机疗法可以帮助他们减少饮酒的频率或强度（Roberts & Marlatt, 1999）。

疗效结果和一般结论

虽然许多研究都对酒精使用障碍治疗的效果进行了评估，但有两项研究值得特别关注，这是因为它们样本量大，研究方法严谨。第一个研究是项目匹配（Project

MATCH），目的是检测某种类型的患者与特定治疗方式之间潜在的匹配价值（Babor & Del Boca, 2003）。换言之，与不同干预形式有关的治疗结果是否与患者的某些特征（如反社会人格特质）相关？

该研究评估了三种形式的心理疗法：认知行为疗法（侧重于应对技巧和复发预防的 12 次治疗）、12 步促进疗法（旨在帮助患者参与匿名戒酒者协会的 12 次治疗）以及动机强化疗法（旨在增强改变承诺的 12 周内的 4 次治疗）。三个组的大多数患者都在接受指定的治疗方法之外还至少要参加几次匿名戒酒者协会的聚会。1 700 多名患者被随机分配到三种条件中的一种。在治疗结束后进行三年的结果评估。

结果表明，所有三种形式的治疗对饮酒量都有很大的改善，并对其他领域的生活功能也有促进作用（Miller & Longabaugh, 2003）。参与这项研究的患者治疗前每月平均有 25 天饮酒。治疗后他们每月平均饮酒天数不足 6 天（所有治疗形式都是如此）。不同治疗方法的差异很小。唯一例外的是 12 步促进疗法，该疗法有 24% 的患者在接受治疗后一年内实现了完全戒断，而另外两组的比例则约为 15%。侧重于来访者个体特点的分析表明，将某种类型的患者与特定治疗方式匹配的理由并不充分。

第二个研究是美国退伍军人事务部对 15 个地点开展的物质滥用治疗项目的自然评估（Finney, Moos, & Humphreys, 1999; Moos et al., 1999）。该研究对比了物质使用障碍的三种治疗方法，即 12 步计划法、认知行为疗法和"综合疗法"（结合使用多种方法）。该研究包括 3000 多名患者。大多数人被诊断为酒精依赖，很多人还有其他物质滥用问题。与项目匹配研究不同，他们并没有给病人随机分配治疗方法。尽管研究方法不同，它的研究结果与项目匹配研究非常相似。三个组无论在物质使用模式上还是在社会和职业功能水平上都有显著改善。参加治疗的次数越多则疗效越好。如果要选择治疗方法，他们一般支持 12 步计划法。有假设认为某些类型的患者更适合某种形式的治疗方法，但没有研究支持这种假设。

通过全面总结这些研究以及关于酗酒和物质滥用治疗的研究文献，可以得出以下一般结论（Babor 2008; Donavan, 1999）：

- 各种物质滥用和依赖的患者接受治疗后，通常能减少物质使用，并且在治疗结束后的几个月可能一直保持稳定。遗憾的是，复发也较普遍。
- 很少有证据表明某种治疗形式（住院或门诊、专业或自助、个体或团体）比另一种形式更有效。如果说有差别，这些研究文献一般偏向自助团体（如匿名戒酒者协会），特别是在成功实现戒断方面。
- 仅有少量证据表明，某些类型的患者使用某种治疗方式更好（匹配假设）。
- 加大治疗力度、更频繁地参加自助聚会以及治疗后的咨询，的确与更好的结果有关。
- 对于能够减少药物使用或者完全戒断的患者，治疗后的改善不仅表现在物质使用本身，而且会延伸到患者的总体健康状况以及社会和职业功能方面。

最能预测酗酒治疗长期效果的因素有个体的应对资源（社交技巧和问题解决能力）、社会支持的可获得性以及环境压力水平。这些因素似乎比给不同的人提供不同的干预更重要。生活压力较少、家庭较和睦且不支持长期持续饮酒、具备更好的积极应对技能的人，他们改善的状况最可能维持多年。

赌博障碍

尽管没有人怀疑病理性赌博是一种极具破坏性的疾病，但关于这一障碍的分类却一直存在某种程度的混乱和不一致。在 *DSM-IV* 中，它被归入冲动控制障碍。*DSM-5* 又将它列入物质相关障碍和成瘾障碍（参见专栏"对 DSM-5 的批判性思考：病理性赌博是一种成瘾吗？"），部分依据是观察发现，有严重赌博障碍的人一般也有各种物质使用障碍（Lorains, Cowlishaw, Thomas, 2011; Milosevic & Ledgerwood, 2010）。而且赌博障碍某些症状造成的问题也与酗酒等一样，如沉迷于赌博相关的活动而且常常无法戒除。

对DSM-5的批判性思考

病理性赌博是一种成瘾吗？

许多形式的病态心理都会表现出过度行为。持续而且伤害性地使用物质或药物就是明显的例子。心理健康专业人士还关注根据过度行为来定义的甚至更异质化的一类问题：从暴食（参见第 10 章）到囤积及拔毛（参见第 6 章）和病理性赌博。很多情况下这些障碍被通俗地称为行为成瘾（behavioral addictions）。在 *DSM-5* 中，病理性赌博被列入"物质相关及成瘾障碍"一章。这个变化很重要，也颇有争议。一种成瘾行为被列入 *DSM-5* 无疑为该手册下次修订时再加入其他成瘾行为打开了方便之门。专家们正在认真考虑，是否将过度的玩网络游戏、过度的性行为、过度的购物以及过度的运动等列为可能的精神障碍。对 *DSM-5* 的这种扩充应该欢迎或鼓励吗？我们的回答是否定的。这有若干个重要理由（Petry, 2006; Stein, 2008; Wilson, 2010）。

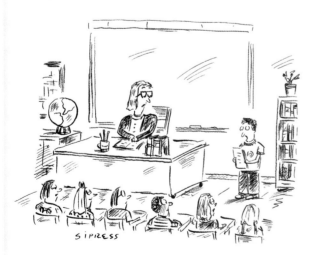

《任天堂游戏机：成瘾回忆录》，作者罗纳德·马尔科维奇。

© Ronald Markowitz/The New Yorker Collection.

第一，有一点是显而易见的。物质使用障碍涉及人脑反复暴露于有毒的化学物质，但行为成瘾则不然。物质使用障碍涉及耐受性和戒断症状等生理机制。尚不太清楚这些机制在病理性赌博和其他行为成瘾的进程中是否有作用。随着时间的推移，物质的慢性滥用必然涉及一些独特的问题，这将有利于我们分辨物质使用障碍与其他形式的过度行为。

第二，在描述精神疾病症状时重要的一点是，对于特定术语的意思应谨慎使用。把各种心理疾病混为一谈可能适得其反。有些临床医生称之为强迫性赌博（compulsive gambling），另一些医生则可能称之为赌博成瘾（gambling addiction）。而 DSM 以前的版本将病理性赌博归入某种冲动控制障碍（impulse control disorder）。这些术语已经成为我们日常语言的一部分，模糊不清的使用方式可能让我们无法准确思考这些问题的性质。这些术语都意味着一系列的负面结果，如行为的总体失控、无法预测或无法避免的自我伤害行为，等等。但对于这些问题行为可能的维持机制，各种概念可能并不相同。强迫是为缓解焦虑而出现的重复行为（焦虑通常由强迫观念引起）。相反，冲动行为通常意味着无法抑制做出快乐行为的诱惑，如进食或性行为；而强迫行为则与快乐无关。成瘾常常是为了缓解戒断迹象，是典型的不愉快的生理症状。尚不清楚行为成瘾是否与戒断的生理症状有关。如果不加区分地使用这些概念，似乎它们可以互换，就会造成混乱。

你可能会问自己："这有什么重要意义吗？"心理学等科学发展到今天，这些不同的模型意味着采用不同的方法研究这一系列不健康的问题，用不同的方法和手段来处理和治疗。*DSM-5* 把赌博障碍列入物质使用障碍，其理由是，这些行为都会激活人脑的奖赏通路（参见图 11.7）。

这显然是要考虑的一个重要因素，但是，如果我们以为了解了神经奖赏通路就能完全或精确地理解这些问题的性质，尚为时过早。

或许更中肯的说法是，"成瘾"这个术语意味着一种对自身行为责任的缺失。就化学成瘾而言这是有意义的，尽管有人会因此不将酗酒或物质滥用称为成瘾。一种有说服力的观点是，酗酒最好被视为一种处于中心的活动，换言之，酗酒是能够激活个体同一性、行为和人生选择的一套兴趣和行为模式。"随着时间的推移，重度饮酒者做出了一系列漫长而复杂的决定、判断以及有意或无意的选择，

这一切结合在一起，变成一种中心活动……与其把重度饮酒者视为某种疾病的无助受害者，不如把饮酒视为他们为生活而抗争的有意义的一部分，不管它多么具有破坏性"（Fingarette, 1988, pp.102-103）。

赌博、进食、性、购物以及许多其他行为，如果走向极端都会成为问题。它们会让人成瘾吗？有些人真的不需要为这些行为负责吗？我们认为这是一个哲学问题而非科学问题，即一个最好由法律和社会而非 DSM 来决定的问题（Young, 2013）。不过，我们真正想问的是：你怎么看？

大多数赌博与精神障碍无关。社交赌博在大多数文化中是一种可以接受的娱乐。职业赌徒都高度自律；病理性赌棍则相反，他们的赌博是失控的，占据了个人生活的全部，导致巨大的经济和人际恶果。

症　状

与其他各种物质使用障碍一样，赌博障碍的核心特征表现在赌博活动失控、社会功能损害（如失去工作和人际关系），以及即使有害后果不断累积，仍持续出现问题行为。

与物质使用障碍相比，赌博障碍的独特之处是"追回损失"，即试图"翻本"，把输掉的钱再捞回来。很多社交性赌博的人都会给自己设定一个限额，输掉这一限额后就不再赌。但病理性赌博者则往往在输掉第一笔钱后，接下来会下更大的赌注（并且对自己和别人声称只要大赢之后就会收手）。不用说，其结果几乎总是徒劳，甚至损失更大。

有严重赌博障碍的人会报告类似耐受性和戒断症状的体验。例如，有人报告说，他们会身不由己地加大赌注，以获得同样的情绪效果。不过需要说明的重要一点是，"追回损失"一定程度上很难与耐受效应区分开来。

研究者也指出，当赌徒试图减少或停止赌博时，有时会出现类似戒断的症状。在一项研究中，近一半的人报告戒赌期间会出现各种情绪问题，包括坐立不安、易激惹、愤怒、内疚、抑郁等（Cunningham-Williams, et al., 2009）。还需研究的是，将赌博戒断类比于酒精戒断是否恰当。酒精戒断有生理症状（出汗、心跳加速、双手颤抖）、恶心、呕吐以及短暂的幻觉。赌博障碍与物质使用障碍最大的相似是行为失控，最大的差别则是可能出现的耐受性和戒断生理反应。

赌博障碍患者一般聪明、受过良好教育、有竞争意识，喜欢赌博中的挑战和风险。下面简短的案例研究描述的是一个因赌博造成巨大个人损失且广为人知的例子。

➡ 阿特·施里希特的赌博障碍

阿特·施里希特悲惨的一生是一个生动的例子，说明无法自控的持久赌博给个人和家庭带来怎样的毁灭性打击（Keteyian, 1986; Valente, 1996）。施里希特是俄亥俄州立大学全美橄榄球明星赛的四分卫球员，也是 1982 年全美橄榄球选秀中第一位被选中的球员。施里希特读高中时就开始赌博，成为职业橄榄球运动员以后赌得更凶。他的职业生涯令人失望。随着压力越来

越大，赌债也越积越多，最终高达 100 万美元。他被全美橄榄球联盟和加拿大橄榄球联盟的多个球队开除，最终因在职业赛中赌博被终身禁赛。他曾因强迫性赌博接受过几次治疗，结果都失败了。他反复承诺戒赌，但都未做到。施里希特辉煌的运动生涯被他那无法控制的赌博彻底摧毁，而且组建的家庭不久也因此破裂。

施里希特还因造假、偷窃和银行诈骗而多次被捕入狱。2001 年他因为违反缓刑条款而被判入狱 6 年。可悲的是，2006 年出狱后其问题仍然持续，尽管他创立了一个非营利组织来帮助有病理性赌博的人。2010 年，他因参与百万美元票据诈骗再次被判入狱 10 年。法庭得知他在最近一次案件调查的软禁期间可卡因检测阳性后，又延长了他的刑期。

诊　断

DSM-5 的赌博障碍定义列出了 9 个特征，个体至少要满足其中 4 个特征才符合诊断的最低标准。其中 5 个特征与酒精使用障碍的标准很相似（参见"DSM-5：酒精使用障碍诊断标准"）：为了体验到同样程度的刺激，赌注越来越大（与耐受性类似）；试图戒赌时变得坐立不安（与戒断症状类似）；屡戒屡败；沉湎于赌博；社会和职业功能因赌博而受损。赌博障碍的其他诊断标准则与酒精使用障碍不同。它们包括：总想追回损失；情绪不好时频频赌博；为掩盖赌博的严重程度而向他人撒谎；依靠他人的经济帮助来弥补赌博损失。

DSM-5 和 *DSM-IV* 关于赌博的定义有两点值得注意的差异。第一，"非法行为"的诊断标准在新版中被删除。该特征的旧规定是，个体"为获得赌资而做出造假、诈骗、偷窃或挪用等不法行为。"研究证明，符合非法行为标准的情况极少，它只与极严重的案例有关，所以该特征无助于区分因赌博障碍而寻求治疗的人（Denis, Fatseas, Auriacombe, 2012）。第二，诊断的最低标准从 5 条减少至 4 条。实证数据支持这一改变的效度（Petry et al., 2012）。

患病率

近年来，关于不同程度赌博问题的频率证据越来越多（Black, McCormick, Losch, Shaw, Lutz, Allen, 2012）。当然，这些估计因为各种重要因素的不同而有差异，具体包括收集数据的方法（访谈法与问卷法）、对赌博问题的定义、被调查者的年龄，数据搜集的国家（包括各种赌博方式的可获得性和合法性）。

在美国和欧洲，病理性赌博的终生患病率约为 2%，这一数字随着合法赌博的蔓延而增加（Sassen, Kraus, & Buhringer, 2011; Welte, Barnes, Tidwell, Hoffman, 2008）。男性比女性更容易成为病理性赌博者。

获取帮助

如果你一直在寻找药物依赖方面的帮助，你可能已经注意到两点：（1）面对如此多不同来源的建议和信息，你很快会变得非常困惑；（2）这一领域在很多关键问题上仍有着尖锐的分歧。你应该听谁的意见？在所有解决药物和酒精滥用问题的自助图书中，有一本十分突出。该书的写作基于研究文献以及作者丰富的临床经验。舒克特（Marc Schuckit）撰写的《酒精和药物问题自助入门》（*Educating Yourself About Alcohol and Drugs: A People's Primer*）给那些为自己或他人的物质使用障碍而求助的人提供了实用的答案。

否认是大多数物质使用障碍病例的一个突出特点。当别人指出你用药或饮酒已经表现出自我毁灭模式时，否认通常比直面问题更容易。舒克特书中有关认知章节的标题是"真的有问题吗？"书中给出的底线是"如果物质使用已经对你的生活造成破坏，但你仍然重复使用，那么你的确有问题。"后面的章节对多个话题提供了周到而实用的指导，比如戒断症状、脱毒过程、自助团体的好处、门诊治疗和住院治疗，以及如何在当地找到特定的治疗项目。

互联网也有大量关于物质使用障碍的信息。要获取与酒精和药物使用相关问题的信息，可以访问美国防止酒精中毒和酒精滥用研究所和美国防止药物滥用研究所的官方网站。这些网站主要提供美国联邦政府资助的研究项目的信息，但它们也会回答一些常见问题，并提供治疗的转介信息。

大多数因物质使用问题接受治疗的人至少会短期地加入自助团体，如匿名戒酒者协会（AA）和匿名戒毒协会（NA）。相关的团体（如 Alanon 和 Alateen）都旨在帮助酒精依赖患者的家人和孩子。您可以通过互联网联系这些团体。很多人坚定地相信，匿名戒酒者协会是帮助人们戒酒最有用的组织。但也有人不同意这种看法。如果你想了解不同观点，可以访问斯坦·皮尔（Stanton Peele）的主页，他是匿名戒酒者协会最坚定、热情和有说服力的评论家之一。皮尔对酗酒的主流理论（生物还原论）提出了挑战，他倡导不仅依赖完全戒酒的治疗方法。

严重物质使用障碍的长期后果的证据可能令人失望。重要的是请记住，有这类问题的少数患者的确有很多人成功实现了长期而稳定的康复。研究文献没有证明哪一种治疗形式明显优于另一种。因此，你应该综合考虑多种疗法，选择一种对你的生活和世界观最有意义的方法。

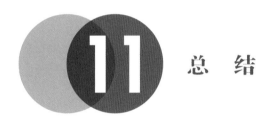

总　结

滥用的药物——有时称为精神活性物质——是一种化学物质，它可以改变人们情绪、认知水平或脑功能。尽管所有物质使用障碍的模式在某些方面都有相似之处，但每类药物也都有一些独有的特点。

物质使用障碍两个最重要的特征是耐受性和戒断症状。耐受性是指神经系统对酒精或其他药物滥用的效果不再敏感的过程；戒断症状是指个体停止使用某种物质后体验到的症状。

长期滥用酒精或其他物质可能对个体的社会关系及职业功能造成毁灭性损害，同时也会损害若干重要器官系统的功能。酒精使用障碍导致的健康伤害可能比任何物质都严重，尼古丁可能除外。

尼古丁是伤害最大的成瘾物质之一。鉴于长期接触尼古丁造成的严重健康后果，美国食品药品监督管理局（FDA）禁止给儿童和青少年销售和分发烟草产品。这项政策旨在预防尼古丁成瘾，而不是完全禁止尼古丁。

精神兴奋剂，如安非他明和可卡因，可激活交感神经系统，诱发积极情绪状态。大剂量的安非他明和可卡因会导致精神疾病发作。

阿片类物质具有类似于鸦片的属性，能让人产生梦幻般的欣快感。人体对阿片类物质很快会产生耐受性。反复多次使用后，它们带来的积极情绪效果很快就会被长时间的消极心境和情绪取代。

镇静剂、催眠药和**抗焦虑药**是医生开给病人缓解焦虑或帮助睡眠的药物。大剂量服用者突然停用可能会出现戒断症状，包括重新出现焦虑症状。

大麻会让人产生弥散的幸福感和快感。除非长期大剂量地使用 THC（大麻烟和印度大麻的活性成分），否则不会出现耐受性。

致幻剂会让人眼前出现生动的视觉图像，通常是愉悦的，但偶尔也会有恐怖图像。与其他药物滥用不同的是，致幻剂不会被持续使用，而是偶尔使用。大多数人不会随着时间推移而增加致幻剂的剂量，而且也没有观察到它有戒断症状。

DSM-5 用一组 11 个特征来定义**酒精使用障碍**，包括酒精使用控制力受损、长期饮酒造成社会功能损害、酒精使用的风险以及药理学标准等。一个人在 12 个月内至少要符合其中 2 条标准才能被诊断为酒精使用障碍。它还根据症状出现的数量来衡量酒精使用障碍的严重程度：轻度（2~3 种症状）、中度（4~5 种症状）和重度（6 种或 6 种以上症状）。

美国酒精和相关疾病流行病学调查（NESARC）研究表明，酒精使用障碍是最普遍的精神障碍之一，终生患病率为 30%。在酒精使用障碍患者中，男性与女性的比例大约是 2 ：1。

酗酒的病因研究表明，物质依赖的产生和维持是多个系统相互作用的结果。有多种因素导致酗酒。社会因素对物质的早期使用尤其有影响。个体生活的文化会影响物质使用的种类和目的，并且会影响人们对物质的期望，即物质影响人们体验和行为的方式。

双生子研究表明，遗传因素影响社交饮酒模式及酒精使用障碍的发作。收养研究表明，酗酒父母的子女，即使由不酗酒的养父母抚养长大，也比一般人更容易出现饮酒问题。

所有精神活性物质都会增强人脑奖赏通路多巴胺的活性。酒精可以直接刺激中脑边缘的多巴胺通路，或者通过间接抑制 GABA 神经元起作用。神经化学研究的另一个焦点是内源性啡肽（即**内啡肽**）的作用。有些专家认为酗酒与内啡肽过多有关。

人们对成瘾物质效果的期望会严重影响他们对酒精及其他药物的反应方式。认为酒精可以增强快感、缓解紧张、促进社交表现的人比其他人更可能频繁地大量饮酒。

治疗物质使用障碍是一个特别有挑战性的艰巨任务，因为很多患者认识不到或不肯承认自己的问题。脱毒过程是康复的开始。自助式治疗，如匿名戒酒者协会（AA），是运用最广泛、也可能是最有效的治疗方式之一。

赌博障碍的核心特征包括赌博活动控制力受损、赌博造成的社会功能损害（如失去工作和人际关系）以及不顾越来越严重的后果持续赌博等。与其他物质使用障碍相比，赌博障碍独有的一个特征是追回损失。

概　览

批判性思考回顾

11.1 证明一种物质或药物有成瘾性需要什么证据?

如果重复使用一种物质与耐受性和戒断症状的形成有关,或者会导致病态使用模式,这种物质就被认为有成瘾性……(见第331、332页)。

11.2 滥用精神兴奋剂的长期后果是什么?

长期使用安非他明和可卡因会增加个体精神病发作的风险,但兴奋剂最常见和最严重的影响是职业和社会角色的严重损害……(见第336页)。

11.3 物质使用障碍与消遣性物质使用的界限是什么?

从消遣性使用到障碍出现的过渡是微妙且不易察觉的,特别是对于物质使用本人。这种区别取决于使用模式,必须是长期持续并导致了适应不良的后果才能做出物质使用障碍的诊断……(见第342页)。

11.4 老年人的药物成瘾问题有什么不同?

老年人对许多药物的耐受性下降,戒断症状可能更严重和长久……(见第348页)。

11.5 酗酒最重要的风险因素是什么?

遗传因素和环境因素都与风险的增加有关。一些影响酒精依赖风险的基因会影响酒精的代谢。其他基因可能影响人格特质,这会增加参与危险使用模式的倾向……(见第354、355页)。

11.6 匿名戒酒者协会治疗酗酒的方法与其他方法有何不同?

匿名戒酒者协会(AA)是一个自助组织,与任何其他形式的治疗或专业组织并无官方联系。其观点本质上是精神性的……(见第356、357页)。

11.7 哪些因素能更好地预测酗酒治疗的长期结果?

最能预测酗酒治疗长期结果的因素是个体的应对资源(社交技能和问题解决的能力)、社会支持的可获得性以及环境压力水平……(见第358、359页)。

性功能失调、性欲倒错障碍和性别烦躁

第 12 章

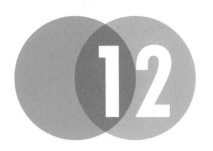

概　览

学习目标

12.1
性方面的问题应该主要依据难以达到性高潮来定义吗?

12.2
心理脚本在性唤起中有什么作用?

12.3
治疗性功能失调的心理学方法的主要目标是什么?

12.4
性观念变迁如何影响性欲倒错的定义?

12.5
过度的性行为本身应该被视为一种障碍吗?

12.6
性唤起异常对性侵犯有影响吗?

12.7
为什么性欲倒错障碍有时被称为"求偶障碍"?

12.8
性别同一性与性别角色有什么区别?

性常常令人困惑。性体验不仅能带来极度愉悦,还能表达和增进与伴侣的亲密情感。从进化的观点来看,生殖是我们存活的关键。然而性行为也为强烈的恐惧和内疚提供了肥沃的土壤。

性功能出现问题,会对当事人及其伴侣造成毁灭性打击。有时候,无法享受性体验的缺憾对一个人的影响是如此全方位或令人痛苦,以至于他(或她)会独自,或者更常见的是与伴侣一起,寻求专业帮助。有时个体只有使用不同寻常的刺激才能激发性兴趣,或者只有在强迫性伴侣或给自己或他人带来痛苦和折磨的情况下才能享受性。偶发的性问题达到什么程度才算是"性功能失调",这个问题非常主观,不仅与性规范和性期望有很大关系,还可能与许多其他因素有关。同样,对于异常性行为的定义随着时间的推移也会发生改变。本章将探讨影响男性/女性之所以为男性/女性,以及影响人们发生性关系的方式的各种因素。我们还将介绍心理健康专业人士认为的正常和异常性行为在不断发生变化的情况。

概　述

任何关于性障碍的讨论都需要坦诚地思索什么是正常的性。这种开放态度一直得到专门研究和治疗性问题的心理健康专家们的鼓励和推动。

威廉·马斯特斯（William Masters, 1915–2001）和弗吉尼娅·约翰逊（Virginia Johnson, 1925–2013）无疑是 20 世纪后半叶美国最著名的性治疗师和研究者。他们在 1966 年出版的第一本书——《人类的性反应》（*Human Sexual Response*）是基于他们对近 700 名正常男性和女性的研究而完成的。参与者在实验室条件下进行自慰和性交等性活动，研究者观察并记录他们的生理数据。马斯特斯和约翰逊的研究

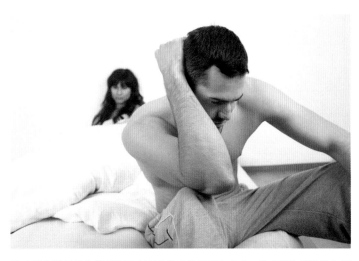

性功能失调最好依据伴侣双方而非单方的情况来定义。性功能失调常常与婚姻困难有关。

得到了大众传媒的广泛关注，并有助于性行为的实验室研究为人们所认可（Maier, 2009）。

根据他们记录的数据，马斯特斯和约翰逊描述了人类的性反应周期，依次包括几个有所重叠的阶段：兴奋期、高潮期和消退期。男性和女性都有类似过程，只是发生的时间有差别。如今，人们已经更清楚地了解了性反应周期涉及的诸多生理机制，以及从上一阶段到下一阶段的进展并不总是严格的线性过程，但马斯特斯和约翰逊描述的基本框架仍然有效（Hayes, 2011; Levin, 2008）。当然，性反应周期的几乎所有方面都存在个体差异。偏离最普遍的模式未必表示有问题，除非个体对其反应感到担忧。

从最初的刺激直至达到高潮，性兴奋不断增强，持续几分钟到数小时不等。在性兴奋期，最明显的生理变化之一是血管充血，身体多个器官（尤其是生殖器官）充血。此时男性和女性的生殖器官变得肿胀、泛红和发热。性兴奋还会增加肌肉紧张程度，提高心率和呼吸频率。伴随这些生理反应的是主观感受的唤起，尤其是在性兴奋后期。

性高潮的体验通常明显有别于高潮前性兴奋逐渐增强的过程。这种紧张感的瞬间释放几乎总伴有强烈的愉悦感，但具体体验因人而异。女性性高潮有三个阶段，第一个阶段是一种"暂停或停顿感"，这与强烈的生殖器感觉有关。第二个阶段，女性感到一股暖流漫延到整个盆腔。第三个阶段，随着阴道、子宫和直肠括约肌有节奏地收缩，女性会有悸动或颤动感。

男性性高潮有两个阶段。第一个阶段始于一种射精不可避免的感觉，这是精液流向尿道引起的。第二个阶段，射精肌和尿道括约肌有规律地收缩，促使精液通过尿道并从尿道口排出。

消退期通常持续 30 分钟或更久。在这个阶段，身体逐渐恢复平静。男性通常在达到性高潮后的一段时间内，对进一步的性刺激不会再产生反应，这被称为不应期，不应期的长短因人而异。但女性却相反，她们几乎立刻就能再次对性刺激产生反应，可以体验到一连串的性高潮，并且在两次性高潮之间兴奋感没有明显的减弱。

性功能失调涉及性反应周期任何阶段出现的问题，下面这个案例研究是由美利

坚大学心理学家巴里·麦卡锡（Barry McCarthy）记录的，案例中的男士很难控制从兴奋到高潮的速度。

➡️ 玛格丽特和比尔的性交流

玛格丽特和比尔快 30 岁了，他们结婚已两年，性生活频繁。性生活时玛格丽特很少有性高潮，但她自慰却能达到高潮。他们的问题主要在于，比尔插入后坚持不了几秒就射精了。

玛格丽特不知道的是，比尔为更好地控制射精，尝试了一些"自助"方法。他买了一盒男性杂志推荐的脱敏霜，在房事前 20 分钟用它涂抹龟头。他还会在两人过性生活的前一天自慰。

性交时他试图绷紧腿部肌肉，想一些与运动有关的事，希望以此控制性兴奋。比尔并未意识到，这样的性生活让玛格丽特觉得彼此没有情感交流。比尔对自己的性唤起周期变得更敏感，也很担心勃起。他的射精控制并未变好，更加享受不到性爱。他和玛格丽特的性关系每况愈下，误解与失望越来越多。

玛格丽特有两个秘密从未告诉过比尔。虽然玛格丽特自慰更容易达到性高潮，但遇见比尔的前一年，她曾与一个已婚男人发生过性关系并达到过高潮。对于这段感情，玛格丽特很矛盾。她觉得这个男人性经验丰富，她与他在一起很容易被勾起性欲并达到高潮。但是，这又是一段被欺骗的感情。那个男人在情感上虐待玛格丽特，当男人指责玛格丽特害他得了疱疹并辱骂她时，他们的关系也结束了。事实上，很可能是这个男人害玛格丽特得了疱疹。玛格丽特的疱疹每年也只会发作两三次，但每次发作时玛格丽特都会陷入对自己、性和关系的消极情感而无法自拔。玛格丽特起初认为比尔有爱心、稳重，能将她从对性的负面情感中解救出来。然而由于早泄，比尔总是让她很失望。比尔知道玛格丽特有疱疹，但对玛格丽特的性经历和强烈的消极情感一无所知。

每天自慰两次，这是比尔的秘密，他对此感到很难堪。从青春期开始，自慰就是比尔缓解压力的主要途径。对他来说，自慰是难以启齿的秘密（他觉得结婚的男人就不该自慰）。他自慰的方式无疑导致了他的早泄。自慰时比尔只将注意力放在阴茎上，他迅速地抚弄它以求尽快射精。他之所以这样做，一方面是为了防止被别人发现，另一方面他也希望快点"结束"，然后忘掉它。

对于个人生活和性事，比尔显得拘谨和缺乏自信，性自尊尤其低。比尔记得，自己在青春期对性很感兴趣，但在女孩子面前很自卑。19 岁那年，比尔有了第一次性经验，但这是一次失败的经历，他没等插入就结束了。然后在女伴催促之下，比尔拼命尝试插入，但因为不应期（当时比尔还不理解这种现象），比尔最终也没能勃起，所以极为羞愧（McCarthy, 1989, pp. 151-159）。

比尔和玛格丽特的案例说明了以下两个重要观点。第一，对各种性问题，最好依据性伴侣双方而非单方的情况来定义。第二，虽然性行为问题显然与基本的性生理反应和性技巧有关，但每个人对性行为意义的看法也极其重要。性行为通常发生在亲密的个人关系中。对于性反应周期，人们现在不再只是关注与性兴奋和性高潮有关的机制（Basson, Brotto, Laan, Redmond, Utian, 2005），而是从性中立的观点着手，考察影响人们寻求或接受可能引发性唤起的刺激的种种因素。他们还将研究拓展到性兴奋和性高潮体验之外，考察情绪和身体的满足感，正是这种满足感最终促使双方建立亲密关系。

在 20 世纪，美国和西欧对性障碍的分类做了很大修改，这反映了西方文化开始以不同的视角看待性行为方方面面的重要变化。在描述 *DSM-5* 所列相关障碍之前，我们先简单概述一下关于性的某些临床和科学视角，这些视角奠定了当前体系的基础。

简单的历史回顾

从 20 世纪末到 21 世纪，人们对成年伴侣之间彼此同意的各种性方式的变化更为宽容，也更加关注性表现和性体验方面的缺陷。20 世纪上半叶，几位重要的学者影响了大众及专家对性行为的看法，其中印第安纳大学生物学家阿尔弗雷德·金赛（Alfred Kinsey，1894–1956）的贡献尤为突出。金赛坚持采用科学方法，站在行为科学的立场，专注研究那些能带来性高潮的体验。为了描述人类的性行为，金赛及其同事在 1938 年至 1956 年间访谈了 18 000 名男性和女性（Jones, 1997）。他们向每位参与者询问了一系列的标准问题，比如："第一次与别人发生性行为时你多大？"或者："你一周自慰几次？"

参与者报告的性经验惊人的多样性使得金赛反对用正常和异常来区分性行为（Robinson, 1976）。他认为，个体之间只有量的而非质的差异。比如金赛提出，区分异性恋和同性恋人群根本就是主观的，没有任何实质意义。这一观点后来被用来支持 *DSM-III* 删除同性恋（见第 1 章），而且不再将其视为一种异常行为。金赛对性功能失调的批评也反映了类似观点。他认为，性欲低下只反映个体性能力的差异而非心理障碍（Kinsey, Pomeroy, & Martin, 1948）。

性功能失调

性是一个复杂的行为过程，很容易受到扰乱。性欲抑制和导致性高潮的生理反应受到干扰被称为**性功能失调**（sexual dysfunctions）。从最初产生兴趣和欲望到高潮释放，任何环节都可能出现问题。有些人在性事中还会感到疼痛。

症　状

人们如何评估自己性关系的质量？主观判断显然会严重影响每个人对伴侣关系的承诺。有时伴侣双方会因为性生活不满意而向心理健康专家求助。因此，在探讨性功能失调的具体症状之前，有必要先了解一下正常伴侣如何评价他们的性活动。

"美国卫生与社会生活调查"（NHSLS）收集了一系列关于正常性行为与满足感的重要数据，这是继"金赛报告"之后的第一个大规模追踪研究（Laumann, Paik, & Rosen, 1994）。研究小组对全美近 3 500 名 18 到 59 岁的男性和女性进行了详尽的面对面访谈。提问涉及自慰及四种基本的性交技巧：阴道性交、吮吸阴茎、舔阴、肛交。结果显示，自慰在男性和女性中都较普遍。几乎所有的男性（95%）和女性（97%）一生中都曾

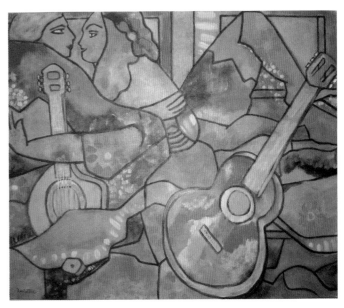

性关系的满足受到双方亲密感、成功的沟通和高潮体验的影响。

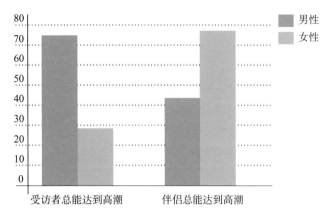

图 12.1　过去一年在主要伴侣关系中的性反应

本图显示男性和女性性高潮反应的频率，以及两性对伴侣性反应知觉的差异。

资料来源：Laumann, Edward O., John H. Gagnon, Robert T. Michael and Struart Michaels. 1994. The Social Organization of Sexuality: Sexual Practices in the United States. University of Chicago Press.

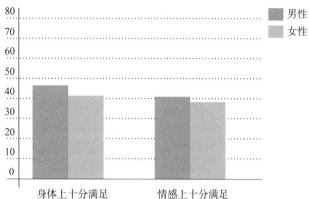

图 12.2　过去一年在主要伴侣关系中的性满足

本图显示了男性和女性所报告的在主要伴侣关系中的身体和情感满足。

资料来源：Laumann, Edward O., John H. Gagnon, Robert T. Michael and Struart Michaels. 1994. The Social Organization of Sexuality: Sexual Practices in the United States. University of Chicago Press.

有过阴道性交。研究者由此得出结论，绝大多数异性恋者都采用阴道性交；大部分男性（75%）和女性（65%）都有过口交（无论主动还是被动）。大多数性活动发生在一夫一妻制的两性关系中。这些有关性行为类型和占比的结论，大部分在印第安纳大学金赛研究所进行的一项研究中得到了重复（Herbenick, Reece, Schick, Sanders, Dodge, & Fortenberry, 2010）。

　　在美国"国民健康和社会生活调查"中，一个很有趣的结论是参与者对各自性生活质量的描述。图 12.1 显示了过去一年人们与主要性伴侣的性生活总能达到高潮的比例。这些数据有几方面值得注意。第一，性高潮体验的性别差异很大。只有29%的女性声称在与特定对象的性生活中总能达到高潮；而男性则高达75%。第二，应该注意到，44%的男性声称其伴侣在性生活中总能达到高潮，远高于女性自己报告的比例。对于这种调查结果的不一致，有几种看似合理的解释。因为女性性高潮本身无法像男性性高潮那样清晰地定义，所以男性可能将伴侣的某些表现误认为达到了高潮。另一个可能的原因是，女性有时确实会故意误导其伴侣认为她们达到了高潮，让伴侣对自己的性能力更自信（Wiederman, 1997）。

　　图 12.2 描述了参与者对身体和情感满足的评价。在这方面，两性差异并不明显。你可能会认为，两性关系中身体和情感的满足会受到性高潮体验的影响，其实这些变量之间的关系很复杂。只要有性生活，不论是否总能达到高潮，双方关系就可能被认为是亲密和满足的。事实上，很大比例的男性和女性表示，无论在身体还是情感上，他们对伴侣都十分满意。尤其值得注意的是，尽管只有29%的女性报告她们在与伴侣的性生活中总能达到高潮，但有41%的女性称，她们在身体上对伴侣极其满意。这一模式说明性高潮体验仅仅是性满足的一个方面，对女性尤其如此。性关系的其他方面（如温柔、亲密、情爱）也至关重要（Mitchell & Graham, 2008; Tiefer, 2001）。

　　愤怒、恐惧、怨恨等强烈的负面情绪常常与性生活的不满足相关。这些情绪有时出现在性问题之前，有时出现在性问题之后。因为很多文化都把男性的性能力与

表 12.1　*DSM-5* 所列的性功能失调

男性性欲低下障碍：持续或反复缺乏性欲，并且缺乏/没有与性活动有关的情色想法或性幻想。

勃起障碍：在与伴侣的性活动中，反复出现无法勃起或无法维持勃起状态的情况。

女性性兴趣/唤起障碍：对性暗示的兴趣和反应相关的若干指标消失或者频率或强度降低。

女性性高潮障碍：很难体验到性高潮，并且/或者性高潮感受强度显著降低。

延迟射精：射精明显延迟或无法射精。

早泄：在阴茎插入阴道之前或插入阴道后不久就射精。

生殖器—盆腔痛/插入障碍：指一系列频繁发生，并且相互之间有重叠的症状，包括性交困难、生殖器—盆腔疼痛、惧怕疼痛或阴道插入、盆底肌紧缩等。

资料来源：Reprinted with permission from the *Diagnostic and Statistical Manual of Mental Disorders,* Fifth Edition. Copyright © 2013 by the American Psychiatric Association.

男子汉气概联系在一起，男性在遇到勃起障碍时常常感到尴尬和羞耻也就不足为奇了。这种耻辱可能带来某些次生问题，如焦虑和抑郁。早泄或者个体认为自己无法满足伴侣的性期望，也常常会带来类似的感受。有性唤起问题或难以达到性高潮的女性时常会感到严重的失望和沮丧。性问题导致的情绪后果对伴侣双方都是毁灭性的。

诊　断

DSM-5 将性功能失调细分为若干类型（见表 12.1）。这些问题的诊断标准远没有 *DSM-5* 中用于定义其他障碍的标准那样具体，很多要靠医生自己判断。无法达到高潮的情况只有持续或反复出现，并导致明显痛苦或人际关系困难，才被视为一种障碍。而且 *DSM-5* 标准还要求，这种失调无法用其他精神障碍（比如抑郁症）来更好地解释，也并非由于受到某些化学物质（如酒精）或其他基础疾病的直接影响。

符合 *DSM-5* 性功能失调定义的所有障碍都需要满足两条诊断标准：（1）症状持续至少 6 个月，（2）症状给当事人带来明显的痛苦（Segraves, Balon, & Clayton, 2007）。换言之，对性提不起兴趣或者性反应有问题的人，只有在问题明显持续至少 6 个月并且给本人或伴侣带来困扰的情况下，才能被诊断为性功能失调。

性问题通常出现在亲密的伴侣之间。伴侣关系中的性问题及伴侣的感受显然很重要，但我们在衡量它们的诊断意义时必须十分慎重。一个研究女性生殖健康的杰出专家小组建议将女性体验到的个人痛苦作为诊断性功能失调的唯一因素（Basson, Berman, Burnett, Derogatis, Ferguson, & Fourcroy, 2000）。就他们的关系本身而言，她伴侣的满足和关注点是一个重要因素，但这不能作为诊断女性性功能失调的依据，除非她本人对自己的性体验不满意。

男性性欲低下障碍　性欲是性唤起和性高潮的基础。有些临床医生认为，性欲是指个体趋近或参与导致性唤起的体验的意愿。**性欲低下**（hypoactive sexual desire）依据主观体验来定义，比如缺乏性幻想，以及缺少对性体验的兴趣。性兴趣的匮乏必须持续且普遍才能被视为

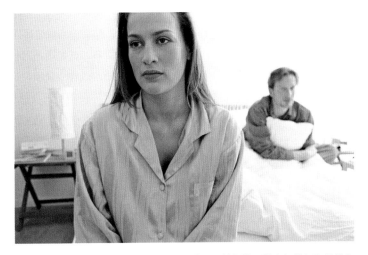

性欲低下可能反映了许多因素的综合影响，包括心情不悦（如愤怒和担忧）和身体状况欠佳等。

临床问题（Carvalheira, Brotto, & Leal, 2010）。

个体性活动的绝对频率并不能用来衡量性欲是否受抑制，因为问题的重点是兴趣，即是否积极寻求性体验，而不只是参与（Warnock, 2002）。比如，有些人会顺从伴侣的要求过性生活，但如果让他们自己决定，他们并不会这样做。由于缺少任何具体的标准，临床医生必须考虑个体的年龄、性别、婚姻状况及许多其他相关因素来对性欲水平做出主观评价，从而确定其是否性欲低下。

几乎所有人都承认，性欲会随着时间波动，这种波动有时甚至剧烈而频繁，但原因我们并不都了解。*DSM-5* 将性欲低下作为一种障碍类型列出，但我们不能因此认为它只是一种单一的疾病，可以给出简单的解释。事实上，性欲低下是许多不同问题结合的结果。性欲低的人常常还有其他精神障碍和身体疾病。大多数寻求性欲低下治疗的男性都会报告其他形式的性功能失调，比如性唤起问题或生殖器疼痛。性欲低下的男性和女性心境障碍的患病率也很高。心境障碍一般在性欲低下发作之前出现。因此，许多人可能是在经历其他心理痛苦之后产生性欲低下。

勃起障碍　许多男性都有过这方面的困难，要么勃起程度不足以完成性交，要么勃起不能维持足够长的时间以满足自己和伴侣。这两种情况都属于**勃起功能障碍**（erectile dysfunction）。有勃起障碍的男性可能报告他们主观上感到性唤起，但血管反射机制失灵，没有足够的血液注入阴茎让它勃起（Wylie & Machin, 2007）。勃起障碍在高潮之前的任何时间都可能发生。有些人在前戏期间不能勃起，有些人则在阴茎插入前后或性交过程中疲软。这种现象过去称为阳痿（impotence），由于这个词有贬义，现已被摒弃。

勃起障碍可能持续较短，也可能长期存在。偶尔出现这种状况不应视为异常，但如果勃起障碍持续出现或者给伴侣双方造成很大痛苦，就会导致严重的问题。比如，在下面的案例中，向性功能失调专家贝妮·吉尔伯杰尔德（Bernie Zilbergeld）求治的一对夫妇表达了他们的感受。

➡ 勃起障碍

诺姆和琳达都是 44 岁，结婚已经 15 年了。他们个性迥异。琳达活泼，有魅力，还很挑剔，诺姆看上去通常显得拘谨，不愿表达自己的感受。他们在很多方面还算合得来。在他们看来，唯一的问题就是性。第一次见面，琳达在性方面的经验就比诺姆丰富得多，但诺姆一直虚心学习。所以一开始，尽管他们做爱的次数和激情并不合琳达的心意，但还算频繁。

但随着时间的推移，诺姆渐渐对性丧失了兴趣，还出现了勃起障碍。有时候他无法勃起，有时候在插入前或插入过程中疲软。在我与琳达单独谈话时，琳达似乎感到受伤和愤怒。"我知道，你同情有勃起障碍的男性。但是我呢？他不能勃起，怎么让我感受到被爱和性感呢？明显是他不想要我，对我没有欲望。我感觉（太糟了）。"

在我与诺姆的单独谈话中，他一直说，他爱琳达，想和琳达在一起。我问他是否觉得琳达性感，他迟疑了一下，然后说是。我又问，第一次约会时他感觉怎样。他说，他发现琳达是那么漂亮。让他吃惊的是，这么一个漂亮姑娘竟然会对"像我这样的呆子"有兴趣。我问他，当时还有什么感觉，他回答，"坦白地说，她的经历和性开放程度把我吓坏了。就像我还在幼儿园，而她已经是大学教授了。我不知道自己有没有克服这个差距，但我总感觉自己至少还有些没到位。而在我开始出现勃起困难之后，情况确实越来越糟了"（Zilbergeld, 1995, pp. 315-316）。

诺姆和琳达所经历的沮丧和焦虑常伴随性唤起困难出现。他们的关系也说明，如果一方开始出现自尊问题并且怀疑伴侣的感情，便会给婚姻带来痛苦。

女性性兴趣/唤起障碍　女性性兴趣低下和性唤起降低被合并成了一个诊断类别。女性的性唤起障碍在某种程度上要比男性的勃起障碍更难描述和识别。简单来说，如果女性不能获得或维持房事所必需的生殖器官反应，比如润滑和肿胀，那她就有**性唤起抑制**（inhibited sexual arousal）。性欲低下可能反映了个体对预期会产生性刺激的暗示不敏感，或者抑制性兴趣的机制活性增强（Bloemers, van Rooij, Poels, Goldstern, Everaerd, Koppeschaar, Chivers, Gerritsen, van Ham, Olivier, Tuiten, 2013）。

勃起的阴茎通常表示男性已准备就绪；而女性这方面的表现不明显，更难测量（参见"研究方法"专栏）。研究正常女性性反应的专家发现，女性自我报告的主观性唤起与其生理指标（如阴道润滑和血管充血程度）只有很低的相关（Meston, Rellini & McCall, 2010）。在发生性交困难的女性中，问题往往是主观性唤起减弱而非生理反应有缺陷。性欲和主观性唤起很难区分，所以 *DSM-5* 将女性性欲低下和性唤起障碍合并为同一个诊断类别（Basson & Brotto, 2009; Giraldi, Rellini, Pfaus, Laan, 2013）。

女性性高潮障碍　一些女性即使性唤起明显未受抑制，依然不能达到高潮。有性高潮障碍的女性通常有同房的强烈欲望，她们能在前戏中体验到强烈快感，也有性唤

研究方法

假设构念：什么是性唤起？

性唤起这个术语指高潮之前的状态，它的定义依据两个要素，即生殖器血管充血等生理反应和愉悦、兴奋的主观感受。心理学家将性唤起视为**假设构念**（hypothetical construct）。本书涉及的很多概念如焦虑、抑郁、心理病态、精神分裂症等都是假设构念。假设构念是理论工具，在心理病理学领域指存在于个体内心的事件和状态，它有助于我们理解和解释个体的行为。

我们不能直接对构念进行观察，但为保证它的科学意义，必须依据可观察的反应来定义（Cronbach & Meehl, 1955; Kimble, 1989）。这些观察到的反应都与构念有联系，但并不是完全相关，而且构念也不是通过穷尽这些反应来定义。比如，阴茎勃起并不总是伴随性唤起的主观感受，性唤起的主观感受也不总是与生理反应相关。换言之，性唤起的构念可以依据直接测量的感受和反应来锚定，但又大于这些部分的相加。

操作定义（operational definition）是用于测量理论构念的程序。操作定义通常包括构念中不同组成要素的测量。对于男性来说，性唤起的一个明显要素是阴茎勃起。测量男性性唤起最普遍的程序是使用一种称为阴茎体积描记仪的设备（Rosen, Weigel, & Gendrano, 2007）完成的。运用这种程序时，男性正常穿衣，阴茎上套一个薄而有弹性的张力计，张力计的橡胶环里有水银柱。当阴茎周长改变时，水银柱的电导率随之发生改变。张力计与体积描记仪之间有导线相连，体积描记仪可以放大张力计传来的电信号，并且记录阴茎肿胀变化的数据。

阴道光度计是一种用来测量女性性唤起的仪器，形状有点像卫生棉条，使用的时候要塞入阴道。与阴茎张力计一样，阴道光度计也可以私密放置，测量期间遮蔽在衣物下面。当女性性唤起时，阴道壁充血。血管充血会改变透过阴道组织传播的红光总量，而光度计对阴道组织的这种细微变化十分敏感。它可能是测量中到轻度性唤起最有用的工具（Janssen, 2002; Prouse & Heiman, 2009）。

临床科学家必须始终谨慎地思考其操作定义的真实含义。虽然阴茎体积描记仪和阴道光度计能测量与性唤起直接相关的生理事件，但是测到的这些反应并不是性唤起本身，它们只是构念的反映，而构念是多维的（Berman, Berman, Werbin, Flaherty, Leahy, Goldstein, 1999）。科学研究的一个重要目标是进一步确定这些生理测量结果如何（以及何时）更具体地与那些可观察的性唤起指示物产生关联。这一过程将决定阴茎体积描记仪和阴道光度计的**构念效度**（construct validity），即这些特定的测量结果在多大程度上与理论构念一致。

起的所有特征，但她们无法获得性高潮的巅峰体验。有广泛性性高潮障碍的女性从未体验过任何形式的性高潮，而情境性性高潮障碍的女性在某些情境下可以达到高潮，在另一些情境下则不能。这可能意味着当事人自慰能达到高潮，但是同房却不能；或者与某个伴侣在一起能达到高潮，与另一个伴侣则不能（Basson，2002）。

女方的**性高潮障碍**（orgasmic disorder）从性唤起抑制的角度来定义有点困难，因为女性性反应的各个组成部分比男性的勃起和射精更难测量。一位经验丰富的研究者这样描述这个问题：

> 就我的经验来看，许多从未有性高潮体验的女性都有以下症状：她们报告自己在性交时能使阴道润滑，也不会疼痛，但是生殖器官没有感觉（因此有生殖器感觉缺失这个术语），而且似乎不知道什么是性唤起。她们一般不自慰，而且通常从未自慰过。她们没有体验过性功能正常的女性所称的那种性欲。这类女性寻求治疗大部分是因为她们从别人口中或是一些书刊上得知自己似乎缺少点什么，而不是因为她们自己感到沮丧（Morokoff，1989，p.74）。

早泄　很多男性在射精控制上出现问题，他们不能保持足够长的性兴奋时间来完成性交，这种障碍被称为**早泄**（premature ejaculation）。但现在大部分专家更愿意称之为提前射精，因为这种说法贬义较少。早泄患者一旦出现强烈的性唤起，很快就会达到高潮（Metz & Pryor，2000）。几乎所有涉及该话题的文献都只关注男性，但一些女性同样有性高潮过快的困扰。因此一些临床医生认为，用"过早性高潮"来描述这个问题可能更恰当。

很多人试图给早泄确定可量化的具体标准（Broderick，2006），尽管这些尝试都不尽如人意，但一定的界限有利于识别可能造成问题的情况。如果男性在插入前及插入后不久就射精，或者仅仅三四次抽插后就射精，几乎所有临床医生都会将这种性反应视为早泄。在终身受早泄困扰的男性中，90%的人通常在阴茎插入阴道一分钟内就射精（Waldinger，2009）。

另一种思考早泄的角度侧重于主观控制和夫妻双方的满意度，而非达到高潮所需的时间长短。DSM-5将早泄定义为插入后不久、在个体有意愿之前即射精，并且这种情况反复出现。如果个体在性唤起达到一定强度后就不由自主地产生性高潮，那他就有早泄问题（Symonds，Roblin，Hart，Althof，2003）。

延迟射精　延迟射精（delayed ejaculation）也称为男性性高潮障碍和射精抑制，它的核心特征是明显的射精延迟或者无法射精（Foley，2009）。这个问题要依据与伴侣的性行为来定义，它必须发生在大多数性行为中（至少占75%），并且不是男性主动刻意延迟高潮的结果。临床医生要做此诊断，必须确定当事人对性刺激有正常的兴趣和反应，并能进行性生活，而这类刺激和性生活被认为足以让其他男性产生高潮反应。

生殖器—盆腔痛/插入障碍　该诊断类别用于描述四种经常一起发生的问题：生殖器—盆腔痛、畏惧疼痛或者阴道插入、盆底肌紧张和性交困难。有些人在性交期间或之后生殖器持续疼痛，即交媾困难（dyspareunia）。两性都可能发生交媾困难，但据说女性普遍得多（Davis & Reissing，2007）。疼痛严重程度从性生活后的轻微刺痛到阴茎插入或性交时撕裂般的疼痛。疼痛可能剧烈而尖锐，也可能只是隐隐作痛；疼痛可能来自阴道的浅层区域，也可能源自下腹部深处；疼痛可能是间歇性的，也可能是持续性的。严重的生殖器疼痛常常与其他性功能失调有关。很多交媾困难的女性理所应当地丧失对性活动的兴趣，甚至心生厌恶。

在下面的案例研究中，一名 40 岁女性以第一人称记录了自己数月阴道疼痛的经历。她咨询了好几位健康专家，但都未能解决问题。下面这段文字描绘了她与同居男友某个夜晚的经历，当时他们的性关系几乎要翻开崭新的篇章。

➙ 生殖器疼痛

我们上了床，进展一度很好——太美好了，既新奇又兴奋，就像我们还是初遇。我们已经一个多月没有彼此亲近了。感觉太棒了，连我自己都感到惊讶。过去我总感觉不太好，但这次不一样，兴奋感洋溢全身，我都快忘了那回事。但他一进入我的身体，可怕的事情就发生了。

一开始，我觉得自己正被撕裂，被切碎。当他有节奏地抽插时，我感觉有个东西在反复刮擦我某处红肿的地方，后来我只有疼痛感。他没注意到这些，仍专注于他正在干的事。我想让他继续，但疼痛让我无法忍受。我从内心把自己抽离，让床上的一切远离 "我所在的地方"，疼痛也就消失了。这个方法很管用，但我不喜欢。有某种东西让我感到厌恶。我觉得，不喜欢性的人肯定有这种感觉吧。于是我意识到，我就是一个不喜欢性的人（Kaysen, 2001, pp. 60-61）。

阴道入口由一圈肌肉控制。有些女性发现，只要有东西试图插入阴道，这些肌肉就会快速紧闭，防止任何异物进入。这种不自主的肌肉痉挛称为阴道痉挛，它会妨碍性交及其他活动，比如阴道检查、卫生棉条放置等。阴道痉挛的女性其他方面的性反应完全没有问题，用手刺激阴蒂完全能让她们产生性唤起和达到高潮。因这种问题求治的女性常说，她们害怕性交和阴道插入（Reissing, Binik, Khalife, Cohen, Amsel, 2004）。这个问题可能很严重，也可能较轻。一些夫妻称，他们不时也会遇到轻微的阴道痉挛，让性交变得困难，有时候还伴有疼痛。

与之前的手册相比，*DSM-5* 对生殖器—盆腔痛／插入障碍的定义更宽泛。很多女性在受到性行为之外的性刺激时也会出现生殖器疼痛。但交媾困难和阴道痉挛的传统定义只关注性交过程中出现的问题。一些专家建议，这些问题应视为妨碍性交的生殖器官疼痛障碍（类似于背痛等疼痛障碍），而不是性功能失调（Binik, 2005）。

患病情况

在一般人群中进行的调查发现，有些类型的性功能失调较普遍（Christensen, Grønbæk, Osler, Pedersen, Graugaard, Frisch, 2011）。但我们应该记住，这种印象是依据问卷调查中人们的自我报告得出的，而外行的判断肯定没有专家准确。经验丰富的临床医生在诊断时要考虑很多因素，比如年龄、生活背景，以及个体是否受到通常足以产生持续性唤起和性高潮的刺激等。在做出性功能失调诊断之前，临床医生还要考虑与该问题相关的痛苦大小和人际关系困难程度。因此，在解读调查数据时，我们必须谨慎（Hayes, Dennerstein, Bennett, Fairleyl, 2008）。

关于社区居民性问题的最广泛的信息来自美国 "国民健康和社会生活调查"。受访者被问及在过去 12 个月中，他们是否经历过下列情况："有数个月或更长时间对性生活缺乏兴趣；在勃起或勃起维持上或者（女性）在润滑上有困难；无法达到性高潮；过快达到性高潮；性生活中有身体疼痛。"以上每一项，受访者都只回答 "是"或 "否"。图 12.3 显示了男性和女性出现上述问题的百分比。很明显在所有性功能失调的患病率上都有着显著的性别差异。男性性功能失调最普遍的是早泄，几乎三分之一的成年男性受早泄困扰。在所有其他类型的性功能失调中，女性所报告的患

图 12.3 性功能失调的患病率

该图显示了美国"国民健康和社会生活调查"的受访者过去12个月出现性问题的百分比。请注意两性所报告的各种问题的差异。

资料来源：Laumann, Edward O., John H. Gagnon, Robert T. Michael and Stuart Michaels. 1994. The Social Organization of Sexuality: Sexual Practices in the United States. University of Chicago Press.

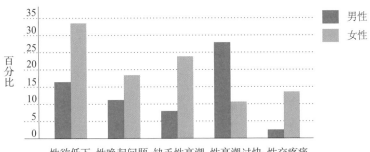

病率均高于男性。三分之一的女性称，她们对性缺乏兴趣；近四分之一的女性表示，她们曾经好几个月都达不到性高潮（Laumann, Paik, & Rosen, 1999）。

毕生的性行为 人的性行为随年龄增长而改变。马斯特斯和约翰逊最初的研究相当重视这个问题。他们的数据挑战了关于老年人没有性欲或无力发生性行为的错误观点。美国"国民健康和社会生活调查"的数据同样显示，很多人在晚年时性行为仍然活跃。性别差异在接近60岁时才变得明显，此时女性的性活跃度急剧下降。在70~74岁之间，65%的男性仍然性活跃，而女性的比例只有30%。这种性别差异产生的原因，除了与年龄增长有关的生理因素之外，至少部分地源于男女不同的死亡率（男性去世更早，所以很多女性失去了伴侣）。它也可能反映了社会对老年女性性行为的文化偏见所带来的影响。

年轻人和老年人的性反应差别主要是程度上的。随着年龄增长，男性勃起速度变慢，但往往能维持更长时间。老年男性一旦在性高潮前疲软，再次勃起会更加困难。女性随着年龄增长，阴道润滑的速度变慢，但是阴蒂反应基本不变。老年男性和女性的性高潮主观体验强度有所减弱。不管男性还是女性，那些年轻时就性活跃的人最可能维持健康的性反应能力（Herbenick et al., 2010）。

某些特定类型性功能失调的患病率在老年人（尤其是男性）中有所增加（DeRogatis & Burnett, 2008）。例如，美国"国民健康和社会生活调查"发现，男性的勃起障碍在18~24岁之间只占6%，而在55~59岁之间增至20%。相反，一些性功能失调的患病率在老年女性中反而降低。与18~24岁的女性相比，55~59岁的女性相对不容易出现性交疼痛和无法获得性高潮的情况，虽然在性活动中她们的阴道润滑问题会稍多。

性体验和衰老之间的关系与其他随年龄增长而出现的健康问题密切相关。自认为身体状况一般或不好的人出现的性问题远多于自认为健康状况极好的人（Laumann, Das, & Waite, 2008）。

跨文化比较 因性障碍寻求专业治疗的人遍及世界（Steggall, Gann, & Chinegwundoh, 2004），而非某种文化特有的现象。一直有报告提到性实践、

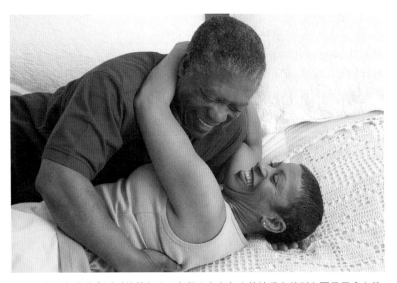

很多人在晚年依然有活跃的性行为。年轻人和老年人的性反应差别主要是程度上的。

性信念和性决策模式存在文化和种族差异。例如亚裔在很多方面比高加索裔更保守，如自慰的普遍性和频率（Meston, Trapnell, & Gorzalka, 1996）。尚不清楚的是，性行为的差异是否与性功能失调的形式和患病率的文化差异一起出现。目前还没有针对特定性功能失调患病率的跨文化研究。这种研究可能很难进行，因为对于生活在非西方文化背景下的人们，*DSM-5*的性功能失调定义可能不太适合描述他们的性体验和性满足（Ghanem & El-Sakka, 2007）。

病　因

个体在性反应周期中每一阶段的行为都是由诸多生物和心理因素相互作用决定的。这些因素涉及范围很广，从生殖器官充血到复杂的认知事件（包括对性刺激的感知和对性意义的解读）。系统内的任何一个因素受到扰乱，都可能引起严重问题。下面我们来看看导致性功能失调的一些因素。

生物因素　人的性欲体验部分地受生物因素控制。无论男女，性欲都受到性激素的影响（LeVay & Valente, 2003）。睾酮对男性性欲的影响尤其重要。研究发现，性激素水平不足的男性对性幻想的反应受到抑制，但如果观看露骨的色情影片，他们依然能勃起。因此，男性性激素对性行为的影响被认为是对性欲的影响，而非对性表现的影响。这一过程可能涉及血液循环中睾酮的阈值水平（Schiavi & Segraves, 1995）。换言之，当睾酮水平降到一个特定点（接近实验室正常值范围的最小值）时，性欲就会受损。但在这个阈值之上，睾酮水平的波动并不会影响性欲。男性毕生的性激素水平随年龄增长而降低，这至少是老年男性性欲明显下降的部分原因。

许多勃起功能障碍病例可归因于血管、神经或激素方面的损伤（Goldstein, 2004）。勃起是阴茎的血流量增加三倍的直接结果，所以，不难想象血管疾病可能影响流入阴茎的血液量，因而引发勃起障碍。诸如癫痫和多发性硬化症等神经性疾病也会导致勃起困难，因为勃起依赖于脊髓反射。糖尿病可能是勃起反应受损最常见的神经方面的原因。

各种药物也会影响男性的勃起反应（Clayton & West, 2003）。一组有趣的结果显示，吸烟的男性比一般男性更容易出现勃起困难。许多其他药物，包括酒精和大麻，也可能对性唤起有不利影响。

一些生物因素会损害女性的性唤起能力（Clayton, 2007）。各种神经障碍、盆腔疾病和激素失调会妨碍阴道扩充和润滑的过程。尽管对女性性唤起的研究较少，但证据表明，遗传因素会影响女性体验性高潮的频率（Dawood, Kirk, Bailey, Andrews, & Martin, 2005）。

性高潮受抑制，无论男性还是女性，有时是滥用酒精和其他药物引起的。个体如果戒酒一段时间，问题就会得到改善（Schiavi & Segraves, 1995）。性高潮问题也可能与处方类药物的使用有关。如第 5 章所述，很多为治疗抑郁而服用 5– 羟色胺再摄取抑制剂（如氟西汀，商品名为百优解）的患者，常因其副作用而难以达到性高潮（Werneke, Northey, & Bhugra, 2006）。

心理因素　虽然性欲有深厚的生物基础，但在决定什么刺激能导致个体性唤起时，心理因素也起着重要作用。性欲和性唤起部分取决于我们从小到大习得的心理脚本（Middleton, Kuffel, & Heiman, 2008; Wiegel, Scepkowski, & Barlow, 2007）。心理脚本为可能成为我们欲望对象的一系列潜在伴侣提供了结构或背景，使之不那么令人困惑。换言之，我们可能会受到特定类型的人的性吸引，而且认为发生在特定情境下的性行为才是适宜的。根据这种观点，在释放性唤起的生物过程中，某一事件对于个人的意义极其重要。潜在的伴侣双方都必须能识别类似的线索，在实际行为发生之前，确定某种情境本质上有潜在的性意义。

对待性的信念和态度，以及人际关系的质量，都对性欲低下的形成有重要影响，尤其是在女性之中（Nobre & Pinto-Gouveia, 2006）。因缺乏性兴趣求治的女性报告，她们的父母对性行为及示爱持消极态度。与其他女性相比，她们也表示丈夫不够亲密，浪漫情感更少，也不太吸引她们。在考虑性欲低下时，伴侣关系质量是一个重要因素（Metz & Epstein, 2002）。

由文化决定的对性感受和性行为的态度，也会对女性的性唤起能力产生巨大影响（Al-Sawaf & Al-Issa, 2000）。某些社会公开鼓励女性展示性感，另一些社会则支持一种更压抑的氛围。在美国文化中，女性体验性和表达性的能力差异极大。比如很多女性对性幻想感到内疚，虽然这种性幻想极其普遍。性生活中对性幻想感到内疚的女性更容易缺乏满足感，因而出现性问题。无法达到性高潮的重要因素就包括消极态度、内疚感、缺乏有效的沟通等（Kelly, Strassberg, & Turner, 2004）。

伴侣之间若有沟通问题和权力冲突，或者缺乏亲密感和信任，便容易出现性问题。在谈及性活动和性愉悦时，女性缺乏自信或表现不自在往往与各种类型的性功能失调有关（Rosen & Leiblum, 1995）。下面简短案例中的一对夫妻存在严重的关系问题，女方是一名 34 岁的已婚律师，因长期的阴道痉挛和酒精依赖一直在治疗。

➡️ 插入困难和酒精依赖

吉娜推测与保罗一起生活加剧了她的性焦虑，她越来越依赖酒精来让自己在性上"放松"。保罗性经验不足，不会强迫吉娜发生性关系，特别是当吉娜对他阴茎的靠近明显感到惊慌失措时。保罗也有性焦虑，很担心自己弄疼吉娜。在性上他们要靠饮酒才能解除抑制，并形成了依赖手刺激和口交的性脚本。尽管性接触不频繁，但双方都还算满足。

这种状态两人维持了多年，但并非没有代价。作为女人，吉娜感觉自己不完整，有缺陷，回避妇科检查。保罗偶尔也会因鸡毛蒜皮的事冲吉娜发火，口头攻击她。在内心深处，他觉得自己蒙羞，不够男人，并且对自己婚姻不美满感到羞愧。当工友们开玩笑说起"性"时，他感到孤独，因为只有他自己知道，和妻子同床共枕 13 年，却从来没有插入她的身体。

最终，吉娜酗酒加剧，两人的婚姻冲突变得无法忍受。吉娜喝醉时便对保罗斥责和谩骂，抱怨保罗消极不顾家，很少帮忙做家务。保罗热爱运动，但吉娜却瞧不上眼，这破坏了两人原来的亲密。虽然保罗经常默默忍让吉娜酒后的喋喋不休，但他也变得越来越容易发火（Leiblum, 1995, p. 256）。

••

过去的伤害和创伤经历也会在各个方面对性兴趣和性唤起产生重要影响。受过性虐待的人会厌恶性刺激，性虐待也会妨碍女性的性唤起能力（Najman, Dunne, Purdie, Boyle, Coxeter, 2005）。男性早泄和性欲低下也与他们童年时跟成人的各种长期且有害的关系有关联（Loeb, Williams, Carmona, Rivkin, Wyatt, & Chin, 2002）。比如，在父亲有暴力倾向的家庭中长大的男孩可能学会将性和暴力联系在一起，并且深信自己无论在性还是人际关系上都不会正常，就像他们的父亲那样。

表现焦虑和害怕失败都属于导致性唤起受损的最重要的心理因素。经历过一两次性唤起受挫的人可能进而出现其他问题，以致在以后的性生活中对自己的性唤起能力更加在意或担心。一些经验丰富的杰出性治疗师认为，焦虑与性唤起是矛盾的情绪状态。焦虑的人对性刺激的反应性较差。有性唤起障碍的男性更可能报告他们对性表现感到高度焦虑（McCabe, 2005）。

焦虑对性表现的干扰甚至可能改变某些认知过程。一些研究比较了实验室条件下性功能失调的男性与控制组男性的反应差异。研究发现，性功能失调的男性对性刺激的出现体验到更多的负面情绪，也更可能将注意力从性刺激的唤起性质转移到性表现可能失败的可怕后果上（Bach, Brown, & Barlow, 1999）。与没有勃起障碍的人相比，性功能失调的男性对性事不佳看得更重，也更倾向于将问题归因于自己而非外部因素（Scepkowski, Wiegel, Bach, Weisberg, Brown, & Barlow, 2004）。

治　疗

马斯特斯和约翰逊是开发和推广短期性爱技巧以治疗性功能失调的先驱。数百对夫妇来到他们圣路易斯的诊所，进行为期两周的评估和治疗。治疗后他们对自己的身体更加了解，学会了与伴侣进行更有效的沟通，接受了专门的训练以克服对性的恐惧。这种治疗方案效果非常好，很快孵化出一个迅猛成长的性功能失调心理社会治疗产业。本章结尾的"获取帮助"专栏讨论了有性功能失调或性健康问题的人可以利用的一些选择和资源。

心理治疗　性功能失调的心理治疗针对上述某些病因，尤其是对性的负面态度，未能进行有效的性行为，沟通技能缺陷等问题。性治疗主要围绕三种活动：感觉集中训练和时间安排；教育和认知重构；沟通训练（Meston & Rellini, 2008; Wincze, Bach, & Barlow, 2008）。

感觉集中（sensate focus）训练是性治疗的基石，它包含一系列简单的练习，夫妻俩要在一个安静和放松的环境下学习互相触摸。他们从最简单的任务开始，比如牵手或后背按摩。感觉集中训练的依据是，有性问题的人必须学会聚焦在情欲的感觉上而非性表现的要求上。其目标是让夫妻对这种身体上的互动和亲密感到更自在，学会放松和享受它，并且告诉对方什么让自己觉得舒服和不舒服。

性功能失调心理治疗的另一个方面涉及时间安排。事实上，这与感觉集中密切相关，因为感觉集中技术要求人们为性爱腾出时间。夫妻需要在安静、放松和私密的环境下才能进行愉悦而满足的性行为。

性心理治疗的第三个方面涉及教育和认知重构，即改变人们对性的看法。在很多案例中，治疗师要帮助伴侣们纠正一些关于性行为的错误信念和态度，如：性交是性的唯一正确形式；青少年才有兴趣做前戏，大部分成年人可以不在乎；双方同时高潮是性交的最终目标。为公众提供关于性行为的正确信息常有助于缓解人们围绕自身性体验产生的内疚和焦虑。一些人在得知别人也与自己一样对各种性体验有性幻想，或者有这些幻想并不意味着必然会做出反常行为时，心中会感到释然。

性心理治疗的最后一个要素是沟通训练。很多研究显示，性功能失调的人常常缺乏沟通

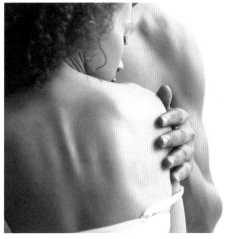

感觉集中训练帮助人们觉察身体触摸和被触摸的感觉，同时尽量忽略性表现的要求。

技能。他们很难开口与自己的伴侣讨论性问题，尤其是不知道如何告诉对方，怎样做才能让自己性兴奋，怎样做又会适得其反。因此，性治疗师往往运用结构化的训练步骤，帮助伴侣改善沟通方式。

总的来说，心理治疗基本上被认为对性障碍有积极效果（Dutere, Segraves, & Althof, 2007）。来自马斯特斯和约翰逊诊所的早期报告格外令人振奋。一份对其研究的总结显示，男性患者的总体治愈率为85%，女性为78%。遗憾的是，近期的研究结果却没有那么乐观。对一些结果研究所采用的研究方法是否适当，有人提出了严重的质疑。问题包括干预措施没有标准化，样本量较小，并且通常缺乏长期追踪数据。因此，尽管性功能失调的心理治疗常常是成功的，但这些治疗方法疗效的实证支持并不充足（Heiman, 2002; O'Donohue, Swingen, Dopke, Regev, 1999）。显然人们还需要对此进行更严谨的研究。

对于这些疗法是否适合其他文化的患者，人们同样提出了重要的质疑。印度、伊朗、日本、沙特阿拉伯和南非的诊所均称，来自不同背景的男性和女性因性功能失调前来求助（Verma, Khaitan, & Singh, 1998）。文化决定了人们讨论性问题的方式，而且关于性和生殖的信念会影响人们关于可接受的性行为的判断。这些信念因文化而迥异。比如，某些亚洲文化下的人相信，男性在不必要的情况下失去精子有损健康（Davis & Herdt, 1997）。由于有这种顾虑，自慰就不能作为一种治疗训练。文化同样决定着支配伴侣双方沟通方式的隐性规则。一些社会重视并鼓励鲜明的性别角色差异，男性理应决定性活动的时机和类型（Quadagno, Sly, Harrison, Eberstein, Soler, 1998）。因此，沟通训练必须做出相应调整，以满足伴侣双方对其关系性质的预期。心理健康专家在评估病情及设计治疗方案时，必须慎重考虑患者的文化背景。

生物治疗　生物治疗（主要是药物治疗）在治疗性功能失调上也有效，尤其适用于治疗勃起障碍，这也是男性寻求专业帮助最多的问题。1998年，美国食品和药品监督管理局（FDA）批准使用枸橼酸西地那非（万艾可）来治疗勃起功能障碍，该药迅速成为市面上最受欢迎的药品之一。制药商开始竞相研制并推销类似药品，比如他达拉非（希爱力）和盐酸伐地那非（艾力达）。以上三种均为5型磷酸二酯酶（PDE-5）[1]抑制剂，可增加阴茎血流量，以促进勃起。这些药品能提高男性对性刺激的反应能力，但不会影响人的整体性欲（Edwards, Hackett, Collins, Curram, 2006）。

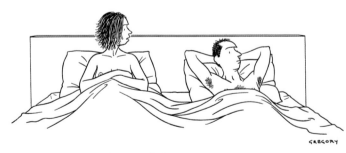

"可惜没有一种能刺激对话的药片。"

© Alex Gregory/The New Yorker Collection.

双盲、安慰剂控制研究评估了与各种疾病（如高血压、糖尿病和冠状动脉疾病）有关的男性勃起障碍患者使用万艾可的情况。该药是有效的，近三分之二有严重勃起功能障碍的男性通过服用万艾可增加了勃起次数（Fink, MacDonald, Rutks, Nelson, Wilt, 2002）。但遗憾的是，在一些人身上出现了副作用，比如头痛、面红耳热、鼻塞、视力模糊等。更为严重的是，万艾可如果与治疗心脏疾病的硝酸盐类药物一起服用，会使血压急剧降低。已有一些这种误用致死的案例报道。研究证据表明，使用万艾

---

[1] 5型磷酸二酯酶是一种代谢一氧化氮的酶，一氧化氮可激发性唤起。

批判性思考很重要

药物可以治愈性功能失调吗？

你还能想起电视播出的体育赛事没有希爱力或艾力达广告的时候吗？俊男靓女微笑着依偎在一起，激情地聊起药物作用下持久的坚挺带给他们的满足感。你很难想象哪一种新的心理障碍治疗方法能比 5 型磷酸二酯酶抑制剂的推广更强势，更深刻地影响了公众意识。短短数年间，这些药物创造了一个估计每年接近 20 亿美元的市场。这些药物变得十分流行，但它们能快速治愈所有人的性唤起障碍吗？

对于有勃起障碍的男性来说，万艾可类药物显然是一个重要选择，无数男性及其伴侣得益于这些药物的良好疗效。然而遗憾的是，在很多其他案例中，如果没有其他补充治疗，这类药物也不能完全治愈性功能失调。有性问题的伴侣往往长期受到多种问题的困扰，所以增强男性勃起能力只能解决部分问题。正如一位专家所言，"万艾可虽能促进血液流向阴茎，却不能营造亲密情感、爱情或欲望"（Morgentaler, 2003）。大多数专家都建议将药物疗法与认知行为疗法结合使用。治疗师要与求治的伴侣一起努力增进夫妻的亲密情感，促进他们彼此的沟通，同时还要帮助他们克服多年积累的沮丧和焦虑（McCarthy, 2004; Rosen, 2000）。

一款与女性有关的产品也即将面世，媒体戏称其为"女用万艾可"。英特丽莎是一种通过皮肤释放睾酮的贴剂，可用于解决性欲低下这一女性最常见的性问题（见图 12.3）。对于一些做了卵巢摘除手术的女性来说，小剂量的睾酮就可以让她们增强性欲，但如果因伴侣关系问题、其他动机或认知因素而丧失性兴趣，增加睾酮水平似乎并不起作用。疲劳、时间安排困难、焦虑、低自尊等导致的性问题只靠增加睾酮水平无法解决。药物也许能改善健康性行为所必需的某些生物机能，却无法保证让人们觉得伴侣有吸引力，也无法保证性行为的愉悦性。消费者和医学专业人士都应该对导致性功能失调的复杂因素做批判性思考。我们不应指望找到能治愈所有性功能失调的灵丹妙药。

可及其他 5 型磷酸二酯酶抑制剂来治疗性功能失调应结合心理治疗（见"批判性思考很重要"专栏）。

制药公司也在研制并评估治疗女性性功能失调的药物（Korda, Goldstein, & Goldstein, 2010; van der Made, et al., 2009）。一种名为英特丽莎（Intrinsa）的贴剂，通过皮肤释放睾酮以增强性欲，尤其适用于更年期女性和做了卵巢摘除手术的女性。2004 年，美国食品和药品监督管理局决定延期批准英特丽莎上市，因为还没有足够的证据确保它的长期安全性，尤其是它可能增加癌症和心血管疾病的风险。使用睾酮还有其他副作用，比如使女性面部毛发增多、声音变得低沉以及出现其他男性特征。

治疗勃起障碍的另一个不太常用的方法是通过手术植入阴茎假体，以使阴茎在性生活中保持坚挺（Melman & Tiefer, 1992; Schwartz, Covino, Morgenstaler, DeWolf, 2000）。这类手术有多种方式，一种是植入半刚性的硅棒，男性可以将它调整到适合交合的位置。还有一种液压装置，可以膨胀以备性事。男性挤压小泵，迫使液体进入涨大的圆筒，由此产生勃起。这种液压装置更受伴侣青睐，但价格也更高，并且更容易引发感染等术后并发症。

针对性功能失调的各种可行的疗法无疑都很有前景，它们给正承受性欲问题和性表现痛苦的人提供了若干建设性选择。对有性功能障碍的人来说，这是好消息。然而另一类性问题的患者就没那么幸运了，这类性问题被统称为性欲倒错障碍。与性功能失调相比，它们更难以理解，也更难治疗。本章下一节将回顾我们目前对于这类复杂问题的了解。

性欲倒错障碍

对有些人来说，性唤起与不寻常的活动和目标密切相关，如一些无生命的物体，与儿童的性接触，向陌生人暴露自己的性器官，或者造成他人疼痛等，这些病症被称为性欲倒错。这个术语指以前被称为性变态的情况。所有性欲倒错的核心特征是对以下对象产生持续的性渴望和性幻想：（1）非人的物体；（2）自身或性伴侣的痛苦或羞辱；（3）儿童或其他不同意的人。*DSM-5* 对性欲倒错和性欲倒错障碍做出了重要区分。**性欲倒错**（paraphilia）特指"除了对与表型正常、生理成熟、事先征得同意的人类伴侣进行生殖器刺激或前戏爱抚的性兴趣之外的任何强烈和持续的性兴趣"（APA, 2013, p. 685）。**性欲倒错障碍**（paraphilic disorder）特指给本人带来主观痛苦或社交缺陷，或给他人带来伤害或威胁的性欲倒错（Blanchard, 2010）。这种区分意味着，有些出格的性行为，比如恋物癖和受虐癖，如果是彼此同意的成年人自愿实施的行为，则未必是病态的（Wright, 2010）。

接下来我们将总结几种最常见的性欲倒错障碍，并思考可能影响这些异常性偏好形成的一些因素。

症　状

一百多年前，很多精神病学家认为，除异性性交之外的所有性行为都是病态的。如今，研究者和临床医生已经扩展了正常性行为的边界，纳入了广泛得多的性行为。很大比例的男性和女性都有性幻想，并且双方自愿进行如口交等性行为。这些体验巩固了彼此的关系，不会有任何问题（Herbenick, Reece, Schick, Sanders, Dodge, Fortenberry, 2010）。但如果形成了一种模式，这种模式涉及长期的、高度唤起的不寻常的色情痴迷，同时伴有实施性幻想的压力，性欲就出现了问题。

如果仅仅根据对异常性刺激的反应来定义性欲倒错障碍，实际上有一定的误导性或者说不准确。核心问题是，性唤起所依赖的意象与跟另一个成年人之间的互惠和爱恋无关（Levine, Risen, & Althof, 1990）。攻击、暴力与敌意是性欲倒错幻想的常见主题；对陌生人或不同意的伴侣的性冲动也是主题之一。一些专家特别重视与很多性欲倒错有关的人际亲密缺失，而不看重刺激是否正常（Moser, 2001）。

强迫和缺乏灵活性也是性欲倒错行为的重要特征。性欲倒错会耗费个体很多时间和精力。由此看来，性欲倒错类似于成瘾。性欲倒错障碍患者不会仅仅因为不同寻常的意象或幻想产生性唤起。他们感觉被迫做出可能侮辱或损害他人人格的特定行为，尽管这些行为通常令人厌恶甚至非法。下面这个案例描述了性欲倒错障碍的一些核心特征。

➡ 性欲倒错障碍

过去40年来，乔恩一直对着几乎全裸的女人彼此奋力摔跤的影像自慰。在他的婚姻生活中，他不时地设法让自己的妻子与她的女友们进行摔跤比赛，后来是让妻子与快成年的女儿摔跤。乔恩喝醉时，偶尔试图挑拨妻子与其他女性打斗，让她很难堪。夏天度假时，他有时会开玩笑地建议女人们来个摔跤比赛。但在他未喝醉的大部分时间里，女人裸体摔跤的白日梦是只有他自己着迷的个人体验。他收集了大量关于女人摔跤的杂志和录像带，想寻求刺激时就拿出来看。

乔恩因为在与妻子过性生活时无法保持勃起而求助。除了为生育子女而过的性生活之外，他漫长婚姻的性生活并不完美。如果妻子描述她与别的女人摔跤，他同时刺激自己的阴茎，他就能够在妻子面前勃起；但每次当他尝试性交时，勃起总会消失（Levine & Althof, 1990）。

这一案例说明了，性欲倒错障碍会如何影响个人的生活，尤其是影响个体与他人的关系。乔恩对女人摔跤幻想的痴迷导致他的言行破坏了自己的婚姻，以及他与别人的友情。许多性欲倒错障碍患者在与伴侣的常规性行为中都有性欲、性唤起和性高潮等方面的障碍。男性性欲倒错障碍患者的妻子常常抗议丈夫对他们的性关系不感兴趣。事实上，丈夫可能频繁地积极通过倒错的性幻想来自慰。这种案例对临床医生的诊断提出了有意思的挑战，因为性欲倒错有时看起来像性欲低下，而他们必须分辨两者。

诊　断

DSM-5 要求个体对色情的痴迷至少要持续 6 个月才符合性欲倒错障碍的诊断标准。此外，只有当这种倒错的冲动导致有临床意义的痛苦或损害时，才能做出性欲倒错障碍的诊断。如果这种冲动成为强迫性的，或造成性功能失调，或要求不同意的人参与，或违法，或妨碍社会关系，那么个体就被视为受到损害。对于某些特定类型的性欲倒错障碍，患者如果依冲动而行就符合诊断标准（Hilliard & Spitzer, 2002）。性欲倒错障碍包括恋童障碍、露阴障碍、窥阴障碍、摩擦障碍等（稍后详述）。至于性施虐障碍，只有当伴侣不同意这种活动时才符合诊断标准。由其他形式的倒错冲动驱使的行为（性受虐、恋物障碍、易装障碍）只有在性幻想冲动导致重大的个人痛苦或妨碍个人功能时才能做出诊断。

虽然这些性欲倒错障碍被 *DSM-5* 列为不同的障碍，但或许更好的做法是把它们视为一个诊断类别，而把具体的障碍视为它的亚型（Fedoroff, 2003）。区分这些亚型的依据是性兴趣焦点（参见表 12.2）。下文将介绍性欲倒错障碍的主要类型，它们在性障碍治疗门诊中最为常见。并不令人意外的是，它们常常也是导致当事人被捕的性欲倒错障碍。其他类型的性欲倒错见表 12.3。

表 12.2　*DSM-5*中列出的性欲倒错障碍	
异常的活动偏好	
求偶性障碍	**性兴趣焦点**
窥阴障碍	偷窥他人的隐私活动
露阴障碍	在他人未同意的情况下向对方暴露生殖器
摩擦障碍	在未得到同意的情况下触碰或摩擦他人
与疼痛相关的性唤起	
性施虐障碍	施加羞辱、捆绑或痛苦
性受虐障碍	承受羞辱、捆绑或痛苦
异常的目标偏好	
指向其他人类	**性兴趣焦点**
恋童障碍	未发育成熟的儿童
指向其他事物	
恋物障碍	无生命物品，或特别关注生殖器之外的特定身体部位
易装障碍	穿异性服装

资料来源：Thomas F. Oltmanns & Robert E.Emery.

表12.3　其他类型的性欲倒错

名　称	性冲动和性幻想的焦点
猥亵电话	打下流电话
恋尸癖	尸体
恋身体部位	身体的某一部分
恋兽癖	动物
嗜粪癖	排泄物
灌肠性欲倒错	灌肠
涉尿性欲倒错	尿
穿刺癖	穿刺；在身上做标记；文身

恋物障碍　人类学家用"fetish"（奉若神明之物）一词来描述那些人们认为拥有魔力、可庇佑或帮助其主人的物品。在心理病理学中，**恋物障碍**（fetishistic disorder）定义的依据是性唤起与无生命物体的关联。可能与性唤起发生关联的物品几乎无所不包，但该障碍最常见的目标是女性内衣和鞋靴，或者橡胶和皮革制品（Darcagelo, 2008）。患者为获取这些物品可能不遗余力（包括盗窃）。

符合恋物障碍描述的患者通常在把玩、摩擦或嗅闻迷恋物的同时自慰。物品特殊的感官品质（纹理、外形、气味等）是决定其能否引起患者性唤起的关键。除了把玩或摩擦之外，患者在性活动中还可能自己穿戴或者要求性伴侣穿戴这些物品。没有这些物品，他们可能无法产生性唤起。

易装障碍　易装障碍患者喜欢穿着异性服装。*DSM-5*把**易装障碍**（transvestic disorder）定义为穿着异性服装以获得性唤起。它主要用于描述异性恋的男性，所以不应将它与某些男同性恋者，即所谓的变装皇后的行为（他们穿异性服装的目的和意义完全不同）相混淆。

符合易装障碍诊断标准的患者通常收集很多女性的衣服来穿着。有些人只穿一件女性衣服，如女性内衣，外面用男性衣服遮盖。有些人则穿全套的女性衣装，包括涂脂抹粉、佩戴珠宝首饰等。易装

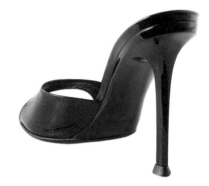

很多男性都认为女性的衣服很有吸引力或性感，但恋物障碍患者的性唤起仅仅局限于物品。伴侣基本上无关紧要。

可能在公开场合进行，也可能只是私下进行。他们在身着异性服装的同时自慰，并且常常想象自己既是男性，也是自己性幻想的女性对象。除了对易装感兴趣之外，易装障碍患者在兴趣、职业和其他行为上的男性特征也不突出。他们大部分都结婚生子（Schott, 1995）。对某些男性来说，易装障碍可能最终导致他们对自己的男性身份不满意（Zucher & Blachard, 1997）。他们可能对自己的性别角色或同一性持续不满意，最终希望自己做一个永久的女性。

性受虐障碍　从痛苦和羞辱中获得性唤起的人被称为性受虐者。*DSM-5*将**性受虐障碍**（sexual masochism disorder）定义为通过被人羞辱、殴打、捆绑或遭受其他痛苦而获得反复和强烈的性唤起的幻想、冲动或驱力（Hucker, 2008; Kruger, 2010）。符合这一诊断标准的人可能出于这些冲动对自己或伴侣做出某种行为。在一些大城市，有俱乐部迎合有受虐兴趣的男女，这些人付费让别人给他们施加痛苦。

性受虐障碍患者可能通过被别人绑缚、蒙眼、打屁股、捏掐、鞭打、辱骂，被逼像狗一样爬行和叫唤，或者其他体验痛苦或羞辱的方式获得性唤起。一个较普遍的受虐方式是被逼向别人展示

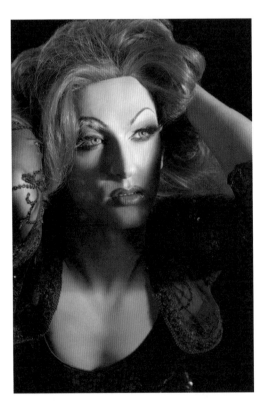

穿着女性服装的男同性恋者称自己是"变装皇后"。这样的行为不同于易装障碍。易装障碍只适用于异性恋男性，其易装与强烈的、性唤起的幻想或冲动有关。

自己的裸体。性受虐患者渴求某种类型的疼痛（这种疼痛被谨慎地控制在特定界限之内，通常令人不适但不会剧痛），但他们在追求这种设计好的、通常仪式化的体验的过程时也会极力避免受伤（Stoller, 1991）。他们不喜欢也无法承受超出这些界限的痛苦。

下面是著名作家达芙妮·默金（Daphne Merkin）在《纽约客》上发表的以第一人称形式描述的性受虐情形，引人入胜却颇受争议：

➡️ 性受虐障碍

事实是，我无时无刻不想着被人打屁股，以获得极大的性满足；无时无刻不幻想着自己堕落，堕落成一个威猛男人手中可怜巴巴的泄欲对象。这些白日梦给我带来的销魂程度会随着我的情绪高低起伏，但内容都是相似的。最重要的内容是强烈的（而且极其欣悦的）暴露感，这种暴露感源于我的臀部受到极大关注，源于我身体的这一特定部位被完全无助地展示着。置身于这一场景，平常高度警觉的自我，通过某种惩罚仪式完全退化成一个无言的服从者。一想到这与那个道貌岸然、成熟稳重的我如此不同，我便会对这种场景产生更加强烈的向往。（Merkin, 1996, P.99）

这些幻想和冲动让默金感到不适，而她多年来一直对此秘而不宣。保持谨慎和某种程度的压抑，当然不易做出不正当的性冒险行为，但她担心自己这种受虐欲望的界限。如果真的随心所欲，她会发展到什么地步？她的伴侣会有什么反应？在多年将受虐性幻想深埋心底之后，默金终于向一个与自己约会了几个月的男人倾诉了她对打屁股的迷恋。她当时近 30 岁，并且最终和那个男人结了婚。以下文字描述了她向伴侣承认受虐性幻想之后的情况：

他看起来对满足我的愿望感到高兴。于是，我竟然实现了自己多年来的梦想：趴在一个男人的膝头，因为犯下某种虚构的错误而顺理成章地被他打屁股。仅仅是这种触感刺激本身（惩罚带来刺痛）就足以让我性唤起，而且最后还有一种令人陶醉的情绪得到释放：我既是孩子又不是孩子；既堕落又不堕落；既被迫又放肆；既控制又被控制。我渴望这样做已经如此之久，以至于我内心一直隐藏着一种担心，即它的满足会令人失望。我的担心是不必要的；至少一开始打屁股像我梦想的那般美好。（pp.112-113）

生了女儿后，默金一度对打屁股产生厌倦，但几年后她与丈夫分居了，这种幻想和冲动又死灰复燃。后来她和另一个男人建立了亲密关系，她形容这段关系是"十分传统的恋爱，但也有一些亮点（施虐和受虐）"。当他们共同的兴趣和双方同意的虐待活动升级之后，默金发现他们的关系出现了问题：

我意识到，在我有限参与这个世界的背后，我感受到了巨大的愤恨。我只是无法控制地跟着别人的舞步跳舞。打屁股之类的活动或许有助于克制我对男人（和他们对我）不可遏制的愤怒，但它同时证明，我离健康的亲密关系，一种有真实的付出和得到的、可靠的亲密关系是多么遥远。（p.114）

这一案例说明与性欲倒错相关的幻想不可抗拒和通常矛盾的性质。这名成功而且独立的女性，并不信奉用体罚来教育女儿，但却从被男人打屁股的幻想中获得极大的快乐。如果没有造成主观痛苦或社会损害，即使默金将幻想变成实际行动，她也不符合性受虐障碍的诊断标准。

与达芙妮·默金一样，很多有性受虐行为的人都受过良好教育，事业成功。性受虐者在社会优势群体中占很大比例。这种特殊模式让某些研究者认为，性受虐的动机可能是试图暂时摆脱保持个人控制和追求自尊所带来的持续负担（Baumerster & Butler, 1997）。

性施虐障碍 通过给他人造成身体或精神痛苦来获得快乐的人被称为虐待狂。这个词源于萨德侯爵的作品。他在小说中描述了通过施虐满足色欲的情形。*DSM-5*将**性施虐障碍**（sexual sadism disorder）定义为，涉及受害者心理或身体痛苦的强烈的、性唤起的幻想、冲动或行为。性施虐幻想往往涉及维护对受害者的支配地位；权力和控制的体验可能与施加痛苦一样重要（Hucker, 1997）。一些性施虐者是在征得伴侣（可能是性受虐者）同意忍受疼痛或凌辱的情况下进行虐待式的性仪式，有些人则是在伴侣未同意的情况下实施其性施虐冲动。在某些案例中，施虐行为的严重程度会随着时间推移升级。

露阴障碍 *DSM-5*依据以下标准定义**露阴障碍**（exhibitionistic disorder）：（1）持续至少6个月，通过将自己的生殖器暴露给毫不知情的人来激起个体反复的、强烈的性唤起，表现为性幻想、性冲动或性行为；（2）个体将其性冲动实施在未征得同意的对象身上，或者其性冲动或性幻想引起临床意义上的痛苦，或导致社交、职业或其他重要功能方面的损害（APA, 2013, p. 689）。这类行为也被称为"有伤风化的暴露"，许多不同的行为模式都符合这一分类。约一半的男患者会在暴露时勃起，其中一些人还会自慰。另一半的人通常在暴露后不久一边回想受害者的反应一边自慰。他们的目的通常是想惊吓对方，但有时也幻想对方有性唤起。他们很少试图触碰或以其他方式骚扰受害者（通常是女性或儿童）（Murphy & Page, 2008）。

露阴障碍几乎是男性独有的障碍。大多数露阴者在十几岁或二十岁出头时初次表现出这种行为。成年露阴者大多数要么已经结婚，要么与性伴侣生活在一起。露阴障碍很少是偶发行为，患者只要有过这类行为，往往会频繁地这样做（Abel & Osborn, 1992）。

窥阴障碍 **窥阴障碍**（voyeuristic disorder）中性唤起的焦点是窥视毫不知情的人，尤其是陌生人的裸体、脱衣过程或性活动（Metzl, 2004）。许多人（尤其是男性）在看到异性裸体或半裸体时会产生性唤起，但窥阴者在观看那些知道自己正在被观看的人时并不会产生性唤起。"窥视"过程本身才会引发性唤起。窥视者可能会幻想自己与被窥视者发生性关系，但很少发生实际身体接触。事实上，窥视的隐秘性和被发现的风险可能是窥视情境引起性唤起的重要原因。窥视者在偷窥期间或事后回忆所看到的场面时通过自慰达到高潮。大多数偷窥者和被窥者保持距离且没有危险，但也有例外（Långström, 2010）。

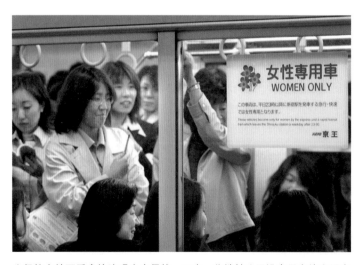

为保护女性不受摩擦障碍患者侵扰，日本一些地铁公司设有早高峰和深夜女性专用车厢。东京的这面地铁标牌上写着："警惕有人在拥挤的列车上抚摸女性。"

摩擦障碍 **摩擦障碍**（frotteuristic disorder）指穿戴整齐的个体通过用自己的生殖器触碰或摩擦未征得同意的他人来获得性唤起。患者通常选择拥挤的场所，如人行道或公共交通工具，这样他就可以很容易地逃脱追捕。他们在受害人的大腿或臀部摩擦自己的生殖器，或抚弄受害人的生殖器或乳房（Horley, 2001; Lussier & Piché, 2008）。

　　与露阴障碍一样，摩擦障碍也是一种高频率的障碍。对正在接受摩擦障碍治疗的患者的心理访谈表明，他们可能实施了数以百计的性欲倒错行为。一旦接触或摩擦过受害者后，他们会尽快逃跑。他们不想有进一步的性接触。

恋童障碍　恋童行为，即一再与儿童进行性活动，无疑是性欲倒错行为中最令人担忧和反对的行为。美国每年有逾10万名儿童因为疑似遭受性虐待而被转介到儿童保护机构（参见第18章）。近年来，性虐待对儿童的影响是一个争议激烈的话题。一些受害者后来卷入了过度且危险的性活动，引发了新的问题（Browning & Laumann, 1997）。一份有争议的评估报告得出的结论是，儿童性虐待造成的负面后果并不普遍，而且通常也不严重（Rind, Tromovitch & Bauserman, 1998）。不过，我们必须对接受虚无假设保持谨慎（参见第1章"研究方法"专栏）。没有发现虐待受害者与普通人群的显著差异，可能表明研究者没有考察适当的因变量。儿童性虐待的恶果可能有多种形式，包括对未来亲密关系的破坏、对性活动的厌恶等（Emery & Laumann-Billings, 1998）。其他形式的精神障碍，如创伤后应激障碍和进食障碍等，也可能是儿童期性虐待的结果（参见第7章和第10章）。

　　恋童障碍（pedophilic disorder）是指，通过与青春期前儿童（通常 13 岁或更小）的性活动而激起个体反复的、强烈的、性唤起的性幻想、性冲动或性行为。要符合 *DSM-5* 的诊断标准，当事人必须至少年满 16 岁，且比受害儿童大 5 岁以上。恋童者（pedophile）和儿童性骚扰者（child molester）这两个术语有时互换使用，但这种做法混淆了心理病理学定义与法律定义。儿童性骚扰者是对儿童受害者实施性侵犯的人。因此，这一术语取决于"性侵犯"和"儿童受害者"的法律定义，可能因不同的国家或地区而异。在美国很多地方，儿童指的是任何未达到法律规定的性同意年龄的人，即使此人已经进入青春期。并非所有的儿童性骚扰者都是恋童者。此外，有些恋童者可能并未骚扰儿童，因为即使没有发生实际的性行为，只要个体有反复的幻想且这种幻想造成明显的痛苦或人际困难，就可以诊断为恋童障碍（Barbaree & Sero, 1997）。

　　恋童障碍包括多种行为和性偏好（Cohen & Galynker, 2002; Fagan, Wise, Schmidt, Berlin, 2002）。某些恋童者只对儿童感兴趣，另一些人有时也对成人感兴趣。大多数恋童者都是异性恋者，而且受害的女童多于男童。一些侵犯者对男孩和女孩都感兴趣。他们与儿童的性接触往往是抚摸和玩弄生殖器。阴道、口腔或肛门插入不太常见，身体暴力也较少。在很多案例中，儿童会自愿和幼稚地遵从侵犯者的意愿。在大多数案例中，骚扰者是儿童认识的人。一半以上的侵犯行为发生在儿童或侵犯者家中。

　　乱伦关系或许应该与受害者同侵犯者只是偶然认识的情况区分开。乱伦是指发生在血缘近亲如父女、母子、兄弟姐妹之间的性活动。这一定义还可以扩大到重组家庭的继父母和继子女之间。大多数报告的乱伦案例是父亲或继父对女儿或继女进行性虐待（Cole, 1992）。

　　许多乱伦者并不会被视为恋童者，因为受害者是已过青春期的青少年，或者他们自己也很年轻（如男性青少年骚扰他们的妹妹）。可能一半的乱伦男性与自己家庭外的儿童有过性行为（Abel & Osborn, 1992）。这种恋童乱伦的亚型危害最大，也最难治疗。他们的人格类型通常是被动和依赖的，无法对被害者的困境产生共情。部分原因可能是他们童年早期缺乏负责任的照护（Williams & Finkelhor, 1990）。

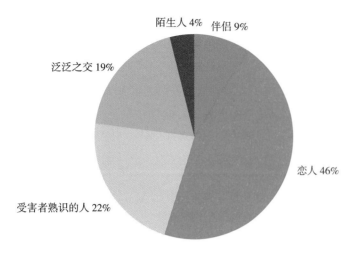

陌生人 4%　伴侣 9%
泛泛之交 19%
恋人 46%
受害者熟识的人 22%

图 12.4　强迫性行为：强奸者与受害者的关系

如本图所示，美国"国民健康和社会生活调查"的受访者中，大多数被强奸的妇女都认识强迫她们的人。

资料来源：Laumann, Edward O., John H. Gagnon, Robert T. Michael and Stuart Michaels. 1994. The Social Organization of Sexuality: Sexual Practices in the United States. University of Chicago Press.

强奸和性攻击　强奸的法律定义包括"未征得同意而通过体力、身体伤害威胁，或在受害者因精神疾病、精神发育迟滞或喝醉而无能力表达同意的情况下强行实施的性插入行为"（Goodman, Koss, & Russo, 1993）。根据一项全美调查，对强奸发生率的一个保守估计表明，有14%的成年女性曾遭受过强奸（National Victim Center, 1992）。实际发生率可能更高，可能在20%左右（Watts & Zimmerman, 2002）。性侵犯对受害者的打击见第7章。

美国"国民健康和社会生活调查"也对强迫性行为的发生率进行了研究（Laumann, Gagnon, Michaels, 1994）。3 500 名受访者被问及是否有过违背自己意愿的强迫性行为。这项提问是宽泛的，不限于插入或暴力威胁。略多于1/5 的女性报告说她们曾被男性强迫进行某种违背其意愿的性活动。在那些被强迫性交的女性中，30% 的人称曾被不止一个男人强奸。

一些强奸案是陌生人所为，但很多案件是熟人作案，称为熟人强奸。大多数女性受害者认识强奸她们的人（Wiehe & Richards, 1995）。我们可以看看"国民健康和社会生活调查"中被强奸的女性们的数据。她们与强奸者的关系见图 12.4。大多数人报告说，强奸者要么是她们的恋人，要么是她们的配偶。只有 4% 的强奸者是陌生人。

强奸者多种多样，原因也各不相同（Bachar & Koss, 2001）。女性主义视角看待强奸时关注男性攻击和暴力。传统的临床视角关注性异常。DSM-5 的编撰者曾经考虑把强奸列为性欲倒错的一个类型，但该提议被否决（参见"对 DSM-5 的批判性思考"专栏）。不过，某些强奸者的行为确实有性欲倒错的典型特征：反复而强烈的、性唤起的幻想和冲动，涉及未同意的受害者的痛苦。

对性侵犯者的分类工作试图区分他们的动机差异，哪些人的行为是由不正常的性唤起促成的，哪些人的行为主要受愤怒或暴力冲动驱动。人们通过研究被判坐牢的强奸犯得出了一系列有趣的结果（Knight & Guay, 2006）。研究者们把这些强奸犯分成 4 类。其中两类强奸犯性侵的动机主要是性。性施虐强奸犯的特征近似于 DSM-5 对性欲倒错障碍的通用定义。他们的性侵行为是由性冲动和攻击冲动共同造成的。非性施虐强奸犯包括那些沉迷于性幻想的人，但这种幻想并不夹杂暴力或攻击意象。这些人进行性攻击的部分原因可能是他们处理社交线索（比如女性的意图）的能力有严重缺陷。

另外两个类别描述了男性实施强奸的主要动机与性无关的情况。报复型强奸犯的暴力行为似乎是专门针对女性。不像性施虐强奸犯，他们的攻击并不是由性驱动的。机会型强奸犯有在各种场合做出冲动行为的历史，他们可能被认为是精神变态者（参见第 9 章）。他们的性行为主要受当时环境线索的支配。他们会用尽各种可能的方法让受害者就范，但只有在受害者抵抗时才表达愤怒。这一研究证实了人们的一种印象，即性侵者实际上也是一个极其异质化的群体（McCabe & Wauchope, 2005）。

对DSM-5的批判性思考

没有成为新的精神障碍的两个性问题

我们批判性地评价 *DSM-5* 时，要兼顾未列入 *DSM-5* 的障碍和已列入的障碍，这点非常重要。这两个领域都有助于我们理解塑造 *DSM-5* 的思维方式。如果某人认为某些行为异常，因而是精神障碍的一种迹象，大众传媒就会对关于这些行为的天马行空的想法着迷。*DSM-5* 各工作组提出并评估了关于新的精神障碍的许多提案。一些建议被采纳，另一些则最终被拒绝。与性行为有关的两个提案是：性欲过强障碍和性欲倒错强迫障碍。

DSM-5 把性欲低下视为男性性功能失调，但并未提及性欲过强的问题。与这种情况相关的症状可能包括在性方面喜新厌旧、频繁接触色情作品等行为。其他特征包括着迷于艳遇，因有问题的性行为而内疚，把持续出现的不检点性行为合理化等。不检点和无节制的性活动显然会严重扰乱个体的生活，造成显著的个人痛苦。一些专家希望将性欲过强行为加入 *DSM-5*（Kafka, 2010）。他们认为，无节制的性行为与吸毒类似（Bancroft & Vukadinovic, 2004）。

对这一概念持怀疑态度有几个很好的理由。或许最重要的一点是过度或无节制性行为的异质性。不能控制性冲动或许与其他一些障碍有关联，如性欲倒错障碍、冲动控制障碍、双相障碍等（Levine, 2010）。许多承认有强迫性行为的人也患有抑郁症、焦虑障碍、物质使用障碍（Black, Kehrberg, Flumerfelt, Schlosser, 1997; Guiliano, 2009）。性欲过强这一概念显然包括一系列不同的行为问题。它也面临着冲动控制障碍（见第 9 章 "冲动控制障碍" 专栏）和行为成瘾（参见第 11 章 "对 DSM-5 的批判性思考" 专栏）中提及的概念性问题。因为所有这些原因，*DSM-5* 否决了将性欲过强作为一种新诊断的提案。

DSM-5 工作组还解决了关于精神障碍与性侵犯的关系的长期争议。强奸犯受性欲倒错障碍影响吗？工作组曾考虑一种新诊断类别，名为性欲倒错强迫障碍（Thornton, 2010）。该提案的依据是，对于大多数男性来说，如果有明显的迹象表明伴侣是受强迫的，其性唤起就会受到抑制。

这一新诊断可能适用于少数与这一模式相反（即强迫反而增强其性兴奋）的男性。有关性侵的法律允许强制监禁那些被判断为精神异常且这种异常会导致进一步性侵的人。性欲倒错强迫障碍可以是这种诊断决策的一个选项。

有些问题与性欲倒错强迫障碍诊断相关（Wakefield, 2012）。一个问题是，性欲倒错障碍定义的依据是聚焦于非常规性活动或目标的反复出现的、有强烈性唤起作用的幻想或性冲动，而非常规的性活动或目标在这里是性强迫。幻想和冲动明显是个人体验。在刑事背景下，被指控的罪犯可能拒绝配合评估，如果评估的目的是为了识别这些主观信号。这样就容易导致人们根据个体的行为（如他强奸了好几个人，所以他肯定是被性强迫唤起的）做出性欲倒错强迫障碍的诊断。然而，并没有方法可以区分真正的性欲倒错强迫障碍与因其他原因实施的强奸，而前者比后者多得多。而且我们也不清楚，这种综合征是否能可靠地与更广泛的施虐冲动和幻想区分开来（Knight, 2010）。鉴于以上种种理由，*DSM-5* 拒绝了在其中加入性欲倒错强迫障碍的提案。正如一位评论家所指出的 "强奸是犯罪，监狱是适合强奸犯的地方"（Tucker & Brakel, 2012）。

为什么一些提案被采纳而另一些则被拒绝？或许是因为它们主要影响到男性而非女性（请比较暴食症和经前期烦躁），但我们对此表示怀疑。你也可能会想，是不是因为这两个问题较少发生，增加新的分类诊断并不能给制药业创造巨大的新市场。对此我们也存疑。我们认为，提案被拒绝是因为专家们对证据做了认真研究，对这两种情况做出了正确的决定。

公众对 *DSM-5* 的批评常常集中在它增加了新的诊断类别。评论者们认为，"正常状态受到了威胁"，因为有如此多的人现在可能符合诊断标准。这种批评确实有一定道理，但性欲过强障碍和性欲倒错强迫障碍的情况使我们得以正确地看待其他新增的类别。实际上工作组拒绝了很多提案，而且他们的决策都是在对相关证据深思熟虑后做出的。

患病率

关于各种非常规性行为患病率的证据很少。没有受害者或非强迫的性欲倒错行为（如恋物障碍、易装障碍、性受虐障碍）尤其如此，因为这些人大部分很少求治，也很少受到执法者的关注。而且因为这些行为被认为不正常或有悖常理，所以当事人不会轻易吐露他们隐秘的冲动或幻想。

除了性受虐障碍之外，其他性欲倒错行为几乎总是发生在男性身上。因性欲倒错求治的人约95%是男性。性欲倒错很少孤立出现。有某种性欲倒错的人往往也有其他性欲倒错（Marshal，2007）。研究者曾调查了迎合恋物癖者、性施虐者和易装癖者需要的私人俱乐部（Gosselin & Wilson，1980），发现这些不同俱乐部的成员往往有一样的兴趣。这种模式被称为性欲倒错行为交叉。显然很多性欲倒错的人有交叉癖好。

病　因

性欲倒错之间的高重叠率说明，这些癖好和行为可能有共同的病因，而不是各有自己独特的致病路径。那些导致个体形成某种性欲倒错障碍的经历和条件，显然也可能导致其出现另一种性欲倒错障碍。下面我们将回顾一些关于性欲倒错障碍的病原学假设。一些假设与特定的性欲倒错障碍有关，但大部分都涉及多种障碍。

生物因素　大部分关于性欲倒错障碍生物因素的病原学研究都侧重于内分泌系统（见图2.4），即通过释放激素来调节性反应的各种腺体的集合。对被定罪的性侵者做的一些研究发现了睾酮水平升高的证据（Langevin，1992），但我们必须对这些报告持怀疑态度。原因有两个。第一，这些研究的对象全都是被定罪的性侵者。所以，还不清楚研究结果能否推广到所有患性欲倒错障碍的人。第二，性罪犯酗酒和滥用其他药物的比例很高。因此，我们不知道在这些人身上观察到的生物异常到底是其性行为异常的原因，还是长期物质滥用的结果。

神经系统异常也可能与性欲倒错障碍的形成有关。颞叶，特别是杏仁核和海马体似乎在控制攻击和性行为上起着重要作用。这些边缘结构和下丘脑一起构成了调节具有重要生物学意义的行为的神经回路，这些行为被戏称为4F，即feeding（进食）、fighting（战斗）、fleeing（逃跑）和fornication（通奸）（Valenstein，1973）。1937年，两名科学家报告称，恒河猴的两侧颞叶大面积损伤后性活动剧增，还出现了一些相关的行为和知觉异常。它们明显想和各种不合适的对象交配，包括研究人员。这一模式后来以最先发现它的科学家的名字被命名为克–布二氏综合征。

受颞叶损伤导致性行为的异常模式这一研究结果的启发，临床科学家对性罪犯进行了许多神经学和神经心理学的研究。一些研究报告表明，有恋童障碍和露阴障碍的人存在微弱的左颞叶功能失调，证据是他们的电生理反应出现异常模式，以及神经心理测验表现受损（Bradford，2001；Murphy，1997）。

社会因素　从更广泛的进化背景来看，某些类型的性欲倒错似乎是正常交配过程的畸变。雄性灵长类动物的性行为包括一系列步骤：定位和评估潜在的伴侣；伴侣互相交换感兴趣的信号；为交配做准备的触觉互动。窥阴障碍、露阴障碍和摩擦障碍可能代表了这些社会过程的异常版本。因此一些类型的性欲倒错障碍也被称为"求偶障碍"（Freund & Blanchard，1993；Freund & Seto，1998）。某些地方显然出了问题，破坏了有助于识别性伴侣和控制吸引伴侣的行为的（不论什么）机制。

如果某些类型的性欲倒错障碍患者不知为何没有学会更有适应意义的求偶行为，那么什么样的童年经历可能导致这些意想不到的结果？研究者在一些有非典型性行为的人身上反复观察到一些背景因素（Seto & Barbaree，2000：Wincze，1989）。这些因素包括：

- 早期就有越过正常性行为边界的直接经验（如被成年人性侵）或间接经验（如听说过父亲的非典型性行为）；

- 缺乏持续的养育环境，无法模仿正常的性行为和性价值观；
- 缺乏自尊；
- 在社交互动中缺乏信心和能力；
- 对人类性行为无知或知之甚少。

所有这些因素都可能增加个体尝试异常性刺激或发生不良性行为的可能性。

尽管性欲倒错障碍最突出的特点是性唤起，但最终这些障碍是社会关系中的问题。因此，人际关系技能可能在性唤起过程中起着重要作用。异常性行为的核心特征可能是无法与其他成年人建立亲密关系（Marshall, 1989; Seidman, Marshall, Hudson, Robertson, 1994）。根据这种观点，性欲倒错障碍患者通常孤独、缺乏安全感、不与人交往，并且在社交技能方面有明显的缺陷。性攻击行为（如在恋童障碍中所表现的那样）是想通过性来获得亲密情感的一种不良尝试。这些行为总是以失败和自我挫败告终，因为它们会让当事人与身边的人更加隔绝。矛盾的是，这种模式可能会变得根深蒂固，因为它会带来与性高潮有关的短暂快乐，以及终于能与另一个人建立亲密关系的虚幻希望。

心理因素　关于性欲倒错障碍的成因，另一个有影响力的观点使用了所谓爱情地图的地理学隐喻（Money, 2002）。爱情地图代表个体心中理想性关系的心理图像。它也可以被视为编码个体的性幻想和偏好的性行为的软件。这种"程序"在生命早期就已写好，而且相当持久。儿童通过性游戏、模仿父母和其他成人，以及从大众传媒中吸收的信息习得自己的爱情地图。根据该理论，当最佳条件出现时，儿童会发展出一种爱情地图，其中包括将性交作为一种首选的性表达形式。儿童还学到，爱（对另一个成年人浪漫的依恋）和色欲（性的吸引）可以指向同一个人。

根据这种隐喻，如果儿童学到的是浪漫的依恋与性欲不兼容，也就是说这些情感不能指向同一个人，爱情地图就可能被扭曲。无法将爱情地图的这些方面整合到一起是解释性欲倒错的关键。解决这种困境的一个办法是完全避免或否认性表达。这就可以解释为什么个体会出现性欲缺乏。然而，性冲动是强大的，否认并不容易。于是在某些情况下，性冲动被迂回释放而不是完全消失。各种类型的性欲倒错代表了不同的迂回策略，个体发现自己可以通过这种方式，在与另一个成人的亲密爱情关系之外表达性感受。因此，露阴障碍、窥阴障碍和恋物障碍都是这种感知到的爱与欲不兼容的部分解决方式。

治　疗

性欲倒错障碍与性功能失调的治疗并不一样，表现在多个方面。或许最重要的是，大多数性欲倒错障碍患者并不会主动求治。他们往往是因为露阴、透窗偷窥或奸污儿童被捕后由司法系统转介给治疗师。因此，他们改过自新的动机常常是有疑问的。接受治疗可能有助于他们获得减刑或避免其他法律惩罚。在很多情况下，他们被要求放弃持续多年的具有高度强化作用的行为。他们的家人和其他社会成员可能比他们自己更关注改变。我们之所以在讨论一开始就提到这个问题，是因为该领域的结果研究显示，性欲倒错障碍的治疗效果通常不如性功能失调的治疗效果好（McConghy, 1999; Prentky, Lee, Knight, Cerce, 1997）。

厌恶疗法　数十年来，性欲倒错障碍最常用的治疗方法是厌恶疗法。进行厌恶治疗时，治疗者反复呈现引起不当性唤起的刺激物（如裸体儿童的幻灯片），并将它们与厌恶刺激物（如难闻的气味、电击或化学物引起的恶心）相关联，有时也使用令人恶心的认知图像来代替实际的厌恶刺激物。不管具体使用什么方法，其基本原理都是与不当刺激物建立新的联系，以使其不再引起性唤起。一些研究表明，厌恶疗法有积极效果（Kilmann, Sabalis, Gearing II, Bukstel, Scovern, 1982）。但这种疗法最终式微，因为评估该疗法的研究存在设计缺陷。

认知行为疗法 性欲倒错障碍的行为疗法反映了对其病因更广泛的认识。我们有充足的理由相信，性欲倒错障碍的原因是各种认知和社交缺陷。研究者比较了露阴障碍的两种治疗方法(Marshal, Eccles, Barbaree, 1991)。一种基于厌恶疗法，另一种则使用了认知重构、社会技能训练和应激管理方法。接受第二种治疗的性欲倒错障碍患者比接受第一种治疗的患者更少复发。厌恶疗法的效果并不比安慰剂治疗更好。这些数据证明，基础广泛的认知和社交疗法可能是治疗性欲倒错障碍最有用的方法（Marshal, Bryce, Hudson, Ward, Moth, 1996）。

遗憾的是，关于性侵犯者心理治疗效果的研究结果并不令人乐观。对这些治疗项目所做的唯一一个大规模的评估是"加利福尼亚性侵犯者治疗和评估工程"（SOTEP; Marques, Day, Nelson, West, 1993）。这些项目使用了随机分配的方法来安排治疗条件，接受治疗的对象都是强奸犯和儿童性骚扰罪犯。参加这一综合治疗项目的男性被转介到特殊的医院专科病房，住院数月。他们接受了性知识教育和认知行为治疗，包括放松训练、社交技能训练、应激和愤怒管理等。治疗还包括复发预防部分，借鉴了治疗酗酒的方法（参见第 11 章）。复发预防方法能帮助他们学会面对出狱后个人、社会和性等方面的困难，这些困难可能增加复发的风险。

研究者将治疗组的男性与两个控制组进行比较。治疗结果以多种方式衡量，但最重要的一种是因类似罪行再次被捕。图 12.5 显示了这一研究的部分结果，突出对比了 138 名接受完整治疗的罪犯和 184 名起初主动要求参加治疗项目但被分配到不治疗的控制组的罪犯（Marques, 1999）。出狱 4 年之内，治疗组因再次性犯罪被捕的比例与控制组基本相同（13%）。治疗组因暴力犯罪被捕的比例略低于控制组，但差别并不显著。

研究显示，强奸犯的治疗效果好于儿童性骚扰罪犯。不过，这一研究得出的数据并不令人乐观。它表明侧重于教育、社交技能和复发预防方法，基础广泛的行为干预计划，效果并不明显好于常规监押（Maletzky, 2002）。

激素和药物治疗 另一种治疗性欲倒错障碍的方法是使用药物来降低睾酮水平，其

图 12.5 性侵犯者的心理治疗结果

男性性侵犯者（治疗后4年内）再次被捕的比例。

资料来源：Marques. J.K. How to Answer the Question: Does Sex Offender Treatment Work? Journal of Interpersonal Violence. 1999; 14: 437–451.

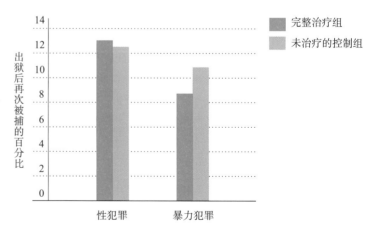

理论假设是雄性激素能控制性欲（Hill, Briken, Kraus, Strohm, Berner, 2003）。一项研究报告，使用能够阻断睾酮作用的醋酸环丙孕酮（cyproterone acetate），能明显减少某些性行为，特别是性幻想（Bradford & Pawlak, 1993）。该研究发现，对于男性恋童障碍患者，对儿童的性幻想比对自愿的成年人之间性行为的幻想减少得更多。研究报告还表明，使用曲普瑞林（triptorelin）也有积极的效果，这种药通过抑制脑垂体—性腺的功能来减少睾酮分泌。在一个没有控制组的试验中，30 名男性患者（25人有恋童障碍）每月接受曲普瑞林注射，同时辅以心理治疗。所有患者的异常性幻想都减少了，发生性欲倒错行为的次数也减少了（Rosler & Witztum, 1998）。但我们必须记住，在没有双盲设计和安慰剂控制组的情况下，这些药物的有效性是存疑的。一篇这方面文献的综述得出的结论是，治疗计划绝不应只依赖降低睾酮水平的药物（Prentky, 1997）。

抗抑郁药和抗焦虑药也曾被用来治疗性欲倒错障碍。一些结果研究表明，选择性 5– 羟色胺再摄取抑制剂对某些男患者有较好的效果（Thibaut, De LaBarra, Gordon, Cosyns, Bradford, 2010）。这些药物改变性行为的过程还不确定。比如，药物治疗可能通过减少异常的性兴趣而直接起作用，而不影响其他形式的性唤起。另一方面，选择性 5– 羟色胺再摄取抑制剂可能通过减少社交焦虑而起作用，但它会妨碍患者享受与成人的亲密性关系的能力。

法律问题　美国国会和全部 50 个州都通过了相关法律，以保护社会免受被判处暴力性犯罪或屡次性侵犯的罪犯的伤害。这些法律分为两类。第一类是社区公告法（如《梅根法》），这类法律要求政府机构向公众广泛告知儿童性骚扰者和性暴力犯罪者出狱或假释的消息。这些法律依据的是两个假设：（1）公告会减少犯罪者再犯的机会；（2）公民如果知道危险人物生活在自己的社区，可以更好地保护自己和孩子。批评这些法律的人则认为，这给这些已服满刑期的前罪犯施加了不公正的额外处罚，侵犯了他们的宪法权利。这类法律受到欢迎，但它们的影响还有待评估。尚不清楚的是，有了公告以后人们能否更好地保护自己。而且，我们不知道生活在严格执行此类法律的社区里的性犯罪者的再犯率是否较低（Edwards & Hensley, 2001; Younglove & Vitello, 2003）。

第二类包括性侵犯者法，该法旨在将一些性罪犯无限期地监禁。例如，1994 年堪萨斯州通过了一项法律，后来得到美国最高法院的支持。该法律允许当局在某些性罪犯出狱后将他们送入精神病院。每个案件都需要经过一系列评估步骤，并以民事判决结束。如果陪审团判定当事人有继续实施性侵犯的"心理异常"，则此人可能会被强制送入精神病院。强制民事监禁是这项法律的一个很少出现的结果（Fabian, 2011）。但如果该结果确实出现，就需要在公众安全与保障当事人宪法权利之间取得平衡，这是个严重的问题（参见第 18 章关于民事监禁的讨论）。

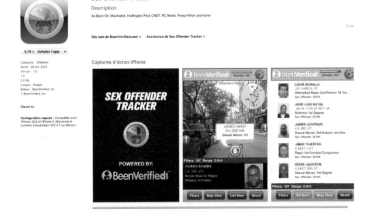

在美国，人们现在可以通过类似雷达的手机应用，以显示的红色光点追踪性侵犯者。根据美国法律，性侵犯者必须到当地社区登记，而且人们现在可以通过绿色屏幕上的光点更清楚地看到他们。据制造商介绍，这种军用风格的雷达式手机应用可以实时跟踪性侵犯者，并显示详细的位置信息。

性别烦躁

我们对自己身为男性或女性的意识称为**性别同一性**（gender identity）。性别同一性几乎总是反映了儿童的身体解剖特征：有阴茎的学步儿知道自己是男孩，有阴道的学步儿知道自己是女孩。性别同一性通常在孩子 2~3 岁的时候就已经形成（Clemans, DeRose, Graber, Brooks-Gunn, 2010）。

性别同一性必须要与性别角色区分开来，性别角色是特定文化中一些被定义为属于男子气概或女人味的特征、行为和技能。例如，某些外表或行为更多地与男性而非女性联系在一起，这些方面就被认为是有男子气概的，而那些更多地与女性有关的行为或外表则被视为是有女人味的。在美国文化中，男性和女性的性别角色近年来已经发生了很大变化，出现了一定程度的重合（Sczesny, Bosak, Diekman, Twenge, 2008）。

症　状

有些人坚信，自己的解剖学特征与性别同一性不匹配。有这种想法的男性强烈地认为自己是囚在男人身体内的女性，女性则反之。DSM-5 把这种不喜欢自己解剖学性别的不适感称为**性别烦躁**（gender dysphoria），也称易性癖。有性别烦躁的人并非真的相信自己是异性的一员，而是感觉除了身体的解剖学特征之外，自己更像异性（Becker & Johnson, 2009）。

大多数易性癖者都称自己很小就有这种感觉。很多人说，他们在童年和青少年时期穿过异性的服装，有过异性的性别角色行为。他们不喜欢自己解剖学性别的程度因人而异。他们的不适感总是在青春期，即第二性征发育（女孩胸部变大，臀部变宽；男孩面部长须，变声且肌肉增多）时变得更强烈。这些性征使一个人更难以冒充另一个性别。许多易性癖者一心想通过变性手术改变自己的解剖学性别（Paap, Kreukels, Cohen-Kettenis, Richter-Appelt, de Cuypere, Haraldsen, 2011）。

性别烦躁应该与前述的易装障碍区分开，后者指男性穿上异性的服装以产生性唤起，是一种性欲倒错行为。它们实际上是两种非常不同的障碍。有易装障碍的男性并不认为自己是女性；而有性别烦躁的男性穿上女性服装也不会产生性唤起，他们只是觉得穿上女性服装让自己更舒服。

性别烦躁与性取向的关系一直是一个有争议的话题。有些临床专家认为，易性癖者实际上是同性恋，他们声称自己是异性，以绕过打压同性恋关系的文化和道德惩罚。这一看法是不正确的，原因有两个。第一，男同性恋者和女同性恋者并没有对自己的性别同一性感觉不适，这说明易性癖者并非只是回避同性恋的污名。第二，实验室研究表明，易性癖和同性恋参与者对色情刺激表现出不同的性唤起模式。

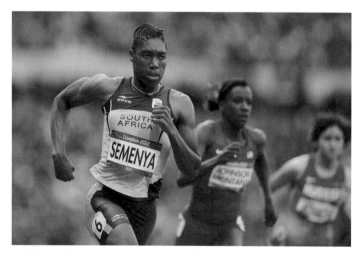

卡斯特·塞曼娅是南非的田径明星，在获得世锦赛800米金牌后接受了性别检测。她的外貌是女性，但身体器官却是男性，所以有很高的睾酮水平。她后来被禁止参加奥运会女子体育项目。她的案例说明一个重要观点，即没有一个单项指标（基因、激素或外部特征）可以作为区分性别的绝对标准。

患病率

与本书讨论的大部分其他障碍相比，性别烦躁很罕见。男变女的易性癖显然比女变男更为普遍，至少从寻求门诊治疗的人数看是如此。一些研究估计，易性癖的男性患病率为 1/12 000，女性为 1/30 000（Olsson & Moller, 2003）。

在总人口中，儿童根深蒂固的跨性别行为和态度并不普遍。学前儿童中较普遍的情形是轻度的跨性别行为，如穿异性服装或希望自己是异性等。极端形式的性别烦躁行为较罕见，特别是在男孩中（Zucker, 2009）。

病　因

人们对正常男性和女性性别同一性的起源知之甚少，因此对性别烦躁的病因缺乏了解也就不足为奇了（Richmond, Carroll, & Denboske, 2010）。一些证据表明，性激素对性别同一性有重大影响，特别是在围产期（Diamond, 2009）。许多这方面的研究源于动物证据，但一项有意思的数据来自有**假两性畸形**（pseudohermaphroditism）的人。有这种疾病的人在基因上是男性，但他们在胎儿期无法分泌塑造阴茎和阴囊的激素，因而出生时外生殖器的外观是模糊的。这是假两性畸形这一术语的由来。[2]

这类孩子大多被当成女孩抚养。当他们进入青春期时，剧增的睾酮会导致生殖器外观急剧变化。以前看起来像阴蒂的器官突然变大，成了阴茎，睾丸也从腹部落入阴囊。孩子的声音变得低沉，肌肉增加，他很快就开始认为自己是一个男人。有这种疾病的人很快就能轻松接纳自己的男性性别同一性，说明他们的大脑在出生前就被设定了这一选项（Hines, 2004）。

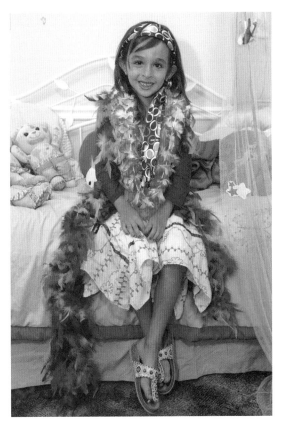

治　疗

性别烦躁问题有两个显而易见的解决方案：要么改变个体的性别同一性以符合其解剖学特征，要么改变其解剖学特征以匹配其性别同一性。各种心理治疗方法都曾被用于改变性别同一性，但都收效甚微。

一种替代心理治疗的方法是**性再造手术**，即利用手术改变个体的生殖器以符合其性别同一性（Sohn & Bosinski, 2007）。医学方法可以实现男性和女性生殖器官的再造。人造阴茎并不能对性刺激做出勃起反应，但结构性移植可以。在过去数十年间，临床医生已经在成千上万的病人身上实施过这些手术。医院在做这些手术时要采取严格的甄选程序，病人在手术前通常要按要求以异性身份生活数月。

性再造手术的结果通常是良好的（Johnsson, Sundbom, Hörjerback, Bodlun, 2010）。对术后病人的采访表明，大多数人对结果感到满意，而且绝大多数人认为自己以新的性别生活时没有感到困扰。对完成性再造手术的人进行的心理测试显示，他们的焦虑和抑郁水平降低了。

加兹和家人在电视节目《20/20》中露面时是一个有性别烦躁的6岁男童。加兹2岁时，如果家长夸他是一个"好男孩"，他会纠正说自己是一个"好女孩"。

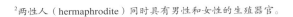

[2] 两性人（hermaphrodite）同时具有男性和女性的生殖器官。

获取帮助

很多性方面的问题源于缺乏性态度、性感受、性偏好和性行为本质的信息。可喜的是，近来无论是在这些信息的获取上，还是在公众对这些问题的讨论上都有了长足的进步。美国性信息和性教育委员会（SIECUS）是搜集和传播性知识及推进性教育的机构。该委员会的主页上有范围广泛的分类信息，包括书籍和网站链接，涉及的话题广泛，从生殖、女性健康、性别同一性、性取向到性传播疾病和各种性障碍。

如果你受到性唤起、性高潮抑制或早泄问题的困扰，行为疗法或许可以帮助你。很多这类问题都可以通过行为或认知疗法成功治疗。在寻找专业治疗之前，你或许想试一试从这些疗法发展而来的自助技术。关于如何利用这些方法增加性关系的快乐，我们推荐两本优秀又实用的书。一本是《高潮迭起：女性的性成长和个人成长计划》（*Becoming Orgasmic: A Sexual and Personal Growth Program for Women*），作者是朱丽娅·海曼（Julia Heiman）和约瑟夫·洛皮科洛（Joseph LoPiccolo）。另一本是《新男性》（*The New Male Sexuality*），作者是伯尔尼·

齐尔伯杰尔德（Bernie Zilbergeld）。如果尝试了自助方法后仍然有问题，你就应该找专业的性治疗师治疗。治疗师受过的治疗特定问题的专门训练比其专业背景更重要。在寻找治疗师时，要询问他们的治疗方法是否与马斯特斯和约翰逊的方法类似。美国疾病控制与预防中心（他们的性健康主页）也给有性问题的读者提供了关于咨询、治疗、医疗护理及其他性问题资源的信息。在美国国家图书馆的网站上可以找到各种性功能失调及其治疗的简明扼要、可读性强的介绍。这些网站可以帮助你增加性方面的知识，其表达可能比较委婉，但提供的方法可能有助于你改善性表现和性体验。

如果想了解关于性别烦躁的更多信息，可以看一本很有帮助的书《真实的自我：理解易性癖——写给家人、朋友、同事和助人行业从业者》（*True Selves: Understanding Transsexualism—for Families, Friends, Coworkers and Helping Professionals*）（Brown & Rounsley, 2003）。作者通过与病人和家属的大量访谈，就受这些障碍困扰的人所遇到的重要问题，提供了许多珍贵的见解。

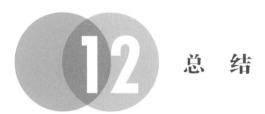

12 总 结

性功能失调是指性欲抑制或导致性高潮的生理反应受到干扰。

性欲倒错是指强烈和持续的异常性兴趣，其性唤起与一些非典型的活动（如向陌生人暴露性器官）或目标（无生命的物品或未发育成熟的儿童）有关。性欲倒错给当事人造成痛苦或社会功能损害，或对他人构成危害时即可诊断为**性欲倒错障碍**。

性功能失调可分为几种类型，包括与性欲、性唤起和性高潮有关的问题。相关困扰包括早泄、生殖器－盆腔痛和阴道插入障碍。

性行为取决于生物、心理和社会因素复杂的相互作用。这些因素包括与性刺激感知相关的认知事件，影响性意义和性意图的社会因素，性唤起过程中造成生殖器官充血的生理反应等。

造成性功能失调的生物因素包括性激素水平不足以及各种医学疾病。酒精、毒品和某些药物也可能造成男性**勃起障碍**及男性和女性的**性高潮障碍**。

一些心理因素也会造成性功能失调，其中较突出的是性表现焦虑和内疚感。沟通缺陷也可以造成性功能失调。过去的经验（包括性虐待）在一些性功能失调案例中起着重要作用。

性功能失调的心理治疗相当成功。治疗侧重的是对性的负面态度、未能进行有效性行为以及沟通技能缺陷等。

性欲倒错障碍的共同特征包括缺乏亲密感，以及个体感觉必须进行性行为的冲动。性欲倒错的类型很多，范围很广。*DSM-5* 描述了其中最为突出的类型，如**露阴障碍**、**恋物障碍**、**摩擦障碍**、**恋童障碍**、**性施虐障碍**、**性受虐障碍**、**易装障碍**、**窥阴障碍**等。

性欲倒错障碍的治疗效果通常不如性功能失调成功。目前，性欲倒错障碍最有前景的治疗方法涉及的问题很广，包括社会技能缺陷、应激和愤怒管理以及性知识和性态度等。

性别烦躁是个体对自己身为男性还是女性的困扰。有这种问题的人被称为**易性癖**，他们的**性别同一性**与自己的身体解剖学特征不一致。这些障碍极为少见，而且我们对病因也知之甚少。性别烦躁的治疗包括性再造手术。

概　览

批判性思考回顾

12.1 性方面的问题应该主要依据难以达到性高潮来定义吗？

性高潮对于大多数人来说是重要的，但不是性活动的唯一目的。个体对亲密关系的满意度同样重要……（见第372页）。

12.2 心理脚本在性唤起中有什么作用？

心理脚本提供了一种知觉结构，有助于个体识别有潜在性意义的情境……（见第379、380页）。

12.3 治疗性功能失调的心理学方法的主要目标是什么？

治疗性功能失调的心理学方法重点关注对性的负面态度、未能进行有效的性行为以及伴侣间的沟通缺陷……（见第381、382页）。

12.4 性观念变迁如何影响性欲倒错的定义？

五花八门的性行为如果是在成人之间、双方同意且互利的关系中发生，现在都被视为正常……（见第384页）。

12.5 过度的性行为本身应该被视为一种障碍吗？

性欲过强障碍概念的一个问题是过度或无节制性行为的异质性，它可能与多种精神障碍有关……（见第391页）。

12.6 性唤起异常对性侵犯有影响吗？

尽管强奸常常由攻击冲动和暴力冲动引起，但有些强奸犯迷恋的是性和攻击的双重施虐冲动，其性质类似于其他性欲倒错……（见第392页）。

12.7 为什么性欲倒错障碍有时被称为"求偶障碍"？

进化的观点认为，有些性欲倒错，如窥阴障碍和露阴障碍，可能反映了正常求偶行为的适应不良的扭曲……（见第392页）。

12.8 性别同一性与性别角色有什么区别？

答案取决于人们关于"你是谁"与"你做什么"的信念之间的区别。性别同一性的本质是认为自己是男性还是女性，性别角色则是被视为男子气概或女人味的特征和行为……（见第396页）。

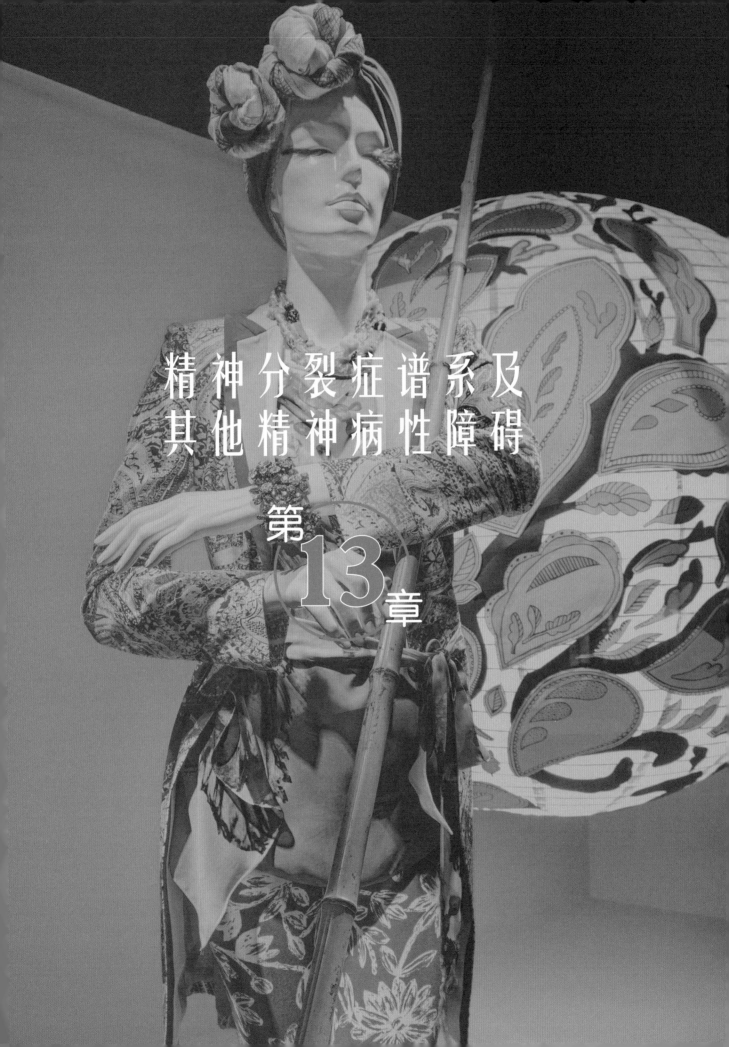

精神分裂症谱系及
其他精神病性障碍

第13章

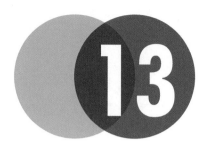

概 览

学习目标

13.1
为什么临床医生认为精神分裂症是一种"异质性"障碍？

13.2
精神分裂症的长期后果应该如何衡量？

13.3
为什么有些人格障碍被视为精神分裂症谱系障碍？

13.4
为什么我们不能用脑成像来诊断精神分裂症？

13.5
哪些特征能定义精神分裂症易感性的有效标志物？

13.6
精神分裂症的哪些方面主要通过心理社会疗法来直接治疗？

　　精神分裂症（schizophrenia）是一种严重的异常行为，包括大多数人所知道的"疯癫"表现。有精神分裂症的人表现出许多不同的精神病症状，但这些症状都说明他们与现实脱离。他们可能听到并不存在的声音，说一些让人听不懂或难理解的话。他们的行为被荒唐的想法或信念支配。例如，某个人可能认为，来自另一个星球的外星人将想法灌入他的头脑并控制他的行为。一些精神分裂症患者很快康复，但另一些患者则在首次发病后逐步恶化。这是一种有"多样性"的障碍（Andreasen，2001）。由于精神分裂症患者症状和结果的这种多样性，许多临床专家认为，精神分裂症或"精神分裂症类"障碍实际上可能包括多种障碍类型，有着不同的病因。另一些专家则反对，他们认为精神分裂症只是一种单一的病理过程，不同患者症状和病程的变化反映了这一病理过程的表现形式或严重程度的差异。

概 述

　　本书所述的许多障碍我们可能都觉得熟悉，即使不了解其严重程度，也至少知晓其形式。例如，抑郁和焦虑是很容易让我们感同身受的体验。这些情绪的短期发作有助于我们对日常事件做出反应。一些临床专家推测，心境和焦虑障碍可以视为一种进化而来的适应或机制，对我们是有益的，但精神分裂症的症状则与之不同。如果有人听到并不存在的声音或者说出毫无意义的句子，我们理解起来就困难得多。这些症状似乎源于基本认知功能的彻底崩溃，这些认知功能控制着个体感知和思考周围世界的方式（Burns, 2006）。

精神分裂症最普遍的症状包括患者思考、感受以及联结他人和外部环境的方式发生了改变。没有一种单一的症状或特定的一组症状能够代表所有精神分裂症患者的特征。所有单一的症状也都可能与其他心理或生理疾病有关。精神分裂症的正式定义要综合各种精神病症状，并排除其他形式的障碍，如心境障碍（特别是躁狂症发作）、物质使用障碍、神经认知障碍（谵妄和痴呆，参见第 14 章）。

对于患者本人及其家人来说，精神分裂症都是一种灾难性的障碍（Bowie et al., 2010）。它对患者生活许多方面的破坏远超精神病症状本身的痛苦。这种障碍的冲击表现在很多方面。对于患者来说，精神分裂症发作常常对他们的生活质量造成猛烈和持续的冲击，无论是在他们自身的主观满意度方面，还是在他们完成学业、保住工作以及建立社会关系的能力方面。约 10% 的精神分裂症患者自杀（Heisel, 2008）。

对精神分裂症患者的家人来说，后果也可能是残酷的。他们必须接受一个严峻的事实：他们的儿女或兄弟姐妹患上了可能永远改变其人生的严重精神障碍。一名妇女有一个 35 岁左右的女儿，女儿有 17 年的精神分裂症病史。这位母亲这样描述自己的感受："在我们女儿成长的岁月里，我们根本没有料到会出现这样的打击和绝望：眼睁睁地看着一个正常、快乐的孩子被精神分裂症完全毁掉"（Smith, 1991, p. 691）。

精神分裂症对社会也有巨大影响（Behan, Kennelly, & O' Callaghan, 2008）。在精神障碍中，精神分裂症是造成疾病负担的第二大原因（参见图 1.2）。大部分患者并不能完全康复，许多患者因为无法获得长期的机构照护而无家可归（参见第 18 章）。除了为患者及其家人提供治疗的直接费用之外，失去生产力和失业也会造成巨大的间接费用。2002 年，美国与精神分裂症有关的财政开支约为 630 亿美元（Wu et al., 2005）。

在下面的案例研究中，我们描述了两名出现精神分裂症症状之人的体验。精神分裂症症状有多种形式。第一个案例描述了一种较普遍的模式，当事人痴迷于偏执妄想，变得社交退缩。

➡ 一名新晋妈妈的偏执型妄想

安第一次住进精神病医院时 21 岁。怀孕前她已经从商学院毕业，担任前台的接待员。儿子在她住院前 6 个月出生，她与丈夫及 5 岁的继女住在一个小公寓里。这是她第一次精神病发作。

安在怀孕期间开始出现精神障碍的迹象，当时她指责丈夫与她妹妹有染，根据是安在公交车上无意听到的一段话。当时两个女人（安所住公寓的邻居）在讨论某个女人的丈夫有外遇。安认为她们可能是以这种方式告诉她，她的丈夫不忠。尽管她丈夫和妹妹坚决否认对彼此有什么非分之想，但安仍然有疑心，开始密切监视丈夫的活动。她还避免与邻居和朋友们交谈。

在此之前，安是一个外向且精力充沛的人。而现在她看起来却无精打采，神情冷漠，常常好多天不离开住所。丈夫起初以为这种变化是怀孕造成的，孩子出生后她就会"重新振作起来"。不幸的是，儿子出生后，安甚至变得更加孤僻。她很少离开卧室，常常独自一人喃喃自语，一待就好几个小时。

安的行为在入院前两周明显恶化。当时她发现自己和宝宝的一些照片不见了,她告诉丈夫,照片被偷走了,有人要利用照片对她施巫毒咒。在接下来的日子里,安越来越痴迷于这一信念,她不停地给她母亲打电话,坚称一定要想办法找回照片。朋友和家人试图安慰她,照片可能放错了地方或者不小心扔了,但她对这些解释完全不愿理会。

最后,安逢人必讲,有人想杀死她和孩子。她认为家里所有的食物都被下了毒,所以她拒绝吃东西,也不给孩子喂食。

她变得越来越疑神疑鬼、充满敌意和好斗。丈夫和父母发现没有办法跟她讲道理,她也无法照顾自己和孩子。家人征求了家庭医生的意见,他建议他们联系一位精神科医生。精神科医生与安短暂见面后,建议她在医院治疗一段时间。

入院后,安与医护人员发生激烈争论,否认自己有精神问题,坚持要出院,她要保护自己的孩子不被谋害。她对自己问题的性质并没有自知力。

••

精神分裂症往往在青春期或成年早期发病。第一次发病风险期一般在 15 岁到 35 岁之间。此后新发病例逐渐减少,很少有人在 55 岁之后第一次发病(Thompson, Pogue-Geile, & Grace, 2004)。

大部分患者的疾病可划分为前驱期、活跃期和残留期三个阶段,但每个阶段持续的时间多变,难以预测。幻觉、妄想、言语紊乱等症状都是活跃期的特点。**前驱期**(prodromal phase)在活跃期之前,表现为个体作为学生、员工或家庭主妇的角色功能明显变差。患者的亲朋好友常常误以为前驱期的开始阶段只是患者的人格发生变化。前驱期的表现和症状与分裂型人格障碍的相关症状相似(参见第 9 章)。这些症状包括一些古怪的行为(如在公共场合自言自语)、不寻常的知觉体验、勃然大怒、紧张加剧和不安等。社交退缩、犹豫不决及缺乏毅力常见于前驱期(Woods et al., 2009)。

残留期(residual phase)出现在活跃期之后,很多症状类似于前驱期。此阶段最严重的精神病症状已经好转,但患者在很多方面仍处于受损害的状态;一些阴性症状,如情感表达受限等,在残留期可能仍然很明显(McGlashan, 1998)。

精神分裂症发病后,很多人无法恢复到应有的社会和职业调适水平,一些人更喜欢社会隔离,避免与他人接触。第二个案例中的男人就是这种类型的代表,他也是紊乱型精神分裂症的一个例子。符合这类标准的患者表现为言语怪异,行为紊乱,不能正常表达应有的情绪。

这是一位年轻的精神分裂症患者的画作,表现了他的幻觉。他看见类似画中的怪物在地板上爬行,他还认为他床边的椅子变成了魔鬼。患者是这样描述这张画的:"在画这张画时我病得很严重。画中的人头象征我分裂的人格,我感觉无助、无望、摇摇欲坠,身处一个虚幻的壳里。颜色明亮的雨水和轮廓象征我自己的紧张程度。明亮的颜色提供了一个隔离层,可以保护我,我感觉这些颜色好像微波一样穿过我的控制中心。"

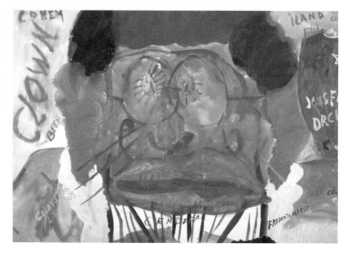

　　爱德华 39 岁，十年级退学后便与父母一起生活。他第一次精神病发作时 26 岁，之前他断断续续地给做屋顶材料生意的父亲当助手。生病之后，他变得不爱交际，不能胜任任何工作。在接下来的 14 年里，他 10 次住进精神病院。不住院时，他在家的大部分时间都是看电视或者在房间里独坐。

　　他第 10 次精神病发作时症状很明显。当时爱德华告诉母亲，他看到有人在他们家前面的人行道上激烈争吵，他认为这次事件是第二次世界大战的开始。他的母亲试图劝说他相信，他看到的只是两个邻居间的日常争执，虽然有些激烈。但爱德华根本不相信，他一直不停地念叨那件事，而且在接下来的几天里越加激越，不是在卧室和客厅之间来回踱步，就是紧盯着窗外。目睹邻居争吵后不久，他把屋里所有的窗帘都取了下来，凌晨 2 点在街上焚烧。一个邻居碰巧看到这一幕，打电话报了警。警察赶到时，发现爱德华正在一块白雪覆盖的空地上走来走去，语无伦次地喃喃自语。他们认为爱德华是精神病患者，于是把他送到了精神病院。

　　尽管衣冠不整，但是爱德华表现得很警觉而且很配合，他知道当天的日期，知道自己是在精神病院。他的一些言语不连贯，对医务人员的提问常常答非所问。比如，在一次结构化的诊断面谈中，治疗师问爱德华是否有其他人所不具备的特殊能力，他回答不知道，因为他不跟女人约会。治疗师被这种不着边际的回答搞糊涂了，问爱德华这是什么意思。爱德华反问道："如果你的头脑里有一颗星星，你会吞下玻璃弹珠吗？"

　　爱德华很少有表达性的身体姿势，他几乎一动不动地坐着。尽管他说，他最近向妈妈报告的事件让他觉得害怕，但面孔却没有任何表情。他用一种不变的语调喃喃自语，别人很难明白他在说什么。他说他可以听到上帝的声音，上帝告诉他，他父亲是"宇宙之王"，他声称"看到了宇宙之王的影子"。

　　其他的声音似乎是有人在争论爱德华的特别使命，以及他是否配得上这种神圣的力量。这些声音告诉他，要为上帝重返地球做准备。有时爱德华说自己是一个纳粹士兵，1886 年出生在德国。他还前言不搭后语地谈到格陵兰岛冻僵的尸体，坚称自己"只是半个人"。

症　状

　　本节我们将更详细地描述精神分裂症患者的各种症状，它们在患者中很普遍，也是当前官方诊断体系（如 DSM-5）所强调的。所有这些症状的严重程度都会随着时间而变化。一些患者表现出持续的精神病症状，另一些患者则在急性发作期出现症状，间歇期则调适较好。

　　精神分裂症的症状可以分为三个方面：阳性症状、阴性症状和紊乱症状（Lenzenweger，1999）。**阳性症状**（positive symptoms）也称精神病症状，包括幻觉和妄想。相形之下，**阴性症状**（negative symptoms）的特点包括缺乏主动性、社交退缩、缺乏情绪反应等。此外，某些精神分裂症的症状（如语无伦次等）不容易区分为阳性还是阴性症状。言语沟通问题和怪异行为代表第三个维度，有时也称为紊乱症状。这三个方面的症状会在某些患者身上以各种方式重叠和组合出

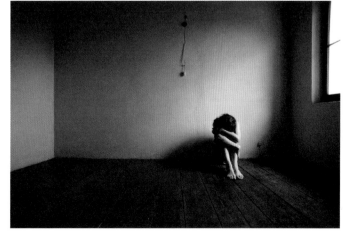

精神分裂症的许多症状，包括幻觉和妄想，可能让人极其痛苦。

现。下面我们将描述这些症状最明显的特征。应该指出的是，这些症状的某些弱化版本也较经常出现在某些非精神病患者的身上（Dominguez et al., 2010）。与其他心理病理特征一样，这些症状并非全或无的现象。它们最好被视为处在一个严重程度从低到高的连续维度上。

阳性症状

精神分裂症的阳性症状这个术语并不表示这些症状有益或适应良好（英文"positive"一词也有"积极的""正向的"的意思——译者注），而是指这些症状的特点是出现异常反应（比如听到并不存在的声音）。与此相反，阴性症状的特点则是没有特定的反应（比如情绪、言语或意志力）。

幻觉　我们的感官为我们提供了十分重要的基本信息，让我们意识到我们是谁、我们在做什么、其他人怎么看待我们。许多精神分裂症患者在知觉方面出现令人费解而且常常令人恐惧的变化，最明显的知觉症状是**幻觉**（hallucinations），或者说并非由实际的外界刺激所引起的感官体验。尽管各种感觉通道都会出现幻觉，但精神分裂症患者最常出现的是听幻觉。许多患者听到有人评论他们行为的声音或者给他们下命令，有一些患者听到不同的声音在互相争论。案例中的爱德华听到上帝在跟他说话。像爱德华一样，大部分患者觉得这类声音很可怕，但在一些案例中，幻觉可能令患者觉得欣慰或愉悦。

幻觉应该与大部分人不时体验到的短暂错误知觉区分开来（Brébion et al., 2008）。你是否曾经以为自己听到有人在喊你的名字，但转身后却发现空无一人？你可能认为这"只是你的想象"，不加理会。幻觉则相反，有幻觉的人会认为幻觉是真实的，尽管它们并没有现实依据。幻觉持续的时间和严重程度因人而异。有严重听幻觉的患者常常听到有一个或多个声音整天对他们说话，而且一次持续很多天。

妄想信念　许多精神分裂症患者都有**妄想**（delusions）或固执的古怪信念，尽管本质上荒诞不经（Maher, 2001）。妄想有时被定义为基于不正确的现实推断而产生的虚假信念。这一定义有一些问题，包括很多情况下很难确定最终的事实。例如，安指责丈夫有外遇，这很难分辨真伪。这种怀疑本身并不会被视为妄想。之所以判定她的信念是妄想，很大程度上是因为她把这些信念扩展为更荒谬的忧虑，如照片被偷、巫毒咒语以及声称有人要谋害她的孩子。

其他一些特征对识别妄想也很重要（Lincoln et al., 2007）。在最严重的病例中，妄想症患者坚定地表达和捍卫他们的信念，即使出现相反的证据。例如，安认为被偷的照片是用来对她施咒，这种信念完全不能改变，无法辩驳。妄想信念的另一个定义性特征是先占性。在急性精神病发作期，许多像安一样的患者发现很难（即使不是不可能）不去思考或谈论这些信念。最后，妄想症患者可能无法考虑别人如何看待他们的信念。例如，安无法意识到别人认为她的偏执信念很可笑。这些特征结合在一起可以识别妄想信念的严重程度。

妄想信念虽然表现多样，但通常只限于患者本人，患者的家人或文化群体内的成员并不会有同样的妄想。常见的妄想包括：认为想法正在被植入患者的大脑；其他人正在看透患者的心思；患者正被神秘的外部力量控制，等等（Gutierrez-Lobos et al., 2001）。很多妄想都有夸大或偏执的内容。例如，前例的爱德华夸张地宣称他的父亲是宇宙之王，安固执地认为有人要杀死她和孩子。

在临床实践中，妄想很复杂而且难以定义（Lesser & O' Donohue, 1999; Oltmanns, 1988）。妄想的内容有时稀奇古怪，不可理喻，如爱德华坚称自己目睹了第二次世界大战的爆发。妄想常常支离破碎，严重患者尤其如此。换言之，患者的信念系统经常是前后矛盾的。例如，爱德华有时说自己是一个纳粹士兵，有时又说自己是半个人。你很难理解这些破碎的念头之间有什么关联。

精神分裂症患者的主观体验是了解这种障碍（特别是妄想信念）的一个重要依据。精神病的某些最根本的要素涉及无法被其他人直接观察到的私人事件。幸运的是，很多表达能力强的患者对自己的内心挣扎提供了令人信服的描述。下面的专栏内容是一名接受治疗的精神分裂症患者以第一人称所写的，她描述了她体验过的一部分复杂的妄想信念系统。

阴性症状

精神分裂症的阴性症状依据患者的行为似乎丧失反应或功能来定义。在这个意义上，阴性症状最初可能比阳性症状更隐蔽或更难识别，阴性症状一般比阳性症状更为稳定，阳性症状的严重程度则会随着精神病活跃期的出现或消失而起伏变化（Buchannan, 2007; Stahl & Buckley, 2007）。

情感和情绪紊乱　精神分裂症最常见的症状之一是患者的非语言情绪反应表现单调或受限。这种症状称为**情绪表达减少**（diminished emotional expression）或情感迟钝。爱德华的例子很清楚地表现出这一点。这类患者无法表露自己的情绪或感受，他们既不开心也不悲伤，好像对周围的事物完全没有兴趣。他们的表情冷漠而茫

以第一人称描述的妄想信念

（大学）最后一年开始，"各种感觉"开始出现，我明显觉得自己与平常不一样了。我会一直呆坐好几个小时，变得痴迷于画奇怪的、不着边际的怪物。我小心地把我的画藏起来，因为我确定有人在监视我。最后，我开始意识到我身外有一股神奇的力量把我推向某个方向，而且那股力量随着时间的推移而增强。不久，这股力量迫使我凌晨两三点在我居住的社区小巷子里长时间行走，这里犯罪率很高。我没有力气抵抗这股力量。行走的时候，我感觉自己好像置身于另一个神奇的四维宇宙。我的理解是，这股力量让我行走，好让我被人杀掉。

我不太明白这股力量和外星人（天啊，这样的名字！）的关系，但是我的宇宙很快被他们挤满。外星人来自外太空，但全世界的所有人中只有我一个人意识到这些外星人的存在。外星人很快就控制了我的身体，把我从自己的身体中抽离，他们把我带到了一个遥远的地方，那里有海滩和阳光，并把一个外星人放入我的身体假扮我。此时此刻，我清楚地感觉我并不真实存在，因为我无法与被劫持的自己联系。我还看到外星人也开始控制其他人，把他们从身体中抽离，让外星人取而代之。当然，其他人并不知道发

生了什么；我是世界上唯一有能力知道此事的人。此时此刻，我确定外星人正在制造一个毁灭世界的大阴谋。

外星人越来越强大，并给我制定了一套复杂的规则。规则很具体，支配着我所有的行为。一条规则是，我不能向任何人提起外星人或规则，否则外星人会杀死我。另一条规则是，我必须彻底变疯。所以我现在生活在一个十分恐怖的世界里。

我还有其他一些症状。我感觉自己好像被推到自己的深处，对周围的事情或情绪感应很少或根本没有反应。我几乎每天都觉得世界是不真实的。我身外的一切似乎渐渐地退到远处；一切都与我相隔数公里。我渐渐感觉自己有能力影响动物的行为。比如我感觉我可以把我的思想与狗的思想连接起来，让狗叫。反之，我感觉有些人能够看透我的想法。我变得非常害怕那些人，尽力避开他们。每当我看到两三个人在一起时，我就认定他们是在谈论我。偏执真是一种非常痛苦的情绪！可是当我看到成群的人（比如在购物中心）时，我却非常渴望置身其中，嘴里唱着赞美诗和儿歌（Payne, 1992, pp.726-727）。

然，声音没有一般人表达情绪变化时音量和音调的典型起伏。周围发生的事情对他们几乎没有影响，他们可能对自己和其他人都完全不关注（Blanchard, Cohen, & Carreño, 2007）。

另一种情感缺陷称为**快感缺失**（anhedonia），是指个体没有体验快乐的能力。情感迟钝是指缺乏外在表达，而快感缺失则是指个体缺乏积极的主观感觉。快感缺失患者主要表现为对娱乐活动和社会关系缺乏兴趣，觉得这些东西了无趣味。他们还可能无法体验身体感觉，比如味觉和触觉带来的愉悦。

纵向研究表明，与社会和身体体验有关的快感缺失是很多精神分裂症患者的持久特征（Herbener & Harrow, 2002）。对某些人来说，快感缺失也可能是一种早期标志，意味着精神分裂症前驱期的开始（Kwapil, 1998）。像精神分裂症的其他症状一样，快感缺失不是精神分裂症所独有的；严重抑郁的人也体验不到快乐。

意志减退和失语症　精神分裂症最重要和最有破坏性的一个方面是人际关系的功能失调（Meehl, 1993）。许多精神分裂症患者变得社交退缩。在很多病例中，社交孤立往往在幻觉和妄想等症状之前出现，可能是心理障碍的最早征兆之一。安的病例正是如此，在开始公开说照片被偷、有人要谋害她的孩子之前，她连续几周不与家人和朋友交流。社交退缩似乎既是精神分裂症的一种症状，也是一些患者主动应对自己其他症状的一种策略。例如，为了削弱某些加剧知觉和认知紊乱的刺激，他们可能尽量减少与其他人互动（Walker, Davis, & Baum, 1993）。

许多精神分裂症患者在出现社交退缩的同时，还会出现犹豫不决、矛盾心态和意志力丧失等状况，这种症状被称为**意志减退**（avolition）。意志减退的人变得冷漠，不再为个人目标奋斗或不再独立地行使职责。他们可能整天无精打采地坐在椅子上，几周不梳洗。

还有一种阴性症状是言语枯竭，被称为**失语症**（alogia），指的是思维枯竭，其英文字面意思是"没有言语"。有一种失语症是言语贫乏，患者的言语数量明显变少，几乎不说什么话。还有一种形式被称为思维阻滞，是指患者的看法或想法还没有表达完，言语就被打断了。

紊　乱

精神分裂症的一些症状无法简单地归为阳性或阴性。思维紊乱和行为怪异代表精神分裂症症状的第三个方面，它们有时被称为紊乱（Rietkerk et al., 2008）。

思维紊乱　精神分裂症的一组重要症状是**言语紊乱**（disorganized speech），表现为一些患者总是说一些没有意义的话。言语紊乱的表现是答非所问、前言不搭后语和用词怪异（Berenbaum & Barch, 1995）。这种症状也称为思维障碍，因为临床医生认为，患者不能正常沟通反映了控制口语的思维模式受到破坏。如下面案例中的女士就有言语紊乱的迹象。

➔　玛莎的言语紊乱和紧张行为

玛莎是一名 32 岁的政治学研究生，以前从未因为心理问题做过治疗。

玛莎给在大学任教的临床心理学家希金斯医生打电话，询问能否跟他谈谈自己的双胞胎妹妹的精神分裂症。玛莎来到希金斯医生的办公室时，穿戴整洁，胳膊下紧紧地夹着一本《圣经》。在接下来的 3 小时里，他们闲聊起玛莎过去 10 年的经历。玛莎讲述了自己求学的经历，重返大学上研究生之前当中学教师的经历，与父母的关系，特别是她对自己双胞胎妹妹爱丽丝的担忧。爱丽丝过去 10 年里有 6 年都住在精神病院。

在整个交谈过程中，玛莎的情绪变化很大，有时咯咯傻笑，有时沉重叹息。谈到令人兴奋的想法和特殊才能时，她的声音变得响亮有力。但每当谈到自己看到妹妹病情加重所体验到的绝望、恐惧及沮丧时，她会用几乎听不见的声音悄悄嘀咕或者轻轻哭泣。她说，最近几个月自己一直感觉很紧张，害怕自己会像妹妹一样"疯掉"。她回家时吓得要死，因为担心父母感觉到她有问题。她的行为常常与说话内容不搭，比如在描述自己的强烈恐惧时，玛莎有时会不受控制地咯咯笑。

希金斯医生还发现很难跟上玛莎的思路，她从一个话题转到下一个时毫无逻辑。她常常答非所问。例如，当希金斯医生问她，为何不停地使用"梦想可以成真"这个短语时，玛莎回答说："在为加利福尼亚的基督话语服务 3 年之后，我出了洋相，有人显然给我父母打电话说我有问题。我说受够了，便回家了。我感觉妈妈对我出奇地好。我开始想我的脸在发生变化，我的前额类似于基督的痛。我服侍基督，但我的力量却不是永恒的。"

在 3 个小时面谈的最后，希金斯医生确信玛莎应该转介到精神健康中心接受门诊治疗。他对玛莎解释了自己的担忧，但玛莎拒绝接受他的建议，坚持说她不想像妹妹一样接受药物治疗。她同意 3 天后到希金斯医生的办公室再接受一次面谈，但并未赴约。

两周后，玛莎给希金斯医生打电话，问他能否马上跟自己谈谈。很难听明白玛莎在说什么，不过她似乎在不断用尖锐的声音重复说"我要疯了"。她到达时，希金斯办公室的门是关着的，但是他可以听到玛莎在走廊里笨拙地拖着脚走，气喘吁吁。希金斯把门打开，发现玛莎正呆呆地站着，双手僵硬地放在两侧，眼睛睁得大大的，眼神空洞地盯着办公室门上的标牌。与第一次面谈时干净整洁的外表相反，玛莎这次蓬头垢面，衣着不整。她僵直地走进办公室，连膝盖都不弯，有些艰难地坐到紧挨医生桌边的椅子上。她面部表情非常僵硬，尽管睁着眼睛，好像在听医生说话，但对医生的任何提问都没有回应。看到玛莎处在急性精神病发作期，希金斯医生和一位秘书将她送到了当地医院的急诊室。

. . . .

玛莎的言语表现是言语紊乱的一个典型例子。她并非完全语无伦次，但是有些话却让人很难明白，句子之间的联系有时没有逻辑，对于面谈者的提问偶尔答非所问。

若干类别的言语沟通混乱是言语紊乱临床诊断的依据（Docherty, DeRosa, & Andreasen, 1996; Kerns & Berenbaum, 2002）。精神分裂症言语紊乱的共同特征包括：突然转移话题，称为联想松弛或思维脱轨；答非所问，又称离题症；或者持续重复同样的词语或词组，称为重复症。我们自己也不时出现这类行为。但定义言语紊乱的存在并不能依据这些偶然出现的单一特征，这类特征必须大量积累，反复出现。

异常运动行为　精神分裂症患者可能表现出各种不同寻常的运动行为，比如玛莎与希金斯医生第二次面谈时出现的僵硬状态。紧张行为是指对外界刺激的反应性明显减少，最常见的是不能移动和明显的肌肉僵硬，也可能表现出兴奋和过度活跃。例如，一些患者漫无目的地踱步或重复一些动作，如好几个小时古怪地搓手。很多患紧张症的患者表现为自发动作减少或变得笨拙。更极端的例子是，患者可能长时间做出不寻常的姿势或者长时间保持僵硬的站姿或坐姿。例如，一些患者僵直地平躺着，头部稍稍抬起，好像枕着枕头。紧张性精神病患者通常不愿改变姿势，即使保持笨拙的姿势会让他们极不舒服或者痛苦。

紧张姿势通常与木僵状态或反应性的普遍减少有关。患者似乎不知道周围发生了什么，例如在急性精神病发作期，玛莎不愿回答问题，也不愿意进行眼神交流。

与其他木僵状态不同的是，紧张性精神症患者似乎意识清醒，玛莎可能听到并明白希金斯医生对她所说的一切。许多患者在紧张性精神症结束之后称自己非常清楚当时身边发生的事件，只是他们不能做出适当的反应。

另一种怪异行为是，患者所处的情境与其情感反应明显不符。这种症状很难用语言形容。不适当的情感的最显著特征是情感表达不协调和缺乏适应性。例如，当玛莎描述自己在家人面前的恐惧感时，咯咯傻笑。她的说话内容与面部表情、手势及语气都不一致。

诊　断

上述的各种症状都是精神分裂症的部分表现。多年来，如何对症状具体进行分类一直是一个有争议的问题，而且精神分裂症的定义有很多不同方面。首先值得一提的是一种普遍的误解。1911 年，瑞士精神科医生尤金·布鲁勒首创精神分裂症（schizophrenia）一词。这个术语当时是指割裂的心理联结（splitting of mental associations），布鲁勒认为这是精神分裂症的根本问题。使用这个术语的不幸后果之一是，外行人经常把精神分裂症与分离性身份障碍（又称多重人格）混淆在一起，后者是一种严重的分离障碍（参见第 7 章），与精神分裂症毫不相干。

DSM-5

DSM-5 列出了精神分裂症的具体标准（参见专栏"DSM-5：精神分裂症的诊断标准"）。第一项要求（标准 A）是，患者必须在至少 1 个月内出现两种（或两种以上）

DSM-5 精神分裂症的诊断标准

A. 2项（或更多）下列症状，每一项症状均在1个月中有相当明显的一段时间里存在（如经成功治疗，则时间可以更短），至少其中1项必须是1、2或3：

　1. 妄想。

　2. 幻觉。

　3. 言语紊乱（例如，频繁地思维脱轨或联想松弛）。

　4. 明显紊乱的或紧张症的行为。

　5. 阴性症状（例如，情绪表达减少或意志减退）。

B. 自障碍发生以来的明显时间段内，1个或更多的重要方面的功能水平，如工作、人际关系或自我照顾，明显低于障碍发生前具有的水平（或当障碍发生于儿童或青少年期时，则人际关系、学业或职业功能未能达到预期的发展水平）。

C. 这种障碍的体征至少持续6个月。此6个月应包括至少1个月（如经成功治疗，则时间可以更短）符合诊断标

准A的症状（即活跃期症状），可包括前驱期或残留期症状。在前驱期或残留期中，该障碍的体征可表现为仅有阴性症状或有轻微的诊断标准A所列的2项或更多的症状（例如，奇特的信念、不寻常的知觉体验）。

D. 分裂情感性障碍和抑郁或双相障碍伴精神病性特征已经被排除，因为：（1）没有与活动期症状同时出现的重性抑郁或躁狂发作；或（2）如果心境发作出现在症状活动期，则它们只是存在此疾病的活动期和残留期整个病程的小部分时间内。

E. 这种障碍不能归因于某种物质（例如，滥用的毒品、药物）的生理效应或其他躯体疾病。

F. 如果有孤独症（自闭症）谱系障碍或儿童期发生的交流障碍的病史，除了精神分裂症的其他症状外，还需有明显的妄想或幻觉，且存在至少1个月（如经成功治疗，则时间可以更短），才能作出精神分裂症的额外诊断。

资料来源：Reprinted with permission from the *Diagnostic and Statistical Manual of Mental Disorders*, Fifth Edition, （Copyright 2013）. American Psychiatric Association.

的阳性症状。阴性症状，例如情绪表达减少和意志减退，在 *DSM-5* 的精神分裂症定义中也起着相对突出的作用。

DSM-5 的定义考虑了患者的社会和职业功能以及障碍持续的时间（标准 B 和 C）。它要求患者有社会或职业功能衰退、行为障碍的持续时间不少于 6 个月的证据。活跃期症状不需要在整个期间都出现。将精神分裂症患者前驱、活跃和残留症状持续的时间相加就是总的疾病持续时间。如果患者的精神病症状至少有 1 个月但不足 6 个月，可以诊断为精神分裂症样障碍；如果患者症状持续的时间超过 6 个月，则诊断为精神分裂症。

做出精神分裂症的诊断要考虑的最后一个因素是相关疾病的排除，尤其是心境障碍。根据 *DSM-5*，精神分裂症活跃期症状出现的必要前提是没有重性抑郁或躁狂发作。如果出现抑郁或躁狂症状，持续时间必须短于精神分裂症活跃和残留症状持续的时间。

亚　型

精神分裂症是异质性的障碍，临床表现多样，严重程度不一。布鲁勒的经典文本称之为"精神分裂症群"，意在引起大家对这种障碍不同表现的关注。不过，尚不清楚如何最好地分析精神分裂症的不同形式。许多临床医生和研究者认为，精神分裂症是一组障碍的统称，每种障碍都可能是由一系列完全不同的因素引起的。另一些临床医生认为，精神分裂症的诸多不同症状很可能是同一潜在疾病的不同表现（Gottesman, 1991）。现有证据让我们无法判断孰是孰非。不过，大部分研究者认为，我们至少应该考虑精神分裂症存在不同形式的可能性。

批判性思考很重要

为什么DSM-5删除基于症状的精神分裂症亚型？

传统亚型的效度多年来一直有争论，因为它们的证据基础很薄弱。支持继续使用亚型诊断的临床医生宣称，多年来这些类别还算稳定（Fenton, 2000）。还有一些证据显示，符合紧张型和偏执型描述的患者预后较好，而那些紊乱型患者一般预后较差（McGlasshan & Fenton, 1991）。如果批判性地加以思考，这些证据并不是把这些亚型列入官方诊断手册的有力证据。

批评者指出了许多严重的问题。传统亚型既不能准确预测病程，也不能预测治疗反应。亚型的诊断信度也较差，常常随着时间推移而变化。在一次精神病发作期间符合某种传统亚型的患者常常在随后的发作期却符合另一种不同的亚型。基于这一证据，我们不禁要问："如何帮助临床医生或患者确定亚型（如紊乱型或未区分型）诊断？"

或许与亚型效度有关的最重要的考虑因素是遗传证据。对大家族的研究表明，这些亚型并不是病因截然不同的综合征（Cardno et al., 1998; Liscott et al., 2010）。如果一个家族的几个成员或者一对同卵双生子都出现精神分裂

症症状，他们未必表现出相同的亚型症状。这一事实有力地反驳了亚型是性质不同的障碍。

这或许是精神分裂症研究中最大的讽刺。一百多年来，临床医生和研究者一直认为，这种疾病是极端异质性的。我们目前确认的精神分裂症诊断类别很可能是由许多不同的心理障碍构成的。这种共识与一个严峻的现实是矛盾的，即无人能确定真正有意义的亚型。精神分裂症的诊断亚型充其量只是一个占位符，主要作用是提醒我们，这种疾病本质上具有异质性。鉴于上述原因，*DSM-5* 的精神分裂症工作组决定，是时候把基于症状的亚型从诊断手册删除了。我们在这个领域迫切需要更多的知识。我们需要更好的研究，以帮助我们发现真正有意义的亚型，这当然要以更复杂的测量方法为基础，可能包括遗传因素、认知表现、治疗反应或该障碍其他一些尚未研究的方面。有一点似乎是明确的，那就是只关注症状，把症状当作减少这种复杂障碍异质性的依据并不特别有用。

从 *DSM-I* 开始，诊断手册的先前版本都承认精神分裂症的几种正式亚型，包括偏执型、紊乱型、紧张型和未区分型。未区分型是指同时符合精神分裂症多种亚型标准的患者。亚型是用来描述患者在最近一次发作中表现出的最明显的症状。*DSM-5* 删除了这些以症状来分类的亚型，因为多年的研究证据清楚表明，这种分类是无效的（见"批判性思考很重要"专栏）。

相关精神病性障碍

DSM-5 所列的精神分裂症谱系障碍包括一些以突出的精神病症状为特征的其他障碍。手册还注明，分裂型人格障碍（参见第 9 章）应被视为精神分裂症谱系的一部分。

有**妄想障碍**（delusional disorder）的人并不完全符合精神分裂症的症状标准，但他们至少有 1 个月的时间沉迷于妄想，虽然妄想的内容并不奇特。他们的妄想通常是关于现实生活中可能发生的情况的信念，如被人跟踪或被下毒等。例如，安的妄想就符合这种情况。她相信有人要谋害她和她的孩子，对她们施加巫毒咒。但安并不会被诊断为妄想障碍，因为她还有阴性症状如意志减退等。幻觉、言语紊乱、紧张行为或其他阴性症状排除了妄想障碍的诊断。妄想障碍的定义还包括，患者的行为并不奇特，而且除了直接受其妄想信念影响的方面之外，社会和职业功能未受损害。

短暂精神病性障碍（brief psychotic disorder）是包括精神病性症状如妄想、幻觉、言语紊乱或者总体紊乱或紧张行为等在内的一个类别，其持续时间至少 1 天但不超过 1 个月。发作时往往伴有意识模糊或情绪混乱，通常（但不一定）发生在明显的应激事件之后。症状消失之后，患者恢复到发作前同样的功能水平。对大多数有短暂精神病性障碍的人来说，长期结果良好（Susser et al., 1998）。这一诊断不适用于可以更好地解释为心境障碍、精神分裂症或物质滥用的症状。

精神分裂样障碍的诊断标准与精神分裂症（标准 A）完全相同。它们的区别只有症状持续的时间。精神分裂样障碍的持续时间超过 1 个月但少于 6 个月。如果患者 6 个月后仍未恢复，诊断就变为精神分裂症。就持续时间而言，精神分裂样障碍介于短暂精神病性障碍（持续至少 1 天但少于 1 个月）和精神分裂症之间。

分裂情感性障碍（schizoaffective disorder）是一个模糊且有一定争议的类别（Averill et al., 2004; Lake & Hurwitz, 2007）。这类患者的症状表现介于精神分裂症和有精神病特征的心境障碍之间。这一诊断仅适用于描述障碍的一次特殊发作，而不能描述患者障碍终生病程的全部情况。分裂情感性障碍是以患者在一次发作中的精神分裂症症状与抑郁症或躁狂症发作有部分重合来定义的。做出此诊断的关键是，在没有突出的心境障碍症状的情况下出现妄想或幻觉至少两周。例如，如果妄想或幻觉只出现在抑郁发作阶段，其诊断则是精神病性抑郁症发作。

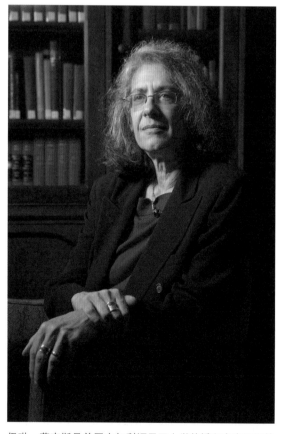

伊琳·萨克斯是美国南加利福尼亚大学教授和麦克阿瑟基金会"天才奖"获得者。她在名为《无法自控：我的精神病历程》（*The Center Cannot Be Hold: My Journey through Madness*）的自传中，生动描述了自己患精神分裂症的经历。她在 TED 演讲中令人信服地指出："我们十分需要揭开精神疾病的秘密，正视它，并向人们证明，被诊断患上精神疾病并不一定导致痛苦和灰暗的人生。"

病程与结果

精神分裂症是一种严重的渐进式的障碍，多始发于青春期，预后通常较差。事实上，关于这一障碍的经典理论认为，病程不断恶化是这一障碍最主要的定义性特征之一。但目前的证据表明，这一观点或许过于悲观（Hafner et al., 2003; Perkins, Miller-Anderson, & Lieberman, 2006）。许多患者治疗后出现了更好的结果，症状有所改善。例如，布鲁勒（Bleuler, 1978）研究了 1942 年至 1943 年间住进他位于瑞士的医院的 208 个精神分裂症患者样本。经过 23 年的追踪研究发现，53% 的患者康复或者有显著改善。近期证据表明，尽管一些患者确实有积极的结果，但是能够成功老化的人较少（Lang et al., 2013）。

对精神分裂症患者的追踪研究发现，对结果的描述可能是一个复杂的过程（Harvey et al., 2009）。除了考虑患者是否仍在住院外，还要考虑很多其他因素。患者仍出现障碍症状吗？他们有抑郁或焦虑等其他问题吗？有人聘用他们吗？他们有没有朋友？他们跟其他人相处得怎样？证据显示，结果的不同方面（如社会适应、职业功能及症状严重程度等）只有较低的相关。正如心理学家试图预测未来行为的大部分情况一样，精神分裂症的结果数据表明，患者过去的社会适应是预测其未来社会适应的最好指标。同样，初始评估时的精神病症状严重程度是预测随访时症状严重程度的最好指标（Bromet et al., 2005）。

患病情况

研究精神分裂症频率最有效的方法之一是考察终生患病率，即某一特定人群在一生中的某个时间罹患此种障碍的人数比例。欧洲和美国的大部分研究报告显示，如果把符合精神分裂症和相关精神病性障碍诊断标准的人都包括在内，终生患病率约为 1%（Kessler et al., 2005; Saha, Chant, & McGrath, 2008）。换言之，大约每 100 个人中有 1 人一生中会经历或表现出精神分裂症症状。当然，患病率取决于具体研究中用来定义精神分裂症的诊断标准以及用来识别一般人群中病例的方法。使用更狭义或更严格的障碍标准的研究者报告的患病率会更低（Messias, Chen, & Eaton, 2007）。

性别差异

多年来，学界一直认为两性患精神分裂症的比例相近，但若干研究对这一结论提出了质疑。目前的证据显示，男性患精神分裂症的比例比女性高 30%~40%（Seeman, 2008）。

两性在精神分裂症的发作、症状和病程等模式上存在一些有趣并得到广泛认可的差异。例如，男性开始出现明显症状的平均年龄比女性小 4 到 5 岁。表 13.1 总结了精神分裂症的性别差异。男性比女性更可能出现阴性症状，更可能出现不断恶化的慢性病程（Atalay & Atalay, 2006; Moriarty et al., 2001）。

精神分裂症发作年龄和症状表现的性别差异可以从多方面进行解释，这些解释可归为两种假设。一种假设认为，精神分裂症是一种单一障碍，男女症状表现不同。由遗传决定的精神分裂症的普遍易感性在两性身上的表达可能不同。这种差异的中介因素可能包括两性的生物差异（可能与某些激素有关）以及不同的环境需求，如

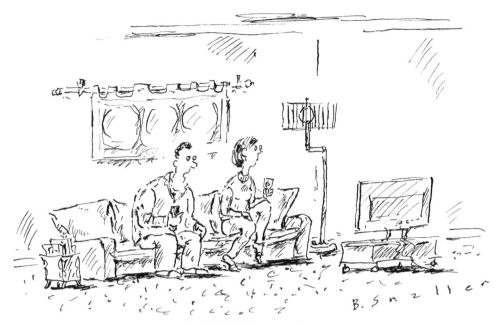

"他要么有精神病，要么犯贱。"

© Barbara Smaller

表 13.1　精神分裂症典型的性别差异		
变　量	男　性	女　性
发病年龄	较早（18~25岁）	较晚（25~35岁）
发病前功能；调适	社会功能差；分裂型特征较多	社会功能佳；分裂型特征较少
典型症状	阴性症状较多；更退缩和更消极	更多幻觉和偏执；更情绪化和更冲动
病程	较多慢性；治疗反应较差	较少慢性；治疗反应较好

资料来源：J. M. Goldstein, 1995, "The Impact of Gender on Understanding the Epidemiology of Schizophrenia", in M. V. Seeman, Ed., Gender and Psychopathology. Washington, DC: American Psychiatric Press: 159-199.

与典型的男性和女性性别角色有关的压力产生的时间和形式。另一种假设认为，精神分裂症有两种性质不同的亚型：一种发病较早，多见于男性；另一种发病较晚，多见于女性。这两种假设都认为，由遗传决定的易感体质与由环境事件激发的症状发作共同起作用。根据现有证据，我们无法确定哪种解释更正确（Haefner et al., 1998; Taylor & Langdon, 2006）。

跨文化比较

在几乎所有经过仔细研究的文化中都能观察到精神分裂症的存在。尽管精神分裂症是一种普遍障碍，但它的频率在世界各地并不一致。精神分裂症的年发病率（任一年份出现新病例的比例数）存在国家差异，每10万人的病例数从8人到43人不等（McGrath, 2005）。城市比农村发病率高，但发病率与国家的经济状况无关（Saha et al., 2006）。流行病学家正在努力分析这些差异并做出解释，我们将会对病因有更多的了解。

研究发现，精神分裂症的病程有很大的跨文化差异。世界卫生组织的科学家团队做了两项大规模流行病学研究，引起人们对第三世界国家和工业化国家的精神分裂症长期和短期结果差异的极大关注（Sartorius, 2007）。"精神分裂症国际试点研究"（IPSS）始于 1960 年代，在欧洲、北美、南美、非洲和亚洲的 9 个国家和地区进行，研究对象包括 1 200 名患者，从他们第一次住院起追踪研究 15 到 25 年。"严重精神障碍的结果决定因素协作研究"（DOS）也于几年后在参与 IPSS 项目的 6 个国家和地区以及另外 4 个国家和地区进行，研究对象包括 1 500 多名患者。IPSS 和 DOS 项目都包含西方和非西方国家的城市和农村地区。为了进行文化比较，这些国家根据当时的社会经济条件划分为发展中国家和发达国家。所有的面谈者都接受培训，使用单一的标准化面谈表，而且都采用同一套诊断标准。

IPSS 结果表明，在所有研究点都发现有精神分裂症典型征兆和症状的患者。对不同研究中心的患者所做的比较研究显示，在研究进行期间，患者临床症状的相似性多于差异性，都处于需要接受精神病治疗的活跃期。IPSS 研究者发现，发展中国家精神分裂症患者的临床和社会结果显著好于发达国家（如美国和英国）。DOS 的研究也证实了这些结果（Hopper et al., 2007）。

世界卫生组织的研究为以下结论提供了强有力的支持：尽管精神分裂症的频率在全世界有差异，但在不同文化中表现出类似的症状。大多数专家认为，在印度和尼日利亚观察到的临床结果较好，是由于发展中国家对有精神病症状的人给予了更多的宽容和接纳。这一结论同复发率与家庭沟通模式之间关系的证据是一致的，本章稍后关于情绪表达的部分还会探讨这一点。这些跨文化数据无疑证明，文化对精神病症状的体验和表现都有着重要影响（Thakker & Ward, 1998; Whaley & Hall, 2009）。

病　因

以上我们讨论了精神分裂症的定义性特征、分类方法以及在一般人群中分布的基本情况，现在我们要回顾可能与这种障碍的形成、病程和结果有关的因素。

生 物 因 素

在 20 世纪初期研究精神分裂症的许多早期研究者认为，该障碍是由生物功能失调引起的。当时人们对人类遗传学或大脑生化机制知之甚少。过去数十年来，分子遗传学和神经科学领域的研究飞速发展。我们今天掌握的大部分关于精神分裂症生物基础的知识都是从其他科学的进展中获取的。

遗传研究　与其他心理障碍相比，遗传因素在精神分裂症中的作用得到了更为广泛的研究。现有的研究资料都是基于经过多年改进的成熟方法之上的。目前累积的大量证据都清楚地表明，这一障碍的传播受某种类型的遗传影响（Pogue-Geile & Gottesman, 2007）。

家族研究　图13.1显示的是精神分裂症患者不同类型的亲属患精神分裂症的终生风险。该图汇总了1920年到1987年间欧洲发布的40项研究中的数据（Gottesman, 1991）。所有研究采用的都是精神分裂症的保守诊断标准。

我们来看看一级亲属和二级亲属的数据。平均而言，兄弟姐妹及子女与精神分裂症先证者有 50% 相同的基因，侄子（外甥）、侄女（外甥女）和堂表兄妹则只有25%。一级亲属患精神分裂症的终生风险比二级亲属大得多。二级亲属的患病风险比

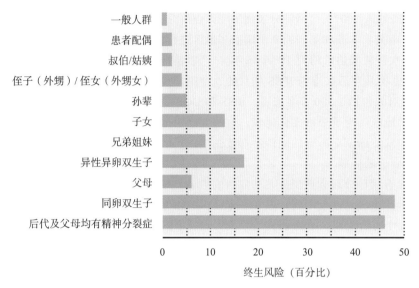

图 13.1 精神分裂症患者亲属的精神分裂症患病率

个体患精神分裂症的终生风险随着该个体与确诊患者共同基因的增加而上升。

资料来源：I.I.Gottesman，（1991）. Schizophrenia Genesis: The Origins of Madness, p.96. Freeman.

典型研究中一般人群 1% 的患病率更高。随着个体与精神分裂症患者的遗传相似度增加，患病风险也升高。家族病史数据与精神分裂症受遗传因素影响的假设是一致的（Goldstein et al., 2010），但家族研究并不能证明这一假设，因为家族研究没有把遗传因素和环境事件分离（参见第 2 章）。

双生子研究 一些双生子研究考察了精神分裂症的同病率。这些研究的结果也汇总在图13.1中。同卵双生子的平均同病率为48%，而异卵双生子为17%。芬兰的一项研究发现，同卵双生子的同病率为46%，异卵双生子仅为9%（Canon et al., 1998）。尽管不同研究的具体比例略有不同，但所有发布的研究报告都显示，同卵双生子精神分裂症的同病率显著高于异卵双生子。此模式有力地表明，遗传因素在精神分裂症的形成过程中起着重要作用。

不过，还应该指出的一点是，没有一项精神分裂症双生子研究发现同病率接近100%。如果遗传因素是精神分裂症的全部原因，那么预期应该如此。因此，双生子研究也有力地证明了环境事件的重要性。某些人（如前述案例的玛莎）明显遗传了精神分裂症的易感体质。在易感人群中，某些环境事件必然决定了某个特定的人是否最终会出现完全的精神分裂症症状。

收养研究 对那些离开亲生父母被收养的孩子的研究为遗传因素和环境因素的影响提供了进一步的证据。在首例精神分裂症收养研究中，研究者首先找到了49个孩子的记录。他们生于1915年至1945年，出生时他们的母亲因精神分裂症住院（Heston, 1966）。所有孩子生下来明显都正常，在出生后3天内与他们的母亲分开。为了排除与母亲的精神病环境接触的可能性，任何与母系亲属有过接触的孩子都被从这项研究中排除。研究者根据孤儿院的入院记录选择了一个儿童控制组，许多研究对象起初也被安置在这里。控制组儿童与精神分裂症患者的孩子在许多变量上都是匹配的，包括年龄、性别、最终安置类型以及生活在机构里的时间等。

大部分孩子在 35 岁左右被成功找到并接受了采访，其中有 5 个母亲患精神分裂症的孩子在成年后被诊断患过精神分裂症。在对大部分参与者仍然处于患病风险期这一事实进行校正之后，研究发现目标组精神分裂症的终生患病率是 16.6%，这与患精神分裂症的亲生父母抚养长大的孩子患病率几乎完全相同（参见图 13.1）。与此相反，控制组没有一个孩子成年后被诊断为精神分裂症。由于两组唯一的差异是目标组儿童与精神分裂症患病生母间的遗传关系，这些数据表明遗传因素在该障碍的形成过程中起着一定的作用。其他一些精神分裂症的收养研究也都得出了与上述研究一样的结论（Pogue-Geile & Gottesman, 2007）。

精神分裂症谱系障碍　收养研究和双生子研究的结果还为精神分裂症定义的界限提供了有趣的线索。某些类型的精神障碍和人格障碍（如分裂情感性障碍、妄想障碍及分裂型人格障碍）与精神分裂症有某些相似之处（参见第9章）。这些障碍是否与精神分裂症一样反映了遗传决定的易感体质，还是由不同因素引起的不同障碍？如果它们在遗传上有关联，那么研究者应该发现，被收养的精神分裂症患者的生物学亲属更可能出现这些障碍和精神分裂症。结果的总体模式确实表明，精神分裂症易感性有时表现为精神分裂症样人格特质和其他类型的精神病（Tarbox & Pogue-Geile, 2011; van Snellenberg & de Candia, 2009）。

分子遗传学研究　双生子研究和收养研究的综合结果表明，遗传因素与精神分裂症的传播有关。不过，该结论并不意味着我们很了解精神分裂症的发病方式。除了遗传因素以某种方式影响精神分裂症这一事实之外，我们对其他方面知之甚少。我们并不确定它的传播模式。大多数临床科学家认为，精神分裂症有多基因特征，也就是说它是由许多基因而不是单个基因导致的（参见第2章）。

　　分子遗传学研究是精神分裂症的遗传学研究中最令人振奋的领域之一（参见第14 章"研究方法"专栏对这一过程的解释）。这类研究的目的是找出导致精神分裂症（或它的某些重要组成部分）的特定基因。迄今为止，研究人员并未找到能解释精神分裂症主要遗传性的任何基因，但是他们发现一些基因显然影响很小，但能测量到（Mitchell & Porteous, 2011; Owen et al., 2010; Sanders et al., 2008）。支持寻找与精神分裂症传播有关的特定基因的人主张，鉴于搜寻基因过程的复杂性和巨大的工作量，目前还没有更明确的发现并不令人意外。他们认为，找到导致精神分裂症的特定基因只是时间问题（Cannon, 2010）。

　　大量研究关注一种与儿茶酚 -O- 甲基转移酶（COMT）分泌有关的特定基因，这种酶涉及神经递质多巴胺的分解。COMT 基因位于第 22 对染色体上，这个区域被认为与精神分裂症有关。拥有 COMT 基因（称为 Val 等位基因）特殊形式的人，精神分裂症的患病风险虽小，但风险会不断增加（Glatt, Faraone, & Tsuang, 2003）。科学家认为，这一基因通过影响多巴胺在大脑前额叶皮层的传递，最终损害认知能力，从而可能增加精神分裂症的患病风险（Prata et al., 2009; van Haren et al., 2008）。（工作记忆与精神分裂症的易感性稍后详述。）

妊娠和分娩并发症　精神分裂症患者在母亲怀孕期间出现各种问题或在分娩时受伤的可能性比一般人更大。孕期问题包括母亲染上各种疾病或传染病。分娩并发症包括产程延长、臀位分娩、产钳分娩以及脐带绕颈等。这些意外事件可能造成损害，部分原因是它们损害了血液循环系统或减少了脑区发育所需的摄氧量。出生记录表明，精神分裂症患者的母亲在分娩时出现了更多的并发症（Cannon, Jones, & Murray, 2002）。

　　目前尚不清楚妊娠和分娩并发症带来的影响与遗传因素是否有相互作用。它们可能引起神经发育异常，导致精神分裂症，而且这种情况与精神分裂症的家族病史无关。反过来，有精神分裂症易感倾向的胎儿在各种产科困难后更易发生脑损伤（Khandaker et al., 2013; Walker et al., 2004）。

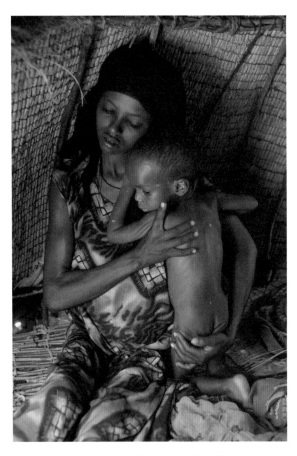

战争带来的毁灭性后果包括母亲和孩子缺乏营养，如索马里的这位母亲和她4岁的幼儿。在严重饥荒期间怀孕的女性生下的孩子成年后更可能患精神分裂症。

饮食因素也可能对精神分裂症的发病有影响。如果孕妇在孕期前几个月严重营养不良，子女患精神分裂症的风险会增加。这是对 1944 年至 1946 年间在荷兰西部出生的一些人的医学和精神病学记录所做研究得出的结论（Susser et al., 1996）。当时，德国封锁了该地区的港口和其他补给路线，造成该地在第二次世界大战末期出现严重饥荒。在饥荒最严重的几个月受孕的孩子罹患精神分裂症的可能性是其他时期（包括饥荒前几个月）受孕的孩子的两倍。这些结果结合近期研究表明，围产期营养不良可能干扰胎儿神经系统的正常发育（Abel et al., 2010; Insel et al., 2008）。

病毒感染　一些推测集中于病毒感染对精神分裂症潜在病因的影响（Brown & Derkits, 2010）。有研究间接地支持这一假设，这些研究发现冬季出生的人罹患精神分裂症的可能性更大（McGrath & Welham, 1999）。一些临床医生对这一模式的解释是，病毒在冬季更盛行，所以冬季怀孕的母亲更易感染。病毒感染可能会影响胎儿的大脑发育。这种可能性在研究文献中受到相当大的关注，但一直存在重大争议（Clarke et al., 2009）。

神经病理学　了解精神分裂症病因的重要一步是确定它的神经学基础。如果精神分裂症患者出现某种神经功能失调，我们能否观察到他们的脑结构与其他人有差异？这是一项有挑战性的任务。科学家发明了脑成像的方法（参见第4章）。其中一些方法可以提供静止状态下各种脑结构的静态图像，就像X光提供身体骨骼或其他器官的影像一样。近来，更精密的方法能让科学家在个体执行不同任务时生成脑功能的影像。使用这些技术的研究表明，一些脑区与精神分裂症有关（Fitzsimmons et al., 2013; Reichenberg & Harvey, 2007）。在阅读本章下面的部分之前，或许你会想回顾一下第2章（图2.3）对人脑结构的描述。

结构性脑成像　对精神分裂症患者脑结构所做的许多研究都运用了磁共振成像技术（MRI；对这一过程的说明详见第4章）。精神分裂症并不与某一特定脑区或特定类型神经细胞的异常有关联。相反，它影响的似乎是人脑许多不同脑区以及它们相互连接或交流的方式（Shepherd et al., 2012）。大多数MRI研究报告都发现，精神分裂症患者的脑组织总量减少。另一个与此一致的发现是，一些精神分裂症患者的侧脑室（大脑两侧的腔室，充满脑脊液）有轻微到中度的增大。

这些差异似乎反映了精神分裂症的某些自然特性，而非抗精神病药物治疗的副作用。事实上，一些研究发现，年轻的精神分裂症患者在没有接触任何形式的治疗之前脑室就有所扩大（Steen et al., 2006）。一些研究还发现，在症状出现前脑室已经扩大。结构变化似乎始于精神分裂症形成的早期，因此可能对症状的出现有一定的作用（DeLisi, 2008; Weinberger & McClure, 2002）。

研究者使用 MRI 扫描对颞叶进行了广泛的研究。一些研究发现大脑边缘系统的海马、海马旁回、杏仁核和丘脑体积减小（Price et al., 2006）。这些脑区（参见图

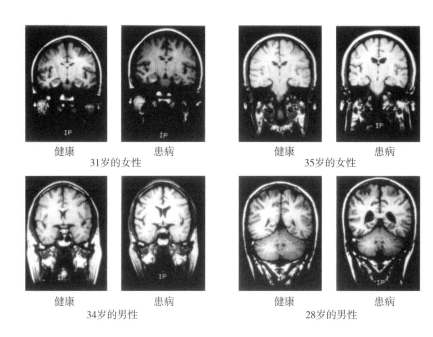

健康　　患病
31岁的女性

健康　　患病
35岁的女性

健康　　患病
34岁的男性

健康　　患病
28岁的男性

四对精神分裂症非同病的同卵双生子MRI扫描图，说明患精神分裂症的一方脑室有不同程度的扩大。

13.2）在情绪调节及认知与情绪的整合中起着关键作用。颞叶边缘系统这些结构的体积减小可能在左脑尤为突出，而左脑在控制语言方面起着重要作用。

关于脑结构异常与精神分裂症之间的联系，仍有许多问题有待回答。这种模式反映了大脑的普遍恶化还是特定脑区缺陷的结果？我们尚不可知。脑室扩大和皮层萎缩在精神分裂症的一些亚型患者中普遍存在吗？一些研究者报告称，这种神经病理现象与其他因素之间有联系，如阴性症状、对药物反应差以及没有精神分裂症家族史等。这些可能性都引人关注，但都还没有得到有力的证明。

脑功能成像　除脑结构的静态图像之外，临床科学家还使用脑功能的动态成像技术。一种被称为正电子发射断层扫描（PET）的脑动态成像技术能反映个体对不同任务要求做出反应时脑活动的变化。视觉刺激会引起视觉皮层血流量增加；人们做简单动作任务时运动皮层的血流量会增加。功能性磁共振成像（fMRI）技术是另一种可以用来观察脑活动的工具。使用这些技术的研究结果显示，（精神分裂症患者的）前额叶皮层（参见图13.3）和颞叶的一些区域的神经回路出现功能失调（Booner-Jackson et al., 2005; Whalley et al., 2012）。这些问题似乎涉及诸多功能回路内的活动以及它们之间整合的异常，而不只是某个脑区的局部异常。

美国国家精神卫生研究所（NIMH）的研究人员对同卵双生子进行的研究突显了神经系统异常在精神分裂症中的作用。该研究的对象是 27 对精神分裂症非同病双生子和 13 对精神分裂症同病双生子。有精神分裂症的双生子脑结构变化（通过 MRI 测量）以及脑功能变化（通过脑血流量测量）明显，他们健康的同卵兄弟或姐妹也比正常控制组的参与者出现更多神经学

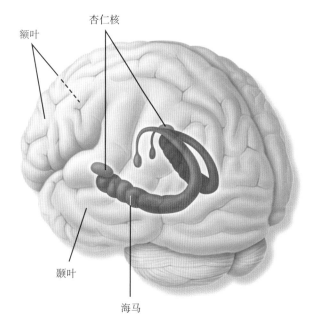

杏仁核

额叶

颞叶

海马

图 13.2　与精神分裂症有关的脑结构

脑结构成像显示，一些精神分裂症患者的颞叶结构如海马和杏仁核的体积减小。

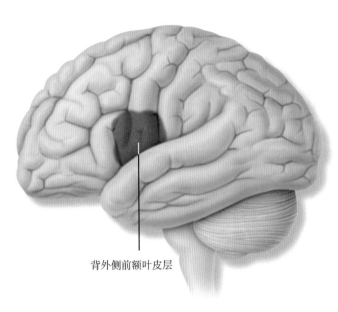

背外侧前额叶皮层

图 13.3　与精神分裂症有关的脑功能区域

精神分裂症患者背外侧前额叶皮层的神经回路可能发生功能异常。

上的损伤，不过这些异常不如先证者明显。在精神分裂症非同病的同卵双生子中，患病一方的海马和杏仁核一般都较小，而且其额叶活跃程度通常不如未患病的一方。脑室扩大的结果则不太一致。一般而言，神经功能失调似乎与精神分裂症总体严重程度有关，而不能说明不同亚型患者有不同病因（Bridle et al., 2002）。

总的结论　从脑成像的现有研究可以得出的主要结论是，精神分裂症与神经病理学上散布的模式有关。最一致的发现指向在认知和情感加工中起重要作用的两个脑区（额叶皮层和颞叶边缘区域）的结构和功能异常。精神分裂症患者连接边缘区域与额叶皮层的神经网络可能从根本上出现了紊乱。

关于神经回路受到破坏的推测也必须谨慎对待。神经病理学上的证据似乎不是精神分裂症患者所独有的。许多有其他心理障碍和神经系统疾病的患者在脑结构和功能方面也有类似的变化。而且，具体的脑损伤尚未得到确认，也不可能找到这样的脑区。像精神分裂症这类复杂障碍不可能精确定位到脑内的某个单一位点。在精神分裂症患者身上发现的许多症状和认知缺陷可能与许多细微的神经功能失调有关（Csernasky & Cronenwett, 2008; Green, 2001）。

还应该强调的是，脑成像技术对精神障碍的诊断来说并没有意义。例如，脑室扩大的 MRI 图像并不能证明患者有精神分裂症。脑成像技术可以识别有趣的群组差异，但是它们不能预测个体是否患有精神分裂症。与阿尔茨海默病和亨廷顿病等障碍中发现的神经病理水平相比，研究者观察到的精神分裂症的群组差异非常小（参见第 14 章）。某些精神分裂症患者的脑结构或功能并未出现异常。

在美国国家精神卫生研究所对精神分裂症非同病的同卵双生子研究中，有一个很突出的例子说明了这一点。在一对双生子中，健康的一方是一个从未有过任何精神障碍的成功商人，他的双生子兄弟则深受精神分裂症折磨 20 年，而前者的脑室体积是后者的 5 倍。因此，我们应该以谨慎和怀疑的态度对待所有这些假设。

神经化学　精神分裂症的神经基础可能并不表现为脑结构体积或组织的变化，而可能是特定大脑回路内神经元之间化学传导的微妙变化。

多巴胺假说　科学家提出了多种神经化学理论来解释精神分裂症的发病原因。最有影响力的理论称为多巴胺假说，它侧重于人脑边缘区域特定多巴胺通路的功能。最初的多巴胺假说认为，精神分裂症的症状是由多巴胺能活性水平过高引起的。这一假说源于人们试图了解抗精神病药物如何改善许多精神分裂症患者的调适能力，因为服用抗精神病药物的动物多巴胺分泌明显增加。1963年有研究者提出，抗精神病药物可阻断突触后多巴胺受体，而突触前神经元一旦识别这种阻断，便增加多巴胺的分泌以突破这种阻断，但徒劳无功（Carlsson & Lindqvist, 1963）。

如果精神分裂症患者的问题是多巴胺系统的功能失调，那么其具体形式是什么？

一种可能性是，由于突触后多巴胺受体数量增加，某些神经通路对多巴胺的敏感性有所提升。各种抗精神病药物的药效与它们所阻断的一种被称为 D_2 受体的多巴胺受体尤其相关。对精神分裂症患者的脑功能成像研究发现，一些患者纹状体的多巴胺功能水平升高了（Howes et al., 2009）。

多种神经递质的相互作用　某些多巴胺通路的失调和反应过度无疑与精神分裂症有关，至少对某些患者是这样。另一方面，专家们现在一致认为，其他一些神经递质也起着重要作用。只关注多巴胺的神经化学模型无法解释这一障碍的诸多方面，比如一些患者对阻断多巴胺受体的药物并没有阳性反应；抗精神病药物需要好几天才开始生效，而多巴胺阻断是即时的；关于脑脊液中多巴胺副作用的研究充其量也没有定论。

目前有关精神分裂症的神经化学假设集中于一系列广泛的神经递质（Carlsson et al., 2001）。自从一类新型的抗精神病药物如氯氮平（商品名 Clozaril）被用来有效治疗对标准抗精神病药物产生耐药性的患者以来，5–羟色胺通路尤其受到关注（参见有关治疗的部分）。这些"非典型"抗精神病药物对 5–羟色胺受体有强烈的阻断作用，但对 D_2 受体只有微弱的阻断作用。这一模式导致人们猜测，精神分裂症的神经化学机制可能与脑中 5–羟色胺和多巴胺通路复杂的相互作用有关（Downar & Kapur, 2008）。

关于前额叶皮层问题的脑成像研究引起了人们对大脑皮层中的两种主要神经递质谷氨酸和 γ–氨基丁酸的关注（Wassef, Baker, & Kochan, 2003）。谷氨酸是兴奋性神经递质，γ–氨基丁酸则是抑制性神经递质。像 5–羟色胺一样，关于谷氨酸和 γ–氨基丁酸作用的假设集中于它们与多巴胺通路的相互作用，特别是连接颞叶结构与前额叶及边缘皮层的通路。

社 会 因 素

生物因素无疑在精神分裂症的病因中起着重要作用，但是双生子研究提供的证据也有力证明了环境事件的重要性。只有当易感的个体经历某些环境事件，可能包括从营养变量到应激生活事件等任何事情时，精神分裂症才会充分表现出来（Howes et al., 2004; Walker et al., 2004）。哪些类型的非遗传事件与遗传因素及其他生物因素相互作用从而导致精神分裂症？我们来回顾一些已经提出并研究过的假说。

社会等级　社会等级是个体在社群威望和影响力等级体系中所处地位的一种通用标识。来自不同社会等级的人可能承受着不同强度的环境压力，而最底层的人遭遇的困难最大。80 多年前芝加哥的社会科学家发现，精神分裂症在社会经济状况最差的社区患病率最高（Faris & Dunham, 1939）。随后在其他一些地区所做的多项研究也证实了这一发现（Boydell & Murray, 2003）。支持社会等级与精神分裂症之间呈反向关系的证据很多。

对于社会等级与精神分裂症的关系有两种解释。一种观点认为，与最低社会等级身份关联的有害事件（可能包括应激、社会孤立和营养不良等因素）是精神分裂症形成的原因。这一观点常被称为社会因果假说。不过，社会等级低也可能是精神分裂症的结果而非原因。有精神分裂症的人与其他人相比也许不太可能完成更高等的教育或获得一份薪资不错的工作。他们的认知问题和社会缺陷可能导致向下的社会流动。换言之，不管他们的原生家庭社会等级如何，许多精神分裂症患者可能逐渐沦落至最低的社会等级。这一观点有时被称为社会选择假说。

研究发现，这两种观点都有证据支持。将男性精神分裂症患者的职业角色与他们父亲的职业角色进行比较的研究支持社会选择假说，因为患者常常没有他们的父亲成功；而没有患精神分裂症的男性则呈现典型的相反模式（Jones et al., 1993）。不过，一个同样不争的事实是，精神分裂症患者的父亲来自最低社会等级的比例非常高（Harrison et al., 2001），而这一发现与社会因果假说一致。

移民研究 多项研究一致发现，移居另一个国家的人患精神分裂症的比例较高（Cantor-Graae & Selton, 2005）。一些有影响力的移民研究重点考察了从牙买加、巴巴多斯和特立尼达移民到英国的非裔加勒比人。结果发现，这些移民群体患精神分裂症的风险比英国本土出生的人高好几倍，也比居住在本国未移民的人高得多。后续研究证明，这种影响并非英国独有。据研究报告，来自发展中国家而非发达国家的移民受影响更大，而且来自黑人居多的国家的移民受影响更大。对这一现象的一个可能的解释是，社会逆境增加了患精神分裂症的风险，因为移民一般居住在可能会遭受歧视和其他不利情况的城市地区（Fearon & Morgan, 2006; Weiser et al., 2008）。

总而言之，有关社会经济状况和精神分裂症关系的证据表明，这一障碍在一定程度上受社会因素的影响，不利的社会和经济状况可能会增加精神分裂症遗传易感者出现临床症状的可能性（van Os & McGuffin, 2003）。

心理因素

大部分对心理因素与精神分裂症之间关系的研究都侧重于家庭内的行为和沟通模式。研究证据表明，家庭互动和沟通问题不是导致精神分裂症症状最初出现的主要原因。家庭成员不正常的沟通模式并不会导致精神分裂症。了解这一点对精神分裂症患者的父母很重要，因为他们会下意识地认为，他们的言行是造成孩子出现问题的主要原因，所以情绪上会非常痛苦。

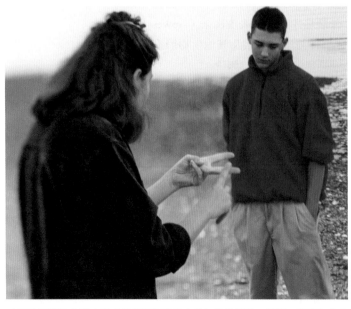

对于某些精神分裂症患者的批评和敌意会增加复发风险。相反，温暖和家庭支持则起到保护作用。

情绪表达 家庭环境对精神分裂症病程（而非最初的发作）的确有显著的影响。这方面的研究关注因精神分裂症症状而接受治疗的患者的调适能力。这种影响是由关注精神分裂症患者出院后调适能力的研究者们发现的。在出院后9个月之内，男性精神分裂症患者如果跟妻子或父母生活在一起，与居住在其他环境或跟兄弟姐妹生活在一起相比，再次住院的可能性大得多。复发的患者似乎对他们与妻子或母亲的亲密关系的某些特性有负面反应。

随后的研究确认了这一初步印象（Vaughn & Leff, 1976）。精神分裂症患者的亲属在患者出院前接受面谈时，许多人的谈话都反映了他们对患者负面或侵入性的态度。这些话被用来测量**情绪表达**（expressed emotion）。例如，许多亲属对患者表现出敌意，或不停地批评患者的行为。下面是一名患精神分裂症的年轻男子的继父所做的评论，说明继父对患者行为的泛化和敌意的批评。这些评论可以被视为情绪表达较高。

> **面谈者：** 史蒂芬的行为看起来有什么不同？
>
> **继父：** 一切的一切。换句话说，他就是那种人。你不用告诉他，他会告诉你。
>
> **面谈者：** 你说他在少年看管所待过？
>
> **继父：** 是的。这孩子是一个真正的骗子，相信我。我当过兵，见过很多骗子。这个孩子是一流的、真正的骗子，绝对不会错。
>
> （Leff & Vaughn, 1985, p. 42）

其他家人似乎对患者过分保护或过分认同，这些现象也被视为情绪表达较高。当然，作为有严重障碍如精神分裂症的孩子的父母，一定程度的担忧和关心并不意外。在评价情绪表达时，如果亲属表现出诸如极度焦虑或夸张的自我牺牲等反应，就被视为情绪的过度卷入。例如，下面的交流说明一名 24 岁男性患者（第一次精神分裂症发作时 22 岁）的母亲情绪过度卷入（高情绪表达）：

> **母亲：** 他跟我谈了很多，因为我是他的治疗师，他和我的分享比任何人都多。他让我参与进来，和我一起反思，因为我允许他这么做。
>
> **面谈者：** 有多频繁？
>
> **母亲：** 他一直那样。只要我在，他就那样。
>
> **面谈者：** 一周一次或两次？
>
> **母亲：** 不，每天都那样。我跟他在一起的所有时间，尤其是最近四五个月。他有时一次会跟我谈好几个小时，分享自己的担心和不好的感觉，每5分钟就向我报告一次情绪或感受的变化。
>
> （Leff & Vaughn, 1985, p.51）

与家人情绪表达较低的患者相比，跟至少一名情绪表达较高的家人一起生活的患者在出院后的 9 个月之内更可能复发。这个结果得到多次重复（Marom et al., 2005）。近一半的精神分裂症患者与情绪表达评定较高的家人生活在一起。平均复发率（主要依据出院第一年出现明确阳性症状复发的患者比例来定义）在情绪表达较高的家庭中为 52%，在情绪表达较低的家庭中则为 22%。在导致情绪表达高评定得分的各种言论中，批评通常与患者复发的关系最大（Hooley & Gotlib, 2000）。

情绪表达高似乎至少部分地与患者亲属对其问题的了解和看法相关。亲属们发现，由精神障碍引起的最明显的阳性症状更容易让人接受（Brewin et al., 1991）。他们不太能容忍阴性症状，如意志减退、社交退缩等，这或许是因为患者表现得只是懒散或没有动机。

理解家庭态度　情绪表达不只是影响精神分裂症，心境障碍、进食障碍、伴有广场恐怖症的惊恐障碍及强迫症患者如果与情绪表达高的亲属一起生活，出院后也更可能复发（Miklowitz, 2004）。事实上，情绪表达能更好地预测心境障碍和进食障碍而非精神分裂症的结果（Butzlaff & Hooley, 1998）。我们不能认为，这一现象在其他障碍中也存在就说明它不重要，或者认为家庭关系的背景对我们理解精神分裂症的维持无关（参见"研究方法"专栏）。不过，它可能表明，因果模式的这个方面也会出现在其他形式的心理病理中。患者症状的具体性质可能取决于遗传倾向。

跨文化证据表明，情绪表达高在西方或发达国家可能比在非西方或发展中国家更普遍（Kymalainen & Weissman, 2008）。这一发现可能有助于解释为什么精神分裂

研究方法

心理病理学领域的研究通常涉及两组或两组以上参与者的比较。一组是符合某种精神障碍（如精神分裂症）诊断标准的人，称为"病例组"，控制组（或对照组）则由没有这种障碍的人组成。这种方法被称为病例控制设计，因为它取决于病例组和控制组参与者的比较。如果研究发现两组有重大差异，就证明因变量与这一障碍相关（参见第 2 章"研究方法"专栏）。研究者希望得出结论，他们找到了与这一障碍有关的病因变量。不过，相关研究要得出因果推论是有风险的。我们是否接受这些结论很大程度上取决于研究者是否选择了正确的控制组。

相关研究必须尽量找到并测试一组与病例相似的人，除了他们没有患该障碍（Gehlbach, 1988）。这通常意味着两组人在年龄、性别、社会经济地位等无关因素上是相似的。如果研究者发现有精神障碍的人与无精神障碍的人有差异，他们会把这些差异归因于障碍本身。心理病理学研究主要用到两种控制组：一种是没有精神障碍史的人，有时被称为"正常参与者"，另一种是有其他形式的精神障碍的人，有时被称为"患者控制组"。

选择正常控制组并不像表面看来那么简单。事实上，研究者必须做一些基本决策。"正常"意味着从未患过该精神障碍，还是完全没有任何种类的心理病理问题？自己没

有精神障碍但有精神障碍家族史的人能否算正常的控制组？

第二种研究策略是比较两种精神障碍患者。研究者通常运用这种方法来确定考察的变量是否与他们正在研究的精神障碍有特定的关联。侧脑室扩大或家庭沟通问题是精神分裂症患者所特有的吗？缺乏特异性可能使人对该变量是否与障碍病因有关产生疑问。因为它也可能表明，这个变量只是控制组患者也经历过的一些因素（如住院治疗）所造成的一种普遍结果。

我们在本章讨论的许多致病因素并不是精神分裂症所特有的。例如，情绪表达也可以预测心境障碍患者和精神分裂症患者的复发。这样的结果是否意味着情绪表达在精神分裂症形成过程中没有重要作用？不一定。这个问题的答案取决于所采用的特定因果模型（Garber & Holon, 1991）。所有形式的心理病理都取决于生物、社会和心理等多种因素的相互作用。其中一些因素可能为研究中的精神障碍所特有，其他一些因素则可能是普遍的。精神分裂症的形成可能取决于某种遗传决定的特定倾向。但最终导致精神分裂症易感人群出现症状的环境事件可能是非特异的。同样的因素也会影响心境障碍患者，但这样的事实并不意味着情绪表达不是解释精神分裂症复杂事件链条中的重要一环。

症的长期病程在发展中国家通常不太严重。一些推测侧重于家人的态度和看法：发展中国家的人可能对大家庭成员的古怪行为更宽容。这种态度可能营造了与西方情绪表达低的家庭相似的环境。另一种观点更强调由文化决定的患者与其家人的关系（Aguilera, 2010）。对墨西哥裔美国家庭进行的研究表明，患者与家人的亲社会互动行为能够增强家庭凝聚力，减少与严重精神障碍有关的污名。在一些文化中，家庭温暖起着保护作用，因而降低了患者复发的可能性（Lopez et al., 2004）。

我们必须保持谨慎，避免狭隘地看待这一现象。情绪表达这一概念对家庭成员来说是一个极其敏感的问题，他们经常因家人患精神分裂症的问题而受到太多的指责。情绪表达不是影响精神分裂症病程的唯一因素。一些患者在理解和包容他们的家庭环境中仍会复发。而且研究显示，患者行为与亲属情绪表达之间的关系是相互的。换言之，亲属的态度影响患者的调适，患者也影响亲属的态度。亲属的负面态度似乎是由消极互动的循环所维持的，其中患者扮演主动角色（Goldstein et al., 1997）。

生物与环境因素的相互作用

一个有效的精神分裂症病因模式必须包括遗传因素与环境事件的相互作用。精神分裂症症状和病程的异质性还表明，精神分裂症应该用多种路径来解释（Tandon,

Keshavan, & Nasrallah, 2008）。一些形式的精神分裂症可能是由强烈的遗传倾向和比较普遍的心理社会经历（如应激生活事件或不良沟通模式）相结合造成的。另一些精神分裂症则可能是由比较异常的环境造成的，如严重的孕期营养不良导致神经发育异常，最终导致在没有遗传易感性的情况下精神病症状发作。

　　各种环境事件都与精神分裂症的病因有关。一些事件可能与精神分裂症的基因型相互作用；另一些则可能独立引发精神分裂症。最近不少理论推测聚焦于生物因素，如病毒感染和营养不良等。不利的经济状况等心理社会因素也可能与该障碍有关。这类事件可能对精神分裂症的遗传易感人群尤其有害。

寻找易感性标志物

　　精神分裂症通常是一种慢性障碍，难以治疗。许多临床医生认为，如果干预及早开始，即在患者症状尚不严重、障碍还没有对患者的社会和教育造成长期影响的情况下开始，治疗结果可能更好（Jacobs et al., 2012）。解决这个问题的一个方法是关注精神分裂症最早出现的明显病征以及一些不易察觉的异常思维和言语模式（它们常常伴有渐进式的社交退缩）。这些行为表现（前驱期症状）常常在精神病症状全面发作之前就很明显了。事实上，*DSM-5* 工作组为此曾考虑引入一个新的诊断类型，称为轻微精神病综合征（Carpenter & van Os, 2011; Tsuang et al., 2013）。但这一类别最终被列入手册的第三部分（"需要进一步研究的状况"），因为现场试验表明，该类型无法可靠地确认，而且研究结果并不支持它的效度（参见 "对 DSM-5 的批判性思考"）。

　　在精神分裂症的明显症状发作之前甄别潜在患者的另一个有前景的方法是关注精神分裂症的遗传倾向。如果发现一些基因是精神分裂症的成因，分子遗传学研究显然能为此提供部分答案。在精神分裂症出现之前更精确地甄别易感人群，也可能取决于我们识别易感性标志物（又称内表型）的能力（Gottesman & Gould, 2003; Greenwood et al., 2007）。内表型是基因型（奠定障碍的基础）与障碍的全面症状之间的一个成分或特质。它可以用各种精确的实验室方法来测量，但肉眼看不到。

　　如果要在有精神分裂症遗传倾向的人群中寻找易感性或内表型迹象，我们应该在哪儿寻找？这些迹象会以什么形式出现？我们有可能在接近患精神分裂症谱系障碍的阈限但尚未出现任何明显症状的个体中发现易感性的迹象吗？这类问题已经引起相当大的关注，但我们还没有确切的答案。

　　对于精神分裂症易感人群的识别，我们或许可以通过开发检测潜在生理功能失调的测量工具，或者开发能够灵敏地测量他们不易察觉的怪异行为的方法来实现。因此，标志物的可能范围很广。

　　假设我们已经选择了一种特定的测量方式，如生化检验或心理测试，我们希望了解它是否有助于识别精神分裂症易感人群。**易感性标志物**（vulnerability marker）应该满足什么标准？第一，标志物必须能区分精神分裂症患者和非精神分裂症患者。第二，它应该具有时间上的稳定性。第三，易感性的测量应该能识别出更多的精神分裂症患者的生物学亲属而非一般人群。例如，易感性标志物应该出现在精神分裂症非同病的同卵双生子中，即使他们没有出现任何精神分裂症症状。第四，对于那些没有精神病发作史的人，易感性的测量应该能够预测其未来精神分裂症的情况（Braff, Schork, & Gottesman, 2007; Snitz, MacDonald, & Carter, 2006）。

　　尽管我们还没有找到可靠的易感性测量方法，但许多研究者正在通过各种各样

对DSM-5的批判性思考

轻微精神病综合征反映的是愿望而非批判性思考

多年来，心理健康工作者一直希望找到一种方法对精神分裂症易感人群进行早期干预，以阻止精神病的全面发作。本着这种精神，*DSM-5* 精神分裂症工作组曾考虑提出一种名为"轻微精神病综合征"（APS）的新障碍（Carpenter & van Os, 2011; Tsuang et al., 2013）。要符合APS诊断标准，当事人至少要表现出一种轻微形式的精神病症状。例如，当事人可能认为其他人不能信赖，但没有偏执妄想；他可能说话不清楚或不集中，但并不混乱；他能意识到现实和幻想的区别，并能接受公认的社会行为规范（即有"完整的现实检验"）。这一概念意味着什么？用非专业人士的话来说，APS描述的是处在异常和精神病之间界限不清的区域中的一类人。

把APS定义为官方诊断类别的动机是好的。很多研究都致力于识别精神分裂症的前驱症状及其高风险征兆。如果我们对已经全面发作的精神病患者在其明显症状显现之前的情况进行回溯研究，的确会发现他们的经历可以用APS的定义性特征来描述（Lencz et al., 2004）。但是在这一障碍发挥作用之前，我们还必须先问其他几个重要问题。

第一个问题：对于作为APS诊断标准的轻微症状，我们是否有可能可靠地确定其模糊程度？根据 *DSM-5* 现场试验的结果，答案显然是"不能"（Freedman et al., 2013）。

第二个问题：就算我们能够可靠地确定出现APS症状的人，有多少人会进一步发展出全面的精神病症状（即转化为精神分裂症）？答案是"有一些，但不多"（Fusar-Poli et al., 2013; Phillips, 2013）。

第三个问题：如果对符合APS诊断标准的人进行某种治疗（使用的药物很可能与治疗全面的精神病的药物一样），能够阻止他们的症状恶化吗？答案是"有时能，但并不多见。"

第四个问题：与接受APS治疗有关的风险是什么？某些风险已经被考虑到了（Yung, 2011）。一种风险无疑与个体被贴上标签所带来的负面后果有关（参见第4章的"标签理论"）。然而更重要的是，抗精神病药物治疗可能有害。大量证据显示，服用这类药物会造成长期的神经学后果（Whitaker, 2010），包括有时不可逆的侵入性运动副作用、更高的肥胖风险以及由此带来的许多健康风险。你会希望你的朋友或兄弟姐妹仅仅因为表现出一些异常行为（特别是一些极其难以确认的行为）而暴露在这些风险之中吗？

APS支持者的提议建立在愿望而非扎实的研究数据之上。或许值得赞扬的是，工作组成员建议把APS列入 *DSM-5* 的第三部分，与其他需要进一步研究的障碍放在一起。但 *DSM-5* 应该完全删除APS。因为危险在于，许多过去列入这个附录的提议最后都进入了 *DSM-5* 的主体（参见"经前期烦躁障碍"和"贪食症"）。这个附录是诊断潮流的孵化区，一旦压力足够大就会将其纳入诊断手册的主体。APS是一个定义性很差的诊断构念，很容易造成弊大于利，因而在 *DSM-5* 的任何地方都不应该有它的位置。

的测量方法积极地寻找。下面我们大致介绍其中一些很有前景的心理学方法。

工作记忆缺陷　许多研究者通过测量认知表现来寻找易感性指征，因为精神分裂症患者的认知表现异于常人。其中一些研究关注评估信息处理、工作记忆和注意/警觉的认知任务（Forbes et al., 2009; Green et al., 2004）。

其中颇受重视的一个认知功能是工作记忆，即短时间保持和处理信息的能力。工作记忆可以细分为若干更具体的过程，其中包括提供视觉和口头信息短时存储的记忆缓存器。工作记忆最重要的过程涉及中央执行成分，它负责处理和转换记忆缓存区的数据。许多研究报告称，在执行依赖于工作记忆中央执行成分的实验室任务时，精神分裂症患者出现能力受损（Barch, 2005; Gold et al., 2010）。

尤其引人关注的是确认与精神分裂症有关的工作记忆缺陷，因为它与脑功能和精神分裂症的其他证据有关。与中央执行加工有关的过程跟前额皮层背外侧区的脑活动有关（参见图13.3），精神分裂症患者的这一脑区似乎功能失调。关于精神分裂

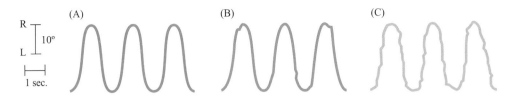

图 13.4 眼动追踪模式

该图显示的是正常参与者与精神分裂症患者平滑追踪眼动模式的对比。（A）图显示了实际目标，（B）图显示了非精神分裂症患者的模式，（C）图则是精神分裂症患者的模式。

资料来源：Levy DL, Holzman PS, Mattysse S, Mendell NR. Eye tracking dysfunction and schizophrenia: A critical perspective. Schizophrenia Bulletin. 1993; 19-461-536.

症的神经化学假设也与此相关，因为多巴胺神经递质系统在支持涉及工作记忆的活动中发挥着关键作用（Goldman-Rakic, Mully, & Williams, 2000）。

工作记忆缺陷似乎是精神分裂症患者的一个稳定特征，不会随时间的推移而波动（Cannon et al., 2002）。而且，研究发现在精神分裂症患者未患病的一级亲属（包括非同病的同卵双生子）中，这种认知缺陷的发生率升高（Stiskoom et al., 2004）。最后，后来被诊断为精神分裂症的儿童在做言语工作记忆测试时，也更可能比他们未患病的兄弟姐妹出现缺陷。所以，工作记忆测量满足易感性指标的多项标准。研究表明，工作记忆方面的问题或许是精神分裂症易感性的有用指征（Barch, 2005）。

眼动功能失调 另一个有前景的研究领域与眼动缺陷有关。眼动缺陷是指患者保持头不动时，眼睛很难追踪摆锤或类似的摆动刺激物。当研究者要求精神分裂症患者用眼睛追踪摆锤等活动目标时，很多人会出现平滑眼动追踪的功能失调（Levy et al., 2010）。眼动追踪记录显示，他们不能跟随钟摆进行一系列的平滑追踪眼动，而是频繁被很多快速眼动打断。图13.4比较了正常人和精神分裂症患者的眼动追踪记录的例子。只有大约8%的正常人出现图13.4（C）所显示的眼动追踪功能失调，尽管有研究报告了更高的比例。

大约50%的精神分裂症患者的一级亲属都显示出类似的平滑追踪眼动缺陷（Calkins, Iacono, & Ones, 2008; Hong et al., 2008）。精神分裂症患者及其家人表现出的总体模式表明，不良的眼动追踪表现可能与精神分裂症易感性的先天倾向有关。其他研究得到的证据使这一结论更加引人注目。这些研究显示，眼动追踪能力具有时间上的稳定性，它受遗传因素影响，表现在有分裂型人格障碍特征的患者身上（Gooding, Miller, & Kwapil, 2000; O' Driscoll & Callahan, 2008）。

目前还无法甄别有精神分裂症独特易感倾向的人群，但研究结果已经找到了潜在的易感性标志物。当然，实际检验将集中在预测效度方面。这些方法中是否有一种（比如工作记忆缺陷或平滑追踪眼动缺陷）能够以易感性得分来预测将来可能出现精神分裂症的人？高风险研究将有助于提供这类证据。

治 疗

精神分裂症是一种复杂的障碍，治疗常常需要很长时间。临床医生必须重视急性精神病发作的治疗和预防。所以治疗通常是多方面的。抗精神病药物治疗是最基本的治疗模式。因为许多患者在发作间歇期仍有缺陷，所以安排住所和给予社会支持经常是长期照顾所必需的。社交和职业技能受损者需要接受特殊培训。对精神分裂症的治疗要注意所有这些方面，而且必须有多方面的专业人士协同努力（Lehman et al., 2004）。精神分裂症常常让家庭不堪重负。本章最后的"获取帮助"专栏介绍了患者及其家人能获得的一些资源。

抗精神病药物治疗

治疗精神分裂症的众多不同药物可分为两大类。第一代药物于 1950 年代开始使用，第二代则于 1990 年代投入使用。目前两类药物都是标准药物。

第一代抗精神病药物（也称经典或传统抗精神病药物）是 1950 年代早期偶然发现的。精神病治疗的早期成功使这类药物如氯丙嗪（商品名 Thorazine）等很快在欧洲和美国的精神病医院广泛使用（Shen, 1999）。它迅速改变了精神分裂症的治疗方法。过去长期收治在专业机构的大量患者可以出院回到社区接受照护（但关于去机构化运动的影响参见第 18 章）。

一些相关类型的药物随后也开发成功。它们被称为**抗精神病药物**（antipsychotic drugs），因为它们有具体的效果——缓解精神病症状。患者服药一周后激越和敌意等问题即可缓解，但精神病症状明显改善一般需要两到三周（Kutscher, 2008）。这类药物治疗对幻觉等阳性症状的效果比对阴性症状如失语症、情绪表达减少等更好。从患者的角度来看，药物治疗使他们可以减少糟糕的想法或知觉体验带来的困扰或执念。换言之，他们可以远离阳性症状，虽然这类药物很难完全消除幻觉和妄想信念。

双盲和安慰剂控制研究已经证明抗精神病药物在治疗精神病急性发作方面的效果。数十年来，有数千项关于这一问题的研究（Haddad et al., 2009; Sharif et al., 2007）。大多数研究都发现，约一半的患者在接受治疗 4 到 6 周后病情大为好转。有些患者的情况甚至更好。与此相反，使用安慰剂治疗的患者好转率低得多，而且很多人的病情实际上恶化了。

遗憾的是，有相当数量（约 25%）的精神分裂症患者使用抗精神病药物治疗后并未好转（Conley & Kelly, 2001）。另外有 30%~40% 的患者可以说只有部分好转：他们的病情有所缓解，但症状并未完全消失。研究人员还不能确定使用药物后病情好转和无好转的患者之间的可靠差异。一些专家认为，抗拒治疗的患者阴性症状可能更突出，情况更紊乱，并且表现出更明显的神经学异常（Elkis, 2007）。

维持用药　急性发作后康复的患者复发率很高。如果出院后不继续用药，高达 65%~70% 的患者在出院后第一年之内就可能复发。使用抗精神病药物持续治疗可以将复发率降至约 40%（Takeuchi et al., 2012）。因此，鼓励发作后康复的精神分裂症患者继续用药，但剂量通常会减少。遗憾的是，很多患者会停止用药，原因常常是用药后令人不舒服的副作用（Falkai, 2008）。

运动副作用　抗精神病药物会产生一些令人不适的副作用。副作用对不同患者的影响程度和方式也不同。最明显和棘手的副作用被称为锥体外系综合征（extrapyramidal symptoms, EPS），它们是由连接脑和脊髓运动神经元的锥体外神经通路传递的。其症状包括各种神经上的紊乱，如肌肉僵直、震颤、静坐不能、异常的不自主姿态、运动不能等。锥体外系综合征可能在治疗数月之后自动缓解，但有些患者可能持续多年。

表 13.2　用于治疗精神分裂症的药物举例				
		作用方式		
		主要副作用		主要受体	
		EPS	增重	D$_2$	5HT$_{2A}$
药物类别	通用名（商品名）				
第一代抗精神病药物	氯丙嗪（Thorazine）	++	+	++	+
	氟哌啶醇（Haldol）	++++	+	++++	+
第二代抗精神病药物	氯氮平（Clozaril）	+/−	++++	+++	++++
	利培酮（Risperidal）	++	++	+++	+++++
	奥氮平（Zyprexa）	+	++++	+++	++++
	喹硫平（Seroquel）	+/−	++	++	+++
	氨磺必利（Solian）*	+	++	++++	−

EPS=锥体外系综合征　D$_2$=多巴胺受体　5HT$_{2a}$=5–羟色胺受体。

*氨磺必利目前没有在美国上市，但在法国已经使用超过15年（Leucht et al., 2002）。

资料来源：S. Kapur and G. Remington, 2001. Atypical Antipsychotics: New Direction and New Challenges in the Treatment of Schizophrenia. Annual Review of Medicine; 52: 503-517.

长期抗精神病药物治疗可能导致一系列更严重的运动症状，称为迟发性运动障碍（tardive dyskinesia, TD）。该综合征表现为口部和面部不自主的异常运动（如伸舌、咀嚼及噘嘴等）以及四肢和躯干不自主的运动。后者包括手指、脚趾的扭动、腿部的抖动以及头部和骨盆的晃动。总的来说，这些问题令患者及其家人非常痛苦。迟发性运动障碍综合征是由抗精神病药物引起的，而且对于某些患者是不可逆的，即使停用药物后仍然如此。事实上某些患者在停药后这些症状还会恶化（Eberhard, Lindström, & Levander, 2006; Laut4erbach et al., 2001）。

第二代抗精神病药物　20世纪90年代，一些新型的抗精神病药物开始使用。尽管当时某些临床医生欢欣鼓舞地称之为精神分裂症治疗的"第二次革命"，但现在很多专家意识到，这一说法言过其实（Lieberman, 2006; Miyamoto et al., 2012）。这些药物常被称为非典型抗精神病药物，因为它们不太可能像传统抗精神病药物那样产生不适的运动副作用。最著名的非典型抗精神病药物氯氮平自1970年代起在欧洲广泛使用。第二代抗精神病药物还包括利培酮（商品名Risperidal）、奥氮平（商品名Zyprexa）、喹硫平（商品名Seroquel）和其他一些刚开始使用或正在等待美国食品药品监督管理局（FDA）审批的药物。其中一些药物见表13.2。

关于第二代抗精神病药物的一个好消息是，它们在治疗精神分裂症阳性症状上至少与传统药物一样有效（Lieberman et al., 2005; Sikich et al., 2008），而且它们还有利于维持治疗以减少复发风险（Wang et al., 2010）。同时，它们引起迟发性运动障碍的可能性更低。对一些第二代抗精神病药物治疗结果研究的总结表明，13% 的患者出现迟发性运动障碍，而第一代药物的发病率是 32%（Correl & Shenk, 2008）。因其对阳性症状效果良好加之运动副作用更少，第二代抗精神病药物成为治疗精神分裂症的合理选择。

不好的消息是，与最初的说法相反，第二代抗精神病药物在治疗阴性症状方面比第一代药物并无显著改善（Buckley & Stahl, 2007; Murphy et al., 2006）。而且第二代药物同样有其他副作用，有些副作用还十分严重。例如，很多非典型抗精神病药物会造成体重增加或肥胖（Das et al., 2012）。这些问题会增加糖尿病、高血压、冠状动脉疾病等其他疾病的发病风险。这些不良反应还会导致很多患者停药，增加复发风险。一项有影响的研究对 1 种第一代抗精神病药物和 4 种第二代抗精神病药物进行了比较。该研究报告称，74% 的患者在 18 个月的治疗期结束前停止按处方服药（Lieberman et al., 2005）。所有这些药物的依从性都不佳。最基本的事实是，各种抗精神病药物对精神分裂症都有益，但同时都有自己的缺点，且所有药物都有副作用。

所有抗精神病药物，不管是第一代还是第二代，都是通过阻断大脑皮层和边缘区域的多巴胺受体起作用（Factor, 2002）。它们还会影响许多其他神经递质，包括 5- 羟色胺、去甲肾上腺素、乙酰胆碱等。表 13.2 中列出了 2 种第一代抗精神病药物和 5 种第二代抗精神病药物阻断特定多巴胺和 5- 羟色胺受体能力的对比。与传统药物相比，大多数第二代抗精神病药都能在人脑引起更广泛的神经化学反应，它们主要作用于多巴胺受体。例如，氯氮平和奥氮平对 5- 羟色胺受体的阻断较强，而对多巴胺受体的阻断则较弱（Richelson, 1999）。某些非典型抗精神病药物对 5- 羟色胺受体的亲和性更高或许可以解释为什么它们对精神分裂症症状的疗效较好且运动副作用更少。但这种假设与一种新的非典型抗精神病药物氨磺必利的作用模式有矛盾，因为氨磺必利并不会影响 5- 羟色胺受体（Leucht, Kissling, & Davis, 2009）。我们对不同抗精神病药物的神经化学差异还没有完全的了解，这也正是目前令人关注的争议之一（Richtand et al., 2007）。

精神分裂症药物治疗方面的进展无疑会产生具有不同的神经化学作用机制的新药物。这一领域的进展十分迅速。

心理社会治疗

事实证明，某些心理治疗对精神分裂症患者是有效的。这些治疗可以解决精神分裂症患者多方面的问题。心理治疗通常关注长期后果而不是解决急性精神病发作（Kopelowicz, Liberman, & Zarate, 2002）。近年来，一些研究人员开始尝试结合药物治疗与心理社会干预的方法来治疗第一次发作的精神分裂症患者（Grawe et al., 2006; Penn et al., 2005）。

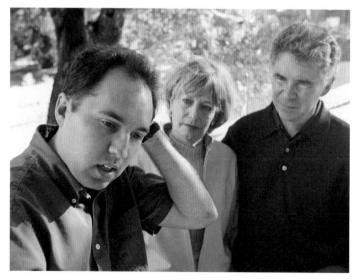

面对精神障碍，患者和家人发明了许多创造性的应对方法。布兰登·斯泰格林（左）患精神分裂症已经数年。他的父母创办了精神卫生年度音乐节，为精神卫生慈善机构和研究募集了数百万美元。

以家庭为导向的病后康复　关于情绪表达的研究启发研究人员开发了具有创新性的基于家庭的治疗计划。这些家庭治疗计划认识到照顾家中慢性精神病患者给家人带来的日常负担，故而尝试提高家庭成员的应对技能。在这一过程中，患者一直通过门诊来坚持抗精神病药物治疗。这类家庭干预有一些不同的方法，大部分都包括教育部分，旨在帮助家庭成员理解和接受相关障碍的性质（参见"获取帮助"专栏）。这样做的一个目的是消除家人对患者不切实际的期望，因为这种期望会导致粗暴的批评。家庭行为管理还很强调改善沟通和问题解决的技能，这样可能增进家庭成员的合作能力，从而尽可能减少冲突。

一些实证研究对家庭干预的效果进行了评估。它们大都发现，接受家庭治疗的患者复发率降低了（Barroclough & Lobban, 2008; Girón et al., 2010）。家庭治疗计划虽然可以推迟复发，但长远来看未必能防止复发。就精神分裂症这类慢性障碍而言，常常需要在优先治疗和服务的可及性等方面做出艰难决定。家庭治疗会有积极效果，但我们需要挖掘更好和更有效的方法，把这种治疗纳入整体治疗计划之中。

社交技能训练　很多生活在社区未再复发的患者因为其残留症状而受到伤害。他们也会在社交和职业功能方面遇到问题。对于这些患者，药物治疗必须辅以心理社会干预计划来解决残留症状。证据表明，直接解决这些问题是必要的，因为精神分裂症患者在社交技能方面的缺陷比较稳定，并且与该障碍的其他方面关联不大，不论阳性症状还是阴性症状都是如此。

　　社交技能训练是解决这些问题的一种结构化的教育方法，包括模仿、角色扮演、恰当行为的社会强化等（Heinssen, Liberman, & Kopelwicz, 2000）。本书第 3 章对这种治疗方法已经做了基本介绍。有控制的结果研究表明，通过与抗精神病药物结合，社交技能训练可以改善患者在社会调适上的测试表现。但尚不清楚的是，社会技能训练能否降低复发率（Pilling et al., 2002b）。从精神分裂症的病程证据来看，这一结果并不令人意外，因为证据表明，心理治疗结果的各个方面（包括症状的严重程度和社会调适等）一般是相对独立的。

认知疗法　近年来，对精神分裂症的各种形式的认知疗法越来越受到重视（Rathod & Turkington, 2005; Temple & Ho, 2005）。在一些案例中，这种干预方法主要采用标准的认知疗法程序，旨在帮助患者评估、检验并且矫正他们对自己和周围社会环境扭曲的思维方式。另外一些认知疗法则更为专门化，旨在具体针对精神分裂症尤为明显的认知缺陷。

　　专门化治疗方案的一个例子是精神分裂症的认知增强疗法（Hogarty et al., 2004）。这是一种综合和整合的计划，旨在提高患者的认知能力，包括实验任务（如注意、工作记忆、问题解决等）的表现以及社会认知（如意识到他人的看法和评估社会环境）。治疗对象是那些已经从精神病活跃期康复，但正在服药并有认知缺陷表现的患者。患者要花很多时间进行计算机认知练习。在开始认知训练几周后，他们还参加扩展的小组训练（解读言语信息、认识他人的情绪、保持对话等等）。一项为期两年的大规模结果研究对接受认知增强疗法的患者与接受强化支持疗法的控制组患者进行了比较。研究结果表明，接受认知疗法训练的患者在认知表现、社会认知、总体社会调适以及就业方面都有更大的改善（Eack et al., 2011）。因此，在药物治疗的同时辅以认知疗法对于精神分裂症患者是有益的。

主动式社区治疗　像精神分裂症这样的慢性障碍的治疗显然需要广泛、全面、综合且持续的服务。主动式社区治疗是由跨专业的临床医生小组提供的心理社会干预（DeLuca, Moser, & Bond, 2008; Stein & Santos, 1998）。他们提供综合的心理治疗——包括教育、支持、技能训练、康复——以及药物治疗。这些服务是每周定期提供的，在发作期则是24小时全天候（每周的任何一天，每天的任何时间）提供。这些计划的内容广泛，尽量让重症患者待在社区，尽可能减少住院治疗。它不同于传统的门诊治疗，因为是主动式社区治疗小组的成员去找患者而不是等患者来找他们。

　　结果研究表明，主动式社区治疗计划可以有效地减少患者在精神病院的住院时间并且改善他们的功能水平（Nordentoft et al., 2010; Thornicroft & Susser, 2001）。一

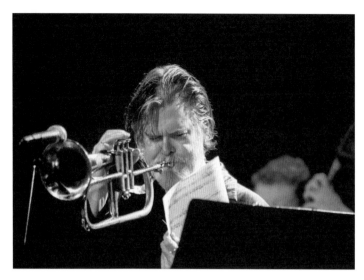

许多人尽管罹患精神分裂症，却取得了杰出的成就。汤姆·哈雷尔曾三次被美国权威爵士乐杂志《重拍》（*Downbeat*）评为年度爵士小号手。他有令人心烦的听幻觉，但当他演奏音乐时，幻听就消失了。

项研究发现，接受主动式社区治疗的患者第一年只有18%的人住院，而控制组则有89%的患者住院。主动式社区治疗是一种深度治疗，它要求社区有组织良好且广泛的专业服务网络。实证研究表明，尽管与传统的社区心理健康中心提供的服务相比，这种治疗计划更有成本效益（Lehman et al., 1999）。住院费用的减少可以抵消这一计划的支出。

机构治疗计划　尽管精神分裂症患者可以在门诊接受药物治疗而不住院，但各种治疗机构仍然十分重要。大多数患者多次发作。此时短期入院（通常两到三周）通常是有益的。

有些患者是慢性的，需要长期住院治疗。社会学习治疗（有时也称代币经济）对于这类患者是有效的（Dikerson, Tenhula, & Green-Paden, 2005）。在这类计划中，所有住院患者都要参与特定的行为权变活动。这样做的目的是增加期望行为的频率，如合适的打扮、参与社交活动等，同时减少暴力或语无伦次等不当行为的频率。工作人员会全天监督患者的行为。每一个期望的行为都会获得赞扬和代币强化，而代币可以用来换取食物、优待、看电视的时间等奖励。工作人员对不恰当行为通常不予理睬，必要时偶尔也会进行惩罚，如失去优待等。精心安排的住院计划，尤其是那些遵循行为原理的治疗计划，对慢性精神分裂症患者会产生重要的积极效果。

获取帮助

精神分裂症不论是对患者本人还是对其家人都是一种灾难性的疾病。令人欣慰的是，过去数十年来，对精神分裂症的治疗已经取得了长足进展。它比任何其他障碍都更需要从药物治疗、短期住院治疗到长期住家治疗以及给家庭成员提供心理社会帮助等一系列广泛的服务。由金·米泽尔（Kim Mueser）和苏珊·金格里奇（Susan Gingrich）撰写的《精神分裂症应对家庭指南》（*Coping with Schizophrenia: A Guide for Families*）是一本十分有用的书。作者在书中就各种关键问题提供了很好的建议。例如，作者讨论了各种抗精神病药物、它们的副作用和对预防复发的作用以及患者不愿继续服药时如何处理等等。他们还列出了患者急性发作时能帮助患者及其家人的社区资源，以及如何应对后遗症、职业困难、住房需要等长期挑战。

另一本很有帮助的书是帕特里夏·巴克拉尔（Patricia Backlar）撰写的《精神分裂症的家庭面》（*The Family Face of Schizophrenia*）。作者是一位精神卫生伦理学家，同时也是一位精神分裂症患者的母亲。该书讲述了精神分裂症患者与疾病做斗争的一系列7个故事，还介绍了许多社区里经常令人茫然而且有时并不充足的心理健康服务。每个故事的后面都附有评论，包括给患者及其家人的建议（比如如何领取医疗保险费用，如何找到失踪的患病家人，如何应对自杀风险，如何处理照顾严重患者时可能出现的法律问题等）。仔细阅读这本书对于我们面对精神疾病患者会很有帮助。

全美精神疾病支持联盟（National Alliance for Mentally Ill）是一个为精神病患者及其家人提供支持和建议的极有影响力的基层组织，为提高患者及其家人的生活质量而不懈努力。它在全美拥有1000多家州级和地方分支机构。它致力于帮助严重的精神障碍患者获得住房、康复等社区服务。它的网站是一个关于严重精神障碍（特别是精神分裂症和心境障碍）的综合信息源，包括如何转介到其他各种支持组织和专业机构的信息。

⓭　总　结

符合**精神分裂症**诊断标准的患者会表现出广泛的功能损害症状，涉及认知、知觉、人际关系等方面的功能。这些症状大致可以分为三类：**阳性症状**，如幻觉和妄想；**阴性症状**，包括**情绪表达减少**、**失语症**、**意志减退**、社交退缩等；紊乱症状，如言语交流问题和紊乱行为等。

DSM-5 要求个体至少要有持续 6 个月的社交和职业功能明显下降及不正常行为的证据才能被诊断为精神分裂症。

相关的精神病性障碍包括妄想障碍、短暂精神病性障碍和分裂情感性障碍等。

精神分裂症通常在青春期或成年早期发病。它可能会随着时间的推移而表现出不同的病程模式。有些人很快康复，另一些人则逐步恶化。

在美国和欧洲，精神分裂症的终生患病率约 1%，男性的患病率比女性高出 30%~40%，而且男性通常发病更早。男性患者比女性患者更多地表现为阴性症状，并且多为慢性恶化病程。

遗传因素显然在精神分裂症发病过程中起着一定的作用。精神分裂症患者一级亲属的发病风险为 10%~15%，同卵双生子的同病率约为 48%，异卵双生子为 17%。双生子和收养研究表明，精神分裂症有多种表现方式，有时也被称为精神分裂症谱系。精神分裂症谱系障碍包括精神分裂型人格和其他精神障碍。

目前尚没有确定精神分裂症损伤的特定脑区。而且这种复杂的障碍也不太可能只源于人脑的某个单一脑区。精神分裂症患者的结构图像显示出脑室扩大和边缘系统变小。对大脑代谢和血流所做的研究发现，许多精神分裂症患者的额叶、颞叶及基底神经节有功能性变化。

抗精神病药物的发明促使人们关注神经化学因素在精神分裂症发病机制中所起的作用。多年来，多巴胺假说为这一领域的研究人员提供了一个主要的统一议题，但现在它被认为太过简单而无法解释现有的证据。目前关于精神分裂症的神经化学假设侧重于范围广泛的神经递质，尤其是 5- 羟色胺。

某些社会和心理因素被证明与精神分裂症有关。社会阶层与精神分裂症的患病率成反比关系。移民到另一个国家的人发病风险更高，这表明社会逆境和社会歧视可能对精神分裂症有影响。

生活在**情绪表达**较高家庭的患者比生活在情绪表达较低家庭的患者更容易复发。情绪表达是患者与其家人互动的结果，其影响模式是双向的。

关于精神分裂症病因的证据支持素质 - 应激模型。有可能开发出**易感性标志物**以甄别有精神分裂症遗传倾向的个体。这一领域的研究关注多种可能性，包括工作记忆的实验室测量和平滑追踪眼动。

精神分裂症治疗的核心部分是抗精神病药物治疗。这些药物可以帮助患者解决急性精神病发作问题，也可以延缓复发并改善患者发作间歇期间的功能水平。令人遗憾的是，它们常常会产生令人困扰的副作用，有相当数量的精神分裂症患者对抗精神病药物有抗拒心理。

各种形式的心理社会治疗也对精神分裂症患者及其家人有重要的益处，其中受益明显的是经过住院治疗病情稳定后再接受家庭治疗的患者。社交技能训练同样能改善患者的角色功能水平。

概　览

批判性思考回顾

13.1 为什么临床医生认为精神分裂症是一种"异质性"障碍？

精神分裂症是一种具有多面性的障碍。它由一系列极其多样化的症状来定义，包括认知、知觉和情绪等的扭曲。而且，它随着时间的推移会表现出不同的模式……（见第402、403页）。

13.2 精神分裂症的长期后果应该如何衡量？

必须从一个更广泛的谱系来看待精神分裂症。重要方面包括症状的存在和严重程度、社交和职业功能、对居住和其他社会服务的需要以及对家庭成员的影响等……（见第413页）。

13.3 为什么有些人格障碍被视为精神分裂症谱系障碍？

分裂型人格障碍的某些症状并不表现为严重的精神病症状。与其他人相比，精神分裂症患者的一级亲属更可能符合某些类型的人格障碍诊断标准……（见第417页）。

13.4 为什么我们不能用脑成像来诊断精神分裂症？

脑成像技术是有用的研究工具，但它们并没有识别出精神分裂症患者所独有的任何大脑结构或功能……（见第418~420页）。

13.5 哪些特征能定义精神分裂症易感性的有效标志物？

它们应该在精神分裂症患者及其一级亲属身上更普遍，在时间上具有稳定性，而且应该在发病前就存在……（见第425页）。

13.6 精神分裂症的哪些方面主要通过心理社会疗法来直接治疗？

与社会认知相关的问题（看待自己和他人的方式）和人际关系常常是心理干预的目标，这种干预常常与抗精神病药物结合使用……（见第431页）。

神经认知障碍

第14章

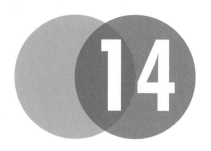

概　览

学习目标

14.1

认知问题在焦虑障碍和重度神经认知障碍中的表现有什么差异？

14.2

谵妄和痴呆有哪些不同？

14.3

记忆缺陷是个体出现重度神经认知障碍的唯一征兆吗？

14.4

为什么老年人的抑郁有时会与痴呆混淆？

14.5

教育如何帮助人们减少重度神经认知障碍的风险？

14.6

照料有重度神经认知障碍的人面临哪些艰难的问题？

　　我们大多数人不时会出现心不在焉的情况。我们可能忘记打某个电话，忘记做某件事，忘记写作业，等等。这类偶尔的疏忽是我们正常经历的一部分。不幸的是，一些人会出现严重且持续的记忆问题和其他类型的认知功能异常，以至于扰乱日常活动以及与他人的互动。请想象一下，多年来你一直住在同一座房子里。某天你出门散步，突然就忘了怎么回家；或者给你看一张你父母的照片，你却认不出他们。这些就是本章将要讨论的一些重要的认知问题。

概　述

　　神经认知障碍，包括痴呆和谵妄，是年长的精神病患者最常见的精神障碍。这两种病症虽然都涉及记忆损伤，但在其他方面却差别很大。**痴呆**（dementia）是记忆和相关认知功能渐进式的丧失，包括语言运用、推理和决策等方面。它是一种进行性损伤的临床综合征，涉及许多认知能力（Waldemar & Burns, 2009）。**谵妄**（delirium）是一种短时间内发作的精神混乱状态，经常与激越和活动过度有关。谵妄最重要的症状是思维紊乱以及保持和转移注意能力的下降（de Lange, Verhaak, & van der Meer, 2013）。谵妄和痴呆是由完全不同的过程引发的。痴呆是一种逐渐恶化的慢性病，反映人脑神经元的逐渐丧失。谵妄通常由医学疾病引起，比如感染、药物副作用等。谵妄如果得到正确诊断和对症治疗，通常很快就能治愈，但如果得不到正确诊治，谵妄就会导致严重的并发症、永久的认知损伤甚至死亡。

DSM-5 把痴呆和谵妄归入神经认知障碍。认知过程（包括知觉和注意）与前述抑郁、焦虑和精神分裂症等诸多精神障碍有关。不过，在大多数心理病理形式中，认知问题相对而言更为微妙；它们是帮助我们理解相关临床症状出现过程的中间因素。比如，在抑郁案例中，自我挫败倾向可能引发抑郁心境。但 *DSM-5* 并未把这些认知图式列入抑郁症的诊断标准，它们也不是抑郁症的核心定义性特征。同样，工作记忆问题可能是精神分裂症的易感性标

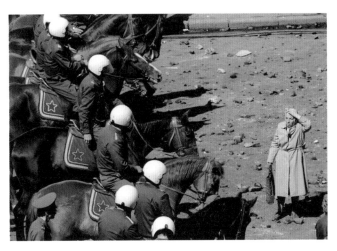

意识错乱和定向障碍是痴呆的常见症状。这个老妇人可能还没有意识到她正走在一排被派去镇压示威者的防暴警察面前。

志物，但同样没有列入精神分裂症的症状。记忆和其他认知功能问题是痴呆最显著的表现和定义性特征。随着痴呆病情的发展，注意广度、专注度、判断、规划和决策等能力都会受到严重破坏。

痴呆通常与脑组织中可辨识的特定变化有关。很多情况下，这些变化只能在尸体解剖过程中才能观察到。例如，对阿尔茨海默病（神经认知障碍的一种）患者脑组织的显微检查发现，其脑内有大量被称作"斑"的死亡神经元和神经纤维缠结残留物，这表明神经细胞之间的联系已经紊乱。本章稍后将介绍阿尔茨海默病的神经病理机制。

由于神经认知障碍与大脑疾病联系紧密，患者通常都由**神经学家**（neurologist，主要治疗脑部和神经系统疾病的医生）来诊断和治疗。多学科的临床小组为有痴呆和遗忘障碍的人提供服务并进行研究。对患者及其家属的直接照护则由护士和社会工作者提供。**神经心理学家**（neuropsychologist）在评估具体类型的认知损伤方面有独特的专长。不论在临床评估方面，还是在以研究为目的的更加详细的实验室研究方面，都是如此。

下面两个案例研究说明了痴呆这一基本分类中包括的各种症状和问题。第一个案例描述了痴呆早期阶段的情况。

➡ 一名痴呆不断发展的医生

乔纳森 68 岁，过去 35 年来一直做家庭医生工作。妻子爱丽丝是他办公室的主管。还有一名注册护士凯瑟琳，已经跟随他们工作数年。四个月前，爱丽丝和凯瑟琳都发现乔纳森工作时开始出现一些显而易见的错误。一次凯瑟琳发现乔纳森给患者开错了药。几乎与此同时，当爱丽丝询问乔纳森前一天诊治过的一名患者时，她也开始担心乔纳森。非常意外的是，乔纳森竟然记不起看过这个患者，尽管他花了约半个小时接待她，而且这个患者在他们诊所治疗了好几年。乔纳森的性格也似乎发生了某些变化，变化虽然不大但可以觉察。他似乎对夫妻俩平常都喜欢的活动变得有些冷漠，这不符合他的性格。爱丽丝还发现，他变得越来越自我中心。

尽管爱丽丝试着说服自己这些不过是孤立事件，但她还是决定与凯瑟琳谈谈。凯瑟琳也认为乔纳森的记忆力正在变差。他认不出自己多年治疗过的患者，而且在做治疗决定时也显得异常困难。这些问题并不是一夜之间出现的。在过去的一两年，她们替乔纳森做的事比以

前更多。甚至他自己的一些例行工作也需要她们提醒。把各种情况联系到一起之后他们发现，乔纳森认知能力逐渐下降的事实已经显而易见。

爱丽丝和乔纳森严肃讨论了她和凯瑟琳都注意到的问题。乔纳森说他觉得自己没有问题。爱丽丝要预约一位神经学专家为他做检查，尽管他不大情愿，但还是同意了，这位专家恰好是他们的朋友。乔纳森向专家承认，他这段时间以来确实很容易忘事。但他认为用写便条（各种说明、程序等）的方法能避免大部分问题。结合心理测试、脑成像、乔纳森的自述以及爱丽丝关于乔纳森工作表现不佳的描述，专家得出结论认为，乔纳森出现了痴呆早期症状，可能是阿尔茨海默病。他把诊断结果直接向乔纳森做了说明，并强烈建议他立刻退休。因为只要发生医疗事故诉讼，就可能毁掉他的整个职业生涯。乔纳森同意了。

尽管乔纳森无法应对他自己要求很高的工作环境，但是他在家中的调适却没有受到严重影响。他的行为改变在几个月里都较不明显。如果只是简短地谈话，他的朋友们都无法明显察觉到他的认知问题，他们仍然不清楚他退休的真正原因。他说话流利，对最近发生事件的记忆也大致完整，但是理解能力在下降。爱丽丝注意到，乔纳森的情绪反应有时迟缓或受限。有时他们一起看电视时，他在不该笑的时候发笑。爱丽丝问他为什么笑，才知道乔纳森有时连最简单的剧情显然都没有理解。

爱丽丝发现，她必须在乔纳森的领口缝上标签，标明哪些衣服应该在院子里干活时穿，哪些应该在外出购物或就餐时穿。乔纳森变得越来越呆板。如果爱丽丝请他帮忙做事，就必须讲清楚每个具体的细节。比如，他在给自己挑衣服时开始出现困难，而得体的穿着正是他认知问题出现之前引以为傲的。他对于不同情境下如何穿着得体的判断力已经消失了。

乔纳森也很难完成那些通常需要连贯行动或决策的事情，即使是很简单和熟悉的事情。他做日常事务也比以前要花更多时间，通常是因为卡在某一个环节上。比如过去每逢周末他都喜欢给爱丽丝做早餐。但退休以后，爱丽丝有一次发现他面无表情地站在厨房里。他早餐准备了一壶咖啡和一些吐司面包，但却遇到了麻烦，因为找不到咖啡杯。这打乱了他的计划，他木然呆立。

....

乔纳森的案例展现了痴呆诸多的早期症状，同时也说明早期记忆问题如何严重破坏个人生活。由于遗忘是逐渐加重的，所以这类障碍在初发阶段常常难以准确地识别。这些问题在挑战性环境（如乔纳森行医时）中表现得最为明显，而在熟悉的环境中则很难察觉。

痴呆时记忆损伤的出现常伴有情绪反应性和人格的改变。在某些案例中，人格改变可能在认知症状全面发作之前就已经很明显（Duchek et al., 2007）。这种人格改变可能是认知损伤的结果。乔纳森的情绪反应有时貌似异常，因为他无法理解那些对于妻子和其他人都显而易见的情境。

我们的下一个案例描述了痴呆更严重的阶段。此阶段患者可能变得极其紊乱。患者的记忆损伤到无法认出亲朋好友的程度，无法照料自己，完全丧失判断力。照顾患者的负担通常极为沉重。这个案例的痴呆还伴有谵妄。在住院的痴呆患者中有高达 50% 的人同时伴有谵妄。对于神经科医生来说，区分痴呆与谵妄非常重要，因为必须迅速处理造成谵妄的病因（可能是感染或者患者药物治疗的变化）（Young et al., 2008）。

➡ 痴呆与谵妄 —— 一名侄女的惊人发现

玛丽是一名 84 岁的退休教师，一直生活在从小长大的小乡村。她终生未婚。除了大学阶段，大部分时间都与父母一起生活。玛丽的父母在她 60 岁出头时去世了。她 65 岁退休之后仍住在父母的农舍里。尽管地方有点偏僻，但玛丽仍觉得那里很舒适，她很喜欢那儿宽敞的空间，可以养动物，包括她的狗（她一直称它"我的宝贝"）和几只猫，还有几头奶牛养在屋后的牧场里。玛丽的侄女南希 45 岁，住在离玛丽的农庄开车约需一个小时的地方。南希每隔两三个月就会探望玛丽一次。

在过去的一年里，南希发现，玛丽变得健忘，而且更加固守日常的作息安排。她的账单没有支付，事实上她的电话因为欠费已经停机，信件也没有从路边的邮箱里取回来。南希建议玛丽最好去养老院，但玛丽不同意。

最近一次造访时，南希震惊地发现，玛丽家中的情况变得令人难以忍受。最痛心的是，由于玛丽忘了喂食，家中一些动物饿死了。小狗饿死了，腐烂的尸体还拴在狗窝里。室内令人恶心。屋里住了近 30 只猫，气味令人作呕。玛丽自己也衣冠不整，已经连续几周没有洗澡和换衣服。南希联系了社会服务机构的人员，他们为玛丽办理了养老院入院手续。玛丽大发雷霆，拒绝离开家，并且否认家里有任何问题。南希很快被宣布为玛丽的法定监护人，因为玛丽显然已经没有能力为自己做决定。

玛丽住进养老院的几周里，变得越来越激越和好斗。有时她会彻底失去定向能力，常常不知道自己置身何处或者今天是星期几。她时常大吼大叫，有时甚至用拐杖打人。她行走困难，视觉和空间判断方面的问题更是令行动雪上加霜。有一次她摔伤了臀部，被转送到一所综合医院。

玛丽在医院里出现谵妄症状，这显然是治疗她外伤的药物导致的。她似乎出现了视觉幻象，并且经常胡言乱语。这种间歇性混乱的严重程度在一天之内起伏不定。严重时玛丽甚至在别人叫她名字时没有任何反应，说话几乎只剩下呻吟和妄语。她的这种意识模糊状况在换药后有所改善。她变得不那么容易分心，并且能简短地谈话。遗憾的是，在医院禁足治疗外伤期间，她的定向障碍越来越严重。臀部外伤治好之后，她被送到一所精神病院的老年病房。

尽管玛丽不清楚日期，甚至分不清季节，但她仍然坚称，她的精神状态没有任何问题。在住进精神病院前六周，每天早上醒来她都难以理解自己为什么不在家里。后来她承认自己在住院，但她不知道为什么住院，也不知道其他患者也有痴呆。前一天见过的医护人员她第二天就认不出来。她完全记不住最近发生的任何事情，但多年前发生的事情她却记得很清楚。玛丽一遍遍讲述自己的童年故事。

玛丽不停地斥责护士不该把她从家里弄到医院来。每隔大约 20 分钟，她就会跑到护士站，挥着拐杖大吼："护士，我要回家！我要离开这里！我必须回家照看我的狗。"医护人员解释说，她必须待在医院里，至少还要待一阵子，而且她的狗已经死了好几个月了。这个消息通常会让玛丽伤心，但还没等悲伤结束她似乎就忘记了。几分钟过后，同样的情形又会重复一次。与此同时，玛丽变得偏执和多疑，见人就说有人想要偷她的东西。她最担心的是她的钱包。只要看不见钱包，她就会大喊钱包被人偷了。

尽管玛丽有这么多明显的问题，但智力正常。她受过良好教育，是一个有智慧的女人。尽管注意广度变窄，但她还能弹钢琴，弹那些她多年来反复练习过的曲子。诗歌一直都是她的特殊爱好，她仍然能根据记忆优美地背诵自己喜欢的很多诗作。在一个安静的房间里，通常可以与她交谈并进行有意义的对话。遗憾的是，即使在这样头脑清醒的时候，她也总是不时焦虑不安地踱步和叫喊。她的激越会很快升级，除非工作人员转移她的注意力，带她到一个安静的房间，跟她谈话，并且让她大声朗读或背诵。

DSM-5 谵妄的诊断标准

A. 注意障碍（即指向、聚焦、维持和转移注意的能力减弱）和意识障碍（对环境的定向减弱）。

B. 该障碍在较短时间内发生（通常为数小时到数天），表现为偏离注意和意识基线的变化，以及在一天的病程中严重程度的波动。

C. 额外的认知障碍（例如，记忆力缺陷，定向障碍，语言，视觉空间能力或知觉）。

D. 诊断标准A和C中的障碍不能用其他已患的、已经确定的或正在发展中的神经认知障碍来更好地解释，也不是出现在觉醒水平严重降低的背景下，如昏迷。

E. 病史、体格检查或实验室发现的证据表明，该障碍是其他躯体疾病，物质中毒或戒断（即由于滥用的毒品或药物），或接触毒素，或多种病因导致的直接生理结果。

资料来源：Reprinted with permission from the *Diagnostic and Statistical Manual of Mental Disorders,* Fifth Edition,（Copyright 2013）. American Psychiatric Association.

症　状

老年患者的神经认知障碍症状常常被忽略。痴呆发作很难与衰老过程中常见的记忆力适度下降模式区分开来。不同形式的神经认知障碍也容易产生混淆。认清这些障碍类型以及它们的区别对患者及其家属有重要的治疗意义。

谵　妄

DSM-5 把谵妄的诊断标准列在"DSM-5：谵妄"条目中。谵妄的主要症状是与保持和转移注意能力的下降有关的意识模糊。这种意识混乱也可以描述为对周边环境认识的清晰度下降。记忆缺陷可能与意识损害有关，这可能是注意问题直接引起的。患者的思维缺乏条理，言谈杂乱无章。包括视幻觉在内的短暂知觉障碍在谵妄患者中也很普遍（Gofton, 2011）。

谵妄症状发作很迅速（从几个小时到几天不等），通常在一整天内起伏不定。患者可能一会思维极度混乱，一会又头脑清醒，晚间病情往往加重。睡眠和清醒的周期经常是紊乱的。白天昏昏欲睡，注意力不集中，晚上则常常激越和活动过度。如果这些问题任其发展，患者的感官会变得迟钝，甚至最终陷入昏迷。谵妄患者也可能对时间（比如今天是星期几？几月？什么季节？）和空间（我们在哪？这地方叫什么名字？）丧失定向能力。不过患者很少产生同一性混乱（如你叫什么名字？）。

有时很难区分痴呆和谵妄，这两种疾病同时在一个患者身上发作时尤其如此。表 14.1 总结了一些有助于做出诊断区分的因素（Insel & Badger, 2002）。其中一个重要因素是症状出现的时间段。谵妄发作迅速，而痴呆则是渐进式的缓慢发展。痴呆患者通常仍能保持警觉，对外界环境做出反应；痴呆患者的言语通常是连贯的，至少在痴呆晚期阶段之前如此，但谵妄患者通常思维混乱。最后一点是，谵妄能消除，而痴呆则不然。

表 14.1　区分痴呆与谵妄的显著特征

特　征	谵　妄	痴　呆
发作	突然（几小时到几天）	缓慢（几个月到几年）
持续时间	短暂	长/终生
病程	波动	稳定，病情随时间加重
幻觉	视觉/触觉/生动	极少
自知力	间歇性头脑清醒	始终很差
睡眠	受到扰乱	较少受到扰乱

资料来源：Data from Insel, K.C. and T.A. Badger. 2002. Deciphering the 4Ds: Cognitive Decline, Delirium, Depression, and Dementia A Review. Journal of Advanced Nursing; 38: 360–368.

重度神经认知障碍

DSM-5 将痴呆列入一个新的诊断分类即**重度神经认知障碍**（major neurocognitive disorder）之中。"痴呆"这个术语仍用来描述逐渐恶化的记忆及相关认知功能的丧失。重度神经认知障碍这一类别比痴呆这个术语范围更广，因为它还包括仅有单一认知功能减弱（此前名为遗忘障碍）的个体。在下面的描述中，我们将主要介绍痴呆的症状。

本章开始的案例说明了痴呆出现后的变化模式。乔纳森的认知症状在病情发作较早阶段就被发现，这是因为他的职业环境以及他与其他人的密切关系。玛丽的情况则大不相同，因为她生活在比较孤立的环境中，没有亲近的邻居和朋友。南希发现她问题的严重性时，她的认知受损已经到了无法认识自己问题性质的程度。下面我们更详细地介绍与痴呆有关的症状类型。

神经认知症状　痴呆出现在那些此前智力未曾受损的人身上。上述案例的两名患者在症状发作之前都很聪明，受过良好教育，职业生涯很成功。痴呆的初期征兆通常不易察觉，包括难以记住最近发生的事情、人名和熟悉的东西。这些问题也都是正常衰老的常见现象，但是它们与痴呆的症状有数量级的差别（见专栏"正常衰老中的记忆变化"）。痴呆的显著特征包括很多方面的认知问题，从记忆及学习能力受损到语言和抽象思维缺陷等。在痴呆晚期阶段，智力以及运动功能都可能消失殆尽。

记忆和学习　痴呆的诊断标志是记忆丧失。把旧记忆与学习新事物的能力区分开有利于描述记忆损伤的各个方面。**逆行性遗忘**（retrograde amnesia）是指丧失对某种疾病或某一创伤性事件发生之前事件的记忆。**顺行性遗忘**（anterograde amnesia）是指在某个特定时间点之后丧失学习或记忆新材料的能力。

顺行性遗忘通常是痴呆初发阶段最明显的问题。比如在乔纳森的案例中，爱丽丝发现乔纳森有时记不起他前一天做过的事情。玛丽的记忆损伤更加严重，甚至连狗死了都记不住几分钟。长时记忆通常要到痴呆晚期才会受到影响。即使在痴呆晚期，患者也可能保留一部分过去的回忆，如玛丽还能记住并且反复描述她的童年往事。

言语交流　痴呆患者的语言功能也会受影响。**失语症**（aphasia）这个术语用来描述由脑损伤引起的各种类型的言语能力丧失或受损（Mesulam, 2007）。痴呆的言语紊乱问题有时较难察觉，但它可能包含许多不同类型的问题。直到痴呆较晚的阶段，患者通常至少能保持流利的言语和词汇能力，能说出符合语法的句子，但他们在遣词、命名物体和理解指示上有困难。

除了理解和组织有意义的句子有问题之外，痴呆患者还难以依照言语指令完成有目的的动作，这种病症被称为**失用症**（apraxia）。患者有正常的力量和协调性来执行动作，也能够理解他人的话语，但不能把言语中的各种信息转化为有意义的行动（Ballard, Granier, & Robin, 2008）。

知觉　有些痴呆患者难以识别环境中的刺激。这种现象就是**失认症**（agnosia），即知觉失去了意义。患者的感官功能并没有受损，但是他们无法辨识刺激源（Bauer & Demery, 2003）。失认症可能与视觉、听觉或者触觉有关，也可能比较具体或更泛化。比如视觉失认症是指无法辨认特定的物体或者面孔。有些视觉失认症患者能够识别无生命的刺激物，但无法辨认人脸。

有时很难区分失认症和失语症。比如，临床医生给患者展示一把牙刷并问："这是什么？"患者可能看着牙刷却说不出名字。这究竟意味着患者想不起"牙刷"这个词，

正常衰老中的记忆变化

认知能力变化是正常衰老过程的一部分。大多数老年人都比年轻人更多地抱怨记忆问题，而且在实验室的记忆测验中，他们的表现也比年轻人更加迟缓和低效。当然，认知能力开始退化的年龄和速度都存在个体差异。不过，某些类型的记忆缺陷是衰老过程不可避免的结果（Nilsson, 2003）。

为了更清楚地理解与衰老有关的认知改变，要区分心理功能的两个主要方面：即流体智力和智慧（Baltes, 1993; Salthouse, 1999）。我们可以用电脑作为比喻来解释它们的区别。流体智力就像"头脑中的硬件"。它的功能与诸如知觉、注意和工作记忆等基本心理过程的速度和准确性有关。流体智力的高低取决于某些神经生理过程以及个体大脑结构的完整性。

而智慧则代表"脑中基于文化的软件"。读写技能、对自我的认识以及应对环境挑战的方法等认知能力都可以列入智慧这个大类。智力的这些方面代表的是人一生中需要不断汲取的关于世界的信息（Baltes & Smith, 2008）。

流体智力和智慧在正常人的一生中有不同的发展轨迹（Kunzmann & Baltes, 2003）。流体智力在童年期和青少年期持续发展，在成年早期达到顶点。此后，流体智力遵循逐渐下降的模式（Bugg et al., 2006）。智慧的增长同样贯穿整个青少年期和成年早期，但不会随年龄增加而持续下降。相反，智慧能不断增长。流体智力随着时间推移不断下降大概是由于某些脑区如海马等随着正常衰老而逐渐萎缩造成的（Head et al., 2008）。

心理的老化显然取决于得与失的协调。老年人通过选择、优化和补偿取得平衡（Freund & Baltes, 2002）。亚瑟·鲁宾斯坦（Arthur Rubinstein）便是一个很好的例子。这位杰出的钢琴演奏家80多岁还能举办音乐会。鲁宾斯坦

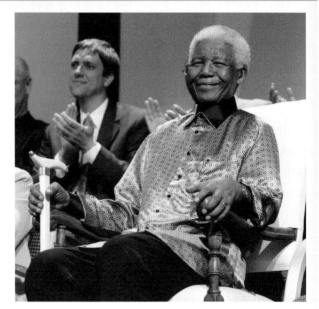

纳尔逊·曼德拉在75岁时获得诺贝尔和平奖。他的智慧和勇气为成功的老化提供了典范。

介绍了他晚年演奏时运用的三种策略：（1）有选择性，演奏较少的曲目；（2）通过更多地反复练习每首演奏曲目来优化自己的表现；（3）为了弥补手指移动速度下降带来的缺憾，利用那些快慢节奏对比强烈的曲目，让自己的弹奏看起来更快些。成功的老化就是建立在这种动态过程之上。老年人会利用不断积累的知识和信息来弥补流体智力的下降。

老年人的记忆能力和信息处理速度下降未必表示他们变得痴呆。正常衰老和痴呆之间的分界线在哪里？预期中的认知功能衰退与出现认知病理变化的区别仅仅是程度问题，还是有本质差异？这些问题对未来研究提出了重大挑战。

抑或患者根本认不出这个物品？在这种情况下，问患者"告诉我怎样使用它"可能有助于我们做出区分。失语症患者可能会手拿牙刷做出刷牙动作，说明他认得牙刷，只是想不起它的名字。而失认症患者则无法做出刷牙动作。

抽象思维 痴呆患者认知损伤的另一个表现是抽象思维能力丧失。患者只能对他人说的话做具体的理解，他们很难理解多义词（比如英文单词"pen"），也无法解释为什么两个物体相像（如为什么篮球和橄榄球头盔很相像？因为它们都是运动用具）。

本章开头案例的乔纳森在与其他人谈话时只能理解字面意思。退休之后，他有更多时间做家庭日常事务。但爱丽丝却发现，要让乔纳森做任何事，都必须给他极其清晰的指令。比如让乔纳森割草，他就只会割草，别的根本不会做。这很反常，

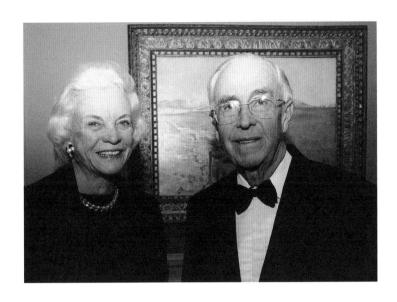

约翰·奥康纳在2009年去世前几年罹患阿尔茨海默病。在他最后的岁月里，他已经记不得自己与美国最高法院第一位女法官桑德拉·戴·奥康纳结了婚。他住进辅助生活中心之后，爱上了一个病友。奥康纳法官说她并不嫉妒，并为他过得舒适感到十分高兴。

因为乔纳森一向热衷于照料草坪，而且那些灌木和花草更是他的骄傲。如果是在以前，"割草"就意味着修剪、播种、清理灌木丛中的落叶等各种相关细节，但现在乔纳森只能依据字面意思理解这个指令。

判断和社交行为　与抽象推理缺陷有关的是社会判断和问题解决能力的丧失。在日常生活中，我们必须从外界获取信息，并对这些信息进行组织和加工，然后再根据过去的经验思考新信息，制定并执行适合的应对策略。短时记忆、知觉技能以及更高级的认知功能破坏显然都会导致判断力受损。在乔纳森的案例中，他无法决定在家干活和公众场合分别该穿什么衣服，也无法理解一些电视节目的幽默。痴呆患者糟糕的判断力经常导致他们做出一些冲动和粗心的行为。诸如购物、开车和使用工具此类活动都可能导致严重问题。

神经认知缺陷的评估　很多方法可以测量个体认知损伤的程度。一个方法是采用表14.2概括的"简易精神状态检查表"。表中的项目示例能让你了解临床医生可能提什么样的问题，以考察痴呆患者的认知问题。一些问题针对当事人的时空定位能力，另一些问题则关注顺行性遗忘，比如短时间内记住物品名称的能力等。失认症通过第三项来检测。

神经心理评估（neuropsychological assessment）可以用作更精确的认知缺陷指标。这种方法涉及评估患者心理测试的表现，目的是考察患者的大脑是否有问题（Welshbohmer & Attix, 2004）。神经心理测试可能包含各种检测任务，考察个体的感觉运动、知觉以及言语等功能。比如在触觉表现测试中，参与者要蒙住双眼把各种形状的积木放入对应形状木板的空间内。完成测试所需的时间反映了个体运动技能的一个特定方面。完整的神经心理成套测试很少用来诊断痴呆，因为内容太多，太费时间。一般会采用侧重于痴呆患者受损能力的特定任务来检测。

表 14.2　简易精神状态检查表项目示例
时间定向
今天是几号？
感觉登记
"请仔细听，我说出三个词，我说完之后请你重复一遍。苹果（暂停），便士（暂停），桌子（暂停）。现在重复说这三个词。（最多重复五遍，但只记录第一个试次的得分。）"
命名
"这是什么？"（指向一支钢笔或铅笔）
阅读
"请读出这个词并做出相应动作。"（给被检查者出示刺激表格上的词语。）闭上双眼。

资料来源：The Mini Mental State Examination by Marshal Folstein and Susan Folstein, Copyright 1975, 1998, 2001 by Mini Mental LLC.Inc. Published 2001.

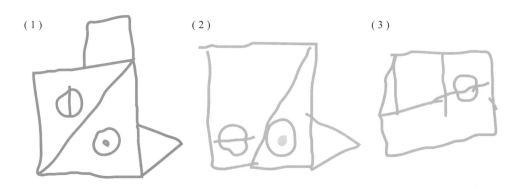

图 14.1 神经心理测试表现

这几幅画是一名被诊断患有阿尔茨海默病的75岁女性的神经心理测试结果的一部分。左侧的图（1）是治疗师画的，然后他把这张纸递给患者要求她在原图旁边临摹。患者按治疗师的指示画好了图形（2）之后，治疗师把纸翻转，要求患者凭记忆再画一幅刚才的图形。患者凭借记忆画出了右侧图形（3）。

有些神经心理任务需要患者临摹一些简单物体或绘画。图 14.1 的图画显示了这一过程，以及阿尔茨海默病患者较早阶段的典型受损类型。患者被要求临摹一幅画。第一次允许患者看着原图画，第二次则把原图盖住。患者的表现可以说明与障碍相关的两个问题。第一，图（1）和图（2）的不一致反映了知觉障碍。第二，图（2）到图（3）相差过大说明患者在很短的时间里记住图形也极其困难。

人格和情绪 人格改变、情绪困扰以及动机问题通常与痴呆有关。这些问题可能无助于痴呆的诊断，但它们会影响患者的调适，而且也会加重痴呆症患者照料者的负担。

至少 20% 的痴呆患者会出现幻觉和妄想，而且在痴呆晚期更普遍（Savva et al., 2009）。不难理解的是，妄想信念往往是患者定向障碍和顺行性遗忘的后果。它们的性质通常简单，而且持续时间短。玛丽经常说有人偷了她的钱包就是典型例子。另一些常见幻想包括家里有客人来访，个体受迫害等（Mizrahi et al., 2006）。

痴呆引起的情绪后果多种多样。有些痴呆患者表现出情感淡漠，他们面无表情，对周遭事物似乎漠不关心。比如爱丽丝注意到，乔纳森的眼神似乎有些空洞。有时患者的情感反应可能变得夸张而且难以预测；以前并不会引起强烈情绪的情境现在却会让他们变得恐惧和愤怒。这些变化通常会让其他人认为患者的人格发生了改变。

抑郁是与痴呆有关的另一个常见问题（Stroud, Steiner, & Iwuagwu, 2008）。从多方面来说，痴呆导致抑郁感是可以理解的。当你发现自己最重要的认知能力开始衰退，无法完成简单的任务，甚至无法照料自己时，你显然会痛苦和抑郁。玛丽的案例从一个方面表明，认知缺陷会使抑郁复杂化；玛丽记住自己的狗死亡这件事不超过一天，这似乎损害了她为失去宠物表达悲伤的能力。每当别人提醒她爱犬已经死亡，她都会表现得像第一次听到这个消息一样。

运动行为 痴呆患者可能变得激越，不安地踱步，或者远离熟悉的环境。在痴呆晚期，患者中枢神经系统对肌肉的控制可能出现问题。有些患者出现肌肉僵硬，并可能伴随痛苦的痉挛。还有一些患者有癫痫发作，四肢不自主地快速交替运动。

有些特定类型的痴呆伴随不自主的运动或运动障碍、颤抖以及被称为舞蹈病的

表 14.3　区分抑郁和痴呆的病征和症状	
抑　郁	痴　呆
病情在数周内不均衡地进展	病情在数月或数年内均衡地进展
主诉失忆	企图掩盖失忆
常在一天的早上更糟，其后变好	在一天较晚的时候或者疲劳时更糟
意识到残疾并夸大	意识不到残疾或淡化
可能酗酒或滥用其他药物	很少滥用药物

资料来源："Signs and Symptoms Distinguishing Depression from Dementia" from the book THE VANISHING MIND: A Practical Guide to Alzheimer's Disease and Other Dementias, 2E by Leonard L. Heston and June A. White. © 1983, 1991 by W.H. Freeman and Company. Reprinted by permission of Henry Holt, LLC. All rights reserved.

面部和四肢急促抽动。这些运动症状有助于区分不同类型的痴呆。我们将在本章稍后的分化型痴呆和未分化型痴呆部分详述。

痴呆与抑郁　另一个可能与痴呆症状有关的疾病是抑郁，老年患者尤其如此。实际上这些障碍有很多重合症状，但目前我们尚不清楚它们关系的性质。约25%的痴呆确诊患者表现出抑郁症的症状（Steffens & Potter, 2008）。抑郁的症状包括对环境缺乏兴趣或对环境的注意减退。抑郁患者常常难以集中注意力，看起来心事重重，而且思考困难。这些认知问题与痴呆的某些症状很相似。某些抑郁患者寡言少语，面部表情呆板。一些老年抑郁患者因自我忽视或体重下降而看起来衣冠不整，会让人产生痴呆患者的印象。

尽管抑郁与痴呆有许多相似之处，但两者仍有重要的差别。表 14.3 对此做了总结。有经验的临床医生通常可以通过考察患者的发作模式和相关特点来分辨它们（Insel & Badger, 2002）。在无法依据特征来区分的病例中，患者对治疗的反应可能是确定鉴别诊断的唯一方法。如果个体的疾病（包括认知缺陷）在使用抗抑郁药物或电休克治疗后好转，那么似乎就有理由认为患者有抑郁症。

抑郁和痴呆的关系一直有很多争议。抑郁究竟是痴呆的结果还是痴呆症状是抑郁的结果？有些临床医生用伪痴呆这一术语来描述痴呆患者那些实际上由抑郁症引发的认知缺陷。这类情况无疑是存在的（Raskind, 1998）。事实上，抑郁和痴呆并不一定互相排斥。我们知道这两种疾病共存的情况超过随机水平，但并不清楚原因（Jorm, 2001）。

诊　断

神经认知障碍的分类与其他大部分精神病理形式不同，因为它与特定类型的神经病理方面联系紧密。特定的认知和行为症状描述并不总是首要因素。接下来我们将介绍如何定义这些障碍以及影响它们分类的一些因素。

简要历史回顾

阿洛伊斯·阿尔茨海默（Alois Alzheimer, 1864–1915）是一位德国精神病学家，他在慕尼黑与埃米尔·克雷佩林（Emil Kraepelin）有密切的工作关系，而后者通常被认为是现代精神病学分类的先驱（参见第 4 章）。阿尔茨海默最著名的病例是一名51 岁的女性，她有妄想、严重的近期记忆缺陷，还出现失用症和失认症。患者在痴呆发作 4 年后去世。阿尔茨海默在她死后做了脑部显微检查，结果有了惊人发现：她脑内的神经元纤维束发生缠结并出现淀粉样斑块。阿尔茨海默在 1906 年的一次精神病专家会议上报告了这个案例，并在 1907 年发表了一篇 3 页的论文。埃米尔·克雷佩林在他 1910 年出版的著名精神病学教科书第 8 版中把这种病称为阿尔茨海默病。

DSM 以前的版本仍把各种痴呆归类为器质性精神障碍，原因是它们与已知的某些脑部疾病有关。但是这个概念人为地割裂生理和心理过程，因而最终遭到反对。如果把痴呆视为器质性精神障碍，是否意味着其他类型的精神障碍没有器质性原因（Spitzer et al., 1992）？答案显然是否定的。因此，为了与诊断手册上的其他部分保持一致，以免落入简单的身心二元论陷阱，*DSM-5* 把痴呆及相关临床现象归类为神经认知障碍。这些障碍被分列在谵妄、重度神经认知障碍和轻度神经认知障碍三大条目中（Blazer, 2013; Ganguli et al., 2011）。

重度神经认知障碍（major neurocognitive disorder）是一个新术语，它包括痴呆及相关显著的认知衰退（包括此前所谓的遗忘障碍，这种认知损伤范围比痴呆更小）。*DSM-5* 关于重度神经认知障碍的标准列在"DSM-5：重度神经认知障碍"条目下。个体要符合重度神经认知障碍的诊断标准，必须在一个或多个方面（如复杂的注意、学习或记忆等）有明显的认知衰退证据，而且这些认知缺陷必须干扰个人日常活动的独立性。最后，*DSM-5* 指出，这些认知问题必须不能完全由谵妄或其他精神障碍（如抑郁症或精神分裂症等）引起。

轻度神经认知障碍是 *DSM-5* 引入的另一个诊断新概念，目的是识别不太严重的神经认知障碍。它是指认知问题达不到重度神经认知障碍标准但个体流体智力的损伤超过正常老化的情形（参见专栏"正常衰老中的记忆变化"）。从定义上来说，这是一种模糊的临床现象。*DSM-5* 关于轻度神经认知障碍的诊断标准与"DSM-5：重度神经认知障碍的诊断标准"一样，只有两个例外：第一，它没有具体规定必须有"显著的"认知能力下降的证据，而只要求有"中度"认知下降的证据。第二，这些认知症状必须没有对个人独立的日常活动造成干扰（标准"C"）。该诊断分类可以描述那些虽然能独立生活但受到认知问题困扰的人。例如，个体可能要借助地图才能开车前往他原本熟悉多年的商店。某些有这些问题的人可能发展成重度神经认知障碍，但另一些人则不会。早期识别这些问题或许最终有助于治疗成功，但目前还没有干预措施能够逆转甚至实质性地延缓痴呆的发展进程。因为这个原因，并且鉴于诊断信度方面的相关困难，把轻度神经认知障碍加入诊断手册是否有补充作用还有待观察（Morris, 2012; Remington, 2012）。

神经认知障碍的具体类型

很多具体疾病都与神经认知障碍相关。它们主要以已知的神经病理学成果——过去 100 年来对特定脑损伤的发现——为基础来区分。根据 *DSM-5*，诊断的第一步涉及重度或轻度认知神经障碍的一般定义。患者符合其中某一类别的诊断标准吗？如果符合，临床医生必须确定患者是否符合由某种具体疾病（如阿尔茨海默病）导致的重度或轻度神经认知障碍的标准（参见"DSM-5：重度神经认知障碍的诊断标准"）。例如，要符合由阿尔茨海默病导致的神经认知障碍的诊断标准，必须有一些其他症状表现。最重要的是，患者必须有记忆和学习能力减退，而且这种损伤的发作还必须遵循稳定渐进的模式。如果当事人记忆和学习能力下降，并伴有至少一项认知方面的问题，就可以诊断为由阿尔茨海默病导致的重度神经认知障碍；如果只

DSM-5 重度神经认知障碍的诊断标准

A. 在一个或多个认知领域内（复杂的注意、执行功能、学习和记忆、语言、知觉运动或社会认知），与先前表现的水平相比存在显著的认知衰退，其证据基于：

　1. 个体、知情人或临床工作者对认知功能显著下降的担心；

　2. 认知表现实质性损害，最好能被标准化的神经心理测评证实；或者当其缺乏时，能被另一个量化的临床评估证实。

B. 认知缺陷干扰了日常生活的独立性（即最低限度而言，日常复杂的重要活动需要帮助，如支付账单或管理服药等）。

C. 认知缺陷不仅仅发生在谵妄的背景下。

D. 认知缺陷不能用其他精神障碍（如抑郁症、精神分裂症）来更好地解释。

资料来源：Reprinted with permission from the Diagnostics and Statistical Manual of Mental Disorders, Fifth Edition,（Copyright 2013）. American Psychiatric Association.

有记忆和学习能力下降，则可能诊断为由阿尔茨海默病导致的轻度神经认知障碍。这一过程显然是不断变化的，有一些权威团队对阿尔茨海默病的定义提出了建议（Arevalo-Rodriguez et al., 2013; McKham et al., 2011）。*DSM-5* 给出的定义是这些意见的折中，随着未来研究的进展，特别是对阿尔茨海默病早期病征的关注，该定义在接下来的数年内无疑会发生变化（参见"批判性思考很重要"专栏。）

阿尔茨海默病导致的神经认知障碍　发病速度是区分**阿尔茨海默病**（Alzheimer's disease）和*DSM-5*其他类型痴呆的主要特征。阿尔茨海默病导致的神经认知障碍的认知损伤是逐渐出现的，而且患者病情的恶化是渐进式的（Waldemar & Burns,

批判性思考很重要

临床医生如何早期诊断阿尔茨海默病？

由阿尔茨海默病引起的重度和轻度神经认知障碍的 *DSM-5* 诊断标准为我们贯穿全书的一个观点提供了有趣的例子。这个观点就是在心理病理学领域，诊断标准通常都会"不断改进"。不要把 DSM 的任何定义视为识别障碍的最终结论。随着新证据不断被收集和评估，确定心理障碍最好方法的主流观点也会不断变化。

关于阿尔茨海默病的诊断，最重要的问题之一是其最初的识别。该病后期症状明显，但患者最早出现的可靠征兆是什么？这些早期症候（可能较难察觉）与那些病情发展数年后的症状相同吗？如果这种障碍在发病初期能识别，就可能找到更有效的治疗方法。

阿尔茨海默病早期阶段仅有记忆衰退，抑或涉及推理、计划、注意、知觉以及语言运用等认知的不同方面都受到普遍影响？为了回答这个问题，一些研究调查了老年人的"轻度认知功能缺陷"（Morris, 2012）。调查者对那些符合该病各项定义的老年人进行了测试。之后对参与者

还要进行追踪和再次测验，以确定某些具体类型的早期问题是否确实能够预示他们将继续发展成更失能的痴呆。

关于轻度认知缺陷最有用的定义似乎包含所有认知领域表现衰退的证据，而不只是记忆减退（Johnson et al., 2009）。比如，出现执行功能（推理和计划）衰退的人同样可能在首次检测后三到四年患上阿尔茨海默型老年痴呆。这些证据表明，阿尔茨海默病并不总是以记忆问题为开端。

DSM-5 的下一版本几乎肯定会修改由阿尔茨海默病引起的轻度神经认知障碍的定义。对渐进的轻度认知功能缺陷研究表明，在该障碍的最早阶段，记忆缺陷可能并不是唯一的症状。越来越重视的可能是执行功能衰退的证据（Storandt, 2008）。一些纵向研究也表明，诸如失语症、失用症以及失认症等更加明显的症状主要在障碍晚期才清楚地显现。对于这类证据的批判性思考将有助于制定更加精确和实用的诊断标准。

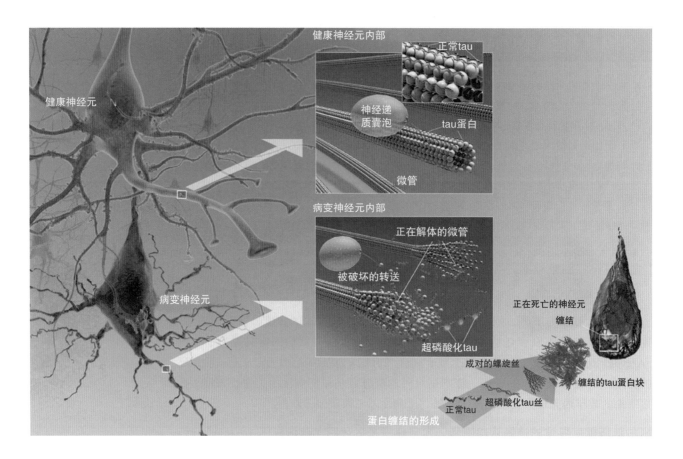

图 14.2 （上图）阿尔茨海默病中的脑损伤。（右图）这是一名阿尔茨海默病患者脑组织标本的显微照片，它显示出该病典型的斑块（深色斑块）和神经纤维缠结（不规则的线状缠结）。

资料来源：Courtesy of the National Institute of Health.

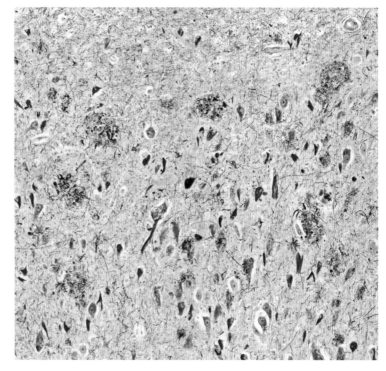

2009）。如果患者符合这些标准，并排除诸如血管疾病、亨廷顿病、帕金森病以及慢性物质滥用等其他问题，传统上就可以确诊。在 DSM-5 中，如果患者出现与阿尔茨海默病有关的基因变异证据，不论来自家族史还是基因检测，都可能被诊断为阿尔茨海默病。

阿尔茨海默病最明确的诊断只能通过尸检，因为确诊需要在患者脑内观察到两种特定的病变：神经元纤维缠结和淀粉样斑块（见图 14.2）。人脑包含无数神经元。每个神经元分支内部都有微管，它们为细胞提供结构性支持并帮助传输生成神经递质所需的化学物质（Caselli et al., 2006）。微管由对称排列的 tau 蛋白来加固。tau 蛋白与微管的组装和稳定性有关。在阿尔茨海默病患者中，酶造成 tau 与微管之间的连接松动，进而分离。微管由于缺少 tau 蛋白而解体，整个神经元也会萎缩，然后死亡。这个过程最后遗留下杂乱的 tau 蛋白缠结，称为**神经元纤维缠结**（neurofibrillary tangles）。它们在大脑皮层和海马中都存在。唐氏综合征以及帕金森病成年患者大脑中也有神经元纤维缠结。

阿尔茨海默病的另一种损伤称为**淀粉样斑块**（amyloid plaques），它的核心是名为 β-淀粉样蛋白的同源蛋白物质，周围是受损的神经元块状残留物。这些蛋白斑块主要位于大脑皮层中。研究发现阿尔茨海默病患者的脑中有大量淀粉样斑块，但它们并不是该病所独有的。正常老年人（尤其是 75 岁以上）的大脑中也往往有一些神经元纤维缠结和淀粉样斑块。但零星散布的这类细胞似乎并不会干扰正常的认知功能。

脑成像技术为测量与痴呆有关的脑损伤提供了令人振奋的新工具。科学家已经发明一种技术，通过正电子发射断层扫描（PET 成像）来探测活体脑内的淀粉样斑块。这一技术或许最终可以结束通过尸检来确诊阿尔茨海默病的历史（Koyama et al., 2012; Quigley et al., 2011）。一些研究已经发现非痴呆患者的淀粉样斑块面积与痴呆患者相当。对这些非痴呆患者的长期跟踪研究发现，大面积的淀粉样斑块预示着未来会出现明显的痴呆症状（Roe et al., 2013）。目前还无法生成（和测量）活体大脑的神经元纤维缠结图像。但这些脑成像工具的开发和使用肯定会改变对痴呆及其他严重认知损伤的研究和治疗。

额颞叶神经认知障碍　一种与大脑额叶和颞叶局部萎缩有关的罕见痴呆类型称为额颞叶神经认知障碍。这种综合征在行为表现和认知损伤方面与阿尔茨海默病非常相似。这两种障碍的患者都有记忆和言语问题。认知损伤发生之前的早期人格改变在额颞叶神经认知障碍患者中更为常见（Seelaar et al., 2011），而且他们的推理能力和判断能力受损比顺行性遗忘更突出。额颞叶神经认知障碍患者比阿尔茨海默病患者更可能发生冲动的性行为、漫游和无目的探索以及其他类型的难以抑制的行为（Mendez, Lauterbach, & Sampson, 2008）。

神经认知障碍伴路易体　路易体（又称胞浆内包涵体）是神经细胞中的环状沉积。它以1912年首次描述这一现象的F.H.路易的名字来命名。路易体经常在帕金森病患者的脑干核中发现。神经学家后来在进行性痴呆个别患者的尸检中发现路易体遍布全脑。1990年代出现了更灵敏的识别大脑皮层路易体的染色技术，使人们对这一现象的关注度大大增加。

临床专家定义了在 *DSM-5* 中被称为**神经认知障碍伴路易体**（NCD with Lewy bodies）的综合征，但这一障碍的界限并不完全清晰。它在临床症状和大脑病理学上与其他形式的痴呆如阿尔茨海默病和帕金森病有重合。许多专家现在认为，神经认知障碍伴路易体是仅次于阿尔茨海默病的最普遍的痴呆。在符合阿尔茨海默病诊断标准的患者中，有 30% 的人在皮层神经元中有弥漫性路易体（Andersson et al., 2011）。

神经认知障碍伴路易体的症状往往始于记忆缺陷，随后逐渐进展为痴呆

（Cummings, 2004）。患者的认知损伤涉及注意力、执行功能、问题解决以及视觉空间能力等。与阿尔茨海默病患者不同的是,神经认知障碍伴路易体患者常常在认知表现、警觉和意识水平等方面有波动。他们短暂的紊乱状态有时与谵妄相似。这些变化可能在几小时或几天之内表现明显。

区分神经认知障碍伴路易体与阿尔茨海默病和血管性痴呆最重要的症状是反复发作的细节性视幻觉（Borroni et al., 2006）。患者有时承认幻觉是不真实的。许多神经认知障碍伴路易体患者早期还有帕金森病的特点（如肌肉僵硬等）。

阿尔茨海默病与神经认知障碍伴路易体的痴呆病程似乎也有差异。后者在认知损伤方面进展更快,而且从症状发作到死亡的时间也更短。

血管性神经认知障碍 许多疾病除了直接损害脑组织之外,也会导致重度神经认知障碍症状。这些问题的核心原因可能是身体疾病,也可能是其他精神障碍。例如,影响心肺的疾病可能破坏通向脑部的氧气循环。物质滥用也可能破坏脑功能。

重度神经认知障碍的致病原因之一是血管疾病,因为血管出现问题会影响负责给脑部供氧和供糖的动脉（Roman, 2002）。比如中风（脑供血系统的严重阻塞）会损伤脑部,损伤程度取决于受影响的血管大小和它供养的脑区面积。因中风而坏死的脑区称为梗死。中风对行为的影响通常较明显,在以下几个方面有别于重度神经认知障碍:（1）它们是突发的而不是渐进的;（2）它们影响四肢的随意运动、总体语言模式以及更无形的智力;（3）它们常常造成单侧而不是双侧损害,如只有身体一侧的偏瘫。

不过,有时中风影响的只是很小的动脉血管,而且对一个人的行为影响可能观察不到。但如果这种小中风在一段时间内发生多次,并分散在不同脑区,就可能逐渐造成认知损伤。*DSM-5* 将这种疾病称为**血管性神经认知障碍**（vascular neurocognitive disorder）。在该条目下列出的症状与阿尔茨海默病大致相同,但它没有像后者那样要求渐进式的发展。此外,血管性重度神经认知障碍的诊断必须有局灶性神经体征和与中风有关的症状,如步态异常、四肢无力或有血管疾病的实验室证据（Paul, Garret, & Cohen, 2003）。

由创伤性脑损伤所致的神经认知障碍 创伤性脑损伤是由碰撞造成颅内大脑异位引起的。它可能在多种情况下发生,从战争中的爆炸受伤到体育比赛中的剧烈碰撞等。当事人受伤后常失去知觉,也可能失去对受伤事件本身的记忆。受伤的严重程度可以根据失去意识和创伤性失忆的持续时间以及伤后立即出现的定向障碍和意识模糊程度来评估。发生创伤性脑损伤的患者日后比其他人更可能患上痴呆,但这方面的研究证据并不一致（Moretti et al., 2012; Wang et al., 2012）。大多数痴呆患者并没有创伤性脑损伤病史,而且许多有创伤性脑损伤的人也不会出现痴呆。

一些经历创伤性脑损伤的人多年后确实出现重度神经认知障碍,症状包括在许多认知领域（包括注意、执行功能和记忆）出现严重问题。大众媒体近来对这一问题颇为关注,因为从战场归来的士兵和许多职业橄榄球运动员都曾出现这方面的问题。在橄榄球运动员脑震荡的案例中,关键因素可能是脑外伤的次数和频率,而不是单次撞击的严重程度。退伍老兵和退役运动员遇到的严重问题无疑会激发更多的研究,以更好地理解创伤性脑损伤与日后重度神经认知障碍发作的关系（Dams-O'Connor et al., 2013）。

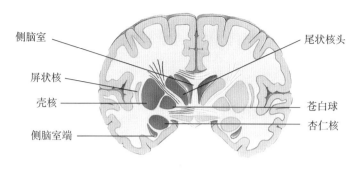

侧脑室
屏状核
壳核
侧脑室端

尾状核头
苍白球
杏仁核

图 14.3　亨廷顿病涉及的脑区

亨廷顿病涉及基底神经节的退化。该系统主要包括尾状核、壳核、苍白球以及屏状核。

资料来源：Martini, Frederick H. and Michael J. Timmons. Human Anatomy, 1st Ed., （C）1995, p. 378. Reprinted and electronically produced by permission of Pearson Education, Inc., Upper Saddle River, NJ.

亨廷顿病　异常的不自主肌肉运动是**亨廷顿病**（Huntington's disease）最独有的特征，这种病又称为舞蹈病（chorea，该词源于希腊语，原意是"舞蹈"）。起初肌肉不自主的运动较不明显，患者看起来只是有些坐立不安。随着病情发展，患者出现持续性肌肉收缩困难。最终患者的面部、躯干以及四肢运动都变得不受控制，出现身体扭动和脸部变形。很多亨廷顿病患者都有各种人格改变和精神障碍症状（主要是抑郁和焦虑）。5%到10%的患者出现精神病性症状。精神障碍症状可能在运动或认知损伤出现之前就明显表现出来了（Narding & Janzing, 2003）。

　　运动障碍和认知缺陷是由基底神经节中的神经元进行性退化造成的（Ross & Tabrizi, 2011）。基底神经节是一组细胞核，包括尾状核、壳核和苍白球，它们组成了大脑皮层与丘脑之间联结的协作系统（见图 14.3）。

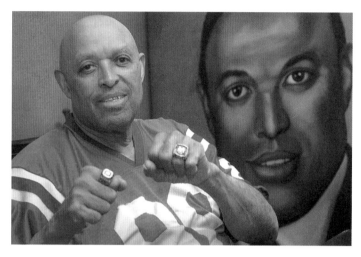

约翰·麦基（1941-2011）是全美橄榄球联盟的传奇球员，退役几年后便出现额颞叶痴呆。他的家人在看护他的过程中遇到的困难引起公众对许多退役橄榄球运动员神经认知问题的广泛关注。

　　所有亨廷顿病患者都会出现神经认知障碍，但他们的认知损伤和病情发展速度差异很大。近期记忆和学习能力受损是最明显的认知问题。患者难以编码新信息，但他们更高级的认知功能通常保持完好，自知力也不受影响。与阿尔茨海默病的痴呆模式不同，亨廷顿病患者不会出现失语症、失用症或失认症（Morris, 1995）。

　　亨廷顿病的诊断取决于患者是否有阳性家族病史。这是几种少见的具有完全遗传外显率的常染色体显性遗传病之一。换言之，个体只要从父母任一方遗传一个基因就是易感者，而且遗传了带病基因的个体一定会发病（见"研究方法"专栏）。

帕金森病　帕金森病是一种运动系统障碍，由被称为黑质的脑干特定区域退化以及神经递质多巴胺减少所致。典型症状包括震颤、肌强直、姿势异常以及自主运动能力减弱等（Kontakos & Stokes, 1999）。与亨廷顿病不同

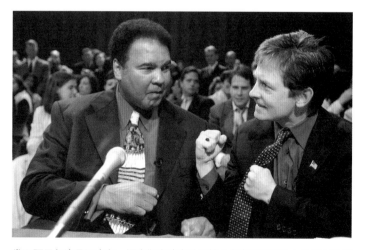

拳王阿里与演员迈克尔·福克斯在政府关于帕金森病的听证会上作证之前相互开玩笑。两人都有帕金森病，都敦促委员会增加研究基金。

的是，大多数帕金森病不会出现神经认知障碍。追踪研究表明，约20%的老年帕金森病患者最终会出现认知损伤。帕金森病患者的痴呆发病风险大约是同龄非帕金森病患者的两倍（Caviness et al., 2011）。

谵妄和重度神经认知障碍的患病率

认知障碍是当代社会面临的最严峻的健康问题之一。目前还没有谵妄患病率的详细证据，但它似乎的确是老年患者最常见的病症之一。至少有15%的老年住院患者有谵妄症状（Grover et al., 2009）。入住养老院的老人谵妄患病率要高得多，而且谵妄往往伴有痴呆（如本章开头的案例所示）。

神经认知障碍是老年人尤其严重的问题。尽管它也可能在40到45岁的人群中出现，但平均发作年龄要晚得多。因为人们的平均寿命正在稳步增加，痴呆的发病率在不远的将来会大得多（Kukull & Bowen, 2002; Vickland et al., 2010）。在美国总人口中，80岁以上人口的比例增长最快（参见第17章）。到2030年，美国将有超过900万人受到阿尔茨海默病的影响。痴呆对患者、患者的家庭以及整个社会带来的个人和经济影响，显然亟需保健专业人士、与医疗改革相关的政府决策者以及寻求更有效疗法的临床专家的密切关注。

对流行病学研究的解读必须谨慎，这是考虑到神经认知障碍的确诊有一些问题。轻微案例很难可靠地确诊。该障碍的早期阶段很难与健忘区分开，而正常衰老会造成健忘加重。确诊要建立在长期信息收集的基础之上，以证明认知损伤是进行性的，并且此前高级功能发生了退化。遗憾的是，在大规模的流行病学研究中通常缺乏这类信息。

同时还要记住的事实是，对于某些神经认知障碍特定亚型的诊断，如由阿尔茨海默病所致的神经认知障碍，需要通过当事人死后的脑组织显微检查或特定基因的证据才能确诊。同样，流行病学专家通常无法获得这些信息。在了解了诸多局限之后，接下来我们讨论总人口中神经认知障碍的频率。

痴呆的患病率

痴呆的发病率和患病率随着年龄增长而剧增。北美和欧洲的社区样本研究表明，65岁到69岁人群中痴呆的患病率约为1%，75岁到79岁人群的患病率约为6%，而且岁数越大，患病率增高越快。几乎40%的90岁以上老人都会表现出中度或者严重的痴呆症状（Rocca et al., 2011）。

痴呆患者的生存率在下降（Brodaty et al., 2012）。例如，阿尔茨海默病患者从发病到死亡的平均时间不超过6年。这些数据的个体差异很大。有些患者在首次出现明显症状后还能存活超过20年。

广义上讲，男性和女性在痴呆患病率上并没有明显差异。但男性痴呆似乎更可能与血管疾病有关，或者是其他疾病或酗酒的继发症。90岁之前，男性和女性的阿尔茨海默病发病率基本相同；90岁以后，女性的新发病例数持续增多，而男性则明显减少（Ruitenberg et al., 2001）。在所有年龄组中，女性血管性痴呆的发病率基本上都低于男性。

研究方法

寻找导致行为问题的基因

行为遗传学研究表明，大多数临床障碍一定程度上都受遗传影响。然而，我们说遗传因素与某种障碍的发展"有关"是一回事，而确认相关的特定基因则是另一回事。发现某个障碍的相关基因对于解释该障碍的病因将是激动人心的重大进展，对于制定针对高风险人群的预防和干预计划也有重要意义。分子遗传学领域的飞速发展使科学家得以确定与多种障碍有关的特定基因。

因为遗传模式不是简单直接的，所以寻找复杂行为障碍的相关基因一直很困难。其中牵涉的基因很多，但每一种基因对风险的单独影响很小。此外，环境因素也在大多数临床障碍的发展过程中起着重要作用。个体是否发病与否是基因和环境风险以及个体经验中的保护性因素共同作用的结果。这使得确定与精神障碍有关的基因变得更加复杂，因为最初的基因识别方法都是基于单一基因缺陷引起的孟德尔式遗传病。将这些方法用于复杂的精神疾病的早期尝试经历了很多失败和失望。值得庆幸的是，目前新方法已开发出来，这些方法在研究精神疾病表现型时考虑了复杂性。

人体大多数细胞都有 46 条染色体，共 23 对。染色体在受精过程中由父母双方各提供 23 条传递给下一代。这些染色体包含一种名为脱氧核糖核酸（DNA）的化学序列。从上一代传给下一代的个体特征是由这些基因的 DNA 片段控制的。任何两个人约 99.9% 的基因都是完全相同的，但这 0.1% 的不同造成我们的 DNA 中有约 300 万种差异。这些 DNA 序列的不同造成了从眼睛颜色到人格等各种人类特征的个体差异。大多数 DNA 差异都是"静默的"，似乎不产生任何影响。这些 DNA 呈现为不同形式的位置可以作为遗传"标记"，有助于我们寻找基因。

有一种寻找基因的方法被称为连锁分析。**基因连锁**（genetic linkage）研究聚焦于有多名成员罹患某种疾病的家族。研究者通过检测均匀分布在所有染色体中的基因标记与特定疾病和行为表现之间的关系来系统地搜索整个基因组。他们寻找那些更可能在患病人群中共享而少见于非患病人群的 DNA 片段，这说明该区域内某个基因导致了这种疾病。连锁分析的一大优势是，当我们对病因不了解或了解有限时，它使易感性基因得到确认。该策略曾经成功识别了亨廷顿病（一种孟德尔式单基因遗传障碍）的致病基因（Gusella et al., 1983）。

另一种识别基因的策略是病例控制关联分析。该方法要找到两组人，一组由患有该障碍的人组成（病例组），另一组则由没有该障碍的人组成（控制组）。两组人应在性别、种族以及年龄等因素上匹配，唯一的差异是患病与否。然后比较某一特定基因型在两组出现的频率。如果某个基因与疾病相关，那么"高风险变异"基因在患者组会更频繁地出现。这种方法常用来检测那些在生物学上可能与该障碍有关的基因（如，5-羟色胺受体基因很可能与抑郁有关，因为抗抑郁药是通过改变 5-羟色胺水平起作用的）；或者如前所述，这些基因位于已被家族研究确认的连锁区域内。

目前，复杂精神障碍的基因识别取得的成果令人振奋。已有报告指出，基因与精神分裂症（O' Donovan, Williams, & Owen, 2003）、酗酒（Dick et al., 2006）以及注意缺陷（Faraone, 2003）等障碍的易感性有关，而且在多项研究中得到重复验证。另一个令人振奋的进展是，在遗传效应的研究中纳入了基因与环境的交互作用。一项重要的研究发现，一种特殊的 5-羟色胺转运基因会导致抑郁，但前提是个体必须同时经历有压力的生活事件（Caspi et al., 2003）。识别临床疾病相关的特定基因，并确定这些基因如何与环境风险因素交互作用，有望极大地加深我们对这些障碍病因的理解。

神经认知障碍亚型的患病率

我们回顾的这些研究采用的都是对人群的横断研究方法，它们并不能为我们提供痴呆特定亚型的诊断。一些基于住院患者人群的临床研究使调查者得以考察神经认知障碍特定亚型的患病率。阿尔茨海默病似乎是最普遍的类型（Waldermar & Burns, 2009），约占全部病例的一半（因诊断标准或研究地域的不同结果可能略有差异）。神经认知障碍伴路易体可能是导致痴呆的第二个主因，研究发现在原发性痴呆患者中，这种障碍的患病率约为 20%（Rahkonen et al., 2003）。血管性神经认知障碍的患病率与神经认知障碍伴路易体相近（Jellinger & Attems, 2010）。额颞叶神经认知障碍比阿尔茨海默病、血管性神经认知障碍和神经认知障碍伴路易体都罕见得多。亨廷顿病极少见，每20000人中只有1人患病（Ross & Tabrizi, 2011）。

跨文化比较

若干问题使得收集痴呆患病率的跨文化数据颇为困难。检测认知损伤的方法必须谨慎使用，以确保它们不受文化或种族偏见影响（参见第4章对评估方法效度的讨论）。对发展中国家几乎没有受过正规教育的老年人的调查特别有挑战性，因为现有的大部分认知任务都不适合他们，而是为另外的人群设计的。某些人群（如澳大利亚原住民）过着更传统的生活，他们对于老年及其问题可能有完全不同的看法。出于以上原因，我们在解释该问题的初步结果时必须极其谨慎（Prince et al., 2003）。

世界各地痴呆的患病率似乎比较一致（Prince et al., 2013）。目前尚不清楚某些特定类型的神经认知障碍患病率是否有地区差异。例如，阿尔茨海默病在北美和欧洲可能更普遍，而日本和中国的血管性神经认知障碍可能更普遍（Chiu et al., 1998）。还有初步迹象表明，发展中国家的痴呆患病率可能显著低于发达国家。但这一结果可能有误导性，因为最普遍的痴呆是与年龄相关的。发展中国家的人均预期寿命更短，所以痴呆患病率也更低。

病　因

谵妄和神经认知障碍显然与人脑的病理变化相关。大脑结构和神经递质传递通路的各种损伤可能是由各种生理和环境因素导致的。接下来我们将介绍目前关于这些障碍致病因素的主导看法。

谵　妄

谵妄发作的潜在机制无疑涉及神经病理学和神经化学因素（Goldstein, 2003）。老年人谵妄的发病率较高，大概是因为衰老引起的生理效应使得老年人更容易受到药物副作用以及身体疾病引发的认知并发症的影响（Jacobson, 1997）。谵妄可能由各种药物引发，主要包括以下几种：

1. 精神类药物（尤其是抗抑郁药、抗精神病药以及苯二氮䓬类药物）
2. 治疗心脏疾病的药物
3. 止痛药
4. 兴奋剂（包括咖啡因）

谵妄还伴发很多代谢疾病，包括肺病和心血管疾病（影响大脑供氧）以及内分泌疾病（尤其是甲状腺疾病和糖尿病）。各种感染也可能引发谵妄。老年人中最常见的情况可能是由留置导尿管（有时是养老院失禁老人的必需品）引发的尿路感染。

神经认知障碍

在讨论神经认知障碍的分类时，我们已经提及引发这类疾病的诸多因素。DSM-5列出的大多数其他疾病都只是按照症状进行分类的。痴呆的分类有时要依赖对病因的具体了解，尽管病因可能在患者死后才能确定（如阿尔茨海默病）。接下来我们将更详细地讨论一些已知的导致痴呆的特定途径。

遗传因素　治疗痴呆的神经学家很多年前就已经发现这种障碍有家族遗传性。迄今为止，双生子研究还没有广泛用于评估遗传因素对痴呆的影响，因为这种障碍的发病年龄偏大，当先证者出现痴呆症状时，他们的双生子可能已去世。一些研究利用全美样本来寻找足够多的双生子。这些研究证实了家族研究的结果：遗传因素在痴呆发展过程中有重要作用。例如瑞典的一项研究发现，同卵双生子的同病率超过50%，是异卵双生子同病率的两倍多（Pedersen et al., 2004）。美国一项基于第二次世界大战和朝鲜战争的老兵双生子的研究发现，24对男性同卵双生子的同病率为35%；16对异卵双生子在报告时尚无同病（Breitner et al., 1993）。

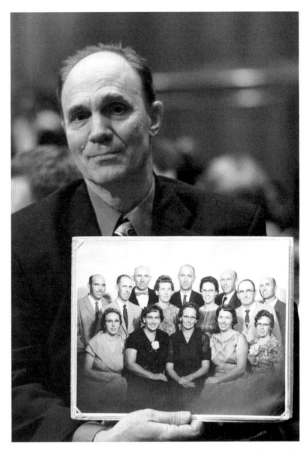

查克·杰克森在50岁时诊断出患有一种罕见的早发性阿尔茨海默病。在国会听证会上就该病发言时，他展示了一张家族照片，他是其家族第五代阿尔茨海默病患者。

遗传因素与阿尔茨海默病之间关系的研究大多侧重于基因识别策略（见研究方法专栏"寻找导致行为问题的基因"）。分子遗传学取得的惊人进展已被用于阿尔茨海默病的研究，并取得了丰硕成果。目前专家们一致认为阿尔茨海默病具有遗传异质性。换言之，不同类型的阿尔茨海默病与不同的基因或者基因组有关。三种基因（分别在 21 号、14 号和 1 号染色体上）被证实在突变后会引起早发性阿尔茨海默病。19 号染色体上的第 4个基因可能会引起迟发性阿尔茨海默病（Holmes, 2002; McQueen & Blacker, 2008）。这些基因的位置见图 14.4，图中附表显示了与不同基因有关的痴呆的平均发作年龄。

多年前，研究者就发现，唐氏综合征（见第 15 章）和阿尔茨海默病患者的脑内都有淀粉样斑块和神经元纤维缠结。这些相似之处使得他们想找出阿尔茨海默病基因与 21 号染色体上已知标记之间的联系，因为唐氏综合征患者的每个细胞内都有 3条 21 号染色体，而正常人只有两条。事实上，21 号染色体上有一个基因负责合成淀粉样前蛋白，该蛋白是 β–淀粉样蛋白的前体，位于淀粉样斑块的核心。不同的研究小组独立地确认了这一联系。因此在一些家族之中，阿尔茨海默病的基因位于 21号染色体上。

研究还发现，早发性阿尔茨海默病与 14 号染色体（早老蛋白 1）以及 1 号染色体（早老蛋白 2）的突变有关（Plassman & Breitner, 1997）。与淀粉样前蛋白基因一样，这两种早老蛋白基因也都是常染色体显性遗传，并导致大量 β–淀粉样蛋白生成。早老蛋白 1 基因突变很可能造成了 50% 的早发性阿尔茨海默病（不到所有阿尔茨海默病患者的 3%）。

第 4 个基因会导致迟发性阿尔茨海默病的易感性，但对痴呆的形成没有直接或者必然的影响。换言之，携带该基因的人患病风险较高，但是很多不携带该基因的人也会得这种病，而某些携带该基因的人却并未患病。载脂蛋白 E（APOE）基因位于 19 号染色体上。有三种常见的 APOE 等位基因，分别为 e-2，e-3 和 e-4。APOE-2

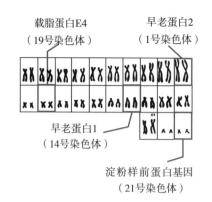

载脂蛋白E4
（19号染色体）

早老蛋白2
（1号染色体）

早老蛋白1
（14染色体）

淀粉样前蛋白基因
（21号染色体）

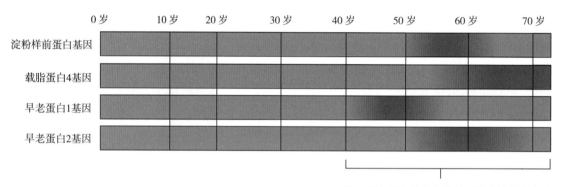

注：阿尔茨海默病经常被误认为是退休之后
才发作的疾病，只在老年出现。但如上图所
示，该病的发作年龄可能远早于65岁。

图 14.4　与阿尔茨海默病有关的基因

4种不同的基因与阿尔茨海默病淀粉样斑块的形成有关。该图上半部分展示了人类23对染色体，并标出了
携带该病相关基因的染色体。下半部分则指出该病的平均发病年龄，部分取决于所涉及的基因。初次确诊
年龄用红色表示。

资料来源：Medina, John J. 1999. What You Need to Know About Alzheimer' s. New Harbinger.

　　　　等位基因与阿尔茨海默病风险的降低有关。在该位点上携带 APOE-4 等位基因的人患
病可能性会上升（Farrer et al., 1997）。这一结果尽管在某些人群（比如西班牙裔美国
人和非裔美国人）中不明显，但已经在 100 多个不同的实验室中得到重复。在至少
携带一个 APOE-4 等位基因的人群中，阿尔茨海默病患病风险为 25%~40%（Mayeux
& Ottman, 1998）。由于大多数阿尔茨海默病例都是迟发性的，更多病例都与 APOE
基因而非 21 号、14 号以及 1 号染色体上的基因相关。

　　　　关于特定基因与阿尔茨海默病之间关系的研究结果显然令人兴奋，但也要谨慎。
尽管已经识别了一些重要的致病基因，但大多数患者并没有携带上述基因中的任何
一种。换言之，这些基因确实会增加患病风险，但大多数病例并不遵循这一模式。
关于特定基因到底如何与致病因素相互作用，还有很多问题有待解答。

神经递质　痴呆患者脑内信息的化学传递过程很可能受到破坏，但是具体机制尚不明
确。我们知道，与痴呆相关的帕金森病有时是由脑干的多巴胺通路退化造成的。这
种功能失调是患者出现运动症状的原因。但目前尚不完全清楚帕金森病患者的智力
问题是否与多巴胺缺陷直接相关。

其他类型的痴呆也与某些特定的神经递质问题有关。亨廷顿病可能与 γ–氨基丁酸（GABA）缺陷有关。另一种神经递质，乙酰胆碱（ACh）的显著减少也与阿尔茨海默病有关。ACh 含量下降（尤其是在颞叶）与痴呆症状的严重程度相关（Kihara & Shimohama, 2004; Raskind & Peskind, 1997）。

病毒感染 我们知道很多原发性痴呆是"慢性"病毒造成的结果，这种感染发展的时间比大多数病毒感染要长得多。克罗伊茨菲尔特-雅各布病就是一个例子。遗传因素可能影响个体对某种特定病毒的易感性。某种疾病被证明能在家族中传播，并不能排除病毒感染的可能性。事实上，与特定病毒有关的痴呆类型被证明是可以家族传播的。

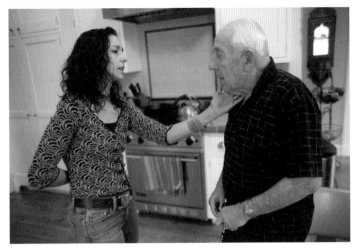

照顾神经认知障碍患者常常给家人带来巨大负担。这名妇女和她的丈夫及孩子为了照顾患老年痴呆的83岁父亲从千里之外搬过来与他一起居住。

免疫系统机能障碍 免疫系统是机体对抗感染的第一道防线。它利用抗体来消灭诸如细菌和病毒等进入身体的外来物质。免疫系统的调节可以区分哪些是需要消灭的外来物，哪些是需要保留的正常身体组织。患上某种痴呆（如阿尔茨海默病）之后，这些抗体的产生可能出现失调。换言之，脑组织的破坏可能是由调节免疫功能的系统崩溃导致的。

淀粉样斑块内核中出现的 β–淀粉样蛋白，是免疫系统发生功能失调的重要线索。β–淀粉样蛋白是脑细胞某种结构成分分解后的产物。大脑功能正常运转时，该物质不停地生成并被清除。由于某些原因（很可能是遗传因素），有些人无法清除 β–淀粉样蛋白，致使 β–淀粉样蛋白形成堆积。有些临床专家认为，脑内免疫细胞在试图清除这些淀粉样斑块时误伤了邻近的健康脑细胞。有些研究证实了这一假说（McGeer & McGeer, 1996; Richardson, 1996）。

环境因素 流行病学调查发现了一些令人关注的模式。这些模式表明，多种痴呆（尤其是阿尔茨海默病）与环境因素有关。头部外伤就是一个例子，脑损伤会导致脑内淀粉样斑块突然增多。与头部没有受过外伤的老年人相比，成年时曾受撞击昏迷过的老年人患阿尔茨海默病的风险会升高（Holsinger et al., 2002）。

研究报告表明，阿尔茨海默病与似乎能防止痴呆发生的变量之间有显著的关系。高学历人群比低学历人群患阿尔茨海默病的可能性更小（Sharp & Gatz, 2011）。例如一项有趣的研究表明，那些大学毕业的天主教老修女比那些没有上过大学的老修女出现认知损伤的可能性要低得多（Butler, Ashford, & Snowdon, 1996）。这个研究结果可以这样理解，增加"脑力劳动"可以促进神经元活动，增加脑血流量，并提高脑葡萄糖和氧的消耗水平。这些都会增强大脑皮层突触连接的密度，降低日后神经元退化的风险。环境经验（比如受教育）有保护功能的研究结果表明，文化因素可能在降低痴呆风险的过程中起着重要作用。

治疗和管理

认知障碍的治疗最需要考虑的问题是精确诊断（Cummings & Cole, 2002）。区分谵妄和神经认知障碍非常重要，因为很多引发谵妄的疾病都可以治疗。谵妄必须尽早发现，以便找到病因，比如感染或者其他疾病，从而得到正确治疗（Bourne et al., 2008）。有些继发性痴呆也可以成功治愈。比如患者的认知症状是抑郁造成的，那么使用抗抑郁药物或者电休克治疗更可能取得积极效果。

当患者明显有原发性痴呆（如由阿尔茨海默病所致的神经认知障碍）时，要恢复病前的功能水平是极不可能的（参见专栏"对DSM-5的批判性思考"）。目前没有任何疗法能够在临床上持续显著地提高阿尔茨海默病患者的认知功能（Tune, 2007）。更现实的目标是尽可能减轻患者及其家人的痛苦，尽量帮助患者长时间保持现有的功能水平。多种治疗方法通常要结合使用，包括用药、患者生活环境管理、行为策略以及给照护者提供支持等。

对DSM-5的批判性思考

患者及其家人能理解"轻度"神经认知障碍吗？

如果患者已经出现重度神经认知障碍，其预后效果很差。研究者希望这些疾病的早期识别或许最终有助于找到有效的新治疗方法（也可能是药物），从而预防进一步的认知衰退。在这个意义上，DSM-5列入轻度神经认知障碍或许可以为患者及其家人提供一个更乐观的未来。但对它的治疗目前并不可行。在临床实践中使用这一术语是否过早？它可能造成各种误导。

一种误导是该障碍名称中的"mild"（轻度）一词可能带来混乱（Remington, 2012）。这些症状与重度症状相比可能较轻，但这一诊断无疑预示着一种严重障碍的开始，也意味着患者及其家人将可能进入旷日持久的艰难时期。患者也可能因为被明确诊断为"轻度"而忽视诊断。请想象一下，假如我们可以将酒精使用障碍诊断为"轻度"将会怎样？很多严重酗酒的人就不会认为他们有问题（"别管我。想戒的话我随时都可以戒掉。"）。在酗酒变得严重之前进行治疗要容易得多，但是，"轻度酒精使用障碍"的诊断会给患者提供有益的信息吗？我们表示怀疑。

从科学的角度来看，轻度神经认知障碍诊断的价值也令人怀疑。临床医生们遇到在定义上比重度神经认知障碍更模糊的病例时，更难在诊断上达成一致意见。与其他关注早期症状的障碍类别一样（参见第13章"对DSM-5的批判性思考"），要可靠地识别轻度神经认知障碍是困难的。人一生的认知能力会发生很多变化（参见"正常衰老中的记忆变化"专栏）。正常的注意和记忆衰退很容易

与神经认知障碍的症状发生混淆，尤其是在没有进行神经心理测试的情况下。如果能像鼓励人们每10年进行一次直肠镜检查一样，在我们50岁以后定期进行标准化测验，我们的认知能力衰退就更容易得到评估和了解。但我们并没有定期进行这样的测验。或许同样重要的是，我们还应该检查生物标志物（如淀粉样斑块或tau蛋白），以便确认神经认知障碍的最早期阶段。这一领域的科学进展非常迅速，但尚无用于临床目的的证据（Noel-Storr et al., 2012; Roe et al., 2013）。由于这些原因，轻度神经认知障碍的价值还值得商榷。

最后，由于DSM-5加入这一分类，我们与患者的交流很可能受到不利影响。医生会见患者时，告诉他被诊断为痴呆，这对任何人来说都是挑战。可以想见，患者及其家人会被神经认知障碍所带来的长期影响吓坏，而且经常会被症状和治疗选择弄糊涂。重要的是，每个人对这些问题的理解要形成共识，从而为患者制订护理计划。但遗憾的是，对这一过程的研究表明，在这样的会面中各方得到的印象并不一样。一项研究关注了一名医生、一名护士、一名被评估的患者和一名陪伴者或家人参加的诊断讨论。会面之后，各方意见之间的一致水平顶多算勉强及格（Zaleta et al., 2012）。在神经认知障碍症状较轻时，各方意见的一致性尤其差。这说明使用轻度神经认知障碍的诊断对医生来说是另一个重大挑战。

药 物

一些药物通过激发乙酰胆碱的作用来缓解痴呆患者的认知症状。乙酰胆碱是一种与记忆有关的神经递质，在阿尔茨海默病患者体内其水平通常会降低。一种已经获准用于阿尔茨海默病患者的药物多萘哌齐（商品名 Aricept）可以抑制乙酰胆碱酯酶（一种分解突触内部乙酰胆碱的酶）来增强乙酰胆碱的活性。研究证明，多萘哌齐能暂时缓解某些患者的症状（Kumagai et al., 2008; Rojas-Fernandez et al., 2001）。遗憾的是，它的功效通常只能保持 6 至 9 个月，并且无法逆转持续发展的病情。由于它改善记忆的作用有限，其使用受到严重的质疑（Pryse-Phillips, 1999）。某一认知任务的得分在统计学意义上有显著改变，并不意味着总的临床状况有重大改善（参见第 6 章 "研究方法" 专栏）。

目前治疗痴呆的新药更多直接地针对神经元被破坏的过程（Sabbagh, Richardson, & Relkin, 2008）。其中一种疗法使用抑制淀粉样斑块生成的合成肽和天然蛋白质。其他药物则侧重于让 tau 蛋白固定在微管上，以防止神经元纤维缠结的形成。这些疗法的开发及测试非常迅速。要了解这些新疗法的最新进展可以浏览考克兰图书馆（Cochrane Library）的网页。

尽管与原发性痴呆相关的认知缺陷无法用药物治疗完全逆转，但可以用精神安定药来治疗患者的某些精神病症状（Martinez & Kunik, 2006）。这些也是用来治疗精神分裂症的药物。因为精神安定药尤其容易对痴呆患者产生副作用，所以最好使用低剂量。需要注意的是，神经认知障碍伴路易体患者不能使用这类药物，因为可能产生严重的副作用。

环境和行为管理

如果遵循结构化且可预测的日程安排，痴呆患者较少会出现情绪问题，也不太可能变得激越（Stewart, 1995）。诸如吃饭、锻炼身体以及就寝等活动，只要有规律地按时进行就变得更容易，也更少引发焦虑。标记和便条对早期患者是有益的提醒。随着认知损伤逐渐加重，即使连穿衣吃饭这类简单活动也必须分解成更简单、更易操作的步骤去完成。给患者的指导也必须调整，以适应其功能水平。比如失用症患者可能无法根据言语指导完成任务。随着患者智力不断下降，照护者要调整对患者的预期，担负起更多的责任。

功能严重受损的患者通常住进医院或者养老院。最有效的住院治疗计划要把药物治疗和行为干预与专门设计的环境结合在一起，以最大限度地提高认知受损患者的功能水平，并尽可能减轻其情绪痛苦。这种环境的设计通常有若干个目标指导（Gauthier et al., 2010）。这些目标包括从以下几个方面提高患者的生活质量。

1. 对环境的认识：比如，房间和走廊必须有清晰的标志，因为患者经常记不住方向。
2. 通达性：对痴呆患者来说，心理可及性至少和身体可及性一样重要。比如，如果患者的记忆有问题，环境设计必须让患者从自己的屋子里能看到可能会使用的空间（公共区域或者餐厅）
3. 安全和健康：比如，患者可进入的场景必须是安全的，防止走失，以确保患者尽可能保持活跃。

与患者管理有关的一个重要问题是对患者活动水平的预期。帮助患者保持活跃和对日常生活的兴趣是有益的。身体活跃的患者更少出现激越问题，而且他们的睡眠也更好。对于痴呆患者来说，参与家庭锻炼项目可以减少功能性依赖，推迟入住机构的时间（Rockwood & Middleton, 2007）。不过，对患者活跃度的预期可能必须随着其认知损伤的发展而相应降低。鉴于患者在接受新信息和回忆往事方面不可避免地遇到困难，应该尽可能保持熟悉的活动规律和环境。帮助患者应对这些问题或许能尽量缓解他们与认知能力不断下降有关的情绪混乱。

对照护者的支持

最后要考虑的问题就是如何对痴呆症患者的照护者提供支持。美国 80% 以上的由阿尔茨海默病所致的痴呆患者主要由其配偶和其他家人照料（Ballard, 2007）。照护者常常不堪重负，身心俱疲。

照护者不仅要忍受极度的孤独和悲伤，还要学会如何应对更多有形的应激源，比如患者大小便失禁、功能缺陷以及破坏行为（Wolfs et al., 2012）。与照料身体残疾的人相比，痴呆患者的主要照护者与其他家人的关系以及心理调适都会受到更大的困扰。愧疚、挫败和抑郁是患者家人的普遍反应（Kneebone & Martin, 2003）。

有些治疗项目会给照料阿尔茨海默病患者的配偶提供支持小组、非正式心理咨询和特别咨询服务。这些做法旨在改善痴呆患者的生活质量，同时帮助照护者挺过配偶患病这一难关，并延迟患者入住看护机构的时间。一些随机化的对照研究结果显示，这些项目能改善患者和照护者的生活质量（Cooper et al., 2012）。

获取帮助

很多资源可以帮助人们应对与神经认知障碍相关的问题。约翰·梅迪纳（John Medina）的《阿尔茨海默病面面观》（*What You Need to Know about Alzheimer's*）是一本非常有用的书，书中详述了该病的症状及病程，还介绍了阿尔茨海默病如何损伤脑细胞的最新知识。

患者一旦知道自己有阿尔茨海默病或者其他形式的神经认知障碍，就会面临许多重大挑战。这时一定要通知他们的家人，以帮助他们做好未来规划。患者必须对生活安排和工作（如果患者仍然在职）的最终改变做出决定。也许最重要的是，患者必须做好应对日常生活改变的准备，因为那些曾经很简单的事情（比如和他人交流，在社区里走动）都会变得困难。美国阿尔茨海默病协会有一个综合性的网站，上面有关于这些问题的建议。

负责照料重度神经认知障碍患者的家人和朋友也将面临重大挑战。阿尔茨海默病协会网站上提供的相关策略信息可以帮助照护者做好履行责任的准备。这些策略包括如何适应与患者关系不可避免的改变，如何应对来自患者的挑战和意外行为等。阿尔茨海默病患者最终连日常任务都无法完成，此时照护者的责任也会不可避免地加重。随着负担不断加重，照护者必须知道如何获得其他支持，在照护患者的同时想办法照顾好自己的健康。照护者通常可以在当地获得支持小组的帮助和社会服务。

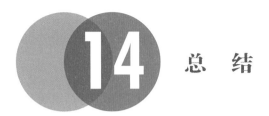

14 总 结

DSM-5 将痴呆和谵妄归入神经认知障碍。这些障碍最明显的症状是记忆及其他认知功能的损伤。

痴呆被定义为一种逐渐恶化的记忆和相关认知功能（包括语言运用、推理和决策）丧失。**失语症**和**失用症**是最明显的几种言语沟通问题。知觉困难（如**失认症**）也很普遍。

谵妄是一种短时间内发作的精神混乱状态，往往与激越和活动过度有关。

神经认知障碍可能与多种不同的神经病理问题有关。最常见的神经认知障碍是**阿尔茨海默病**，该病约占痴呆确诊病例的一半。**神经认知障碍伴路易体**和血管性神经认知障碍分别占 15% 到 20%。其他形式的神经认知障碍如额颞叶神经认知障碍以及与**亨廷顿病**和帕金森病相关的神经认知障碍都比较罕见。

阿尔茨海默病的确诊需要观察到两种特定的脑损伤：**神经元纤维缠结**和**淀粉样斑块**，它们遍布患者的整个大脑皮层。神经元纤维缠结也存在于对记忆至关重要的海马中。

神经认知障碍的发病率和患病率随着年龄增加而剧增。65 岁以上老人痴呆的年发病率为 1.4%，75 岁以上老年人的患病率为 3.4%。几乎 40% 的 90 岁以上老年人都会表现出中度或者严重的痴呆症状。

神经认知障碍的病因是多方面的。某些类型的痴呆由病毒感染和免疫系统功能紊乱导致。环境毒素也可能是认知损伤发病的原因。

研究者们在识别与阿尔茨海默病相关的基因研究上投入很多。在某些家族中，阿尔茨海默病基因位于 21 号染色体上。专家们如今认为，阿尔茨海默病有若干种，每一种都可能与特定的基因或者基因组相关。

谵妄常常可以因生理疾病的成功治疗而得到解决。原发性痴呆造成的智力缺陷是渐进式的，不可逆转。这种疾病的治疗目标也比较有限，重点是尽可能长时间地保持患者的功能水平，同时尽量减轻患者及其家人的痛苦。药物治疗可以对某些神经认知障碍患者的认知功能有一定的益处，但并不是对所有患者都有效，而且这些改善的临床意义微乎其微。

行为与环境管理对任何神经认知障碍的治疗项目都是重要的。它们使患者生活在限制最少和最安全的环境中。患者的照护者通常都是患者的配偶和其他家人，暂缓照护项目为照护者提供他们迫切需要的支持。

概　览

批判性思考回顾

14.1 认知问题在焦虑障碍和重度神经认知障碍中的表现有什么差异？

一些难以察觉的认知问题可能在导致焦虑障碍和抑郁的过程中发挥作用。而在痴呆中，认知问题是神经认知障碍的定义性特征……（见第437页）。

14.2 谵妄和痴呆有哪些不同？

它们的特征性症状以及症状发展的时间模式不同……（见第440页）。

14.3 记忆缺陷是个体出现重度神经认知障碍的唯一征兆吗？

不是。执行功能的减退也与日后阿尔茨海默病的发病有密切关系……（见第447页）。

14.4 为什么老年人的抑郁有时会与痴呆混淆？

抑郁症患者也会表现出与神经认知障碍部分相似的认知症状，包括丧失兴趣、难以集中注意力和言语贫乏……（见第445页）。

14.5 教育如何帮助人们减少重度神经认知障碍的风险？

有挑战性的高水平认知活动可以增强大脑皮层突触连接的密度，缓解神经元退化的影响……（见第457页）。

14.6 照料有重度神经认知障碍的人面临哪些艰难的问题？

重度神经认知障碍患者的照护者面临长期的情绪挑战，包括孤独、挫败感、愧疚等。同时，照护一个越来越丧失自理能力的神经认知障碍患者，还要承受巨大的经济和身体压力……（见第460页）。

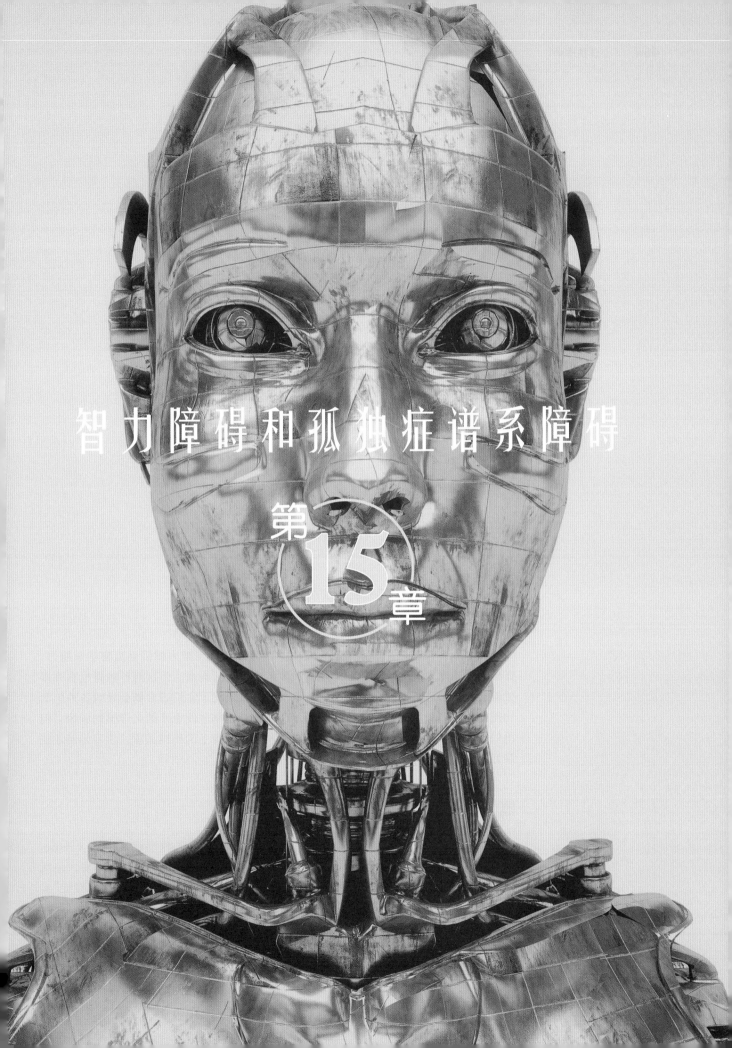

智力障碍和孤独症谱系障碍

第15章

概　览

学习目标

15.1

为什么智商分数的分布像"钟形曲线"？

15.2

美国真的支持过人种改良运动吗？

15.3

如何预防智力障碍？

15.4

存在"孤独症大流行"吗？

15.5

儿童在其孤独症的表象下是否格外聪明？

15.6

孤独症病因的心理学理论有什么问题？

　　智力障碍和孤独症谱系障碍在很多方面差别很大。智力障碍会损害学业能力。孤独症谱系障碍则会破坏人际关系、个体行为和人际沟通。但这两种障碍也有许多关键的共同点。两者都在出生或者年龄很小时就出现。它们通常都会导致各种生活功能上的困难。而且至少在最初阶段，这两种障碍都会使患儿的父母感到震惊。但他们必须学会接受孩子的发育障碍，充分发掘孩子身上的积极品质，学习如何才能最好地养育一个无疑与众不同的孩子。

概　述

　　孤独症（autism，又译作自闭症）这个术语可能比孤独症谱系障碍（autism spectrum disorder, ASD）更为人所熟知。*DSM-5* 使用 ASD 来指代一系列障碍，包括孤独症和**阿斯伯格症**（Asperger's disorder）（你现在可以将其视为"高功能孤独症"）。这些问题曾被认为是相互关联但性质不同的障碍。但正如"谱系"一词所表明的那样，*DSM-5* 认为它们在量上有所不同，也就是说，它们之间的不同是在程度上，而不是在种类上。哪一种看法更准确？我们将仔细分析这一问题。

　　达斯汀·霍夫曼在热门影片《雨人》中饰演了一名患有孤独症的男子，电影大体准确地刻画了孤独症患者的形象，并提醒人们，孤独症儿童长大后往往会继续出现类似的问题。ASD 有一些戏剧性、通常严重和不寻常的典型症状。在社交方面，患儿生活在另一个世界。最好的情形是明显的社交笨拙；最坏的情形是他人只是物体，令人恐惧的物体。严重的 ASD 儿童无法与人沟通。还有些儿童言语古怪，他们异乎寻常地关注某个话题（如机械物体如何工作等），而且语调或重音怪异。此外，ASD 患者沉迷于某些反常的重复行为。某些重症患者会没完没了地做同一个动作，如连续数小时不停地拍手。就连最高功能的 ASD 患者都难以理解情感和抽象信息。正如我们将看到的那样，出现高功能 ASD 的人越来越多，因为近年来专业人员对这一障碍的定义更为宽泛。

在本章，我们首先讨论智力障碍，然后再讨论孤独症，理由很简单也很重要：与某些看法相反，大多数 ASD 患者同时有智力障碍。

智力障碍

很多时候，人们以智力障碍患者不能做什么来定义他们。如今，重点已被放在智力障碍患者能做什么上。有智力障碍的人首先也是人。我们在书中强调"以人为先"的传统，所以我们只说"有智力障碍的人或患者"，而不说"智障者"。

劳伦·波特是现实生活中战胜智力障碍的极好例证。她在电视剧《欢乐合唱团》（*Glee*）中饰演贝基·杰克逊一角。剧中贝基为入选啦啦队而不懈努力，最终取得了成功。有意思的是，在现实生活中波特也曾试图加入高中啦啦队，但以失败告终，之后不久即出演了《欢乐合唱团》的角色。波特还主演过电影《蓝天先生》。她被奥巴马总统招入智力障碍患者顾问委员会任职。

对于智力障碍，学业困难常常是人们关注的焦点。正如下面案例所揭示的那样，这种障碍还会对情绪和生活角色构成挑战。

→ *这样的母亲该不该抚养孩子？*

儿童保护部门转介凯伦和她丈夫马克去做家庭评估。凯伦今年 41 岁，有 3 个孩子。两个月前，凯伦 16 岁的女儿露西在一次家庭争吵之后报了警。当时凯伦和露西争吵的焦点是露西打电话的时间太长了。马克加入了争吵，一怒之下打了露西一巴掌。露西伤得并不重，社会工作者对他们一家进行了调查，并未发现家庭暴力史。然而他们很关心凯伦和马克的教养方式是否得当，并且强烈建议他们做家庭评估。

此时，马克在一所小学工作，他在这里已经做了 15 年管理员。测验显示他的智商为 88；此外，根据一次诊断性访谈，确认他并没有严重的精神问题。夫妇双方都承认马克经常发脾气，但是他们都否认马克对孩子和妻子使用过家庭暴力。

凯伦是家庭主妇，照料露西和一个 12 岁的女儿苏。他们 19 岁的儿子在服兵役。凯伦的智商测验分数为 67。她说她上学时读的是特殊教育班。她 19 岁就结婚了，与丈夫和孩子一起过着正常生活，

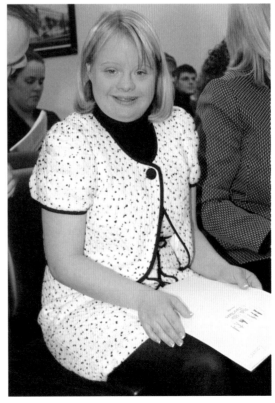

劳伦·波特有唐氏综合征，她也是一名演员，曾经出演热门电视剧《欢乐合唱团》和电影《蓝天先生》。图中的她正在出席华盛顿特区的一个发布会，将宣读一篇关于有特别需要的儿童受欺凌情况的报告。

但他们微薄的收入几乎无法保证家庭的温饱。尽管凯伦在照顾家人方面显示出很多适应性技能，但她的应对能力目前已被严重的抑郁损害。凯伦的言语和身体活动迟缓，还报告自己总是感到疲倦。她觉得自己不开心，无法管教孩子。她不知道这些问题产生的原因，但马克认为她的问题源于她母亲在一年前过世。

回忆母亲离世时凯伦哭了起来。她说母亲是她最好的朋友。她们以前住在同一个活动房屋社区，共度了大部分时光。母亲在很多方面都支持女儿，尤其是在养育儿女的问题上。现在孩子们对凯伦的话不理不睬，丈夫也帮不上忙。凯伦认为丈夫太严苛，她经常在丈夫准备惩罚女儿时反驳他。

家庭访谈进一步确认了这对父母留给相关人员的印象。露西在谈话过程中显得心不在焉和不耐烦。苏经常观望姐姐并模仿她。只有父亲发火时她们才能暂时集中注意力，但又因为父母开始争吵而结束。

学校记录显示，两个姑娘的成绩大多是 C。标准化测验得分表明她们的学业能力处在正常范围，但低于平均值。通过电话分别采访她们的班主任得知，苏在校期间没有太大的问题，但露西最近变得非常爱捣乱。

根据上述多方来源的资料，心理学家提出了几点建议。他们建议凯伦服用抗抑郁药物，介绍露西去见学校心理辅导员，并推荐了家庭治疗，以帮助夫妇俩共同制定一套规则，并按照明确的奖惩规定来实施管教。家庭治疗也有利于监测马克的易怒情绪和凯伦的抑郁。最后，心理学家还将他们转介到一家社区服务机构，以使凯伦得到一些养育方面的帮助。

....

凯伦的案例提出了几个问题。一个基本问题是她是否有智力障碍。她的智商低于 70 的分界线，但在母亲的帮助下她在家庭生活中能很好地履行职责。因为她的适应技能，很多专业人士不会认为她有智力障碍。另一些人却可能认为她有智力障碍，由于智商低、抑郁或者两者兼有，她需要额外的支持。凯伦的抑郁也值得注意，因为智力障碍患者的情绪问题常常被忽略。

其他问题则与她的孩子有关。我们如何帮助像凯伦这样的家庭？什么时候应该让孩子离开有问题的家庭环境？你可能看过西恩·潘主演的电影《我是山姆》，片中提出了类似的问题。潘饰演了一位有智力障碍的父亲，他深爱着自己的女儿，在社会工作者判定他不适合抚养孩子之后，他奋力争取让女儿回到自己身边。正如凯伦的真实生活经历一样，《我是山姆》描述了支持有障碍的父母与保护孩子免受有严重问题的家庭伤害之间的矛盾。在本章（以及第 18 章关于精神疾病与法律部分）我们将讨论这些难题，但我们先来更仔细地考察智力障碍的定义。

智力障碍的症状

DSM-5 受到了美国智力与发育障碍协会（American Association on Intellectual and Developmental Disabilities, AAIDD）所提定义的影响。该协会是智力和发育障碍相关专业人士的前沿组织。它在 2006 年摒弃了精神发育迟滞这一术语而改称智力障碍，*DSM-5* 同样如此。这两个组织现在都大致同意定义**智力障碍**（intellectual disability）的三条主要标准：（1）智力功能缺陷；（2）适应功能缺陷；（3）18 岁以前发作（参见 "DSM-5：智力障碍"）。

测量智力　智力功能缺陷在具体操作上是根据个人化的智力测验分数来定义的。智力测验是评估智力的一种标准化工具，常用测验包括韦克斯勒儿童智力量表第4版

DSM-5 智力障碍（智力发育障碍）的诊断标准

智力障碍（智力发育障碍）是在发育阶段发生的障碍，包括智力和适应功能两方面的缺陷，表现在概念、社交和实用的领域。它必须符合下列 3 项诊断标准：

A. 经过临床评估和个体化、标准化的智力测评确认的智力功能缺陷，如推理、问题解决、计划、抽象思维、判断、学业学习和从经验中学习。

B. 导致未能达到独立性和社会责任方面的个体发育和社会文化标准的适应功能缺陷。如果没有持续的支持，适应缺陷会导致一项或多项日常生活功能受限，如交流、社会参与和独立生活，且跨越多种环境，如家庭、学校、工作和社区。

C. 智力和适应缺陷在发育阶段发生。

注：智力障碍这一诊断性术语等同于ICD-11的*智力发育障碍*诊断。虽然此手册始终使用智力障碍这一术语，但我们将这两个诊断术语都写进了标题，以澄清其与其他分类系统的关系。此外，美国联邦法律（公共法111-256, Rosa法）用智力障碍一词替换了精神发育迟滞，且研究期刊也使用智力障碍一词。因此，智力障碍是被医疗、教育和其他行业以及普通大众和倡议团体共同使用的术语。

资料来源：Reprinted with permission from the *Diagnostic and Statistical Manual of Mental Disorders*, Fifth Edition,（Copyright 2013）. American Psychiatric Association.

（WISC-IV）和韦克斯勒成人智力量表第4版（WAIS-IV）。智力测验的得分称为**智力商数**（intelligence quotient, IQ, 简称智商），即测验得出的个人智力评分。约70分的智商为智力障碍的临界值。临界值之所以是近似值，是因为智力测验会有偏差，而且智商也是在一个连续体上测量的。智商71分和69分之间的差距微不足道。

智力的定义是一个颇具争议的话题，其定义和测量方法也一直在变化。早期的智力测验将个体的"心理年龄"除以实际年龄得出智商。心理年龄通过比较个体的测验结果与各年龄组的平均结果得出。例如，某个人只能正确答出 10 岁年龄组所能答出的平均问题数，那么其心理年龄就是 10 岁。心理年龄除以实际年龄，然后再乘以 100 就得出智力商数。按照这种方法，如果一名 8 岁的儿童有 10 岁儿童的心理年龄，其智商就是 10/8×100=125。

当代智力测验计算的则是离差智商。根据这一体系，智力遵循**正态分布**（normal distribution），即常见的钟形频率分布，如图 15.1 所示。离差智商"在曲线上评分"。大多数人的智商接近平均数；小部分人极低或极高。个体的智商取决于自身与其所在年龄组分数的比较。儿童的年龄区间更小，因为他们的认知能力和知识获取随着年龄的增长而快速变化。与此相反，所有成年人都被视为同一个年龄组。

智力测验的平均智商分数为 100，标准差为 15（见"研究方法"专栏）。大约三分之二的人的智商距平均数在一个标准差以内，即在 85 到 115 之间。智力障碍的临界值约比平均数低两个标准差。（*DSM-5* 定为 65~75，这是鉴于智商测验中常见的测量误差。）约 2% 的人智商低于临界值（见图 15.1）。

图 15.1　智力测验分数的正态分布

当代智商测验平均分为100，标准差为15。智力障碍的临界值（70）低于平均数两个标准差。

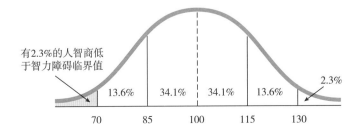

有2.3%的人智商低于智力障碍临界值

| | 13.6% | 34.1% | 34.1% | 13.6% | 2.3% |
| 70 | 85 | 100 | 115 | 130 | |

研究方法

集中趋势与变异性：智商分数意味着什么？

我们可以通过介绍一些基本的统计学知识来更好地解释智商。频率分布只是一种根据不同分数出现的频率来排列数据的方式。比如，在 10 个大学生组成的一个样本中，我们可以获得如下年龄频率分布：

年龄	频率
17	1
18	4
19	1
20	2
21	2

平均数（mean）是分数分布的算术平均数，公式如下：

$$M = \frac{总分}{N}$$

其中 M 代表平均数，N 代表分数的个数。所以，上面列出的年龄频率分布的平均数为：

$$M = \frac{17+18+18+18+18+19+20+20+21+21}{10} = 19$$

平均数是各种集中趋势指标中最常用的一种，集中趋势指标是总结和描述频率分布的单个分数。

其他常用且重要的集中趋势指标包括中位数和众数。**中位数**（median）是指频率分布中的中点，即一半分数高于该数，另一半分数低于该数。上例的中位数是 19。**众数**（mode）是频率分布中出现次数最多的数。上例的众数是 18。

变异性的指标也可以提供关于频率分布的有用的总体信息。全距是列出最低分数和最高分数的一个简单指标。上例年龄的全距为 17 到 21 岁。作为一个更复杂的变异性指标，我们可能希望计算出每一个分数与总平均数之间的平均距离（21 到 19，17 到 19，等等）。然而，如果我们用一个频率分布的平均数去减这个分布中的每一个分数，得到的差有正有负，它们的和总是为零。（请在上例中试一试。）为了解决这个不可避免的问题，统计学家创造了一个新的统计值，叫作**方差**（variance）。方差的计算方法是，先算出每个分数与总平均数之差的平方（以消除负数），然后累加，再除以分数的总个数。方差的计算公式如下：

$$V = \frac{\sum（分数 - M）^2}{N}$$

其中 V 为方差，M 为平均数，N 为分数的个数。上例的方差为 1.8。请自己计算一下以帮助你理解。

方差是一个极其有用的指标，但它与平均数的测量单位不同，因为分数（与平均数之差）经过了平方处理。这个问题很容易解决，只需要取方差的平方根即可，这也引出了另一个统计值，即**标准差**（standard deviation）。标准差的计算公式如下：

$$SD = \sqrt{V}$$

其中 SD 是标准差，V 是方差。上例的标准差是 1.34，即 1.8（方差）的平方根。

标准分数（standard scores）的计算方法是在一个频率分布中将每个原始分数减去平均数，再将所得之差除以标准差。标准分数常被称作 z 分数，其计算公式如下：

$$z = \frac{分数 - M}{SD}$$

其中 Z 是标准分数，M 是平均数，SD 是标准差。由于这一统计数据的性质，Z 分数的平均数总为 0，而标准差总为 1。标准分数的这一特征非常有用，因为这样就能很好地比较或者合并来自不同频率分布的分数。

我们再回头看看离差智商。离差智商是一种标准分数。智商的平均数为 100，标准差为 15，仅仅是因为那些 z 分数一开始就被乘以 15，之后又加上了常数 100。比如，标准分数 1 若转化为离差智商分数则为 115 [（1 × 15）+100]，标准分数 -2 若转化为离差智商分数则为 70 [（-2 × 15）+100]。

除离差智商外，平均数和标准差对理解许多心理学概念都至关重要。比如，现在你应该能更好地理解元分析中关于标准差单位的讨论（见第 3 章）。如果你还有疑惑，我们建议你反复阅读该讨论并亲自计算统计值。

离差智商的一个潜在问题是，一代人的智商比一代人高，这种现象称为弗林效应（以詹姆斯·弗林的名字命名，他最先发现了这种趋势）。弗林效应可能对靠近两个标准差临界值的人产生重要影响，因为智商平均数在不断变化。这就意味着，即便年长者的智力绝对值没有变，他们的智商相较于不断升高的平均数也在下降。有一种算法认为下降趋势超过了 5 分，这一差别可能会影响识别那些接近 70 分临界值之人的智力障碍（Kanaya, Scullin, & Ceci, 2003）。

　　智商测验运用广泛，可以很好地预测学业表现。非常年幼的儿童的智力分数不稳定，但 4 岁及以上儿童的智商能很好地预测他们多年后的智商。对于有智力障碍的人来说，即使评估是在婴儿期和学步期进行的，如果评估准确，智商也较为稳定（Baroff & Olley, 1999; Mash & Wolfe, 2005）。如果一个婴儿的智商显著低于平均值，那么其智商很可能会一直低于智力障碍的临界值。

关于智力测验的争议　尽管智商测验有价值，但它也可能引发争议。一个关键问题是智力测验能否做到"文化公平"。文化公平的测验意味着族群、母语以及移民状况不同的人面对的是同样熟悉的测验材料。有文化偏见的测验则在语言、示例以及其他假设方面对族群厚此薄彼。

　　在美国，非裔和拉丁裔美国人的智商平均分低于高加索人和亚裔美国人。在前两个族群中也有更多的人被归类为有智力障碍（Robinson, Zigler, & Gallagher, 2000）。这些差异部分地源于文化偏见——有些测验条目更适合多数族群的语言和经验。不过智商的族群差异可能有一个更简单的解释：低智商与贫困相关。美国黑人和拉丁裔贫困人口的比例尤其高。不管原因是什么，这种差距正在缩小（Mash & Wolfe, 2005）。

　　关于智力测验最基本的问题是：什么是智力？智力测验测量的正是其开发者阿尔弗雷德·比奈想要它测量的东西：潜在的学业成就。最初的智力测验与学习成绩和其他成就测量的相关为 0.4 到 0.7（Baroff & Olley, 1999）。然而学校表现并不等于"智力"。大多数人都会认为常识、社会敏感性以及"街头智慧"也是智力的一部分，但智商测验并不涉及这些内容。

适应技能测量　美国智力与发育障碍协会和 DSM 都认识到，智力不仅仅是智商分数，而且两者在诊断智力障碍时，都要求有适应技能缺陷存在。与前者一样，*DSM-5* 使用了适应技能的一个实用定义，即个体是否需要支持（参见专栏"DSM-5：智力障碍的诊断标准"）。这两个系统还表明，适应行为包括概念、社会和实践技能。概念技能主要侧重于社区自立，包括沟通、自我指导以及健康和安全。社会技能侧重于理解如何在特定社会情境下行事。实践技能则侧重于日常生活任务，如自我照顾、家庭生活和工作等。

　　适应技能难以量化。你如何测量"社会智力"？《瓦恩兰适应行为量表》（Vineland Adaptive Behavior Scales）是一种常用的工具（见表 15.1）。与智商一样，适应技能也应根据年龄来判断。对于学龄前儿童，适应技能包括运动能力、语言以及自我控制的习得。学龄儿童的关键技能包括与同龄人建立社会关系。在成人生活中，适应技能包括自我管理、独立生活和承担成人人际角色的能力。

　　有些专家认为，智力障碍应该完全基于智力测验来定义，因为适应技能的测量不精确（Detterman & Gabriel, 2007）。而且，智力受限意味着适应技能也可能受限（Zigler & Hodapp, 1986）。然而，自 1959 年以来，适应行为缺陷一直是美国智力与发育障碍协会的智力障碍定义的重要组成部分（Heber, 1959）。

表 15.1　《瓦恩兰适应行为量表》条目示例

日常生活技能	
1岁：	从杯子里喝水
5岁：	独立洗澡或淋浴
10岁：	用炉灶做饭
15岁：	照顾自己的健康
社会化	
1岁：	模仿简单的成人动作，比如拍手
5岁：	有一群朋友
10岁：	看有关特定兴趣的电视节目
15岁：	对谈话中的暗示或间接线索做出反应

资料来源：Reprinted with permission of NCS Pearson, Inc.

适应行为缺陷不如智商稳定，尤其是当生活的要求从学校转向更加多样化的工作环境时。因而智力障碍可以被"治愈"，因为我们可以向有智力障碍的个体传授适应技能，或者说可以塑造环境的要求以适合其独特的能力和经验。

18岁之前发病　定义智力障碍的第三个标准是在发育期发病，通常是在18岁之前。该标准排除了那些后来因脑损伤或疾病而出现智力和适应技能缺陷的人。除了病因上的差异之外，年龄标准最重要的方面是正常发育的经历。智力障碍患者并未失去他们曾经掌握的技能，他们的状况也没有明显改变。不幸的是，这意味着他们的障碍可能被视为"他们就是这样的人"，而不是"发生在他们身上"的事情。这就是为什么我们在探讨智力障碍时"以人为先"。这虽是一个细节，但可以时时提醒我们关注该障碍背后的人。

智力障碍的诊断

很多有轻微智力障碍的人在过去可能不会被认为有缺陷。在早期农业社会，学业能力并不像在我们的现代科技世界那样重要。即使是现在，智力障碍在工业化程度不同的国家定义也不同，因为这些国家对就业所需的学历和技术要求不同（Scheerenberger, 1982）。

早期努力　当代智力障碍分类的开端可以追溯到19世纪下半叶。1866年，英国医生兰登•唐（Langdon Down）首次描述了一群带有明显外貌特征的智力障碍患儿。他们的面部特征让唐想到了某个族裔的外貌，唐认为该族裔低人一等，于是就用相应的族裔名称来形容这些儿童。尽管这个名称有冒犯性，但唐的分类被证明是有效的。科学家们最终发现了唐氏综合征（现名）的特定病因。

智商测验的发明有助于改进智力障碍的分类。1905 年，法国心理学家阿尔弗雷德•比奈（Alfred Binet, 1856–1911）和西奥菲尔•西蒙（Theophile Simon, 1873–1961）开发了首个成功的智力测验，以响应法国政府识别需要特殊教育的儿童的呼吁。美国斯坦福大学心理学家路易斯•推孟（Lewis Terman）对比奈量表做了修订，最终制定了斯坦福–比奈智力测验。第一份韦氏智力测验由大卫•韦克斯勒（David Wechsler）于 1939 年开发。韦克斯勒个性化智力测验的修订版一直是当代智力评估的主流工具。

关于应该用哪个智商临界值来定义智力障碍，一直存在一些争议，并在 1959 年达到白热化。当时为了帮助更多需要特殊服务的人群，美国智力与发育障碍协会把智商临界值从平均数之下两个标准差提升到一个标准差。智商低于或等于 85 即符合智力障碍的诊断标准，结果近 15% 的美国人口符合这一标准。这一善意的改动纳入了过多功能良好的个体，干扰了对那些最需要扶助之人的关注。因此，这个协会于 1973 年将临界值改回了 70（Grossman, 1983）。

当代诊断　目前智力障碍可以根据两种不同的

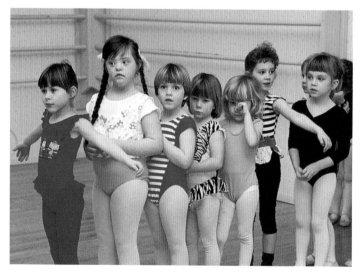

这名患有唐氏综合征的女孩证明，有智力障碍的儿童一样可以参加很多正常的儿童活动。

等　级	大致智商范围	相应心理年龄	典型成人所需支持/生活环境	在智力障碍中所占百分比
表 15.2　智力障碍的传统等级				
轻度	50–55到70	9到12岁	一些，无/社区	85
中度	35–40到50–55	6到9岁	近距离的/社区，团体	10
重度	20–25到35–40	3到6岁	特殊的/家庭，团体	3–4
极重度	20–25以下	3岁或3岁以下	持续的/家庭，团体，机构	1–2

系统来分类，一种根据严重程度，另一种根据已知或者推定的病因。这两种方法都是可靠的，并且各有用途。事实上这两种系统也说明了我们一再重复的一个观点：不同的分类系统有不同的目的。

传统上智力障碍根据智商被分成四个等级：轻度、中度、重度和极重度（见表15.2）。不过，美国智力与发育障碍协会摒弃了这种方法，转而采用个性化评估。它对个体不同功能领域"需要支持的强度"进行评级。反对者认为这种新系统烦琐且不可靠。*DSM-5* 采取了折中做法：保留了原来的四个等级，但基本上依据概念、社会和实践功能而非智商来定义。我们赞赏个性化并且认可智商不代表一切。不过，传统的分类系统直截了当，而且可靠，得到了诸多研究的支持（Detterman & Gabriel，2007）。我们在表 15.2 中进行了简要的总结。

生死攸关　我们赞赏 *DSM-5* 试图淡化特定智商分数的努力，这实际上可能是一个生死攸关的问题。为什么？因为2002年美国最高法院裁定，死刑对于智力障碍患者是一种"残忍和不寻常的惩罚"。在美国各地有争议的案件中，律师们都在争论什么智商分数可以定义智力障碍（Greenspan & Switzy，2007）。69和71的智商差别可以忽略不计，但在法庭上则不然。正如我们在第18章所讨论的，因为有70分这个神奇的临界值，一两分的智商差距就可能意味着生死之别。

智力障碍的患病率

在理论上，智商的分布遵循正态曲线，所以应该有 2.3% 的人智商在 70 分或以下。然而实际上，智商低于 70 的人超过了 2.3%。极低的智商尤其比预期的更为常见，这是由导致智力障碍的各种生物学原因造成的（Volkmar & Dykens，2002）。因此我们可以认为有两种智商分布：一种是智商的正态分布，另一种是患有可能导致智力缺陷的生物学障碍的人的智商分布（Zigler，1967; 见图 15.2）。

尽管超过 2.3% 的美国人智商低于 70，但最准确的估计是只有 1% 的人口有智力障碍（Volkmar & Dykens，2002）。智力障碍的患病率比智商低于 70 的人比率低的原因是：（1）很难准确评估非常小的孩子的智商，所以他们的数据可能未计入患病率；（2）很多智商低的人有良好的适应技能；（3）某些原因导致智力障碍患者的预期寿命较短。证明前两条的一个证据是，有智力障碍的学龄儿童是学龄前儿童的两倍，但成人的智力障碍患病率则再次下降（Grossman，1983）。

智力障碍在美国贫困人群（因而在某些族群）中更为普遍，但并非所有智力障碍亚型的患病率在这些人群中都更高。由已知的特定器质原因造成的智力障碍（如唐氏综合征）的患病率在所有社会阶层相同，而无特定病因的智力障碍在贫困家庭中更普遍（Patton, Beirne-Smith, & Payne，1990）。

图 15.2 智力障碍的双曲线模型

智力障碍的原因可分为两大类。文化–家族性智力障碍包括没有其他已知障碍的人群，其低智源于基因变异和环境变化，其分布符合正态曲线。第二类包括所有已知的生物学原因造成的智力障碍。这一组的智商也符合正态分布，但平均数则低得多。

资料来源：Familial Mental Retardation: A Continuing Dilemma. Science 155, 292-298（1967）. Reprinted with permission from AAAS.

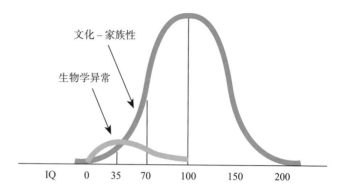

智力障碍的原因

智力障碍的原因可分为两大类：一类是已知的生物学异常，另一类是智商上的正常变异（见图 15.2）。在考虑智商位于正态分布尾端的案例之前，我们先回顾一下已知的生物学原因。

生物因素 大约一半的智力障碍是由已知的生物学异常引起的（Volkamar & Dykens, 2002）。已知的生物学病因通常会导致中度至极重度的智力障碍，并且与身体残疾相关。在250多种已知的生物学病因中（AAIDD, 2010），我们只关注其中主要的几种。

染色体变异 智力障碍最常见的已知生物因素是引起**唐氏综合征**（Down syndrome）的染色体变异。唐氏综合征患者的身体特征与众不同。他们双目歪斜并伴有内眦赘皮、头部较小、身材矮小、舌头外伸以及多种器官、肌肉和骨骼异常。而且他们身体也有残疾，言语受限（Thapar et al., 1994）。

引起唐氏综合征的原因是一条多余的染色体，是由于细胞分裂时染色体未能正常分离而产生的，即不分离。唐氏综合征儿童有 47 条染色体，而正常人只有 46 条。多出的染色体附着在第 21 对染色体上；所以这种异常常被称为三体综合征。

唐氏综合征的发病率与孕妇的年龄有关。如果孕妇在 30 岁以下，新生儿的发病率约为 1/1000。如果孕妇在 30 到 34 岁之间，发病率会升至 1/750，35 到 39 岁之间为 1/300，40 岁之后则为 1/100。唐氏综合征可以在孕期检测出来。

一般而言，有唐氏综合征的儿童和成年人有中度至重度的智力障碍。不过，他们在智力水平上有很大差异，并且研究表明，密集干预可以使患者获得更高的成就和自理能力。过去通常建议将唐氏综合征患者送入机构，现在他们则通常在家庭或社区生活。事实上很多专家报告，唐氏综合征患者特别友善，尽管关于他们独特人格特质的研究并未得出定论（Cicchetti & Beegly, 1990）。

大多数唐氏综合征成年患者在 30 多岁时会出现类似于阿尔茨海默病的脑病理现象。约 1/3 的患者同时会出现痴呆症状（Thase, 1988）。中年死亡很常见，虽然有些患者可以活到到 50 多岁甚至 60 多岁。

其他几种染色体异常也被发现与智力障碍有关，特别是性染色体异常。克兰费尔特综合征（Klinefelter syndrome）在活产男婴中的比例约为千分之一，其特征是一条或更多额外的 X 染色体。最常见的染色体结构是 XXY。克兰费尔特综合征患者的智商通常处在正常值下限到轻度智力障碍之间。另一种染色体异常（XYY 综合征）曾被认为会增加犯罪的可能性，如今则被认为只与轻微的社会偏离有关，且患者智力比平均水平约低 10 分。每 2 000 个新生男婴会出现 1 到 2 例该综合征。特纳综合

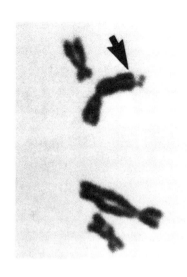

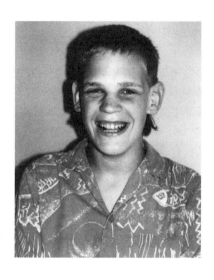

左图　脆性-X综合征现在已知具有遗传性。该病最初依据X染色体长臂上的缝隙或断裂（如图所示）来识别。

右图　这个男孩患有脆性-X综合征。他拉长的面孔、突出的前额和大耳朵是该障碍的典型特征。

征（Turner syndrome）的女性染色体结构为 XO，特征为缺少 1 条 X 染色体。患特纳综合征的女孩身材矮小，无法完成性发育，智力水平一般接近或处于正常范围。大约每 2200 名活生女婴中有 1 例这种病例（Thapar et al., 1994）。

遗传障碍　智力障碍很少源于显性基因遗传，因为这样的基因突变不太可能留在基因库内。但**脆性-X综合征**（fragile-X syndrome）是个例外，它是智力障碍已知的最常见的遗传病因（Tylor, Richards, & Brady, 2005）。脆性-X综合征最初的诊断依据是X性染色体上的一个臂发生弱化或断裂（见所附照片）。目前已知这种障碍通过1991年发现的FMR1基因（脆性-X精神发育迟滞）遗传。

并非所有遗传了 FMR1 基因的儿童都有智力障碍。约 1/4000 的新生男婴有脆性-X变异，约 1/6000 的新生女婴有这种变异。大多数携带 FMR1 基因的男孩会有智力障碍，而女孩则只有约 1/3（因为她们有两条 X 染色体，其中一条可能功能正常）。约 1/800 的男性和 1/250 的女性是 FMR1 基因携带者。男性携带者不会把该基因遗传给儿子，但总会遗传给女儿。只有一条致病染色体的女性携带者有 50% 的可能把该病传递给子女。

在智力正常的 FMR1 基因携带者中，学习障碍很普遍。大多数有学习障碍的携带者有典型的面部特征，包括长面孔、高额头、宽大的下颌和发育不完全的大耳朵（Bregman et al., 1987）。儿童脆性-X 患者常表现出社交焦虑，逃避眼神交流，且有刻板的手部动作。约 15% 的患者表现出孤独症的症状（Rogers, Wehner, & Hagerman, 2001）。

一些隐性基因配对可能导致智力障碍。**苯丙酮尿症**（Phenylketonuria, PKU）就是其中的一种。遗传学家估计，每 54 个正常人中约有 1 人携带 PKU 隐性基因，但在每 15 000 个活生婴儿中才会出现 1 例两个基因成对的情况（NIH, 2000）。

PKU 由体内一种名为苯基丙氨酸（phenylalanine）的氨基酸含量过高导致，通常是因为代谢苯基丙氨酸的酶苯丙氨酸羟化酶（*phenylalanine hydroxylase*）天生缺失或极度缺乏。患 PKU 的儿童出生时智力正常。然而，当他们摄取的食物含有苯基丙氨酸时，这种氨基酸就会在他们体内积聚，损伤大脑，最终导致智力障碍。智力障碍通常会发展到重度或极重度。

幸运的是，PKU 可以在婴儿出生几天后通过血液检测出来。（美国所有州的法律都要求新生儿进行 PKU 常规检测。）早期检测非常重要，因为患儿若能保持低苯基丙氨酸的饮食，智力和行为损伤可大幅减少。在这种情况下，患儿可能拥有正常或轻微受损的智力。为了尽可能获得控制饮食的益处，患儿应尽量坚持低苯基丙氨酸饮食，一直到 20 岁，而且最好终生保持（Widaman, 2009）。对于成年女性 PKU 患者来说，在孕前及怀孕期间控制饮食也非常重要，以免损伤胎儿。如若不然，孕妇血液内高水平的苯基丙氨酸会损害胎儿的大脑发育并导致智力障碍（Widman, 2009）。保持低苯基丙氨酸饮食很困难，因为大多数食物和食品添加剂都有该成分。请看一下你家中一些食品的标签（如无糖苏打水），就会发现很多标签上都有关于苯基丙氨酸的警告。

其他相对罕见的隐性基因变异也会导致智力障碍。泰 - 萨克斯病（Tay-Sachs disease）是一种尤其严重的疾病，最终会导致患儿在婴儿期或学龄前死亡。导致泰 - 萨克斯病的隐性基因在东欧血统的犹太人中尤为普遍。胡尔勒综合征（Hurler syndrome，又称脂质软骨营养不良）会导致严重的身体异常，包括侏儒症、驼背、大头以及爪状手。得这种病的儿童通常活不过 10 岁。莱施 - 尼汉综合征（Lesch-Nyhan syndrome）最引人注目的是伴随智力障碍的自残行为。患儿会咬自己的嘴唇和手指，经常造成组织缺损。与唐氏综合征和脆性 -X 综合征一样，这些基因异常很多都可以在孕期检测出来。

感染病 智力障碍也可能由多种感染病导致。有害的感染可能会在孕期、出生时、婴儿期和幼儿期发生。在孕期通过母体传给胎儿的疾病包括巨细胞病毒感染和弓形体病，前者是一种最常见的胚胎感染且通常是无害的，而后者是一种因摄入被感染的生肉或接触受污染的猫粪而导致的原虫感染。弓形体病很少见，这也让常规筛查变得不现实。

风疹（rubella，又称德国麻疹）是一种病毒性感染，该病可能在母体引发某些症状，导致发育中的胎儿出现严重智力障碍甚至死亡；如果在孕期最初三个月内感染该病尤其如此。幸运的是，孕前给准妈妈注射疫苗可预防风疹，这也是目前常规医疗保健的一部分。

人类免疫缺陷病毒（HIV）可以通过受感染的孕妇传给发育中的胎儿。幸运的是，出生前感染 HIV 的婴儿只有三分之一会患上获得性免疫缺陷综合征（艾滋病，AIDS），但一旦患病，病情发展迅速。该病对患儿的影响是深远的，包括智力障碍、视觉和言语受损以及最终的死亡（Baroff & Olley, 1999）。

梅毒是一种通过性接触传播的细菌性疾病。受感染的孕妇会将该病传给胎儿。如果不治疗，梅毒会导致胎儿出现很多肢体和感觉缺陷，包括智力障碍。对孕妇进行检测并为被感染者注射抗体可以避免不良后果。因为青霉素可以穿过胎盘屏障，所以治疗孕妇的同时也能治疗胎儿。

生殖器疱疹是另一种性传播疾病，在孕妇分娩时尤其可能传给婴儿。疱疹是一种病毒性感染，个体在首次感染后生殖器会立即出现微小损伤，此后损伤会间歇出现。该病在损伤存在时更可能传染。如果孕妇在临产期突发生殖器病变，可以实施剖宫产；如果尚未发作，感染婴儿的可能性非常小，这时建议顺产。婴儿如受疱疹感染可能会出现非常严重的问题，包括智力障碍、失明甚至死亡。

两种出生后（主要在婴儿期）发生的感染病也会导致智力障碍。脑炎是一种脑部感染，在约 20% 的病例中会出现炎症和永久性损伤。脑膜炎是指脑膜（包裹大脑的三层膜）感染。脑膜炎会增加颅内压力，对脑组织造成不可逆的损伤。多种感染可引起脑炎和脑膜炎。细菌感染引发的病例通常能用抗生素成功治疗。而对于细菌感染之外的病例，脑炎和脑膜炎的结果难以预测。它们可能造成神经肌肉问题、感觉受损或智力障碍。

毒素　与感染病相似，在出生前或出生后暴露于有毒化学物质也会导致智力障碍，但孕期暴露的风险最大。饮酒由于频发，构成的威胁最大。每1000名新生儿中就有1到2名患有**胎儿酒精综合征**（fetal alcohol syndrome）。该病的特征为身体发育迟缓、头小、眼细、心脏缺陷及认知缺陷。患者智商处于轻度智力障碍到正常智力之间，并伴有学习障碍，尤其是数学方面（Rasmussen & Bisanz, 2009）。

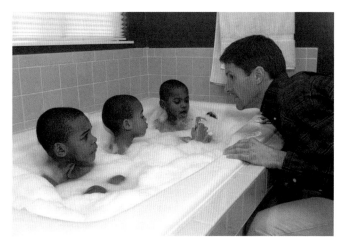

这位父亲收养了三名患有胎儿酒精综合征的儿童。

　　孕期大量饮酒（日均 140 克以上）的女性生出患该综合征的婴儿的可能性是日均饮酒 30 克或以下的女性的两倍（Baroff & Olley, 1999）。关于中等数量饮酒的相关风险，仍存在争议。美国卫生部长建议孕妇戒酒。

　　环境毒素也可能损害后天的智力发育。众所周知，汞中毒会造成严重的身体、情绪和智力损害，但因为很少有儿童暴露于汞，所以汞中毒并不会构成重大的公共健康问题。汞化合物硫柳汞曾被用作疫苗防腐剂，但正如第 2 章所述，它与孤独症并无关联，尽管有些顽固者仍坚称有关系。当前关于汞暴露的主要问题是，捕获的鱼类，如金枪鱼和旗鱼，汞含量都超标（Hubbs-Tait et al., 2005）。

　　对公共健康威胁更大的是铅中毒。在美国联邦立法禁止之前，广泛用于涂料中和汽车尾气排放的铅使数十万儿童暴露在巨大的潜在风险中。尽管关于轻度铅暴露的影响尚存争议，但一旦达到中毒水平就会导致包括智力障碍在内的诸多行为和认知受损。尽管美国已经禁用含铅的涂料和汽油，很大程度上减少了儿童的铅暴露，但铅中毒还是持续威胁着那些在贫民窟里生活的孩子，因为他们可能误食脱落的含铅涂料碎屑（Hubs-Tait et al., 2005）。

其他生物学异常　妊娠和分娩并发症也可能导致智力障碍。一种主要的并发症是Rh不相容。Rh因子是红细胞表面的一种蛋白质，是一种显性遗传特征。有这种蛋白质的人呈Rh阳性；没有这种蛋白质的人则呈Rh阴性。当母体呈Rh阴性而父体呈Rh阳性时，可能发生Rh不相容。在这种情况下，母体会制造攻击Rh阳性胎儿血细胞的抗体。抗体会破坏发育中的胎儿运送氧气的红细胞，带来许多不良后果，包括可能的智力障碍。

　　Rh 阴性的女性只在暴露于自己婴儿的 Rh 阳性血液后才会产生抗体。如果暴露确实发生，通常也要等到分娩时。因此，第一胎 Rh 不相容的风险很小；后续的怀孕风险才更大。不过，若在孕妇首次产后 72 小时内注射抗生素 Rho（D）免疫球蛋白，很大程度上可以规避这种风险。Rho（D）免疫球蛋白可以防止母体产生攻击 Rh 阳性因子的内部抗体，从而消除未来怀孕的大部分风险。如果 Rh 阴性的母亲在孕期产生针对 Rh 阳性因子的抗体，则必须给胎儿输血以替换被破坏的红细胞。

　　另一种可能导致智力缺陷的妊娠和分娩并发症是早产。早产被定义为妊娠不满 38 周而生产或者婴儿出生时体重不足 4.5 斤。早产的原因可能很多：孕妇营养不良；孕妇年龄不足 18 岁或大于 35 岁；孕妇有高血压或糖尿病；胎盘受损等。早产对婴儿的影响不尽相同，从很少或没有缺陷到感觉障碍、身体发育不良和智力障碍。出

表 15.3 一起养育或分开养育的亲属之间智商的相关

亲属类型	一起养育		分开养育	
	相关	（N）	相关	（N）
同卵双生子	.86	（4672）	.72	（65）
异卵双生子	.60	（5546）	—	
亲兄弟姐妹	.47	（26473）	.24	（203）
领养兄弟姐妹	.34	（369）	—	
父母与孩子	.42	（8633）	.22	（814）
养父母与孩子	.19	（1397）	—	

资料来源："Familial Studies of Intelligence: A Review" by T.J. Bouchard, Jr. and M. McGue, *Science*, 212 （1981），pp.1055-1059. Copyright©1981 by the American Association for the Advancement of Science. Reprinted by permission of the publisher.

生体重越低，后果越严重，出生体重极低的婴儿经常会夭折。

其他可能导致智力障碍的妊娠和分娩并发症包括严重难产（尤其是缺氧），严重营养不良（在美国罕见但在欠发达国家是一个大问题），以及癫痫发作。这些病因导致的智力障碍不尽相同，但有的可能很严重。

正常的遗传变异 病因不明的智力障碍案例——常被称为**文化家族性发育迟滞**（cultural-familial retardation）——通常被认为是智商正态分布中的变异（见图15.1）。文化家族性发育迟滞在家族内流传，并且与贫困有关。一个有争议的问题是，这种典型的轻度智力障碍主要是由基因还是心理社会方面的不利因素造成的。

正常的遗传变异显然会导致智力的个体差异（Thapar et al., 1994）。正如表15.3所总结的，许多家庭研究、双生子和收养研究都表明遗传对智力有重要影响。比如，领养儿童与亲生父母智商的相关度高于养父母。

智力有多少是遗传的？行为遗传学家用一个指数来测量遗传对某个特征的贡献程度，称为遗传率。一般估计，正常范围的智力高达75%的部分是遗传的，但尚无研究具体说明遗传对文化家族性发育迟滞的影响程度（Thapar et al., 1994）。此外，遗传率可能有误导性，因为基因与环境会一起发挥作用，而不是相互独立（Dickens & Flynn, 2001；参见第17章"研究方法"专栏）。

反应范围这个概念更好地表达了基因与环境如何相互作用来决定智商（Gottesman, 1963）。这一概念的提出者认为，遗传决定了智商的上限和下限，而经验则决定了人们实现其遗传潜力的程度。图15.3描述了有唐氏综合征、文化家族性发

图 15.3 根据反应范围这一概念，基因限定了智商的极限而环境决定了极限之内的变化。请注意：普通环境对智商的贡献在四个组中各不相同。

资料来源：Reprinted with the permission from Mental Retardation: Nature, Cause and Management by G.S. Barloff（1986）. Routledge.

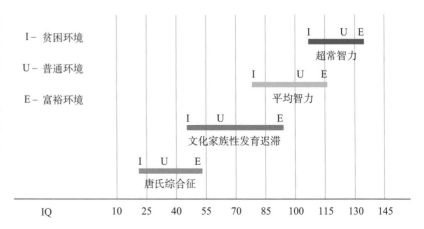

育迟滞、正常智力以及超常智力的儿童理论上的
反应范围。

心理因素 遗传因素对智力有影响，并不意味着
环境不重要或者没有作用。环境很重要。特别
是，严重异常的环境可能导致严重的智力异常。

研究者对两名同卵双生子受虐待和被剥夺后
果的案例研究就是一个例证（Koluchova, 1972）。
这对双生子被幽禁在一间几乎完全与外界隔绝的
密室里，经常遭到殴打，直到 6 岁才被发现。他
们被解救时几乎不会走路，言语特别有限，无法
理解抽象事物，比如照片。经过几年的治疗，他
们的智力已从最初发现时的中度智力障碍提高到
11 岁儿童的正常智力水平。

幸运的是，这种残酷虐待的案例并不多见。
这说明经验对智力的贡献在理论上比在实际生活

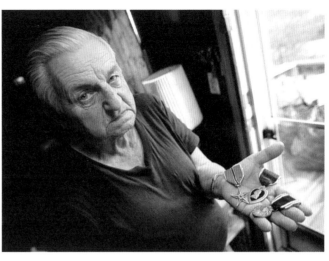

雷蒙德·哈德洛于1942年在弗吉尼亚州立癫痫和弱智者收容所被强制绝
育。他于1943年被解除监禁，之后不久被征入伍。他在第二次世界大战
中为国英勇作战，荣获铜星勋章、紫心勋章和战俘勋章。

中更大。在美国成长的大多数儿童都生活在优渥的环境中，即使算不上完美。作为
整个社会的理想，美国人希望给所有公民都提供同样有利的环境。在朝着这一值得
赞扬的目标努力的过程中，我们可能会忽略一个事实，即随着环境差异的减少，基
因的影响会增大。事实上，如果所有人都拥有完全相同的环境条件，那么智商的所
有个体差异都会源于基因。但矛盾的是，在我们成功地为每一个儿童营造更有利和
更有激励性的环境的同时，我们却可能得出"环境并不重要"这类错误结论。我们
既要记住我们的成功，又要记住恶劣环境如何会毁掉儿童的发展（参见专栏"人种
改良运动：美国的耻辱史"）。

社会因素 美国如今的环境仍有许多对儿童成长不利的情况。数以百万计的儿童或
在城市中处于心理社会的劣势地位，或生活在贫困乡村沉闷、缺少刺激的环境中。
事实上，儿童是美国最贫困的年龄组（America's Children, 1999）。

文化家族性发育迟滞在贫困人口中更为常见。部分原因是较低的智力会导致较
低的社会地位。智商低于平均水平的人通常收入较少。然而，贫困和心理社会劣势
也会拉低智商分数。

贫困环境缺乏促进儿童智力发展的刺激和应答性（Floyd, Vostigan, & Phillippe,
1997）。刺激丰富的环境能给儿童带来挑战，促进智力技能的发展；应答性环境则能
鼓励儿童探索。遗憾的是，智商处在临界值附近的母亲不如其他母亲那么敏感和积
极（Fenning et al., 2007）。

对领养儿童的研究证明了富有刺激和应答性的环境的积极作用（Turkheimer,
1991）。早在半个多世纪之前，研究者首次证明了早年被领养得以离开不利生活环境
的儿童，智商比亲生母亲至少高 12 分（Skodak & Skeels, 1949）。后来更多的研究发
现了类似的智商大幅提高的现象（Capron & Duyme, 1989; Schiff et al., 1982）。如果富
有刺激和应答性的环境能够帮助文化家族性发育迟滞儿童接近其潜能的上限，他们
中的许多人就能正常地工作和生活。

治疗：预防和正常化

在智力障碍的治疗中，三类重要的干预手段必不可少。第一，很多问题都能通

过充分的母婴保健和早期心理教育项目来预防。第二，教育、心理以及生物医学措施都能帮助有智力障碍的人提升成就水平。第三，通过将有智力障碍的人纳入公立学校的主流和加强社区护理，可以使他们的生活正常化。

一级预防 良好的母婴保健是智力障碍一级预防的重要一步。卫生保健措施包括一些具体行动，如接种风疹疫苗或检测并治疗梅毒等感染病。此外，合理膳食以及戒断烟酒和其他易滥用的物质对孕妇的健康和胎儿的发育也至关重要。

孕育计划同样有助于预防智力障碍。妊娠和分娩并发症在 18 岁以下和 35 岁以上的母亲中明显更普遍。尽管超出这个年龄区间的女性生的孩子大多数也都健康和正常，但很多女性意识到了这种统计学上的风险，并试图相应地安排孕产时间。少

人种改良运动：美国的耻辱史

人种改良运动（eugenics，又译优生学）是一项致力于对人种进行"基因改良"的运动。英国贵族弗朗西斯·高尔顿（Francis Galton）提倡人类之间"优育"，并于 1883 年首创了这个词。高尔顿通过鼓励社会精英通婚并多生孩子来推动"积极人种改良学"。还有一部分人则鼓吹"消极人种改良学"，要为人类基因库中"不受欢迎的基因"设置生育障碍，并采取更残酷的手段来消灭（Lombardo, 2001）。

你肯定知道希特勒在纳粹德国进行种族灭绝时信奉人种优越论。你可能不知道的是，早在第二次世界大战之前，人种改良论在美国就被广泛接受。美国的人种改良政策包括通过立法限制南欧和东欧的人移民美国、禁止不同种族通婚、允许对所谓的"身心残障者"进行强制绝育。"身心残障者"主要包括精神失常者、身体畸形者、体弱多病的人、盲人、违法者以及酗酒者，尤其是"弱智者"（Lombardo, 2001）。自 1920 年代以来，美国约有 6 万人被强制绝育，其中大部分人是智力障碍者。尽管第二次世界大战以后人种改良运动有所收敛，但在美国某些州强制绝育的政策一直延续到 1970 年代末。

弗吉尼亚州是这场人种改良运动中不光彩的"领先者"，在绝育手术的数量上仅次于加利福尼亚州。令人震惊的是，1927 年，在臭名昭著的巴克诉贝尔案中，美国最高法院竟然支持弗吉尼亚州的强制绝育法。卡丽·巴克是弗吉尼亚州夏洛茨维尔市的一名年轻女性，被关在弗吉尼亚州立癫痫和弱智者收容所。为了证明计划中的绝育合理，巴克被描述为"道德败坏"和"弱智"，尽管这两种描述都令人怀疑（Lombardo, 2001）。专家证人依靠家族谱系，即表明智力和人格缺陷跨代存在的家谱图，来"证明"巴克的问题是遗传性的（见图 15.4）。

美国最高法院以 8 比 1 的票数支持弗吉尼亚的绝育法。巴克被强制绝育。在一份令人震惊的声明中，最高法院大

法官霍姆斯写道："与其等到退化的后代因犯罪而被处死，或者因愚钝而食不果腹，社会还不如阻止那些明显不适宜的人繁殖后代，这对全世界都更好……三代低能者足矣"（Buck v. Bell, 274 U.S. 200, 1927）。75 年后的 2002 年 5 月 2 日，弗吉尼亚州州长为该州实行人种改良政策并在 1927 年至 1979 年间对约 8000 名弗吉尼亚人实施绝育道歉。

哲学家乔治·桑塔亚那说："忘记过去的人必将重蹈覆辙。"我们认为，我们必须承认人种改良运动这段耻辱的历史并从中汲取教训。我们还相信，目前已有许多关于遗传对行为的各种影响的研究，如果我们能对这些研究证据进行充分的讨论、审慎的思考和明智的使用，我们的社会将从中受益。最后，我们坚信，尊重智力障碍人士的人格和人权至关重要。

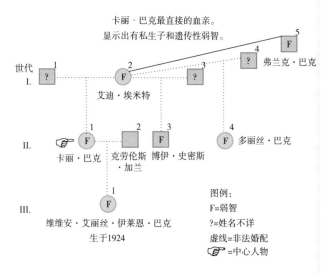

图 15.4 美国最高法院在巴克诉贝尔案中所使用的实际家族史。最高法院于1927年支持了弗吉尼亚州的强制绝育法。

资料来源：The Harry Truman Library.

女妈妈的孩子也更可能面临贫困的生活——这是一个紧迫的问题，因为美国近 10%的孩子由少女妈妈生育（America's Children, 1999）。

预防智力障碍的一种更具争议性的方法是诊断性测试和选择性流产。一种诊断方法是羊膜腔穿刺术，即从妊娠期保护胎儿的羊膜囊中提取液体。胎儿的很多染色体和基因缺陷都可以通过羊水检测出来，这可能给父母们留下是否终止妊娠的艰难抉择。未来基因疗法有望治疗发育中的胎儿。

鉴于生育年龄与唐氏综合征的关联，高龄孕妇尤其可能考虑羊膜腔穿刺术。但羊膜腔穿刺术可能导致流产。幸运的是，现在可以用超声波来筛查唐氏综合征，这是一种使用无害的声波来创建胎儿图像的方法（Cuckle, 2001）。虽然检查结果不如羊膜腔穿刺术那样确定，但它的另一个优势是可以在妊娠的前三个月检测唐氏综合征，而羊水诊断则要等到妊娠中期的三个月。事实上，现在美国妇产科医师学会（American College of Obstetricians and Gynecologists, 2007）建议所有感兴趣的准妈妈做常规超声波筛查，而不仅仅是 35 岁或以上的孕妇。

二级预防　早期干预对文化家族性发育迟滞有二级预防的作用。目前最重要的行动是"开端计划"（Head Start），它是一项始于1964年的美国联邦政府干预计划，目的是为贫困的学龄前儿童提供早期教育、营养以及保健监测。"开端计划"能短期提高儿童的智商（5到10分）和成绩。学业优势在停止干预后的几年内会减少或消失，但数据表明参加过"开端计划"的儿童留级或被分配到特教班的可能性较小。他们也更可能完成高中学业（McKey et al., 1985; Zigler ＆ Styfco, 1993）。毫无疑问，"开端计划"即使不直接作用于智商本身，也可以通过影响儿童的适应性行为来减少文化家族性发育迟滞的患病率。

预防智力障碍更具体的证据来自两个研究计划——卡罗来纳初学者项目（Ramey ＆ Bryant, 1982）和密尔沃基项目（Garber, 1988）。这两个干预项目都为母亲智商低于平均分的儿童提供多种服务，并且都使用了控制组以评估干预的有效性。密尔沃基项目报告，该项目可以将智商提高 20 分或更多，但其本身的一些问题提示我们要谨慎对待这一结果（Baroff ＆ Olley, 1999）。初学者项目可带来 5 到 10 分的智商小幅提升。这些项目和领养研究以及"开端计划"的研究结果都表明，家族性发育迟滞可以通过增加环境刺激和应答性加以预防。

三级预防　生命早期的认真评估对三级预防至关重要。遗憾的是，学龄期患病率翻倍的现象表明，很多智力障碍未能及早发现。儿童学业潜能的公共筛查通常要等到学龄期才进行。

早期干预有帮助作用。婴儿干预通常在家里进行，重点是给婴儿提供刺激，培训父母以及促进良好的亲子关系（Shearer ＆ Shearer, 1976）。学龄前阶段的特殊指导可能在儿童发展中心进行，中心同时提供临时看护，让承受养育智力障碍子女重担的父母获得喘息之机。

针对智力障碍者的社交以及情感需求，治疗手段可能包括在年龄较小时传授基本的自理技能，在年龄较大时传授各种"生存"技能。智力障碍儿童可能因为其不寻常的行为（如自我刺激或攻击行为）而接受治疗。总的来说，操作性行为疗法是最有效的治疗手段（Bernard, 2002）。

对身体和感官残疾的医疗护理在某些类型的智力障碍的治疗中同样至关重要。此外，药物可以有效治疗智力障碍的共病，如癫痫。

多达 50% 的住院智力障碍患者会接受通常并不适宜的药物治疗，以控制其行为

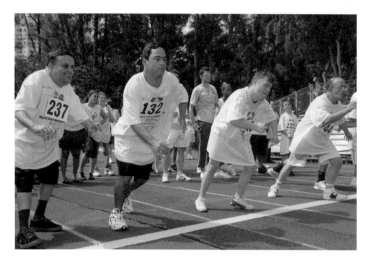

特奥会使300万有智力障碍的人有机会在运动比赛中练习、比赛、夺冠——以改变人们对智力障碍的态度。

问题（Singh，Guernsey，& Ellis，1992）。安定药常用于治疗攻击性和其他失控行为（Grossman，1983）。在一些机构中，这些药物主要用于使患者镇静下来，引发了关于其滥用的广泛质疑（Scheerenberger，1982）。

正常化　正常化（normalization）是指有智力障碍的人有权尽可能像其他社会成员一样生活。正常化的主要目标包括让有智力障碍的儿童融入校园生活，促使有智力障碍的成人在社区中找到自己的位置等。

　　1975年之前，大约只有一半的有智力障碍的儿童接受公费教育。当年美国国会通过了《所有残疾儿童教育法》[1]，该法规定所有残疾儿童都有权在"限制最少的环境"中享受免费且适宜的教育。在残疾状况允许的范围内，必须在对人身自由限制尽可能少的场所提供服务。

　　对于很多有智力障碍的儿童，限制最少的环境是指让他们**回归主流**（mainstreaming），进入常规课堂，而不是在特殊教育课堂学习。遗憾的是，美国不同学区和州在回归主流的程度和支持服务的质量方面相差很大（Robinson et al.，2000）。这是一个值得关注的问题，因为有智力障碍的儿童在常规班级学到的东西可能与在特殊教育课堂一样多或者更多（Taylor et al.，2005）。

　　去机构化运动始于1960年代的精神病院，也已经帮助很多有智力障碍的人过上了正常生活。有轻度智力障碍的人的去机构化尤为迅速。至1990年代末期，住在机构里的人7.1%有轻度、13.0%有中度、24.4%有重度、55.5%有极重度智力障碍（Baroff & Olley，1999）。从机构回归社区的智力障碍者能得到更好的照料，并表现出更高的功能水平。这些人通过他们的工作和人际关系也为社区做出了贡献。

　　改变人们的态度是使智力障碍者及其家属生活正常化的最重要和最有效的方法。下面这段饱含感情的文字是我们的学生所写，这名学生的姐姐有极重度的智力障碍：

　　　　在我最喜欢的一张全家福照片中，父母和我都看着照相机，但我姐姐满怀期待地朝着我笑，等着我唱字母歌。我每次看到这张照片都会莞尔一笑。但令我生气的是，其他人不明白我为什么笑。他们看到的是一个需要终生照顾的植物人……我姐姐被所有善意的治疗师描述为"智力受损"，她是个"悲剧"或"损失"。有人悄悄告诉我说，我看着姐姐时有嫌弃的感觉。这与事实根本不符……我不想撒谎，我在上中学时的确感到失望，因为我没有一个可以与我交谈或给我建议的"正常的"姐姐，但我现在却因为世人不好好对她，不像我一样看待她而更加难过。所以从我读中学开始，我就在重度和极重度智力障碍儿童夏令营里工作——这是我看到"我的孩子们"（我这样称呼他们）受欢迎、受宠爱、被认为甜美和可爱，而从不被认为是个"悲剧"的唯一地方。（匿名作者，2003）

---

[1] 该法定期要重新审批，于1990年被更名为《残疾儿童教育法》。

孤独症谱系障碍

孤独症谱系障碍（autism spectrum disorder, ASD，也译作自闭症谱系障碍）从生命早期开始发病，涉及社会交往和社会沟通缺陷以及受限的和重复的行为。ASD 是一个在 *DSM-5* 之前就已出现的新术语（Lord & Bailey, 2002）。过去认为互不相干的某些障碍现在被归入一个连续体（谱系）中。曾经"分立"的这些障碍中最重要的是孤独症（孤独症儿童常常无法沟通，且一般有智力障碍）和阿斯伯格症（智力和沟通处在正常范围内）。虽然 *DSM-5* 换了说法，但我们偶尔还会称之为"典型孤独症"（classic autism）和阿斯伯格症，以帮助你了解过去的研究（一般将这两种障碍分开研究）和变化中的概念。使用什么术语并不是最重要的，最根本的问题是：ASD 指的是同一种障碍的变体，抑或 *DSM-5* 错误地把不同的障碍放在同一名称下？

但有一点是肯定的：2013 年的 *DSM-5* 对 ASD 的定义范围比 1994 年的 DSM-IV 对典型孤独症的定义要宽泛得多。因此，ASD 的症状包括轻微得多的损伤，预后更好，共病问题（如智力障碍）更少，而患病率估计则高得多。我们密切关注变化中的定义，你也应该关注。许多人认为 ASD 本身发生了改变，但改变的主要是对它的定义。

孤独症的词典定义是"沉浸于自己的内心活动"，这严

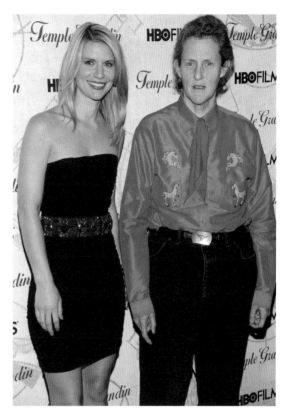

坦普尔·葛兰汀和演员克莱尔·丹尼斯合影，后者因在 HBO电影《坦普尔·葛兰汀》中扮演葛兰汀而获得金球奖。

重低估了该障碍可能对患者社交的严重干扰。典型孤独症（ASD 严重的一端）的特点是，对社会关系很冷漠、怪异和重复的行为、严重受损的沟通或完全没有沟通。即使是那些已经取得优异成就的成人孤独症患者在社交情绪和社交理解上也会出现严重问题。我们来看看坦普尔·葛兰汀的著名案例。这名女士可以说是典型孤独症有记载以来最成功的人。

➡ 坦普尔·葛兰汀——来自火星的人类学家

坦普尔·葛兰汀是一名 60 多岁的女士，自小便有典型孤独症。她 3 岁还没有学会说话，对于别人亲近自己的友善之举，即使只是温柔地给她一个拥抱，她都会大发脾气。她会数小时盯着天空发呆，或者自己摆弄东西、晃动身体或转圈。她还有其他一些异常行为，比如反复涂抹自己的粪便。然而父母和教师给了葛兰汀很多帮助，她自己也有坚定的决心，学会了很多补偿策略，以应对自己严重的心理缺陷。她甚至取得了动物学博士学位，开发了应用广泛的家畜管理技术。与此形成鲜明对比的是，与她同时代的大多数孤独症患者一生大部分时间都待在收容机构里。

葛兰汀的一个应对策略是"计算"他人的想法。就像《星际迷航》里的角色"数据"或史波克先生（她自认为与他们一样），她体会不到正常人的情绪。她形容自己是"来自火星的人类学家"，要仔细观察"人们的"行为来学习如何与人相处。下面一段选自神经学家奥立弗·萨克斯的一本书，他详细记述了对葛兰汀所做的案例研究。

"我能觉察一个人是否生气，"她告诉我，"或者他是否在微笑。"对于感觉运动的、具体的、直接的人和动物，坦普尔理解起来没有问题。我问她，那孩子呢？他们难道不是介

于动物与成人之间吗？坦普尔说，她很难跟孩子相处，比如尝试与他们交谈，与他们一起玩游戏（她说她甚至无法与孩子玩躲猫猫游戏，因为她把握不好时机），她自己还是孩子时就有这些问题。她感觉三四岁的孩子已经很高深，而她作为一个有孤独症的人迄今都没有达到那么高的水平。她感觉小孩已经能"理解"其他人，而这样的事情她连想都不敢想（Sacks, 1985, p.270）。

葛兰汀发现肢体接触（拥抱）可怕，但是也令人舒服。为了解决这个难题，她发明了"拥抱机"，这种装置可以给她一个抚慰的机械式拥抱。在她两本自传中的一本《图像思维》（*Thinking in Pictures*）里，葛兰汀描述了拥抱机的发明过程：

> 从我能记事起，我就讨厌别人拥抱我。我想体验被拥抱的美好感觉，但拥抱又实在令我害怕。拥抱就像吞噬一切的巨浪，而我的反应就像一只野生动物……在我参观了姨妈在亚利桑那的农场之后，我看到家畜被赶进固定身子的架子里进行疫苗接种，我注意到有些家畜很放松。我让姨妈用架子边缘压住我，并在我脖子周围扣上保护杆。我希望架子能平息我的焦虑。刚开始时我只是感到恐慌，我浑身僵直，试图从压迫中脱身……5 秒钟后我感到一阵放松……回到学校后，我仿制了这种设计并用胶合板制造了第一个人类拥抱机。
> 〔Grandin, 1995, pp.62-63〕

我们都熟知有严重 ASD 的儿童和成年经常出现的古怪行为，但是对他们的内心世界却知之甚少。患者通常由于太受困扰而无法理解或者表达他们的体验。坦普尔·葛兰汀是一个罕见的特例。在讨论外界如何看待严重 ASD 症状时，我们会再讨论葛兰汀所说的话，以便更好地理解孤独症患者们的内心世界。

ASD的症状

仅依据外貌判断，你不会想到 ASD 儿童有严重的心理缺陷。他们的动作发展指标可能出现较晚，动作可能看上去笨拙或者不协调（Prior & Ozonoff, 2007）。不过大部分患儿外貌正常，身体发育也大体正常。

早期发作 ASD在生命早期发病[2]，家长却可能意识不到，一个原因是患儿外貌正常。家长可能事后才想起孩子出生时有些异常。比如有的家长可能记得，他们的ASD孩子在婴儿时期非常乖，甚至连别人的关注、搂抱或者刺激都不在乎。20%到40%的严重ASD婴儿在正常发育一段时间之后，要么停止学习新技能，要么失去他们已掌握的技能（Volkmar, Chawarska, & Klin, 2005）。

美国精神卫生研究所（NIMH）希望改善 ASD 的早期识别，而且研究人员正在努力识别早期预警信号（Volmar et al., 2005）。一项精巧的研究考察了婴儿一岁生日聚会的录像。研究者比较了正常儿童与那些后来被诊断为典型孤独症和智力障碍儿童的生日录像。结果发现，与智力障碍婴儿相比，典型孤独症婴儿更少看别人，听到自己的名字时也更少做出反应。与正常发育的婴儿相比，这两类婴儿的手势更少，也较少看别人拿着的物体，而且有更多重复的动作（Osterling, Dawson, & Munson, 2002）。这些发现尚不能用作早期鉴别的依据，但学者们正在寻找更多的确定性标志

---

[2]DSM-5没有具体说明年龄临界点，但指出"症状必须在发展早期出现……"（p.50）。

（Lord et al., 2012）。社会沟通技能方面的问题是一个有希望的焦点（Ingersoll, 2011）。

社会沟通和互动缺陷　ASD的特点是持续的社会沟通和互动缺陷，影响范围很广。社会沟通问题的一个极端表现是正常的语言伴有古怪的"身体语言"，另一个极端表现则是完全没有言语和非言语沟通。许多典型孤独症儿童并未发展出正常的语言能力；还有一些患儿学会几个词语后却突然丧失语言能力。这类儿童大约一半是哑巴（Volkmar et al., 1994）。

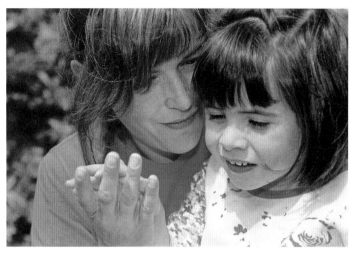

一位母亲和她患有孤独症的小女儿。

ASD 儿童即使获得语言能力，说话方式也怪异。一个例子是言语声律障碍（dysprosody），表现为语速、节奏和语调障碍。另一个例子是言语模仿症（echolalia），即重复说一些词语，也可能一再重复。当 1 岁半孩子的妈妈指着自己问"我是谁"时，正常学步期的儿童会回答"妈妈"；而有言语模仿症的 10 岁典型孤独症儿童的回答则重复说"我是谁"。

即使功能水平高的 ASD 患者在沟通或理解抽象事物时也会有困难。坦普尔·葛兰汀这样描述她的困难：

> 孤独症患者很难学会那些无法借助图画来思考的事物。他们最容易学会的是名词，因为名词与图画有直接的联系……像"上面"和"下面"这类空间词对我来说没有任何意义，除非我有视觉图像把它们固定在我的记忆中。甚至现在，当我单独听到"下面"这个词时，我脑中就会自动浮现上学时做防空演习钻到餐厅桌子底下的画面，1950 年代初期美国东海岸常有这种演习。我阅读时会把书面文字转换成彩色影像，或者干脆把写满文字的页面像照片一样储存起来后再读。我回忆这些资料时，脑子里浮现的都是文字页面的复印件。我可以像看提词器一样来读……如果我无法将文本转换成图像，通常是因为文本没有具体的意义。一些哲学书和关于家畜期货市场的文章我根本无法理解（Grandin, 1995, pp.29−31）。

沟通障碍会影响很多社交互动。社交缺陷的范围较广，从较轻的社交或情感互动问题（比如很难来回对话）到某些极端的困难。一些严重的 ASD 儿童和成人对人际关系毫无兴趣。他们对待其他人就像对待无法理解的外来物体一样。

有人提出，ASD 患者通常缺乏心理理论——他们无法理解别人有不一样的参照点（Baron-Cohen, Tager-Flusberg, & Cohen, 1993）。"萨莉-安任务"能很好地解释心理理论（见图 15.5）。在该任务中，研究者为儿童呈现两个洋娃娃，有篮子的萨莉和有盒子的安。萨莉在篮子里放了一个弹珠后离开。萨莉离开之后，安把弹珠从篮子里拿出来放到自己的盒子里。当萨莉回来时，要问的问题是：她会在哪里找她的弹珠？

萨莉应该在她的篮子里，也就是她放弹珠的地方找弹珠，因为她并未看见安把弹珠放到盒子里了。然而，严重 ASD 的儿童通常无法理解萨莉的视角——他们缺乏心理理论。在一项早期的研究中，80% 的 ASD 患儿说萨莉会到安的盒子里去找，只有 14% 的唐氏综合征患儿会犯同样的错误（Baron-Cohen, Leslie, & Frith, 1985）。

心理理论并不是 ASD 的"核心"缺陷。很多功能水平高的 ASD 或者阿斯伯格

图 15.5　萨莉–安任务

萨莉（左边）会在哪里找弹珠？很多孤独症患儿回答"在盒子里"，这证明他们可能缺乏"心理理论"。

资料来源：U. Frith, 1989. Autism: Explaining the Enigma. Blackwell Publishing Ltd.

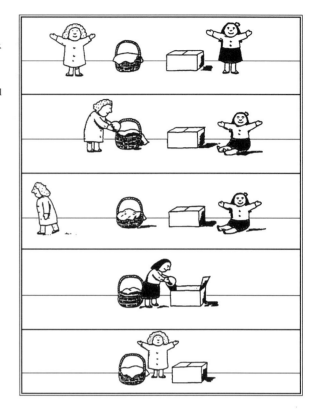

症儿童都有心理理论缺陷，但很多智力障碍儿童却没有这种缺陷（Prior & Ozonoff, 2007; Tager-Flusberg, 2007）。ASD 的社交缺陷是情绪上的，而不仅仅是认知上的（Losh & Capps, 2006）。事实上，有些孤独症患儿似乎没有建立依恋的基本动机。在婴儿期，他们痛苦时并不会寻找依恋对象，也无法从肢体接触中得到安慰。在儿童期，他们对同伴几乎不感兴趣，难以参与社交游戏或者建立友谊。终其一生，他们都以细微而又明显的方式避免与他人接触，比如通过转移视线主动避免眼神接触（见插图）。

受限且重复的兴趣和活动　ASD的另一个定义性症状是受限且重复的行为、兴趣和活动模式。*DSM-5*再次列出了可能出现的广泛症状。功能水平高的ASD成人可能特别着迷于一些活动，如收集或没完没了地看棒球卡，但会把它们藏起来或不再打棒球。ASD儿童一天大部分时间可能都在摆弄眼前的一根绳子。

摆弄绳子这类行为除了自我刺激之外似乎没有其他作用。有一种解释认为，ASD 儿童接收的感官输入刺激太少，自我刺激则能让其感觉提升到自己希望达到的水平。我们更倾向于另一种解释，自我刺激让刺激变得单调、可预测，以减少感官输入。ASD 的刻板行为或许有助于让可怕的世界变得更为稳定和可预测。坦普尔·葛兰汀（Grandin, 1996）的观察似乎与我们的看法一致：

> 当我孤身一人时，我常常变得昏昏沉沉，神志恍惚。我可以几个小时坐在沙滩上看着沙子从我的指间滑落。当沙子滑过指尖时，我会仔细研究每一粒沙。每粒沙子都与众不同，我就像是在显微镜下研究沙粒的科学家。当我自己仔细观察它们的形状和轮廓时，我陷入了一种恍惚状态，对周围的一切视而不见，听而不闻。

> 当外界太嘈杂让我无法忍受时，摇晃和转圈是另一个隔绝世界的办法。摇

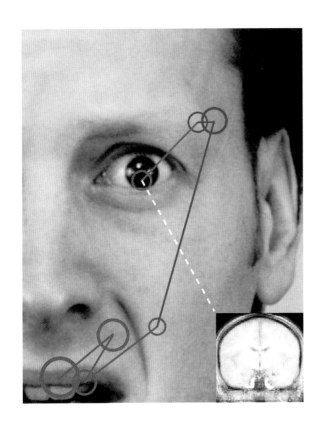

用眼动追踪技术研究孤独症儿童的凝视厌恶。圆圈表示被试凝视的地方。圆圈越大表示注视时间越长，直线表示眼动方向。大脑断面上的点显示了被试杏仁核簇的激活，说明由于潜在的目光接触而引起的情绪唤醒。

晃让我感觉平静。感觉就像吃了麻醉药上瘾一样。我越是那么做，就越想那么做。我的母亲和老师会叫停我，于是我又重新与外界接触（Grandin, 1995, pp.44–45）。

异常的感官敏感性　尽管在诊断中并没有要求，[3]但很多有ASD的人对听觉、触觉、视觉或嗅觉都有异常的反应。在较轻的一端，ASD患儿可能觉得某些衣服（如紧身衣）无法忍受，甚至感觉疼痛。而在较重的一端，患者的反应可能像聋人一样，尽管他们的听觉完好。这种现象称为表面的感觉缺陷（Lovaas et al., 1971）。这种缺陷是"表面的"，因为感觉器官本身并未受损，尽管表现得像有缺陷一样。更令人困惑的是，这些"失聪"者却可能因一些很轻微的声音（如粉笔划过黑板的声音）而痛苦地尖叫。这表明问题出在更高级的知觉之中（Prior & Ozonoff, 2007）。坦普尔·葛兰汀称之为"感觉混乱"，并认为该症状是孤独症研究不足的一面：

在我小时候，大的噪音也是一个问题，那感觉就像牙医的电钻碰到了神经一样。它们确实会让我感到疼痛。气球爆裂的声音也会把我吓个半死，因为听起来像是在我耳朵里爆炸一样。大多数人都可能不理会的轻微噪音也会让我分心。大学室友吹风机的声音我听起来就像飞机起飞一样。（Grandin, 1995, p.67）

自我伤害　自伤行为是重度ASD最古怪而危险的伴生问题之一。最常见的形式是不停地撞头和咬手指或手腕（Rutter, Greenfield, & Lockyer, 1967）。这可能造成轻微的擦伤，也可能严重到骨折、脑损伤甚至死亡。自我伤害不是自杀行为。严重的ASD

---

[3]异常感觉反应是受限的行为、兴趣或活动模式的四种类型之一，四有其二即可做出诊断，所以感觉症状不是诊断所必需的（参见专栏"DSM-5：孤独症谱系障碍的诊断标准"）。

表 15.4	孤独症和其他ASD患者的智商分数			
	孤独症		其他ASD	
智商分数	N	百分比	N	百分比
>70	118	26.0	122	50.8
55—69	197	43.4	61	25.4
<20—54	114	25.1	53	22.1
未注明	25	5.5	4	1.7

资料来源：Volkmar, FR. Field Trial for Autistic Disorder in DSM-IV. American Journal of Psychiatry, 1994 Sep; 151（9）pp.1361-1367. Copyright ©1994. Reprinted with the permission from the American Psychiatric Association.

患儿并没有足够的自我意识真正地自杀。幸运的是，自我伤害可以通过行为疗法有效地治疗，具体技术我们稍后讨论。

专才表现 极少数ASD儿童有时表现出令人惊奇的**专才表现**（savant performance），即在某些特定领域令人惊叹的才能。专才表现通常涉及艺术、音乐或者数学技能。插图中的史蒂芬•威尔特希尔就拥有特殊才能。他5岁时才会说话，被诊断为孤独症，最初说出的两个词是"paper"（纸）和"pen"（笔）。

对于专才表现，没有充分的理论，更不用说对它做出解释了。遗憾的是，有一点似乎很清楚：专才表现的存在，并不像很多人所期望的那样，说明典型孤独症儿童的确有正常甚至优异的智力。大多数有严重ASD的人并没有专才表现，而且大部分有智力障碍（Fombonne, 2007）。以往研究表明，约四分之一的典型孤独症儿童智商低于55，约一半的人智商位于55到70之间，只有四分之一的人智商高于70（Volkmar et al., 1994；见表15.4）。大多数情况下，他们的智商分数随着时间推移保持稳定（Prior & Ozonoff, 2007）。在更新的样本中，平均智商有所提高——大约50%的人在70以下。但这种变化主要是ASD定义更宽泛的结果，把不太严重的患儿也包括在内。更乐观地说，某些儿童诊断较早，治疗也更成功，所以智商的提高或许属实（Chakrabarti & Fombonne, 2001; Volkmar & Lord, 2007）。

ASD的诊断

历史上有两位精神病学家几乎同时各自独立地描述了ASD。但重要的是，他们对这类障碍却有不同看法。1943年，约翰•霍普金斯大学的精神病学家利奥•坎纳（Leo Kanner, 1894–1981）发现了一小组有严重障碍的幼儿。他们无法与他人建立人际关系，言语迟缓或者没有言语交流，需要环境保持一成不变，活动刻板，并且缺乏想象力。坎纳称之为"早期婴儿孤独症"（Kanner, 1943）。这些幼儿罹患的障碍就是本章所说的典型孤独症。

几乎与此同时，维也纳精神病学家汉斯•阿斯伯格（Hans Asperger, 1906–1980）也描述了有类似社交问题和刻板行为的儿童。但阿斯伯格的这些患儿有正常的智力和良好的沟通技能

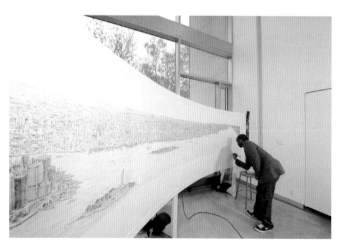

史蒂芬•威尔特希尔乘坐直升机在纽约上空飞行20分钟后，凭记忆画下了这幅纽约全景图。他5岁时就展现出这种特殊能力，当时他还在孤独症学校上学。

（Asperger, 1944）。直到 20 世纪末随着阿斯伯格的论文被翻译成英语，他的工作才得到关注。1994 年阿斯伯格症首次被列入 DSM。

此后 10 年里，从业人员对阿斯伯格症的定义越来越宽泛。一开始新的诊断与典型孤独症之间的关系似乎是清楚的，而且 ASD 的提法开始出现。但是随着时间推移，任何有怪异社交互动和兴趣高度集中的儿童和成人都被诊断为阿斯伯格症。随着互联网的发达，甚至连爱因斯坦、杰斐逊、牛顿以及其他很多名人在去世后都被认为有阿斯伯格症！

专家们对过度诊断感到担忧，尤其是对虚假的"孤独症大流行"。正如我们后面将讨论的那样，ASD 患病率的增加反映了这种障碍的诊断已经过度，远超实际增加的情况。*DSM-5* 对 ASD 的定义所引发的激烈争论集中在遏制过度诊断的利与弊上（Huerta et al., 2012; McPartland et al., 2012; Skuse, 2012; Swedo et al., 2012; Tsai, 2012）。ASD 应该定义得更窄而可能更准确吗？这对不再符合阿斯伯格症诊断标准的人有什么影响？他们会被拒绝服务吗？

DSM-5 最有争议的改变之一是接受了孤独症谱系的提法和更宽泛的定义。请读一读专栏 "*DSM-5*：孤独症谱系障碍的诊断标准"。这种缺陷貌似很严重，而且常常是悲剧性的。但也要注意符合诊断标准的最轻的症状。如果这些症状位于一个连续体上，那也是个很长的连续体（参见专栏 "对 DSM-5 的批判性思考：孤独症谱系有多广？"）。

DSM–5 孤独症谱系障碍的诊断标准

A. 在多种场所下，社会沟通和社交互动方面存在持续性的缺陷，表现为目前或历史上的下列情况（以下为示范性举例，而非详尽列举；参见*DSM-5*正文）：

1. 社交情感互惠方面的缺陷：从异常的社交接触和不能正常地来回对话，到兴趣、情绪或情感分享的减少，或者不能启动或对社交互动做出回应。

2. 在社交互动中使用非言语交流行为的缺陷，例如，从言语和非言语交流的整合困难，到异常的眼神接触和身体语言，到理解和使用手势方面的缺陷，或者到面部表情和非言语交流的完全缺失。

3. 发展、维持和理解人际关系的缺陷，例如，从难以调整自己的行为以适应各种社交情境，到难以分享想象的游戏或交友困难，到对同伴缺乏兴趣。

标注目前的严重程度：
严重程度是基于社交沟通的缺陷和受限的、重复的行为模式（参见表2）。

B. 受限的、重复的行为模式、兴趣或活动，表现为目前或历史上的至少下列2种情况（以下例子为示范性举例，而非全部列举；参见*DSM-5*正文）：

1. 刻板或重复的躯体运动，物体使用或言语（例如，简单的躯体刻板运动、摆放玩具或翻转物体、模仿言语、特殊短语）。

2. 坚持相同性，缺乏弹性地固守常规或者仪式化的言语或非言语的行为模式（例如，对微小的改变极端痛苦、难以转变、僵化的思维模式、仪式化的问候、需要走相同的路线或每天吃同样的食物）。

3. 高度受限的、固定的兴趣，其强度和专注度方面是异常的（例如，对不寻常物体的强烈依恋或先占观念，过度局限或持续的兴趣）。

4. 对感觉输入的过度反应或反应不足，或在对环境的感受方面有不同寻常的兴趣（例如，对疼痛/温度明显地漠不关心，对特定的声音或质地的不良反应，对物体过度地嗅或触摸，对光线或运动着迷）。

标注目前的严重程度：
严重程度是基于社交沟通的缺陷和受限的、重复的行为模式（参见表2）。

C. 症状必须存在于发育早期（但是，直到社交需求超过有限的能力时，缺陷可能才会完全表现出来，或可能被后天学会的策略所掩盖）。

D. 这些症状造成社交、职业或目前其他重要功能方面的有明显临床意义的损害。

E. 这些症状不能用智力障碍或全面发育迟缓来更好地解释。智力障碍和孤独症谱系障碍经常共同出现，做出孤独症谱系障碍和智力障碍的合并诊断时，其社交沟通（标准A）应低于预期的总体发育水平。

注：若个体患有已确定的DSM-IV中的孤独症、阿斯伯格症或未在他处注明的全面发育障碍的诊断，应给予孤独症谱系障碍的诊断。个体在社交沟通方面存在明显缺陷，但其症状不符合孤独症谱系障碍的诊断标准时，应进行社交（语用）沟通障碍的评估。

资料来源：Reprinted with permission from the *Diagnostic and Statistical Manual of Mental Disorders*, Fifth Edition.（Copyright 2013）. American Psychiatric Association.

对DSM-5的批判性思考

孤独症谱系有多广？

智商位于一个连续体上，智力分数让我们很容易发现这一点。同样容易理解的是，智力障碍的智商截止点有一定的主观性。你对此并不陌生。把测验分数换算成 A 级和 B 级，如此等等，这种划分的截止点就有一定的主观性。最后，历史告诉我们，智力障碍的定义有时过于宽泛。把智商下限从低于均值 2 个标准差调整到 1 个，即从 70 分调整到 85 分，本意虽好，但结果却造成过度诊断，弊远大于利。你同样不陌生的是，如果某科考试很多人都不及格，那问题可能出在评分而非学生身上。

完全相同的问题也出现在孤独症谱系上，但更难发现。ASD 涉及症状，不像智商那么容易量化。我们也没有历史的视角，我们现在正处在诊断的大混乱之中。

我们对孤独症谱系持怀疑态度。我们当然发现，如果不反复讨论已经不加区分的孤独症和阿斯伯格症——它们现在被认为是同一个问题（即 ASD）——我们就无法向你介绍这种障碍。的确，过去关于孤独症和阿斯伯格症的定义并未完全切中要害，但这两种障碍的原型病例看起来的确不同。

但我们希望你现在思考另一个问题。为了便于论证，我们假定存在孤独症谱系。我们的问题是：我们在定义 ASD 时应该在这个谱系上走多远？ASD 的定义在过去 20 年里一直在原地打转。现在的情况与智商截止点从 70 分改到 85 分并没有区别。我们应该走得更远，诊断出越来越多的人吗？抑或 DSM-5 本就应该控制过度诊断？

请思考这个问题。正如本章所述，与典型孤独症相比，*DSM-5* 把轻得多的症状也列入 ASD。*DSM-5* 甚至改变了年龄标准。在 DSM-IV 中，典型孤独症的发病年龄是在 3 岁以前，而根据 *DSM-5*，ASD 的诊断年龄可以更晚。症状以前或现在可能被"掩盖"起来了（参见专栏"DSM-5：孤独症谱系障碍的诊断标准"）。

还可以思考下面这种情况。一项研究估计，ASD 的患病率为 2.64%，比美国疾病预防与控制中心的估计稍高（Kim et al., 2011）。但确诊的儿童有 2/3 的人在常规课堂上课。显然他们的功能至少是没有问题的，因为此前他们并没有接受诊断或治疗。这些孩子没有获得必需的帮助吗？抑或我们在臆造某种并不存在的问题？可以肯定的一点是，这些孩子的功能水平比典型孤独症儿童高得多，因为后者几乎需要持续不断的治疗，而且常常在专门机构里治疗。

还有一些事情值得思考。2012 年 1 月 31 日，《纽约时报》发表了一篇引人入胜的文章，题为《我得了阿斯伯格症，但转瞬即逝》。作者是一名年轻男性，他母亲是一位心理学教授和阿斯伯格症专家，在一个视频案例研究中把他作为对象。问题是他并没有受到 ASD 的折磨。这名安静的少年花了大量时间阅读、写作、演奏音乐，搬到纽约后更是崭露头角，并结交了很多志同道合的朋友。后来他出版了一本与心理学有关的小说，反思社会对 ASD 缺乏洞见。他担心，如果当年他被诊断为一个易受伤害的孩子而不是有怀疑精神的少年，情况将会怎样。所以他主张 *DSM-5* 缩小 ASD 的范围。他写道："我的情况不会是个例。在今天的标准之下，任何有些孤僻、喜欢读书和不喜交际的孩子都可能被认为患有阿斯伯格症。"

我们不知道历史将会如何评判我们今天对 ASD 的定义。但我们怀疑历史将告诉我们，我们的定义太过宽泛，把太多与众不同的人定义为有障碍。

ASD 的患病率

几十年来，典型孤独症都被视为一种极其少见的障碍，每 1 万名儿童中可能有 4 人患病（Lotter, 1966）。然而，自从阿斯伯格症被引入后，ASD 的诊断呈爆炸式增长。美国疾病预防和控制中心（CDC）估计，每 1 万名儿童可能有 200 名儿童患 ASD（Blumberg et al., 2013）。触目惊心的 50 倍增长引来了一片哗然。很多父母和专业人士都认为，环境因素（如污染和疫苗）导致了"孤独症大流行"。病例数量的激增已被仔细地反复记录下来（Barbaresi et al., 2005; Baron-Cohen et al., 2009; Fombonne, 2007; Kogan et al., 2009; Newschaffer, Falb, & Gurney, 2005）。事实上，美国疾病预防和控制中心报告在 1998 至 2007 年 ASD 的患病率增加了 400%。另一个数据是，截至 2012 年 ASD 的患病率增加了 300%（Blumberg et al., 2013；参见图 15.6）。

很多家长认为，麻疹／腮腺炎／风疹（MMR）疫苗曾经含有硫柳汞（一种汞基有机化合物），是导致 ASD 高发的原因。尽管这种疫苗引起孤独症的恐惧（甚或歇斯底里），实际上并没有科学证据证明 MMR 与孤独症有关联（Offit, 2010; 见第 2 章的专栏"批判性思考很重要"）。同样也没有证据表明环境污染与 ASD 的高发有关（Rutter, 2005; Wing & Potter, 2002）。当然，很多大众媒体和网站上的说法并没有严谨的科学依据。不过，"孤独症大流行"似乎更值得庆祝而不是无端恐惧。权威专家同意，患病率估计值的升高最可能的原因是认识的提高和诊断标准的放宽（Barbaresi et al., 2005; Charman, 2002; Newschaffer et al., 2005; Rutter, 2005; Wing & Potter, 2002）。一个

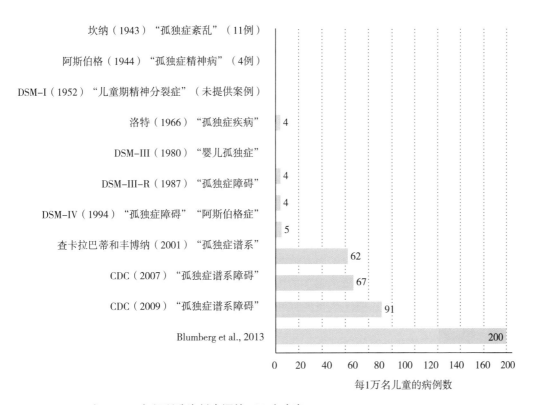

图 15.6　1943年至2012年间所选资料来源的ASD患病率

近期的估计似乎表明出现了"孤独症大流行"，但这种流行更像是人们对ASD的认识增强和定义范围扩大的结果。

资料来源：Authors' compilation from original sources.

支持证据是被诊断为 ASD 与智力障碍共病的儿童比例减少了。这种诊断现在只应用于问题不太严重的儿童（Blumberg et al., 2013）。

我们还要破除关于 ASD 流行病学的另一个迷思。ASD 儿童的父母一度被认为很聪明，因而 ASD 儿童也被错误地认为有优异的智力。研究人员确实重复发现，接受 ASD 治疗的儿童都有受过特别良好教育的父母。但这是因为与普通父母相比，受过良好教育的父母更积极地为其有问题的孩子寻求专业治疗，所以后者比前者受教育程度更高。换言之，样本偏差导致了虚假相关（Gillberg & Schaumann, 1982）。在普通人群中，ASD 与父母受教育的程度并不相关（Schopler, Andrews, & Strupp, 1979）。

关于 ASD 患病率的两个有根据的研究结果为该障碍病因的研究提供了启发。男孩的 ASD 患病率是女孩的 4 倍，这表明该病像脆性 -X 综合征一样与性别有关。ASD 在患病儿童的兄弟姐妹中也普遍得多（Ozonoff et al., 2011），说明该病可能存在遗传原因。

孤独症谱系障碍的病因

在讨论关于 ASD 的生物因素的证据之前，我们首先简要地思考和反驳环境论的解释。

心理和社会因素 许多年来，父母都被认为是孩子罹患ASD的原因。精神分析理论推测，ASD源于婴儿对母亲敌意所做的防御（Bettelheim, 1967）。行为学家则认为，该障碍是由于父母不恰当的强化导致的（Ferster, 1961）。两种观点都认为ASD是父母冷漠、疏离和对孩子潜藏的拒绝造成的。事实上，1960年，《时代》杂志发表了一篇记载这些"冰箱"父母的文章。该文称，这些孤独症患儿的父母只是"碰巧有足够长时间除霜才生出孩子"（Schreibman, 1988）。

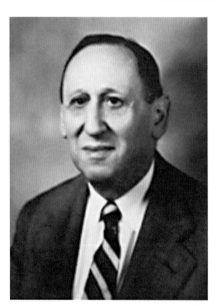

这种有害论断是完全错误的。研究者发现，ASD 儿童的父母和正常儿童的父母在养育孩子的方式上并无差别（Cantwell, Baker, & Rutter,1979）。即使有差别，根据常识我们也不得不质疑这种"冰箱父母"的解释。父母的情感疏离怎么可能在孩子这么小的时候就引起如此严重的障碍？即便最恶毒的虐待也不会导致近乎 ASD 这般形式或严重程度的病症。而且，如果父母与孤独症子女情感疏离，这会是他们对孩子社交问题的一种反应吗？如果婴儿没有表现出对拥抱或模仿的正常兴趣，父母因此出现一些心理疏离令人奇怪吗？

父母养育不当或疫苗致病的猜测可能永远无法被完全证伪。但是，逻辑推理和越来越多的生物研究结果让 ASD 的心理病因说变得难以让人理解。而且就像我们希望大家已经理解的那样，科学原则要求你证明自己的假设；直到假设被证明为真之前，科学界会一直认为它是假的。"冰箱父母"的说法为这一科学原则的智慧提供了一个令人悲哀的证明。

生物因素 就病因来看，ASD似乎不只是一种障碍。但就像智力障碍一样，ASD包括一些看起来相似但实际上却有不同生物原因的问题。已知的病因包括脆性-X综合征、雷特氏症以及一些已知会导致智力障碍的病因。其他可疑的病因包括遗传和各种脑异常。

莱奥·坎纳（1896-1981）发现了他所谓的"早期婴儿孤独症"，今天被认为是ASD重度一端的障碍。1960年他接受《时代》杂志采访时，令人遗憾并且错误地把孤独症儿童的父母描绘为"冰箱"父母，"碰巧有足够长时间除霜才生出孩子"。

遗传因素 遗传因素被广泛认为对ASD有重大影响。患儿兄弟姐妹的ASD患病率也高得多，一些研究发现同卵双生子比异卵双生子有更高的同病率（Smalley et al., 1998; Smalley & Collins, 1996; Steffenburg et al., 1989）。一项大规模的研究发现，同卵双生子的同病率达到60%，而异卵双生子则为0%（Bailey et al., 1995）。在该项研究中，谱系更广的障碍在同卵双生子中的同病率为92%，而异卵双生子则为10%。

这些结果表明孤独症有很强的遗传性，但还有一个疑问是异卵双生子的同病率过低。请回忆一下，在显性基因遗传中同卵双生子的同病率为100%，而异卵双生子为50%。除非 ASD 是由不同基因组合或者自发的基因变异导致的，这种异常情况才可能得到解释（Gottesman & Hanson, 2004）。近期研究在 16 号染色体（16p.11.2）上发现了一个"热点"，该热点可能与 1% 的 ASD 病例有关（Weiss et al., 2008）。有一种分析认为，如果把所有的原因都包括进来（如脆性 -X、雷特氏症、16p.11.2 等），多达 25% 的 ASD 病例可以归因于各种遗传原因（Miles, 2011）。最后，三个不同的研究小组都报告，ASD 与自发的基因变异有关联（Neale et al., 2012; Roak et al., 2012; Sanders et al., 2012）。

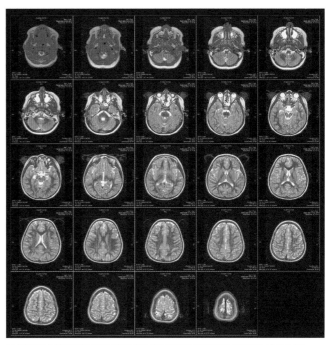

神经科学家们希望越来越精密的脑成像技术将有助于破解ASD之谜。

ASD的神经科学解释　不同的原因可能会导致脑发育、脑结构或者脑功能出现相似的异常，因而产生相同的症状。一些证据表明，ASD儿童的脑体积大于一般儿童。这一问题似乎与发育有关。ASD儿童的脑发育似乎都异常迅速，至少在2到3岁之前如此。此后脑发育则会受抑制，所以年龄更大以后他们大脑和小脑的体积都小于正常值（Courchesne et al., 2001）。

不过，在 ASD 患者中并未发现明显的脑异常。关于潜在脑损伤的早期推论集中于控制语言的左脑。然而，ASD 的沟通缺陷更为基础，目前的观点更集中于与情绪、认知和社交有关的皮层下脑结构（Waterhouse, Fein,& Modahl, 1996; Wing, 1988）。两个可能的脑区是负责整合感觉运动输入信息的小脑和负责调节情绪的边缘系统（Bauman, 1996; Courchesne et al., 2001; Schreibman, 1988; Waterhouse et al., 1996）。边缘系统的杏仁核尤其受关注。证据显示，这些脑结构符合早期发育快速然后变慢的模式（Mosconi et al., 2009）。负责执行功能的额叶也可能与此相关（Moldin, 2003）。

近期的推论还指向镜像神经元的功能，这些神经元在个体做动作和观察到他人做同样动作时都会放电。镜像神经元最早于 1990 年代被发现，已知与多种能力（包括模仿、理解他人意图、共情及语言学习）有关，而这些能力在 ASD 中是受损的。关于 ASD 与镜像神经元系统的研究仍处于起步阶段，但因为它与 ASD 的一些关键症状的潜在相关性而令人振奋（Oberman & Ramachandan, 2007）。

关于神经递质与 ASD 之间关系最有前景的研究集中于内啡肽和神经肽（Polleux & Lauder, 2004）。内啡肽是人体内部分泌的阿片类物质，它与外服的阿片类物质如吗啡功效相似。有一种观点认为 ASD 是由于内啡肽过多引起的。根据这种推测，有 ASD 的人类似于吸食海洛因的上瘾者。他们缺乏对他人的兴趣，因为过度的内部奖赏削弱了由人际关系带来的外部奖赏的价值（Panksepp & Sahley, 1987）。近期的理论扩展到了多种神经肽，神经肽是一种影响神经递质活动的物质。催产素和抗利尿激素是两种影响动物的依恋和社会亲和行为的神经肽，也是研究的热点（Waterhouse et al., 1996）。ASD 被普遍认为是一种脑部疾病，但直到今天仍无法用特定的脑异常来解释。

孤独症谱系障碍的治疗

关于治疗能在多大程度上帮助 ASD 儿童一直有争议。一些研究者对新的疗法较为乐观，而另一些研究者则持怀疑态度，尤其是因为大量存疑的疗法被推广（参见专栏"批判性思考很重要：所谓辅助沟通的虚假治疗"）。但大家都承认 ASD 无法治愈。因此，疗效必须与该障碍令人痛苦的病程和结果进行对比。

批判性思考很重要

所谓辅助沟通的虚假治疗

辅助沟通是一种治疗孤独症的技术，曾经带来令人激动的乐观前景，但后来招致严重的质疑。在辅助沟通训练中，"辅助者"支撑着孤独症儿童的手和胳膊，让儿童在键盘上打字。道格拉斯·比克伦（Biklen, 1992）曾声称，这种技术能让孤独症患者进行沟通，展现其意识、洞察力和文学才能——甚至还能揭露所谓的引发孤独症的创伤经历。

20 世纪 90 年代早期，辅助沟通技术受到大众媒体的普遍吹捧，认为它能治愈孤独症。很多孤独症患者的亲属急于求治，欣然接受了这种技术。令人遗憾却并不奇怪的是，系统研究发现，辅助沟通根本没有益处（Jacobson, Mulick, & Schwartz, 1995）。

例如，研究者调查了 21 名被诊断为孤独症的青少年患者和 10 名热衷于该技术的成年辅助者（Eberlin et al., 1993）。在基线条件下，研究者向孤独症青少年提出问题

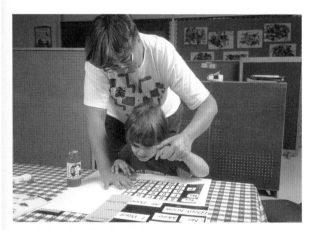

一名老师正使用辅助沟通技术训练孤独症学生。证据表明这种技术无法帮助我们与孤独症患者交流。

并允许他们尽其所能做出回答。所有条件下都使用按字母表顺序排列的特殊键盘来打字。然后青少年要回答同样的问题，但鼓励他们在辅助者的帮助下用键盘打出自己的答案，但辅助者不能听到或者看到提出的问题。再后，辅导者在接受了 20 小时的技术培训后帮助青少年回答问题；在这种条件下辅导者可以看到或听到所提的问题。最后，青少年在辅助者的帮助下回答与第一种和第二种条件相同的问题，但辅助者听不到也看不见问题。

在辅助者听到问题与听不到问题两种条件下，有些患者给出的答案相差极大。例如在听到问题的辅助者帮助下，一位无法交流的患者打出了"EMOTION ZOMETHIN* FEEL EXPREZ"。

如果我们不知道其他条件的结果，如此巨大的进步无疑让人印象深刻。但当辅助者听不到问题时，孤独症患者自己的表现明显差了很多。显然，有些辅助者受到了显灵板效应的影响。他们自己的思维微妙地影响了他们所"辅助"的患者的"回答"。

美国心理学协会的官方结论是，辅助沟通训练是无效的（Jacobson, Mulik, & Schwartz, 1995）。然而，一项后续研究发现，仍有 18% 的服务提供商使用辅助沟通作为治疗手段（Myers, Miltenberger, & Suda, 1988）。旨在展现辅助沟通有效的纪录片《孤独症是一个世界》（比克伦是该片的合作制片人）于 2005 年获得奥斯卡奖提名。

鉴于这种令人遗憾的环境，我们再次希望你保持一种探究式的怀疑精神。当真正的治疗奇迹被发现时，科学地证明其疗效是很容易的事情。在这之前，如果不进行批判性思考，你——和绝望的精神病患者及其亲属——很容易成为虚幻希望和虚假疗法的牺牲品。

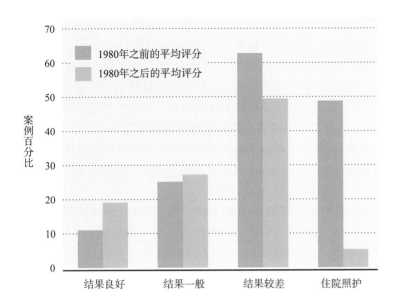

案例百分比

70
60
50
40
30
20
10
0

■ 1980年之前的平均评分
■ 1980年之后的平均评分

结果良好   结果一般   结果较差   住院照护

图 15.7 孤独症确诊儿童成年后的结果

孤独症儿童成年后的结果在近期研究中略好，但是良好结果很少，较差的结果仍最普遍。一个重大变化是，研究发现住院治疗的孤独症成年患者大幅减少，这也反映了家庭和社区照护的增加。

资料来源：Based on Howlin, P. 2007. Adult outcomes for children diagnosed with autism in Autism and Pervasive Developmental Disorders, 2nd edition. Cambridge University Press.

病程和结果　遗憾的是，典型孤独症是一种终生疾病。涉及16项追踪研究的综述得出结论，只有20%的患者能取得"较好"的结果，即一定程度上能过上独立的正常生活。50%的患者结果"较差"，需要实质性的监管和支持。近年来的一个重大变化是，更多的典型孤独症儿童和成人不再由机构照护，而是在家中或者社区接受照料（Howlin, 2007）。研究还发现了某些更好的结果，但可能是因为纳入了功能水平更高的患者，未必是照护改进的结果（Howlin, 2007; 见图15.7）。人们一般认为阿斯伯格症的预后要乐观得多（Gillberg, 1991），但还没有实证证据（Howlin, 2007）。

五六岁时的语言技能（Yirmiya & Sigman, 1991）和更高的智商（Schreibman, 1988）能预测典型孤独症更积极的预后。近期研究也显示，联合注意（joint attention），即通过姿势、社交回应或者社交启动与另一个人保持注意协调，能够预测学龄前到 9 岁儿童的语言发展水平（Anderson et al., 2007）。重要的是，四分之一或更多的典型孤独症幼儿在十几岁时会患上癫痫（Wing, 1988）。在他们成年后，情感障碍是普遍现象（Howlin, 2007）。

统计数据让我们对 ASD 有了清醒的认识。治疗有帮助吗？

药物治疗　尝试治疗典型孤独症的药物种类繁多，从抗精神病药到阿片类激动剂。遗憾的是，没有特别有效的药物。尽管某些药物当时声称有效，但希望总是一次次破灭。

20 世纪 90 年代后期一种所谓的"突破性"药物促胰液素（secretin）便是前车之鉴。促胰液素是一种与消化有关的激素，有时用于胃肠问题的检查，胃肠问题在典型孤独症中较为普遍。该药物受到普遍关注是因为三项孤独症患儿的案例研究。报告称，这些患儿在常规肠胃检查时服用了促胰液素，结果语言和社交行为出现明显的改善（Hovarth et al., 1998）。互联网上一时传言四起，美国无数绝望的父母为他们孤独症的子女搜寻促胰液素。

科学家们很快就回应了公众对促胰液素的强烈关注。遗憾的是，他们并没有带来好消息。随机分配的双盲实验结果表明，58 例经过单剂量促胰液素治疗的孤独症患儿与安慰剂治疗的患儿相比，并未出现任何改善（Sandler et al., 1999）。一些后续研究同样表明该药没有任何益处（Erickson et al., 2007）。与治疗孤独症的其他"灵丹妙药"一样，促胰液素也不灵。

更麻烦的是，绝望的父母，甚至某些医生，一直在尝试用螯合疗法（chelation therapy）治疗典型孤独症，也就是用药物去除体内的重金属（可能是不会造成 ASD 的汞）。这种疗法会危及孩子的健康。美国国立卫生研究院曾撤销了一项关于螯合作用与 ASD 的立项研究，因为其风险远大于任何可能的收益。据报道，同样是出于绝望（和江湖骗术的影响），各种各样有潜在危险的物质被错误地用来"治疗"ASD，试图消除患者脑部的"炎症"。而权威的科学研究已经证实，这些方法是危险的。科学文献中唯一一次提到这种治疗方法是提出警告：不要误解关于大脑发育的研究，也不要尝试诸如此类的疗法（Pardo & Eberhart, 2007）。

已知一些合法的药物治疗有助于缓解 ASD 的某些症状。某些抗精神病药物，特别是利培酮（risperidone），有助于行为管理。用来治疗强迫症的药物（SSRIs，选择性 5- 羟色胺再摄取抑制剂）也可能有助于治疗 ASD 的某些刻板行为（Lewis, 1996）。然而，科学界认为没有任何药物能提供有效治疗（Erickson et al., 2007; Lord & Bailey, 2002）。

应用行为分析　强化行为矫正（intensive behavior modification）采用的是一种名为应用行为分析（Applied Behavior Analysis, ABA）的操作性条件化技术。该技术是治疗典型孤独症最有希望的方法。ABA 治疗师着重治疗孤独症的特定症状，包括沟通缺陷、缺乏自理技能以及自体刺激或者自毁行为。甚至在这些不同的症状领域，行为矫正也强调非常具体的小目标。比如，治疗师在教授语言时，可能会花数小时、数天甚至数周来讲授某个特定音节的发音。教几个单词和词组可能需要数月的强化训练。如此简单的事情却需要付出如此大的努力的一个原因是很多典型孤独症患儿缺乏模仿能力。

如果 ABA 的第一个目标是找出十分具体的目标行为，那么第二个目标就是通过强化和惩罚来控制这些行为。正常儿童可以通过社交兴趣和认可得到强化，而典型孤独症患儿则与此不同，他们通常对日常称赞没有反应，或者可能觉得所有社交活动都令人不快。因此，患儿每一次的成功表现都必须反复使用一级强化物（如最喜欢的食物）奖励，至少在治疗开始阶段如此。

一个例子有助于说明 ABA 项目的详细程度。治疗言语模仿症的目标通常是教会孩子回答问题而不是重复问题。在治疗的早期阶段，目标行为可能是教会孩子对"你叫什么名字？"这类问题做出正确回答："乔舒亚。"

为了让治疗师控制这一特定反应，起初必须奖励孩子的简单模仿。治疗师问："你叫什么名字？"孩子答："你叫什么名字？"给予奖励。第一步可能必须在几天时间内重复数百次。

下一步自然是教孩子既重复问题又重复回答。治疗师问："你叫什么名字？乔舒亚。"孩子答："你叫什么名字？乔舒亚。"给予奖励。该步骤同样可能必须重复数百次。

ABA 治疗师会逐渐设置难度略高的目标，并且只奖励越来越接近正确答案的回答。其中一个中间步骤可能是低声重复问题"你叫什么名字"，而用正常音量重复回答"乔舒亚"。几天或数周之后，孩子学会用"乔舒亚"来回答"你叫什么名字"这个问题。

类似的详细策略可用来教授孤独症患儿的其他语言技能。为了加快这一过程，有些治疗师试图给典型孤独症患儿教授手语（Carr, 1982）。遗憾的是，这并不是突破。沟通缺陷比口语中的接收问题和表达问题更基础。孤独症患儿有时使用工具性手势来得到他们想要的东西，而不是用表达性手势来表达他们的感受（Frith, 2003）。ABA 仍是一个缓慢而艰辛的过程，与正常孩子学习说话的过程差别极大。ABA 的强度和细节提醒我们，正常儿童天生就有习得语言的良好能力。

除了教授沟通技能，行为治疗师也致力于减少 ASD 患儿过度的自体刺激和自伤行为以及一般的破坏行为，并教授新技能来消除患儿自理和社交行为方面的缺陷（Schreibman, 1988）。ABA 项目已经成功消除了一些过度的行为问题，尤其是自伤行为。但是这些疗法还存在争议，因为它们通常依赖于惩罚手段。轻轻拍打或轻微电击能够减少或者消除撞头这类危险行为，但是这种厌恶疗法合理吗？这是治疗师、父母和其他关心孤独症儿童治疗和保护的人需要面对的一道难题。

行为治疗师在教授自理技能方面颇为成功，但在教授社交反应能力方面则不太成功。社交技能的传授显得困难重重，因为当社交反应性改善后，典型孤独症儿童的治疗结果尤其积极（Koegel, Koegel, & McNerney, 2001）。正如治疗师所指出的："我们或许可以预言的是，定义孤独症最独特的行为特征恰恰被证明是最难理解和治疗的"（Schreibman, 1988, p.118）。

尽管 ABA 侧重于具体的目标行为，但最重要的问题是：治疗能在多大程度上改善孤独症的整体状况？研究表明，孤独症患儿能学习特定的目标行为。但强化训练能带来临床意义上的改善吗？

伊瓦尔·洛瓦斯（Ivar Lovaas, 1927–2010）对这个问题给出了乐观的回答。洛瓦斯是加州大学洛杉矶分校的心理学家，也是典型孤独症的 ABA 治疗方面公认的顶级专家。在一篇关于他的研究团队工作的综合报告中，洛瓦斯比较了三组孤独症患儿的结果：19 名接受了强化 ABA 治疗；19 名转诊到该项目，由于没有足够的治疗师而接受不够强化的治疗；还有 21 名在别处治疗（Lovaas, 1987）。智商分数极低的儿童被排除在本研究之外，并且治疗要在患儿 4 岁之前就开始。治疗组中的儿童接受了上述各种干预，包括强化和惩罚程序。事实上，他们在两年多的时间里每周都接受 40 小时的治疗。

治疗开始前三组患儿之间并无差别。患儿在六七岁时通常会读完一年级，治疗之后的评估也在此时进行。在强化行为矫正组中，9 名儿童（47%）在普通学校完成了一年级的学业。另外 8 名儿童（42%）在为不能说话的儿童开设的特教班中完成了一年级的学业。相比之下，两个控制组中只有 1 名儿童（2%）在正常课堂读完了一年级，18 名儿童（45%）在失语症儿童特教班中完成了一年级的学业。表 15.5 总结

表 15.5　接受ABA治疗后孤独症患儿的课堂安排和智商

组　别	课堂类型	N	（%）	平均智商
强化行为矫正	正常	9	（47）	107
	失语症	8	（42）	74
	发育迟滞	2	（11）	30
有限治疗	正常	0	（0）	—
	失语症	8	（42）	74
	发育迟滞	11	（58）	36
无治疗	正常	1	（5）	99
	失语症	10	（48）	67
	发育迟滞	10	（48）	44

资料来源："Behavioral Treatment and Normal Educational and Intellectual Functioning in Young Autistic Children" by O.I.Lovaas. Journal of Consulting & Clinical Psychology, 55（1987），pp. 3-9. Copyright© 1987. American Psychological Association.

了这些结果，同时还发现智商和课堂安排之间的强相关。需要注意的是，尽管研究人员排除了智力受损极为严重的患儿，但所有患儿的平均智商仍然很低。

这些研究数据让人们相当乐观。而且一项追踪研究显示，很多治疗成果一直延续到童年晚期和青少年期（McEachlin, Smith, & Lovaas, 1993）。另有研究显示，非常密集的ABA疗法也有显著的效果，但明显较小（Smith, Groen, & Wynn, 2000）。研究还显示，为促进联合注意和社会协调而设计的活动能促进ABA疗法中的语言学习（Kasari et al., 2008），至少在儿童表现出联合注意的情况下如此（Yoder & Stone, 2006）。而且一项研究令人兴奋地宣称，ASD患者中的极小部分人，尤其是社会功能水平较高者，在治疗后基本没有ASD的症状表现（Fein et al., 2013）。

我们为洛瓦斯以及其他使用ABA来教授典型孤独症患者技能的人所做的努力表示赞赏。尽管ASD显然是由神经系统异常造成的，但该障碍最有效的治疗方法却是高度结构化和强化的ABA（Rutter, 1996）。尽管如此，我们还是要提醒一下：完成一年级学业的患儿在其他方面功能正常吗？因为治疗前的智商能预测治疗结果（Lovaas, 1987），ABA是否只适用于功能水平高的患儿？但ABA最重要的问题可能是它的成本。接受强化ABA治疗的儿童要在两年多的时间里每周维持40小时的治疗，而"有限治疗"控制组的儿童每周治疗近10个小时却改善甚微。及早但有效的治疗所需的成本显然远低于需要终生护理的成本（Lovaas, 1987）。但我们仍然想知道：为ASD投入如此大量的资源，相比之下却忽略了对智力障碍患儿的干预，我们如何证明这样做的合理性？

获取帮助

你可能出于几个原因想了解如何为智力障碍和ASD获取帮助。你可能有一个患病的家人；未来时机到来时你可能想了解更多关于如何预防自己子女智力障碍的知识；或者你可能考虑选择从事特殊教育或相关职业。

如果你有家人患有上述障碍中的一种，你可能会发现获取更多信息是很有帮助的。美国研究委员会出版了一本名为《教育孤独症儿童》（*Educating Children with Autism*）的权威读物。该书不仅回顾了最好的教育方法，还提供了很多支持教育者和家人的方法。要想深入了解这种神秘的障碍，请读一读坦普尔·葛兰汀记录自己孤独症人生的著作《用图像思考》（*Thinking in Pictures*）或《紧急情况：标签化的孤独症》（*Emergency: Labeled Autistic*)。罗伯特·珀斯基和玛莎·珀斯基的著作《家庭的希望：发育迟滞和其他残障患者父母的新方向》（*Hope for the Families: New Directions for Parents of Persons with Retardation and Other Disabilities*）是家庭的有益指南。

你可能还没有兴趣学习如何预防智力障碍，这取决于你的年龄和关系状况。但当你快要有孩子时，你就会有很强的动机想了解它。我们希望，即使在养育孩子看似还很遥远之时，从个人和学术原因出发，你也会特别关注关于如何才能减少风险的讨论。

如果你有志于从事特殊教育职业，我们强烈建议你追随自己的梦想。照护有特殊需要的孩子是一门有挑战性但价值被低估的职业，但它极为重要，而且很有成就感。即使作为一个非专业人士，你依然可以帮助智力障碍或者ASD患者。本章我们在措辞时始终坚持"以人为先"，我们使用"有智力障碍的人"，而不说"智障者"。你也可以坚持以人为先，不仅体现在语言上，而且落实在行动中。

那该怎么做呢？请注意你身边人的语言，尤其是那些常见的看似无伤大雅实则侮辱和贬低他人的轻蔑言论。当你在学校、工作场所或社区里遇到有智力障碍的人时，可以通过友好待人、助人为乐、悦纳他人的方式来实践以人为先的理念。你可以做帮助智力障碍或孤独症患者的志愿工作来彰显以人为先。学校和儿童之家都需要志愿者，工作和娱乐场所也是一样。

你同样可以支持和倡导在教育、就业、住房以及娱乐活动等领域对有智力障碍和ASD的人采取公平的政策，以践行以人为先。你可以在"美国智力与发展障碍协会"的网站上找到很多具体的倡议。或者如果你需要更多的动力才能成为倡导者，你可以看看伯顿·布拉特和弗雷德·卡普兰拍摄的一部名为《炼狱中的圣诞节》（*Christmas in Purgatory*）的影像文集，该文集描绘了有智力障碍的人在机构里的恶劣生活状况。在你发现自己无法直视书中那些照片之后，你会想帮着做些什么。

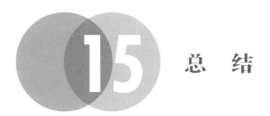

总　结

智力障碍根据（1）智力功能缺陷，（2）适应技能缺陷，（3）在 18 岁之前发病来定义。

智商低于 70 但能够在社会上正常生活的人被认为没有智力障碍。

智商测验能可靠而有效（尽管还不完美）地预测学业成绩。

DSM-5 将智力障碍的严重程度分为轻度、中度、重度和极重度，但不再以智商分数为依据。

唐氏综合征是由第 21 对染色体上多出的一条染色体导致的，它是智力障碍已知的生物学病因中最常见的一种。**脆性 –X 综合征**是一种通常会导致智力障碍的遗传病，尤其是在男孩中。其他已知的生物学病因包括：**苯丙酮尿症**，一种遗传性代谢缺陷；妊娠或分娩时传染给胎儿的疾病如风疹、梅毒和生殖器疱疹；孕妇过度饮酒或吸毒；Rh 不相容；以及营养不良、早产和出生时体重过低。

所谓的**文化家族性发育迟滞**一般涉及轻度的智力障碍，且没有已知的具体病因。它被认为是正常的智商变异。

一个主要的政策目标是通过让有智力障碍的人融入公立学校的**主流**并加强社区护理来使他们的生活**正常化**。

孤独症谱系障碍（ASD）涉及社会关系和沟通障碍以及刻板化的活动。

DSM-5 将 ASD 视为一种单一的障碍，不再将过去认为并不相同的问题单独列出，包括通常涉及极端症状（包括智力障碍）的**孤独症**以及**阿斯伯格症**，后者的特征与孤独症相似但症状更轻，不存在沟通问题，而且有正常的智力。

ASD 的估计患病率在过去十年中大幅增长，这种趋势可能主要是因为人们对该病的认识增强和诊断更宽泛，而非有新的病因。

一些已知会导致智力障碍的病因也可能导致 ASD，这种障碍似乎是由多种未知的生理问题引起的。

应用行为分析是治疗孤独症的一种有前景的疗法，但要付出大量的财力和人力。

概　览

批判性思考回顾

15.1 为什么智商分数的分布像"钟形曲线"？

当代智商测验……计算"离差智商"。根据这一体系，智力遵循**正态分布**，即我们所熟悉的钟形频率分布……（第见467页）。

15.2 美国真的支持过人种改良运动吗？

你肯定知道阿道夫•希特勒信奉人种优越论……你可能并不知道，在第二次世界大战前，人种改良运动在美国也大行其道……（见第478页）。

15.3 如何预防智力障碍?

　　良好的母婴保健是智力障碍一级预防的重要一步……（见第477、478页）。

15.4 存在"孤独症大流行"吗?

　　专家对过度诊断感到担忧，尤其是虚假的"孤独症大流行"……（见第487页）。

15.5 儿童在其孤独症的表象下是否格外聪明?

　　专才表现的存在并不像很多人所希望的那样意味着，典型孤独症患儿真的有正常甚至优异的智力……（见第486页）。

15.6 孤独症病因的心理学理论有什么问题?

　　在讨论孤独症的生物病因之前，我们首先思考——并且否定——环境论的解释……（见第490页）。

儿童心理障碍

第16章

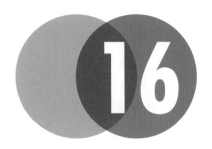

概 览

学习目标

16.1

儿童的心理障碍与成人的不同吗？

16.2

有注意缺陷/多动障碍的孩子就是"坏孩子"吗？

16.3

孩子的心理问题是家庭问题的信号吗？

16.4

药物治疗能让孩子变乖并在学校表现更好吗？

16.5

年幼儿童会抑郁吗？

16.6

抗抑郁药会导致十几岁的孩子自杀吗？

你小时候曾经因为愿望得不到满足就躺在地上不起来，哭闹耍赖吗？答案几乎是肯定的。这种宣泄愤怒的方式对于受挫的 2 岁孩子来说很正常，但 20 岁的大学生如果这样就不正常了。同样，从发展心理学的角度看，4 岁孩子害怕假想的妖怪可谓正常，但 14 岁的少年如果还这样就难言正常了。这些例子说明，评估一个孩子的行为，首先需要问的是：孩子有多大？

概 述

发展心理病理学（developmental psychopathology），即在正常发展背景下理解个体不正常的行为，这在每个年龄段都是很重要的。因为在生命的前 18 年，一切变化都如此迅速，所以，依循发展心理病理学方法来理解、诊断和治疗儿童心理障碍就显得至关重要。心理学家只在儿童的行为严重偏离发展常模时才会予以关注，**发展常模**（developmental norms）是指特定年龄儿童的典型行为。

为了对所有的精神障碍都给出发展角度的考量，*DSM-5* 对通常首先在儿童中诊断的心理问题的分类进行了大幅调整。过去被放在一组的各种儿童期障碍，现在则遍布手册各处。在儿童中更常见的诊断，现在则放在 *DSM-5* 各章的开头部分。在某些以"成人"为主的诊断中也包括了如何对儿童进行诊断的指南，但通常很简短。我们认为 DSM-5 犯了一个很大的错误。儿科医生和父母需要特别留意儿童的身体疾病，诸如腹绞痛（儿童一天中哭闹超过 3 小时）、中耳炎和胫骨结节骨骺炎（因生长过快而在膝盖上产生的疼痛的肿块）等。同样地，对儿童的各种心理障碍也应给予特别的关注。

我们采用了 DSM-5 的术语，但对发展问题的组织方式却与之大不相同。第 15 章讨论了智力缺陷和孤独症谱系障碍，这是出生时或儿童早期出现的严重心理问题。第 17 章着重介绍了成人期发展的关键问题。本章则围绕长期形成并被普遍接受的两个维度来探讨儿童的心理问题。**外化性障碍**(externalizing disorders) 导致儿童在外部世界遭遇困难，特征是孩子无法按照父母、同伴、教师或法律机构的期望来控制自己的行为。**内化性障碍**（internalizing disorders）则指主要影响儿童内心世界的心理问题，比如过度焦虑或悲伤。我们还会简要讨论儿童期常见但不属于这两个维度的若干心理问题。

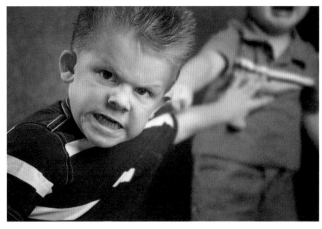

尽管让人头疼，但乱发脾气是"捣蛋的两岁"（及以上）儿童发展的一种正常现象。了解这种发展常模对评估儿童的异常行为至关重要。

儿童或青少年很少认为自己需要找心理咨询师。反倒是一些成人（常常是家长或教师）认为孩子有问题。有时孩子没有能力辨识或承认他们的问题，有时问题既是孩子的也是成人的（Yeh & Weisz, 2001）。找到问题的症结通常很难。下面的案例就说明了这一点。

➡ 坏孩子？问题孩子？还是太顽皮？

按照教师和学校心理辅导员的建议，八岁的杰米跟随妈妈去看了一位临床心理治疗师。妈妈不确定自己是否应该同意学校工作人员的意见。事实上，她也不确定在儿子的问题上她是否与丈夫意见一致。

杰米经常在学校惹麻烦。老师每天都因为他在课堂上捣乱、注意力不集中或者不完成作业而训斥他。老师认为纪律惩罚收效甚微。有时杰米会听一会儿课，但很快就会找其他孩子捣乱，交头接耳，或者只是发呆。同学们都认为他是一个"讨厌鬼"。最近，杰米开始和老师顶嘴，老师几次把他送进校长室。

学校的治疗师对杰米做了测试，发现他的智商为 108，但阅读和数学成绩几乎比同学落后一年。学校的治疗师怀疑杰米有学习障碍，但也认为他可能是有情绪困扰，因为他的行为问题妨碍了学业。她想让杰米暂时继续留在普通班学习，等接受一段时间行为治疗后，再对他重新评估，看是否有可能安排他到专为学习困难的学生开设的特别班级。

听说杰米可能有"情绪困扰"或"学习障碍"，妈妈吓坏了。妈妈说杰米在家里确实比较难管，她从来没有想到杰米可能需要心理帮助。杰米虽然很让人头痛，但妈妈认为他绝不是一个坏孩子。相反，妈妈认为杰米不擅言辞，更多地是用行为来表达自己。在这方面，杰米与他 11 岁的姐姐截然相反，姐姐的成绩一直都是 A 和 B。妈妈不能确定，杰米的老师是不是最适合他，不过她也承认杰米在学校里有问题。在她看来，杰米产生了自卑感，他的很多行为都是试图获得关注。

杰米的妈妈说，爸爸很少在儿子身上花时间。他做建筑工作，每天工作很长时间，周末常常外出会朋友。她还说，杰米的爸爸即使在家也没有多大的帮助。他总是对她说，照看孩子本来就是妻子的工作——而他自己则需要休息。可杰米的妈妈含着眼泪说她也需要休息。

杰米的妈妈说，孩子的爸爸毫不关心杰米的行为和学业。爸爸却认为杰米太顽皮，不是学习的料——像自己小时候一样。他拒绝放下工作带孩子去看心理咨询。

妈妈也提到杰米很像他爸爸——甚至说太像了。妈妈把杰米的问题归咎于孩子的爸爸，背地里对丈夫很恼怒。只要对杰米有帮助，她愿意做任何事。但她怀疑没有孩子爸爸的支持她什么也做不了。

....

真如老师所言，杰米是一个不听话的孩子吗？抑或如学校心理治疗师认定的那样，他是个有学习障碍的孩子？还是像妈妈所担心的，他是个自卑的孩子？又或者像他父亲所认为的，他只是个"顽皮的孩子"？杰米怎么了？他怎样看待自己、家人、学业和学校里的朋友？

从事儿童心理治疗的心理健康专业人士经常被这些难题困扰。儿童心理治疗一开始就要对孩子的问题性质达成共识（Hawley & Weisz, 2003）。治疗师希望做出准确的诊断，同时还有一个目标，就是让成人也参与进来，大家共同努力。上述案例中的夫妇需要"团结协作"来帮助杰米。为此，他们可能先要解决自己婚姻中的问题。正因为存在这类冲突，许多治疗师更愿意给儿童做家庭治疗，而非单独给孩子做治疗。许多治疗师还努力让家长和教师建立更好的沟通和合作关系。

当然，杰米或多或少也有自己的问题。如果我们相信教师的报告——有经验的儿童临床治疗师对教师都很信任，杰米显然有某些外化性障碍。杰米的异常行为可能是对父母冲突的一种反应，如果父母能处理好双方的分歧，他可能会好转。也可能杰米本身就是个问题儿童，引起了父母之间的某些冲突，而非只是对父母做出反应。夫妻双方都感觉杰米与父亲很像，抑或杰米真地习得或遗传了他父亲的某些特征？

外化性障碍

外化性障碍患儿经常不守规矩，易怒且有攻击性，冲动、好动和注意力不集中。这些问题行为常常同时发生；然而，不同的问题类别对儿童外化性障碍的病因、治疗及病程有不同的影响。

外化性症状

许多外化性症状都涉及违反该年龄应遵守的社会规则，包括不听父母或教师的话，骚扰同伴，甚至触犯法律。所有孩子无疑都违反过某些规则，而且我们常常还会欣赏那些天真而又聪明的玩皮行为。例如系列漫画《卡尔文与霍布斯》中的卡尔文就是个"捣蛋鬼"，但他并不真的"坏"，当然也不令人"讨厌"！

违反规则 违反规则在外化性障碍中并非小事，而且一点也不"可爱"。让很多教师头疼的是，他们在课堂上要花太多时间来管教孩子，这对那些表现好的孩子也不公平。更为严重的是，根据美国联邦调查局的报告，2011年25.9%的暴力犯罪和37.1%的侵犯财产罪（涉及谋杀、强奸和抢劫等重罪），被捕者都是21岁以下的年轻人（U.S. Department of Justice, 2011）。还有证据表明，最恶劣的5%少年犯约占所有被捕少年犯的一半（Farrington, Ohlin, & Wilson, 1986）。尽管我们对年轻人的暴力行为很担心，但你应该知道，未成年人的暴力犯罪率正在下降（Snyder, 2002; 见图

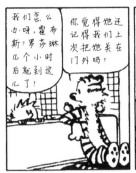 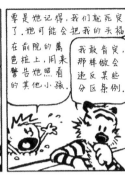 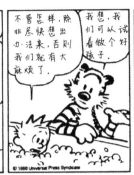 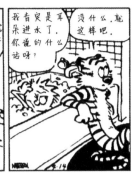

16.1）。

如果外化性行为频繁、严重、持续且普遍，就是非常值得关注的问题。也就是说，外化性行为如果是综合征的一部分或很多问题的集结，而非一个孤立的症状，那就更加困难重重。对由家长或教师完成的儿童症状清单的统计分析一致表明，外化综合征的确存在。而且，成人评估者的一致性往往都很高（Duhig et al., 2000）。

儿童年龄和违反规则 不同年龄的儿童违反的规则可能很不一样（Lahey et al., 2000）。有外化性问题的学龄前儿童可能不听父母的话并攻击其他孩子。入学后则可能在课堂上捣乱，在操场上不合作，在家里不听话。青春期的问题少年则可能学业成绩差，在家里不听话，与行为不良的同龄人混在一起，违反法律。

在考虑违反规则的时间点时，儿童的年龄也十分重要。所有孩子都会违反规则，但有外化性问题的儿童违反规则的年龄比发展正常的儿童更早（Loeber, 1988）。例如，大多数年轻人都有过吸烟、喝酒或性行为，但有外化性障碍的孩子发生这些行为的年龄明显更早。

仅限青春期还是持续终生 十来岁的孩子违反家长、老师和社会制定的规则，常常是为了证明自己的独立性，或者是迎合同伴群体。因此，心理学家区分了仅限于青春期（随着青春期的结束而结束）的外化性行为与持续终生的反社会行为（Moffitt, 1993）。事实上，与青春期期间开始的外化性问题相比，青春期之前开始的外化性问题更可能持续到成年。儿童的外化性问题如果始于12岁之前，并且社会联结较少

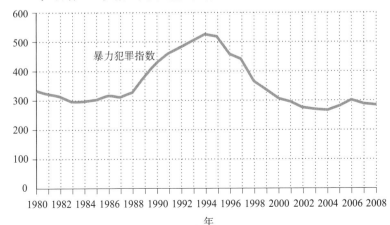

每10万名10~17岁青少年中被逮捕的人数

暴力犯罪指数

图 16.1 1980~2008年，因暴力犯罪被捕的美国青少年

尽管公众很担心，但美国的青少年暴力在20世纪90年代达到顶峰，此后一直保持相对较低的水平。

资料来源：Puzzanchera, C. Juvenile arrests 2008. Juvenile Justice Bulletin. December, 2009; 5.

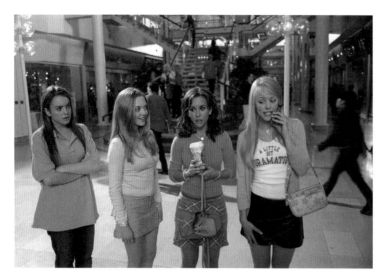

与男孩的身体攻击相比，女孩更多地采用关系攻击。就像在电影《贱女孩》（Mean Girls）中所表现的那样，关系攻击包括中伤，传播流言蜚语、社交排斥等。

（包括家人关系疏远的大家庭或糟糕的同伴关系），则其反社会行为更可能持续下去（van Domburgh et al., 2009）。

有其他方法来区分仅限于青春期的外化性行为和持续终生的反社会行为吗？许多研究人员都在寻找能预测成年反社会型人格障碍的症状（Lynam et al., 2007）。这种终生模式的早期特征之一是冷酷无情或对别人的痛苦无动于衷。有反社会倾向的年轻人不容易识别出他人悲伤或恐惧的面部表情（Blair et al., 2001）。在没有外化性障碍的情况下，冷酷无情可以预测将来的反社会型人格障碍；但在已有外化性障碍的情况下，冷酷无情则并不能提高预测的准确性（Burke, Waldman, & Lahye, 2010; McMahon et al., 2010）。鉴于结果的混杂性，专家们正在讨论是否应该根据"冷酷无情"这个特征的存在与否，将外化性问题划分为不同的亚型。虽然 DSM-5 并未列出单独的这类诊断，但是它指出，在涉及有品行障碍的年轻人时，应该标注是否存在冷酷无情这一特征。

愤怒与攻击　有外化性问题的儿童通常易怒且有攻击性。他们幼小的时候可能控制不住坏脾气，爱吵闹，青春期则可能有敌意，给他人造成身体伤害。除了行为本身，动机也很重要。我们可能会对漫画中的卡尔文一笑置之，却会苛责有自私意图且没有悔意的孩子。你可能对杰米的行为有不同的评价，取决于他是一个对"做坏事"满不在乎的、易怒的孩子，还是一个想"表现好"却并不是总能做到的、冲动的孩子。

动机对于关系攻击也很重要。关系攻击指意图用隐蔽的方式伤害他人，如中伤、传播流言蜚语、社交排斥等。关系攻击在女孩中间更普遍，而且被认为是女孩外化性行为的标识之一（Crick, Ostrov, & Werner, 2006）。但是，关系攻击对女孩品行障碍的诊断没有作用（Keenan et al., 2010）。

冲动　冲动的儿童似乎无法按照各种情境的要求来控制自己的行为。他们先行动，后思考，不守秩序，在课堂上抢着回答问题，干扰他人。冲动的儿童经常试图表现良好。他们的执行功能（即行为的内在指向）存在困难。

多动　多动（hyperactivity）涉及坐立不安，烦躁和无法安静的行为。多动的儿童总是不停地活动，他们往往很难安静地坐着，即使在看电视这类休闲活动中也是如此。多动不分场合，甚至在睡眠时出现，但在结构化情境中比在非结构化情境中更为明显（Barkley, 2006）。多动行为在教室里尤其突出。所以教师的报告对确认多动行为十分关键。

注意缺陷　注意缺陷（attention deficits）的特点是分心，往往一项活动还没做完，注意力就转向另一项活动，粗心大意，缺乏条理和毅力，常常犯"迷糊"（如不会倾听）。与冲动一样，患儿的心不在焉并非有意为之或对抗，而是明显想集中注意力却做不到。一个特别的注意力问题表现在"坚持完成任务"或持续性注意上。有注意缺陷/多动障碍的儿童在持续性操作测试上表现很差。持续性操作测试是一种持续性注意的测试方法，儿童必须密切关注呈现在电脑屏幕上很长的字母表（Huang-Pollock et al., 2012）。

外化性障碍的诊断

DSM-5 把外化性障碍分别列到不同的地方，这也是我们反对该《手册》编排方式的一个方面。与大多数儿童临床心理学家一样，我们主要关注三种障碍：即注意缺陷/多动障碍，对立违抗障碍和品行障碍。

注意缺陷/多动障碍　顾名思义，**注意缺陷/多动障碍**（attention-deficit/hyperactivity disorder, ADHD）的特点是多动、注意缺陷和冲动。你或许听说过该障碍被称为"多动症"或"注意缺陷障碍"。事实上，多动和注意缺陷曾经分别被视为ADHD的驱动症状。*DSM-II*称它为运动过度，是多动症的同义词。*DSM-III*称它为注意缺陷障碍。一些专家现在认为，冲动是它的核心症状（Barkley, 2006; Nigg, 2001）。对一个名称不断变化的障碍，我们不关注哪种症状最重要，而是关注两个事实：第一，与某些专业人士的看法相反，多动并不是注意缺陷的结果，注意缺陷也不是多动的结果（Barkley, 2006）。它们是两种独立的症状。第二，有些孩子的问题主要是注意缺陷，有些则主要是多动/冲动，这种差别可以在*DSM-5*的诊断中加以细分。以注意缺陷为主的孩子更"迷糊"，而不是更容易"分心"，而且他们的学习问题远不止行为控制（Milich, Balentine, & Lynam, 2001）。以多动/冲动为主的孩子早在学龄前就可能出现这类行为问题。注意缺陷则往往在学龄初期表现出来或者被发现（Hart et al., 1995）。

DSM-5 把症状作为注意缺陷/多动障碍的诊断依据，认为其潜在的问题是维度性的，尽管其诊断是分类性的（参见专栏"DSM-5：注意缺陷/多动障碍诊断标准"）。要做出注意缺陷/多动障碍的诊断，一些症状必须在 12 岁以前出现，相比此前的截止年龄 7 岁有所提高。*DSM-5* 把注意缺陷/多动障碍归入神经发育障碍，与智力缺陷、孤独症谱系障碍和特定学习障碍同属一个诊断大类（参见专栏"什么是学习失能？"）。

对立违抗障碍　**对立违抗障碍**（oppositional defiant disorder, ODD）被定义为一种愤怒、违拗和报复的行为模式。你可以在专栏"DSM-5：对立违抗障碍诊断标准"中看到，对立违抗障碍违反的规则一般较轻微，如不按大人的要求做事，好争辩，爱生气等。学龄儿童的这些行为令人担忧，且常常预示着青少年和成年后更严重的反社会行为。但是，这些违反规则的行为属于青少年发展过程中的常态，因为他们常有一定的叛逆性。

DSM-5 把对立违抗障碍列在与注意缺陷/多动障碍不同的分类中，鉴于两者的相似性，这是一个难题。这两种障碍都是外化性问题，很有可能在幼龄学童身上被首次诊断。事实上，专家对这两种障碍的异同一直争论不休。它们的关键差别在于意图。注意缺陷/多动障碍儿童想"表现好"，但易冲动，有行为问题。对立违抗障碍儿童则更易生气，故意反叛。目前一致的看法是，这两种障碍是独立的但常常共病（Schachar & Tannaock, 2002）。罹患其中一种障碍的孩子中，25% 的人也有学习障碍（Rucklidge & Tannock, 2001; Schachar & Tannaock, 2002）。

DSM-5 注意缺陷/多动障碍的诊断标准

A. 一个持续的注意缺陷和/或多动—冲动的模式，干扰了功能或发育，以下列（1）或（2）为特征：

（1）注意障碍：6项（或更多）的下列症状持续至少6个月，且达到了与发育水平不相符的程度，并直接负性地影响社会和学业/职业活动。

注：这些症状不仅仅是对立行为、违拗、敌意的表现，或不能理解任务或指令。年龄较大（17岁及以上）的青少年和成年人，至少需要符合下列症状中的5项。

　a. 经常不能密切关注细节，或在做作业、工作或其他活动中犯粗心大意的错误（例如，忽视或遗漏细节，工作不精确）。

　b. 在任务或游戏活动中经常难以维持注意力（例如，在听课、对话或长时间的阅读中难以保持专注）。

　c. 当他人对其直接讲话时，经常看起来并没有在听（例如，即使在没有任何明显干扰的情况下，显得心不在焉）。

　d. 经常不遵循指示，以致不能完成作业、家务或工作职责（例如，可以开始做任务但很快就注意力不集中，并且容易分神）。

　e. 经常难以组织任务和活动（例如，难以管理有条理的任务；难以把材料和物品放得井然有序；凌乱、工作没头绪；时间管理差；不能遵守截止日期）。

　f. 经常回避、厌恶或不情愿参与需要精神上持续努力的任务（例如，学校功课或家庭作业；对于年龄较大的青少年和成年人，则指准备报告、完成表格或审阅长篇文章）。

　g. 经常丢失任务或活动所需的物品（例如，学校的资料、铅笔、书、工具、钱包、钥匙、文件、眼镜、手机）。

　h. 经常容易被外界的刺激分心（对于年龄较大的青少年和成年人，可能包括不相关的想法）。

　i. 经常在日常活动中忘记事情（例如，做家务、外出办事；对于年龄较大的青少年和成年人，则指回电话、付账单、约会）。

（2）多动和冲动：6项（或更多）的下列症状持续至少6个月，且达到了与发育水平不相符的程度，并直接负性地影响了社会和学业/职业活动。

注：这些症状不仅仅是对立行为、违拗、敌意的表现，或不能理解任务或指令。年龄较大（17岁及以上）的青少年和成年人，至少需要符合下列症状中的5项。

　a. 经常手脚动个不停，或在座位上扭动。

　b. 当被期待坐在座位上时却经常离座（例如，离开他或她在教室、办公室或其他工作场所的位置，或是在其他情况下需要保持原地不动的位置）。

　c. 经常在不适当的场所跑来跑去或爬上爬下（注：对于青少年或成年人可以仅限于感到坐立不安）。

　d. 常常难以安静地玩耍或参与休闲活动。

　e. 常常"忙个不停"，好像"被发动机驱动着"（例如，在餐厅、会议中无法长时间保持不动或感到不舒服；可能被他人感受为坐立不安或难以跟上）。

　f. 常常讲话过多。

　g. 经常在问题还没有讲完之前就脱口说出答案（例如，接别人的话；在交谈中不能等待轮到自己说话）。

　h. 常常难以等待轮到他或她（例如，当排队等待时）。

　i. 常常打断或侵扰他人（例如，插入他人的对话、游戏或活动；没有询问或未经允许就开始使用他人的东西；对于青少年和成年人，可能是侵扰或接管他人正在做的事情）。

B. 若干注意障碍或多动—冲动的症状在12岁之前就已出现。

C. 若干注意障碍或多动—冲动的症状出现在两种或更多情境中（例如，在家里、学校或工作中；与朋友或亲属在一起时；在其他活动中）。

D. 有明确的证据显示这些症状干扰或降低了社交、学业或职业功能的质量。

E. 这些症状不仅仅出现在精神分裂症或其他精神病性障碍的病程中，也不能用其他精神障碍来更好地解释（例如，心境障碍、焦虑障碍、分离障碍、人格障碍、物质中毒或戒断）。

资料来源：Reprinted with permission from the *Diagnostic Manual of Mental Disorders*. Fifth Edition.（Copyright 2013）. American Psychiatric Association.

什么是学习失能？

DSM-5 的学习障碍（learning disorders）——我们更喜欢教育界用的术语"**学习失能**"（learning disability, LD）——诊断用于某个特定学习领域里表现明显差于其能力的学生。（很多人想知道为什么收罗各种精神障碍的 DSM 要把学习障碍列入其中，既然学习困难本质上明显是学业问题。）学习失能有许多不同的定义，但是所有定义都有问题（Waber, 2010）。最常见的方法是差异定义（discrepancy definition），即比较智力测验的分数与学业成绩的分数。学习失能可以定义为某项特定课业如阅读、写作或数学等的能力与成绩之间相差一个或两个标准差。因此，如果一个孩子智力测验的言语部分的分数高于平均值一个标准差（IQ 为 115）而阅读分数低于平均值一个标准差，就会被诊断为阅读障碍。

尽管差异定义得到广泛使用，但其信度和效度仍受到质疑。例如，三年级时以这种方式被诊断为阅读障碍的孩子中，30% 的人五年级时便不再有阅读障碍（Francis et al., 2005）。家长和政客也反对这种定义，认为它排除了能从特殊教育中受益的孩子。事实上，2005 年通过的美国联邦立法禁止使用差异定义作为一种排除儿童被诊断为"学习失能"的方法，不过这种方法可以合法地被用于将儿童纳入"学习失能"的范畴。当前流行的诊断方法是"介入反应法"（response-to-intervention, RTI）。这种方法需要使用循证方法来教育儿童。它把"学习失能"定义为（使用这种方法后）仍然学习失败的孩子。该方法存在诸多问题，其中之一是缺乏循证教学法（Reynolds & Shaywitz, 2009; Waber, 2010）。

缺乏循证基础并不是因为人们没有对学习失能进行治疗。1975 年，美国国会通过了《所有残障儿童教育法案》（现在称为《残疾人教育法案》）。该法案规定地方学校系统要为包括学习失能儿童在内的残疾儿童提供特殊的教育资源。美国联邦立法极大地增加了被确认为"学习失能"的儿童数量，从 1976~1977 年的不足 2% 增加到 2002~2003 年的 4%（Office of Special Education Programs, 2003）。但一些评论者想知道，这是否反映了学习失能的定义过于宽泛（Lyon, 1996）。目前尚不清楚，识别出更多学习失能的学生是否能带来更有效的教育。其在干预方面的尝试包括：个人或小组深度指导（包括以教师为基础的直接指导和以学生为基础的合作学习）；行为治疗计划（学业成功能得到系统性的奖赏）；精神兴奋药物治疗；相关问题咨询（如低自尊）；各种特殊方法如视觉—动作技能训练等。遗憾的是，并没有任何治疗取得持续的成功（Swanson, Harris, & Graham, 2003; Waber, 2010）。

另一个问题是这项研究并未找到学习失能在心理学、神经学或遗传上的具体原因（Mash & Wolfe, 2010; Snowling, 2002; Swanson et al., 2003）。学习失能似乎涉及某些方面的信息处理失调（如知觉、注意、语言加工和执行功能），其原因通常被认为是生理性的。对阅读障碍所做的神经成像研究发现，其脑活动存在差异，尤其是左脑颞顶区（Miller, Sanchez, & Hynd, 2003; Shaywitz, Mody, & Shaywitz, 2006）。（请回忆一下，语言能力是由左脑控制的。）行为遗传研究显示，学习失能与正常阅读能力一样，都有一定的遗传性；而且基因连锁分析也表明第 1、2、6、15 和 18 号染色体是可能的位点（Kovas & Plomin, 2007; Thomson & Raskind, 2003）。目前尤其受到关注的是 DCDC2，它似乎会影响左侧颞顶区神经元的功能（Waber, 2010）。尽管成果令人振奋，但遗传学和成像技术方面的进步，距离确定学习失能的具体缺陷，其实还有很长的路要走，更不用说由此找到更有效的治疗方法了。

美国约有 5% 的在校儿童学业成绩与其能力水平不一致（Waber, 2010）。这些孩子似乎有能力和动机取得更好的成绩，但却没有做到。从这个意义上说，学习失能是"真实存在的"。尽管经过了几十年的立法、特殊教育计划和相关研究，但关于学习失能的定义、原因和治疗的争议依然激烈。

品行障碍　品行障碍（conduct disorder）是一种持续且反复的严重违反规则的行为模式，大多涉及违法和反社会的行为，如袭击或者抢劫（见专栏"DSM-5：品行障碍诊断标准"）。品行障碍与对立违抗障碍往往有发展上的连续性，由年幼时的违犯规则"升级"为更严重的违法。*DSM-5* 将这两种障碍归入一个新的诊断分类，即破坏性、冲动控制及品行障碍。它区分了 10 岁以前和 10 岁以后发病的品行障碍，因为认识到这样一个事实，即较早的发病能预测更多的终生持续的反社会行为——或许是反社会型人格障碍。不过，*DSM-5* 将反社会型人格障碍归入另一个诊断类别"人

DSM-5 对立违抗障碍的诊断标准

A. 一种愤怒/易激惹的心境,争辩/对抗的行为,或报复的模式,持续至少6个月,且有证据表明出现下列症状中的至少4种,并表现在与至少一个非同胞个体的互动中:

愤怒的/易激惹的心境

1. 经常发脾气。

2. 经常是敏感的或易被惹恼的。

3. 经常是愤怒和怨恨的。

争辩/对抗的行为

4. 经常与权威人士争辩;如果是儿童或青少年,则经常与成人争辩。

5. 经常主动地对抗或拒绝遵从权威人士或规则的要求。

6. 经常故意惹恼他人。

7. 自己有错误或不当行为却经常指责他人。

报 复

8. 过去6个月内至少有两次怀恨的或报复的行为。

注: 这些行为的持续时间和频率应被用来区分正常范围内的行为与表现为症状的行为。对于5岁以下儿童,此行为应在至少6个月内的大多数日子里出现,除非另有说明(诊断标准A8)。对于5岁或年龄更大的个体,此行为应每周至少出现1次,且持续至少6个月,除非另有说明(诊断标准A8)。虽然这些频率方面的标准为定义症状所需的最低频率提供了指南,但其他因素也应考虑在内,如该行为的频率和强度是否超出了个体的发育水平、性别和文化的正常范围。

B. 该行为障碍与个体或其身边的其他人(如家人、同伴、同事)的痛苦有关,或对社交、教育、职业或其他重要功能方面造成负面影响。

C. 此行为不仅仅出现在精神病性、物质使用、抑郁或双相障碍的病程中,而且也不符合破坏性心境失调障碍的诊断标准。

资料来源:Reprinted with permission from the *Diagnostic and Statistical Manual of Mental Disorders,* Fifth Edition,(Copyright 2013). American Psychiatric Association.

格障碍"(参见第9章),这增加了编排的混乱。现在你或许能理解我们为什么把这3种外化性障碍放在同一章!

品行障碍与少年罪错大致相当。大部分症状涉及指标罪错(index offenses),即针对人身和财产的犯罪,在任何年龄都是违法的。小部分症状类似于**身份罪错**(status offenses),即仅因为未成年人身份而出现的"违法行为",如逃学等。当然,少年罪错(juvenile delinquency)是一个司法分类。从技术上来讲,青少年的行为只有在法官判定其有罪或有身份罪错时才是违法的。一再犯法的青少年,不管是否被捕或被判有罪,都有品行障碍。但美国法律一直将少年的犯罪行为和成人犯罪区分开来,认为前者是心理问题而非法律问题。

外化性障碍的患病情况

基于一项全美代表性样本的研究显示,足有19.1%的青少年在一生中的某个时间点会发生外化性障碍(Merikangas et al., 2010;参见研究方法专栏"样本:如何选择我们要研究的人")。美国疾病控制和预防中心(Centers for Disease Control and Prevention, CDC)的报告称,9.5%的美国儿童曾被诊断为注意缺陷/多动障碍(CDC, 2010)。欧洲的诊断则更为保守,只有1%到2%的儿童被诊断为ADHD,尽管其破坏性行为的频率与美国相近(Schachar & Tannock, 2002)。相形之下,从2000年到2010年美国的ADHD诊断实际上增加了2/3(Garfield et al., 2012)。或许有些奇怪的是,较富裕家庭的孩子被诊断为患有该障碍的情况更为普遍(Getahun et al.,

DSM-5 品行障碍的诊断标准

A. 一种侵犯他人的基本权利或违反与年龄匹配的主要社会规范或规则的、反复的、持续的行为模式，在过去的12个月内，表现为下列任意类别的15项标准中的至少3项，且在过去的6个月内存在下列标准中的至少1项：

攻击人和动物

1. 经常欺负、威胁或恐吓他人。

2. 经常挑起打架。

3. 曾对他人使用可能引起严重躯体伤害的武器（例如，棍棒、砖块、破碎的瓶子、刀、枪）。

4. 曾残忍地伤害他人。

5. 曾残忍地伤害动物。

6. 曾当着受害者的面夺取（例如，抢劫、抢包、敲诈、持械抢劫）。

7. 曾强迫他人与自己发生性行为。

破坏财产

8. 曾故意纵火企图造成严重的损失。

9. 曾蓄意破坏他人财产（不包括纵火）。

欺诈或盗窃

10. 曾破门闯入他人的房屋、建筑或汽车。

11. 经常说谎以获得物品或好处或规避责任（即"哄骗"他人）。

12. 曾盗窃值钱的物品，但没有当着受害者的面（例如，入店行窃，但没有破门而入；伪造）。

严重违反规则

13. 尽管父母禁止，仍经常夜不归宿，在13岁前开始。

14. 生活在父母或监护代理人家里时，曾至少2次离家出走在外过夜，或曾1次长时间不回家。

15. 在13岁前开始经常逃学。

B. 此行为障碍在社交、学业或职业功能方面引起有临床意义的损害。

C. 如果个体的年龄为18岁或以上，则需不符合反社会型人格障碍的诊断标准。

资料来源：Reprinted with permission from the *Diagnostic and Statistical Manual of Mental Disorders*, Fifth Edition.（Copyright 2013）. American Psychiatric Association.

2013）。这或许反映了富裕家庭的家长更积极地帮助孩子求学，而家长资源较少的话，孩子则可能被认定为对立违抗障碍或品行障碍。

男孩的外化性障碍患病率是女孩的 2 到 10 倍（Keenan & Shaw, 1997）。除了青少年期的常规性上升外，外化性障碍的患病率基本上随着年龄增长而下降，不过女孩开始下降的年龄比男孩早得多（Keenan & Shaw, 1997）。事实上，女孩终生持续的反社会行为的患病率远低于男孩，这一性别差异甚至比在其他外化性障碍中更为明显（Earls & Mezzacappa, 2002）。

家庭风险因素 外化性障碍与多种家庭逆境的指标有关。英国精神病学家迈克尔·路特（Michael Rutter）的研究突显了这一事实。路特是儿童精神疾病流行病学领域的国际权威。路特的"家庭逆境指数"（Family Adversity Index）包括儿童行为问题的6个家庭预测因素：（1）低收入；（2）住房面积过小；（3）母亲抑郁；（4）父亲的反社会行为；（5）父母之间的冲突；（6）将儿童从家中迁出（Rutter, 1989）。路特发现，如果只存在一种家庭风险因素，外化性障碍的风险不会有大的增长。但是，如果存在两个家庭逆境因素，风险将达到原来的4倍。如果存在3个或更多的家庭逆境因素，风险会增加得更多。

其他研究结果强调了儿童的外化性障碍与社会弱势地位的关系（Earls & Mezzacapa, 2002）。例如，生活在城市贫民区的儿童中超过 20% 的人有外化性障碍，并且与父母离异和单亲抚养相关（National Academy of Sciences, 1989）。

研究方法

样本：如何选择我们要研究的人

心理学家一般不会使用**代表性样本**（representative sample），即一种精确代表某个更大群体的样本。相反，我们通常采用方便样本，即容易征募和研究的人群。很多情况下方便样本完全够用。例如，我们在研究注意缺陷／多动障碍替代疗法的有效性时并不需要代表性样本。

然而某些情况下，获取代表性样本是必需的。例如，很多在临床机构中接受外化性障碍治疗的儿童来自单亲家庭，某些临床样本研究得出结论：单亲抚养会导致行为问题。不过我们根据方便样本或者临床样本做出推论时需要谨慎。这些群体不能代表儿童和家庭的总体。请想一想，如果儿科医师只根据他们的临床样本总结耳部感染的患病率，肯定会严重高估！事实上，我们研究单亲家庭儿童代表性样本时发现，其中大多数儿童都没有心理问题。大部分儿童（包括大多数单亲家庭中的儿童）都是有韧性的；他们能够成功应对单亲抚养的各种压力（Emery, 1999a）。

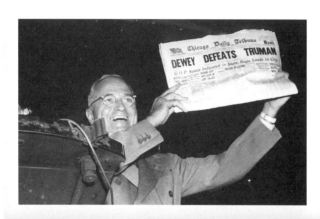

社会科学家（特别是社会学家）应该怎样选择代表性样本才能准确地将结果推广到更大的群体？第一，研究者必须确定要研究的总体，即研究者希望推广的整个人群——比如居住在美国的 18 岁以下的儿童。第二，研究者必须从总体中随机选择参与者，获取足够大的样本，以确保结果在统计上是可靠的。这使得研究者能够做出有时看起来极为出色的推论，比如通过对少量选民的民意调查来准确地预测政治选举的结果。

在确定研究总体或随机取样的过程中可能会产生误差。最有名的研究误差之一发生在 1948 年，当时报纸头条预言在美国总统大选中杜威会击败杜鲁门。结果杜鲁门轻松赢得了选举。民意调查哪里出错了？研究者在确认选民总体时犯了一个错误。他们从美国人口总体中随机取样，但是到投票站投票支持杜鲁门的民主党选民多于到投票站投票支持杜威的共和党选民。（这就是现在做选举民意测验采用离户调查的一个原因。）而且当时民意测验是在大选前一周甚至更早的时候进行的，而晚期选民的情感偏好从杜威转向了杜鲁门。

政治学家自 1948 年之后在制定取样策略时变得老练得多了。心理学中一个值得庆幸的新趋势是与社会学家合作来研究正常和异常行为。目前很多大范围的调查会跟踪儿童或家庭的代表性样本，并且包含心理幸福感的测量。心理学家越来越多地采用这些样本，以确保对小型的方便样本进行深入研究所得出的结果与总人口的代表性样本中的发现一致。

外化性障碍的原因

所有孩子都需要学习控制自己的行为。若对此有怀疑，可以去学前班看一看。你会发现教师经常需要提醒孩子们分享和合作，不要打闹、推搡、抓咬其他孩子。我们在孩子们身上观察到的自发行为也可能很美妙——学前儿童自由地交朋友，交换心爱的物品，在其他孩子受伤时表达同情。不过，所有的孩子都需要一定的管教（同时要付出很多的爱）。当然，不同的孩子或多或少都需要（或接受）指导，所以生理、心理和社会因素都可能导致外化性问题。

生理因素　与外化性障碍有关的生理因素包括困难型气质、神经心理异常和遗传基因。生理风险因素可能是"双重杀手"，因为它们既直接影响行为问题，同时又造成儿童与父母、教师及同伴的关系紧张。

气质　每个儿童的气质各不相同，而**气质**（temperament）是一种先天的行为特征，包括活动水平、情绪性和社交性（Buss, 1991）。气质有多种划分方法，但托马斯和切斯（Thomas & Chess, 1977）做了一个有用的总结，即将气质分为轻松型、困难型和慢热型。轻松型儿童友好并遵守大部分规则；困难型儿童难以预测，具有挑战性；慢热型儿童害羞且退缩。困难型气质的婴儿或学步儿将来可能出现外化性障碍（Shaw et al., 1997）。

神经心理学异常　其他生物因素也会引发外化性障碍，尤其是注意缺陷/多动障碍。脑损伤可能导致多动和注意缺陷，但是脑损伤的硬标志，如CT扫描结果异常，只在不到5%的ADHD病例中出现（Rutter, 1983）。最常见的是神经方面的软标志，例如精细动作协调迟滞（如书写能力差）。然而很多ADHD儿童并没有这些软标志，而许多正常儿童却有（Barkley, 2006）。因此它们的意义目前尚不明了。

外貌轻微异常，发育里程碑事件延迟，母亲吸烟和饮酒，妊娠和分娩并发症等，同样在注意缺陷/多动障碍儿童中更为普遍。不过，研究者们尚未发现ADHD的生物易感性的特定标志。前额叶皮质—纹状体网络损伤可能是一个标志。该脑区控制执行功能，包括注意、抑制和情绪调节（Barkley, 2006），尽管执行功能可能只在一部分病例中是个问题（Nigg et al., 2004）。

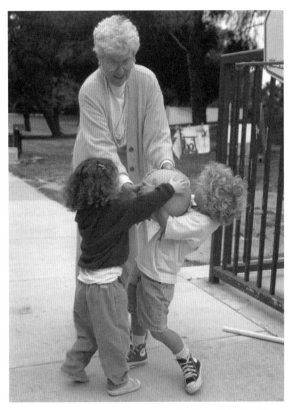

学前期儿童需要学习分享、合作和一般意义上的"友善"。人性包括自私和攻击动机（以及利他动机）。先天变异和社会化的机会及成功与否都会影响外化性障碍的形成。

遗传性与注意缺陷/多动障碍　一些研究表明，遗传因素对注意缺陷/多动障碍有强烈影响。例如，对近4000名澳大利亚双生子所做的一项研究发现，同卵双生子的共病率约为80%，而异卵双生子的共病率约为40%（Levy et al., 1997）。这与人们对纯遗传性障碍的预期（同卵双生子的共病率应为100%，异卵双生子应为50%）接近。事实上，遗传因素能解释90%的注意缺陷/多动障碍症状变异，远高于大多数行为障碍的比例（Burt, 2010; Nikolas & Burt, 2010）。这些证据也激发了寻找可能导致ADHD特定基因的研究。多巴胺受体基因（DRD4）曾被认为与此有关，但研究常常无法复现此前的研究结果，而且还有很多其他备选基因也被认为与ADHD有联系（虽然结果并不一致）（Banaschewski et al., 2010; Gizer, Ficks, & Waldman, 2009）。为确认注意缺陷/多动障碍的特定基因所做的工作得到的结果令人失望，其原因可能包括：这种障碍是多种基因作用的结果；存在尚未发现的ADHD亚型（它们有不同的病因）；其他复杂的基因与环境互相影响的因素等。

某些注意缺陷/多动障碍案例可能由某种（尚待证实的）单一基因导致。但大多数ADHD病例似乎都是多基因导致的。目前我们希望你了解的是，这种情况意味着ADHD并非"全或无"的障碍，即并非在性质上有别于正常状态（参见第2章）。事实上，有充分证据表明，注意力和活动水平是量的差异而非质的差异（Barkley, 2006）。一个人无法"有一点怀孕"，但却可以"有一点注意缺陷/多动障碍"。

为什么这一点很重要？因为人们一般认为"遗传"就意味着你具有导致某一特定疾病的"基因"。但像大多数精神障碍一样，注意缺陷/多动障碍的病例似乎大多数涉及众多的基因。这引发了一个非常重要的问题：划分"正常"活动水平和

ADHD 的注意困难与"异常"的界线在哪儿？界线划分问题尤其重要（稍后就要讲到），因为它涉及是否对儿童进行药物治疗的决定。

基因−环境交互作用与对立违抗障碍 基因对于对立违抗障碍的影响小于ADHD（Burt et al., 2001）。但基因对早发型反社会行为的影响大于晚发型（Taylor, Iacono, & McGue, 2000）。这一点很重要，因为基因似乎对早发型对立违抗障碍与成年的反社会行为之间的连续性有影响。不过，青少年有限的反社会行为基本上反映的是青春期叛逆的环境（Gottesman & Goldsmith, 1994）。

如果基因会影响反社会行为，那么一个基本问题是：它们的遗传机制是什么？多动或注意力缺陷可能是直接遗传的，但违反规则肯定不是（Earls & Mezzacappa, 2002）。没有人会认为存在"犯罪的基因"，更不必说"与教师争吵的基因"了。

一定程度上，被遗传的或许是对逆境做出较消极的反应的倾向。一项被广泛引用的研究发现，儿童期受虐经历对青少年品行问题影响的差异取决于促发单胺氧化酶 A（MAOA）活性的基因。（MAOA 基因编码生成一种酶，这种酶代谢神经递质并使之失去活性）。如果男孩在基因上倾向于低而非高的 MAOA 活性，则儿童期受虐经历对青少年品行障碍有显著的预测作用（Caspi et al., 2002）。与此类似，一项研究发现低社会经济地位与冷酷程度的增加有关，但这种联系只出现在具有某种 5− 羟色胺转运体（5-HTTLPR）基因的等位基因的年轻人身上（Sadesh et al., 2010）。你应该了解的是，在寻找影响复杂社会行为的特定基因的热潮中，"偶然结果"是常见现象（Risch et al., 2009）。不过，基因与环境的交互作用无疑会影响包括反社会行为在内的诸多心理问题。

社会因素 社会化是塑造儿童的行为和态度使之符合父母、教师和社会期望的过程。虽然父母的解释、榜样以及适当的管教往往对孩子的社会化至关重要，但其他影响也不容忽视。随着年龄的增长，同伴群体会带来强大的（有时是无形的）从众压力。学校和大众媒体同样也是强大的社会化影响因素。

教养方式 父母的爱有时被认为与管教孩子相冲突，但和谐而温馨的亲子关系既能减少管教的必要性，又能提高管教的效果（Shaw & Bell, 1993）。事实上，发展心理学家根据温情和管教的情况把教养方式分为4类（见图16.2）。权威型父母既有爱又严格，他们的孩子适应良好。相反，专制型父母缺乏温情，通常管教严苛，独断专行。专制型父母的孩子通常较顺从，也可能较焦虑，有时还叛逆。纵容型父母与专制型父母相反：溺爱孩子而又疏于管教。他们的孩子易冲动，不顺从，但也不

	接受，回应，以孩子为中心	拒绝，无回应，以父母为中心
高要求，高控制	权威	专制
低要求，低控制	纵容	疏忽

图 16.2　基于父母的温情和管教维度的4种教养方式

资料来源：E.E.Maccoby and J.A.Martin, 1983, "Socialization in the Context of the Family: Parent-Child Interaction" in E.M.Hetherington（Ed.）Socialization, Personality and Social Development,Vol.4, Handbook of Child Psychology, pp.1-101. New York: Wiley.

会极端地反社会。疏忽型父母既不关心孩子的情感需要，也不在意孩子的管教。有严重品行障碍的孩子通常都有疏忽型父母（Hoeve et al., 2008; Maccoby & Martin, 1983）。

胁迫　更具体的教养问题也会造成孩子的外化性障碍。心理学家杰拉尔德·帕特森提出的胁迫（coercion）概念便是例证之一（Patterson, 1982），胁迫指父母对孩子的要求做出让步，从而正强化孩子的不当行为。只要父母让步，孩子就会放弃恼人的行为，反过来对父母进行负强化。因此，胁迫描述的情形是：在亲子互动中，孩子的不当行为与父母的让步行为彼此强化。下面的案例说明了这种情形：

➡ 我要糖果！

某女士承认，她对 4 岁的儿子比利完全失去了控制。她是一位单亲妈妈，每天从上午八点工作到下午五点半，晚上和周末还要照顾比利，料理家务，这一切弄得她精疲力尽。在教育孩子方面，妈妈无法从比利的爸爸或其他任何人那里得到帮助，她已经身心俱疲。该管教比利时，她通常都会让步——既因为这样做最省事，也因为不忍心拒绝孩子。

妈妈描述了母子之间很多艰难的互动。有一个例子很突出。她下班后经常带比利去一家杂货店，但儿子每次都让她很为难，走到糖果区时尤其麻烦。比利一到糖果区就要吃糖果。妈妈跟他说不行，比利就会提高嗓门大喊："我想吃糖果！"妈妈开始还想坚持原则，但其他家长脸上不认可的表情让她感到尴尬。她恼怒而又无奈地拿起一包糖果给了儿子。如此能使她有几分钟安宁的时间来完成购物。

显然，妈妈奖励了比利的不当行为；比利也在妈妈作出让步、满足了他的要求后安静下来，这对妈妈造成了负强化。双方都得到强化，这种有胁迫性的互动将（而且的确会）持续下去（Patterson, 1982）。

胁迫这一概念有着直接而现实的意义。家长需要通过忽视和惩罚不当行为，或者奖赏积极行为，以此来打破这种互动模式（Herbert, 2002）。在比利的案例中，心理学家建议使用暂时隔离技术，即在孩子出现不当行为后将他短暂地隔离。随后比利又一次在杂货店胡闹时，妈妈可以留下购物车，和比利一起回到汽车里，一直待到他安静下来，然后再去购物。第一天他们不得不两次回到车里，但比利的行为有所改善。他很快就因为购物时表现好（而非表现糟糕）得到了奖赏。

负性注意　儿童的不当行为有时只是为了获得注意，而不是真的想得到什么。负性注意指"惩罚"有时实际上强化了儿童的不当行为。例如，"课堂上的捣蛋鬼"会因为捣乱行为得到关注而兴奋。教师的惩罚实际上是一种强化。我们认为，理解负性注意为什么是一种强化十分关键。许多儿童得不到足够的正性注意——足够的爱。对儿童来说，任何关注都比被忽视要好。在这种情况下，更多的关注和爱而不是管教，才是治疗他们外化性行为更好的方法（Emery, 1992）。

不一致　不一致也与儿童的外化性问题有关（Patterson, DeBaryshe, & Ramsey, 1989）。不一致包括父母教养方式和标准的频繁变化，或者双方在教养原则和对孩子的期待方面出现分歧。当父母自己的夫妻关系出现冲突（婚姻不幸或离异）时，不一致经常就是一个问题（Emery, 1982; Repetti, Taylor, & Seeman, 2002）。有些愤怒的父母甚至会故意伤害对方。

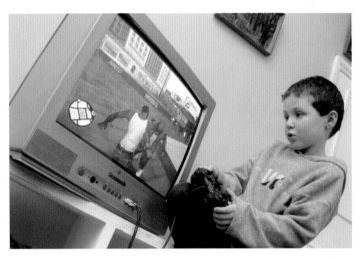

一个男孩正在玩侠盗猎车手游戏。攻击性较强的儿童更喜欢视频游戏、电视和其他大众媒体中常见的暴力场面，而且更容易受到影响。

父母的言行不一致也是一个问题。请试想一下愤怒与严厉的体罚所固有的矛盾（Gershoff, 2002）。这种管教方式一方面告诫孩子们要守规矩，另一方面又教坏孩子，让他们认为愤怒和攻击是可以接受的解决问题的方法。孩子学到的往往是家长的行为而非说教。

同伴、街区和媒体 同伴群体也可能促发不良行为和反社会行为（Dishion, McCord, & Poulin, 1999），在青少年之中，同伴的影响可能超过父母（Walden et al., 2004）。事实上，社会化犯罪（即同伙犯罪行为）可能是外化性障碍的一种重要亚型（Kazdin, 1995）。

街区和媒体也会导致外化性障碍。电视节目暴力泛滥，电脑游戏同样如此。有研究表明，攻击型儿童更喜欢暴力影像，且在观看了暴力影像后变得更具攻击性（Anderson et al., 2003）。在社区里目睹了暴力行为的年轻人自身也更可能变得暴力（Shahinfar, Kupersmidt, & Matza, 2001）；一般而言，在动荡的城市贫困街区长大的儿童更可能有外化性问题（Dupere et al., 2007; Stouthamer-Loeber et al., 2002）。

注意缺陷/多动障碍中的社会因素 关于社会因素影响注意缺陷/多动障碍发展的理论很少（Hinshaw, 1994）。ADHD患儿的妈妈通常比普通儿童的妈妈对孩子更挑剔、要求更高、控制更强（Mash & Johnston, 1982）。但研究也显示，这些妈妈的问题主要是对孩子的困难所做出的反应，而非它们出现的原因。研究表明，ADHD患儿用药期间注意力变得更集中，更为顺从，而他们妈妈的行为也"改善"了——消极和控制的程度都有所减轻（Danforth, Barkley, & Stokes, 1991）。妈妈的行为改善是因为药物对孩子产生了效果——孩子又对妈妈产生了影响。实际上，孩子的破坏性行为能使婚姻和父母的教养方式变得紧张（Wymbs & Pelham, 2010）。

这并不意味着良好的教养方式不重要。无效的教养无疑会加剧注意缺陷/多动障碍的症状（Hinshaw et al., 2000），重要的是，父母可以协助预防注意缺陷/多动障碍发展出共病性质的对立违抗障碍（Harvey et al., 2011; Tully et al., 2004）。家庭和社会逆境也可能导致对立违抗障碍及其与注意缺陷/多动障碍的共病（Burt et al., 2001）。

心理因素 低自尊指自我价值感较低，有时被视为外化性障碍的病因。但研究显示，ADHD患儿会高估而非低估自己的能力（Hoza et al., 2004），这可能让人感到奇怪。对于这种积极错觉偏差，最好的解释似乎是自我保护，即试图在同伴和自己面前显得更有能力（Owens et al., 2007）。

缺乏自我控制（即行为的内在调控）常常与外化性障碍有关（Denson, DeWall, & Finkel, 2012）。自我控制中的一个具体问题是延迟满足——为了获取更有价值的长远利益而推迟价值较小的即刻回报的能力。例如选择复习备考，而不是与朋友出去玩。有外化性障碍的儿童延迟满足的能力比其他儿童弱。他们更爱选择即时回报而非长远目标，这会阻碍教育和职业目标的实现（Nigg, 2001）。

心理学家肯·道奇及其同事的研究还表明，有攻击性的儿童会过度解读同龄人的攻击意图（Dodge et al., 2003）。他们认为其他儿童有威胁性，所以可能想"先下

表 16.1 科尔伯格的道德发展理论		
阶 段	大致年龄范围	描 述
顺从/惩罚	婴幼儿	不会区分做得对和受惩罚
利己	学龄前	确保自我利益最大化
守规矩	学龄早期	确保得到赞许。"好孩子。"
权威和社会秩序	学龄晚期	需要遵从法律/规则
社会契约	青少年	功利主义。合法的并不总是合乎道德
普遍的伦理	成年	道德超越利益

手为强"。心理学家赛斯·波拉克及其同事说明了这种偏见产生的一个原因。与正常儿童相比，遭受过身体虐待的儿童在中性的面部表情中看到了更多的愤怒（Pollak & Tolley-Schell, 2003）。对于生活在有威胁性的家庭环境中的孩子，这种偏见可能是有适应性的，但在其他环境中则是适应不良的。

有外化性问题的儿童"良知"如何？心理学家科尔伯格（Kohlberg, 1985）的道德推理等级理论认为：儿童随着年龄的增长，会使用越来越抽象的道德原则（见表16.1）。比如一个小男孩可能会说，表现好是因为怕"妈妈生气"。而年龄更大的孩子则会说，表现好是因为"人们应该遵守规则"。青少年则可能解释说"那是正确的行为"。与科尔伯格的理论一致，有攻击性的儿童的推理方式更像幼儿，看重即时的后果，而不是在不太可能被抓住的情况下也遵循指导行为的准则（Stams et al., 2006）。

整合和替代途径 我们该如何整合外化性障碍成因的诸多证据呢？有两个结论似乎是明确的。第一，外化性障碍的成因很多，而非一个。各种生物易感性是某些儿童外化性障碍的主因。另一些儿童的外化性障碍则主要源于缺乏管教和社会化，导致其反社会行为而非亲社会行为获得了奖赏。第二，对很多孩子来说，生物、心理和社会因素的交互作用导致了外化性障碍。气质理论学家指出，孩子的气质与家庭环境的吻合度可能是社会化顺利发展的最重要因素（Shaw & Bell, 1993）。例如，研究显示，生长在贫困社区而非富裕社区的冲动型青少年通常有较高的犯罪率。但对于非冲动型青少年，无论生长在贫困社区还是富裕社区对他们的犯罪行为均没有影响（Lynam et al., 2000）。

外化性障碍的治疗

有大量疗法用来治疗儿童的外化性障碍，但遗憾的是，外化性障碍问题很难改变（Kazdin, 1997）。最有前景的疗法包括针对注意缺陷/多动障碍的精神兴奋剂治疗、针对对立违抗障碍的行为家庭疗法以及针对品行障碍和不良少年的强化治疗项目。

精神兴奋剂与注意缺陷/多动障碍 精神兴奋剂（psychostimulants）是加强中枢神经系统活动的药物；如果剂量合适，这些药物可以增加

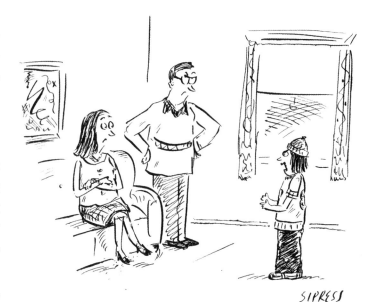

"事情还没有发生，让我怎么去想后果？"

个体的警觉性、唤醒水平和注意力。精神兴奋剂可以使约75%的ADHD儿童的行为得到即时的显著改善。在进一步讨论它们的效果之前，我们必须先思考关于注意缺陷/多动障碍与精神兴奋剂关系的一个错误观点。

"矛盾效应"　精神兴奋剂的滥用会导致焦躁不安甚至狂乱的行为，其街头名称Speed（"快速丸"）准确地传达了这一点。美国精神病医生查尔斯·布拉德利（Bradley, 1937）是最早发现这些药物在多动儿童身上产生"矛盾效应"的研究者之一：这种药物能让他们放慢节奏。多年以来，专家们都认为，这证明ADHD患儿脑功能异常。但讽刺的是，矛盾效应的观点本身就是错误的。

　　"矛盾效应"迷思持续存在的一个原因是，给正常儿童服用精神兴奋剂被认为有违职业道德——尽管有数百万"异常"的ADHD患儿定期服用这类药物！美国国立心理卫生研究所（NIMH）的一组研究人员最终找到了解决这一伦理困境的巧妙方法。他们经过研究所同事的允许，研究精神兴奋剂在他们的孩子身上的效果。这些研究人员发现，精神兴奋剂影响正常儿童和ADHD患儿的方式完全一样。这类药物可以提高注意力并减少动作活动（Rapoport et al., 1978）。事实上，如果用量较小，精神兴奋剂在成年人身上也有同样的效果，这是这种药物在大学生中被普遍滥用的一个原因（Smith & Farah, 2011）。重要的是，精神兴奋剂在ADHD患儿身上并没有产生矛盾效应。

用法与药效　最常见的精神兴奋剂处方药是商品名为利他林（Ritalin）、迪西卷（Dexedrine）和阿德拉（Adderall）的药物。其中每一种药物都有增强警觉和唤醒程度的效果。精神兴奋剂的处方通常由儿科医生开具。儿童在入学初期遇到困难时，通常会向儿科医生求诊。学生在学校中的行为障碍是人们关注的主要问题，这一点从精神兴奋剂处方的开具上即可体现出来。儿童早晨上学之前服用，由于很多精神兴奋剂的药效仅持续3到4个小时，所以午饭时可能还要服用。[1]放学之后是否服药，取决于孩子在家中的行为、学习要求，以及饮食和睡眠是否正常（食欲减退和睡眠问题是这类药物常见的副作用）。很多时候大人由于担心各种副作用，周末或放假期间不再给患儿服药。

　　患儿服用精神兴奋剂要持续若干年，而非几天或是几周。过去他们在青少年早期会停服这类药物，因为医生通常认为，这类行为问题在青少年期已经"因为长大而消失了"。不过研究显示，尽管多动症一般在青少年期会有所好转，但注意缺陷通常仍会持续（Sibley et al., 2012）。因此，现在十多岁的孩子仍会服用精神兴奋剂，甚至持续服用到成年期。人们对"成人ADHD"、注意缺乏、冲动等的关注增加，对成人多动症状的关注则次之（Barkley, 2006）。*DSM-5* 正式认可了这一新的诊断。成人ADHD只需要表现出儿童诊断标准中6种症状中的5种即可确诊（参见"DSM-5：注意缺陷/多动障碍诊断标准"）。

　　大量的安慰剂对照双盲研究表明，精神兴奋剂可以改善注意力并减少ADHD的多动行为（Barkley, 2006）。一项大规模治疗研究——ADHD患儿多模式治疗研究（Multimodal Treatment of Study of Children with ADHD, MTA）中，579名ADHD患儿被随机分配接受下列四种疗法中的一种：（1）控制性药物管理组；（2）密集型行为疗法组；（3）上述两种疗法结合组；（4）非控制性社区护理组（通常包括药物

---

[1]从精神兴奋剂（商品名为 Concerra, Adderall XR）的药效释放说明书上可以看到，它与一天服用三次的药物用法类似。

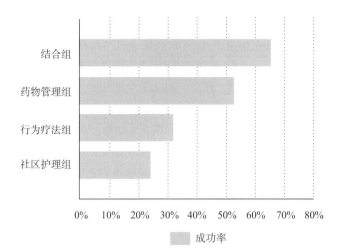

图 16.3 MTA中各种治疗结束时的成功率

严格的药物管理条件下，精神兴奋剂对ADHD有显著的短期改善效果。通常包括药物治疗的社区护理，改善效果则差得多。MTA随访研究显示，药物治疗在短期内优于行为疗法，但长期效果则不然（未显示）。

资料来源：J.M. Swanson, et al., Clinical Relevance of the Primary Findings of the MTA: Success Rates Based on Severity of ADHD and ODD Symptoms at the End of Treatment. The Journal of the American Academy of Child and Adolescent Psychiatry, 40（2）, pp. 168-179.

治疗）。为期 14 个月的跟踪评估显示，控制性药物管理组和两种疗法结合组比其他疗法能更显著地改善注意缺陷 / 多动障碍的症状。密集型行为疗法（结合组的一部分）只是在药物治疗的基础上对 ADHD 症状有轻微的改善（见图 16.3），但可能对共病性质的攻击行为（MTA, 1999; Swanson et al., 2001）、父母教养行为和少数族裔的儿童和家庭有所帮助（Arnold et al., 2003）。包括暑期治疗项目在内的更积极的行为疗法，可能会产生更明显的效果（Pelham et al., 2002）。

MTA 仍然证明了，精神兴奋剂是注意缺陷 / 多动障碍行为症状的首要治疗手段。但重要的是，研究同样发现了社区护理存在的问题，社区护理通常包括药物治疗，但效果远不如控制性药物管理。遗憾的是，社区护理经常只涉及开具处方，很少对注意缺陷 / 多动障碍进行持续的监控。

另一个担忧是，精神兴奋剂虽然可以改善多动和冲动行为，但它们对于注意和学习问题的效果则不明确。服用此类药物的患儿，阅读、拼写和算术作业的准确率有一定的提高（Pelham et al., 1985），但学习成绩和成就测验分数却没有什么提升（Henker & Whalen, 1989）。这种改善行为而不改善学业的模式在 MTA 中也有发现（Henker & Whalen, 1999）。

一个更令人困惑的事实是，并未发现精神兴奋剂对患儿的行为、学习或任何其他功能有长期的改善（见表 16.2）。例如，一项为期 8 年的 MTA 追踪研究表明，精神兴奋剂（和其他行为疗法）对注意缺陷 / 多动障碍和其他症状没有疗效（Molina et al., 2009）。这是因为多年的病程中患儿未能坚持服药（ADHD 药物治疗的缺陷），还是因为其他问题？没有人知道确切的答案，但在 MTA 中，持续用药并不能预测更大的改善（Molina et al., 2009）。显然，长期与短期结果的区别是一个需要解决的问题。

另一项大规模临床试验项目，学龄前儿童注意缺陷 / 多动障碍治疗研究（Preschoolers with ADHD Treatment Study, PATS）则考察了关于精神兴奋剂治疗学龄前儿童 ADHD 的有效性的重要问题。因为学龄前儿童 ADHD 的治疗涉及伦理问题，

表 16.2 精神兴奋剂对ADHD症状的短期和长期效果

	多动行为/冲动行为	注意缺陷/学习
短期	大幅改善；活动性下降，更加专注；社交问题减少	完成更多任务，但学习成绩或标准测试得分没有改变
长期	未发现益处	未发现益处

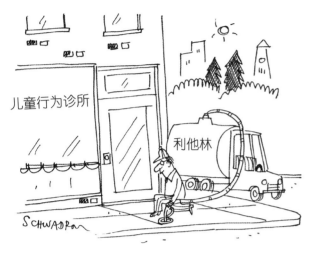

© CartoonStock Ltd.

所以实验设计的随机化及其他关键设计都做了必要的折中。这一研究得出两个明显结果：（1）保持服药的学龄前儿童在 10 个月的追踪期内（虽然没有对照组）症状有改善；（2）约三分之一的儿童中断用药（Vitiello et al., 2007）。

副作用　精神兴奋剂的副作用较为麻烦，包括食欲减退、心率加快和睡眠问题。这些副作用并不会严重损害儿童的健康，但对于想让孩子好好吃饭和正常睡觉的家长则不能容忍！另一些副作用则明显更严重，如在少数案例中出现的运动性痉挛。

有证据证明，精神兴奋剂会延缓身体发育。这也是一个令人担忧的重要问题。以往的研究发现，持续服用精神兴奋剂的儿童身高和体重发育略低于预期，但这种发育迟滞被认为并不严重，而且停药期患儿还会出现生长反弹（Barkley, 1998）。（这是孩子在离校期间停止用药的原因）。这种生长迟缓果真不重要吗？在 MTA 中，与 3 年内从未用药的儿童相比，新近用药的儿童体重少增长约 2.7 公斤，身高少增长约 2 厘米（Swanson et al., 2007）。这种情况是否严重可能取决于如何解释，但在学龄期男孩的眼中，个子矮小可不是小事。

精神兴奋剂是否被过度使用？　尽管精神兴奋剂有效，但家长和专家仍然面临一个基本问题：我们是否应该使用药物矫正孩子的不当行为？每年有 270 万美国儿童（约为学龄期儿童数量的 4.8%）使用精神兴奋剂治疗注意缺陷/多动障碍（CDC, 2010）。这一惊人数字引发大量争议，以下事实亦然：（1）1987~2008 年期间，使用精神兴奋剂的 18 岁以下青少年人数增加了 3 到 7 倍（Zito, et al., 2003；参见图 16.4）；（2）1990 年代，使用兴奋剂的学龄前儿童人数是过去的 3 倍（Zito, et al., 2000）；（3）美国的精神兴奋剂用量是欧洲、加拿大和澳大利亚的 3 到 10 倍（Vitiello, 2008）；（4）美国的精神兴奋剂消耗量占世界生产总量的 90%（LeFever et al., 2003）。

精神兴奋剂在美国是否被过度使用？不仅对于有问题的儿童，而且对于遇到麻烦的学校，药物都是"杀手锏"。很多公立学校资金不足、学生过多、师资短缺。我们是否需要考虑孩子的长远未来，而不只是采取权宜之计，诉诸药物？

图 16.4　药物治疗被滥用了吗？

1987~2008 年，美国儿童的精神兴奋剂医疗使用急剧增加。

资料来源：S.H. Zuvekas & b.Vitiello. 2012. Stimulant medicaion use in children: A 12-year perspective. American Journal of Psychiatry; 169:160-166. Reprinted with permission from the American Journal of Psychiarty（Copyright © 2012）.American Psychiatric Association.

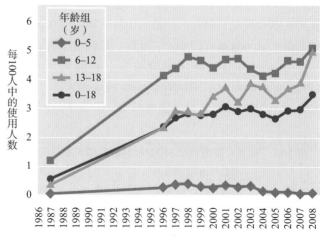

批判性思考很重要

注意缺陷/多动障碍的虚假归因和错误治疗

绝望的父母带孩子看病时，并不愿听到医生对孩子的心理问题做出诸如"我们不知道病因是什么""这种病治不了"之类的回答。令人遗憾的是，这类说法往往是最诚实和科学的准确回答。更加令人遗憾的是，这并不妨碍一些自封的所谓的"专家"对父母们的疑惑做出真假难辩、似是而非甚至凭空想像的回答。每种精神障碍都充斥着各种虚假的说法，但如果我们要评一个"最具误导性信息"奖，得奖的多半是 ADHD。

那些自封的"专家"将注意缺陷/多动障碍的病因归咎于千奇百怪的因素，从荧光灯（ADHD 高发期学校安装了荧光灯）到糖果（老师和家长都很喜欢的原因——要知道，孩子在万圣节时都会"精神亢奋"），再到学走路前没能很好地学会爬行（不知何故，不按顺序的身体运动能力发展被认为会干扰发育中的大脑神经回路——一种我们无法理解也不想理解的谬论）。我们希望这是多此一举，但是以防万一，我们还是要指出，目前没有任何证据支持上述任何理论或基于这些理论的疗法。比如，我们知道孩子吃糖会导致蛀牙，但多吃糖并不会导致多动行为，而少吃糖也不能治愈它（Milich, Wolraich, & Lindgren, 1986）。

近来一些"专家"声称，麻疹、流行性腮腺炎和风疹联合（MMR）疫苗接种会导致注意缺陷/多动障碍、孤独症、学习障碍等，不一而足（见第 2 章专栏"批判性思考很重

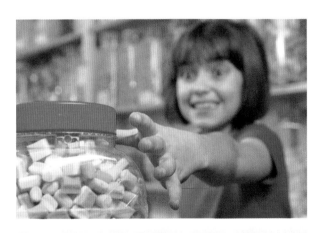

要"）。尽管相反的证据很多，但有些人却视而不见。他们甚至声称，医药公司和美国精神卫生研究所相互勾结，掩盖证据。我们认为，这种担心的可信度与政府掩盖外星人造访地球之类的说法一样。不过，对令人怀疑的说法说一句"荒唐！"并不难，秘诀就是保持探究和怀疑精神，这样就不会被新的谎言欺骗。

鉴往知来。我们可以回顾一下 20 世纪 70 年代盛行一时的说法：食品添加剂，尤其是常用的水杨酸盐导致了ADHD。内科医生费恩戈尔德（Feingold, 1975）在其大言不惭地名曰《你的孩子为什么多动》的一书中提出这一说法，并推荐一种全天然的食谱来治疗。无数 ADHD 儿童的父母将之奉为至宝，许多人甚至声称费恩戈尔德食谱使孩子的症状有所改善。（上网搜一下，你至今还能找到费恩戈尔德食谱的支持者）。美国国会甚至考虑禁用水杨酸盐。问题出在哪儿？其所谓的"药效"不过是安慰剂效应而已。让孩子吃天然食物需要付出很多努力，所以父母愿意相信他们的努力没有白费。它真的有效——但这只是父母的一厢情愿；实际研究发现，孩子的行为并没有改变（Conners, 1980）。

其他对注意缺陷/多动障碍没有效果的治疗手段还包括保健品（氨基酸和大剂量维生素是两种常被推荐的"治疗"保健品）；游戏疗法（治疗师与孩子一块玩，并且像心理分析师解读自由联想那样诠释游戏）；眼动脱敏与再加工（参见第 7 章）；神经反馈（患者观看自己的脑电图数据并尝试改变自己的脑电波）；感觉运动整合疗法（该疗法可能包括训练患者在注视铅笔的同时用铅笔触碰自己的鼻子）；针灸（一种古老的中国医术）；各种顺势疗法，包括碧萝芷（一种有机物，其倡导者声称该物质与利他林一样有效，并且有助于治疗网球肘！）。我们再说一遍：这些治疗手段统统无效（Waschbusch & Hill, 2004）。

而批判性思维会对你很有用，如果你学会它的话。看科幻电影时你可以暂时搁置疑问；但在现实生活中，批判性思维不可或缺。

精神兴奋剂是治疗注意缺陷/多动障碍的一种低廉而有效的手段，与其他治疗手段相比更是如此（见专栏："批判性思考很重要"）。即便如此，药物的疗效有限，各种副作用也令人担忧，而且在 ADHD 的诊断中，正常行为与异常行为之间并没有明确的界限。美国的心理健康专业人员是否要提高 ADHD 诊断和开处方的门坎？我们认为，这是一个值得思考的问题。

治疗注意缺陷/多动障碍的其他药物 在过去许多年，很多ADHD患儿都服用过抗抑郁药。尽管抑郁和注意缺陷/多动障碍经常同时出现，但这并不是使用抗抑郁药的理由。相反，由于一些未知的原因，抗抑郁药可能会直接影响ADHD的症状。只有在精神兴奋剂对症状无效时，使用抗抑郁药才是合理的（DeVane & Sallee, 1996）。

阿托西汀（Strattera）是一种去甲肾上腺素再摄取抑制剂，也是唯一被美国食品药品监督管理局（FDA）认可的治疗注意缺陷/多动障碍的非精神兴奋剂类药物。使用阿托西汀的好处是滥用的可能性较小，因此医生常常开这个药物给有ADHD的成人服用。但成人滥用精神兴奋剂却很普遍。例如，多达35%的大学生为了提高学习成绩或娱乐而使用或"分享"过这种药物(Wilens et al., 2008)。遗憾的是，阿托西汀不如精神兴奋剂有效，而且可能产生严重的副作用，比如加重自杀想法（Bangs et al., 2008; Newcorn et al., 2008 ）。

可乐定（Clonidine）是一种能减少攻击行为的药物，在超过20%的案例中与精神兴奋剂一同使用。该药虽然被频繁使用，但仍有争议，主要用来治疗成年人的高血压，只有很少的研究证明它对治疗注意缺陷/多动障碍有效。最具争议的是，曾有个别案例报告儿童在使用该药治疗后猝死（Hazell & Stuart, 2003 ）。

对立违抗障碍的行为家庭疗法 行为家庭疗法（Behavioral family therapy, BFT）教导父母对孩子的行为要有明确而具体的期待，严密监督孩子的行动，对积极行为系统地予以奖励，对不当行为则忽视或只略施小罚。尽管对注意缺陷/多动障碍症状的疗效有限，但行为家庭疗法有时仍被用作药物治疗的辅助或替代手段（MTA Cooperative Study, 1999 ）。不过，行为家庭疗法在治疗对立违抗障碍有更好的前景（Brestan & Eyberg, 1998 ）。

行为家庭疗法的第一步通常是父母培训。父母要学习如何识别具体的问题行为，如跟兄弟姐妹打架等；列出优先选择的替代行为，比如说话有礼貌；明确适当行为和不当行为的后果，等等。父母可以制作一张"星星表格"来记录孩子的进步，也可以设计一张"每日报告卡"让孩子每天从学校带回家，作为在这两种环境中协同管教孩子的方法（Scott, 2002 ）。

父母培训还可以包括教给父母惩罚的策略，比如暂时隔离。传统观念认为，作为一种管教策略，父母施加惩罚时应该坚定，但不要发怒，而且奖赏的力度应远超惩罚。一些专家认为，父母培训应该直接增强亲子关系中的温情与管教两者（Cavell, 2001 ）。从这个角度上看，父母培训的目标是教授**权威型教养**（authoritative parenting）方式。

研究支持行为家庭疗法的短期效果（Patterson, 1982 ），针对学步儿父母的培训可以有效地以集体方式进行（webster-Stratton, 1994 ），甚至可以通过大众传媒进行（Sanders, Montgomery, & Brechman-Toussaint, 2000 ）。但其长期功效尚不确定，有疗效的对象一般仅限于12岁以下儿童（Kazdin, 1997 ）。在考虑实施行为家庭疗法面临的挑战时，我们可以回忆一下：外化性障碍患儿的父母大都生活在不利的环境中，这使他们很难改变教养方式（Emery，Fincham, & Cummings, 1992 ）。家长能有效改变孩子的行为，但是，心理学家需要找到更多方法来帮助那些身处不利环境的父母（Scott, 2002 ）。事实上，如果父母婚姻不幸、心理抑郁、物质滥用或对孩子苛刻挑剔，行为家庭疗法的效果就会较差（Beauchaine, Webster-Stratton, & Reid, 2005 ）。如果能在治疗过程中帮助家长应对自身的压力，行为家庭疗法会更有效（Kazdin & Whitley, 2003 ）。

一些行为疗法会直接培训儿童及其家长。问题解决技巧培训（Problem-solving skills training, PSST）是一种常用的技术，用来教导孩子放缓节奏、评估问题，以及在行动之前考虑好备选的解决方案。一些证据表明，PSST 结合父母培训，治疗对立违抗障碍的效果优于单独使用其中任一种方法（Kazdin, Siegel, & Bass, 1992）。但 PSST 对注意缺陷／多动障碍患儿的治疗没有效果，或收效甚微。

品行障碍的治疗　大众媒体上时常有一些关于品行障碍和少年罪错新疗法的令人振奋的报道。听到这些新"方法"时，你应该保持怀疑态度。研究表明，青少年品行障碍的治疗难度甚至大于较年幼儿童的外化性障碍（Kazdin, 1997）。

一些行为家庭疗法在处理青少年家庭问题和违法问题方面已经显现出良好的势头（Alexander & Parsons, 1982）。这些疗法与较年幼儿童的治疗项目遵循相似的原理，唯一不同的是，青少年行为家庭疗法将协商（主动让年轻人参与制定规则）作为中心环节。协商很关键，因为家长对青少年的直接控制要弱于对较年幼儿童的控制。由于父母控制的减弱，更好的策略是在青春期之前就开始进行治疗外化性障碍，以防止品行障碍的出现。

多系统疗法　多系统疗法（Multisystemic therapy, MST）是一种有前景的品行障碍干预手段，已引起广泛的关注（Henggeler & Borduin, 1990）。多系统疗法将家庭治疗与问题儿童生活中的其他重要环境（包括同伴群体、学校和社区）的协同干预结合了起来。一些研究业已证明，多系统疗法确实能够改善家庭关系，并在一定程度上改善青少年罪错行为及不良的同伴关系（Curtis, Ronan, & Borduin, 2004）。一项为期 13 年的追踪研究发现，与单一疗法相比，多系统疗法能显著地降低严重问题儿童的累犯（recidivism）行为。虽然治疗有效果，但你应该知道的是，两组的累犯率仍然很高：接受多系统疗法的群体累犯率为 50%，接受单一疗法的群体累犯率则高达 81%（Schaeffer & Borduin, 2005）。

住宿式项目和少年法庭　很多有严重品行问题或者家庭问题的青少年会在家庭外的住宿式项目中接受治疗。成就屋（Achievement Place）受到了众多研究关注，是一项住宿式的、按照高度结构化的行为疗法原理运作的团体家庭项目。成就屋与很多类似的住宿式项目一样，在青少年接受治疗期间效果显著。遗憾的是，这些项目对于防止青少年离开住宿治疗机构后再犯效果甚微（Bailey, 2002; Kazdin, 1995）。违法青少年回到家庭、同龄人以及学校环境后，其亲社会行为通常无法得到奖赏，反社会行为也得不到监控或惩罚。

很多青少年违法者在少年司法系统接受"处理"，设定的目标是"改过自新"（rehabilitation）。美国少年司法制度的理念是国家监护人原则，也就是国家即父母。理论上讲，少年法庭应该帮助问题少年，而不是惩罚他们。但研究结果表明，这一崇高目标并不符合实际情况，转送（diversion）——让问题青少年远离少年司法系统——才是有效的"处理方法"（Davidson et al., 1987）。

因为"改过自新"的挑战性太大，所以更多的未成年罪错者被作为成年犯而非问题青少年来对待。1990 年代，有更多的青少年被拘禁，更多的未

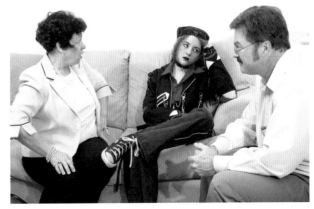

研究表明，家长的参与会让儿童对立违抗障碍的治疗更有效。

成年人被转出少年司法系统，作为成年人接受审判。不过，这种趋势后来有所下降（Puzzanchera, Adams, & Sickmund, 2010）。

我们把治疗问题青少年的诸多困难视为挑战而非失败。治疗师需要努力与问题青少年建立良好的关系，这是外化性障碍治疗结果的一个重要预测因素（Shirk & Karver, 2003）。另一个关键因素是通过缓解造成外化性障碍的不利家庭环境来预防这种障碍（Earls & Mezzacappa, 2002），如果环境无法轻易改变，则需要教他们学习新的应对策略（Lochman & Wells, 2004）。我们需要现实地看待治疗的有限效果，但如果不想让问题青少年放弃自己，我们首先就不能放弃他们。

疗程与结果 孩子们会"随着年龄增长而摆脱"外化性障碍吗？对于注意缺陷/多动障碍来说，多动行为在青少年期通常会有所减少，但注意缺陷和冲动行为则更可能延续下去。比如，以更高的机动车事故率来衡量（Barkley, 2006）。症状明显会持续到成年以后，人们对成年的注意缺陷/多动障碍关注不断增加（Mannuzza et al., 1998）。

重要的是，注意缺陷/多动障碍的预后取决于患者是否同时患有对立违抗障碍或品行障碍。有这类共病的青少年更可能发展出物质滥用、犯罪及其他形式的反社会行为（Hinshaw, 1994）。事实上，大约一半对立违抗障碍或品行障碍患儿的反社会行为会持续到成年期（Hinshaw, 1994; Kazdin, 1995）。不过如前所述，青少年期起病的反社会行为延续到成年期的可能性小于儿童期起病的反社会行为（Moffit, 1993）。

内化和其他障碍

老师在课堂上可能无法忽视那些捣乱的孩子，但他们可能会忽视那些焦虑或抑郁的孩子，他们安静地坐着，闷闷不乐。外化性障碍的负面影响是我们关注它们的重要原因，但我们也像学校的老师一样，不想忽视那些虽然不捣乱但有问题的孩子。我们先来看下面的案例研究。

➔ 以其人之道，还治其人之身

马克 12 岁时，妈妈带他看了一位新的治疗师。马克和妈妈都认为马克患抑郁症已经一年有余，接受了 9 个月的"游戏疗法"但收效甚微。马克大部分时间非常伤心，经常哭泣，感到无助，对未来也感到无望。他不再参加平常的活动，学业成绩也从全科 A 降到了 B 和 C，甚至还有几个 D，尽管他的智商高达 145。他尤其受不了别人的取笑，第一次见医生时，他甚至因为说起这个而哭了起来。学校有一帮男孩经常捉弄马克，戏称他是"小教授"。他们的戏弄经常让马克哭泣。

马克的家庭功能良好，几乎没有家族抑郁史。妈妈是一名家庭主妇，爸爸是一名警官，父母婚姻幸福，两个弟弟也健康成长。妈妈认为马克的很多问题都归咎于他超人的智商和早年没有太多玩伴。两个弟弟出生之前，他们全家住在一个不太安全的社区公寓里。

新的治疗采用认知行为疗法，但在开始阶段谨慎地构建了融洽的关系。马克处于社交孤立状态，对以前的治疗也不甚满意，所以建立良好的治疗关系对他而言非常重要。治疗最终聚焦于社交技巧训练和行为激活。治疗师鼓励马克重新参加各种活动，并主动和同龄人建立关系。治疗师要求马克的父母像对待普通人一样对待他，尤其鼓励他们对马克和其他孩子的功课抱有一样高（但不过于苛刻）的期望。

治疗尤其侧重于如何让马克应对那些捉弄他的人。其中一个步骤是，治疗师先善意地取笑马克，并鼓励马克以取笑来反击。这样做一方面是为了教会马克社交技能，另一方面是为了让他对取笑脱敏。因为在 12 岁男孩之间，互相取笑，有时甚至是不分轻重的取笑，是正常现象。因为马克与治疗师建立了很好的治疗关系，他很快就学会并喜欢上了这种游戏。由于智商高，他不久就能得心应手地运用这一技巧。

益处很快就在治疗之外显现出来。马克被嘲笑之后不再哭泣，相反，他学会了口头反击，这让那些曾捉弄他的孩子深感意外。而且，马克的反击不限于语言。有一天，他还照一个特别讨厌的男孩鼻子上打了一拳——这种反应在治疗当中并不提倡，但他当警察的爸爸并没有生气（而且治疗师私下也没有生气）。

经过大约 3 个月的治疗后，马克的心情大为好转。他又开始得 A，也再次参与了各种活动。对他来说，他人的取笑不再是个问题了。他还是原来的自己（那个安静、聪明、内向的孩子），但学会了设定更加合理的期望，保持参与，学会应对那些捉弄自己的人。

内化性障碍的症状

马克的案例说明，孩子确实会患上抑郁之类的"成人"障碍。但病症的诊断未必总是如此明确。请想象一下，如果马克只有 6 岁，情况将会怎样。他可能会表现得伤心或者看起来伤心，但不太能表达或思考自己的感受。即使 6 岁大的马克能告诉父母他很难过，父母也可能很难解读他的真正意思。在这么小的年龄，伤心何时会变成抑郁？

儿童的内化症状包括悲伤、恐惧、社交退缩。如前所述，*DSM-5* 并没有给出儿童内化性障碍的单独分类，只是指出儿童也可能出现符合"成人"诊断标准的抑郁和焦虑障碍。*DSM-5* 确实列出了儿童经历此类症状时某些独有的表现方式。例如，当诊断重度抑郁障碍时，临床医生可以用"抑郁心境"代替"易激惹心境"，用"体重减轻"代替"体重未达到预期增长"。

这类调整仅仅是一个开始，而治疗师需要有一个更好的、更具有发展敏感性的诊断体系。孩子对于情绪的体验和认知能力是不断发展的，他们表达（以及掩饰）自身感受的能力同样如此。因此，与观察他们的外化性行为相比，成人评估他们内心痛苦的难度要大得多。

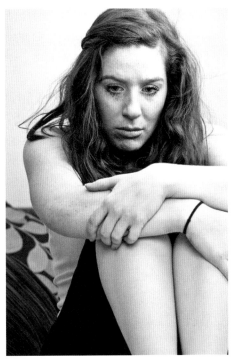

抑郁在青少年期更为普遍，尤其是十来岁的女孩当中。

抑郁症状　儿童抑郁评估是十分困难的工作。比如，一项对因抑郁而住院的儿童的研究发现，儿童和家长对儿童抑郁程度的评分之间的相关为零（Kazdin, French, & Unis, 1983）。在另一项研究中，儿童对抑郁的评估与无望感、低自尊和对负面事件的内在归因有关。与此相反，他们的父母对于儿童抑郁的评估与父母对儿童的外化性行为的评估而非他们的内在痛苦有关（Kazdin, 1989）。最后，可能也是最令人担忧的是，父母系统地低估了其子女自诉的抑郁程度（Kazdin & Petti, 1982; Rutter, 1989）。

考虑到父母和孩子的看法差异如此之大，不管是家长还是孩子指出问题，心理学家都有理由关注。在评估孩子的内化性障碍时，心理健康专家必须从多种信息源（包括父母、老师和孩子自己）获取信息（Harington, 2002）。

对孩子进行直接评估时，儿童临床心理学家对不同年龄段的不同抑郁表征都很敏感（Luby, 2010）：2 岁以下的孩子对照护者无反应；学龄前儿童表情悲伤并出现社交退缩；年幼的学龄儿童有躯体不适的主诉；较大的学龄儿童或者青少年早期的个体会更加直接地承认有悲伤情绪或者明显的易怒；青少年则表现为严重抑郁，包括自杀风险等。

儿童抑郁和青少年抑郁也有区别，前者患病率更低，男女发病率大体相当，与家庭功能失调呈强相关，并且病程不太持续（Harrington, 2002）。

儿童的恐惧和焦虑　焦虑是一种具有普遍性和弥散性的情绪反应，常与对未来的、不切实际的威胁的预期有关。相形之下，恐惧是对即时的真实危险的一种反应。儿童常常难识别自己的广泛性焦虑，不过成人可以明显观察到儿童的恐惧，因为恐惧是对周围环境事件的明确反应。因此，对儿童恐惧发展的研究比对其焦虑发展的研究更深入。

有两个关于恐惧的重要研究结果值得一提。第一，儿童在不同的年龄段第一次出现的恐惧是不同的，而且恐惧可能是突发的，没有明显的原因。比如，婴儿通常会在满 1 周岁之前的几个月里对陌生人产生恐惧；2 到 4 岁的学龄前儿童则会害怕妖怪和黑暗；5 到 8 岁的儿童常会有与学校有关的恐惧。（如果你梦到过穿着内衣去上学，那么做这种梦的不只你一个人！）所以，不同的年龄对应不同的恐惧，这是发育上的正常现象。第二，有些恐惧，如害怕妖怪、黑暗等，会随着孩子的年龄增长而逐渐减弱（Meltzer et al., 2009）。显然，儿童会随着"年龄增长而摆脱"很多恐惧，这可能是因为他们在日常生活中渐渐学会面对这些恐惧。产生恐惧和克服恐惧都是正常的和适应性的，就像身体生病，然后获得抵抗力一样。

分离焦虑障碍和逃学　分离焦虑证明了这些发展研究的结果。分离焦虑是个体因为与依恋对象分离而产生的痛苦，依恋对象通常是父母或照护者。这种正常恐惧在婴儿约8个月时形成。过去能很好地接受分离的婴儿也可能突然间变得黏人、哭闹或是尖叫，即使短暂离开也不行。分离焦虑在婴儿15个月时表现得最强烈，之后便开始逐渐减退。学步期和学龄前儿童通常仍会体验到分离痛苦，尤其是被留在陌生环境中时。

幼儿出现分离焦虑很正常，但如果孩子没有"随着年龄增长而摆脱"它，便可能演变成严重的问题（Silverman & Dick-Niederhauser, 2004）。**分离焦虑障碍**（separation anxiety disorder）的定义症状包括：持续、过度地担忧依恋对象的安全，对迷路或被绑架的恐惧，与分离有关的梦魇，以及拒绝独处等。

当分离焦虑障碍影响上学时，问题则尤为严重。拒绝上学也称上学恐惧症（school phobia），以极端抗拒上学为特征，通常伴有多种焦虑症状，如胃痛和头痛等。一些儿童的上学恐惧症，与字面意义相符，表现为害怕上学及与上学有关的事物。但在很多案例中，逃学可以追溯到分离焦虑。家长常常无法处理与孩子的分离，这显然助长了孩子的分离焦虑。逃学是一个严重的问题，可能造成学业成绩差和辍学（Pina et al., 2009）。

同伴关系困难　有内化性障碍的儿童可能出现同伴关系问题。一种评估儿童彼此间关系的方法是，从一大群（比如一个班）互相熟悉的儿童中获取谁"最招人喜欢"和谁"最不招人喜欢"的信息。这种同伴社交测量技术可将儿童分为五类（Coie & Kupersmidt, 1983; Newcomb, Bukowski, & Pattee, 1993）：

1.受欢迎的儿童获得很多"最招人喜欢"的评价，几乎没有"最不招人喜欢"的评价。

2.一般的儿童同样几乎没有"最不招人喜欢"的评价，但"最招人喜欢"的评价少于受欢迎的儿童。

3.受到忽视的儿童获得的两种评价都很少。

4.受到排斥的儿童获得很多"最不招人喜欢"的评价，几乎没有"最招人喜欢"的评价。

5.有争议的儿童获得的积极评价和消极评价都很多。

受到排斥的儿童出现外化性障碍的可能性远高于其他 4 类儿童（Patterson, Kupersmidt, & Griesler, 1990），而同伴排斥可预测儿童未来的攻击性增强（Dodge et al., 2003）。注意缺陷 / 多动障碍患儿可能因其症状影响社交关系而受到排斥（Greene et al., 2001; Hoza et al., 2005），而被排斥的对立违抗障碍或品行障碍患儿可能有几个密友——遗憾的是，这些朋友同样也有反社会行为（Olweus, 1984）。

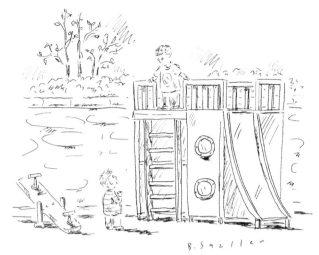

"我不是胆小鬼——我是怕得要命。"

© Barbara Smaller/The New Yorker Collection.

并不令人意外，被忽视的儿童可能有孤独等内化性症状（Asher & Wheeler）。一项乐观的研究结果表明，这种被忽视的状况随着时间推移和情境变化并非一成不变（Newcomb et al., 1993）。显然，在某一社交群体中被孤立的儿童经常会随着成长、转学或参与新的活动而找到朋友。

内化及其他儿童障碍的诊断

正如我们在重性抑郁障碍中所讨论的，*DSM-5* 对儿童抑郁和焦虑障碍的定义与成人一样，只是某些症状略有不同。如前所述，我们对此感到不解，因为它忽视了太多的发展性因素。孩子不但在不同年龄对悲伤有不同的表达方式，而且在整个发展过程中，他们的认知能力在很多重要方面也在不断变化。例如，学龄前儿童并不知道死亡是永恒的，因为他们不能理解时间的概念。我们想知道的是，幼儿在不理解什么是死亡的情况下可能自杀吗？

焦虑和抑郁障碍　*DSM-5*确实列入了一些主要发生在儿童身上的内化性问题，但这些问题被归入焦虑和抑郁障碍。选择性缄默症（selective mutism）是指在某些社会场合（如幼儿园）一直不能说话，而在另一些场所（如家里）却可以正常说话。选择性缄默症在因精神障碍接受治疗的儿童中还不到1%。我们没有听说过成人患选择性缄默症，但它在*DSM-5*中与分离焦虑一样被列入焦虑障碍。破坏性心境失调障碍是一个新的有争议的诊断类别，也适用于儿童，但被列在抑郁障碍中（参见专栏"关于DSM-5的批判性思考"）。

其他神经发育障碍　除智力障碍、孤独症谱系障碍和注意缺陷/多动障碍之外，*DSM-5*还列出了其他一些神经发育障碍：特定学习障碍（Specific Learning Disorder）（你可能熟悉它的另一个名字"学习失能"），指儿童在某一方面的学习能力低于应该达到的水平（参见前文专栏"什么是学习失能？"）；抽动障碍（Tic Disorders）包括抽动秽语综合征（Tourette's disorder），这是一种少见的障碍（患病率为万分之四到万分之五），特点是反复的运动抽动和发声抽动。患者只能在短时间主动抑制这种抽动，它严重影响生活功能。发育性协调障碍（Developmental

对DSM-5的批判性思考

破坏性心境失调障碍

DSM-5 在其大部分章节中都认为儿童心理问题具有同型延续性（homotypic continuity），即儿童和成人的根本性问题从表面来看完全一样。因此，*DSM-5* 在诊断儿童障碍时基本上使用"成人"标准。

我们认为，儿童障碍的诊断应该在发育方面以及儿童体验和表达心理症状的独特方面具有敏感性。如果能够开发出认可异型延续性（heterotypic continuity）的诊断系统，列出从儿童期到成人期相同的主要问题的不同表现方式或症状，将会大有裨益。

智力便是异型延续性的极好例子。从 6 岁到 18 岁，个体的阅读能力和数学能力会有极大的变化。对一年级学生和高中三年级学生施以同样的测试是愚蠢的。不过，如果使用基于精心构建的发展常模的测验（智力测验和成就测验）来将一年级学生与同龄人群体进行比较，我们就可以预测哪些一年级学生会在高中取得好成绩。其根本特质（学业能力倾向）在时间上是相当稳定的。然而，知识和阅读及数学能力在发展过程中变化很快，所以我们应在不同年龄段采用不同的方式进行学业能力倾向评估。这就是异型延续性。

我们认为，如果 *DSM-5* 诊断系统能将发展变量纳入进来，则功莫大焉。试图将儿童和成人的症状不加区分地划等号是有问题的。诊断儿童双相障碍的工作给我们提供了有益的警示。从 1990 年开始，一些临床专家和研究人员认为，很多儿童被误诊为注意缺陷/多动障碍，其实他们的真正问题是躁狂，而且会在成人期出现（Biederman et al., 1998）。这些专家认为，这种躁狂就是异型延续性的表现。他们提出，儿童不可预测的、短暂的强烈易怒症状，其实是成人躁狂症患者典型和长期的情绪波动的早期表现（Biederman, et al., 2004; Mick et al., 2005）。

这种推论带来的结果是，儿童双相障碍的诊断在 1994~2003 年间增加了 40 倍（Moreno et al., 2007）。如果儿童双相障碍的诊断此前真的严重不足，那么这种暴增

将是一大进步。遗憾的是，纵向研究结果最终表明，幼年偶发性易怒并不是成年狂躁症的前兆（Stringaris et al., 2009）。双相障碍从儿童到成人期或许存在异型延续性，但这些临床医生和专家并没有正确地认识它。结果，他们的理论导致儿童双相障碍出现严重的过度诊断。这些儿童中很多人接受了强效抗精神病药物的治疗，这么做是否合适，值得商榷。[1]

DSM-5 是如何处理这一问题的呢？它提出了一个全新的诊断，即破坏性心境失调障碍，以期更好地理解儿童和青少年阵发性易怒的意义。其症状是严重的反复暴怒，始于 10 岁以前，而且暴怒程度与引发暴怒的情境严重不匹配。该诊断不适用于 6 岁以下儿童。这一诊断定义立刻引起轩然大波。主要争议是：（1）人们担心这会将正常行为病理化；（2）并没有实证研究支持。事实上，使用 *DSM-5* 定义的第一批研究结果刚刚发表。这些研究使用新的诊断定义对一些现存数据集进行重新分析。研究者发现，这一障碍的患病率很低（1%~3%），并与其他障碍有很高的共病性，尤其是外化性障碍（Copeland et al., 2013）。

破坏性心境失调障碍会是一个有用的诊断分类吗？只有时间才能给出回答。不过，你可以从中学到不少知识。第一，一些诊断在列入 *DSM-5* 之前并没有得到多少（如果有的话）研究支持。第二，与其他诊断系统一样，*DSM-5* 也有一些"垃圾筐"式的分类，其主要作用是为了让其他分类更"干净"。第三，尽管我们坚信，儿童心理障碍具有异型延续性，但目前心理学领域还没有一个对发展敏感的、有效且可靠的诊断系统。我们之所以要从成人障碍里另辟一章来讨论儿童障碍问题，一个原因就是想让你不只了解它的发展现状，而且认识到它的发展方向。

---

[1] 人们正在讨论可能的法律诉讼问题。

---

coordination disorder）的定义主要是"……运动技能的缓慢和不精确（例如，抓一个物体、用剪刀或刀叉、写字、骑自行车或参加体育运动）。"（*DSM-5*, p.74）。我们之所以提到发育性协调障碍，是因为想提醒你，*DSM-5* 过多地将正常的"问题"视为精神障碍。为了嘲笑对于诊断的这种过度迷恋，两位精神病专家提出了一个新的诊断类别叫"体育缺陷障碍"，主要诊断标准是最不可能入选运动队的人（Burke & McGee, 1990）。

创伤和应激相关障碍 *DSM-5*在这一类别中纳入了两种真正适用于儿童的障碍。反应性依恋障碍（reactive attachment disorder），特点是婴幼儿在成人照护者面前退缩。经观察，婴幼儿在被忽视后，可能会在感到痛苦时不寻求安慰，并普遍表现出有限的情绪反应能力。脱抑制性社会参与障碍（disinhibited social engagement disorder），同样是对被忽视的一种反应，但表现为婴幼儿不加区分地依恋照护者。他们可能过于不认生，可以跟任何人走，对任何人都没有特别的依恋。在第18章，我们会讨论儿童被虐待和忽视的法律问题。最后，我们应该指出的是，*DSM-5*为6岁以下儿童的急性和创伤后应激障碍提供了详细的、对发展敏感的诊断标准。我们对*DSM-5*看法是积极的，而不只是批判。

排泄障碍 大便失禁（encopresis）和尿失禁（enuresis）分别指对排便和排尿控制不当。*DSM-5*认为，5岁后发生的尿失禁应被视为异常症状，因为大多数儿童在这一年龄都已经学会了控制膀胱。大约5%的5岁儿童和2%到3%的10岁儿童会尿床，而18岁青年中则只有1%。大便失禁要少见得多，儿童4岁后仍然出现该症状则满足诊断要求。只有约1%的5岁儿童会出现大便失禁，年龄大一些的儿童则更少。

大便失禁和尿失禁通常是心理痛苦的原因，而不是对心理痛苦的反应。羞怯或社交焦虑可能会伴随尿失禁和大便失禁，但儿童学会控制肠道和膀胱后，这些障碍通常会消失。多种生物反馈方法能有效治疗大便失禁和尿失禁，尤其是后者。最有名的就是警铃尿垫法，该设计使用闹钟，在孩子晚上开始尿床时将他叫醒。研究表明，警铃尿垫法能有效治疗 75% 年幼学龄儿童的尿床问题（Houts, 1991）。

依据背景分类 最后我们要提醒大家，儿童的行为和家庭、学校及同伴环境是紧密相连的。因此有些专家认为，把儿童作为个体来诊断有误导性。儿童心理问题应当依据关键的关系背景，尤其是家庭背景来分类（Group for the Advancement of Psychiatry, 1995）。就像在杰米的案例中所看到的那样，父母、教师和同伴往往都是儿童"个人"问题的一部分。我们将在第17章进行关于依据背景分类的一般性讨论。

内化性障碍的发病频率

外化性障碍的患病率随着儿童的成长而下降，而内化性障碍则恰恰相反。青少年时期抑郁发病率激增，尤其是女孩（Garber, Keiley, & Martin, 2002; 见图 16.5）。有一项研究做出了惊人的估计，35% 的年轻女性和 19% 的年轻男性在 19 岁之前都经历过至少一次严重的抑郁发作（Lewinsohn, Rhode, & Seeley, 1998）。有人称这些统计数据表明青少年抑郁是一种"流行病"。然而，客观证据表明，原因是人们对该问题

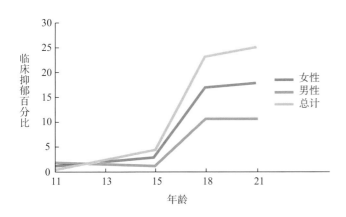

图 16.5 青少年时期抑郁患病率激增，尤其是女孩。

资料来源：B.L.Hankin et al.,1998, "Development of Depression from Preadolescence to Young Adulthood: Emerging Gender Differences in a 10-year Longitudinal Study," Journal of Abnormal Psychology,107,pp.128-140. Copyright© 1998. American Psychological Association.

图 16.6 1960~1990年，青少年自杀率增加了两倍，但近年来有所回落。

资料来源：Hendin, Herbert. 1996. Suicide in America: New and Expanded Edition. W.W.Norton & Company.

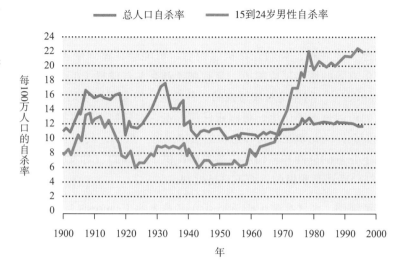

的认识增强了（Costello et al., 2006）。

　　一项全美估计发现，高达 31.9% 的青少年在一生中的某个时刻达到焦虑障碍的诊断标准（Merikangas, et al., 2010）。另一项全美研究估计，3.7% 的男孩和 6.3% 的女孩在过去 6 个月中患有创伤后应激障碍（Kilpatrick et al., 2003）。但由于儿童和青少年的焦虑和抑郁诊断没有"黄金标准"，对焦虑和抑郁患病率的估计仍有争议（Harrington, 2002）。接受内化性障碍治疗的青少年人数较少，表明具有临床意义的焦虑和抑郁障碍患病率要低得多。在一项全美范围的研究中，研究人员发现，被诊断为有焦虑障碍的青少年中，只有不到 1/3 的人受到严重损害（Merikangas et al., 2010）。

　　年龄较小的男孩更易患外化性障碍，年龄较大的女孩更易患内化性障碍，这一事实导致了儿童寻求治疗转介的不同模式。家长、教师和其他成年人会为有外化性问题的儿童，尤其是学龄期男孩寻求治疗。到青少年时期，女孩的抑郁发病率升高，以及自行治疗行为的增长，开始平衡治疗的性别比（Lewinsohn et al., 1994）。到成年早期，接受心理治疗的女孩明显多于男孩。

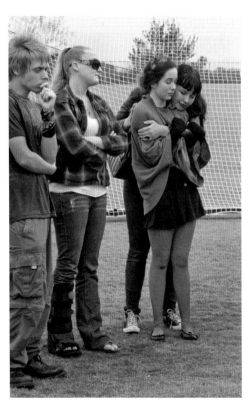

一个自杀的年轻人葬礼上的哀悼者。

　　自杀　自杀的流行病学研究证据以一种令人印象深刻的方式表明，成人必须对孩子的内心痛苦保持敏感。自杀是导致青少年死亡的第三大元凶，仅次于交通事故和自然原因。一项全美调查显示，12.1%的青少年曾想过自杀，4.1%的人曾尝试自杀（Nock et al., 2012）。自杀在10岁以下儿童中极为罕见（Shaffer & Gutstein, 2002）。然而，1960~1990年，青少年自杀率增加了两倍（见图 16.6）。从1990~2003年，20岁以下青少年自杀率下降了28.5%，但在2003~2004年上升了8%（CDC, 2007）。这一增长恰好与美国食品药品监督管理局发布"黑框"警告，导致青少年抗抑郁药处方减少在时间上一致。我们后面会谈到，专家正在就抗抑郁药降低还是提高了自杀率进行辩论。

　　与成年人相比，青少年的自杀企图更为冲动，更可能源于家庭冲突，并且通常更多地由愤怒而非抑郁推动（Shaffer & Gutstein, 2002）。集体自杀同样可能发生在青少年身上。当一名青少年自杀后，其同伴的自杀风险也会增加。风险有时源于同伴间的自杀协议；死亡也可能使心情沮丧的青少年更容易接受自杀，不论他们是否认识死者。

内化性障碍的病因　大多数关于儿童心境障碍和焦虑障碍病因的研究，都是基于我们讨论过的与成年人有关的病因学理论。有关童年期的其他许多心理障碍的发展，要么缺乏证据，要么证据不充分。因此，我们只能对致病因素进行有限的讨论。

生物因素　除某些研究记录了遗传对童年期起病的强迫症有影响（March, Leonard, & Swedo, 1995）之外，对儿童内化性障碍的行为遗传研究非常少。此外，现有研究再次让人们关注儿童焦虑和抑郁分类和评估中存在的问题。在目前已完成的少量研究中，基于儿童和父母的报告得出的遗传贡献估计差别很大（Rutter et al., 1998）。

杰罗姆·卡根及其同事（Kagan & Snidman, 1991）完成的重要基础研究，提出了一种更普遍的、生理上的焦虑倾向。这些心理学家确认了一种他们称为陌生抑制（inhibited to the unfamiliar）的气质类型。具有该气质类型的婴儿在面对新的玩具、人和环境时常常容易哭闹。他们的心理生理反应（如心率加快）同样表明了他们的恐惧。大约 10% 的婴儿在出生后 2 个月内持续表现出这种反应（Kagan & Snidman, 1991），这些孩子长大后也更可能产生焦虑障碍（Schwartz, Snidman, &Kagan, 1999; Klein & Pine, 2002）。一项预防研究发现，父母的教育可以显著降低焦虑障碍的发生率。关键是减少过度保护（对抑制型气质儿童的常见反应），并鼓励孩子逐步接触其恐惧来源（Rapee et al., 2005）。

社会因素：对依恋的关注　加拿大裔美国心理学家玛丽·安斯沃思（Mary Ainsworth, 1913–1999）与约翰·鲍尔比（John Bowlby）一起提出了依恋理论（Ainsworth & Bowlby, 1969, 1973, 1980），该理论包括了一系列关于正常依恋的形成和有问题的依恋关系的不良后果的观点。有问题的依恋关系可能包括早年没能形成选择性依恋；形成了不安全型依恋；与依恋对象多次、长期分离（或永久丧失依恋对象）。

父母的严重忽视会剥夺婴儿形成选择性依恋的机会。这种忽视会导致反应性依恋障碍（reactive attachment disorder），即依恋研究者们所称的依赖型抑郁（anaclitic depression）——没有稳定依恋对象的婴儿丧失社交应答性（Soufe & Fleeson, 1986）。有关儿童遭受严重忽视的后果的研究在动物模拟研究中得到了有力的证据支持。将非人灵长类动物进行隔离抚养，没有父母或替代性依恋对象，它们的社交关系会出现严重问题（Suomi & Harlow, 1972）。

依恋理论还预测，早期依恋质量的差异与儿童的心理调适有关。依恋的质量大致可以分为安全型（健康型）和焦虑型。安全型依恋（secure attachments）儿童很容易与依恋对象分离，积极探索依恋对象以外的世界，受到威胁或感到痛苦时也很乐意寻求安慰。**焦虑型依恋**（anxious attachments）儿童对探索感到恐惧，并且难以被依恋对象安慰，依恋对象对儿童的需要反应不足或不一致（Cassidy & Shaver, 2008）。焦虑型依恋可进一步划分为以下亚型：（1）焦虑回避型依恋（anxious avoidant attachments），这类婴儿通常对新奇的环境漠不关心，在寻求安慰源时对依恋对象不加选择；（2）焦虑抵抗型依恋（anxious resistant attachments），这类婴儿在探索时极为小心，不易被依恋对象抚慰，对接触表现出愤怒和矛盾的心理；（3）紊乱型依恋（disorganized attachments），这类婴儿的反应前后矛盾，因为他们对前后矛盾的、既可能是其安心之源又可能是其恐惧之源的照护者有矛盾的感情（Cassidy & Shaver, 2008）。

　　一些纵向研究表明，婴儿期的焦虑型依恋可预测儿童期的社交和情绪适应障碍。不过，不安全的依恋似乎并不会导致某一种特定的心理障碍，而是预示着一系列内化性障碍和社交困难，包括低自尊，不善于和同伴交往，对他人过于依赖（Cassidy & Shaver, 2008）。婴儿期稳定的焦虑型依恋也可以预测3岁时的外化性障碍（Shaw & Vondra, 1995）。因此，焦虑型依恋是儿童心理问题的一般风险因素，而非特定风险因素。

　　最后，分离或丧失显然会给儿童造成痛苦。短期来看，如果儿童与依恋对象分离或丧失依恋对象，他们会经历一段类似哀伤的四阶段：（1）麻木的反应；（2）渴望和抗议；（3）混乱和绝望；（4）重新组织自己的生活，在情感上脱离过去的依恋对象，或对其丧失兴趣（Bowlby, 1979）。不过，人们对分离和丧失的长期后果还有诸多争议。鲍尔比（Bowlby, 1979）断言，情感脱离会增加抑郁风险。但批评者认为，鲍尔比所谓的情感脱离其实是儿童对新环境的一种调适（Rutter, 1981）。这种解释强调了儿童的**韧性**（resilience），即从逆境中"反弹"的能力（Masten, 2001）。研究未发现儿童期依恋对象丧失与成年期抑郁有关（Harrington & Harrison, 1999），这与韧性说是一致的。

　　心理因素　情绪调节（emotion regulation）是学习辨识、评估和控制情绪的过程。与儿童的外在行为一样，随着年龄的增长，儿童的情绪调节逐步从外在控制变成内在控制。例如，依恋对象缓解了婴儿和学步儿的焦虑。但随着儿童的成长，他们会形成内部工作模式或者对安全关系的预期，这些预期有助于他们控制自己的恐惧。思维反刍（rumination）（即反复关注痛苦）似乎是一种特别糟糕的情绪调节方式，预示着青少年早期的抑郁（Abela and Hankin, 2011）。

　　其他研究将情绪调节方面的问题与儿童的内化性障碍（特别是儿童对抑郁的父母的内疚感）联系在一起（Rakow et al., 2011）。与之相关的一个担忧是角色颠倒（role reversal），即儿童照顾父母而非父母照顾儿童。作为照顾者的孩子试图让抑郁的母亲高兴起来，其结果必然是失败的，而这会让孩子感觉愧疚，并认为是自己的责任（Zahn-Waxler et al., 1990）。事实上，在情感上（而非实际上）照顾抑郁母亲的青春期女孩自身更加抑郁（Champion et al., 2009）。

　　当然，孩子关心陷入困境的父母，跟他们共情，这是值得赞扬的。不过，父母应该帮助孩子明白，照顾心理紊乱的父母不是他们的"工作"或责任。可喜的是，研究显示，心理教育项目可以防止儿童内化性症状的发展，该项目向抑郁的父母传授育儿技巧，向孩子传授应对技巧。值得注意的是，该项目也有助于改善父母的抑郁症状（Compas et al., 2009）。

内化性障碍的治疗

　　"成人"的疗法经常在没有证据证明它们对抑郁儿童有效的情况下就被用于儿童。比如，抗抑郁类药物是儿童和青少年最常见的精神类处方药，仅次于精神兴奋剂（Zito et al., 2000）。然而，只有氟西汀（百优解）被证明对儿童有效（Whiington et al., 2004）。[2]

　　幸运的是，越来越多的研究在关注专门针对儿童乃至抑郁的学龄前儿童的治

---

[2] 但最近的研究证明，如果精神兴奋剂没有效果，大约40%的年轻人改用抗抑郁药会有效（Walkup, 2010）。

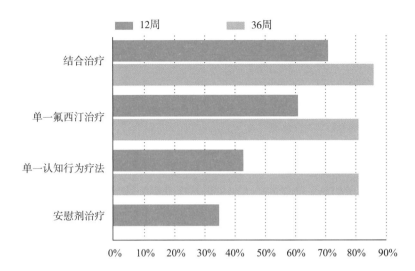

图 16.7 青少年抑郁治疗研究（TADS）发现，与其他疗法相比，氟西汀和认知行为疗法结合治疗能显著加快治疗反应（在12周时）。单一氟西汀治疗生效速度显著快于单一认知行为疗法或安慰剂治疗。到36周时，各种疗法之间已没有差异。认知行为疗法不论是单独使用还是与药物结合治疗，都比单一的药物治疗更能降低自杀率（图中未显示）。

资料来源：the National Institute of Mental Health.

疗（Luby, Lenze, & Tillman, 2012）。青少年抑郁治疗研究（Treatment for Adolescents with Depression Study, TADS）就是最好的例证之一。这项多点临床试验选取了 439 名抑郁的青少年为研究对象，随机分配他们接受（1）单一氟西汀治疗；（2）单一认知行为疗法（CBT）；（3）药物和认知行为疗法结合治疗；（4）安慰剂治疗（TADS, 2004）。经过 12 周的治疗之后，结合治疗组中 71% 的人症状有所改善，在统计学上优于单一药物治疗、单一认知行为治疗或安慰剂治疗；12 周时单一药物的疗效也在统计学上优于认知行为治疗和安慰剂治疗（见图 16.7; TADS, 2004）。

重要的是，36 周的结果显示，这些治疗方法之间并无差异（见图 16.7）。（对这一长期结果的解释或应用必须加以限制，因为随机分配在 12 周后被取消了）。但至关重要的一点是，在第 36 周时，有 14.7% 的单一药物组患者试图、计划或认真思考过自杀，这一比例显著高于结合治疗组（8.4%）和单一认知行为疗法治疗组（6.3%）（TADS, 2007）。这一结果，加上较好的短期反应，有力地支持了儿童抑郁症治疗中将药物和认知行为疗法结合的做法。

青少年抑郁治疗研究和其他研究发现抗抑郁药导致自杀率升高的证据，促使美国食品药品监督管理局于 2004 年要求生产商为该类药物附上"黑框"警告。结果，儿童和青少年处方量锐减（Olfson, Marcus, & Druss, 2008）。但如前所述，青少年自杀率在这一时期上升了（CDC, 2007）。

鉴于这些相互矛盾的信息，什么才是明智之举呢？有些专家认为，尽管抗抑郁药增加了某些青少年的自杀率，但却降低了更多青少年的自杀率。从这一角度看，抗抑郁药的使用还是利大于弊的（Bridge et al., 2007; Friedman & Leon, 2007）。我们基本上同意这种说法。我们的观点是，抗抑郁药应被视为一种有价值的青少年抑郁治疗可选方案。然而，我们需要谨慎地评估自杀风险，如果有任何自杀风险的迹象，则应该停药或者进行药物与认知行为疗法的结合治疗。

关于儿童焦虑的治疗，儿童及青少年焦虑多

Suicidality and Antidepressant Drugs

Antidepressants increased the risk compared to placebo of suicidal thinking and behavior (suicidality) in children, adolescents, and young adults in short-term studies of major depressive disorder (MDD) and other psychiatric disorders. Anyone considering the use of [Insert established name] or any other antidepressant in a child, adolescent, or young adult must balance this risk with the clinical need. Short-term studies did not show an increase in the risk of suicidality with antidepressants compared to placebo in adults beyond age 24; there was a reduction in risk with antidepressants compared to placebo in adults aged 65 and older. Depression and certain other psychiatric disorders are themselves associated with increases in the risk of suicide. Patients of all ages who are started on antidepressant therapy should be monitored appropriately and observed closely for clinical worsening, suicidality, or unusual changes in behavior. Families and caregivers should be advised of the need for close observation and communication with the prescriber. [Insert Drug Name] is not approved for use in pediatric patients. [The previous sentence would be replaced with the sentence, below, for the following drugs: Prozac: Prozac is approved for use in pediatric patients with MDD and obsessive compulsive disorder (OCD). Zoloft: Zoloft is not approved for use in pediatric patients except for patients with obsessive compulsive disorder (OCD). Fluvoxamine: Fluvoxamine is not approved for use in pediatric patients except for patients with obsessive compulsive disorder (OCD).] (See Warnings: Clinical Worsening and Suicide Risk, Precautions: Information for Patients, and Precautions: Pediatric Use)

2004年10月15日，美国食品药品监督管理局（FDA）责令医药公司在抗抑郁药药品的标签上添加这种"黑框"警告。尽管一些较新的研究证据显示，抗抑郁药实际上可能会降低青少年的自杀风险，但警告仍被保留下来。

模式研究报告说，舍曲林（sertraline, 选择性 5- 羟色胺再摄取抑制剂的一种）与认知行为疗法结合能够缓解儿童焦虑障碍，且比单一疗法更有效（Ginsburg et al., 2011）。这项对 488 名儿童和青少年进行的临床试验，澄清了有关儿童焦虑障碍的个体或家庭治疗的众多小规模研究的结果。家庭和个体认知行为疗法通常同样有效（Kendall et al., 2008），其疗效甚至在治疗后 6~7 年也很明显（Barret et al., 2001; Kendall, et al., 2004）。其他药物治疗也有帮助。丙咪嗪（imipramine）结合认知行为疗法治疗儿童拒绝上学的效果优于单一疗法。氯米帕明（clomipramine）和选择性 5- 羟色胺再摄取抑制剂都能有效治疗儿童的强迫障碍（Rapoport & Swedo, 2002），尽管暴露和反应预防（有时可能结合药物）仍然是儿童和成人的首选治疗方案（March et al., 2004）。

病程与治疗结果　心理学家过去常认为，孩子"会随着成长而摆脱"内化性障碍。但研究发现，有些内化性障碍会随时间推移而持续下去。特定恐惧症的持续时间相对不长，但更复杂的障碍如抑郁（Harington et al., 1990; Kovacs et al., 1984）和强迫障碍（March, Leonard, & Swedo, 1995）等则可能从儿童期一直持续到青春期和成年期。儿童期抑郁可预测成年早期6倍的自杀风险（Harrington, 2002）。这种预后表明，当务之急是，尽快为患严重内化性障碍的儿童和青少年开发更有效的疗法。

获取帮助

读完本章后，你可能会对自己童年时的心理健康情况感到好奇。设若如此，你的第一反应永远都应该是告诫自己不要染上"医学生综合征"，即学医的大学生每学到一种新病症时都倾向认为自己符合它的诊断标准。大多数心理障碍都位于一个包含了正常行为和异常行为的连续体上，而大部分人都会在某些时刻出现难以集中注意力、焦躁不安、难以投入学习或情绪波动很大的情况。不过，如果你确实认为自己可能有注意缺陷 / 多动障碍、学习障碍或者长期潜藏的抑郁，抑或你仍然受困于一段痛苦的童年经历，从父母离异到受到虐待，我们敦促你寻求帮助。如果这样，你第一步可以联系自己所在大学的心理咨询中心。你也可以先跟学校的指导老师、教授或院长谈谈。很多学校也提供关于学习障碍或其他学业相关问题的测试。

你也可能担心你的弟弟妹妹，或者你做志愿者时见过的某个孩子。如果这样，你可以先在美国儿童健康和人类发展研究所网站上搜寻信息和帮助。拉塞尔·巴克利（Russell Barkley）所著的《应对注意缺陷 / 多动障碍》（Taking Charge of ADHD）是一本很好的书。雷克斯·福罕德（Rex Forehand）和尼古拉斯·朗（Nicholas Long）的书《养育意志坚强的孩子》（Parenting the Strong-Willed Child）对于如何与对立违抗障碍患儿相处，或者单纯的协助管教孩子，提供了许多很好的实用忠告。马丁·塞利格曼（Martin Seligman）的佳作《教出乐观的孩子》（The Optimistic Child）重点关注儿童抑郁的预防。凯瑟琳·马纳西斯（Katharine Manassis）的《焦虑儿童抚养指要》（Keys to Parenting Your Anxious Child）为如何与焦虑（但不一定有焦虑障碍）的儿童相处提供了有益的建议。

与孩子玩游戏是另一个可以帮助他们（以及你）理解他们情感的方法。情感公司（The Feelings Company）是主营治疗性网络游戏的公司；简单浏览一下这些游戏也许可以给你带来新的创意。比如，你可以与孩子一起制作卡片，在卡片上写下各种情感（悲伤、疯狂、害怕）的词汇、表情或者引导性问题（你上一次感到非常难过是什么时候？），把它变成一个游戏，于是，你就可以把游戏变成一次有意义的对话。

如果你认为某个你认识的儿童或青少年可能需要专业帮助，该怎么办？如果他信赖你，那就是一个好的开始。你作为体贴的朋友、兄弟姐妹或者好榜样，能做很多事帮到他。但你也要鼓励有内化性障碍的儿童向其父母吐露心事——即使不谈问题的细节，至少要谈谈孩子自己想要获得帮助的想法。或者你可能认识一些正在为有内化性障碍的子女寻求帮助的父母。不管哪种情况，最好能先向老师或学校心理咨询师打听哪些专家可以提供治疗。事实上，孩子的学校或许能够——或被要求——为感到苦恼的学生提供免费服务。还有一个选择是去看孩子的儿科医生，他可以酌情开药，或者将孩子转介给心理健康专业人士。

外化性障碍会导致儿童在外部世界遭遇困难，因为他们难以根据他人的期望来控制自己的行为。

注意缺陷 / 多动障碍在学校环境中尤为明显，它以注意缺陷、过度活动和冲动为特征。**对立违抗障碍**的特征是负面、敌意和违抗行为，在学龄儿童中也很常见。**品行障碍**与对立违抗障碍相似，但品行障碍的违规行为要严重得多，且在青少年中比在年幼儿童中更常见。

内化性障碍主要影响孩子的内心世界，比如过度焦虑或悲伤。*DSM-5* 并没有列出儿童内化性障碍的具体类别，只是指出孩子的症状可能符合很多"成人"的诊断标准，比如焦虑或心境障碍。

DSM-5 不再包含关于儿童心理障碍的专门章节，尽管注意缺陷 / 多动障碍、学习障碍、孤独症和智力障碍等都是最重要的"神经发育障碍"。*DSM-5* 确实包含了一些主要适用于儿童的诊断，但分散在各种"成人"障碍的诊断分类中，如**分离焦虑障碍**破坏性心境失调障碍等。

男孩在童年期更可能出现外化性问题，而女孩在青春期和成年早期更多地出现内化性问题。

不利的家庭环境是外化性障碍的重要风险因素。

权威型父母的教养最为有效：爱孩子的同时也须严格管教孩子。

协迫是一个教养问题，即父母因为对孩子的要求作出让步而强化了孩子的不当行为。

注意缺陷 / 多动障碍的生物因素包括**气质**和神经心理学异常，尤其是遗传。

缺乏自我控制，将攻击意图过分归因于他人的倾向，以及道德推理发展不足都是与外化性障碍有关的一些心理特征。

对于外化性障碍，最有希望的疗法包括针对注意缺陷 / 多动障碍的**精神兴奋剂疗法**（仅短期受益），针对对立违抗障碍的**行为家庭疗法**，以及针对品行障碍和**少年罪错**的多系统家庭疗法等。

儿童外化性障碍的病因没有得到足够的研究，但可能与依恋关系的问题有关。

研究发现，抗抑郁药和认知行为疗法，特别是两者的结合，能有效治疗青少年心境障碍。在青少年心境障碍中，自杀是人们担心的一个重要问题。认知行为疗法，可能还有药物治疗，是儿童焦虑障碍的首选治疗方案。

批判性思考回顾

16.1 儿童的心理障碍与成人的不同吗?

儿科医生和父母必须密切关注儿童的身体疾病如急性腹痛(婴儿一天哭3小时以上)、中耳炎和胫骨结节骨骺炎(一种快速生长引起膝部疼痛肿胀的疾病),但他们同样应该关心儿童的心理障碍……(见第501页)。

16.2 有注意缺陷/多动障碍的孩子就是"坏孩子"吗?

……专家一直对对立违抗障碍和注意缺陷/多动障碍是否是不同的精神障碍有争议。两者区别的关键是意图……(见第505页)。

16.3 孩子的心理问题是家庭问题的信号吗?

外化性障碍常常与不利的家庭环境有关……(见第509页)。

16.4 药物治疗能让孩子变乖并在学校表现更好吗?

……精神兴奋剂对改善多动和冲动行为有帮助,但对注意和学习的效果不太确定……更加令人困惑的一个事实是,没有发现精神兴奋剂对行为、学习或其他功能有长期改善的效果……(见第516页)。

16.5 年幼儿童会抑郁吗?

对儿童抑郁的评估非常困难……(见第523页)。

16.6 抗抑郁药会导致十几岁的孩子自杀吗?

青少年抑郁治疗研究(TADS)和其他研究表明,抗抑郁药会增加自杀风险,这导致美国食品药品监督管理局于2004年要求药品厂商在抗抑郁药说明中加上黑框警告……(见第531页)。

调适障碍与生命周期转换

第

17章

概　览

　　人们经常因生活中的问题或者 DSM-5 所称的调适障碍而寻求心理健康专业人士的指导。这些问题并不是精神障碍，尽管个体心理问题（如抑郁）可能源于或者导致生活问题。年轻人可能希望知道治疗师对长大成人过程中的各种困难的看法，比如梳理价值观、目标、家庭问题或关系问题。人到中年，许多人因不幸福的婚姻、离婚、生活方式选择引起的冲突而寻找帮助。老年人有时会向治疗师咨询如何适应晚年生活，包括如何处理退休、孤独和丧亲之痛。

概　述

　　其实，接受心理治疗的人有一半并不符合精神障碍的诊断标准（Kessler, Demler et al., 2005）。很多在其他方面功能正常的人因遭遇人生困境或心理痛苦而求助，这种心理痛苦虽令人不安，但仍属正常的情绪，可能源于困难的生活事件，如受伤的感情、悲伤、愤怒或渴望（Laumann-Billings & Emery, 2000）。

　　我们如何描述导致人们选择心理治疗的生活问题？ DSM-5 采用了两种方法。一种是调适障碍诊断，即因压力而出现的具有临床意义但没有严重到被视为精神障碍

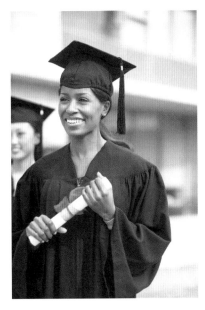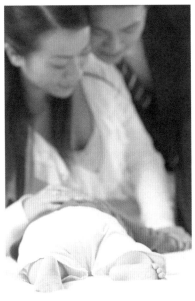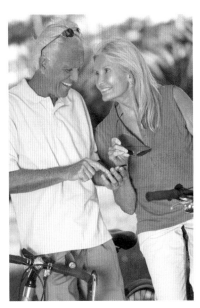

进入成年生活的新阶段可能是一段快乐的时光，但许多人都在为生活转变带来的变化而苦苦挣扎。

的症状。另一种是一个"可能成为临床关注焦点的其他状况"清单，这个清单包括"伴侣关系问题"和"生命阶段问题"等。

　　遗憾的是，*DSM-5* 只是非常简略地描述了调适障碍和可能成为临床关注焦点的其他状况。这一不足有一些合理的原因（Strain & Friedman, 2011）。人们面对的生活问题多种多样，试图列举生活中可能存在的所有问题似乎不可能。事实上，相关专家极少尝试对生活或关系问题进行分类，而且他们对现有提议的看法也不一致。这方面的工作无疑远远落后于我们对精神障碍分类所做的（虽然仍不完美的）努力。

　　不过，我们已经对成年发展有了很多了解，即在成年人的生活中出现的人际关系、工作、人生目标及个人同一性方面的相当可预测的挑战。一些理论家把成年发展划分成三个阶段：早期、中期和晚期。与这种划分相一致，本章着重讨论从成年发展的一个阶段到一个新阶段的三个**生命周期转换**（life-cycle transition）。向成年生活的过渡是一个解决与同一性、事业和关系等有关的重大问题的时期。成年中期的家庭变迁可能包括非常幸福的事件，如第一个孩子出生；也可能包括非常不幸的事件，如艰难的离婚。向晚年生活的过渡可能涉及人生角色的重要转变（例如退休）、亲爱的人去世所带来的悲伤，以及关于衰老、死亡和曾经的生活的内心冲突。作为本章导言，我们先来看一个案例。

➔ 为了另一个男人离开

　　妻子告诉查克自己想与他离婚时，查克 51 岁。他们结婚已经 27 年，而且查克对妻子的话毫无心理准备。他知道自己的婚姻并不完美，但他总是把妻子的抱怨视为正常的"唠叨"。查克对自己的生活很满意，他搞不懂妻子在想什么。在海军服役 20 年后，查克在领一笔退休金，并在一家电子公司当技术员。两个孩子已长大成人，家庭收入稳定，而且他计划 10 到 15 年后退休，到佛罗里达安享晚年。一切都按照他早就规划好的人生计划进行着。

　　查克起初简直无法相信眼前发生的一切。妻子说她很多年都不快乐，直到最近才鼓起勇气要离开他。妻子的想法与查克对他们婚姻的看法是冲突的。他公开怀疑真正的问题是他妻子的更年期，或者照他的说法是"她人生的改变"。

当妻子真的搬出他们的房子并住进一间公寓时，查克懵了。妻子说她希望友好地离婚，而且她每周还给查克打几次电话。查克不想离婚，但极力避免冲突。他说他想避免夫妻之间产生敌意。虽然查克觉得没有必要，但他还是听从了妻子的建议，做了临床心理咨询。妻子一直在接受心理咨询，而且觉得那些讨论很有帮助。

在起初几次的治疗访谈中，查克并没有表现出过多的情绪。他无拘束地讨论自己人生中的事件，并且承认他现在意识到没太把妻子当回事。他有些不情愿地承认自己"有点沮丧""非常生气"，但是没能力或不愿意深刻或详细地描述自己的情绪。他更多地希望治疗师能帮助他了解妻子出了什么问题。

几周后，当妻子告诉他自己爱上了另一个男人时，查克再也无法控制自己的情绪。他愤怒地告诉治疗师，他感到自己被利用和欺骗了。他非常惊愕，但他不会让妻子这样一走了之。他立即联系了一名律师。他要确保妻子不会从离婚协议中得到"一毛钱"的好处。查克还打电话给孩子们，详细地告诉他们所发生的一切。他似乎下决心报复。

查克承认，除了愤怒，他还感受到深深的伤害和痛苦，那种真实的肉体上的痛苦，仿佛有人在他胸部猛击了一拳。当治疗师问他是否熟悉这些情绪时，查克回忆起他 17 岁时的感受。他的父亲在那一年突然去世，查克记得自己对失去父亲感到非常悲痛。他当时控制住了自己的情绪，所以他对 30 年后回想起这个不幸的事件时所感受到的强烈情绪感到惊讶。他眼下的感受让他想起了当年的丧父之痛，但他现在的悲伤更为动荡，而且他比以前更愤怒。

在接下来的几个月里，随着治疗的继续，查克更多地谈到了他强烈的孤独和悲伤，很明显，他的婚姻确实即将结束。他保持着正常的生活和工作，但他说自己仿佛生活在梦中。在无尽的悲伤之中，他有时怀疑他的整个婚姻、整个生活，是否都是一场骗局。他怎么会毫无察觉呢？曾经跟他结婚的这个女人到底是谁？自己现在该怎么办？

症　状

查克的反应是离婚调适的典型"症状"吗？[1] 不同的生命周期转换差异很大，而且不同的人对同一事件的反应也各不相同。查克的情绪与其他人对离婚的感受可能没有多少相似之处，更不用说那些经历不同重要人生转换的人。

但是，不同的生命周期转换之间仍然有一些共同点。著名心理学家埃里克·埃里克森（1902–1994）强调，人生转换的共同主题是冲突。埃里克森把人的社会心理发展划分为八个阶段，每个阶段都围绕着一个核心冲突，他称之为"健康人格的危机"（Erikson, 1959/1980）。埃里克森认为，变化中固有的冲突会造成心理和人际关系的紧张，因为舒适但可预测的已知需要与有些可怕但可能令人兴奋的未知相抗衡。

我们也将冲突视为不同生命周期转换的共同点。顾名思义，转换涉及改变，而冲突常常是改变的后果。冲突不一定是坏事；事实上，为了发生改变，冲突可能是必要的。不过，冲突可能令人痛苦。在人生周期的转换中，人际冲突通常发生在亲密关系之中。情绪冲突包括不确定感和困难感。认知冲突常涉及对埃里克森（Erikson, 1968）所称的同一性（即我们总的自我感）的广泛质疑。

心理痛苦常常是生命周期转换的另一个普遍"症状"。我们所说的心理痛苦指什

---

[1] 本章中我们讨论的是对生命周期转换的正常反应，但我们仍使用症状和诊断这样的术语，以便与全书保持一致。

么？人们经常将身体上的痛苦与情感上的痛苦进行类比。我们会说受伤的感情，痛苦的记忆。查克说他觉得就像胸口被打了一拳。好了，这种类比可能不只是言语上的。许多脑系统既与身体上的痛苦有关，又与心理痛苦有关（Eisenberger, 2012）。研究甚至显示，扑热息痛（你头痛时肯定吃过的一种非处方药）可以减轻心理痛苦。患者的自我报告和脑活动测量结果都证实了这一点（DeWall et al., 2010）。情感上的痛苦感觉就像身体上的痛苦，因为两者激活的是相似的神经过程。

　　阿司匹林并不足以减轻人们的情感痛苦。然而，心理治疗可能起到缓解痛苦的作用，这也许可以解释为什么这么多人寻求心理帮助来解决生活中的问题。艰难的转换（如父母离婚）一般不会导致心理疾病，但几乎总会让亲历者在情感上非常痛苦（Laumann-Billings & Emery, 2000）。

诊　断

　　DSM-5 对于并非精神障碍但会促使人们寻求治疗的问题有两种分类方法。**调适障碍**（adjustment disorders）涉及临床上显著的应激反应症状，这些症状并没有严重到可以被归类为精神障碍（参见专栏"DSM-5：调适障碍的诊断标准"）。对调适障碍的有限研究表明，它们介于正常的应激反应与焦虑或心境障碍之间，但很少得到诊断，而且常常用抗抑郁药治疗（Fernandez et al., 2012）。在 *DSM-5* 中，调适障碍与急性应激障碍和创伤后应激障碍被归为一类，因为这三种障碍都是应激导致的。然而，调适障碍可以是对任何严重程度的应激源的反应，而不仅仅是创伤性应激源，而且与急性应激障碍和创伤后应激障碍不同，调适障碍并没有明确的症状模式（Casey & Doherty, 2012）。我们之所以在本章讨论调适障碍，是因为生活应激源的范围很广泛，对它们的反应同样如此；同时也是为了保持第 15，16 和 17 章在发展心理病理学这一主题上的完整性。

　　DSM-5 还包括可能成为临床关注焦点的其他状况（见表 17.1）。手册对每种问题只进行了简单描述。由于 *DSM-5* 中的相关内容有限，我们将重点介绍探讨生命周期转换的其他视角。

埃里克森的心理社会发展理论　埃里克森（Erikson, 1959/1980）是最早强调个体发展不会在18岁时停止，而是会贯穿整个成年期的理论家之一。他的心理社会发展理

DSM–5 调适障碍的诊断标准

A. 在可确定的应激源出现的3个月内，出现情绪或行为上的症状。

B. 这些症状或行为具有显著的临床意义，具有以下1项或2项情况：

　　1. 即使考虑到可能影响症状严重程度和表现的外在环境和文化因素，个体显著的痛苦与应激源的严重程度或强度也是不匹配的。

2. 社交、职业或其他重要功能方面的明显损害。

C. 这种与应激相关的障碍/失调并不符合其他精神障碍的诊断标准，且不只是先前存在的某种精神障碍的加重。

D. 这些症状并不代表正常的丧痛。

E. 一旦应激源或其后果终止，这些症状不会持续超过随后的6个月。

表 17.1 DSM-5 "可能成为临床关注焦点的其他状况"

基本类别	具体例证
家庭内部关系问题	高情绪表达水平
虐待与忽视	儿童性虐待
教育与职业问题	学业或教育问题
住房与经济问题	无家可归
与社会环境有关的其他问题	生命阶段问题
与犯罪有关的问题或与法律系统互动的问题	犯罪受害者
因咨询其他问题和医疗建议而使用健康服务机构	性咨询
与其他心理社会、个人和环境情况有关的问题	宗教或信仰问题
个人历史的其他情况	超重或肥胖

论（参见表2.5）把成年发展分为4个阶段：（1）同一性对角色混乱，（2）亲密对孤独，（3）繁殖对停滞（4）整合对绝望。

埃里克森把同一性对角色混乱视为青少年期和成年早期的主要挑战。年轻人的主要任务是把各种经验、目标和价值观整合成一种全面的自我感。同一性危机（identity crisis）是一段对自我充满不确定性的正常时期，一旦得到解决，就可以为"我是谁？"这个问题提供一个全面的答案。埃里克森认为这一危机的解决可以让年轻人踏上实现长远人生目标的旅程。

成年早期阶段的人生目标之一是确立一段亲密关系。埃里克森的成年发展第二阶段是亲密对孤独，其核心是亲近与独立之间的冲突。孤独的人在亲密关系中要么依赖他人，要么与他人疏远。真正的亲密是联结与自主之间的平衡。

埃里克森提出的成年期的第三个危机是繁殖对停滞。繁殖是指成年中期的人生成就，包括事业成就和家庭成就。停滞者或许也有家庭和工作，但他们的生活缺乏目标和方向感。

埃里克森成年发展理论的最后一个阶段涉及晚年的自我整合与绝望之间的冲突。自我整合源于"接受自己唯一的生命周期，把它视为必然且无可替代"（Erikson, 1963, p. 260）。绝望源于不可能实现的改变过去的愿望，以及对生命中第二次机会的渴望。

成年期过渡　埃里克森侧重于心理社会发展中的心理方面，而当代理论家更多地强调社会方面。心理学家丹尼尔•利文森（Daniel Levionson）提出，成年生活中宽泛的"时期"或"季节"之间有三个主要（以及许多次要）的过渡期（Levionson, 1986）。成年早期过渡涉及离开家庭并承担成人角色。中年过渡期常被称为"中年危机"，是一个驱动力减弱、同情心增强的时期。成年晚期过渡以晚年生活的角色及关系转变为特征。

在思考这些成年发展模型时，也请你关注它们的局限性。历史、种族、性别、文化和价值观，都会对哪些人生任务才算"正常"这一问题的答案产生影响。比如埃里克森认为，正常的成年发展应该有彼此可以成为终身伴侣的异性亲密关系，而这种想法在当今生活方式多样化和人口统计数据变化的时代背景下却显得有些过时。

另一个要注意的问题是，过渡并非完全可预测。不是所有年轻人都会经历同一性危机；40岁左右也未必出现中年危机。而且，男性和女性在身体衰老、人际关系及价值观方面所面临的问题也有所不同（Stewart & Ostrove, 1998）。不过，埃里克森和利文森的划分还是抓住了很多人经历中的广泛共性。我们大多数人都会设定**社会时钟**（social clocks），即与年龄相关的人生目标，并依据自己"是否准时"来评价自己的成就。

向成年期过渡

美国人向成年生活的过渡通常始于青少年晚期，并且可能持续至 25 岁左右或更晚（Furstenberg, 2010）。这一时期年轻人的独立性越来越强，许多人离开原生家庭。在这一过渡的末期，大多数年轻人已经开始在成年发展的核心领域承担起角色：恋爱和工作。更主观地说，90% 的 30 岁左右的美国人报告，他们觉得已经完全成年（Arnett, 2007）。

向成年期过渡的症状

同一性危机　埃里克森将**同一性危机**视为向成年期过渡的主要心理冲突。同一性冲突集中表现在探询"我是谁"这一问题上。他认为，年轻人为了成功而持久地担当成人角色，需要有一个**延期偿付期**（moratorium），即对自己和自己的目标都不确定的时期。他这样写道：

> 这一时期可以视为心理延期偿付期，在此期间，个体通过自由的角色实验，可能在社会的某个部分找到自己的位置，这个位置很明确，似乎非他莫属。在找到这个位置的过程中，年轻人获得确定的内在连续感和社会一致性，在一个未成年的孩子和一个未来的自己之间架起一座桥梁，并且调和他对自己的认识和社会对他的认识（Erikson, 1959/1980, pp.119–120）。

埃里克森关于同一性的观点有着广泛的吸引力。对同一性的追寻是青年成长题材作品的常见主题，如哈利德·胡赛尼的小说《追风筝的人》、苏·芒克·基德的小说《蜜蜂的秘密生活》，以及电影《朱诺》或《几近成名》等。在这个变化的时期，我们中的许多人感到无法决定自己的职业，并且我们的选择往往是试探性的和不稳定的。我们质疑自己在宗教、性和道德方面的价值观。我们还经常怀疑自己在工作和人际关系中是否能取得成功。重要的是，我们还缺乏看待自己经历的视角。我们感觉自己好像不只是在经过一个"阶段"，而是在面对关于"我是谁"的根本问题。

寻找同一性的一种方法是构建自己的"人生故事"，一部给予我们的生活一个贯穿始终的主题的非正式自传（McAdams, 2013）。通过创作自己的人生故事，我们将自己新的同一性具体化和公开化。人生故事有时会为"我是谁？"这个问题提供过于简单的答案，以使我们的叙述清晰、简洁，引人入胜。

与此相关的一个任务是寻找和发现"人生的意义"。一项研究考察了美国高中高年级学生探寻人生意义的情况，以及他们在多大程度上找到了答案（Kiang & Fuligni, 2010）。在 12 年级的学生中，正在探求人生意义的学生心理调适能力较差；而那些已经找到答案的学生调适能力则更好。这一模式适用于所有种族，不过亚裔美国学生比拉丁裔和欧洲裔学生有更多这方面的探索。找寻人生的意义可以很好地解释种族同一性与幸福之间的关系。种族同一性可以给年轻人的生活赋予意义。

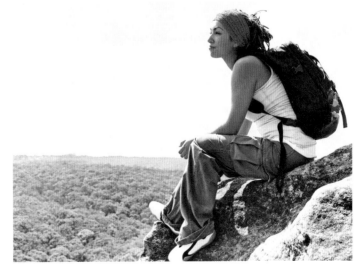

年轻人在向成年早期过渡及寻找同一性的过程中常常探寻新的角色、关系及活动。

变化中的角色和人际关系 年轻人还面临着比"我是谁"和"人生的意义是什么"等疑问更具体的问题。他们必须做出是否上大学以及上哪一所大学、如何处理亲密关系、选择什么样的职业等十分重大的决定。这些重大决定可以永久地改变他们的人生轨迹。同时，年轻的成人与家长之间必须协商好新的关系边界，找到自主与亲密之间的平衡（Allen et al., 2002）。冲突通常会增加，因为年轻人认为父母的控制是对他们独立精神的一种侵犯（Smetana, 1989）。亲子关系再协商的成功可以预测成年生活中良好的个体心理健康和家庭调适（Bell & Bell, 2005）。

自我心理学家卡伦·霍妮（Horney, 1939）认为，人们有一些相互竞争的需要：靠近他人、远离他人和对抗他人。靠近他人满足了对爱情及接纳的需要；远离他人是确立独立及效能的方式；对抗他人则满足了个人对权力及支配的需要。霍妮认为，家庭关系方面的问题源自这3种基本需要的冲突。年轻的成人想得到父母的支持；他们又想独立自主；同时他们可能还想超越父母。

同伴关系中的冲突也会增加。年轻的成人变得对自己越来越不确定的同时，对身边的朋友也越来越不确定。事实上，对个人同一性的确定感与同伴关系（包括恋爱关系）中更强的亲密感和更少的冲突有关（Fitch & Adams, 1983）。当然，亲密关系可以有新的含义。年轻的成人可能会认真考虑做出终生承诺，而这种前景会给爱情关系带来新的压力。

变化之中的角色和关系的数量表明，寻找自我可能不是试图定义一个单一的"我"，而更多地是努力将新的角色同一性与旧的同一性整合起来。许多年轻的成人在面对这些实实在在的变化时，理所当然地会问："我是谁？"

情绪混乱 研究表明，年轻人的情绪强烈且多变（Paikoff & Brooks-Gunn, 1991）。在一个精心设计的系列研究中，心理学家用"传呼机"在白天和夜晚的不同时间点，向青少年和成年人发出信号，以评估他们的活动和情绪状态。与成年人相比，13至18岁的年轻人报告的情绪更强烈、更短暂、更易变（Csikszentmihalyi & Larson, 1984; Larson, Csikszentmihalyi, & Graef, 1980）。

这一过渡期的许多情绪冲突源于关系的不确定性。年轻人在亲近关系中经常体验到爱、悲伤和愤怒等互相冲突的感受（Sbarra & Emery, 2005）。因此，他们的情绪困难既源于这些相互竞争的感受，也源于这些情绪的强烈程度。

同一性冲突的诊断

DSM-III-R 将"同一性障碍"列为一种精神障碍，但 *DSM-5* 明智地将同一性问题列入了"可能成为临床关注焦点的其他状况"。*DSM-5* 手册用一句话描述了这一问题："当临床关注的焦点是个体对某些同一性相关问题的不确定感时，可以使用这一类别。这些问题包括长远目标、职业选择、交友模式、性取向和性行为、道德价值观以及团体忠诚度等"（*DSM-5*, 2013）。

另一些同一性冲突分类也是基于埃里克森的概念。例如，马尔西亚提出了以下几类（Marcia, 1966）：

1. 同一性发散：怀疑过自己童年的同一性，但并没有积极探求新的成人角色的年轻人。

2. 同一性拒斥（过早自认）：从未质疑过自己或自己的目标，而是沿着童年承诺的既定目标前进的年轻的成人。

3. 同一性延缓：处于同一性危机中并且仍在积极探求成人角色的人。

4. 同一性获得：曾质疑过自己的同一性并成功为自己确立长远目标的年轻人。

有些研究支持这一分类的有效性（Marcia, 1994）。比如，被归为同一性获得者的学生的比例在临近大学毕业时比刚入学时有所增加（Waterman, Geary, & Waterman, 1974），而该比例在大学毕业后继续增加（Waterman & Goldman, 1976）。与埃里克森的理论一致，同一性获得者在社交互动中比其他人更不容易从众，更为自信（Adams et al., 1985; Adams, Abraham, & Markstrom, 1987）。此外，一些关于种族同一性（特别是非裔美国人）的令人鼓舞的研究既支持了这个 4 类模型，也证明了同一性获得者有更好的调适（Seaton, Scottham, & Sellers, 2006）。不过，从同一性发散到同一性获得的预期发展进程并不能准确地描述很多人的成长过程。相反，同一性状况的差异可能反映了人格差异和文化期待的差异（Bosma & Kunnen, 2001; Seaton et al., 2006）。

同一性冲突的发生率

在工业化国家，年轻人需要更长的时间才能承担起成人角色，甚至与几十前的情况相比也是如此。埃里克森认为，同一性冲突多发生于青春期后期。当代的畅销书则关注"四分之一人生危机"，即人们在 25 岁左右成为成年人时所面临的问题。这种延后的成年初显期在《赖家王老五》（*Failure to Launch*）等电影中得到了反映；越来越多的年轻人住在父母家、待在学校和推迟结婚生子的事实也证实了这一点（Settersen & Ray, 2010; 参见图 17.1）。

人口统计学数据显示，虽然没有因受教育而导致的更多延迟，高中及以下学历的年轻人在向成人角色过渡方面往往会遇到最大的困难（Hendry & Kloep, 2007）。2008 年，大量 16 到 24 岁的美国年轻人既不在学校就读，也没有工作，包括 12% 的白人男性（13% 的白人女性），21% 的黑人男性（21% 的黑人女性），15% 的拉美裔男性（26% 的拉美裔女性）（Danziger & Ratner, 2010）。这些人，以及其他从事低薪工作的年轻人，不仅工作前景极其有限，而且家庭生活也前景渺茫。未婚生子和同居（不太可能长久）成为常态。受过大学教育的年轻人也常同居。不过，大部分大学毕业生最后结婚了，而且他们通常是在结婚并且完成学业之后，才要孩子（Furstenberg, 2010）。同一性发散可能源于未解决的心理冲突。然而，推迟就业和承担家庭责任也可能源于社会给某些成员提供的机会有限。

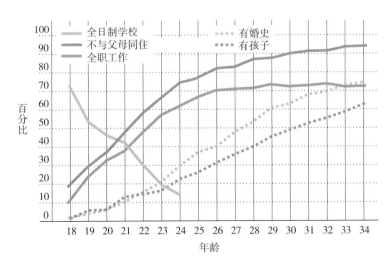

图 17.1　标志着向成人过渡的角色

美国青年承担与向成人生活过渡有关的角色的百分比。如今青年承担成年人角色的年龄比上一两代人要大——而且也比许多工业化程度低的国家的人更延后。

资料来源：From the Future of Children, a collaboration of the Woodrow Wilson School of Public and International Affairs at Princeton University and the Brookings Institution.

同一性冲突的原因

最成功的年轻人的父母在支持、监督孩子和给予他们越来越多的独立性之间找到了平衡（Hill & Holmbeck, 1986; Sartor & Youniss, 2002）。同一性获得者常在这样的家庭环境中长大，而同一性发散者则可能来自拒绝或疏远自己的家庭。同一性拒斥者常常来自过度保护的家庭（Adams & Adams, 1989）。

同一性危机的缺失是否预示着以后生活中的挣扎？事实上，跨文化研究表明，在向成年期过渡过程中的"风暴与压力"是西方工业化社会的年轻人富足、受教育和独立的结果。在其他文化中，年轻人的生活轨迹可能由父母的权威或经济压力决定，两者都没有给年轻人留下产生同一性冲突的空间。在不太遥远的过去，美国年轻人承担成人角色的年龄比现在更早。在某些家庭和社会群体中依然如此。

性别角色也会影响同一性的形成，至少曾经如此。1980年代，埃里克森的理论因只关注男性和工作而受到批评，这种理论认为女性基于她们的伴侣关系形成同一性（Gilligan, 1982）。这种差异意味着，男性可能在进入一段长远的关系之前形成同一性，而女性则要根据伴侣关系来定义自己。然而，性别角色正在发生变化。由于现实和社会的原因，今天的女性通常在进入一段有承诺的伴侣关系之前就先有了稳定的职业。这种"悄悄的革命"意味着，女性和男性一样，现在更可能在伴侣关系之外，通过工作形成同一性（Goldin, 2006）。

向成人生活过渡期的治疗

很多年轻人在向成年期过渡的过程中寻求心理治疗，大学生寻求心理咨询的人数众多就说明了这一点。然而，目前还没有人研究过适合这些年轻人的替代疗法。治疗目标通常包括对年轻人的苦恼给予理解，帮助他们理解和厘清困难的人生选择。此外，或许有益的做法是把同一性冲突"正常化"，即把个人的困惑理解为在寻找同一性的过程中困难但正常的内容。最后，许多临床工作者认为，对于那些正在试图"发现自我"的年轻人来说，支持性、非指导性的治疗是一种特别合适的治疗方法。下面的案例简要说明了这种方法。

➡ 萨曼莎的生母

21岁的大四学生萨曼莎非常震惊。她的生母自她出生后第一次与她取得了联系。萨曼莎联系了学校咨询中心的一名咨询师寻求帮助。她还没有与生母见面，而且她确定自己不想见面。萨曼莎一直知道自己是被领养的，并且她深爱自己的父母，她强调说就是父母，不是养父母。萨曼莎从来没有渴望见到自己的亲生父母，也不欢迎生母这样意外地闯入自己的生活。她也不想做任何可能对自己的父母有一丝一毫的不忠的事情，父母也对萨曼莎生母的突然出现感到意外和不安。

除了这一意外事件，萨曼莎是一个幸福、适应良好且成功的年轻女孩。她自诉没有出现过情绪问题，她谈到了很多好友及男友的情况，而且对父母很依恋。她是一名优秀的心理学专业学生，GPA得分为3.4。但生母的出现使她感到困惑和不安。她最终哭了起来，但更多的还是感到愤怒而不是悲伤。她有点抗议地向咨询师问道："这个陌生人有什么权利闯入我的生活？"

治疗师鼓励萨曼莎说出自己的各种感受。萨曼莎感到愤怒，同时感到内疚、挫败和困惑。她还害怕与生母相见，主要原因是她感觉好像要与自己的另一部分相见。如果这个女人刻薄、丑陋，或不招人喜欢怎么办？如果自己不喜欢她怎么办？喜欢她又怎么办？那她的母亲将会是谁？萨曼莎又会是谁？

在心理学家的支持下，萨曼莎探索了自己的感受和选择。她阅读了其他被领养的年轻人与亲生父母见面的经历，甚至与其中一些人在网上进行了交流。他们难受的经历让萨曼莎觉得自己的感受"很正常"，这种方式比心理学家的宽慰话语更直接。

萨曼莎最终明白，自己其实希望与生母见面。虽然她起初很担心，但是过后她感到很高兴。萨曼莎喜欢生母，生母也对她表达了歉意和悲伤，而且很想了解她，她理解萨曼莎矛盾的心情，所以丝毫没有强求她。此外，她的母亲也像萨曼莎一样松了一口气，因为实际情形比想象中的好得多。萨曼莎结束了治疗，虽然还没有弄明白自己到底是谁，但她自信日后能回答这个问题。

家庭变迁

并不是每个人都会经历中年危机，但大多数人在中年都会经历充满挑战的家庭变迁。家庭变迁可能涉及同住的家庭成员的增减，包括结婚、生子和空巢（成年子女离开家庭时发生的调适）。离婚和再婚也是当今美国常见的家庭变迁，而且这一事实突出表明，家庭已经不只限于同一个屋檐之下。

社会科学家经常用家庭生命周期（family life cycle）——家庭关系在一生中的发展过程——的概念来概括家庭变化。表 17.2 概述了对家庭生命周期的一种看法。与大多数描述一样，它侧重于家庭对儿童发展的重大变化的反应。当然每个家庭的情况各不相同。丁克家庭、单亲家庭、离异家庭、再婚家庭、同性恋家庭、几代同堂的大家庭等，都有自己独特的问题和机遇；不同种族背景的家庭同样如此。

家庭变迁的症状

所有的家庭变迁都以变化为特征——时间需求的变化、期望的变化以及家庭关系中爱与权力的变化。在婚姻早期，新婚夫妇会讨论彼此对于共处时间、亲密情感、家庭内外各自的责任和分工等的期望。夫妇在婚姻初期所形成的角色分工往往会成为贯穿终生的模式。不过，孩子出生后，双方的角色必须重新协商。孩子对每一方的时间、精力和耐心以及工作和家庭之间关系的平衡都有很高的要求（Cowan & Cowan, 1992）。虽然第一个孩子的出生是一件值得高兴的事，但同时也给婚姻带来了

表 17.2　家庭生命周期	
阶　段	**家庭发展任务**
1. 新婚夫妇	建立相互满意的婚姻；适应怀孕和为人父母的承诺；融入亲情网络。
2. 孩子出生	拥有、适应并促进婴儿的发育；建立让家长和婴儿满意的家庭。
3. 学前期	以激励和促进成长的方式来适应学前期儿童的关键需要和兴趣；应对做父母的能量消耗和缺乏隐私。
4. 学龄期	建设性地融入学龄期家庭社区；鼓励孩子学业上的成绩。
5. 青春期	在少年成熟和解放自己的过程中，平衡自由与责任；建立为人父母之后的兴趣和事业。
6. "发射"中心	以适当的仪式和帮助，让年轻人去工作、服兵役、上大学、结婚；让家继续作为他们的后方基地。
7. 中年父母	重建婚姻关系；与上一代和下一代保持亲情关系。
8. 年老的家庭成员	应对丧亲及独自生活；离开家庭住所或适应衰老；适应退休生活。

资料来源：Duvall, *Marriage and Family Development,* 6th, © 1984. Reprinted and Electronically reproduced by permission of Pearson Education, Inc., Upper Saddle River, New Jersey.

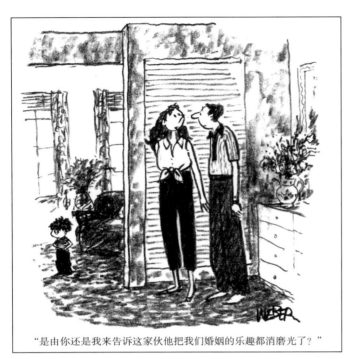

"是由你还是我来告诉这家伙他把我们婚姻的乐趣都消磨光了？"

© Robert Weber/The New Yorker Collection.

挑战，因为夫妻的个人需要可能要因此退居次要地位。一般而言，第一个孩子出生后，婚姻的满意度会降低，而且要等到空巢期开始后才会上升（Gorchaff, John, & Helson, 2008）。

随着孩子年龄的增长，亲子关系也必须相应地改变。保持温情的同时放松管制是首要主题。孩子离开家庭后，父母必须重新发现婚姻之内和家庭以外的乐趣。但这些模式又会随着晚年生活的变化（如退休或孙辈出生）而再次改变。

家庭冲突 冲突增加是家庭变迁的普遍结果。家庭成员可能会为数以百计的问题争吵。然而，一项研究表明，所有争吵最终都涉及权力或亲密关系的争夺（Emery, 1992）。权力争夺涉及主导权，如房间乱糟糟对青少年来说可能意味着独立自主而不是凌乱不堪。亲密关系争夺涉及亲密情感和爱。冲动地大喊"我要离婚！"可能是寻求关注而不是真想离婚。

心理学家往往更关注家庭冲突的过程而非内容。他们最一致的发现之一是合作与冲突的互惠，或者叫社会交换（Bradbury, Fincham, & Beach, 2000; Gottman & Notarious, 2000）。拥有幸福关系的家庭成员会回报对方的积极行为而忽视消极行为。对一次抱怨不会在意，因为"不是主流"，而受到赞扬就会欣然回报。相反，关系糟糕的家庭经常会陷入消极的互动循环。他们忽视积极行为，却会回击消极行为。一个婚姻不幸福的妻子可能会要求丈夫吃饭时不要看报纸，但丈夫偏不放下报纸，以让她难堪。在太多的家庭里，这类冲突会升级为家庭暴力（Cordova et al., 1993）。

亲密关系的一个特殊问题是要求和退让模式，在该模式中，伴侣一方要求越来越多，而另一方却一再退让。证据表明，要求和退让的互动模式可预测未来的婚姻不满，尤其是在女性中（Heavey, Christensen, & Malamuth, 1995）。其他证据表明，在关系紧张的家庭中，冲突更可能持续存在，并蔓延到其他家庭关系中（Margolin, Christensen, & John, 1996）。比如，当子女成为持续的婚姻纠纷的又一焦点时，婚姻冲突可能导致父母与子女之间的冲突。

情绪困扰 家庭冲突不论是以突然爆发、不断争吵还是"冷战"的形式出现，争执往往会给所有家庭成员带来情绪上的困扰。发泄一下愤怒可能是一种释放，但持续的冲突和愤怒会吞噬一切。此外，愤怒通常是孤独、痛苦，渴望和悲痛等更深层次伤害的一种"情绪掩盖"（Emery, 2004, 2011; MacDonald & Leary, 2005）。

当然，有些冲突在家庭变迁期间出现是正常的，甚至是建设性的。我们通过处理差异来解决问题。有趣的是，幸福的夫妻往往将他们的婚姻矛盾归咎于一时出现的困难。他们会"克服它"。不幸福的夫妻则怪罪于对方的人格，这是一个不让问题得到解决的"秘诀"（Bradbury & Fincham, 1990）。事实上，在夫妻互动中，代词"你"的使用可预测婚姻不幸福，而代词"我"的使用则可预测更高的满意度（Simmons et al., 2005）。

未解决的冲突可能导致相当大的个人痛苦（Whisman, Sheldon, & Goering, 2000）。

持续的亲密关系矛盾与抑郁紧密相关，对于女性（Beach, Sandeen, & O' Leary, 1990）和儿童（Cummings & Davies, 2010）尤其如此。情绪波动也是分居和离异中一个痛苦的部分。离婚对孩子最重要的长期影响是痛苦的感觉和记忆，而不是心理问题。即使是有韧性的年轻人，多年后说起父母离异时仍会感到痛苦（Laumann-Billings & Emery, 2000）。

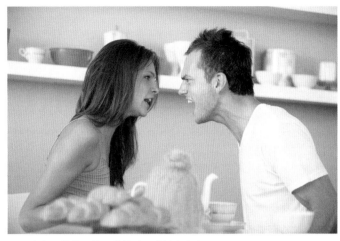

人际冲突和情绪困扰通常伴随艰难的家庭变迁。

认知冲突 家庭变迁也会引发新的同一性危机。同一性与家庭角色密切相关，而角色改变会使我们质疑自己。比如，一个刚离婚的妈妈不再是妻子。她可能还会感觉自己是一个失败的母亲。她可能会问："我现在是谁？"同一性危机并不限于成年过渡期、年满40（人到中年）或者离婚时。结婚、为人父母、不育或空巢都可能引发个体对自我新定义的探索。

更宽泛地说，家庭变迁使人们面临接受与改变之间的根本冲突（Christensen et al., 2006）。我们塑造孩子、父母、配偶及自己的能力并不是无限的。要想保持和睦，我们必须学会接受所爱之人和我们自己身上无法改变的部分。

家庭关系问题的诊断

对有问题的家庭关系进行分类的努力目前还处于起步阶段。*DSM-5* 使用了直截了当也可以说是有限的分类，比如"伴侣关系问题""儿童身体虐待"和"养育问题"。有初步证据支持这些诊断的信度和效度（Heyman et al., 2009）。

其他人则主张，作为一般规则，诊断系统应该对陷入困境的关系进行分类，而不仅仅是对个体进行分类（Beach et al., 2006; Heyman et al., 2009；参见专栏"对 *DSM-5* 的批判性思考：心理问题是个人问题吗？"）。许多心理问题似乎存在于人际关系之中，所以一个系统可能会诊断"不幸福婚姻背景下的抑郁"或者"由于父母忽视导致的行为问题"。更复杂的例子是"寻找替罪羊"，即家庭成员把每个人的麻烦都归结到一个"不正常的人"身上。尽管寻找替罪羊或其他有问题的互动无疑在某些家庭中存在（参见图 17.2），但我们很容易看出这种分类方法所面临的诸多挑战之一：需要证明有问题的关系是造成个人痛苦的原因。

家庭变迁的概况及趋势

有些家庭变迁非常重要，因此美国人口普查局和其他联邦机构会定期收集相关信息。调查显示，美国逾 90% 的成人在成年期结婚，但第一次结婚的年龄提高了，在过去的几十年间由 20 岁出头提高到将近 30 岁。女性的平均初婚年龄为 25.9 岁，男性为 28.1 岁（U.S. Bureau of the Census, 2010）。约一半的伴侣婚前同居（Cherlin, 1992）。美国每 6 名妇女中

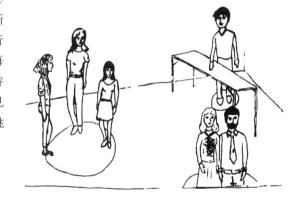

图 17.2 在一次家庭治疗中，米格尔被要求为自己的家庭做一个"雕塑"。他摆出了图中的情形。他把自己放在一张桌子后面，远离手足和父母。这是他作为家庭替罪羊的一个线索。

资料来源：Gatson, Weisz. Handbook of Structured Techniques in Marriage and Family Therapy. 1986. Routledge.

对DSM-5的批判性思考

心理问题是个人问题吗?

DSM-5 有一个假设,它是如此根深蒂固,以至于你可能都没有意识到:它只对个体进行诊断。这种假设认为,心理问题只存在于个体身上。你焦虑。你抑郁。

一些心理学家对这种假设提出质疑。他们认为人是关系动物。人的问题在于与其他事物,或者更确切地说,与其他人的关系之中。你为自己在学校的表现和将来的职业选择焦虑。你因为受困于一段不幸福的关系而抑郁。认识到人与人的这种关系属性,这些心理学家主张,我们应该对有问题的关系而不是有问题的个体进行诊断。至少在发布前的计划阶段,*DSM-5* 的一个委员会甚至考虑过关系诊断(First et al., 2002)。

众多的个人和团体提出了可用于关系或人际诊断的体系(Group Advancement of Psychiatry, 1995; Heyman & Slep, 2006; McLemore & Benjamin, 1979)。有些分类方法把重点放在类别上,如"伴侣关系问题",这种方法虽然直截了当但不够明晰。其余分类法则更多地停留在理论上。心理学家利里(Timothy Leary)提出了至今仍有影响力的"人际环状"(interpersonal circumplex)模型(Leary, 1957),围绕"权力和爱"这两个维度来对人格类型进行划分(利里因为 1960 年代支持致幻剂而更加广为人知)。还有一些体系以互动模式为基础。我们在本章讨论了其中两种。在要求和退让模式中,伴侣一方不停地逼迫另一方,另一方则一再退让,就像只朝一个方向移动的双人舞。在家庭替罪羊模式中,功能失常的家庭成员们联手对付"共同的敌人",有些像第二次世界大战中美国和苏联难以置信地联合起来以打败纳粹德国。

对关系而非个体进行分类的想法在直觉上很有吸引力。我们都是社会性动物。你无疑很想知道自己的幸福多大程度上受到关系或者你所选读的大学的影响。心理学家常常问他们的来访者以及他们自己类似的问题,特别是在面对儿童(参见第 16 章)或陷入一段有问题的关系或生活困境的来访者之际。问题出在他们自己,还是说真正的问题在于他们不称职的父母、冷漠的丈夫、无情的上司或他们的社交孤立?

遗憾的是,目前任何对有问题的关系进行分类的系统的吸引力,还大多仅限于直觉。没有一个关系分类系统有充分的实证支持。更有意思的系统要求我们以某种方式辨别关系中的因和果。正因为如此,一些专家采取了更简单的方法,只做描述性分类,如"关系问题""儿童虐待"等(回想一下,*DSM-5* 也避免进行因果推断,而是侧重于描述)。

尽管对关系或人际诊断的科学支持有限,但我们仍然可以从退后一步并质疑 *DSM-5* 的假设中获益。简单的描述性方法似乎确实为了信度而牺牲了丰富性。而且 *DSM-5* 确实把心理问题局限于个体,而我们的很多困扰都来自人际关系。虽然我们还没有做到这一点,但我们设想的未来分类系统包括对有问题的关系的诊断,而不仅仅是有问题的个人。

有 5 名生育子女,但非婚生育的情况越来越多。2007 年,约 40% 的婴儿为未婚妈妈所生。非裔妈妈未婚生子的比例为 69.9%,西班牙裔妈妈为 48.0%,白人妈妈为 25.3%。与普遍的看法相反,青少年的未婚生育率在下降。1970 年,十多岁的青少年生育占非婚生育的 50%,但 2007 年下降到了 23%(Ventura, 2009)。

虽然"从此过上了幸福生活"可能是童话中的说法,但在任何时候,大多数人都认为自己的婚姻是幸福的。不过,一项全美研究发现,31% 的夫妻存在严重的婚姻不和(Whisman, Beach, & Snyder, 2008)。在某个时间点对婚姻不满意的夫妻占比无疑会更高,因为婚姻满意度在家庭生命周期中会不断波动。

从 20 世纪 60 年代末到 20 世纪 80 年代,美国的离婚率急剧攀升,但此后趋于稳定并有所下降(见图 17.3)。有些人对离婚率的下降感到振奋,但下降的主要原因是未婚生育和同居率的上升。那些最容易离婚的人,如今结婚的可能性较小。据估计,大约 40% 的现有婚姻将以离婚告终。人们离婚后可能会再婚,大约 4 名白人中的 3 名、2 名黑人中的 1 名离婚后会再婚。许多离异的成年人,包括离异的父母,再婚前会同居或者只同居不再婚(Emery, 1999a)。

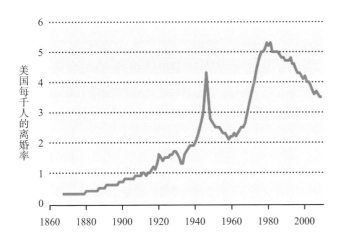

图 17.3 美国离婚率连续100多年上升

一个多世纪以来，美国的离婚率总体上呈上升趋势。1960年代和1970年代的急剧上升达到了一个平台，但自1980年以来的下降却带有误导性。离婚率在下降是因为最可能离婚的伴侣在同居和/或未婚生育。

资料来源：Emery, Robert, 1999. Marriage, Divorce, and Children's Adjustment. Sage.

家庭变迁困难产生的原因

大多数关于家庭变迁困难原因的理论都强调心理和社会因素。然而，个体也参与了自己环境的创造，这意味着环境是部分遗传的（见"研究方法"专栏）。因此，我们还必须考虑生物因素对家庭变迁的贡献。

心理因素 心理学家常将家庭问题归咎于沟通不畅。沟通既包括想表达的意思，也包括可能传达微妙甚至相反意思的非言语行为。比如，简单的一句"你今天看上去很漂亮"可能有多种不同的意思。因语调、重音和非言语姿势的不同，它可能是真诚的赞扬、讽刺挖苦、性暗示或者只是随便说说的客套话。

基于对婚姻互动的广泛研究，临床心理学家、著名的婚姻互动研究者戈特曼（Gottman, 1994）发现了 4 种基本的沟通问题。他在已婚夫妇中观察到了这些模式，但这些沟通问题也发生在其他亲密伴侣之间、亲子之间甚至离异的父母之间：

1. 批评 涉及攻击某个人的人格而不是行为，比如："你很无聊！"而不是"我们可以做些别的吗？"
2. 蔑视 是可能由愤怒引发的侮辱，意在故意伤害对方，比如："我从来没有爱过你！"
3. 防御 是自我辩解的一种形式，比如："我只是想帮忙，不过我想我的感受并不重要！"
4. 石墙 是一种孤立和退缩模式，比如，用言语或非言语形式表达："我不想再谈论这个问题了！"

社会因素 更广泛的家庭角色也可能导致痛苦的家庭关系。比如很多人认为，履行传统的婚姻角色（男主外女主内）的压力是造成某些婚姻问题的原因。一项研究发现，双性化夫妻（丈夫和妻子都在男子气和女人味两项特质上得分很高）的婚姻比更为传统的结合更幸福，痛苦更少（Baucom et al., 1990）。虽然非传统的性别角色可以带来更好的长远结果，但双性化夫妻早期可能会产生更多矛盾。他们必须就双方在关系中的角色进行协商，而非自动承担传统意义上的角色。这需要时间、精力和解决矛盾的技巧。

许多其他社会和文化因素也会造成家庭困扰（Karney & Bradbury, 1995）。贫困、失业、住房拥挤以及社会支持不足都可能给家庭生活带来挑战。事实上，如今美国的许多家庭问题都与社会因素有关。少女怀孕、未婚生育、离异以及家庭暴力不仅是心理问题，还是紧迫的社会问题。

研究方法

基因与环境

在双生子研究获得关于基因和环境的相关信息后，行为遗传学家开发了测量遗传力（heritability）——即基因对某一特征的相对贡献——的方法。研究者经常用计算遗传率（heritability ratio）的统计方法来评估遗传力，遗传率可通过下面的简单公式来计算：

$$遗传率 = \frac{遗传因子导致的方差}{总方差}$$

其中，总方差 = 遗传因子导致的方差 + 环境因子导致的方差 + 基因与环境相互作用导致的方差。

如果仔细解读遗传率，会发现它是一种十分有益的总结。但有两点需要注意。第一，任何遗传力估计值都只适用于某个特定的样本；唯一、真正的遗传力还没有被发现。举例来说，如果每个人都经历相同的环境，那么人与人之间的差别应该都是遗传造成的。将上述等式中的环境因子导致的方差设定为 0，即可看到这一点。因为那样的话，遗传力总是等于 1.0。目前研究中的环境变异并没有包括历史变化，而这些变化大幅度增加了预期寿命以及教育和物质资源。因此，在目前的样本中，遗传力的估计值可能会很高，部分原因是环境变异相对有限（Stoolmiller, 1999）——尽管贫困、种族歧视及性别歧视等社会问题持续存在。

第二个要注意的问题是，基因与环境是共同而非各自独立发挥作用。因此将遗传和环境成分的贡献分开是人为的。以苯丙酮尿症（患者伴有智力低下）为例，这种病症已知是由两个隐形基因配对和摄入含苯丙氨酸的食物引发的。这种病症的遗传力应该是多少？它并不是某个比例的基因和某个比例的环境造成的，而是两者相互作用的结果。

这引出了关于基因与环境的另一个重要问题。行为遗传学家强调，经历不是随机的（Scarr & McCartney, 1983）。相反，存在着**基因与环境的相关**（gene–environment correlation），即先天倾向与环境经历有关联。基因与环境的相关可以是主动的，因为不同的人追求不同的环境。比如冒险者不断寻求刺激，而风险厌恶者则寻求稳定、可预判的环境。但基因与环境的相关也可能是被动的，因为父母既为孩子提供了基因，也为他们提供了家庭环境。例如，受遗传影响的冲动性既可能使人更容易离婚，也更可能将冲动特质遗传给他们的孩子。由于基因与环境的相关，家庭变迁可能部分由生物因素决定。

基因与环境的相关在解读环境经验的影响时很重要。例如，由于离婚不是随机发生的，离异家庭的孩子与婚姻完好家庭的孩子之间的差异在很多方面大于他们父母的婚姻状况的差异。因此，比较婚姻完好家庭和离异家庭孩子的研究者实际上是在比较苹果和橘子。遗传学支持的研究认为，这种担心并不只是理论上的。离异家庭孩子的内化问题可以被解释为与遗传影响相关，而他们的外化问题则更可能确实是离婚造成的（D' Onofrio et al., 2006）。

环境和基因在计算遗传率时被割裂对待，但在实际生活中，它们通过基因与环境的相关以及基因与环境的相互作用而密不可分。

生物因素　生物因素也会导致家庭问题（Booth et al., 2000）。这就引发了一个核心争论：究竟是家庭冲突导致了个体功能障碍，还是出了问题的个体造成了人际关系问题？例如，离婚的人有抑郁的风险，但是这种相关性可以有多种可能的解释。离婚可能导致抑郁，或者说幸福的婚姻可以避免抑郁。或者因果关系恰恰相反：抑郁的人可能难以相处，因而更可能离婚（South, Turkheimer, & Oltmanns, 2008）。

"相关并不表示因果"问题的一个重要特例是基因与环境的相关，即环境经历本身与基因背景相关（参见专栏"批判性思考很重要"）。比如我们从双生子研究中得知，就连离婚也部分地有遗传性（D' Onofrio et al., 2006; McGue & Lykken, 1992）。这乍看之下有些奇怪甚至愚蠢，但仔细思考却不无道理。离婚、少年怀孕或同居以及大多数家庭事件都不是随机出现的。研究和常识告诉我们，当人们的背景（如教育和收入）、人格（如冒险倾向和从众性）和身体特质（如月经初潮年龄和长相）不同时，这些经历更有可能发生。基因影响背景、人格或体貌特征，因此家庭经历也与这些基因相关。也就是说，存在基因与环境的相关。

批判性思考很重要

离婚基因?

我们在本书反复提到遗传因素对各种精神障碍的影响。听到人生经历也会遗传,你可能会有点惊讶。离婚就是这种富有启发性的说法的例证之一。明尼苏达大学的学者发现,在由1500多对双生子组成的样本中,同卵双生子比异卵双生子有更高的离婚一致率。事实上,研究人员计算出离婚的遗传力为 0.525(McGue & Lykken, 1992)。

离婚怎么会有遗传性?此时批判性思考就显得尤为重要。显然世界上不存在离婚基因。不过,且慢。当你读到心境障碍和进食障碍有遗传性时,你可能确实认为有抑郁或贪食症的基因。不过就像对待离婚一样,你应该批判性地思考一下:什么机制可能使这些精神障碍有遗传性?

使离婚有遗传性的一个机制可能是人格,至少是那部分由遗传决定的人格,如寻求刺激或对社会道德不敏感的

倾向。但也有其他可能性。基因影响身体吸引力和月经初潮年龄(Mendle et al., 2006)。反过来,身体吸引力和性早熟又可能引发一连串的事件:关注良好品格之外的事情,这会吸引不太忠诚的潜在伴侣,最终增加离婚的风险。这会使离婚有遗传性,但并不是以人们通常认为的"遗传"方式。

对"什么导致精神障碍?"这一问题,一个常见的回答是"基因"。但这未必意味着存在导致进食障碍、抑郁症等等的基因。相反,遗传机制可能是间接的,在进食障碍的例子中,基因影响的是体型;在抑郁症的例子中可能是家庭经历。批判性思维并不能改变精神障碍受基因影响的事实。然而,它可能有助于我们对可能的遗传机制进行更广泛、更有创造性、更准确(我们希望如此)的思考。

我们来看一个例子。孟德尔及其同事(Mendle et al., 2006)检验了一个早就明确的研究结果:与无血缘关系的男性(如继父)共同生活的女孩比其他女孩月经初潮的年龄更小。研究人员一直在试图解释这一令人疑惑的研究结果。比如有些人认为,这是进化适应的结果:有压力的家庭生活导致月经初潮提前,因为这对拥有更多孩子的生殖策略是有益的(Belsky, Steinberg, & Draper, 1991)。

然而,孟德尔及其同事发现,遗传与环境的相关是这种令人疑惑的现象的原因。什么是遗传的第三变量?是妈妈月经初潮早。妈妈月经初潮的年龄在很大程度上决定了女儿月经初潮的年龄(这顺理成章;Meyer et al., 1991)。妈妈的月经初潮年龄也是女儿成长的家庭中出现一个与她没有血缘关系的男性的原因。为什么?因为早熟的女孩(此情况下是妈妈)会吸引年龄比她大但不太可能与她维持特别长远关系的男性。这些男人只是被年轻女孩突出的第二性征(早熟的乳房和臀部)——以及其他不良原因——所吸引。因此月经初潮早可能与关系不稳定联系在一起,最终导致女儿在一个有跟她没有血缘关系的男性的家庭中成长。

研究人员已经开始破解各种基因与环境相关的问题。这方面的研究充满挑战,也充满乐趣。生物因素无疑对家庭经历有贡献(见专栏"批判性思考很重要")。

家庭变迁中的治疗

对家庭的治疗包括夫妻和家庭治疗以及旨在预防问题的各种社区项目。下面我们介绍种类繁多的尝试中的几种。

预防　旨在预防婚姻问题的计划历史悠久但不太正式。或许最常见的是宗教团体的努力。许多宗教鼓励或者要求伴侣接受咨询。宗教和世俗的婚姻教育计划可改善沟通并提高关系满意度,但研究显示其获益者仅限于白人中产阶层(Hawkins et al., 2008)。这些工作是否对低收入及少数群体成员有帮助仍是一个有待研究的重要问题,而且对于政策的制定也很重要,因为近年来美国政府在努力促进婚姻。

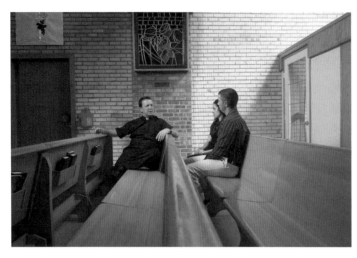

许多宗教团体要求人们在婚前接受夫妻咨询。婚前咨询的确有帮助，而且现在一些政府机构也鼓励这种做法。

一个典范的关系教育计划是"婚前关系提升计划"（Premarital Relationship Enhancement Program, PREP）。计划参加者以小组讨论的形式自由讨论他们对婚姻关系的期望，包括性这类敏感话题。配偶们还要在训练中学习具体的沟通技巧和解决问题的技巧。一项研究显示，被随机分配参加 PREP 的配偶三年后仍保持着关系满意度，而同一时期控制组配偶的婚姻满意度却下降了（Markman et al., 1988）。甚至 5 年之后，与控制组配偶相比，参加计划的配偶仍保持着良好的沟通，而且报告的家庭暴力更少（Markman et al., 1993）。研究人员对德国类似计划的研究发现了同样良好的结果（Hahlweg et al., 1998）。不过，在解读这些积极的结果时，也有一些情况值得注意。在两项不同的研究中，一小部分参加 PREP 后感觉极好的女性在 5 年后报告了更多的婚姻痛苦（Baucom et al., 2006）。这意味着，在沟通中提供支持固然重要，但过于乐观并不可取。配偶无一例外地会面对各种挑战，维持幸福的关系涉及意识到重要问题并予以解决。

PREP 的成功令人鼓舞，针对家庭生命周期的一个关键时间点——第一个孩子出生——的预防性工作同样如此（Schult et al., 2006）。不过，对这些示范计划的系统研究有更为广泛的重要性。目前针对家庭生命周期的几乎每一次变迁，都有具体的预防计划，如生育计划、父母养育计划，以及给有婴儿、学龄前儿童、学龄儿童或青少年的家长提供支持的小组等。法院也有帮助家长应对分居、离婚和再婚的计划。人们在开发这些计划时并不缺乏创造性；缺乏的往往是对其预防效果的系统性研究。

夫妻治疗和家庭治疗 夫妻治疗和家庭治疗都侧重于改变关系而不是改变个体（Guurman & Jacobson, 2002）。夫妻或家庭治疗师充当一名客观的局外人，帮助家庭成员确认并表达他们的分歧，努力改善沟通，解决具体问题，并最终改变陷入困境的家庭关系。下面的简要案例说明了这种非常不同的治疗方法。

➡ 学会聆听

简和比尔为他们婚姻中长期存在的问题寻求治疗。身为妻子和家庭主妇的简抱怨，丈夫在做家务和抚养三个孩子方面都没有给予她足够的帮助。更让简难过的是，她没有感觉到比尔的爱，因为比尔似乎并不喜欢跟她和孩子们在一起。比尔反驳说，他非常喜欢和孩子们在一起，但简总是不停地唠叨，不理解他身为保险推销员的压力，只是像"无底洞"一样索求他的爱和关注。下面这段对话发生在这对夫妻做了几次治疗之后：

简：比尔和我本该遵守一个日程计划，这样他上周只会在两个晚上见客户。但是就像我预料的那样，比尔并没有遵守。（简开始哭泣。）我就知道他不会遵守！这样的要求过分吗？每周你就不能有几个晚上待在家里吗？起码你要告诉我什么时候你需要出门吧？

比尔：（语气无动于衷）这周我有几个新客户，还有一个促销计划。我没法重新安排。下周会好一些。

简：下周也一样！再下周也一样！你不会改的。你为什么这样？你总是只顾自己！

治疗师：我看出来你很生气，简，但我们给比尔一个机会吧。你知道你下周的日程安排吗？

比尔：差不多吧，但谁知道呢。

治疗师：你愿意现在对简承诺下周哪几天晚上你一定在家吗？

比尔：我想周二晚上六点左右可以在家……

简：你只是想！接着又……

治疗师：等一下，简。好的，比尔，周二是一个开始。但是你有没有意识到你对简说话时的语气？

比尔：她总是没完没了地抱怨！我说了我会回家，行了吧？你还想要我做什么？

简：我想要你自愿回家。

治疗师：现在我们要讨论真正的问题了。部分问题是日程安排和共处的时间，部分问题是这些意味着什么。简，当比尔似乎不想跟你和孩子们在一起时，你感觉比尔不爱你。

简：这正是我刚才说的。你听到了，但是比尔没有。

治疗师：比尔，当简问起你的工作安排时，你感到她想控制你。你需要在家庭和工作之间平衡许多东西，而且当你感觉简要逼你回家时，你反而不想和她在一起。

比尔：这正是我的感觉。

治疗师：我希望你们一起谈论这些感受。然后我们再商讨一个可能有助于解决一些实际问题的时间表。简，告诉比尔你的感受——比尔，我只想让你聆听她的感受。试着理解她说的话。不要担心她反驳你。几分钟后，你俩调换位置，再来一遍。

从这段简短的交流中，可以清楚地看到夫妻治疗的几个方面。一个目标是帮助这对夫妻协商棘手的工作和家庭安排。即使是不尽完美的时间安排，也可能减少双方的矛盾。另一个目标是打破夫妻互动的消极循环，鼓励简和比尔谈论更深层次的感受。对情绪的讨论有助于双方制定一个可以减少某些感情伤害的时间安排。如果双方都同意这个计划，简就少了一个觉得不被比尔爱的理由，比尔也少了一个觉得被人控制的理由。

夫妻治疗研究 大多数夫妻治疗研究考察的是认知行为疗法。认知行为夫妻治疗（CBCT）强调夫妻间的即时互动，特别是他们的积极和消极行为的交换、沟通方式以及解决问题的策略（Baucom, Epstein, & LaTailade, 2002）。对这一疗法有效性的系统研究表明，认知行为夫妻治疗可带来明显的改善（Shadish & Baldwin, 2005）。不过，约一半参加治疗的夫妇并没有显著的改善。随访发现，问题复发也很常见，而且其他治疗方法也可取得类似的效果（Alexander, Holtzworth-Munroe, & Jameson, 1994）。

对认知行为夫妻治疗的讨论显然需要扩展，而且可能要与其他方法放在一起考察。后续的治疗研究表明，帮助夫妻接受彼此的不完美，而不仅仅是试图让双方做出改变，从长远看很重要（Christensen et al., 2004, 2006）。其他基于实证的夫妻治疗方法更侧重于情绪和情绪理解（Johnson, 2008）。最后，还需要拓展研究范围，把对其他艰难的家庭变迁的治疗也纳入其中，如应对离婚（Emery, 2011）。

夫妻治疗不仅被越来越多地用于改善关系，而且还被用作治疗心理障碍的个体疗法的替代方法，用来治疗抑郁、焦虑、酗酒以及儿童心理障碍等。研究表明，改善关系有助于缓解个体心理障碍，特别是抑郁（Beach, Sandeen, & O' Leary, 1990; Jacobson, Holtzworth-Munroe, & Schmaling, 1989）。这些研究结果再次突出了个体与

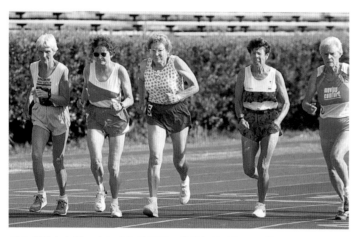

对大多数人来说，步入晚年并不是一段绝望的时期。保持身体活动和社会参与的老年人身心更健康。

家庭关系的互惠性。在一些案例中，成功的夫妻治疗消除了个体痛苦的原因。在另一些案例中，它使其他人能够理解和应对一个人的心理问题。

向晚年生活过渡

许多人认为"衰老"始于 65 岁或 70 岁，但衰老和向晚年生活过渡并不始于某个特定年龄。这个过渡会持续若干年，而且包括外表、健康、家庭、友谊、工作和生活安排等一系列的改变。过渡的性质、时间和意义也可能存在性别差异。

成年人从四五十岁开始越来越意识到衰老问题。中年男性经常担心自己的运动能力和性能力。男性也变得更担忧自己的身体健康，尤其是当他们得知朋友心脏病意外发作等事件时。女性在中年时也担心自己的体能和外表变化，但已婚女性往往更关注丈夫而不是自己的身体健康。男性的预期寿命明显比女性短，平均短 7 年。所以虽然许多中年女性鼓励丈夫过健康生活，但心理上她们却在"排练寡居生活"（Neugarten, 1990）。

六十、七十和八十岁的男性和女性对身体健康的担忧都在增加。高血压等慢性病越来越普遍（Federal Interagency Forum on Aging-Related Statistics [FIFARS], 2010）。所有五种感觉系统的敏锐度都在下降，而且许多认知能力也会随着年龄的增长而下降（Salthouse, 2004）。所有这些生理变化都是逐渐发生的，但平均而言，功能的下降在 75 岁左右会加速。重大的社交转变也会在晚年发生。大多数人在六十多岁退休，许多人热切期待这一转变，但另一些人则惧怕。退休无论被视为事业的终结还是新生活的开始，都要求对家庭角色进行重新定义，因为人们有了更多可以自由支配的时间，以及对自己和所爱之人新的期望。父母变得更像是已长大成人的子女的"朋友"，而许多老年人也会为他们的子女和孙辈提供实际的支持和家庭生活的连续感。随着年长者从七十多岁步入八十岁，已人到中年的子女们发现自己越来越担心和关心父母。

死亡对我们所有人来说都是不可避免的。随着年龄的增长，我们必须直面对自己死亡的抽象思考和对痛苦漫长的死亡过程的具体恐惧。亲友生病或去世也是晚年生活的一部分。由于两性预期寿命的差异，女性在六十多岁、七十多岁和八十多岁时尤其可能成为寡妇（参见图 17.4）。

老年人经常面对带有**年龄歧视**（ageism）的误解和对衰老的偏见（Pasupthi, Carstesen, & Tsai, 1995）。年轻人甚至心理健康专业人士有时也会认为老年人固执、易怒、专横、爱抱怨。人到晚年可能更关注自己的内心世界，但一般而言，个体终其一生人格的变化都不大（Magai, 2001）。有些老年人确实固执易怒——与他们年轻时很像。人们对变老的刻板印象就是如此，而且老年人也会有偏见。事实上，与持有积极看法的人相比，对变老的消极刻板印象使老年人从失能中恢复得更慢（Levy et al., 2012）。

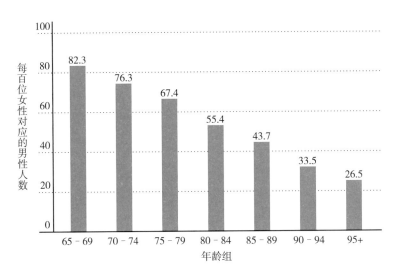

图 17.4　老年人中每百位女性对应的男性人数

女性比男性更长寿；因此，男女比率随着年龄的增长而缩小。

资料来源：U.S. Bureau of the Census.

症　状

晚年的年龄跨度很大，涉及的社会和心理转变很多。这里我们只能概括地讨论如下几个问题：身体机能和健康的变化；幸福、工作及人际关系；丧亲和悲痛；心理健康和自杀。

身体机能和健康　身体机能和健康随着衰老而变差，但健康和活力的下降远没有刻板印象所认为的那样迅速。男性和女性在七八十岁时仍能保持健康和活跃的状态。事实上，体力活动和身体健康状况能很好地预测老年人的主观幸福感。

绝经（menopause，也译为绝经期和更年期）是指停止来月经，是中年女性的一个重要的生理关注点。（男性没有类似的生殖功能变化。）美国女性最后一次来月经的平均年龄是 51 岁，但是在月经完全终止前往往会经历至少 2 到 3 年的不稳定期。许多女性在中年期出现"潮热"之类的身体症状，还有一些女性会经历情绪波动。比如，他们可能发现自己莫名地哭泣。抑郁发作也会增加。

更年期雌激素分泌的减少可能导致女性情绪多变。事实上，激素替代疗法，即服用人工激素，可缓解更年期的多种生理和心理症状。但它对抑郁没有直接作用，因为抑郁与更年期的雌激素水平无关（Rutter & Rutter, 1993）。激素替代疗法还可以减少心脏病及骨骼疾病的风险，但这种疗法也存在争议，因为可能增加患癌的风险。

在面对更年期身体、外表和家庭生活的改变时，有些女性难以重新定义其自我同一性。有些人则感觉没有了怀孕之忧一身轻松，并且享受"空巢"。她们珍惜现在可以花在自己和伴侣身上的时间（Gorchaff et al., 2008）。

与随着年岁增大而逐渐出现的其他身体变化相比，绝经是一个相当"突然"的事件。视敏度随着年龄增大而缓慢下降，眼睛的晶状体从观察远距离物体到近距离物体的调焦能力也变差。眼睛适应明暗的速度同样在下降。听力也随着年龄的增长逐渐变差，特别是辨别高音的能力。味觉、嗅觉和触觉的灵敏度也随着年龄的增长而降低。但就视力和听力而言，70 岁之前下降相对缓慢，70 岁之后下降速度可能明显加快（Fozard & Gordon-Salant, 2001）。

身体肌肉同样随着年龄的增长而流失，但像感觉功能一样，流失速度要到高龄后才加快。一位 70 岁的人能保持年轻时 80% 的肌肉强度，但是在随后的 10 年中肌肉流失的速度会加倍。骨质也随着年龄的增长而流失，而女性的流失速度是男性的两倍。

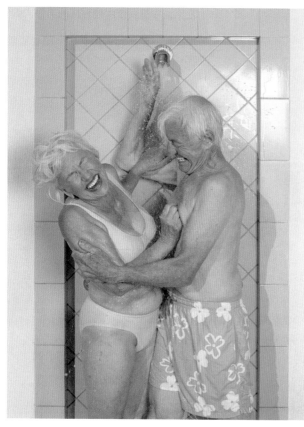

与人们的刻板印象相反，性生活往往仍是老年人亲密关系的重要部分。

女性绝经后尤其易患骨质疏松症，即骨骼变成蜂窝状，很容易断裂。许多老年人会得其他慢性病，尤其是关节炎、心血管疾病、癌症和糖尿病（FIFARS, 2010）。人们常常认为睡眠障碍在老年人中很普遍。然而，在控制了健康状况和其他间接影响睡眠的因素之后，老年人的睡眠通常没有问题。即使有问题，有证据表明，"助眠干预"可以改善老年人的睡眠问题（Vitiello, 2009）。

幸福、工作、人际关系和性　老年人的身体健康状况随着年龄的增长慢慢变差并不意味着他们的心理健康也同样变差。事实上，老年人报告了比年轻人和中年人更积极的人际关系和更好的环境控制力（Fingerman & Charles, 2010）。但另外，老年人的生活目标感较弱，对自己个人成长的满意度也更低（Ryff, Kwan, & Singer, 2001）。

老年人报告的工作满意度高于年轻人，但这可能是自我选择的结果，因为人们倾向于留在自己满意的岗位上。退休是一件有利也有弊的事。退休会导致收入减少，或许还有地位的降低，这些变化可能令人难以适应。但总体而言，这些损失可以被更多的闲暇和自由这些额外的好处所抵消，对有足够经济来源的人来说尤其如此（Wang, Henkens, & Solinge, 2011）。

埃里克森认为，自我整合与绝望之间的冲突是晚年生活的心理斗争核心。年老时回首人生，许多老年人确实怀疑自己人生的意义。同一性冲突也可能伴随着成为祖父母以及从长期从事的职业中退休而出现（Kaufman & Elder, 2003）。遗憾的是，目前关于埃里克森这一观点的研究很少（参见本章专栏"回首往事"）。

人们在年轻时比年老时有更多的朋友，但友情的质量比数量更重要（Antonucci, 2001）。老年人朋友较少的原因是他们择友更谨慎。换言之，老年人选择与他们最关心的人共度时光，这也许是因为他们的时间有限，所以更为珍贵（Cartensen, Issacowitz, & Charles, 1999）。

家庭关系在整个生命周期中对心理健康都有很大的影响。步入老年之后，与子女的关系变得尤为重要。兄弟姐妹之间的关系也可能重新具有实际的和情感上的重要性（Cohler & Nakamura, 1996）。在晚年，对持久亲密关系的满意度增加，冲突可能会变得不那么根深蒂固或激烈。这同样可能与时光所剩无几的感觉有关。"这可能是最后一次"的想法促使老年人关注积极的方面，忽略或者原谅消极的方面（Fingerman & Charles, 2010）。

性对许多老年人来说仍然很重要。一项全美调查发现，性活跃者在 57 岁至 64 岁的人口中占比为 73%，64 岁至 74 岁为 53%，75 岁至 85 岁为 26%（Lindau et al., 2007）。在最年长的性活跃者年龄组中，几乎四分之一的人报告每周有一次或更多的性生活！性方面的困难如润滑或勃起问题随着年龄的增长而增加，14% 的老年男性因勃起障碍而使用药物。良好的健康状况可预测更多的性活动，配偶或其他亲密伴

回首往事

研究人员正在研究老年人中的一个普遍现象：怀旧，即对遥远过去的追忆。怀旧有时也被称为人生回顾，可能有助于促进晚年生活的调适。许多老年中心提供的服务就包括生活历史讨论小组（Coleman, 2005; Sedikides et al., 2008）。

正如埃里克森提出的自我整合与绝望的冲突所表明的那样，人们对过去的回忆各不相同。老年人可能会带着骄傲和接纳或失望和悔恨回忆他们的人生旅程。为了研究对过去的回忆如何影响调适，加拿大心理学家保罗·王（Paul Wong）和丽莎·瓦特（Lisa Watt）简述了怀旧的六种类型。

整合性怀旧是一种试图获得自我价值感、连贯性以及与过去和解的尝试。它包括对过去的冲突和丧失的讨论，但其特点是对事件压倒性的接受。工具性怀旧涉及对目标导向的活动和成就的回顾。它反映出一种克服人生障碍而获得的控制感和成就感。传递性怀旧具有传承文化遗产和

个人影响的作用，既包括直接的道德说教，也包括带有明显道德含义的故事讲述。逃避性怀旧则充满了对过去的美化和对现状的贬低，流露出一种对"美好旧时光"的向往。强迫性怀旧专注于失败，充满了内疚、苦涩和绝望。最后，叙述性怀旧进行描述而非解读，它"尊重事实"，没有明显的内在心理或人际功能。

证据表明，整合性怀旧和工具性怀旧与成功地老去相关，而强迫性怀旧则与晚年较差的自我调适相关（Wong & Watt, 1991）。其他研究同样发现，怀旧与较好的心理健康的相关可以是积极的（专注于沟通或勇敢面对死亡），也可以是消极的（重提过去的问题、填补空虚或试图与已故者保持心理上的联系）（Cappeliez, O' Rourke, & Chaudhury, 2005）。接下来要做的是考察是否可以对怀旧进行组织和引导，以帮助老年人回顾并接受自己的人生。

侣的存在同样如此（这并不意外）。

遗憾的是，失去亲爱的人，包括丧偶，是老年人的生活现实，下面的案例说明了这一点。

→ J夫人的丧亲

J夫人在 78 岁时有生以来第一次接受临床心理学家的咨询。她的身体状况良好，智力敏锐，情绪饱满。然而，她仍然对丈夫的去世感到非常痛苦。十八个月前，她 83 岁的丈夫甲先生中风。在医院治疗数周后，甲先生被转到一家疗养院，在那里的几个月，他的康复进展缓慢。根据他妻子J夫人的说法，甲先生在疗养院受到了近乎玩忽职守的对待。他死于长时间躺在同一个位置造成的大面积褥疮感染。工作人员本应该经常帮他翻身，以防止生褥疮，但J夫人说他们完全忽略了丈夫。

J夫人不知道怎样处理自己的悲伤，因为她被许多矛盾的情绪所困扰。她是一名成功的教师，几乎等待了一生才找到了对的人，71 岁时才第一次步入婚姻的殿堂。她一生都很满足，而婚姻是她最大的幸福。她对失去丈夫感到极度悲伤，并且让丈夫继续活在自己的世界里。她早上起床时会与丈夫的照片对话，而且除了天气恶劣的日子，她每天都会为丈夫扫墓。

在讨论自己的丧亲之痛时，J夫人放声痛哭，同时也为自己没能很好地"继续生活"而自责。她有几个女性朋友，每周一起打几次桥牌。J夫人很享受和朋友在一起的时光，她们同样是寡居，但似乎对丧亲更能接受。

比接受现实更严重的问题是，J夫人经常感到强烈的愤怒但却很少承认。她对疗养院非常愤怒，并且有起诉的念头。在她的教师生涯中，她从未容忍过不称职的现象，而疗养院的失职剥夺了她的幸福。不过她感到困惑，因为牧师说她的愤怒是错误的。牧师说她应该原谅疗养院，并为知道丈夫进入天堂而高兴。J夫人想听从牧师的建议，但她的情绪却不允许她这样做。她希望这位心理学家能告诉她，她的感受是否是错误的。

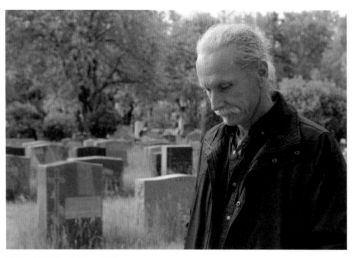

悲痛是老年生活的一部分。

显然，J 夫人因为丈夫去世而感到心烦意乱并没有错，但她的一些其他反应是否异常？一直思念一个人在某些情况下可能貌似一种强迫行为，而对着照片说话可能说明出现了幻觉或错觉。然而，J 夫人表现出的是对悲伤的正常反应，因为类似的反应在其他悲痛欲绝的老年人中也很常见。经常思念所爱的人是正常悲伤的一部分，而强烈的悲伤持续一到两年甚至更长时间也属正常。那么 J 夫人的愤怒呢？当然，她到底应该原谅还是起诉疗养院取决于许多因素，但她的愤怒并没有错或者说不正常。证据表明，愤怒通常也是悲伤的一部分（Sbarra & Emery, 2005）。

悲痛和丧亲（之痛） 悲痛（grief）是应对分离或丧失的情感和社会过程。**丧亲之痛**（bereavement）是所爱之人死亡引发的一种特殊形式的悲痛。丧亲之痛通常被认为会经历几个阶段。例如，有研究者（Kubler-Ross, 1969）从其与绝症患者的接触中总结出一个广为认可的丧亲之痛模型，认为悲痛会经历五个阶段：（1）否认；（2）愤怒；（3）讨价还价；（4）抑郁；（5）接受。

鲍尔比（Bowlby, 1979）将儿童对分离或丧失的反应分为四个阶段，上述丧亲之痛五阶段模型与鲍尔比的描述类似（参见第 16 章）。重要的是，鲍尔比的依恋理论解释了人们为何会在丧亲的极度悲伤中感到愤怒。渴望和寻找（他所说的第 2 个阶段）是对消失的依恋对象的追寻，也是对其发出的信号，试图与其重聚。一个与父母分离的孩子会愤怒地喊叫，并想找回他们。当然丧亲者在理智上明白，所爱之人去世后，重聚是不可能的。但情绪是非理性的，尤其是在刚刚失去所爱之人的时候。

悲痛的阶段论有直觉上的吸引力，但研究表明，很少有人按顺序经历固定的悲伤阶段。相反，哀悼者在不同的情绪中摇摆不定，比如时而渴望，时而悲哀，时而愤怒（Sbarra & Emery, 2005）。许多人并不会经历上述五阶段模型所描述的阶段，还有一些人几乎没有可观察到的反应，他们"默默忍受痛苦"。简言之，虽然否认、悲伤和愤怒是对丧亲的正常反应，但并没有一种所谓"正确的"痛苦表达方式，人们也不应该被强迫表达痛苦。事实上，研究总体上表明，不太强烈的丧亲之痛可预测对丧失更好的长期调适（Bonanno et al., 2005; Stroebe et al., 2002; Wortman & Silver, 2001）。更好的长期调适的另一个预测因子是根据情景是否合适而选择性地表达悲痛（Coifman & Bonanno, 2010）。

一般而言，如果所爱之人的离去"不合时宜"，丧亲之痛会更加强烈，比如伴侣在年轻时去世，或者白发人送黑发人（Cohler & Nakamura, 1996）。当然，不存在失去所爱之人的"恰当"时间，但我们对年迈家人的去世更有准备，而且我们往往可以从他们的长寿中找到一些慰藉。

J 夫人的悲痛是正常的，但悲痛会变得"不正常"吗？10%~15% 的丧亲者会经历特别强烈或长时间的悲痛（Bonanno et al., 2007; Neimeyer & Currier, 2009）。有人曾提议将"复杂性悲伤"作为 *DSM-5* 的一个新的诊断分类，但这个建议没有被采纳（Shear et al., 2011）。对悲痛进行诊断的想法是有争议的（参见第 6 章专栏"对 *DSM-5* 的批判性思考"）。一些专家对正常的经验被标为不正常感到忧虑。将悲痛"医学化"可

表 17.3　俄勒冈州协助自杀的相关数据					
	1998	1999	2000	2001	2002
协助自杀案例数	16	27	27	23	36
平均年龄	70	71	70	68	69
女性比例	50	41	56	62	29
白人比例	100	96	96	95	97
患癌比例	88	63	78	86	84

俄勒冈州是美国三个可以合法实施协助自杀的州之一，大多数协助自杀都涉及生命垂危的老年白人癌症患者。

资料来源：Rosenfeld, B.2004. Assisted suicide and the right to die: The interface of social science, public policy, and medical ethics. Washington, DC: American Psychological Association.

能损害对丧亲的社会和文化支持。

心理健康与自杀　与某些刻板印象相反，晚年生活并不是充满恐惧、失望、沮丧和绝望的时光。老年人情感障碍的发生率还不到年轻人的一半，而且焦虑障碍也不像在年轻人中那么普遍（Gatz & Smyer, 2001; IOM, 2012）。

不过，老年人的心理障碍仍是一个非常值得关注的问题，尤其是抑郁，因为这种障碍更加深刻和持久，更具破坏性（IOM, 2012）。自杀风险是一个特别值得关注的问题；65 岁以上的成年人的自杀（身亡）率是所有年龄组中最高的。老年白人男性自杀身亡的风险明显更高。事实上，自杀是老年人的十大死因之一（FIFARS, 2010）。许多专家认为，自杀的增加不仅是因为情绪问题，还因为慢性疼痛和躯体疾病，以及对可能到来的不治之症的长期折磨的恐惧（Wrosch, Schulz, & Heckhausen, 2004）。事实上，理性自杀是一个有争议的词，指一些病入膏肓的老年人所做的结束自己生命的决定（Gallagher-Thompson & Osgood, 1997）。

更有争议的是协助自杀，即由医务人员帮助绝症患者结束生命。1997 年，美国俄勒冈州成为第一个允许医务人员合法帮助临终病人提前结束自己生命的州（后来华盛顿州和佛蒙特州也通过了同样的法律）。在俄勒冈州，协助自杀是合法的，前提是病人必须：（1）超过 18 岁；（2）是俄勒冈州的居民；（3）被诊断患有不治之症且预期生存时间不超过 6 个月；（4）有能力做出理性的决定（Rosenfeld, 2004）。到目前为止，俄勒冈州的 596 例合法协助自杀都涉及受过良好教育且生命垂危的老年白人癌症患者（见表 17.3）。

衰老的诊断

专家经常根据老年人的年龄和健康状况对他们进行分类。**老年学**（gerontology, 也译为老年医学）是研究衰老的综合性学科，它通常将老年人分为低龄老人、老龄老人和高龄老人。

低龄老人是年龄在 65~75 岁的成年人。不过，定义这一类别的与其说是年龄，不如说是健康状况和活力。尽管有正常的身体衰老问题，低龄老人仍然身体健康，而且是所在社区的活跃分子。大多数老年人属于这一群体。

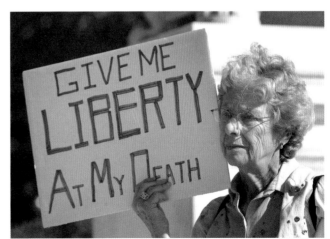

一位支持协助自杀的抗议者。

老龄老人年龄在75~85岁，他们会出现严重的生理、心理或社会（主要是经济）问题。他们需要一些日常生活上的帮助，尽管这个年龄段的美国人中只有6%住在养老院。一位80多岁的健康活跃的老人虽然年岁已高，但也可以被认为低龄老人而非老龄老人。

最后，高龄老人指85岁及以上的成年人，其中寡居的女性和低收入群体所占比例较一般人群中高（由男性死亡率和医疗保健费用等经济压力所致）。不过，高龄老人仍是一个多样化的群体。有些人仍保持活力，有些则需要长期照顾。15%的高龄老人住在养老院（FIFARS, 2010）。

老年人口比例

2008年，美国65岁及以上人口的数量是3900万，约占总人口的13%。其中约15%是高龄老人，即85岁或以上的老人，这是人口中增长最快的群体（FIFARS, 2010）。直到21世纪中期，美国老年人口不论是比例还是绝对数量都将一直上升，即人们所称的"银发族海啸"（IOM, 2012）。这种增长部分是由于医学的进步，但主要是由于第二次世界大战后"婴儿潮"时期出生的一代人步入老年（见图17.5）。

美国65岁及以上人口的占比将在2030年达到高峰。届时每5名美国人中就有1名至少65岁。高龄老人数量的增加将尤其显著。事实上，高龄老人的比例和数量将持续增长到21世纪中期。到2050年，高龄老人将占老年人口的四分之一（U.S. Census Bureau, 1996）。

老年人口的性别差异导致的一个重要后果是大多数（72%）老年男性与伴侣一起生活，而有伴侣的女性却只占少数（42%）（FIFARS, 2010）。人口普查数据还显示，美国老年人的贫困率比年轻人（除儿童外）高，而且老年贫困人口的比例随着年龄的增大而升高（FIFARS, 2010），部分原因是寡居的女性经济地位低。

晚年心理问题的原因

对晚年心理健康影响最大的生物学因素是良好的身体健康状况（Cohler & Nakamura, 1996）。事实上，一项针对70岁以上成年人的研究发现，男性和女性都将身体健康状况不佳列为生活质量差的最常见原因（Flanagan, 1982）。但我们也应该注意到，心理健康对身体健康状况也会产生影响。晚年的积极情绪体验可预测更成功的压力应对和更好的健康行为（Ong, 2010）。

图 17.5 不断增长的老年人口

美国实际与预估的65岁及以上老年人的数量。请注意高龄老人数量的剧增。

资料来源：U.S. Census Bureau.

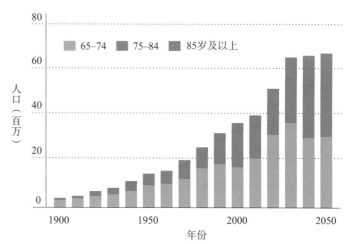

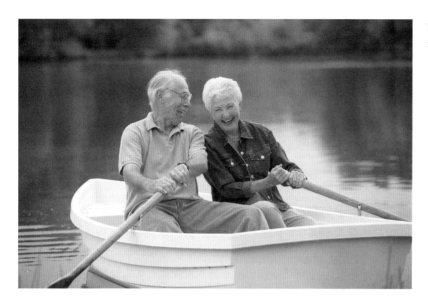

亲密关系和身体活动是健康的晚年调适的两个关键因素。

　　健康行为对老年人的身体健康尤其重要。充沛的精力和健康的身体与恰当的饮食、持续的锻炼、体重控制、不抽烟和不过量饮酒有关（Leventhal et al., 2001）。其中的多种健康行为与老年人良好的认知功能有关（Colcombe & Kramer, 2003; Hess, 2005）。甚至有人提出，老年学的首要目标应该是促进老年人健康和积极的生活方式，因为在工业化社会，目前的预期寿命可能已经接近人类这一物种的生物极限（Fries, 1990）。延长人类寿命可能并不现实，但延长充满活力和健康的生命长度是可能的。

　　影响晚年调适的心理因素包括亲密关系和丧亲。丧亲和独居与抑郁的关联在男性中比在女性中更密切（Siegel & Kuykendall, 1990）。在 70 岁以上的男性中，有利于生活质量的最常见因素包括与配偶、朋友及子女的关系。由于许多 70 岁以上的女性寡居，她们将与朋友和子女的关系以及一般的社交活动列为对她们的幸福最重要的事情（Flanagan, 1982）。

　　许多社会因素与更快乐地过渡到晚年生活相关，特别是物质上的富足和参加娱乐活动。宗教对很多老年人来说也很重要。研究发现，宗教信仰可缓解丧亲之痛的不良影响，对男性尤其如此（Siegel & Kuykendall, 1990）。

晚年心理问题的治疗

　　良好的医疗保健服务对老年人十分重要，不仅对于治疗疾病，而且对于促进身体健康和心理健康也是如此。由于健康行为对生活质量有重要影响，专家将健康心理学和行为医学视为医疗保健的核心组成部分。老年心理学是一门新兴学科，而且有广泛的实际需求（Karel, Gatz, & Smyer, 2012）。

　　类似的心理和生物疗法也可用于治疗老年人的抑郁和其他情绪问题，但老年人比年轻人更少寻求心理治疗。大量证据显示，在初级保健场所（医生的诊室）进行的短期治疗也是一种方便且有效的选择（IOM, 2012）。对正常悲痛的治疗有一些微小的短期效果，但其长期效果并不比单纯的时间流逝更好（Currier, Neimeyer, & Berman, 2008; Neimeyer & Currier, 2009）。但复杂性悲伤的治疗是一个例外（Currier, Neimeyer, & Berman, 2008; Neimeyer & Currier, 2009）。

　　医疗保健专业人士不仅必须关注改善老年人的生活质量，还要关注维护死亡的尊严。生前遗嘱是一种法律文件，指示医疗保健人员不要为了维系病危或严重失能病人的生命而采取哪些医疗措施。老年人往往比年轻人更容易接受死亡，而生前遗嘱和其他使死亡人性化的努力，可以使人保持尊严直至生命的结束（Lawton, 2001; Rosenfeld, 2004）。

获取帮助

本章考虑的生命周期转换范围很广，因此很难提供许多关于获得帮助的概括性建议。但我们可以提出两个宽泛的建议。首先，自助和自学对于有效地帮助自己、朋友或家人应对生命周期转换尤其重要和有效。我们建议你更多地了解你或你所爱的人可能正在经历的过渡，其他人在类似情况下的感受，其他人认为有效的应对策略，你预期随着时间的推移可能出现的情况，以及当你经历人生的这一阶段时你会怎么样。其次，我们也呼吁你（或你的朋友或家人），如果你陷入了困境、痛苦不堪，或只是希望得到有爱心的专业人士的支持来帮助你度过这段时间，请不要羞于寻求专业帮助。正如我们在本章开头提到的，寻求心理健康专业人士帮助的人有一半并不符合精神障碍的诊断标准，所以以寻求心理治疗的人远不止你一个。

当你在人生目标、人际关系或同一性方面遇到困难时，阅读、写作以及与朋友交谈是三种有益的活动。埃里克·埃里克森的《童年与社会》（*Childhood and Society*）和《同一性与生命周期》（*Identity and the Life Cycle*）虽然写于半个多世纪前，至今仍是非常有助益的经典读物。文学阅读也有帮助。成长是伟大（和优秀）的文学作品的普遍主题，伟大的作家同时也是洞察力敏锐的心理学家。除了阅读，写日记也是一个好方法，特别是在你感到困惑的时候。最后，我们强烈建议你与朋友或同学甚至你的教授们讨论你的疑惑！

如果你或你的朋友正在家庭变迁的过程中苦苦挣扎，那么书店、互联网或治疗师可以提供大量资源。事实上，最大的问题不是寻找资源，而是寻找可靠的资源。我们力劝你，一定要寻找提供基于心理科学而非"大众"心理学的建议的自助资源和治疗师。本章引文中提到的许多心理学家也撰写过科普读物，这些读物是很好的入门书。我们推荐的书包括卡罗琳·考文（Carolyn Cowan）和菲利浦·考文（Philip Cowan）的《从伴侣到父母》（*When Partners Become Parents*），约翰·葛特曼的《幸福婚姻七法则》（The Seven Principles for Making Marriage Work, 也译为《获得幸福婚姻的 7 法则》）；还有罗伯特·艾默瑞的《关于孩子和离婚的真相》（*The Truth About Children and Divorce*）。

乔治·瓦利恩特（George Valliant）的《优雅老去：通往更幸福生活的惊喜路标》（*Aging Well: Surprising Guideposts to a Happier Life*）是一本关于变老的好书。米奇·艾尔鲍姆的《相约星期二》（Tuesdays with Morrie, 也译为《与莫里共度星期二》）是另一本关于变老的优秀之作，它既是一本自助书，又是一本日记，还是一部文学作品。正如成年一样，变老是文学作品的另一个常见主题，也是你可能想要探索的一个领域。

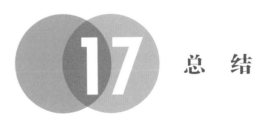

17 总 结

每两名寻求心理治疗的人就有一名没有精神障碍。*DSM-5* 将他们的问题或者归入**调适障碍**（即由压力引起的明显临床医学症状），或者归入"可能成为临床关注焦点的其他状况"。我们更愿意将这些问题称为**生命周期转换**问题，即成人期发展中从一个阶段过渡到另一个阶段所遇到的困难。

与生命周期转换相关的经历差异很大，但冲突是常见的主题之一，包括人际冲突、情绪冲突和认知（同一性）冲突等。

向成人生活的过渡始于十八九岁并可能持续到接近 30 岁。**同一性危机**是这一时期的一个核心的心理冲突，做出关于爱情和工作的重大决定同样也是。

家庭变迁常常涉及家庭成员的增减。正在发生的家庭冲突与个体心理问题密切相关，尤其是对于女性和孩子而言。

健康状况逐渐下降并不意味老年人的心理健康也同样下降。在 65 及以上的成年人中，大多数精神障碍的患病率比更年轻的群体更低而不是更高。

大多数成年人积极地看待退休，与子女、兄弟姐妹和伴侣的关系重新变得重要起来。

失去所爱之人，包括丧偶，是老年人，特别是老年女性的生活现实，它会导致**丧亲之痛**，这是悲痛的一种特殊形式。

晚年生活的幸福与健康的身体、亲密关系、家庭完整、物质丰足、娱乐、宗教以及社区有关。

概　览

批判性思考回顾

17.1 生活中的什么问题促使一些人去寻求心理帮助？

人们经常因生活中的问题或者*DSM-5*所称的调适障碍寻求心理健康专业人士的指导……（见第536页）。

17.2 DSM-5如何对非障碍性情绪问题进行分类？

我们如何描述导致人们选择心理治疗的生活问题？*DSM-5*采用了两种方法……（见第536页）。

17.3 中年危机是一种迷思吗？

不是所有年轻人都会经历同一性危机；40岁左右也未必出现中年危机……（见第540页）。

17.4 同一性危机对于健康的成年发展是必要的吗？

同一性危机的缺失是否预示着以后生活中的挣扎……（见第544页）。

17.5 为什么说家庭关系对心理健康非常重要？

家庭冲突不论是以突然爆发、不断的争吵还是"冷战"的形式出现，争执往往会给所有家庭成员带来情绪上的困扰……（见第546页）。

17.6 变老会让人抑郁吗？

变老伴随着健康状况的逐渐下降，但这未必意味着老年人的心理健康也会随之下降（见第556页）。

精神健康与法律

第18章

概 览

学习目标

18.1
"精神失常"与"精神疾病"是一回事吗？

18.2
什么时候以及为什么会让某个人非自愿住院？

18.3
为什么三次预测两次出错仍然好于掷硬币？

18.4
精神病人被强制住院时仍保留什么权利？

18.5
什么是去机构化，其效果如何？

18.6
什么样的监护安排符合儿童的"最大利益"？

18.7
心理治疗师什么时候必须打破保密原则？

精神失常的法律定义不同于精神疾病的心理学定义。行为怪异的杰弗里·达莫杀害了至少17人，而且把受害者碎尸，把肢体储存起来，但从法律的角度看，他的精神是正常的。17岁的李·马尔沃也一样，有人声称他被他的同伙、42岁的"环城狙击手"约翰·穆罕默德"洗脑"。患有精神病性抑郁和精神分裂症的安德里娅·耶茨有计划地将她的5个孩子在浴缸中溺亡，被判为精神正常且犯有谋杀罪；但这一裁决被上诉法院推翻，复审认定耶茨精神失常，所以被改判无罪。洛瑞娜·博比特因声称丈夫强奸自己并随后割掉丈夫的阴茎而广为人知，在没有任何重大精神疾病的情况下，她被判因精神失常而无罪。患有偏执型精神分裂症的"邮包炸弹客"泰德·卡辛斯基曾将爆炸物寄给毫无戒心的受害者，他因为拒绝使用精神失常辩护而备受关注。我们编撰本书时，律师正在为詹姆斯·霍尔姆斯做精神失常辩护。霍尔姆斯被指控在科罗拉多州奥罗拉市的电影院枪击案中打死12人，打伤70人。

概　述

在本章中，我们将探讨精神健康和法律的交叉领域的一些话题，包括这两个行业的不同概念、目标和价值观。我们先从讨论刑法开始，重点关注精神失常辩护。

之后我们将讨论民法，特别是精神病人的权利。违背精神病患者的意愿对其进行人身限制是一个重大的举措。往好了说，它可以保护病人和社会；最大的坏处是，它剥夺了人们的权利。美国就是一个极端，许多有严重精神疾病的人并没有接受治疗，因为他们有拒绝治疗的权利，而他们行使这种权利可能是由于精神疾病的影响，而不是出于理性的考虑。

接下来我们还会在本章讨论家庭法，重点是儿童虐待和离异后的监护权争议。在监护和虐待案件中，对严重精神疾病的担忧是例外，而不是常规。然而，对儿童情绪健康的预测往往至关重要，司法判决对儿童及其家庭有深远的影响。

最后，我们会讨论精神健康专业人士的某些法律责任，尤其是职业疏忽和保密问题。这些问题，以及本章的所有其他话题，都不仅仅与专业人士有关；它们对社会也有广泛的影响。我们对待精神疾病患者的方式，反映和界定了我们最基本的法律权利和责任。

我们首先来看一个成功运用精神失常辩护但饱受诟病的案例：约翰·辛克利被无罪开释案。1981 年，辛克利试图暗杀美国时任总统罗纳德·里根。

➡ 约翰·辛克利和精神失常辩护

1981 年 3 月 30 日，约翰·辛克利站在华盛顿希尔顿酒店外，从雨衣口袋中掏出一把左轮手枪，朝总统罗纳德·里根连开六枪。总统和其他三名人员受伤。总统很快便从足以致命的枪伤中恢复过来，但总统新闻秘书詹姆斯·布雷迪却被射中左眼上方的一枪永久致残。辛克利被控刺杀未遂，但审判的裁定却是行凶者"因精神失常而无罪"。

家境富有的辛克利从未有过犯罪记录。然而，他有不寻常行为的历史，并表达过暴力意图。辛克利读过几本关于著名刺杀案的书，并且加入了美国纳粹党。事实上，他因不断推崇暴力而于 1979 年被纳粹党开除。辛克利的一个奇怪之处他痴迷朱迪·福斯特，看过她在电影《出租车司机》中扮演的雏妓一角。为了得到福斯特的青睐，辛克利极力模仿在电影里救助福

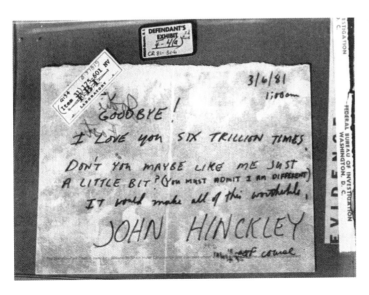

这是约翰·辛克利写给女演员朱迪·福斯特许多便条中的一张。辛克利认为只要自己有名气，哪怕是恶名，就能赢得福斯特的爱，显然正是这一妄想促使他企图暗杀美国前总统里根。

图中文字大意：
再见了！
爱你六万亿次。
难道你不觉得你可能有一点点喜欢我吗？
（你必须承认我与众不同。）
它将让这一切变得有价值。

约翰·辛克利

斯特的特拉维斯·比克尔。这包括获取武器和跟踪总统，就像电影角色跟踪政治候选人一样。在现实生活中，辛克利多次尝试联系福斯特，并成功了几次，但他与福斯特见面的请求一再被拒绝。他开始认为，只有一种方法能赢得她的芳心，那就是做出惊人之举。在他刺杀总统不到两小时之前，他给福斯特写了一封信，信中写道：

> "朱迪，如果我能得到你的爱并与你共度余生，无论是从此寂寂无闻或者怎样，我会立刻放弃刺杀里根的想法。
>
> 我向你坦白，我现在之所以要去刺杀里根，是因为我迫不及待地要给你留下深刻印象。我可以毫不含糊地告诉你，我要用行动让你明白，我做的一切都是为了你！我要牺牲我的自由甚至生命来改变你对我的看法。写这封信时离我动身去希尔顿酒店只有一小时。朱迪，我恳求你听听自己的心声，至少给我这个机会，用这个历史性的壮举，来赢得你的尊重和爱。"

辛克利案的核心问题是他的精神状况，或者正如一位作者所说，他到底是"疯了"还是仅仅是生气（Clarke，1990）。辩控双方都传唤了大量专家证人，以确定辛克利在法律上精神正常还是不正常。所有控方专家的结论都是辛克利精神正常；所有辩方专家的结论都是辛克利精神不正常。

根据当时的联邦法律，控方必须"排除合理怀疑"地证明，辛克利确实精神正常。也就是说，控方必须证明精神疾病没有：（1）产生不可抗拒的冲动，使辛克利无法抗拒试图刺杀总统的冲动；或者（2）严重影响了辛克利的思维，以至于他没有意识到自己行为的不法性（由于辛克利被判无罪释放，联邦法律中的举证责任和精神失常的定义被改写。）

控方专家提请人们注意如下事实：辛克利的行为是有预谋的，并且辛克利意识到他的行为会产生后果，包括可能坐牢或死亡。他从大量弹药中选了 6 枚威力巨大的"毁灭者"子弹，并在不到 3 秒的时间里全部准确射出。辩方人员则强调辛克利古怪的行为，特别是他对朱迪·福斯特的痴迷。例如，一位精神病学家认为，总统与其他受害人只是辛克利妄想中的"小角色"，他幻想通过这件"历史壮举"自己能在死后与福斯特相聚。

辛克利被判因精神失常而无罪。这一判决意味着辛克利没有被判入狱。相反，他被送至一家精神病院接受无限期的监禁治疗。直到现在，辛克利仍被监禁在华盛顿郊外的圣伊丽莎白医院。不过，他被允许可以在无人监督的情况下离开医院探望母亲 10 天。如果医院认为辛克利不再对自己或他人构成危险（同时需经法院批准），他就可以被永久释放。另一方面，辛克利也可能在医院度过余生。

•••

约翰·辛克利当时显然情绪失常，并被依法裁定为精神失常。但在一些案例中，被告人明显有精神疾病，但法庭却裁定其精神正常（如杰弗里·达莫）。还有一些案件，精神正常的被告却被法庭认为不正常（如 Lorena Bobbitt 案）。心理学与法律之间的这种冲突的根源是什么？

专家证人

精神健康与法律之间的一个冲突涉及**专家证人**（expert witness）的角色。专家证人是指被允许就其专业领域内的观点问题（而不仅仅是事实）作证的专家（Cutler & Kovera，2011）。但就像在辛克利案中一样，精神健康专家经常提出一些相互矛盾的证词，制造一场令人困惑、有时甚至在专业上令人尴尬的"专家较量"。事实上，一些批评者认为精神健康专业人士不应该担任专家证人，因为他们无法可靠或有效地回答法律体系提出的精神健康问题（Emery, Otto, & O'Donohue, 2005; Faust & Ziskin, 1988）。

法律体系确实将专家证词限制于基于已有科学的观点（Faigman & Monahan，2005）。在道伯特诉梅里尔·道制药公司案（Daubert v. Merrell Dow Pharmaceuticals, 1993）中，美国最高法院裁定，专家观点必须基于"依据科学方法得出的……推论或断言……"，而且法庭必须判定"证词所依据的推理或方法是否具有科学效力，并且……这种推理或方法是否可以应用于所讨论的事实"（p.2796）。但众所周知，专家们可以并且确实以不同的方式解读同样的信息。而律师则可能"挑选"友好的专家，这些专家有着用对本案有利的方式解释证据的历史（Murrier et al., 2008）。

"挑选专家证人"说明了法律体系和科学在定义"真相"上的不同之处。律师有义务为己方提供最有说服力的证据，而不是最客观的证据。因此，人们常说法律更关注公正而不是真相。律师预期他人会挑战己方专家的证词，并预料到对方专家会提出相反的证词（Fitch, Petrella, & Wallace, 1987）。限制这种冲突并有望改善专家证言的一个方法是，让法院指定中立的专家，而不是让双方各自雇请自己的"雇佣枪手"（Faigman & Monahan, 2005）。

自由意志与决定论

法律系统与精神健康系统之间一个更为基本的冲突是对人类行为的原因和责任的不同假设。刑法假定人类行为源于自由意志，即个体做出选择并根据选择采取自由行动的能力。这种自由意志的假设使人们在法律面前为自己的行为负责。**刑事责任**（criminal responsibility）这一法律概念的含义是，因为人们的行为是出于自由意志，所以当他们违反了法律时，他们要对自己的行为负责。

相比之下，心理学是基于决定论的假设，即人类行为是由生物、心理和社会因素决定的（或至少受制于这些因素）（Seligman, Railton, Baumeister, & Sripada, 2013）。决定论对科学而言十分重要。除非人类行为是由可测量和或许可控制的因素决定的，否则我们不能指望了解其背后的原因。这就出现了一个深刻的问题：如果没有"自由意志"，人们是否需要为自己的行为负责？

自由意志和决定论这两种假设在精神失常辩护中相互冲突。在美国法律中，**精神失常**（insanity）是考虑刑事责任时的一个例外。法律假定，法律上的精神失常者的行为不是出于自由意志。因此，像约翰·辛克利这样的被告对自己的行为不负刑事责任。通过呼吁关注刑事责任的罕见例外情况，精神失常辩护重申了人们应对自己的行为负责的观点。

因此，关于精神失常辩护的争议往往涉及更广泛的理念冲突，而不仅仅是在特定个案上的分歧。人类行为到底是自由意志的产物，还是由生物、心理和社会因素决定的？真相是否介于两者之间？如果是的话，我们在哪里划这条线？精神障碍患者是否要为自己的行为负责？

权利与责任

在法律上，权利与责任相互依存。没有责任也就失去了权利；承担责任也就获得了权利。这一简单关系的深远影响在美国精神病医生托马斯·萨斯的有争议的观点中得到了最清晰的体现。萨斯（Szasz, 1963, 1970）断言，所有人甚或精神障碍患者都应该为自己的行为负责。与此观点相一致，萨斯主张精神失常辩护应该废除（Szasz, 1963）。按照萨斯的观点，司法体系为精神失常患者规定的其他例外也应取消，比如违背个人意愿将其强制送进精神病院（Moore, 1975）。

萨斯在主张一个更宽泛的责任概念的同时，还主张更宽泛地承认精神疾病患者的人格尊严和个人权利。既然权利与责任紧密相连，那么通过废除精神失常辩护来承担更多责任，可能是获得更多权利的一条康庄大道。

毫不奇怪，萨斯的观点普遍被认为很极端（Appelbaum, 1994）。尽管如此，他的观点凸显了我们在本章中将再次讨论的一个根本冲突：如何平衡权利与责任。

精神疾病与刑事责任

美国法律认为，精神障碍可能以三种方式影响个体行使权利和承担责任的能力：（1）因精神失常而无罪的被告不用对其行为负刑事责任；（2）无受审能力的被告无法行使为自己辩护的权利；（3）精神疾病可能成为一个量刑因素，可能减轻或加重判罚。

精神失常辩护

精神失常辩护（insanity defense）的理念，即心智不健全者可以限制刑事责任，可以追溯到古希腊和古希伯来传统。早期的英语记载中也有国王或法官因杀人犯"疯狂"或"痴呆"而赦免其罪行的案例（Slobogin, Rai, & Reisner, 2009）。这些无罪判决背后的依据并不是行凶者是否有精神疾病，而是被告是否缺乏分辨善恶或者区分对错的能力。在丹尼尔·麦克纳顿因精神失常而被判谋杀罪不成立之后，精神失常辩护的这一理由于1843年被写入法律。

麦克纳顿标准 麦克纳顿是英国人，他宣称来自"上帝的声音"命令他刺杀首相罗伯特·皮尔，但他最终误杀了皮尔的秘书。他因精神失常而被无罪释放的判决引发了相当大的争议，并导致英国上议院制定了以下精神失常标准：

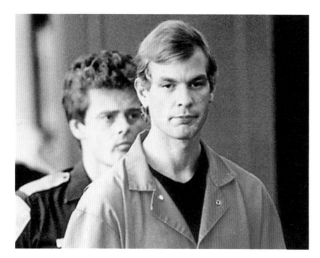

连环杀手杰弗里·达莫将受害人碎尸并储藏他们的尸体，法庭认定其精神正常。

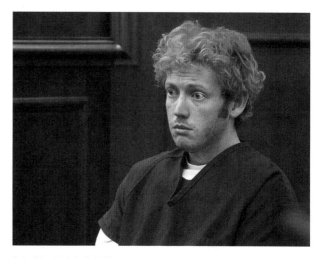

詹姆斯·霍尔姆斯被控于2012年7月在科罗拉多州的一家电影院开枪打死12人，打伤70人，他以精神失常为由提出无罪辩护。

为使以精神失常为理由的辩护成立，必须清楚地证明，在实施犯罪时，被告因受精神疾病的影响而缺乏理智，以至于不知道正在实施的行为的性质和特性；或者，即使他确实知道他在做什么，他也不知道他的所作所为是错的。[Regina v. M' Naghten, 8 Eng. Rep.718, 722（1843）]

这一规则后来被称为麦克纳顿标准，它清晰地阐述了用于判定精神失常的"分辨对错"原则。如果当事人在实施犯罪行为时，某种精神疾病或缺陷使其无法认识到自己行为的不法性，则可被判定因精神失常而无罪（not guilty by reason of insanity，NGRI）。在麦克纳顿案中确立的"分辨对错"的理由至今仍然是美国法律中精神失常辩护的主要焦点。然而，后续发展先是拓宽后又收窄了判定精神失常的依据。

不可抗拒的冲动　不可抗拒的冲动标准扩大了精神失常辩护的范围，因为它将因精神疾病无法控制自己行为的被告也纳入其中。在1886年的帕森斯诉亚拉巴马州案 [*Parsons v. State,* 81 Ala. 577, 596, 2 So. 854（1886）]中，亚拉巴马州的一个法庭裁定，如果被告由于精神疾病无法"避免采取案件中的行为"，则他们可被判定为精神失常。不可抗拒冲动标准的逻辑依据是：当人们无法控制自己的行为时，法律对犯罪行为就没有威慑作用。威慑，即人们由于害怕受惩罚而避免犯罪，是刑法的一个主要公共政策目标。在帕森斯案中，法庭给出的理由是：因无法控制的行为而判人有罪无法起到威慑作用，因而裁定因精神失常而无罪是合理的。

结果标准　1954年，美国华盛顿特区联邦巡回法庭在达勒姆诉合众国案（*Durham v. United States*）的裁决中，进一步扩大了精神失常辩护的范围 [214 F. 2d 862（D.C. Cir. 1954）]。达勒姆案的判决意见表明，如果被告的违法行为是精神疾病或缺陷的结果，则他们不负刑事责任。这一观点也被称为结果标准。这项裁决并没有试图定义精神疾病或结果。这些术语被有意地设置得十分宽泛，以使精神健康专家在确定精神失常和在法庭作证时有更大的自由裁量权。

达勒姆案试图把精神失常和精神疾病的定义统一起来，这是一个看似合理的目标。但一些精神健康专家认为精神病态（psychopathy，即 *DSM-5* 中的反社会型人格障碍）是能证明精神失常的精神疾病之一。这就产生了循环论证问题：反社会型人格障碍是由犯罪行为定义的，但同样的犯罪行为又证明了犯罪者精神失常（Campbell，1990）。直到 1972 年达勒姆案的裁决被推翻，这一问题和相关问题才得以终结（Slogobin et al., 2004）。（如果不是这样，可以想象，在决定哪些障碍应收入 *DSM-5* 的争论中，结果标准会产生怎样的影响。）

立法行动　1955年，在达勒姆案判决后的第二年，美国法学会起草了一份示范立法，旨在解决以前的精神失常规则存在的问题。这项示范立法很重要，因为它后来被美国大多数州采纳。该规则指出：

如果在实施犯罪行为时，个体因精神疾病或缺陷而缺乏理解其行为的犯罪性（不法性）或使其行为符合法律要求的实质性能力，则不对犯罪行为负责。

精神失常的这项定义综合了麦克纳顿标准和不可抗拒的冲动标准，虽然实质性能力这一说法在一定程度上弱化了两者的要求。（请比较它与麦克纳顿标准中的措辞）。美国法学会同样将犯罪行为史排除在"精神疾病或缺陷"的定义之外。这项条款解决了反社会型人格障碍诊断中的循环论证问题。

美国法律最新近的重要变化是由约翰·辛克利的无罪释放引发的。在此案引发

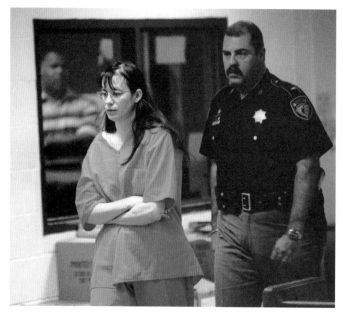

陪审团宣布安德里娅·耶茨（身着橙色囚服者）尽管患有精神病，但在法律意义上是精神正常的。他们认定她谋杀了她的五个孩子。上诉法院推翻了这一裁决，耶茨因精神失常而被判无罪。

争议之后，美国律师协会和美国精神医学学会都建议将不可抗拒的冲动部分从精神失常辩护的理由中删除。这些组织认为，精神失常辩护的这一条件比分辨是非的标准更有争议，更不可靠（Mackay, 1988）。根据这些建议，联邦《精神失常辩护改革法案》于1984年通过，并对精神失常辩护做了如下定义：

> 这是对根据任一联邦法规所提诉讼的积极抗辩，指被告在实施构成犯罪的行为时，由于严重的精神疾病或缺陷，无法辨认其行为的性质和特性或不法性。否则精神疾病或缺陷本身都不构成抗辩（美国法典第18编）。

美国已经有几个州颁布了类似的更严格的立法，来响应联邦法律的这一改动。因此，约翰·辛克利刺杀未遂案所引发的法律上的改变，正是安德里娅·耶茨最初被认定为精神正常，因而被判因在得克萨斯州溺杀她的五个孩子而有罪的原因之一。更严格的规则同样对杰雷德·拉夫纳的法律策略产生了影响。拉夫纳在亚利桑那州的图森市疯狂开枪，射杀了包括美国众议员加布里埃尔·吉弗茨在内的多人。他曾考虑做精神失常辩护，但最后直接认罪。就在本书撰写之时，在科罗拉多州奥罗拉的电影院开枪行凶的詹姆斯·霍尔姆斯的辩护律师正在考虑替霍尔姆斯做精神失常辩护，尽管霍尔姆斯反对。在辛克利案之后，蒙大拿州、爱达荷州、犹他州、堪萨斯州和内华达州都彻底废除了精神失常辩护。

有罪但患有精神疾病 有罪但患有精神疾病（guilty but mentally ill, GBMI）裁决是对精神失常辩护改革的另一种尝试（American Bar Association, 1995）。如果被告犯有罪行，在实施犯罪行为时患有精神疾病，但当时并不是法律意义上的精神失常，则该被告就属于GBMI（见表18.1）。对被认定为GBMI的被告的判刑方式与其他罪犯相同，但法庭可以下令为其精神障碍提供治疗。GBMI的判决是一种折中方案，它一方面可以减少NGRI的判决，追究被告的刑事责任，另一方面也承认精神障碍及治疗的必要性（Mackay, 1988）。不过，GBMI的判决并未取代NGRI。相反，它最常用于过去被告仅仅被判定为有罪的案例中（Smith & Hall, 1982）。也有人批评GBMI混淆了问题，并认为人们对GBMI的兴趣正在下降（Melton et al., 2007）。

表 18.1 精神失常辩护的发展

NGRI的依据	犯罪时无精神行为能力	定义范围	法条简要历史回顾
分辨对错	无能力分辨对错	狭窄	于1843年的麦克纳顿一案中正式确立，美国很多州后来又将此作为辛克利案后精神失常辩护的唯一判决依据。
不可抗拒的冲动	无能力控制自身行为	较宽泛	该依据可追溯到1886年，在美国某些州一直沿用至今。
结果标准	精神疾病或缺陷	最宽泛	确立于1954年的达勒姆案，于1972年被废除。
美国法学会定义	无能力分辨对错或无法控制行为	较宽泛	分辨对错和不可抗拒的冲动标准的结合体，这一混合型示范法（也称"模范刑法典"）在辛克利案之前常用。
有罪但患有精神疾病	对犯罪负有法律责任但也有精神疾病	替代	最近制定的精神失常辩护替代标准。被告在法律上并非精神失常，但可能会接受精神疾病治疗。

后来的发展变化显然使精神失常辩护的使用更为受限。围绕高调的辛克利案的愤怒与 100 多年前围绕备受瞩目的麦克纳顿案的争议并无不同。讽刺的是，辛克利案导致精神失常辩护被修改为类似于最初的麦克纳顿标准（Mackay, 1988）。正如 1843 年之后的一段时间一样，当代法律确定精神失常的最普遍标准是没有区分对错的能力。

举证责任 根据美国刑法，被告在"排除合理怀疑"地被证明有罪之前是无罪的。因此，举证责任在控方，而且举证标准非常高——排除合理怀疑。那么在精神失常案件中，谁来承担举证责任？

在对辛克利的审判中，控方有义务证明在排除合理怀疑的前提下辛克利精神正常，但控方未能证明这一点。《精神失常辩护改革法案》改变了联邦法律。如今在联邦法庭上，辩方必须证明被告精神失常，而不是由控方证明被告精神正常。精神失常必须由"明确并令人信服的证据"来证明，这是一项严格的标准，但不像"排除合理怀疑"那样苛刻。

大约三分之二的州要求辩方承担举证责任，但证明标准通常没有联邦法律中的标准严格，即在实践中遵循"证据优势"原则。因此，通过将举证责任从控方转到辩方，精神失常辩护的使用范围受到进一步限制（American Bar Association, 1995）。

定义"精神疾病或缺陷" 精神疾病或缺陷的确切含义对精神健康领域有显而易见的重要性。美国法学会的提议明确排除了反社会型人格障碍，但 *DSM-5* 中列出的其他诊断是否符合条件？1984 年的联邦立法规定，精神疾病必须是"严重的"，但这具体指什么？

哪些精神障碍符合精神失常辩护中的"精神疾病或缺陷"的标准？这一问题仍未得到解决。一些司法和精神健康专家认为所有已列入 *DSM-5* 的精神障碍都符合。另一部分专家则认为，某些极其困难的处境（如被暴力反复伤害）应当符合条件，即使这些问题并未列入精神障碍（详见专栏"受虐妇女综合征辩护"）。还有人极力主张将符合精神失常辩护的诊断严格限制在智力障碍、精神分裂症、心境障碍和认知障碍（不包括由物质使用或滥用引发的认知障碍）的范围内（Appelbaum, 1994）。

精神失常辩护的使用 尽管媒体对广受关注的案件进行了密集报道，但如果你听说在美国所有刑事案件中，只有约 1% 使用了精神失常辩护，你可能会感到惊讶。在提出这种辩护的被告中，只有大约 25% 实际上被判定为 NGRI（Callahan et al., 1991; Steadman, Pantle, & Pasework, 1983）。而且，超过 90% 的无罪判决来自辩诉交易，而不是陪审团审判（Callahan et al., 1991）。此外，辛克利案后举证责任从控方到辩方的转移，降低了精神失常辩护的使用率和成功率（Steadman et al., 1993）。在英格兰，麦克纳顿规则虽仍然适用，但精神失常辩护几乎名存实亡。每年只有屈指可数的案例使用这一规则（Mackay, 1988）。

如果被告被认定为 NGRI，那么他们真的能"一走了之"吗？有些被告被关入精神病院的时间比如果被判有罪的服刑时间短得多（如罗瑞娜·博比特只被收治住院 45 天）。但另一些被告被监禁的时间则更长，这又一次提醒人们，如果不承担责任，权利就会丧失。一般而言，因 NGRI 释放的被告住院治疗的时间大约与收监服刑的时间一样长（Pantle, Pasework, & Steadman, 1980）。某些州的法律规定，被告被判 NGRI 后的入院监禁时间不得长于被告被判有罪的最长刑期。然而，美国最高法院规定，NGRI 判决的目的在于治疗而非惩罚，住院治疗期限可以更长（American Bar Association, 1995）。

受审能力

更多的人被送入机构是因为无能力受审而不是精神失常的裁决。**受审能力**（competence）是指被告理解正在对他们进行的司法诉讼并参与辩护的能力。美国最高法院在达斯基诉合众国案（*Dusky v. United States* [363 U.S. 402,80 S. Ct. 788,4L. Ed.2d.824（1960）] 中对受审能力的定义如下：

"受虐妇女综合征"辩护

受虐待的女性常常会在不可思议的长时间内留在这段关系中。在局外人看来，她们不愿摆脱这段关系似乎有些愚蠢，甚至有受虐倾向。然而，对受虐女性来说，摆脱这段关系似乎是不可能的。她们可能陷于经济困境，也可能担心孩子；长期受虐待可能让她看不到任何希望。有些受虐女性最终只能通过杀死折磨她们的人来逃脱。根据一篇报告（American Psychological Association, 1995），每年约有 1000 名女性杀死当前或曾经的施虐者。这种以暴制暴情有可原吗？

如果受害者的生命受到即时的威胁，那么杀死施虐者在美国显然是合法的。在这种情况下，杀死施虐者属于正当防卫。然而，在很多情况下，受虐者在杀死施虐者时，虐待的威胁虽然将来可能一触即发，但并不是即时的。在这种情况下，女性可能仍然会做自我防卫辩护。这类辩护可能在很大程度上需要以受虐妇女综合征为依据。

受虐妇女综合征这一术语由心理学家蕾诺尔·沃克首创（Walker, 1979），用来描述她观察到的长期虐待对受害者的心理影响。作为一种辩护，该综合征有两个方面特别重要。首先，沃克假定有一种"暴力周期"，它包括三个阶段：（1）导致暴力行为产生的紧张情绪积累期；（2）虐待事件本身；（3）表达爱意的忏悔期，施虐者在这个阶段表达歉意并试图补救。其次，沃克认为习得性无助使受虐女性无

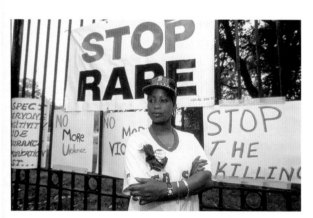

"弗雷明翰八女"之一。"弗雷明翰八女"是8名因杀死她们的施虐者而被判入狱的女性。她们请求提出出狱，理由是她们的行为是正当防卫。马萨诸塞州州长最终减轻了对她们的刑罚。

法脱离这段关系。这意味着受虐女性清楚自己会被反复虐待，但她们没有动机也没有能力摆脱这段关系。

受虐妇女综合征已成功地使许多受虐女性被无罪释放或轻判。事实上，美国至少 5 个州颁布了相关法规，明确允许受虐妇女综合征辩护（Toffel, 1996）。然而，当受虐待的儿童杀死父母或继父母时，类似的辩护却遇到了更多的阻力（Ryan, 1996）。

受虐妇女综合征辩护备受争议，这并不令人意外。刑事律师艾伦·德肖维茨就曾言辞犀利地提出批评（Alan, 1994）。他写道：

> 从表面上看，虐待的借口只影响屈指可数的少数被告。但在更深的层面上，虐待的借口基本上是一种逃避责任的症状。它还会危及我们的集体安全，因为它将私刑合法化。(p.4)

一些法庭裁定关于受虐妇女综合征的专家证言不予采信，但对它的接受有上升趋势（Faigman et al., 1997）。鉴于这种辩护的使用率在上升，你在听到评论家们普遍同意一个观点时可能会感到惊讶：支持受虐妇女综合征的科学证据薄弱到几乎不存在（Faigman et al., 1997; Schopp, Sturgis, & Sullivan, 1994）。例如，人们提出的一个问题是：一个有习得性无助的人怎么能让自己去杀人？

一种替代的辩护是暂时性精神失常，这可能更容易在法庭上证明。（精神失常的法律定义是指被告在实施犯罪行为时的精神状态；因此，被告有可能出现"暂时性精神失常"。）基于受虐妇女综合征的一个支持暂时性精神失常的论点会强调：虐待极大地削弱了受虐女性的思维能力，以至于她们要么无法认识到自身行为的后果，要么被逼到了无法控制自身行为的处境（Cipparone, 1987）。

在女性杀害施虐者的案例中，暂时性精神失常辩护的使用频率低于正当防卫。这或许是因为暂时性精神失常辩护会使被告背负精神失常的污名，并且还有被强制送进精神病机构的可能。更宽泛地说，成功的精神失常辩护能使女性免于为自身的行为承担刑事责任，而成功的正当防卫辩护则是一份意义更广的政治宣言：面对长期虐待，女性有权利采取极端行为（Walker, 1989）。

检验标准必须是他（被告）是否有足够的现有能力，以合理程度的理性理解，以及对针对自己的司法诉讼的理性和实际的理解，与自己的律师协商。

你应该注意受审能力的法律定义的几个特征。第一，受审能力是指当下的精神状况，而精神失常是指被告犯罪时的精神状况。第二，与精神失常一样，无受审能力的法律定义与精神疾病的心理学定义是不同的。即使是精神错乱的个体，从法律的角度看，也可能拥有足以被认定为具备受审能力的理性理解力。第三，受审能力是指被告理解刑事诉讼的能力，而非参与的意愿。例如，被告拒绝与法庭指定的律师协商不代表他无能力受审。第四，确认受审能力所需的"合理程度"的理解的要求相当低。只有那些有严重情绪障碍的人才可能被认定为无受审能力（Melton et al., 2007）。

受审能力的法律定义并未提及"精神疾病或缺陷"。因此，专家证人在确定受审能力过程中的角色与其在判定精神是否正常过程中的角色差异很大。这种评估更注重具体的行为或能力，而不是 DSM 中的各种精神障碍。表 18.2 总结了由一组杰出专家制定的具备受审能力所必需的多方面的司法理解和推理能力。

表 18.2　评估受审能力

A. 法律理解力

1. 理解辩护律师和公诉人的作用。
2. 理解严重犯罪的行为和精神要件。
3. 理解情节较轻的违法行为的要件。
4. 理解陪审团的作用。
5. 理解法官在陪审团审判中的职责。
6. 理解量刑依据的是罪行的严重程度。
7. 理解认罪程序。
8. 理解认罪答辩中所放弃的权利。

B. 法律推理

9. 关于表明自卫的证据的推理。
10. 关于与犯罪意图有关的证据的推理。
11. 关于挑衅证据的推理。
12. 关于个人行为动机的推理。
13. 关于酒精对个体行为潜在影响的推理。
14. 识别可能影响认罪或不认罪决定的信息的能力。
15. 识别一项法律决定（比如认罪）的潜在成本和潜在收益的能力。
16. 比较一种法律选择（如辩诉交易）与另一种法律选择（如受审）的利弊的能力。

C. 法律评估

17. 被告对受到法律体系公平对待的可能性信念的合理性。
18. 被告对自己得到律师帮助的可能性信念的合理性。
19. 被告关于是否向其律师披露案件信息的信念的合理性。
20. 被告关于被判有罪的可能性信念的合理性。
21. 被告对若被判有罪受到惩罚的可能性信念的合理性。
22. 被告关于是否接受辩诉交易的信念的合理性。

资料来源：Items reprinted from the MacCAT-CA. Reprinted by permission of professor R. Otto, University of South Florida.

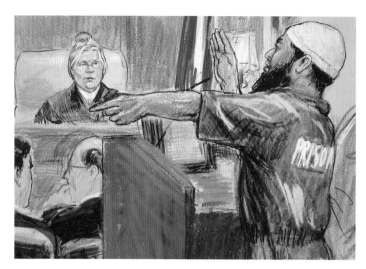

"第二十名恐怖分子"萨卡里亚斯·穆萨维承认密谋发动"9·11"恐怖袭击。他的律师对此表示反对,声称他不具备认罪的能力。但最终他被认定有能力而且法庭接受了他的认罪。

无能力受审是最常见的无能力情况,但这个问题也可能出现在法律环节的其他方面。在被逮捕时,被告必须有能力理解向其宣读的米兰达警告(告诉犯罪嫌疑人有保持沉默的权利和在警方讯问时有律师在场的权利)。在宣布判决时被告也必须有能力。最后,新近的裁决表明,被判处死刑的被告在行刑时必须有行为能力,否则死刑不能执行。目前法庭正试图解决的一个问题是,有精神病的死囚是否有拒绝治疗的权利(稍后讨论),或者能否被强制用药以使其有能力被处决(即符合条件)(Slobogin et al., 2004)。

受审能力听证会通常不会占据新闻头条。受审能力认定结果一般通过协议产生或在相对非正式的听证会中达成。在对萨卡里亚斯·穆萨维的审判中出现了一个例外。他被称为"第二十名恐怖分子",在"9·11"事件之前被捕,但被指控为这次恐怖袭击的合谋者。穆萨维最初对该指控表示认罪,但法庭为他指定的律师则表示反对,认为他没有能力认罪。尽管主审法官认定穆萨维有这种能力,但仍然给了他一周的时间来改变自己的决定,而且他确实改变了主意。经过多年的反复,有受审能力的穆萨维最终于2006年5月3日被陪审团认定有罪,并被处以终身监禁。

如果被告被认定为没有受审能力,司法诉讼则必须暂停,直到被告能够理解这些程序。证据显示,75%的无受审能力的被告在6个月内恢复了受审能力(Zapf & Roesch, 2011)。在那些没有恢复受审能力的被告中,许多人被关押的时间远远超过他们如果被定罪的服刑时间(Zapf & Roesch, 2011)。尽管没有受审能力的被告有严重的精神障碍这一点几乎毫无疑问,但他们并不总能像经由民事监禁程序收治住院的被告那样受到保护,这个问题我们稍后讨论。

量刑与精神健康

精神健康也是量刑要考量的一个因素。精神障碍是法官量刑之前必须考虑的几种潜在的从轻因素之一(Slobogin et al., 2009)。精神疾病可能成为从轻量刑的理由,尤其是在死刑案件中。然而精神疾病也可以被用作延长拘禁的合法依据,尤其是对性犯罪者。

因为死刑是终极惩罚,所以在死刑案件中,司法审查尤为严格。对潜在的从轻量刑因素进行彻底审查,包括在犯罪时有精神疾病和受胁迫,是法庭要求审查的主要内容(Slobogin et al., 2009)。所有死刑案件都需要进行从轻量刑评估,其中包括对精神障碍的评估。

智力障碍 在阿特金斯诉弗吉尼亚案(*Atkins v. Virginia*, 2002)这一标志性的案件中,美国最高法院判定,智力障碍(原名精神发育迟滞)是一种减刑因素,对这类患者判处死刑违反宪法。该案的当事人达雷尔·阿特金斯智商仅为59,因为想抢点啤酒钱而枪击并杀死了一名21岁的男性,因而被判有罪。法庭认为,死刑对于本案当事人以及所有有智力障碍的人来说是残忍和不寻常的惩罚。法官约翰·保罗·史蒂文斯代表多数人给出了如下理由：

> 第一，支持死刑的理由（对死罪的惩罚和威慑）是否适用于精神发育迟滞的罪犯存在重大疑问……第二，精神发育迟滞的被告整体上面临着法律执行不当的风险，因为他们可能在自己并不清楚的情况下承认他们并没有犯下的罪行，他们也没有足够的能力给法律顾问提供有意义的帮助，而且他们通常是不合格的证人，他们的行为举止可能没有根据地给人造成一种对罪行缺乏悔过的印象（536 U.S. 321，2002，pp. 2-3）。

美国最高法院的裁决引发的一个实际后果是一场关于智力障碍准确定义的激烈辩论。被告是否有智力障碍可能是一个攸关生死的重大问题（参见专栏"对 DSM-5 的批判性思考：可能攸关生死的阈值"）。

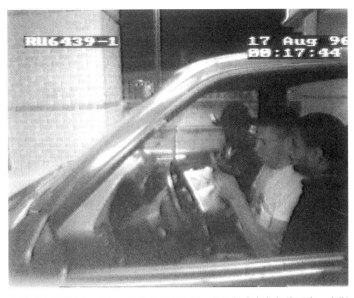

监控镜头记录了达雷尔·阿特金斯(左)和一名共犯（右）与埃里克·内斯比特（中）在一起。后来阿特金斯和那名共犯为了买酒的钱射杀了内斯比特。2002年，美国最高法院裁定：死刑对于像阿特金斯这样有智力障碍的人来说是残忍和不寻常的惩罚。

美国最高法院还裁定，死刑对另一类被告，即在未满 18 岁时犯下死罪的被告，同样是残忍和不寻常的惩罚 [*Roper* v. *Simmons*，（03-633）（2005）]。2010 年，美国最高法院又进一步裁定：在没有人被杀的情况下判处少年犯终身监禁且不得保释是残忍和不寻常的惩罚 [（*Graham* v. *Florida*, 560, U.S.（2010）]。

性侵犯者 智力障碍可能会减轻刑罚，但性暴力的历史或潜在的性暴力却可能导致更严厉的判决。美国有几个州已经通过了性侵犯者法案，旨在使性犯罪者的自由终生受限。这些法案在美国最高法院的堪萨斯诉亨德里克斯[*Kansas* v. *Hendricks*（521 U.S. 346, 1997）]一案中受到了挑战。本案中的勒鲁瓦·亨德里克斯有着漫长而可怕的恋童癖史，他在因对两名13岁男童进行猥亵而服刑10年后，即将刑满出狱。然而，在获释之前，根据堪萨斯州新颁布的一部性侵犯者法案，亨德里克斯被无限期地关进一个最高安全级别的机构。

在法庭上，亨德里克斯承认，当"压力过大时"，他"无法控制"猥亵儿童的冲动。尽管如此，亨德里克斯还是提出了几个理由，反对继续对其进行监禁，其中一个是"一事不再理"，即不因同一罪行而两次受审。但最高法院裁定堪萨斯州胜诉。法庭认为，基于性侵犯者法案的无限期监禁不构成刑罚。相反，法庭认为，基于亨德里克斯对他人构成的危险，他继续被监禁在最高安全级别的监狱是合理的。最高法院后来的一项裁决，也支持延长对一宗类似案件中的潜在性侵犯者的监禁 [*United States* v. *Comstock*, 560 U.S._1951_（2010）]。虽然像亨德里克斯这样的人待在监狱里可能会让我们感到更安全，但法庭的决定可能会受到质疑。其他类别的罪犯，比如入室盗窃犯（60% 的室内强奸是他们所为）的再犯率远高于性犯罪者，但他们却不会在刑期之外因其危险性而被继续监禁（Slobogin et al., 2009）。此外，被监禁的性犯罪者通常很少或根本得不到治疗，这为民事监禁，即我们的下一个话题，提供了一个正当的理由。

对DSM-5的批判性思考

可能攸关生死的阈值

DSM-5 是一个分类系统。最终你（根据某个阈值，即被诊断为某种障碍所需的症状数量）要么有某种障碍，要么没有。与此同时，*DSM-5* 承认很多问题实际上分布在一个维度上。当你（在类别上）罹患或者没有罹患抑郁症时，你（在维度上）有一点抑郁、极其抑郁或介于两者之间。事实上，*DSM-5* 包含各种严重性评定量表，以提醒人们注意这样一个事实，即它常常将维度转换为类别。

关于类别与维度的讨论可能看起来抽象且无关紧要，但一旦你考虑到它们在现实世界中的极端重要性，你的看法可能就会改变。在涉及智力障碍的案件中，这可能是一个生死攸关的问题。智力障碍是一种类别诊断。智商则更多地是一种维度。*DSM-5* 定义智力障碍的大致阈值是智商 70（参见第 15 章）。

在 2002 年的阿特金斯诉弗吉尼亚案中，美国最高法院宣布死刑对有智力障碍的人是"残酷和不寻常的惩罚"，因而是违法的。然而，在 2005 年重审时，弗吉尼亚的一个陪审团裁定阿特金斯不再有智力障碍。公诉方称，阿特金斯与他的律师的频繁接触使他的智商超过了 70！于是他又被判处死刑。（他的判决后来又因为一审时公诉方行为不当而被减为终身监禁。）

特雷莎·路易斯一案存在类似的争议，但以路易斯被判死刑而告终。2010 年 9 月 30 日，她成为弗吉尼亚州自 1912 年以来第一个被判处死刑的女性。路易斯的智商是 72。她被判是一场阴谋的幕后"策划者"，在这场阴谋中，她雇了两名凶手杀害自己的丈夫。她的辩护人指出她可能是被人操控而非主谋，因为她的同案犯智商要高得多。

2009 年的一份报告确认，有 234 例死刑案提出了智力障碍辩护（Blume, Johnson, & Seeds, 2009）。智商 69 和智商 72 之间的差别微乎其微，但涉及死刑裁决时却生死攸关。

DSM-5 中其他类别和维度的区分也引起种种争议，虽然不太激烈。例如，它删除了阿斯伯格障碍的类别诊断，而代之以更有明确维度的孤独症谱系障碍。这引起两个争议。第一，许多刚被诊断为阿斯伯格障碍（于 1994 年被列入 DSM-IV）的人不同意取消对他们的诊断。*DSM-5* 摒弃了一个能给这些社会处境困难且被误解的个体提供解释、理解和支持的术语。第二，至少有一项实地试验表明，*DSM-5* 的新诊断阈值将大大减少符合孤独症谱系障碍标准的人数（McPartland, Reichow, & Volkmar, 2012）。儿童和成人通常需要符合诊断标准，才能从学校、相关机构和保险公司获得服务，因此这种对阈值的担忧确实涉及每一种诊断。

你可能没有意识到这一点，但作为一名学生，你其实非常清楚关于维度、类别和阈值的争议。你的老师会把你 89.1 分的平均考分（一种维度）归为 B 还是 A（一种类别）？当争论你为什么应该得 A 时，如果你提到在编写 *DSM-5* 的过程中也有完全相同的争议，也许你会获得额外的认可。

民事监禁

非自愿住院涉及三个重要的民法问题：（1）民事监禁（也译为民事收容），即违背人们的意愿让其住院的法律程序；（2）患者的权利；（3）去机构化，即在社区而非精神病院治疗病患。我们首先简要地回顾一下美国精神病院的历史。

美国精神病院简史

1842 年，英国著名作家查尔斯·狄更斯游历美国并参观了几家精神病院。在《游美札记》和《意大利风光》（Dickens, 1842/1970）中，他描述了自己参观过的一个机构：

> 我不能说参观这所慈善机构让我感到很宽慰。病房应该更为干净和整洁；我在别处见到的健康机构给我留下非常好的印象，而这里却有着天壤之别：四处弥漫着懒散的、萎靡的疯人院气息，让人感到十分痛苦。一个闷闷不乐的呆

子顶着一头蓬乱的长发蜷缩一角；一名语无伦次的疯子，发出瘆人的笑声，露出尖锐的指甲，眼睛空洞茫然，面孔狰狞；有人愁苦地摸弄着手和嘴唇，有人啃着指甲。在这里，丑陋和恐怖无须掩饰，一切都赤裸裸。餐厅是一处毫无装饰、光线昏暗、枯燥乏味的地方，屋子里除了墙壁之外空空如也，一个女人被孤独地锁在那里。别人告诉我她一心想自杀。如果说有什么东西增强了她自杀的决心，那一定是这里令人难以忍受的单调和乏味（p. 93）。

这种残忍对待精神失常者的问题在历史上一直存在。讽刺的是，许多今天仍散见于美国乡村的大型精神病院正是为了实现道德治疗的理念而于 19 世纪修建的。道德治疗运动意图通过提供短期和人道的照料来缓解患者的精神疾病，并给予其照料者一个喘息的机会。这一运动虽然值得称赞，却徒劳无功。1830 年，美国只有 4 所公立精神病院，病人人数不足 200。到 1880 年，公立精神病院的数量增加到了 75 所，收治了 35 000 多个病人（Torrey, 1988）。随着道德治疗运动热度的消退，这些精神病院只是变成了更大、更怪诞的人类仓库。直到第二次世界大战后不久，州立精神病院的恶劣环境才引起人们的关注。在精神病院工作而不是在军队服役的有良知的反对者们将这些糟糕的状况呈现到大众面前（Torrey, 1988）。

如图 18.1 所示，州立精神病院病人数量从 1950 年代开始急剧下降。这是因为抗精神病药物的发现以及去机构化运动的兴起，这一运动提倡在社区里照顾精神病患者。这场与道德治疗运动目标相同但方式相反的运动虽值得赞扬，但也遇到很多问题。许多病人被移出大型精神病院，进入私立精神病院、护理机构或者变得无家可归。

另一幕令人悲哀而又讽刺的现象是，19 世纪的改革家希望将精神失常者从监狱中解救出来，送进医院；如今监狱里却关押着越来越多的有精神疾病的人（Ditton, 1999）。事实上，被关押在监狱中的精神疾病患者人数是关押在州立精神病院的 4 倍（U.S. Department of Justice, 1999）。新设立的"精神健康法庭"旨在满足被告和罪犯的精神健康需要，是解决这一问题的努力之一，是否有效尚不清楚（Slobogin et al., 2009）。

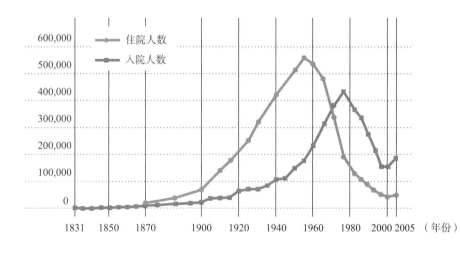

图 18.1　美国公立精神病院的住院人数和入院人数：1831–2005

生活在精神病院的病人数量从19世纪后期开始，随着一些大型精神病院的陆续建成而增加；从20世纪50年代开始，随着抗精神病药物的研发和去机构化运动的开展而减少。

资料来源：Manderscheid, R.W., J.E. Atay, and R.A. Crider. Changing Trends in State Psychiatric Hospital Use from 2002 to 2005. Psychiatric Services 60. 2001; 1.

自由主义与家长主义

一个社会违背人们的意愿让其住院治疗的法律和理念依据是什么？有关非自愿住院的辩论突显了自由主义和家长主义之间的理念冲突。自由主义强调对个人权利的保护，而家长主义则强调政府保护公民的责任。让看似危险的人接受非自愿的住

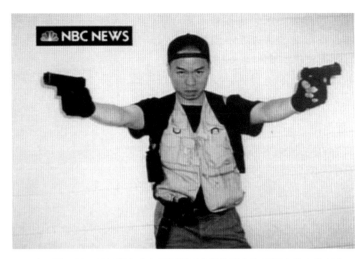

2007年4月16日，赵承熙在弗吉尼亚理工大学校园内枪杀32人并击伤多人。在此之前他就表现出可怕的、怪诞的行为。他曾因精神健康问题断断续续地接受治疗，并在两年前被弗吉尼亚法庭判定对他自己构成危险。更加主动的民事监禁和强制治疗能否预防类似的惨案？

院治疗是一种保护性的家长式做法。然而预防性拘留——在犯罪发生之前实施监禁——可能导致严重的滥用。现行法律禁止仅仅因为怀疑某人会犯罪而对其进行监禁，只有一个例外：**民事监禁**（civil commitment），即对精神病患者强制收治。

自由主义与家长主义这两种理念的冲突依然存在。1960年代自由主义派开始占据上风，然而至少从1990年开始，胜利的钟摆再次向家长主义倾斜。越来越多的人赞成对严重精神病患者进行主动甚或强制性的干预（Appelbaum, 1994）。

非自愿住院

美国法律包含了非自愿住院的两个宽泛理由。第一个理由基于国家监护（parens patriae）所赋予的权威，即政府有照顾弱势群体的人道主义责任的理念。（parens patriae 是一个拉丁短语，字面意思是"国家如父母"）。在国家监护权下，当精神失常者对自己构成危险或无法照顾自己时，民事监禁可能是合理的（Myers, 1983-1984）。除此之外，国家监护的概念还是国家对未成年人以及因身体原因无法照顾自己的成年人进行监护的依据。

第二个理由基于国家的治安权，即保护公共安全、健康和福利的责任。政府为了公共利益在很多方面限制个人自由。为了他人的安全，我们不能在拥挤的剧院大喊"着火了！"或者以160公里以上的时速开车。对可能危害他人的人实施民事监禁的理由与此类似。

依据和程序　大多数州政府区分紧急监禁和正式民事监禁这两种司法程序。紧急监禁是对突发性精神失常的个体暂时予以限制，期限通常在几天之内。医生、精神健康专家甚至警察都有权提出紧急监禁。只有在对自己或他人的危险看起来很高时，才会采取这一行动。

正式监禁只能经法院批准。对于反对非自愿住院的精神疾病患者，要举行听证会以保护他们应有的程序权。强制监禁之后，每隔一段时间（比如6个月）要对案件进行评审。

美国各州实施强制监禁的具体依据也有所不同。不过，主要有3个：（1）自理能力丧失，（2）对自己构成危险，和（3）对他人构成危险。自理能力丧失是一条宽泛的标准，指患者无法照顾自己，或者没有可以照料他们的家人或朋友。这一监禁标准的意图是好的，但在某些案件中被滥用，损害了患者的权利（Appelbaum, 1994; Durham & LaFond, 1988）。在法庭和州立法机构里有关辩论仍在继续。我们是否应该采取家长主义的做法，牺牲一些个人权利，强制监禁那些自己不愿意但显然需要住院治疗的精神病人？或者说，如果违背其意愿让并不危险的人住院，我们是否冒着践踏公民自由的危险？

如果危险"紧迫"，很少有公民自由论者反对强制监禁那些显然对自身或他人构成危险的精神病人。因此，民事监禁的一个普遍接受的标准是"有明确和令人信服的证据表明个体对自身或他人构成紧迫的危险"。然而，我们之前讨论过的 1997 年堪萨斯诉亨德里克斯案，引发了关于"紧迫"标准的争议。亨德里克斯对未成年人进行性骚扰的风险更具一般性而非紧迫性。尽管如此，最高法院仍然裁定，对那些"因意志力受损无法自控而变得危险的个体"，实行民事监禁是合理的。这一模糊的立场可能预示了一种新的趋势，一些人担心这种趋势会导致民事监禁的过度使用（Falk, 1999）。

预测危险性　预测患者的危险性事关重大。假阳性——错误地监禁对他人没有危险或没有自杀倾向的人——不公正地限制了公民的权利。假阴性——放任对他人或自己有危险的人——则把生命置于风险之中。遗憾的是，对暴力的预测还很不准确。可以肯定的一点是，精神健康专业人员会犯错误。

对他人的危险性　研究表明，精神疾病与暴力风险的增加相关（Douglas, Guy, & Hart, 2009）。然而，公众极大地高估了这一风险，大多数患有某种心理障碍的人并不暴力（见专栏"批判性思考很重要"）。如果精神疾病不能很好地预测暴力，那么对个体的评估能改善预测吗？事实上，对个体暴力倾向的临床预测约三分之二是错误的（Monahan, 1981; Yang, Wong, & Coid, 2010）。也就是说，假阳性率约为67%。因此有人主张，因为预测如此不准确，由精神健康专家提供对危险性的具体预测是不道德的（Melton et al., 2007）。

批判性思考很重要

暴力与精神疾病

精神失常的人危险吗？特别是在像桑迪胡克小学屠杀案这样的事件之后，显而易见的答案似乎是："是的！"在一项调查中，61% 的受访者认为精神分裂症患者"有点"或"非常"可能对他人施暴（Pescosolido et al., 1999）。人们会回想起那些突发的、可怕的和令人极其悲伤的案件，如桑迪胡克小学枪击案、弗吉尼亚理工大学枪击案以及肯德拉·韦布戴尔案——此案的受害者肯德拉·韦布戴尔是一名 32 岁的才华横溢的女性，在纽约因被推向一辆行进中的地铁列车而丧生。袭击者是一名她根本不认识的精神分裂症患者，声称他这么做是因为"一股不可

表 18.3　精神疾病与暴力	
诊　断	暴力百分比
无精神障碍	2.1
精神分裂症	12.7
抑郁症	11.7
躁狂症或双相障碍	11.0
酒精滥用/依赖	24.6
物质滥用/依赖	34.7

资料来源：Monahan, John. Mental disorder and violent behavior: Perceptions and evidence. American Psychologist. April 1992; 47（4）: 511-521.

抗拒的力量控制了自己"。被诊断患有严重精神障碍的人的暴力行为发生率是无此诊断的人的大约 5 倍。酒精或毒品滥用的人做出暴力行为的可能性更高（见表 18.3）。物质滥用症状确实增加了有住院史的精神病人和一般社区中的暴力风险（Steadman et al., 1998）。

这一证据是否支持根据严重精神病患者的危险性而对其进行限制？答案是否定的，原因如下。第一，发生暴力的风险远低于公众的认知。大约 90% 的精神失常者没有暴力史（Douglas et al., 2009; Monahan & Steadman, 2009）。第二，逾85% 的精神病患者的暴力行为受害者是他们的家人和朋友，而非大街上的陌生人（Monahan et al., 2001a）。第三，当前的精神病症状可以预测暴力，但过去的精神病史却不能预测（Link, Cullen, & Andrews, 1990）。

最重要的是，除了精神疾病之外，还有许多因素可以预测暴力风险的增加，但它们显然不能成为预防性监禁的理由。例如，生活贫困或有犯罪史的人更可能出现暴力行为。但我们不会因为统计学风险增高，就考虑限制穷人或那些已经偿还了社会债务的人的自由。那样做有侵犯公民基本自由的危险。除去极端的情况，我们的社会必须给予精神病患者同样的权利。

短期预测优于长期预测，这是一个关键的区别，因为大多数研究考察的是长期结果（Monahan, 1981）。比如，三分之二非自愿住院的人出院后没有出现暴力行为。如果没有经过民事监禁，这些人会使用暴力吗？对此我们无法确定，但我们确实知道：（1）临床医生只会在确信暴力风险迫在眉睫时才会监禁病人；（2）临床医生只有在相信同一个病人不再有风险时才会让其出院。这种现实生活中的紧急决策增加了研究的难度。出于伦理考虑，永远没有人会做这样明确的实验：随机限制或释放有暴力倾向的人，并将临床预测与实际的暴力行为进行比较。

美国最高法院大法官哈里·布莱克曼错误地声称，三分之二的临床预测错误率还不如掷硬币准确（Slobogin et al., 2009）。但预测一种不常出现的事件（如暴力），三分之二的假阳性率事实上比碰运气好得多（Lidz, Mulvey, & Gardner, 1993）。这是因为你必须把**基础比率**（base rates）——总体发生率——考虑进去（参见专栏"研究方法"）。

评估自杀风险 自杀风险的临床评估同样涉及很高的假阳性率问题（Pokony, 1983）。不过，有自杀倾向的患者通常仅在明确而直接地表现出可能立即实施自我

研究方法

基础比率与预测：大法官布莱克曼的错误

对暴力的预测似乎还不如随机猜测，临床医生对暴力的预测有三分之二是错误的。然而，罕见事件预测的缺陷有数学上的原因。基础比率（总体发生率）是导致错误产生的重要因素（Meehl & Rosen, 1955）。

让我们来思考一个假设的例证。假定（1）未来严重暴力行为的基础比率为3%；（2）临床医生预测全部人口中暴力行为的发生率将为6%；（3）暴力行为的临床预测有三分之二是错误的。这些假设见下表：

	暴力实际发生	暴力实际未发生
预测暴力发生	2%（真阳性）	4%（假阳性）
预测暴力不发生	1%（假阴性）	93%（真阴性）

简单看一看该表就能确认我们的假设：暴力的基础比率为3%；临床医生预测暴力发生率为6%，预测有三分之二不正确。不过请更仔细地研究一下这个表格。尽管暴力预测有三分之二是错的，但临床医生能够正确地预测67%（即2%/3%——译者注）的暴力患者以及96%（即93%/97%——译者注）的非暴力患者。

现在将这些数字与另一个假设的例证进行比较：美国最高法院大法官布莱克曼声称掷硬币的结果比临床暴力预测更准确。布莱克曼假设掷硬币的结果有一半是正确的，而临床预测只有三分之一正确。但这些统计数据并非如此简单。假设（1）暴力的基础比率保持在3%；（2）硬币有50%的概率预测暴力（正面）；（3）掷硬币的结果是随机的。

这些假设见下表：

	暴力实际发生	暴力实际未发生
预测暴力发生	1.5%	48.5%
预测暴力不发生	1.5%	48.5%

对不起，布莱克曼大法官，掷硬币的结果不如临床预测准确。掷硬币只能正确预测50%的暴力患者（相较于67%）和50%的非暴力患者（相较于96%）。布莱克曼大法官掷硬币方法的假阳性率为48.5%，而临床预测仅为4%。在第一个例子中，临床暴力预测有67%[4/（2+4）]的时候是错的。而布莱克曼大法官掷硬币的方法有97%[48.5/（48.5+1.5）]的时候是错的。

理解布莱克曼大法官错误的关键是认识到基础比率的影响。用临床方法预测暴力的基础比率（6%）与实际的基础比率（3%）相当接近。然而，用掷硬币法预测暴力的基础比率（50%）比实际的发生率高得多。在统计学上，当预测因子与结果有相似的基础比率时，准确预测的可能性最大（Meehl & Rosen, 1955）。

暴力行为是低频事件，仅从统计学角度考虑，这一点使得暴力预测非常困难（Meehl & Rosen, 1955）。临床暴力预测远谈不上完美，但比碰运气的结果更准确。布莱克曼大法官不理解基础比率的影响。我们希望现在你理解了这一点。

伤害的行为时才会被监禁，这一事实可以减轻对不准确的自杀预测的担忧。

无论是预测自杀风险还是对他人的危险性，明智和公正的做法是让患者参与预测过程。许多患者很坦率地承认自己有自杀或伤害他人的意图。即使他们反对强制入院，如果尊重他们，让他们参与决策的过程，患者也会更愿意接受。

民事监禁的滥用　纵观历史，民事监禁一直以国家的治安权作为基本依据。即使在殖民地时代，"精神严重失常的人"才可以被拘禁，以防止他们伤害他人（Myers, 1983-1984）。相比之下，以国家监护为理由的监禁已被过度使用和滥用。

如果你了解到丈夫一度可以将妻子送进精神病院，而父亲（或母亲）直到现在仍然可以这样做，你可能会感到惊讶。前一种情况通过伊丽莎白·帕卡德夫人的努力而得以改变（Myers, 1983-1984）。帕卡德夫人被丈夫送进了精神病院，因为当时美国伊利诺伊州的法律允许男性在没有通常的精神疾病证据的情况下，强制将子女或妻子送入精神病院。这一监禁往好了说是有问题的。例如，在举证支持对帕卡德夫人的监禁时，一位医生指出，帕卡德夫人是理性的，但她是一个"宗教偏执者"（Slobogin et al., 2009）。一个明显的问题是，她的宗教信仰与其传教士丈夫的不同。在精神病院待了 3 年之后，她赢得了争取自由的诉讼。陪审团仅进行了 7 分钟的审议就裁定从法律上看她精神正常。帕卡德夫人随后发起了修改监禁标准的运动，以防止此类滥用。

家长仍然有权把孩子送进精神病院。根据 1979 年美国最高法院对帕拉姆诉 J.R 案（*Parham* v. *J.R.*）[442 U.S. 584（1979）] 的裁决，未成年人与成年人不同，他们在被送往精神病院之前，无权获得全面的听证。尽管各州的法律可能会增加要求，但只要有一名独立的事实调查者同意，家长就可以强制将未成年人送进精神病院（Weithorm, 1988）。因此，精神病院中的大多数儿童和青少年都是"自愿的"病人。他们是被父母自愿送入的。

自由主义者认为这种做法有滥用之嫌，并希望更多地承认儿童的权利。他们最有力的论据或许是，很多未成年人之所以被监禁，是因为他们给父母带来了麻烦（Weithorm, 1988）。另外，家长主义者不愿干涉父母的权利和家庭自主权。许多人还担心，患有精神疾病的青少年对什么最适合自己的判断尤其糟糕。

精神病患者的权利

一些重要的法庭案例澄清了住进精神病院的患者的权利。这些权利包括：获得治疗的权利；在限制最少的环境中获得治疗的权利；拒绝治疗的权利。这些自由主义的变化为防止民事监禁的滥用提供了保护，但正如你将看到的，有些家长主义者认为这些变化有些过头了。

获得治疗的权利　两个重要案例确立了住院精神病患者有获得治疗的宪法权利，即怀亚特诉斯蒂克尼案（*Wyatt* v. *Stickney*）和奥康纳诉唐纳德森案（*O'Connor* v. *Donaldson*）。

怀亚特诉斯蒂克尼案　怀亚特诉斯蒂克尼案发生在1972年，始于亚拉巴马州塔斯卡卢萨的布莱斯医院解雇99名员工引发的争议。这所州立精神病院建于1850年代，当这些急需的员工因预算削减被解雇时，医院收治了近5000名病人。所有的信息都表明，医院的状况甚至在员工被裁员前就已经非常差。房屋有火灾隐患，食物没法吃，环境卫生很糟糕，本可避免的疾病肆意蔓延，虐待患者很常见，而且患者经常因治疗外的原因被关禁闭。

诉讼以一名住院患者瑞奇·怀亚特的名义提起，这只是针对阿拉巴马精神健康专员斯蒂克尼博士的集体诉讼的一部分。起诉的理由是，布莱斯医院未能满足住院患者的治疗权利。不同寻常的是，这名专员支持对他的起诉。他想改善对精神病患者的护理，但面临着预算困难。该案经历了多次审判和上诉，并最终以患者胜诉而告终。

这场胜诉最终迫使亚拉巴马州提供相关的服务，但怀亚特案还产生了更广泛的影响。司法裁定认为，住院的精神病患者有获得治疗的权利。具体而言，一个联邦地方法院裁定，公立精神病院至少必须提供（1）人性化的心理和物质环境；（2）合格的工作人员，其数量足以提供适当的治疗；（3）个性化的治疗计划 [334 F. Supp. 1341（M.D. Ala. 1971）at 1343]。法院还下令，满足患者权利所需的改革不能搁置到资金到位后才实施。

怀亚特案的判决促进了全美国对公立精神病院患者的治疗问题的关注。随后出现了大量"治疗权"诉讼。诉讼的威胁迫使精神病院改善患者的护理，并且促进了去机构化运动（稍后讨论）。

唐纳森诉奥康纳案 美国最高法院在另一个标志性案例，即唐纳森诉奥康纳案（O' Connor v. Donaldson）[422 U.S. 563（1975）]中再次承认了精神病人的获得治疗的权利。肯尼思·唐纳森被佛罗里达一所精神病院收治近15年。他反复要求出院，声称自己没有精神疾病，对人对己都没有危险，并且没有在接受治疗。最终他起诉了院长奥康纳医生，要求出院，并称自己被剥夺了宪法赋予的人身自由权。

庭审证据显示，唐纳森对自己和他人都没有威胁，从来也没有。证词同时显示，社区有可信赖的个人和机构愿意照顾唐纳森，但奥康纳一再拒绝了他们。奥康纳坚持认为，唐纳森只有得到父母的监护才能出院，而他的父母年事已高，无法照料他。奥康纳认为唐纳森没有自理能力，这让人不解，因为在进精神病院之前唐纳森有工作，并且独自居住了很多年。其他证据显示，除了监护之外，唐纳森在住院期间没有得到任何治疗。

经过一系列审判和上诉之后，美国最高法院裁定，唐纳森对人对己都没有危险。法院进一步裁定，不能将他作为需要治疗的人加以监禁，但却不为他提供相应的治疗。具体而言，法院下令："国家不能在宪法上限制一个能够独自或在自愿并负责任的家人或朋友的帮助下自由地安全生存的没有危险的个体。"因此，奥康纳案不仅强调了病人获得治疗的权利，而且还对民事监禁的标准进行了限制。基于患者对自己或他人的危险性的监禁仍然没有受到质疑，但基于无自理能力的监禁变得更具争议性，特别是如果机构提供的治疗或治疗益处很少。

限制最少的替代环境 患者在限制最少的替代环境中接受治疗的权利最初是在1966年莱克诉卡梅伦案（*Lake* v. *Cameron*）[364 F. 2d 657（D.C. Cir. 1966）]中确立的。凯瑟琳·莱克60岁时因"与衰老相关的慢性脑部综合征"被送进了圣伊丽莎白医院。一个特别的问题是她经常走丢，这使她暴露在恶劣天气和其他危险中，对她的生命构成了威胁。

在对监禁提出异议时，莱克夫人并未否认自己需要治疗，但她辩称，在限制较少的环境中也可以获得适当的治疗。法庭对此表示同意，并提出了几种限制较少的替代方案。这些方案从让莱克夫人随身携带身份卡，到在公立疗养院中为其提供治疗。

莱克案之后的几个案例坚实地确立了选择限制最少的替代方案的原则。许多州的立法将在限制最少的替代环境中接受治疗的权利纳入其精神健康法规（Hoffman & Foust, 1977）。尽管这一概念很快被接受，但无论是过去还是现在，没有人确切地知道"限制最少的替代方案"这一表述的含义。

从理论上讲，限制最少的替代方案是平衡家长主义和自由主义的一种尝试。国家提供强制性护理，但尽量少地限制个人自由。但如何实践这种理论便成了问题。谁来决定哪一种方案限制最少？法庭是否应该监督替代方案的选择？是否应该由独立的一方来监督这些决定？

或许最重要的问题是莱克案中出现的情况：能够替代医院的限制较少的选择往往并不存在。因为没有找到合适的社区护理，莱克夫人又被送回了机构。因此，莱克案既确立了患者在限制最少的替代环境中接受治疗的权利，又暴露了社区中替代治疗不足的问题。这一点尤其令人遗憾，因为社区治疗可以比住院治疗更有效（Kiesler, 1982）。

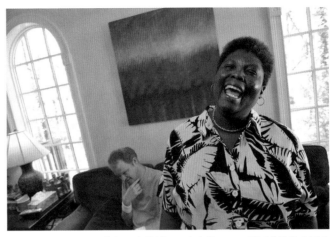

路易斯·库蒂斯就是奥姆斯泰德诉L.C.案中的L.C.。她要求将其安置在限制最少的替代环境的案件在美国最高法院胜诉，这使她最终得以从州立医院回到社区接受护理。图中的她正在一个同伴支持设施内唱歌，这是她白天经常去的地方。

奥姆斯泰德诉L.C.案　1999年美国最高法院的奥姆斯泰德诉L.C.案（Olmstead v. L.C.）（527 US 581 [1999]）同样支持在限制最少的替代环境安置的目标，但同时也承认各州在提供社区护理方面面临着困难。该案以两名收治于佐治亚州立医院的女性智力障碍和精神疾病患者L.C.和E.W.的名义，起诉佐治亚人力资源专员汤米·奥姆斯泰德。治疗这两名病人的专业人员承认，她们应该在社区中接受治疗；但社区并没有相应的安置点。这项诉讼是依据1990年颁布的《美国残疾人法案》（ADA）提起的，在其他条款之外，该法案规定，公共机构必须"在满足符合条件的残疾人士需要的最整合的环境中"为包括精神残疾在内的残疾人士提供服务。

最高法院支持了下级法院关于佐治亚州违反了《美国残疾人法案》的裁定。该裁定要求州政府必须证明自己曾努力寻找合适的社区护理安置点，除非这样做会从根本上改变该州为精神疾病患者提供的服务和计划。奥姆斯泰德案导致了进一步的诉讼和立法变化。然而，与莱克案寻找限制最少的替代方案的目标一样，奥姆斯泰德案的执行进展缓慢，并且受到对后续案例的狭隘解释的限制（Mathis, 2001; Reisner et al., 2009）。至于L.C. 和 E.W. 个人，她们都被安置在社区，并在那里继续居住了好几年。据代表她们提起诉讼的亚特兰大法律援助协会透露，她们的主观幸福感和生活质量因此获得了极大的提升。

拒绝治疗的权利　精神病患者权利的第三个也是最新的一个进展是拒绝治疗的权利，尤其是拒绝服用精神活性药物的权利。一些法庭和州立法机关认定，精神疾病患者在某些情况下有拒绝治疗的权利，尽管这种权利的基础已变得越来越不牢固。

被监禁的患者拒绝治疗这一概念本身就有问题。毕竟，精神病院中的患者虽然拒绝过住院治疗，但无论如何还是在接受治疗。患者有什么理由可以拒绝后续的治疗决定呢？很多精神健康专家认为，患者一旦被强制住院，就失去了拒绝治疗的权利（Appelbaum, 1994; Gutheil, 1986; Torrey, 2008）。毕竟，如果患者被送进医院接受治疗，但仍保留拒绝服药的权利，那么精神健康专业人员就将处于一种尴尬的境地。

拒绝治疗的权利问题往往涉及知情同意问题（Hermann, 1990）。**知情同意**（informed consent）要求（1）临床医生要告诉患者治疗程序及相关风险，（2）患者理解这些信息并自愿同意接受治疗，（3）患者有同意治疗的能力。当患者的能力有问题时，一种常见的方法是指定一名独立的监护人，由其提供一个替代判断，不是决定什么对患者最好，而是决定如果患者有能力，他或她可能会怎么做（Gutheil, 1986）。

关于患者拒绝治疗的权利的依据，以及这一权利的范围，仍然存在争议。一些法庭裁定，即使患者是经由民事程序被监禁的，他们仍有做出治疗决定的能力。美国一半的州认可患者拒绝精神活性药物的权利，前提是患者对自己和他人都没有危险（Hermann, 1990）。美国最高法院在 1990 年的华盛顿州诉哈波案（*Washington* v. *Harper*）[110 S. Ct. 1028（1990）] 中首次就这一议题做出裁决。本案的案情是，一所华盛顿州立监狱推翻了一名患者拒绝服用精神活性药物的决定。法庭判定监狱胜诉，裁定监狱的审查程序充分保护了患者拒绝治疗的权利。该程序规定，只有在经过由一名心理学家、一名精神病学家和一名副监狱长组成的三人小组审查之后，患者的意愿才可以被推翻。

在随后的里金斯诉内华达州案（*Riggins* v. *Nevada*）[504 U.S. 127（1992）] 中，法庭支持了被告的权利，这名被控谋杀的被告拒绝服用极高剂量的抗精神病药物。该药表面上是为了确保被告有受审能力。在塞尔诉合众国案（*Sell* v. *United States*）[123 U.S. 2174（2003）] 中，最高法院再次维护了被告拒绝服用确保其受审能力的药物的权利。不过法庭表示，如果用药的目的是减少危险行为，那么强制对该患者用药就可能获得准许（Slobogin et al., 2009）。因此，如果理由是保护患者或公众，患者拒绝治疗的权利就可能受到限制；如果用药的目的只是为了推动对非危险个人的起诉，那么患者拒绝治疗的权利优先于政府利益。

几乎是一场革命　1960 年~1980 年的自由主义案例和立法界定了一些关键类别患者的权利，产生了一位评论家所说的"几乎是一场革命"（Appelbaum, 1994）。这场革命在 1990 年代随着家长式担忧的兴起而结束。这种新的家长主义特别关注两个问题：（1）为缺乏病情自知力的严重精神障碍患者提供治疗，（2）保护公众免受暴力精神病患者的伤害。

治疗缺乏自知力的患者的一种较新的、明确的方法是**门诊患者委托**（outpatient commitment），即强制性的、由法院下令的社区治疗（如强制治疗和 / 或用药）。门诊患者委托命令的法律标准必须与住院治疗相同，即病人的危险性（在某些州无自理能力也是判断依据之一）。然而，因为这种方法对公民自由权的侵犯较少，所以门诊患者委托标准执行起来可能没有那么严格（Melton et al., 1997; Monahan et al., 2001a）。例如，在实践中，门诊患者委托有时被用来预防未来的危险而非即时的危险。其他形式的"手段"也可以用来使严重精神病患者遵从医疗建议，包括威胁入狱或帮助获得政府援助（Monahan et al., 2005）。足够长时间的门诊治疗可降低后续的住院率；因此，该强制程序有助于严重精神病患者在限制较少的环境中获得帮助（Swartz et al., 2001）。

一项更为新近的创新是**精神疾病患者的预先指示权**（advance psychiatric directives）。患者可以使用相应的法律文件来声明他们的治疗偏好，或指定一名代理人，当他们处于发病期或无法以其他方式做出正确的决定时，代替他们做决定。预先医疗指示在老年人中常用，特别是用于说明对临终医疗的偏好。将这种做法推广到严重精神疾病患者很好地平衡了家长主义者和自由主义者两方面的担忧，而且初步证据表明，它大大减少了对强制性更高的干预措施的需求（Monahan, 2010）。

对公共安全的担忧因弗吉尼亚理工大学的校园枪击案而加剧。该校学生赵承熙早在 2007 年 4 月 16 日枪杀 32 名学生之前，就有焦虑、抑郁和不寻常的威胁行为的

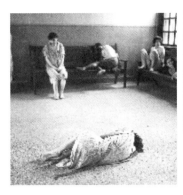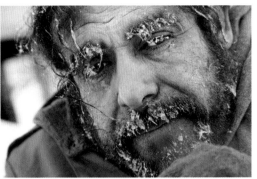

这些对比鲜明的画面说明精神疾病患者在医院内外都经常被忽视。左侧照片拍摄于数十年前，展示了当时许多精神病院典型的令人沮丧和不人道的生存环境。右侧的照片则描绘了当代的无家可归问题。许多无家可归者是去机构化后的精神疾病患者。

历史。事实上，弗吉尼亚的一家法院在 2005 年宣布他"因精神疾病而对自己构成紧迫的危险"。遗憾的是，法官签署的命令仅仅是让赵承熙接受门诊检查和治疗。如果采取了更明确的措施，这场惨剧能否预防？没有人知道。但弗吉尼亚州于 2008 年修改了民事监禁法，这或许预示了一种新的家长主义趋势。修订后的法律延长了潜在危险的时间范围，从"紧迫"改成了"不远的将来"（Cohen, Bonnie, & Monahan, 2008）。

去机构化

去机构化（deinstitutionalization）运动秉承的理念是，许多患者在社区比在大的精神病院能得到更好的护理。1963 年，在美国总统肯尼迪的强力支持下，[1] 国会通过了《社区精神健康中心法案》。该法案规定为严重精神病患者建立社区护理设施，作为机构护理的一种替代方法。这项法律极大地改变了美国精神健康服务的提供方式。

去机构化运动发展迅猛。1955 年美国的公立精神健康机构有 558 239 张病床，到 2005 年减少到 52 539 张（Torrey et al., 2008）。事实上去机构化的影响甚至比这些数字所反映的还要大，因为人口总数增长了。如果住院患者占总人口的比例依然保持在 1955 年的水平，那么到 2008 年左右就会有近 900 000 人住在机构中（Torrey, 2008）。

遗憾的是，社区精神健康中心的许多目标仍然没有实现。事实上，目前社区精神健康中心数量不足，而且许多现有的中心并不重点服务严重精神疾病患者。一些社区精神健康中心甚至罔顾法律要求，不提供紧急治疗或住院护理（Torrey, 1997）。其他社区资源（如过渡住所）根本不足。

去机构化的其他问题也很明显。由于公立精神病院住院人数下降，越来越多的精神病患者住进了疗养院和其他营利性机构。也有更多的精神疾病患者被关入监狱。事实上，16% 的监狱人口患有严重的精神疾病（Ditton, 1999）。除此之外，还出现了一种旋转门现象，即更多的患者被更频繁地送入精神病院，但很快就出院。比如，一项研究发现，纽约市 24% 的住院患者有过 10 次或更多的住院经历（Karras & Otis, 1987）。另外，离开精神病院的患者占无家可归人口的很大一部分（Torrey, 2008）。一项研究发现，31% 的无家可归者需要精神健康部门的帮助（Roth & Bean, 1986）。

---

[1]肯尼迪总统因为妹妹罗丝玛丽的原因对精神健康尤为关注。罗丝玛丽小时候有轻度智力障碍，长大成人后不久患上了精神疾病，而且接受的前脑叶白质切除术以失败告终，只能生活在疗养院中。

更多家长主义？ 各种限制性民事监禁法规使去机构化的某些问题变得更加复杂。一条评论生动地将这种情况描绘为患者"手握着权利渐渐毁灭"（Appelbaum & Gutheil, 1980）。

精神疾病患者的预先指示权和门诊患者委托这两种措施可以平衡一些家长主义的担忧和自由主义者对自由受限的恐惧。另一些人则支持在民事监禁法里容纳更多的家长主义，但认为需要更广泛的重新定位。大多数精神健康专业人士只治疗那些"疑病者"。或许我们需要新的激励措施，以引导他们将更多的精力转移到帮助严重的精神病患者上来（Torrey, 2008）。

精神健康与家庭法

家庭法所涉及的人，其问题通常远没有精神健康法所涉及的问题那么严重。这一点在构成家庭法重点的主要问题上体现得很明显：离婚、配偶虐待、寄养、领养、青少年犯罪、儿童监护权纠纷以及儿童虐待和忽视。这些问题可能涉及严重的精神障碍，但它们更常见于仅有轻微的精神疾病或身心功能正常的家庭成员。

我们之所以将家庭法和精神健康法的相关问题放在同一章讨论，是因为精神健康专业人士在这两个领域都能发挥作用。然而，在法律体系中，家庭法和精神健康法是截然不同的两部法律，且有着不同的历史渊源。精神健康法主要基于各州的治安权，而家庭法几乎完全以国家监护责任为前提。律师可能会在其中一个领域"术业有专攻"，但很少同时精通两个领域。事实上，家庭法的案子通常由不同的法庭审理，比如"少年法庭""家庭关系法庭"或"家庭法庭"。

根据国家监护理论，家庭法庭应该帮助和保护儿童和家庭，这是一个心理上和法律上的目标。心理相关问题在家庭法庭中占有重要地位，这既是由于家庭法的上述宗旨，同时也是由于家庭法通常比较模糊。例如，审理监护权和虐待案的指导原则是法官必须根据"儿童的最大利益"做出决定。这可能听起来值得赞许，但法律并没有对"最大"做出明确的定义。这使得家庭法庭的法官只能在极少的司法指导下做出非常困难的决定。正如法学教授罗伯特·穆诺金所指出的（Mnookin, 1975）：

> 决定"什么对孩子最好"的终极意义不亚于生命本身的目的和价值。法官是应该首先考虑孩子的幸福，还是对孩子的精神和宗教信仰的培养？法官是否应该关心孩子长大后的经济"生产力"？生命的主要价值在于温暖的人际关系，还是在于纪律和自我牺牲？对孩子来说，稳定和安全感是否比智力刺激更可取？对这些问题的讨论可以无休止地进行下去。还有，寻找一套价值观以告知什么是对孩子最好的选择，这样的法官在哪里？（pp. 260-261）

法官们希望从法律中勾勒出可定义"最大利益"的价值观，但很少能在那里找到答案。所以法庭经常寻求精神健康专业人士的指导，以在监护权纠纷或儿童虐待／忽视这两类案件的审判中确定什么对孩子最有利。下面我们就讨论这两类情况。

儿童监护权纠纷

美国约 40% 的儿童会经历父母离异，这种情况下很可能发生监护权纠纷（Emery, 1999a, 2011）。儿童监护权纠纷也可能发生在同居的伴侣之间，甚至大家庭的成员之间。比如，艾利安·冈萨雷斯（Elian Gonzalez）一案涉及一名母亲死于赴美途中的古巴男孩。一场全美范围的讨论就此展开，讨论的重点是到底该让艾利安回古巴与父亲一同生活（艾利安父母离异），还是将他安顿在美国与远亲生活。艾里安最终被送回古巴与父亲一起生活。

尽管各州所用的司法术语各不相同，但**儿童监护**（child custody）总会涉及两个问题：生活监护，即孩子在什么时间段住在哪里；法律监护，即父母在子女的生活问题上如何做决定。单亲监护指父母双方中只有一方保留生活监护或法律监护的权利；共同监护指父母双方都有法律监护和生活监护权。

大部分监护权决定是家长在法庭之外做出的，通常是在律师的协助下。不过，越来越多的父母自己做决定，通常是在调解人（促进双方讨论的中立第三方）的帮助下。只有很小比例的监护权纠纷案是由法官在法庭上裁决的（Maccoby & Mnookin, 1992）。精神健康专家可能会在律师谈判期间提供建议，可能会在法庭上提供专家证词，或者可能会充当调解人。

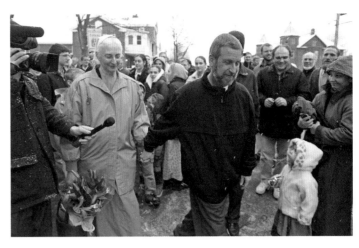

门诺派牧师肯尼斯·密勒因协助国际父母绑架罪被判刑后，与妻子一起离开联邦法院。反同性恋的宗教信仰导致密勒协助一名母亲带着孩子逃离这个国家，以避免与她的同性恋前女友分享监护权。

监护权争议中的专家证词　在评估儿童最大利益时，法律要求法官只考虑非常基本的因素，包括儿童与父母双方关系的质量，父母各方所能提供的家庭环境，父母的精神健康，父母间的关系以及孩子所表达的愿望（如果有的话）（Emery, Sbarra, & Grover, 2005）。评估这些广泛的家庭情况并总结出对儿童监护的影响是一项困难的任务。事实上，一些评论家认为，由于相关科学知识尚不够准确，所以精神健康专家应该避免进行监护权评估（O' Donohue & Bradley, 1999）。

还有人认为问题在于确定儿童监护权的制度（Emery et al., 2005）。"儿童的最大利益"标准可能会增加父母之间的冲突，因为该指令很模糊。几乎任何对一方有利而对另一方不利的信息都能帮助一方家长赢得监护权，而已婚人士有很多关于彼此的私密且带有潜在破坏性的信息。这是一个问题，因为父母之间的冲突与双方离异后子女的调适不良有高相关（Emery, 1982, 1999; Grych & Fincham, 1990）。很多精神健康和法律专家相信，如果他们帮助双方在法庭外解决监护权纠纷，他们对儿童和司法系统的帮助更大（Emery et al., 2005）。

离婚调解　在离婚调解中，夫妻双方共同会见中立的第三方，后者可能是一名精神健康或法律专业人士，帮助他们识别、协商并最终解决彼此间的争议。调解人的角色与精神健康专业人士的评估角色有很大的不同，而且调解也是司法实践的一个重大变化。调解人采用合作的方式解决争端，把分居的父母视为父母而不是法律上的对手（Emery, 1994, 2011）。

调解可以减少监护权听证会，帮助父母更快地做出决定，并且比诉讼更受父母的欢迎（Emery, 1994; Emery, Matthews, & Kitzmann, 1994; Emery, et al., 2005）。一个随机试验发现，5 到 6 个小时的调解可以使不与孩子住在一起的家长更多地参与孩子的生活，并且 12 年后，亲子关系仍然比未接受调节的人要好（Emery et al., 2001; Sbarra & Emery, 2008）。许多州要求将调解作为一种"对家庭更为友好的"纠纷解决方式。请考虑以下简短的案例研究。

→ 为了孩子不吵架

吉姆和苏珊娜第一次见调解员时已经离婚两年。双方正在争夺 8 岁的女儿艾伦和 10 岁的儿子威尔的抚养权。这对父母一直维持着一种不易执行的共同的生活监护安排。孩子轮流到父母一方的家中居住，每周轮换。但苏珊娜最近决定提起诉讼，要求独自抚养孩子。她说自己很担心威尔越来越频繁的不良行为，而且艾伦与父亲一起活动的时间太少。吉姆认为，苏珊娜正担心的是他刚刚再婚。他说他渴望与新婚妻子阿德里亚娜开始新的生活，但苏珊娜无法接受她。

苏珊娜和吉姆的律师力劝他们避免重新开启一轮当初离婚时的拉锯式谈判。当初苏珊娜和吉姆在最后一分钟达成了共同监护的妥协。可以说他们在法庭门口的台阶上同意了这个决定。

调解人恳请苏珊娜和吉姆从孩子的角度考虑问题，而且为了孩子，作为父母他们应该尽力合作，即使他们不是"朋友"。调解人在单独与苏珊娜谈话时，鼓励她面对吉姆有了新家庭后自己会在感情上失去孩子的恐惧。与吉姆单独交流时，调解人直接告诉他，尽管他已经"开始了新生活"，但苏珊娜作为孩子的母亲永远是他生活的一部分。

在对各自的感受、偏好以及过去共同监护中出现的问题进行了几次坦诚的讨论之后，苏珊娜和吉姆达成了和解。他们将重新执行每周轮换的共同的生活监护安排，但承诺将更好地沟通，支持对方管教孩子，并且让孩子的作息在双方家里更为一致。阿德里亚娜出席了最后一次调解会。所有成人都同意阿德里亚娜将在抚养威尔和艾伦的过程中扮演重要的角色。不过，没人能够或者想要代替苏珊娜或吉姆作为孩子父母的角色。

儿童虐待

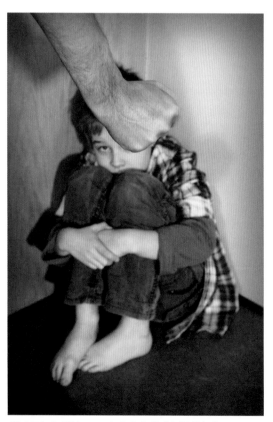

美国每年有超过300万起儿童虐待或忽视的报告。

儿童虐待（child abuse）是指由于负责照顾儿童的成年人的行为或疏忽而意外或故意对儿童造成伤害。儿童虐待被"发现"是个问题是较为新近的事。美国最早的儿童保护工作直到 1875 年才开始。一个广为人知的养父母毒打小女孩的案例促使了纽约防止虐待儿童协会（SPCC）的建立。该协会被赋予监管儿童虐待的权力。其他州很快也建立了相似的组织并颁布了相似的立法（Lazoritz, 1990）。

不过直到 1962 年亨利·肯普医生记述了"儿童受虐综合征"，儿童虐待才得到公众的持续关注。肯普记录了儿童受虐的悲惨案例，在这些案例中，儿童反复受伤、骨折；在为数不少的案例中，儿童甚至被虐待致死（Kempe et al., 1962）。肯普这篇影响深远的文章促成了针对儿童虐待的立法。相应的法律定义了儿童虐待，并要求医生举报可疑的案例。这一举报要求延续至今，并且大多数州将这一要求扩展到精神健康专业人员、学校老师以及其他经常与儿童接触的人。事实上，如果怀疑存在儿童虐待的情况，精神健康专业人员不仅可以，而且必须打破保密原则上报（Melton & Limber, 1989）。

儿童虐待一般有 4 种形式：身体虐待、性虐待、忽视和精神虐待（American Psychological Association, 1995）。儿童身体虐待指故意对儿童使用使其身体疼痛和对其身体有害的行

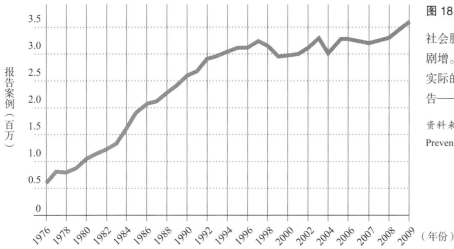

图 18.2　儿童虐待报告：1976–2009

社会服务部门收到的儿童虐待举报数量剧增。专家们对究竟是什么上升了——实际的虐待还是人们对虐待的认识和报告——意见不一。

资料来源：National Center on Child Abuse Prevention and Research.

为。身体虐待难以界定，因为像打屁股一类的体罚是被普遍接受的管教手段（Emery & Laumann-Billings, 1998; Gershoff, 2002）。

儿童性虐待指成年人与儿童的性接触。近年来儿童性虐待的举报数量剧增，因为直到 1980 年人们才充分意识到这个问题（Glaser, 2002; Haugaard & Reppucci, 1988）。尽管很难做出准确的估计，但可以确定的是，儿童性虐待远比我们想象的普遍，而我们只是最近才意识到这一点。

儿童忽视是报告最多的一种儿童虐待，指成年人因未能给儿童提供基本和预期的照料而使儿童处于严重的身体和心理伤害的风险之中。一些儿童被严重忽视，并因此在成长和发展过程中经历极大的失败（Wolfe, 1987）。一些儿童还遭受心理虐待——虽然没有受到身体伤害，但却一再被贬低。

代理型孟乔森综合征（Munchausen-by-proxy syndrome, MBPS）是一种独特、罕见但可能造成极大伤害的儿童身体虐待，所以需要特别介绍一下。代理型孟乔森综合征表现为家长捏造、夸大或诱发儿童的病症。在情节较轻的案例中，家长只是编造孩子的病症；在情节较重的案例中，家长会实际上诱发孩子的病症。一项研究采用了隐蔽拍摄的方式来监控有该综合征嫌疑的家长（Southall et al., 1997）。拍摄记录发现，39 名儿童中有 30 名儿童的父母试图用极端手段伤害儿童，包括试图闷死儿童、打断儿童的胳膊以及试图用消毒剂毒害儿童等。令人担忧的是，这些儿童的 41 名兄弟姐妹中曾有 12 人意外死亡。这些结果清晰地表明，代理型孟乔森综合征是一种严重甚至可能致命的儿童虐待。

自 1970 年至今，美国儿童虐待举报的数量剧增。图 18.2 表明，社会服务部门收到的儿童虐待举报数量由 1976 年的 669 000 起上升到 2009 年的 3 600 000 起。不过，超过三分之二的报告被发现是未经证实的。有些批评者认为，造成这种情况的一个原因是，主要由白人中产阶级构成的社会工作者，将虐待和忽视的概念过于宽泛地应用于他们所评估的黑人低收入家庭（Besharov, 1992）。

虐待指控一旦被证明属实，一个重要的问题是，是否应该将儿童从家中接走。每年有超过 100 000 名受虐儿童被寄养，暂时住在其他家庭里。家庭寄养旨在保护面临身体伤害危险的孩子，但一半被安置在寄养家庭的儿童并没有面临紧迫的身体伤害危险（Besharov, 1988）。稳定的寄养可能对孩子的心理健康和人身保护有好处（Wald, Carlsmith, & Leiderman, 1988）。然而，一半的寄养儿童在寄养家庭至少会住两年，约 1/3 的儿童与父母分离超过六年，相当一部分儿童在此期间暂住在很多不同的家庭（Besharov, 1988）。

联邦政府最新颁布的法律鼓励人们领养可能在寄养家庭生活较长时间的儿童。但这引发了更有争议的父母权终止问题，即强制剥夺父母监护子女的权利。很明显，这是一种极端的手段，法庭也很少做出这种裁决。

与儿童监护权一样，关于儿童虐待案件处置的司法决定以儿童的最大利益标准为指导。心理学家经常参与这一司法程序，调查虐待指控，向法庭提出建议，并为儿童及其家庭提供治疗（Becker et al., 1995; Melton & Limber, 1989）。

有人认为，我们在家庭虐待认定方面投入太多，而在提供资源帮助这些家庭方面却做得不够（Huntington, 2007）。相关人员对虐待的理解过于宽泛，其结果是儿童保护服务系统忙于调查一起又一起的儿童虐待报告（Emery & Laumann-Billings, 2002）。为了让儿童保护服务机构能够为受影响的家庭提供更多的支持，很多州将涉嫌虐待的报告分为严重和不太严重的案件。对于严重案件，调查像以往一样进行；但对不太严重的案件，则由社会工作者向有问题的父母提供帮助、咨询和转介（Emery & Laumann-Billings, 1998）。这种对家庭更友好的做法不但不会提高未来发生虐待的风险，而且还会减少虐待的复发。事实上，它更受家长青睐，并且可以节省社会服务机构的时间和金钱（Loman & Siegel, 2005）。

其他证据表明，与门诊治疗相比，针对儿童虐待和忽视的多系统治疗（参见第16 章）可改善儿童的心理健康和父母的养育方式，并且可以减少离家安置（Swenson et al., 2010）。让受虐儿童留在家中，同时支持有效养育的结构化干预措施，在帮助家庭和减少随后的虐待方面，也初见成效（Jouriles et al., 2010）。在虐待和忽视不严重的情况下，如果我们努力帮助有问题的家庭，而不仅仅是监管、评判他们或给他们贴标签，效果会好得多。

职业责任与法律

精神科医生、临床心理学家和社会工作者都负有**职业责任**（professional responsibility），即达到其职业所要求的伦理标准并维护其执业所在州法律的义务。精神健康专业人员的责任多种多样。这里我们着重介绍其中的两个重要方面：渎职和保密。

职业疏忽和渎职

疏忽是指专业人士未能以同行业其他专业人士一样的技能水平履行其职责。简言之，疏忽就是未达到专业服务的标准。渎职是指因职业疏忽而给来访者或患者造成伤害的情形。在法律上，出现下面的情形即为渎职：（1）一名专业人员有义务遵守一种行为标准，（2）该专业人员在履行这种义务时疏忽大意，（3）该专业人员所服务的对象遭受了伤害或损失，（4）有理由确定是疏忽造成了伤害（Slobogin et al., 2009）。一旦专业人员被认定为渎职，他们可能会被专业组织和州执业许可委员会施以惩戒，也可能面临民事甚至刑事诉讼。

药物使用不当和治疗疏忽是指控精神健康专业人员渎职的两个更常见的原因。另一个常见原因是治疗师与来访者之间存在性关系。美国心理学协会和美国精神医学学会的道德准则都禁止治疗师与来访者之间的性关系。其他针对职业疏忽的指控包括未能阻止自杀，未能防止对他人的暴力行为，以及违反保密协议。未来一种新的职业疏忽可能会变得更加重要，这就是未能告知患者有效的替代疗法。

替代疗法的知情同意 对于同一种精神障碍，患者可能接受各种不同的替代疗法。遗憾的是，治疗选择部分地取决于一些偶然因素，比如专业人士的"理论取向"（见第3章）。我们是否应该要求精神健康专业人士告知患者替代疗法以及关于其效果的研究，以减少这种偶然性？

这一问题在奥谢罗夫诉切斯特纳特庄园疗养院案（*Osheroff* v. *Chestnut Lodge*）[62 Md. App. 519, 490 A. 2d. 720（Md. App. 1985）] 中被提出。1979 年，内科医生拉斐尔·奥谢罗夫住进了切斯特纳特庄园疗养院，这是马里兰州的一所私立精神病院，这家医院长期以来一直以精神分析心理治疗中心而闻名。奥谢罗夫医生有抑郁和焦虑史，在门诊治疗时服用了三环类抗抑郁药后症状有所改善。显然，奥谢罗夫医生在住进切斯特纳特庄园疗养院治疗之前并没有坚持服药，并且症状恶化。该院医生诊断他主要患有自恋型人格障碍，其次是躁郁症（DSM-5 将其归为双相障碍）（Klerman, 1990b; Malcolm, 1987）。

在奥谢罗夫住院期间，医院工作人员并没有向他提供药物。他们希望，通过心理治疗，他能够在人格上出现他们所认为的"更基本的"改变。奥谢罗夫一周接受4 次单独的精神分析治疗，同时也参加群体治疗。在奥谢罗夫住院治疗的 7 个月里，他的症状并没有改善，实际上可能更严重了。此后家人接他出院并将他送到另一所私立精神病院——康涅狄格州的西尔弗希尔医院接受治疗。他在那里被诊断患有精神病性抑郁反应，医生使用吩噻嗪和三环类抗抑郁药进行治疗。他的症状在治疗开始 3 周内就有所好转，并在 3 个月后就出院了。尽管此后他仍然会出现一些心理问题，但出院后的奥谢罗夫医生已经能够在门诊心理治疗和抗抑郁药物的帮助下重新行医了（Klerman, 1990b; Malcolm, 1987）。

1982 年，奥谢罗夫医生控告切斯特纳特庄园疗养院玩忽职守。他声称这家疗养院误诊了他的病情，未能提供适当的治疗，并且侵犯了他关于替代治疗方案的知情同意权（Malcolm, 1987）。他提出的理由是，到 1979 年为止的研究结果都明确支持使用药物治疗严重的抑郁，但并不支持使用精神分析疗法治疗抑郁或自恋型人格障碍。根据马里兰州法律的要求，此事先由一个仲裁小组审理。仲裁小组最初判给奥谢罗夫医生 25 万美元赔偿金，但随后又降低了数额。双方都对仲裁委员会的决定提出了上诉，但最终达成了庭外和解（Klerman, 1990b）。

私下和解限制了本案作为先例的价值。但这一案例表明，在提供替代治疗，或至少在告知患者不同治疗的风险和益处方面，对精神健康专业人员将会有更高的要求。由于研究人员证明某些方法在治疗特定障碍上或多或少是有效的，获得患者关于替代治疗的知情同意可能成为精神健康专业人员的常规做法。这一环节包括以可理解、非强制的方式向患者提供有关风险和益处的准确信息。

保　密

保密（confidentiality），即不泄露私人沟通内容的伦理义务，是心理治疗的基本要求。治疗师对隐私保密的保证对于鼓励来访者说出难以启齿的信息必不可少，而保护以前来访者的隐私对赢得未来来访者的信任至关重要。因此，保密标准是所有主要的精神健康相关行业人员职业伦理的一部分。

尽管保密极其重要，但法律有时会强制精神健康专业人员披露保密信息。比如，美国所有州都要求精神健康专业人员打破保密协议，报告疑似虐待儿童的案件。这项要求可能使治疗师陷入进退两难的境地（Smith & Meyer, 1985）。治疗师是否必须在开始治疗之前清楚地告知来访者保密的界限？如果治疗师告诉来访者他们所披露的儿童虐待会被举报，这会导致来访者不再坦诚相告吗？举报儿童虐待会破坏可能让受虐儿童获益的治疗关系吗？

当患者对自己或他人构成危险时，治疗师也必须打破保密原则，使民事监禁得以进行。一则影响广泛的案例，塔拉索夫诉加利福尼亚大学董事会案（*Tarasoff* v. *Regents of the University of California*），确定了治疗师在来访者表达出暴力意图时可能承担的另一项义务：警告潜在受害者的义务。

保护义务 1969年10月27日，塔蒂亚娜•塔拉索夫被加州大学伯克利分校的外国留学生普罗森吉特•波达尔杀害。波达尔一直在追求塔拉索夫，但在多次被拒绝后，波达尔来到伯克利分校的学生健康机构寻求治疗。波达尔被诊断为偏执型精神分裂症（旧称——译者注），治疗波达尔的临床心理学家认为他对自己和他人都有危险。在咨询了两名精神科医生后，这名心理学家决定申请民事监禁。他通知了校警，表达了自己的担忧，并要求他们拘留波达尔，以便进行紧急监禁。然而警方认为波达尔没有危险，并在他承诺不再骚扰塔拉索夫后将其释放。波达尔随后中断了治疗，但没有人告知塔拉索夫波达尔对她的生命构成威胁。波达尔从未向治疗师说出塔蒂亚娜•塔拉索夫的名字，但他向治疗师提供的信息足以让人推断出她的身份。受到警察讯问两个月后，波达尔在塔拉索夫又一次拒绝自己后将其杀害。

塔拉索夫的父母控告学校、治疗师以及警方渎职。加利福尼亚最高法院裁定，被告对未能警告被害人即将发生的危险负有责任。后来的加利福尼亚案例和立法把对潜在受害人的警告义务改为更宽泛的保护义务，后者可能涉及警告，但也可能涉及保护行动，比如将有潜在危险的来访者送进医院（Weinstock et al., 2006）。

塔拉索夫案促使美国多个州立法，规定治疗师有保护潜在暴力受害者的义务（Appelbaum, 1994）。不过该案提出的问题远未得到解决。如果治疗师的来访者有艾滋病，治疗师是否必须警告此人不知情的性伙伴？就保护义务而言，正如心理学和法律中的其他问题一样，心理学家有时必须在职业责任和法律义务之间找到平衡。

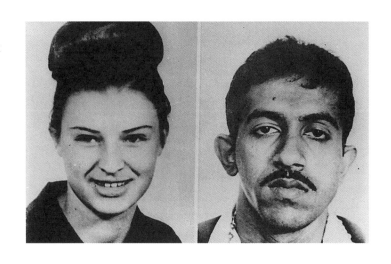

塔蒂亚娜·塔拉索夫和杀害她的普罗森吉特·波达尔。加利福尼亚最高法院裁定波达尔的治疗师应该警告塔拉索夫她可能有生命危险。

获取帮助

对于情绪障碍患者来说，寻求帮助有时需要克服各种社会和法律障碍。倡议是一种提供帮助，同时也可以保证你和你关心的人能在需要的时候得到帮助的方法。对于严重的精神疾病，美国精神疾病联盟（NAMI）是最大和最有效的全美倡议组织。除此之外，你还可以在社区中找到它的分支机构。另一个倡议团体是戴维·L·贝兹伦法官精神健康法中心。该中心会追踪资金、立法和诉讼等方面的最新信息，并有选择地对一些案件提供法律建议和援助。该中心的网站上列出了其工作重点，如精神健康与枪支暴力、改善精神健康治疗系统、增加对服务不足人群（儿童，老年人）的服务等。美国律师协会的精神和身体残疾法律委员会也收集并提供大量有关精神健康法和精神疾病患者权利的信息。讨论这些问题的一本好书是罗伯特·利维和伦纳德·鲁本斯坦撰写的《精神残疾者的权利：美国公民自由联盟精神疾病患者和精神发育迟滞者权利的权威指南》（The Rights of People with Mental Disabilities: The Authoritative ACLU Guide to the Rights of People with Mental Illness and Mental Retardation）。我们还强烈推荐 E·富勒·托雷所著的《走出阴影：直面美国的精神疾病危机》（Out of the Shadows: Confronting America' s Mental Illness Crisis）。

精神健康倡议涉及个人和有组织的努力。我们鼓励你直接参与，从一些小事做起。你可以让自己和他人了解精神疾病患者的需求。在日常互动中，对于我们的社会对精神疾病这一巨大问题所做出的回应，你可以捍卫你认为正确和公正的事情。你也可以对社区中的机构和个人做出积极的回应。倡议，和心理治疗一样，先要认识到有心理障碍的人首先是一个人。

18　总　结

精神失常辩护主张，一名精神疾病患者在法律上无须为自己的行为负责，通常基于以下两个理由之一：（1）某种精神疾病或缺陷使其无法知道自己行为的不法性，或（2）不可抗拒的冲动使其无法控制自己的行为。

受审能力指被告理解司法诉讼程序并参与辩护的能力。

民事监禁通常基于三个理由：（1）自理能力丧失，（2）对自己构成危险，（3）对他人构成危险。

获得治疗的权利指住院病人得到治疗，而不仅仅是监护。

在限制最少的环境中获得治疗的权利是指，在可能和适当的情况下，应在社区环境中提供治疗。

拒绝治疗的权利是指，在没有病人的**知情同意**或谨慎的替代判断的情况下，不得强迫病人接受某些治疗。

去机构化涉及在社区而非大的精神病院照料许多精神病患者和智力残疾者。

门诊患者委托可能有助于在治疗和保护自由之间取得平衡。

精神疾病患者的预先指示是一种法律文书，患者可以用它申明自己的治疗偏好，或者指定一名代理人，在他们发病或无法以其他方式做出正确决定时，为他们做出决定。

儿童监护权决定既包括生活监护权（孩子将住在哪里）的确定，也包括法律监护权（父母将如何做出子女抚养的决定）的确定。

儿童虐待可能涉及身体虐待、性虐待、忽视或心理虐待。

保密是精神健康专业人员的一项关键的**职业责任**。他们必须符合其职业的伦理标准，并遵守法律。

概　览

批判性思考回顾

18.1 "精神失常"与"精神疾病"是一回事吗？
精神失常辩护背后的理念——心智不健全者应该限制刑事责任——可以追溯到古希腊和古希伯来的传统……（见第570页）。

18.2 什么时候以及为什么会让某个人非自愿住院？
美国法律包含非自愿住院的两大理由。第一个是基于……政府有照顾弱势群体的人道主义责任的理念……第二个理由是基于国家的治安权……（见第580页）。

18.3 为什么三次预测两次出错仍然好于掷硬币？
美国最高法院大法官哈里·布莱克曼错误地声称，掷硬币都比三次中有两次出错的临床预测准确……（见第582页）。

18.4 精神病人被强制住院时仍保留什么权利？
几个重要的法庭判例澄清了被强制收入精神病院的患者的权利，包括获得治疗的权利，在限制最少的环境中接受治疗的权利，拒绝治疗的权利……（见第583—586页）。

18.5 什么是去机构化，其效果如何？
去机构化运动秉持的理念是，许多患者在社区比在大的精神病院能得到更好的护理……（见第587页）。

18.6 什么样的监护安排符合儿童的"最大利益？"
审理监护权和虐待案的指导原则是，法官必须根据"儿童的最大利益"做出决定。这听上去不错，但法律并没有明确定义什么是"儿童的最大利益"……（见第588页）。

18.7 心理治疗师什么时候必须打破保密原则？
尽管保密极其重要，但法律有时会强制精神健康专业人员披露保密信息……（见第594页）。

术语表

A

异常心理学

Abnormal psychology The application of psychological science to the study of mental dis-orders. Includes investigation of the causes and treatment of psychopathological conditions.

获得性免疫缺陷综合征

Acquired immune deficiency syndrome (AIDS) A disease caused by the human immunodeficiency virus (HIV) that attacks the immune system and leaves the patient susceptible to unusual infections.

精算式解释

Actuarial interpretation Analysis of test results based on an explicit set of rules derived from empirical research.

急性应激障碍

Acute stress disorder (ASD) A category of mental disorder in DSM-5 that is defined as a reaction occurring within four weeks of a traumatic event and is characterized by dissociative symptoms, reexperiencing, avoidance, and marked anxiety or arousal. Contrasts with posttraumatic stress disorder, which either lasts longer or has a delayed onset.

调适障碍

Adjustment disorder A DSM-5 classification designating the development of clinically significant symptoms in response to stress in which the symptoms are not severe enough to warrant classification as another mental disorder.

精神疾病患者的预先指示权

Advance psychiatric directives A legal instrument that can be used by someone suffering from a mental illness to declare their treatment prefer-ences, or to appoint a surrogate to make deci-sions for them, should they become psychotic or otherwise are unable to make sound decisions.

情感

Affect The pattern of observable behaviors that are associated with subjective feelings. People express affect through changes in their facial expressions, the pitch of their voices, and their hand and body movements.

年龄歧视

Ageism A number of misconceptions and prejudices about aging and older adults.

失认症

Agnosia ("perception without meaning") The inability to identify objects. The person's sen-sory functions are unimpaired, but he or she is unable to recognize the source of stimulation.

广场恐怖症

Agoraphobia An exaggerated fear of being in situations from which escape might be difficult. Literally means "fear of the marketplace" and is sometimes described as fear of public spaces.

酒精使用障碍

Alcohol use disorder A problematic pattern of alcohol use leading to clinically significant impairment or distress.

忠诚效应

Allegiance effect A characterization of psy-chotherapy outcome research such that inves-tigators commonly find the most effective treatment is the one to which they hold a theoretical allegiance.

阿尔茨海默病

Alzheimer's disease A form of dementia in which cognitive impairment appears gradually and deterioration is progressive. A definite diag-nosis of Alzheimer's disease requires the obser-vation of two specific types of brain lesions: neurofibrillary tangles and senile plaques.

淀粉样斑块

Amyloid plaques A central core of homoge-neous protein material know as beta-amyloid found in large numbers in the cerebral cortex of patients with Alzheimer's disease, but they are not unique to that condition.

类比研究

Analogue study A research procedure in which the investigator studies behaviors that resemble mental disorders or isolated features of mental disorders. Usually employed in situations in which the investigator hopes to gain greater experimental control over the independent variable.

快感缺失

Anhedonia The inability to experience pleasure. In contrast to blunted affect, which refers to the lack of outward expression, anhedonia is a lack of positive subjective feelings.

神经性厌食

Anorexia nervosa A type of eating disorder characterized by the refusal to maintain a min-imally normal body weight along with other symptoms related to body image.

顺行性遗忘

Anterograde amnesia The inability to learn or remember new material after a particular point in time.

抗精神病药物

Antipsychotic drugs Various forms of medica-tion that have a beneficial effect on positive symptoms (hallucinations and delusions) of psychosis and psychotic disorganization (e.g., disorganized speech). The effect of first genera-tion antipsychotic drugs depends largely on the blockade of receptors in dopamine path-ways in the brain. Second-generation antipsy-chotics have a much broader effect on different neurotransmitters. All antipsychotic drugs have negative side effects, including motor side effects such as tardive dyskinesia.

反社会型人格障碍

Antisocial personality disorder A pervasive and persistent disregard for, and frequent violation of, the rights of other people. Also known as *psychopathy*. In DSM-5, it is defined in terms of a persistent pattern of irresponsible and antisocial behavior that begins during child-hood or adolescence and continues into the adult years.

焦虑

Anxiety A diffuse emotional reaction that is out of proportion to threats from the environment. Rather than being directed toward the person's present problems, anxiety is typically associated with the anticipation of future problems.

焦虑型依恋

Anxious attachments Insecure relationships in which infants or children show ambivalence about seeking reassurance or security from attachment figures.

失语症

Aphasia The loss or impairment of previously acquired abilities in language comprehension or production that cannot be explained by sensory or motor defects or by diffuse brain dysfunction.

失用症

Apraxia The loss of a previously acquired ability to perform purposeful movements in response to verbal commands. The problem cannot be explained by muscle weakness or simple incoordination.

阿斯伯格症

Asperger's disorder A subtype of pervasive developmental disorder that is identical to autism (oddities in social interaction, stereo-typed behavior) with the exception that there is no clinically significant delay in language.

评估

Assessment The process of gathering and orga-nizing information about a person's behavior.

依恋

Attachments Selective bonds that develop between infants and their caregivers, usually their parents, and are theorized to be related to later develop-ment. Analogous to the process of imprinting, which has been observed in many animals.

注意缺陷/多动障碍

Attention-deficit/hyperactivity disorder (ADHD) A psychological disorder of child-hood characterized by hyperactivity, inatten-tion, and impulsivity. Typically has an onset by the early school years.

归因

Attributions Perceived causes; people's beliefs about cause–effect relations.

权威型教养

Authoritative parenting A style of parenting that is both loving and firm and is often used by parents of well-adjusted children.

孤独症谱系障碍

Autism spectrum disorder (ASD) A range of psychological problems that share characteris-tics with autism, including problems in social relationships, communication, and unusual preferences and behaviors. Autistic spectrum disorders, called Pervasive Developmental Disorders in DSM-5-TR, have an onset at birth or very early in life.

自主神经系统

Autonomic nervous system The division of the peripheral nervous system that regulates the functions of various bodily organs such as the heart and stomach. The actions of the auto-nomic nervous system are largely involuntary, and it has two branches, the sympathetic and parasympathetic nervous systems.

回避型人格障碍

Avoidant personality disorder An enduring pattern of thinking and behavior that is char-acterized by pervasive social discomfort, fear of negative evaluation, and timidity. People with this disorder tend to be socially isolated outside of family circles. They want to be liked by others, but are easily hurt by even minimal signs of disapproval from other people.

意志减退

Avolition A psychological state characterized by general lack of drive or motivation to pursue meaningful goals. One of the negative symp-toms of schizophrenia. The person may have little interest in social or occupational activities.

B

巴比妥类

Barbiturates Drugs that depress activities of the central nervous system; used mostly for sedation.

基础比率

Base rates Population frequencies. Relative base rates set statistical limits on the degree to which two variables can be associated with each other.

行为医学

Behavioral medicine A multidisciplinary field concerned with studying and treating the behavioral components of physical illness.

行为遗传学

Behavior genetics The study of broad genetic influences on individual differences in normal and abnormal behavior, usually by studying twins or other family members who differ in terms of shared genes and/or experience. Behavior genetic studies also provide infor-mation on environmental contributions to behavior.

苯二氮䓬类

Benzodiazepines Group of drugs that have potent hypnotic, sedative, and anxiolytic action (also called

antianxiety drugs).

丧亲之痛

Bereavement Grieving in response to the death of a loved one.

暴食

Binge eating Eating an amount of food in a fixed period of time that is clearly larger than most people would eat under similar circum-stances. One part of the eating disorder of bulimia nervosa.

暴食障碍

Binge eating disorder A controversial diagnosis defined by repeated episodes of binge eating but in the absence of compensatory behavior; included in an appendix of DSM-5.

生物反馈

Biofeedback Behavioral medicine treatment that uses laboratory equipment to monitor physiological processes (that generally occur outside of conscious awareness) and pro-vide feedback about them. Hypothesized to help patients to gain conscious control over problematic physiological processes such as hypertension.

生物心理社会模型

Biopsychosocial model A view of the etiology of mental disorders that assumes that disorders can best be understood in terms of the interac-tion of biological, psychological, and social systems.

双相障碍

Bipolar disorder A form of mood disorder in which the person experiences episodes of mania as well as episodes of depression.

躯体变形障碍

Body dysmorphic disorder A type of somato-form disorder characterized by constant preoccupation with some imagined defect in physical appearance.

身体意象

Body image A cognitive and affective evalua-tion of one's weight and shape, often a critical one.

边缘型人格障碍

Borderline personality disorder An endur-ing pattern of thinking and behavior whose essential feature is a pervasive instability in mood, self-image, and interpersonal relation-ships. Manifestations of this disorder include frantic efforts to avoid real or imagined abandonment. People who fit this description frequently hold opinions of significant others that vacillate between unrealistically positive and negative extremes.

短暂精神病性障碍

Brief psychotic disorder A diagnostic category in DSM-5 that includes people who exhibit psychotic symptoms for at least one day but no more than one month. After the symptoms are resolved, the person returns to the same level of functioning that had been achieved prior to the psychotic episode.

神经性贪食

Bulimia nervosa A type of eating disorder characterized by repeated episodes of binge eating followed by inappropriate compensa-tory behaviors (such as self-induced vomiting) together with other symptoms related to eating and body image.

C

心血管疾病

Cardiovascular disease (CVD) A group of dis-orders that affect the heart and circulatory sys-tem. Hypertension (high blood pressure) and coronary heart disease are the most important forms of CVD.

个案研究

Case study A careful description and analysis of the problems experienced by one person.

类别分类法

Categorical approach to classification A view of classification based on the assumption that there are qualitative differences between nor-mal and abnormal behavior as well as between one form of abnormal behavior and other forms of abnormal behavior.

大脑皮层

Cerebral cortex The uneven surface of the brain that lies just underneath the skull and controls and integrates sophisticated memory, sensory, and motor functions.

大脑半球

Cerebral hemispheres The two major struc-tures of the forebrain and the site of most sen-sory, emotional, and cognitive processes. The functions of the cerebral hemispheres are later-alized. In general, the left cerebral hemisphere is involved in language and related functions, and the right side is involved in spatial organi-zation and analysis.

儿童虐待

Child abuse A legal decision that a parent or other responsible adult has inflicted damage or offered inadequate care to a child; may include physical abuse, sexual abuse, neglect, and psy-chological abuse.

儿童监护

Child custody A legal decision, especially com-mon in separation and divorce, that involves determining where children will reside and how parents will share legal rights and respon-sibilities for child rearing.

染色体

Chromosomes Chainlike structures found in the nucleus of cells that carry genes and infor-mation about heredity. Humans normally have 23 pairs of chromosomes.

民事监禁

Civil commitment The involuntary hospitaliza-tion of the mentally ill; the decision typically is justified based on dangerousness to self or others (or inability to care for self).

经典条件作用

Classical conditioning Pavlov's form of learning through association. A conditioned response eventually is elicited by a conditioned stimulus after repeated pairings with an unconditioned stimulus (which produces an unconditioned response).

分类系统

Classification system A system for grouping together objects or organisms that share certain properties in common. In psychopathology, the set of categories in DSM-5 that describes mental disorders.

来访者中心疗法

Client-centered therapy Carl Rogers's human-istic therapy that follows the client's lead. Therapists offer warmth, empathy, and genu-ineness, but clients solve their own problems.

临床抑郁

Clinical depression A syndrome of depression in which a depressed mood is accompanied by several other symptoms, such as fatigue, loss of energy, difficulty in sleeping, and changes in appetite. Clinical depression also involves a variety of changes in thinking and overt behavior.

临床心理学

Clinical psychology The profession and aca-demic discipline that is concerned with the application of psychological science to the assessment and treatment of mental disorders.

胁迫

Coercion A pattern of interaction in which unwitting parents positively reinforce chil-dren's misbehavior (by giving in to their demands), and children negatively reinforce parents' capitulation (by ending their obnox-ious behavior).

认知行为疗法

Cognitive behavior therapy The expansion of the scope of behavior therapy to include cognition and research on human information processing. Includes various general tech-niques, such as Beck's cognitive therapy and Ellis's RET.

认知疗法

Cognitive therapy A psychotherapy technique and important part of cognitive behavior therapy that was developed by Aaron Beck specifically as a treatment. Beck's cognitive therapy involves challenging negative cognitive distortions through a technique called *collab-orative empiricism*.

队列

Cohort A group whose members share some feature in common, particularly their date of birth.

队列效应

Cohort effects Differences that distinguish one cohort from another. Cohorts share some fea-ture in common, especially their date of birth, and cohort effects often distinguish people born in one time period (e.g., the 1960s) from those born in another.

共病

Comorbidity The simultaneous manifestation of more than one disorder.

受审能力

Competence Defendants' ability to understand legal proceedings and act rationally in relation to them. Competence evaluations can take place at different points in the legal process, but competence to stand trial (the ability to participate in one's own defense) is particularly important.

强迫行为

Compulsions Repetitive, ritualistic behaviors that are aimed at the reduction of anxiety and distress or the prevention of some dreaded event. Compulsions are considered by the person to be senseless or irrational. The person feels compelled to perform the compulsion; he or she attempts to resist but cannot.

同病率

Concordance rate The rate, often a percentage, at which two related individuals are found to both have a disorder or problem or neither has a disorder or problem, i.e., they are concor-dant. In discordant pairs, only one individual is disordered. Concordance rates often are computed for twin pairs.

品行障碍

Conduct disorder (CD) A psychological disor-der of childhood that is defined primarily by behavior that is illegal as well as antisocial.

保密

Confidentiality The ethical obligation not to reveal private communications in psychother-apy and in other professional contacts between mental health professionals and their clients.

构念效度

Construct validity The overall strength of the network of relations that have been observed among variables that are used to define a con-struct. The extent to which the construct pos-sesses some systematic meaning.

控制组

Control group The group of participants in an experiment that receives no treatment or per-haps a placebo treatment. Participants in the control group are compared with participants in the experimental group (who are given an active treatment).

转换障碍

Conversion disorder A type of somatoform dis-order characterized by physical symptoms that often mimic those found in neurological dis-eases, such as blindness, numbing, or paralysis. The symptoms often make no anatomic sense.

冠心病

Coronary heart disease (CHD) A group of dis-eases of the heart that includes angina pectoris (chest pain) and myocardial infarction (heart attack).

相关研究

Correlational study A scientific research method in which the relation between two factors (their co-relation) is studied in a systematic fashion. Has the advantage of practicality, as correla-tions between many variables can be studied in the real world, but also has the disadvantage that "correlation does not mean causation."

相关系数

Correlation coefficient A number that always ranges between −1.00 and +1.00 and indicates the strength and direction of the relation between two variables. A higher absolute value indicates a stronger relation, while a correla-tion coefficient of 0 indicates no relation. The sign indicates the direction of the correlation.

皮质醇

Cortisol A corticosteroid secreted by the adre-nal cortex. Cortisol is known as the "stress hormone" because its release is so closely linked with stress.

夫妻治疗

Couple therapy Partners who are involved in an intimate relationship are seen together in psychotherapy; sometimes called *marital ther-apy* or *marriage counseling*. Improving commu-nication and negotiation are common goals.

刑事责任

Criminal responsibility A legal concept that holds a person responsible for committing a crime if he or she (a) has been proven to have committed the act and (b) was legally sane at the time.

跨文化心理学

Cross-cultural psychology The scientific study of ways that human behavior and mental processes are influenced by social and cultural factors.

横向研究

Cross-sectional study A research design in which subjects are studied only at one point in time. (Contrast with *longitudinal study*.)

文化

Culture The shared way of life of a group of people; a complex system of accumulated knowledge that helps the people in a particular society adapt to their environment.

文化家族性发育迟滞

Cultural-familial retardation Typically, mild mental retardation that runs in families and is linked with poverty. Thought to be the most common cause of mental retardation. There is controversy about the relative roles of genes or psychosocial disadvantage.

痛苦的文化概念

Cultural concepts of distress Patterns of erratic or unusual thinking and behavior that have been identified in diverse societies around the world and do not fit easily into the other diagnostic categories that are listed in the main body of DSM-5.

环性心境障碍

Cyclothymia A chronic, less severe form of bipolar disorder. The bipolar equivalent of dysthymia.

D

防御机制

Defense mechanisms Unconscious processes that service the ego and reduce conscious anxi-ety by distorting anxiety-producing memories, emotions, and impulses—for example, projec-tion, displacement, or rationalization.

去机构化

Deinstitutionalization The movement to treat the mentally ill and mentally retarded in com-munities rather than in large mental hospitals.

延迟射精

Delayed Ejaculation A form of sexual dysfunc-tion, in which it takes an extended period of sexual stimulation for a man to reach orgasm. Some men with this condition are unable to ejaculate at all.

谵妄

Delirium A confusional state that develops over a short period of time and is often associated with agitation and hyperactivity. The primary symptom is clouding of consciousness or reduced awareness of one's surroundings.

妄想

Delusions Obviously false and idiosyncratic beliefs that are rigidly held in spite of their preposterous nature.

妄想障碍

Delusional disorder Describes persons who do not meet the full symptomatic criteria for schizophrenia, but who are preoccupied for at least one month with delusions that are not bizarre.

痴呆

Dementia A gradually worsening loss of mem-ory and related cognitive functions, including the use of language as well as reasoning and decision making.

路易体痴呆/神经认知障碍伴路易体

Dementia with Lewy bodies (DLB) /NCD with Lewy bodies A form of progressive dementia in which the central feature is progressive cognitive decline, combined with three additional defining features: (1) pronounced "fluctuations" in alertness and attention, such as frequent drowsiness, lethargy, lengthy periods of time spent staring into space, or disorganized speech; (2) recurrent visual hallucinations; and (3) parkinsonian motor symptoms, such as rigidity and the loss of spontaneous movement.

依赖型人格障碍

Dependent personality disorder An enduring pattern of dependent and submissive behavior. These people are exceedingly dependent on other people for advice and reassurance. Often unable to make everyday decisions on their own, they feel anxious and helpless when they are alone.

因变量

Dependent variable The outcome that is hypoth-esized to vary according to manipulations of the independent variable in an experiment.

人格解体/现实解体障碍

Depersonalization/derealization disorder A type of dissociative disorder characterized by severe and persistent feelings of being detached from oneself (depersonalization experiences). For example, the repeated and profound sensa-tion of floating above your body and observing yourself act.

抑郁心境

Depressed mood Depressed feelings such as of disappointment and despair, but which are not yet necessarily part of a clinical syndrome.

抑郁

Depression Can refer to a *symptom* (subjective feelings of sadness), a *mood* (sustained and pervasive feelings of despair), or to a clinical *syndrome* (in which the presence of a depressed mood is accompanied by several additional symptoms, such as fatigue, loss of energy, sleeping difficulties, and appetite changes).

抑郁障碍

Depressive Disorders A category of psycho-pathology that includes various conditions that involve episodes of depressed mood and associated symptoms that include cognitive symptoms (such as feelings of guilt, difficulty concentrating, and thoughts of suicide) and somatic symptoms (such as changes in appe-tite, sleep problems, and loss of energy).

脱毒

Detoxification The process of short-term medi-cal care (medication, rest, diets, fluids, etc.) during removal of a drug upon which a person has become dependent. The aim is to mini-mize withdrawal symptoms.

发展偏差

Developmental deviation Significant departures from age-appropriate norms in some specific area of functioning. Some developmental deviations are considered disorders in their own right.

发展常模

Developmental norms Behavior that is typical for children of a given age.

发展心理病理学

Developmental psychopathology An approach to abnormal psychology that emphasizes the importance of normal development to under-standing abnormal behavior.

发展阶段

Developmental stages Distinct periods of development focused on certain central "tasks" and marked by boundaries defined by chang-ing age or social expectations.

诊断

Diagnosis The process of determining the nature of a person's disorder. In the case of psychopathology, deciding that a person fits into a particular diagnostic category, such as schizophrenia or major depressive disorder.

素质

Diathesis A predisposition to disorder. Also known as *vulnerability*. A diathesis only causes abnormal behavior when it is combined with stress or a challenging experience.

维度分类法

Dimensional approach to classification A view of classification based on the assumption that behavior is distributed on a continuum from normal to abnormal. Also includes the assumption that differences between one type of behavior and another are quantitative rather than qualitative in nature.

情绪表达减少（或情感迟钝）

Diminished emotional expression (also known as blunted affect) A flattening or restriction of the person's nonverbal display of emotional responses. Blunted patients fail to exhibit signs of emotion or feeling. One of the negative symptoms of schizophrenia.

言语紊乱

Disorganized speech (also known as *formal thought disorder*) Severe disruptions of verbal communication, involving the form of the person's speech.

分离

Dissociation The separation of mental processes such as memory or consciousness that normally are integrated. Normal dissociative experiences include fleeting feelings of unreality and *déjà vu* experiences—the feeling that an event has happened before. Extreme dissociative experiences characterize dissociative disorders.

分离性遗忘症

Dissociative amnesia A type of dissociative disorder characterized by the sudden inability to recall extensive and important personal information. The onset often is sudden and may occur in response to trauma or extreme stress.

分离障碍

Dissociative disorders A category of psychological disorders characterized by persistent, maladaptive disruptions in the integration of memory, consciousness, or identity. Examples include dissociative fugue and dissociative identity disorder (multiple personality).

分离性漫游

Dissociative fugue A rare dissociative disorder characterized by sudden, unplanned travel, the inability to remember details about the past, and confusion about identity or the assumption of a new identity. The onset typically follows a traumatic event.

分离性身份障碍

Dissociative identity disorder (DID) An unusual dissociative disorder characterized by the existence of two or more distinct personalities in a single individual (also known as *multiple personality disorder*). At least two personalities repeatedly take control over the person's behavior, and some personalities have limited or no memory of the other.

异卵双生子

Dizygotic (DZ) twins Fraternal twins produced from separate fertilized eggs. Like all siblings, DZ twins share an average of 50 percent of their genes.

支配地位

Dominance The hierarchical ordering of a social group into more and less powerful members. Dominance rankings are indexed by the availability of uncontested privileges.

唐氏综合征

Down syndrome A chromosomal disorder that is the most common known biological cause of mental retardation. It is caused by an extra chromosome (usually on the 21st pair) and associated with a characteristic physical appearance.

二元论

Dualism The philosophical view that the mind and body are separate. Dates to the writings of the philosopher René Descartes, who attempted to balance the dominant religious views of his times with emerging scientific reasoning. Descartes argued that many human functions have biological explanations, but some human experiences have no somatic representation. Thus, he argued for a distinction—a dualism—between mind and body.

烦躁

Dysphoric An unpleasant or uncomfortable mood, often associated with disorders such as major depression, dysthymia, and various forms of anxiety disorders. The opposite of euphoric.

恶劣心境

Dysthymia One of the mood disorders; a form of mild depression characterized by a chronic course (the person is seldom without symptoms).

E

进食障碍

Eating disorders A category of psychological disorders characterized by severe disturbances in eating behavior, specifically anorexia nervosa and bulimia nervosa.

自我

Ego One of Freud's three central personality structures. In Freudian theory, the ego must deal with reality as it attempts to fulfill id impulses as well as superego demands. The ego operates on the reality principle, and much of the ego resides in conscious awareness.

电休克疗法

Electroconvulsive therapy (ECT) A treatment that involves the deliberate induction of a convulsion by passing electricity through one or both hemispheres of the brain. Modern ECT uses restraints, medication, and carefully controlled electrical stimulation to minimize adverse consequences. Can be an effective treatment for severe depression, especially following the failure of other approaches.

情绪

Emotions States of arousal that are defined by subjective feeling states, such as sadness, anger, and disgust. Emotions are often accompanied by physiological changes, such as in heart rate and respiration rate.

情绪聚焦型应对

Emotion-focused coping Internally oriented coping in an attempt to alter one's emotional or cognitive responses to a stressor.

情绪调节

Emotion regulation The process of learning to control powerful emotions according to the demands of a situation. Children learn to regulate their emotions initially through interactions with their parents and others in their social world, and eventually learn to regulate emotions on their own.

同理心

Empathy Emotional understanding. Empathy involves understanding others' unique feelings and perspectives. Highlighted by Rogers but basic to most forms of psychotherapy.

内分泌系统

Endocrine system A collection of glands found at various locations throughout the body, including the ovaries or testes and the pitu-itary, thyroid, and adrenal glands. Releases hormones that sometimes act as neuromodula-tors and affect responses to stress. Also impor-tant in physical growth and development.

内啡肽

Endorphins The term is a contraction formed from the words *endogenous* (meaning "within") and *morphine.* Endorphins are relatively short chains of amino acids, or neuropeptides, that are naturally synthesized in the brain and are closely related to morphine (an opioid) in terms of their pharmacological properties.

流行病学

Epidemiology The scientific study of the fre-quency and distribution of disorders within a population.

勃起功能障碍

Erectile Dysfunction A form of sexual dysfunc-tion in men, involving persistent or recurrent inability to attain, or maintain until comple-tion of sexual activity, an adequate erection.

病因

Etiology The causes or origins of a disorder.

人种改良运动

Eugenics The very controversial and widely discredited movement to improve the human stock by selectively breeding "desirable" characteristics (or individuals or races) and preventing "undesirable" characteristics (or individuals or races) from reproducing.

欣快

Euphoria An exaggerated feeling of physical and emotional well-being, typically associated with manic episodes in bipolar mood disorder.

进化心理学

Evolutionary psychology The application of the principles of evolution to understanding the mind and behavior and identifying species-typical char-acteristics, that is, genetically influenced traits that people or animals share as a part of their nature. Evolutionary psychologists assume that animal and human psychology, like animal and human anatomy, have evolved and share similarities.

露阴障碍

Exhibitionistic disorder One of the paraphilic disorders, characterized by recurrent, intense sexual urges involving exposing one's genitals to an unsuspecting stranger.

实验

Experiment A powerful scientific method that allows researchers to determine cause-and-effect relations. Key elements include random assignment, the manipulation of the indepen-dent variable, and careful measurement of the dependent variable.

实验组

Experimental group The group of participants in an experiment who receives a treatment that is hypothesized to cause some measured effect. Participants in the experimental group are compared with untreated participants in a control group.

专家证人

Expert witness An individual stipulated as an expert on some subject matter who, because of his or her expertise, is allowed to testify about matters of opinion and not just matters of fact. For example, mental health professionals may serve as expert witnesses concerning a defen-dant's sanity.

情绪表达

Expressed emotion (EE) A concept that refers to a collection of negative or intrusive attitudes sometimes displayed by relatives of patients who are being treated for a disorder. If at least one of a patient's relatives is hostile, critical, or emotionally overinvolved, the family environ-ment typically is considered high in expressed emotion.

外化性障碍

Externalizing disorders An empirically derived category of disruptive child behavior problems that create problems for the external world (e.g., attention-deficit/hyperactivity disorder).

消退

Extinction The gradual elimination of a response when learning conditions change. In classical conditioning, extinction occurs when a conditioned stimulus no longer is paired with an unconditioned stimulus. In operant conditioning, extinction occurs when the con-tingent is removed between behavior and its consequences.

F

做作性障碍

Factitious disorder A feigned condition that, unlike malingering, is motivated by a desire to assume the sick role, not by a desire for exter-nal gain.

家庭生命周期

Family life cycle The developmental course of family relationships throughout life; most family life cycle theories mark stages and tran-sitions with major changes in family relation-ships and membership.

家庭治疗

Family therapy Treatment that might include two, three, or more family members in the psychotherapy sessions. Improving commu-nication and negotiation are common goals, although family therapy also may be used to help well members adjust to a family mem-ber's illness.

恐惧

Fear An unpleasant emotional reaction experi-enced in the face of real, immediate danger. It builds quickly in intensity

and helps to orga-nize the person's responses to threats from the environment.

胎儿酒精综合征

Fetal alcohol syndrome A disorder caused by heavy maternal alcohol consumption and repeated exposure of the developing fetus to alcohol. Infants have retarded physical development, a small head, narrow eyes, cardiac defects, and cognitive impairments. Intellectual functioning ranges from mild mental retardation to intelligence with learning disabilities.

恋物障碍

Fetishistic disorder One form of paraphilic disorder, in which the individual experiences recurrent, intense sexual urges involving touching and rubbing against a nonconsenting person; the associated problem behaviors often take place in crowded trains, buses, and elevators

战斗或逃跑反应

Fight-or-flight response A response to a threat in which psychophysiological reactions mobi-lize the body to take action against danger.

闪回

Flashbacks Reexperienced memories of past events, particularly as occurs in posttraumatic stress disorder or following use of hallucino-genic drugs.

脆性–X综合征

Fragile-X syndrome The second most common known biological cause of mental retardation. Transmitted genetically and indicated by a weakening or break on one arm of the X sex chromosome.

摩擦障碍

Frotteuristic disorder One of the paraphilic disorders, characterized by recurrent, intense sexual urges involving touching and rubbing against a nonconsenting person; it often takes place in croded trains, buses, and elevators.

G

性别同一性

Gender identity A person's sense of himself or herself as being either male or female.

性别角色

Gender roles Roles associated with social expectations about gendered behavior, for example, "masculine" or "feminine" activities.

基因与环境的相关

Gene–environment correlation The empirical and theoretical observation that experience often, perhaps always, is correlated with genetic makeup. Genes influence personality and other characteristics, and these traits affect the environment parents provide children and the envi-ronments people seek or responses they elicit from others. Therefore, experience is associated with genes, and studies of environments are confounded by this correlation.

基因与环境的相互作用

Gene–environment interaction Genetic risk and an environmental experience working together to produce a given outcome. Many psycho-logical disorders are assumed to be caused by such combinations of genetic risk and difficult experience.

一般适应综合征

General adaptation syndrome (GAS) Selye's three stages in reaction to stress: alarm, resis-tance, and exhaustion.

推广

Generalization Making accurate statements that extend beyond a specific sample to a larger population.

广泛性焦虑障碍

Generalized anxiety disorder (GAD) One of the anxiety disorders, which is characterized by excessive and uncontrollable worry about a number of events or activities (such as work or school performance) and associated with symptoms of arousal (such as restlessness, muscle tension, and sleep disturbance).

基因

Genes Ultramicroscopic units of DNA that carry information about heredity. Located on the chromosomes.

基因连锁

Genetic linkage A close association between two genes, typically the genetic locus associated with a disorder or a trait and the locus for a known gene. Two loci are said to be linked when they are sufficiently close together on the same chromosome.

基因型

Genotype An individual's actual genetic struc-ture, usually with reference to a particular characteristic.

老年学

Gerontology The multidisciplinary study of aging and older adults.

性别烦躁（又名易性癖、性别同一性障碍）

Gender dysphoria (previously known as Gender Identity Disorder) A marked incongruence between the person's experienced gender (being male or female) and assigned gender.

格式塔治疗

Gestalt therapy A variation of the humanistic approach to psychotherapy that underscores affective awareness and expression, genuine-ness, and experiencing the moment (living in the "here and now").

悲痛

Grief The emotional and social process of cop-ing with a separation or a loss, often described as proceeding in stages.

团体治疗

Group therapy The treatment of three or more people in a group setting, often using group relationships as a central part of therapy.

H

幻觉

Hallucinations A perceptual experience in the absence of external stimulation, such as hear-ing voices that aren't really there.

致幻剂

Hallucinogens Drugs that produce hallucinations.

有害的功能失调

Harmful dysfunction A concept used in one approach to the definition of mental disorder. A condition can be considered a mental disor-der if it causes some harm to the person and if the condition results from the inability of some mental mechanism to perform its natural function.

印度大麻

Hashish The dried resin from the top of the female cannabis plant. Ingestion of hash-ish leads to a feeling of being "high" (see *Marijuana*).

健康行为

Health behavior A wide range of activities that are essential to promoting good health, including positive actions such as proper diet and the avoidance of negative activities such as cigarette smoking.

健康心理学家

Health psychologist A psychologist who spe-cializes in

reducing negative health behavior (e.g., smoking) and promoting positive health behavior (e.g., exercise). Health psychology is a part of the interdisciplinary field of behavioral medicine.

遗传力

Heritability The variability in a behavioral characteristic that is accounted for by genetic factors.

遗传率

Heritability ratio A statistic for computing the proportion of variance in a behavioral charac-teristic that is accounted for by genetic factors in a given study or series of studies.

高风险研究设计

High-risk research design A longitudinal study of persons who are selected from the general population based on some identified risk factor that has a fairly high risk ratio.

表演型人格障碍

Histrionic personality disorder An endur-ing pattern of thinking and behavior that is characterized by excessive emotionality and attention-seeking behavior. People with this disorder are self-centered, vain, and demand-ing. Their emotions tend to be shallow and may vacillate erratically.

内稳态

Homeostasis The tendency to maintain a steady state. A familiar concept in biology that also is widely applicable in psychology.

激素

Hormones Chemical substances that are released into the bloodstream by glands in the endocrine system. Hormones affect the func-tioning of distant body systems and sometimes act as neuromodulators.

人体免疫缺陷病毒

Human Immunodeficiency Virus (HIV) The virus that causes AIDS and attacks the immune system, leaving the patient susceptible to infec-tion, neurological complications, and cancers that rarely affect those with normal immune function.

人本主义心理疗法

Humanistic psychotherapy An approach that assumes that the most essential human quality is the ability to make choices and freely act on them (free will). Promoted as a "third force" to counteract the deterministic views of psy-chodynamic and the behavioral approaches to psychotherapy.

亨廷顿病

Huntington's disease A primary, differentiated dementia characterized by the presence of unusual involuntary muscle movements. Many Huntington's patients also exhibit a variety of personality changes and symptoms of mental disorders, including depression and anxiety.

多动

Hyperactivity A symptom of attention-deficit/ hyperactivity disorder (ADHD), often mani-fested as squirming, fidgeting, or restless behav-ior. Particularly notable in structured settings.

催眠

Hypnosis An altered state of consciousness dur-ing which hypnotized subjects are particularly susceptible to suggestion. There is considerable debate as to whether hypnosis is a unique state of consciousness or merely a form of relaxation.

性欲低下

Hypoactive sexual desire Diminished desire for sexual activity and reduced frequency of sexual fantasies.

轻躁狂

Hypomania An episode of increased energy that is not sufficiently severe to qualify as a full-blown manic episode.

下丘脑

Hypothalamus A part of the limbic system that plays a role in sensation, but more importantly that it controls basic biological urges, such as eat-ing, drinking, and activity, as well as much of the functioning of the autonomic nervous system.

假设

Hypothesis A prediction about the expected findings in a scientific study.

假设构念

Hypothetical construct A theoretical device that refers to events or states that reside within a person and are proposed to help understand or explain a person's behavior.

癔症

Hysteria An outdated but influential diagnostic category that included both somatoform and dissociative disorders. Attempts to treat hyste-ria had a major effect on Charcot, Freud, and Janet, among others. In Greek, *hysteria* means "uterus," a reflection of ancient speculation that hysteria was restricted to women and caused by frustrated sexual desires.

I

医源性

Iatrogenesis The creation of a disorder by an attempt to treat it.

本我

Id One of Freud's three central personality structures. In Freudian theory, the id is pres-ent at birth and is the source of basic drives and motivations. The id houses biological drives (such as hunger), as well as Freud's two key psychological drives, sex and aggression.

同一性

Identity Erikson's term for the broad definition of self; in his view, identity is the product of the adolescent's struggle to answer the ques-tion "Who am I?"

同一性危机

Identity crisis Erikson's period of basic uncer-tainty about self during late adolescence and early adult life. A consequence of the psycho-social stage of identity versus role confusion.

冲动控制障碍

Impulse control disorders Disorders charac-terized by failure to resist an impulse or a temptation to perform some pleasurable or tension-releasing act that is harmful to oneself or others; examples are pathological gambling, setting fires, and stealing.

发病率

Incidence The number of new cases of a dis-order that appear in a population during a specific period of time.

自变量

Independent variable The variable in an experiment that is controlled and deliber-ately manipulated by the experimenter (e.g., whether a subject receives a treatment). Affects the dependent variable.

知情同意

Informed consent A legal and ethical safeguard concerning risks in research and treatment. Includes (a) accurate information about poten-tial risks and benefits, (b) competence on the part of subjects/patients to understand them, and (c) the ability of subjects/patients to par-ticipate voluntarily.

性唤起抑制

Inhibited sexual arousal Difficulty experienced by a woman in achieving or maintaining genital responses, such as lubrication and swelling, that are necessary to complete sexual intercourse.

精神失常

Insanity A legal term referring to a defendant's state of mind at the time of committing a crime. An insane individual is not held legally responsible for his or her actions because of a mental disease or defect.

精神失常辩护

Insanity defense An attempt to prove that a per-son with a mental illness did not meet the legal criteria for sanity at the time of committing a crime. The inability to tell right from wrong and an "irresistible impulse" are the two most com-mon contemporary grounds for the defense.

自知力

Insight Self-understanding; the extent to which a person recognizes the nature (or understands the potential causes) of his or her disorder. In psychoanalysis, insight is the ultimate goal, specifically, to bring formerly unconscious material into conscious awareness.

智力障碍

Intellectual disability Formerly known as *mental retardation*, an intellectual disability is character-ized by significantly subaverage IQ, deficits in adaptive behavior, and onset before the age of 18.

智力商数（简称智商）

Intelligence quotient (IQ) A measure of intel-lectual ability that typically has a mean of 100 and a standard deviation of 15. An individual's IQ is determined by comparisons with norms for same-aged peers.

内化性障碍

Internalizing disorders An empirically derived category of psychological problems of child-hood that affect the child more than the exter-nal world (e.g., depression).

人际疗法

Interpersonal therapy (IPT) An evidence-based approach to treatment emphasizing the histori-cal importance of close relationships to the development of both normal and problematic emotions and patterns of relating to others. Used particularly in the treatment of depres-sion, IPT uses the past to better understand and directly make changes in the present.

解释

Interpretation A tool in psychotherapy and psychoanalysis in which the therapist suggests new meanings about a client's accounts of his or her past and present life.

L

偏侧化的

Lateralized Functions or sites that are located primarily or solely in one hemisphere of the brain (the left or the right).

学习失能

Learning disability (LD) Educational problem characterized by academic performance that is notably below academic aptitude.

生命周期转换

Life-cycle transitions Movements from one social or psychological "stage" of adult devel-opment into a new one; often characterized by interpersonal, emotional, and identity conflict.

毕生发展

Life-span development The study of continu-ities and changes in behavior, affect, and cogni-tion from infancy through the last years of life.

边缘系统

Limbic system A variety of brain structures, including the thalamus and hypothalamus, that are central to the regulation of emotion and basic learning processes.

纵向研究

Longitudinal study A type of research design in which subjects are studied over a period of time (contrasts with the cross-sectional approach of studying subjects only at one point in time). Longitudinal studies attempt to establish whether hypothesized causes precede their putative effects in time.

M

重度神经认知障碍

Major Neurocognitive Disorder A broad category in DSM-5 that subsumes diagnoses previously called dementia, delirium, and amnestic disorders.

回归主流

Mainstreaming The educational philosophy that children with intellectual disabilities should be taught, as much as possible, in regu-lar classrooms rather than in "special" classes.

诈病

Malingering Pretending to have a psychological disorder in order to achieve some external gain such as insurance money or avoidance of work.

躁狂

Mania A disturbance in mood characterized by such symptoms as elation, inflated self-esteem, hyperactivity, and accelerated speaking and thinking. An exaggerated feeling of physical and emotional well-being.

大麻烟

Marijuana The dried leaves and flowers of the female cannabis plant. "Getting high" on mar-ijuana refers to a pervasive sense of well-being and happiness.

平均数

Mean The arithmetic average of a distribution of scores; the sum of scores divided by the number of observations.

中数

Median The midpoint of a frequency distribu-tion; half of all subjects fall above and half fall below the median.

忧郁症

Melancholia A particularly severe type of depression. In DSM-5, melancholia is described in terms of a number of specific features, such as loss of pleasure in activities and lack of reactivity to events in the person's environment that are normally pleasurable.

绝经

Menopause The cessation of menstruation and the associated physical and psychologi-cal changes that occur among middle-aged women (the so-called "change of life").

元分析

Meta-analysis A statistical technique that allows the results from different studies to be com-bined in a standardized way.

众数

Mode The most frequent score in a frequency distribution.

示范

Modeling A social learning concept describ-ing the process of learning through imita-tion. Contrasts with the broader concept of identification.

单胺氧化酶抑制剂

Monoamine oxidase inhibitors (MAOIs) A group of antidepressant drugs that inhibit the enzyme monoamine oxidase (MAO) in the brain and raise the levels of neurotransmitters, such as norepinephrine, dopamine, and serotonin.

同卵双生子

Monozygotic (MZ) twins Identical twins pro-duced from a single fertilized egg; thus MZ twins have identical genotypes.

心境

Mood A pervasive and sustained emotional response that, in its extreme, can color the per-son's perception of the world.

心境障碍

Mood disorders A broad category of psycho-pathology that includes depressive disorders and bipolar disorders. These conditions are defined in terms of episodes in which the per-son's behavior is dominated by either clinical depression or mania.

延期偿付期

Moratorium A period of allowing oneself to be uncertain or confused about identity. Erikson advocated a moratorium as an important step in the formation of an enduring identity.

多重人格障碍

Multiple personality disorder An unusual disso-ciative disorder characterized by the existence of two or more distinct personalities in a single individual (called *dissociative identity disorder* in DSM-5).

N

自恋型人格障碍

Narcissistic personality disorder An enduring pattern of thinking and behavior that is char-acterized by pervasive grandiosity. Narcissistic people are preoccupied with their own achievements and abilities.

阴性症状

Negative symptoms (of schizophrenia) Include flat or blunted affect, avolition, alogia, and anhedonia.

神经元纤维缠结

Neurofibrillary tangles A type of brain lesion found in the cerebral cortex and the hippo-campus in patients with Alzheimer's disease. A pattern of disorganized neurofibrils, which provide structural support for the neurons and help transport chemicals that are used in the production of neurotransmitters.

神经认知障碍伴路易体（又名路易体痴呆）

Neurocognitive Disorder with Lewy Bodies (also known as dementia with Lewy bodies) A form of progressive dementia in which the central feature is progressive cognitive decline, combined with three additional defin-ing features: (1) pronounced "fluctuations" in alertness and attention, such as frequent drowsiness, lethargy, lengthy periods of time spent staring into space, or disorganized speech; (2) recurrent visual hallucinations; and (3) parkinsonian motor symptoms, such as rigidity and the loss of spontaneous movement.

神经学家

Neurologists Physicians who have been trained to diagnose and treat disorders of the nervous system, including diseases of the brain, spinal cord, nerves, and muscles.

神经元

Neurons The nerve cells that form the basic building blocks of the brain. Each neuron is composed of the soma or cell body, the den-drites, the axon, and the terminal buttons.

神经心理学评估

Neuropsychological assessment Assessment procedures focused on the examination of performance on psychological tests to indicate whether a person has a brain dis-order. An example is the Halstead-Reitan Neuropsychological Test Battery.

神经心理学家

Neuropsychologists Psychologists who have particular expertise in the assessment of spe-cific types of cognitive impairment, including those associated with dementia and amnestic disorders.

神经递质

Neurotransmitters Chemical substances that are released into the synapse between two neu-rons and carry signals from the terminal but-ton of one neuron to the receptors of another.

不同环境

Nonshared environment The component of a sibling's environment inside or outside the family that is unique to that sibling, for exam-ple, being a favorite child or one's best friend. Contrasts with the shared environment, family experiences that are common across siblings.

正态分布

Normal distribution A frequency distribu-tion represented by a bell-shaped curve—the normal curve—that is important for making statistical inferences. Many psychological characteristics (e.g., intelligence) are assumed to follow the normal distribution.

正常化

Normalization The philosophy that mentally retarded or mentally ill people are entitled to live as much as possible like other members of the society. Often with deinstitutionalization in providing custodial care and mainstreaming in education.

虚无假设

Null hypothesis The prediction that an experi-mental hypothesis is not true. Scientists must assume that the null hypothesis holds until research contradicts it.

O

肥胖

Obesity Excess body fat, a circumstance that roughly corresponds with a body weight 20 percent above the expected weight.

强迫观念

Obsessions Repetitive, unwanted, intrusive cognitive events that may take the form of thoughts, images, or impulses. Obsessions intrude suddenly into consciousness and lead to an increase in subjective anxiety.

强迫型人格障碍

Obsessive–compulsive personality disorder An enduring pattern of thinking and behavior that is characterized by perfectionism and inflexibility. These people are preoccupied with rules and efficiency. They are excessively conscientious, moralistic, and judgmental.

操作性条件作用

Operant conditioning A learning theory assert-ing that behavior is a function of its conse-quences. Specifically, behavior increases if it is rewarded, and it decreases if it is punished.

操作定义

Operational definition A procedure that is used to measure a theoretical construct.

阿片类物质

Opiates (sometimes called *opioids*) Drugs that have properties similar to opium. The main active ingredients in opium are morphine and codeine.

对立违抗障碍

Oppositional defiant disorder (ODD) A psycho-logical disorder of childhood characterized by persistent but relatively minor transgressions, such as refusing to obey adult requests, argu-ing, and acting angry.

性高潮障碍

Orgasmic disorder A sexual disorder in which the person has recurrent difficulties reaching orgasm after a normal sexual arousal.

门诊患者委托

Outpatient commitment Outpatient commit-ment generally requires the same dangerous-ness standards as inpatient commitment, but the patient is court-ordered to comply with treatment in the community (e.g., mak-ing regular office visits, taking medication). Outpatient commitment is permitted by 39 states, and because it involves less infringe-ment on civil liberties, commitment criteria may be applied less stringently for outpatient versus inpatient commitment.

P

疼痛障碍

Pain disorder A type of somatoform disorder characterized by preoccupation with pain, and complaints are motivated at least in part by psychological factors.

惊恐发作

Panic attack A sudden, overwhelming experi-ence of terror or fright. While anxiety involves a blend of several negative emotions, panic is more focused.

惊恐障碍

Panic disorder A form of anxiety disorder in which a person experiences recurrent, unexpected panic attacks. At least one of the attacks must have been followed by a period of one month or more in which the person has either persistent concern about having addi-tional attacks, worry about the implications of the attack or its consequences, or a significant change in behavior related to the attacks. Panic disorder is divided into two subtypes, depend-ing on the presence or absence of agoraphobia.

范式

Paradigm A set of assumptions both about the substance of a theory and about how scientists should collect data and test theoretical propo-sitions. The term was applied to the progress of science by Thomas Kuhn, an influential historian and philosopher.

偏执型人格障碍

Paranoid personality disorder An enduring pattern of thinking and behavior character-ized by a pervasive tendency to be inappro-priately suspicious of other people's motives and behaviors. People who fit the description for this disorder expect that other people are trying to harm them, and they take extraordi-nary precautions to avoid being exploited or injured.

性欲倒错

Paraphilias Forms of sexual disorder that involve sexual arousal in association with unusual objects and situations, such as inani-mate objects, sexual contact with children, exhibiting their genitals to strangers, and inflicting pain on another person.

性欲倒错障碍

Paraphilic disorder A paraphilia that is cur-rently causing distress or impairment to the individual or a paraphilia whose satisfaction has entailed personal harm, or risk of harm, to others.

恋童障碍

Pedophilic disorder One of the paraphilic dis-orders, characterized by marked distress over, or acting on urges involving sexual activity with a prepubescent child.

持续性抑郁障碍（又名恶劣心境）

Persistent depressive disorder (also known as dysthymia) A mild form of depressive dis-order characterized by a chronic course (the person is seldom without symptoms).

人格

Personality The combination of persistent traits or characteristics that, taken as a whole, describe a person's behavior. In DSM-5, per-sonality is defined as "enduring patterns of perceiving, relating to, and thinking about the environment and oneself, which are exhibited in a wide range of important social and per-sonal contexts."

人格障碍

Personality disorder Inflexible and maladap-tive patterns of personality that begin by early adulthood and result in either social or occu-pational problems or distress to the individual.

人格量表

Personality inventory Sometimes called an *objective personality test,* it consists of a series of straightforward statements that the person is required to rate or endorse as being either true or false in relation to himself or herself.

表现型

Phenotype The observed expression of a given genotype or genetic structure, for example, eye color.

苯丙酮尿症

Phenylketonuria (PKU) A cause of mental retardation transmitted by the pairing of recessive genes that results in the deficiency of the enzyme that metabolizes phenylalanine. Infants have normal intelligence at birth, but the ingestion of foods containing phenylala-nine causes phenylketonuria and produces brain damage. Can be prevented with a phe-nylalanine-free diet.

恐怖症

Phobias Persistent and irrational narrowly defined fears that are associated with a specific object or situation.

安慰剂效应

Placebo effect The improvement in a condi-tion produced by a placebo (sometimes a substantial change). An overriding goal of scientific research is to identify treatments that exceed placebo effects.

多基因的

Polygenic Caused by more than one gene. Characteristics become normally distributed as more genes are involved in the phenotypic expression of a trait.

（精神分裂症的）阳性症状

Positive symptoms (of schizophrenia) Include hallucinations, delusions, disorganized speech, inappropriate affect, and disorganized behavior.

创伤后应激障碍

Posttraumatic stress disorder (PTSD) A psy-chological disorder characterized by recurring symptoms of numbing, reexperiencing, and hyperarousal following exposure to a traumatic stressor.

早泄

Premature ejaculation A type of sexual disor-der, in which a man is unable to delay ejacula-tion long enough to accomplish intercourse.

病前史

Premorbid history A pattern of behavior that precedes the onset of an illness. Adjustment prior to the disorder.

预备模式

Preparedness model The notion that organ-isms are biologically prepared, on the basis of neural pathways in their central nervous systems, to learn certain types of associa-tions (also known as *biological constraints on learning*).

患病率

Prevalence An epidemiological term that refers to the total number of cases that are present within a given population during a particular period of time.

先证者

Probands Index cases. In behavior genetic stud-ies, probands are family members who have a disorder, and the relatives of the index cases are examined for concordance.

问题聚焦型应对

Problem-focused coping Externally oriented coping in an attempt to change or otherwise control a stressor.

前驱期

Prodromal phase Precedes the active phase of schizophrenia and is marked by an obvious deterioration in role functioning. Prodromal signs and symptoms are less dramatic than those seen during the active phase of the disorder.

职业责任

Professional responsibilities A professional's obligation to follow the ethical standards of his or her profession and to uphold the laws of the states in which he or she practices, for example, confidentiality.

预后

Prognosis Predictions about the future course of a disorder with or without treatment.

投射测验

Projective tests Personality tests, such as the Rorschach inkblot test, in which the person is asked to interpret a series of ambiguous stimuli.

精神病学

Psychiatry The branch of medicine that is con-cerned with the study and treatment of mental disorders.

精神分析

Psychoanalysis Freud's orthodox form of psychotherapy that is practiced rarely today because of its time, expense, and question-able effectiveness in treating mental disorders. Freud viewed the task of psychoanalysis as promoting insight by uncovering the uncon-scious conflicts and motivations that cause psychological difficulties.

精神分析理论

Psychoanalytic theory A paradigm for con-ceptualizing abnormal behavior based on the concepts and writings of Sigmund Freud. Highlights unconscious processes and conflicts as causing abnormal behavior and emphasizes psychoanalysis as the treatment of choice.

心理动力学心理治疗

Psychodynamic psychotherapy An "uncover-ing" form of psychotherapy in which the ther-apist typically is more engaged and directive; the process is considerably less lengthy than in psychoanalysis.

精神运动性迟滞

Psychomotor retardation A generalized slowing of physical and emotional reactions. The slow-ing of movements and speech; frequently seen in depression.

精神运动兴奋剂

Psychomotor stimulants Drugs such as amphet-amine and cocaine that produce their effect by simulating the effects of certain neurotransmit-ters, specifically norepinephrine, dopamine, and serotonin.

心理神经免疫学

Psychoneuroimmunology (PNI) Research on the effects of stress on the functioning of the immune system.

心理病理学（也译作精神病理学）

Psychopathology The manifestations of (and the study of the causes of) mental disorders. Generally used as another term to describe abnormal behavior.

精神病态

Psychopathy Another term for *antisocial personality disorder*. Usually associated with Cleckley's definition of that concept, which included features such as disregard for the truth, lack of empathy, and inability to learn from experience.

心理药理学

Psychopharmacology The study of the effects of psychoactive drugs on behavior. Clinical psychopharmacology involves the expert use of drugs in the treatment of mental disorders.

心理生理学

Psychophysiology The study of changes in the functioning of the body that result from psy-chological experiences.

精神病

Psychosis A term that refers to several types of severe mental disorder in which the person is out of contact with reality. Hallucinations and delusions are examples of psychotic symptoms.

精神兴奋剂

Psychostimulants Medications that heighten energy and alertness when taken in small dos-ages, but lead to restless, even frenetic, behav-ior when misused. Often used in the treatment of attention-deficit/hyperactivity disorder.

心理治疗

Psychotherapy The use of psychological tech-niques in an attempt to produce change in the context of a special, helping relationship.

清除

Purging An intentional act designed to eliminate consumed food from the body. Self-induced vomiting is the most common form.

R

随机分配

Random assignment Any of several methods of ensuring that each subject has a statistically equal chance of being exposed to any level of an independent variable.

评定量表

Rating scale An assessment tool in which the observer is asked to make judgments that place the person somewhere along a dimension.

反应性

Reactivity The influence of an observer's pres-ence on the behavior of the person who is being observed.

受体

Receptors Sites on the dendrites or soma of a neuron that are sensitive to certain neurotransmitters.

再犯

Recidivism Repeat offending in violating the law.

还原论

Reductionism The scientific perspective that the whole is the sum of its parts and that the task of scientists is to divide the world into its smaller and smaller components.

复发

Relapse The reappearance of active symptoms following a period of remission (such as a return to heavy drinking by an alcoholic after a period of sustained sobriety).

信度

Reliability The consistency of measurements, including diagnostic decisions. One index of reliability is agreement among clinicians.

缓解

Remission A stage of disorder characterized by the absence of symptoms (i.e., symptoms that were previously present are now gone).

代表性样本

Representative sample A sample that accu-rately represents the larger population of an identified group (e.g., a representative sample of all children in the United States).

韧性

Resilience The ability to "bounce back" from adversity despite life stress and emotional distress.

逆行性遗忘

Retrograde amnesia The loss of memory for events prior to the onset of an illness or the experience of a traumatic event.

再摄取

Reuptake The process of recapturing some neurotransmitters in the synapse before they reach the receptors of another cell and return-ing the chemical substances to the terminal button. The neurotransmitter then is reused in subsequent neural transmission.

反向因果

Reverse causality Indicates that causation could be operating in the opposite direction: Y could be causing X instead of X causing Y. A threat to interpretation in correlational studies, and a basic reason why correlation does not mean causation.

风险因素

Risk factors Variables that are associated with a higher probability of developing a disorder.

S

专才表现

Savant performance An exceptional ability in a highly

specialized area of functioning typically involving artistic, musical, or mathematical skills.

分裂情感性障碍

Schizoaffective disorder A disorder defined by a period of disturbance during which the symptoms of schizophrenia partially overlap with a major depressive episode or a manic episode.

分裂样人格障碍

Schizoid personality disorder An enduring pattern of thinking and behavior character-ized by pervasive indifference to other people, coupled with a diminished range of emotional experience and expression. People who fit this description prefer social isolation to interactions with friends or family.

精神分裂症

Schizophrenia A type of (or group of) psychotic disorders characterized by positive and negative symptoms and associated with a deterioration in role functioning. The term was originally coined by Eugen Bleuler to describe the *split-ting of mental associations*, which he believed to be the fundamental disturbance in schizophre-nia (previously known as *dementia praecox*).

分裂型人格障碍

Schizotypal personality disorder An endur-ing pattern of discomfort with other people coupled with peculiar thinking and behavior. The latter symptoms take the form of percep-tual and cognitive disturbances. Considered by some experts to be part of the schizophrenic spectrum.

季节性情感障碍

Seasonal affective disorder A type of mood disorder (either unipolar or bipolar) in which there has been a regular temporal relation between onset (or disappearance) of the per-son's episodes and a particular time of the year. For example, the person might become depressed in the winter.

选择性5-羟色胺再摄取抑制剂

Selective serotonin reuptake inhibitors (SSRIs) A group of antidepressant drugs that inhibit the reuptake of serotonin into the pre-synaptic nerve endings and therefore promote neurotransmission in serotonin pathways.

自我控制

Self-control Appropriate behavior guided by internal (rather than external) rules.

感觉集中

Sensate focus A procedure for the treatment of sexual dysfunction that involves a series of simple exercises in which the couple spends time in a quiet, relaxed setting, learning to touch each other.

分离焦虑障碍

Separation anxiety disorder A psychological disorder of childhood characterized by per-sistent and excessive worry for the safety of an attachment figure and related fears such as getting lost, being kidnapped, nightmares, and refusal to be alone. Distinct from normal sepa-ration anxiety, which typically develops shortly before an infant's first birthday.

性功能失调

Sexual dysfunctions Forms of sexual disorder that involve inhibitions of sexual desire or interference with the physiological responses leading to orgasm.

性受虐障碍

Sexual masochism disorder A form of para-philic disorder, in which sexual arousal is associated with the act of being humiliated, beaten, bound, or otherwise made to suffer. This diagnosis would not be assigned unless the pattern of arousal is currently causing dis-tress or impairment to the person, or unless it causes harm, or risk of harm to others.

性施虐障碍

Sexual sadism disorder A form of paraphilic disorder, in which sexual arousal is associated with desires to inflict physical or psychological suffering, including humiliation, on another person. This diagnosis would not be assigned unless the pattern of arousal is currently caus-ing distress or impairment to the person, or unless it causes harm, or risk of harm to others.

共同环境

Shared environment The component of the family environment that offers the same or highly similar experiences to all siblings, for example, socioeconomic status. Stands in contrast to the nonshared environment, expe-riences inside and outside the family that are unique to one sibling.

睡眠—觉醒障碍

Sleep-Wake Disorders Disorders where sleep is the primary complaint.

社交焦虑障碍（又名社交恐惧症）

Social anxiety disorder (also known as social phobia) A form of anxiety disorder in which the person is persistently fearful of social situa-tions that might expose him or her to scrutiny by others, such as fear of public speaking.

社会时钟

Social clocks Age-related goals people set for them-selves and later use to evaluate life achievements.

社会支持

Social support The emotional and practical assistance received from others.

社会工作

Social work A profession whose primary concern is how human needs can be met within society.

躯体症状障碍

Somatic symptom disorder A mood disorders where symptoms are related to basic physi-ological or bodily functions, including fatigue, aches and pains, and serious changes in appe-tite and sleep patterns.

特定恐怖症

Specific phobia Marked and persistent fear of clearly apparent, circumscribed objects or situations, such as snakes, spiders, heights, or small enclosed spaces. Exposure to the stimulus leads to an immediate increase in anxiety, and the phobic stimulus is avoided (or endured with great discomfort).

标准差

Standard deviation A measure of dispersion of scores around the mean. Technically, the square root of the variance.

标准分数

Standard scores A standardized frequency distribution in which each score is subtracted from the mean and the difference is divided by the standard deviation.

统计显著的

Statistically significant A statistical statement that a research result has a low probability of having occurred by chance alone. By conven-tion, a result is said to be statistically signifi-cant if the probability is 5 percent or less that it was obtained by chance. This probability is often written as $p = .05$.

身份犯罪

Status offenses Acts that are illegal only because of a youth's status as a minor, for example, running away from home, truancy from school.

污名

Stigma A negative stamp or label that sets the person apart from others, connects the person to undesirable features, and leads others to reject the person.

应激

Stress An event that creates physiological or psy-chological strain for the individual. Stress has been defined differently by various scientists.

物质使用障碍

Substance use disorders Problems that involve excessive use of, or addiction to, chemical sub-stances that alter consciousness and lead to sig-nificant substance-related problems including craving, patterns of compulsive and risky use, tolerance or withdrawal, and eventually a vari-ety of serious social and interpersonal conse-quences. Combines two diagnostic categories, substance abuse and substance dependence, from previous versions of the DSM.

超我

Superego One of Freud's three central per-sonality structures, roughly equivalent to the "conscience." In Freudian theory, the superego contains societal standards of behavior, partic-ularly rules that children learn from identify-ing with their parents. The superego attempts to control id impulses.

突触

Synapse A small gap filled with fluid that lies between the axon of one neuron and a den-drite or soma of another neuron.

综合征

Syndrome A group of symptoms that appear together and are assumed to represent a spe-cific type of disorder.

系统脱敏

Systematic desensitization A treatment for overcoming fears and phobias developed by Joseph Wolpe. Involves learning relaxation skills, developing a fear hierarchy, and system-atic exposure to imagined, feared events while simultaneously maintaining relaxation.

系统论

Systems theory An innovation in the philoso-phy of conceptualizing and conducting science that emphasizes interdependence, cybernetics, and especially holism—the idea that the whole is more than the sum of its parts. Often traced to the biologist and philosopher Ludwig von Bertalanffy.

T

气质
Temperament Characteristic styles of relating to the world that are often conceptualized as inborn traits. Generally emphasizes the "how" as opposed to the "what" of behavior.

照料和结盟
Tend and befriend An alternative response to stress hypothesized to be more common among females. Tending involves caring for offspring in a way that protects them from harm and also alters the offspring's neuro-endocrine responses in a healthful manner. Befriending is responding to threat with social affiliation, thereby reducing the risk of physi-cal danger and encouraging the exchange of resources.

治疗联盟（又译作治疗同盟）
Therapeutic alliance The emotional bond of confidence and trust between a therapist and client believed to facilitate therapy.

第三变量
Third variable An unmeasured factor that may account for a correlation observed between any two variables. A threat to interpretation in correlational studies, and a basic reason why correlation does not mean causation.

耐受性
Tolerance The process through which the nervous system becomes less sensitive to the effects of a psychoactive substance. As a result, the person needs to consume increased quanti-ties of the drug to achieve the same subjective effect.

易装障碍
Transvestic disorder One form of paraphilic disorder, in which the individual experiences intense sexual arousal associated with dressing in the clothing of the opposite gender.

创伤性应激
Traumatic stress A catastrophic event that involves real or perceived threat to life or physical well-being.

三环类抗抑郁药
Tricyclics antidepressants (TCAs) A group of antidepressant drugs that block the uptake of neurotransmitters, such as norepinephrine and dopamine, from the synapse.

A型行为模式
Type A behavior pattern A characterological response to challenge that is competitive, hos-tile, urgent, impatient, and achievement-striv-ing. Linked to an increased risk for coronary heart disease.

V

效度
Validity The meaning or systematic importance of a construct or a measurement.

方差
Variance A measure of dispersion of scores around the mean. Technically, the average squared difference from the mean (see also *standard deviation*).

血管性神经认知障碍（又名血管性痴呆）
Vascular neurocognitive disorder (also known as vascular dementia) A type of dementia associated with vascular disease. The cognitive symptoms of vascular neurocognitive disorder are the same as those for Alzheimer's disease, but a gradual onset is not required.

脑室
Ventricles Four connected chambers in the brain filled with cerebrospinal fluid. The ven-tricles are enlarged in some psychological and neurological disorders.

窥阴障碍
Voyeuristic disorder One of the paraphilic disorders, characterized by recurrent, intense sexual urges involving the observation of unsuspecting people (usually strangers) while they are undressing or engaging in sexual activities.

易感性标志物
Vulnerability marker A specific measure, such as a biochemical assay or a psychological test, that might be useful in identifying people who are vulnerable to a disorder such as schizophrenia.

W

体重设定点
Weight set points Fixed weights or small ranges of weight around which the body regulates weight, for example, by increasing or decreasing metabolism.

戒断症状

Withdrawal The constellation of symptoms that are experienced shortly after a person stops taking a drug after heavy or prolonged use.

担忧

Worry A relatively uncontrollable sequence of negative, emotional thoughts and images that are concerned with possible future threats or danger.

参│考│文│献

A

Abel, K. M., Wicks, S., Susser, E. S., Dalman, C., Pedersen, M. G., Mortensen, P., & Webb, R. T. (2010). Birth weight, schizophrenia, and adult mental disorder: Is risk confined to the smallest babies? *Archives of General Psychiatry*, 67(9), 923–930.

Abela, J. R. Z., & Hankin, B. L. (2011). Rumination as a vulnerability factor to depression during the transition from early to middle adolescence: A multiwave longitudinal study. *Journal of Abnormal Psychology*, 120, 259–271.

Abraído-Lanza, A. F., Vásquez, E., & Echeverría, S. E. (2004). En las manos de dios [in God's Hands]: Religious and other forms of coping among Latinos with arthritis. *Journal of Consulting and Clinical Psychology*, 72, 91–102.

Abramowitz, J. S. (1997). Effectiveness of psychological and pharmacological treatments for obsessive-compulsive disor-der: A quantitative review. *Journal of Consulting and Clinical Psychology, 65,* 44–52.

Abramowitz, J. S. (1998). Does cognitive-behavioral therapy cure obsessive-compulsive disorder? A meta-analytic-evalua-tion of clinical significance. *Behavior Therapy, 29,* 339–355.

Abramowitz, J. S. (2006). The psychological treatment of obsessive-compulsive disorder. *Canadian Journal of Psychiatry, 51,* 407–416.

Abramowitz, J. S., Tolin, D. F., & Street, G. P. (2001). Paradoxical effects of thought suppression: A meta-analysis of controlled studies. *Clinical Psychology Review, 21,* 683–703.

Abrams, R. (2002). *Electroconvulsive therapy* (4th ed.). New York: Oxford University Press.

Adam, Y., Meinlschmidt, G., Gloster, A. T., & Lieb, R. (2012). Obsessive–compulsive disorder in the community: 12-month prevalence, comorbidity and impairment. *Social Psychiatry and Psychiatric Epidemiology, 47,* 339–349.

Adams, G. R., & Adams, C. M. (1989). Developmental issues. In L. K. G. Hsu & M. Hersen (Eds.), *Recent Developments in Adolescent Psychiatry* (pp. 13–30). New York: Wiley.

Adams, G. R., Abraham, K. G., & Markstrom, C. A. (1987). The relation among identity development, self-consciousness and self-focusing during middle and late adolescence. *Developmental Psychology, 23,* 292–297.

Adams, G. R., Ryan, J. H., Hoffman, J. J., Dobson, W. R., & Nielsen, E. C. (1985). Ego identity status, conformity behavior and personality in late adolescence. *Journal of Personality and Social Psychology, 47,* 1091–1104.

Addis, M. E., & Mahalik, J. R. (2003). Men, masculinity, and the contexts of help seeking. *American Psychologist, 58,* 5–14.

Adler, R. (2001). Psychoneuroimmunology. *Current Directions in Psychological Science, 10,* 94–98.

Adler, A. B., Bliese, P. D., McGurk, D., Hoge, C. W., & Castro, C. A. (2009). Battlemind debriefing and battlemind training as early interventions with soldiers returning from Iraq: Randomization by platoon. *Journal of Consulting and Clinical Psychology, 77,* 928–940.

Agras, W. S., Walsh, T., Fairburn, C. G., Wilson, G. T., & Kraemer, H. C. (2000). A multicenter comparison of cognitive-behavioral therapy and interpersonal psychotherapy for bulimia nervosa. *Archives of General Psychiatry, 57*(5), 459–466.

Agrawal, A., & Lynskey, M. T. (2008). Are there genetic influ-ences on addiction: Evidence from family, adoption and twin studies. *Addiction, 103,* 1069–1081.

Agrawal, A., Dick, D. M., Bucholz, K. K., Madden, P. A. F., Cooper, M. L., Sher, K. J., & Heath, A. C. (2008). Drinking expectancies and motives: A genetic study of young adult women. *Addiction, 103,* 194–204.

获取更多参考文献请扫二维码

译 后 记

作为一名心理学科班出身、从事十数年心理咨询和心理学课程同声翻译工作的从业者，能够担纲这本《心理病理学》的主译，我倍感荣幸，也深知责任重大。异常心理现象和行为是每个心理健康专业人士不可忽略的领域，也是我们或我们的亲人都可能面对的难题。在这个社会快速发展和变迁的时代，让更多的人了解心理异常，识别影响人们心理健康的因素，是我们从事心理健康服务的专业人员的责任。

健康和幸福是我们共同的愿望和追求，但是在每个人的一生中，都难免遇到痛苦和不堪重负的时候。试想，倘若某人患有身体疾病，我们自然知道，不必讳疾忌医，而应对症下药，给患者合适的照料。但是，遇到心理疾病，人们却难免会感到羞于启齿。其实，个体在心理上"偏离常态"也与身体生病一样，患者并不需要我们进行评判，而是我们的理解和关爱。心理疗法要产生效果，它的基础一定离不开对人的深切关怀和尊重。

作为一名有着一万余小时咨询经验的心理咨询从业者，我总被人问到，心理学是一门怎样的学科？

我一直认为，学习心理学有助于我们与这个世界建立更好的连接。而这一切的基础是理解，是我们对心理知识的科学普及。有了理解，才能产生更深刻的爱；有了理解，才能拥有更多的慈悲和关怀。所以，我也希望读到这本书的你，能够透过它，更加理解我们的生命，理解这个五彩斑斓的世界。

这本书既可以作为心理学专业人士的读物，也能够作为普罗大众理解世界多样性的一个媒介。作为很多外国名校的心理学教材，本书兼顾了专业性和趣味性。两位作者既是名校心理学教授，也是精神科医生，他们在撰写本书时，既考虑到了理论的严谨性和及时性（DSM-5 刚刚推出，就安排专门章节讨论分析 DSM-5 的得失，这在美国大学心理学教材中是首例），同时更兼顾了它的可读性。作者从生理、心理、社会等不同维度，透过引人入胜的案例和各种研究方法，深入浅出地帮助读者了解心理障碍及其治疗方法，在保证趣味性的同时，能够带给人们深刻的思考。

本书的书名"Abnormal Psychology"业界一直翻译为"变态心理学"，这也是这门心理学分支学科的名称。很多心理学爱好者以各种渠道表达过此处"变态"一词令人不解甚至不适，究其原因，中文"变态"一词在日常语言中有贬义色彩，不了解这门学科的人，乍看之时不免会感到费解，甚至隐含敌意。有些专业人士也感觉到这一译法有问题，但"变态心理学"一词已沿用多年，要更改殊为不易。感谢新曲线出版公司总裁刘力先生和特邀编审谢呈秋女士，与教材原作者反复沟通，在作者的赞许下，最终勇敢地决定将书名"Abnormal Psychology"译为"心理病理学"。希望这一译法能够为心理疾病正名，并有助于普通大众更加客观地看待心理问题。

本书的翻译历时十余年之久。由于作者严谨和与时俱进的治学精神，从起初翻译原书的第 6 版，我们一路追随作者更新的脚步，最终更新到了本书最新的第 8 版，也就是现在呈现在各位读者面前的版本。

十年磨一剑，其中既蕴含作者本人对心理学专业孜孜不倦的不懈追求，又折射了出版人沟通内外、用心雕刻高质量作品的使命担当；对于译者而言，更有一份薪火相传的使命感。感谢在本书翻译过程中，我的父亲，资深翻译家、《中国社会科学》杂志英文版原执行主编黄语生老师提供的大力支持，审校了全书，帮助我们把最完美的译本呈现给大家。也要感谢中文版学术顾问赵旭东和钱铭怡两位教授在译文专业性和学术性上的把关，使本书在行文可读性的基础上，也能保证学术上的严谨和权威。

也要感谢本书其他两位译者徐亮和邵伯韬，徐亮翻译了第 1~6 章，黄骐翻译了第 7~15 章，邵伯韬翻译了第 16~18 章，更感谢责任编辑王伟平先生和邹丹女士对本书的翻译出版付出的巨大努力。希望广大读者对翻译中可能存在的问题不吝赐教。

黄　骐

2024.5.1